Spezielle pathologische Anatomie

Ein Lehr- und Nachschlagewerk

Begründet von Wilhelm Doerr und Erwin Uehlinger

Band 13/VII

Herausgegeben von

Professor Dr. Dres. h. c. Wilhelm Doerr, Heidelberg

Professor Dr. Gerhard Seifert, Hamburg

Pathologie des Nervensystems VII

Traumatologie von Hirn und Rückenmark

Traumatische Schäden von Rückenmark und Wirbelsäule (forensische Pathologie)

Von

F. Unterharnscheidt

Mit 233 zum Teil farbigen Abbildungen
in 327 Einzeldarstellungen

Springer-Verlag
Berlin Heidelberg New York London Paris
Tokyo Hong Kong Barcelona Budapest

Professor Dr. F. Unterharnscheidt
Neuroscience, Inc.
3512 Camp Street, New Orleans, LA 70115, USA

Professor Dr. Dres. h. c. W. Doerr
Pathologisches Institut der Universität
W-6900 Heidelberg 1, Im Neuenheimer Feld 220/221
Bundesrepublik Deutschland

Professor Dr. G. Seifert
Institut für Pathologie der Universität
W-2000 Hamburg 20, Martinistraße 52 UKE
Bundesrepublik Deutschland

ISBN-13:978-3-642-77142-2

Die Deutsche Bibliothek – CIP-Einheitsaufnahme
Spezielle pathologische Anatomie : ein Lehr- und Nachschlagewerk / begr. von Wilhelm Doerr und Erwin Uehlinger. Hrsg. von Wilhelm Doerr ; Gerhard Seifert. – Berlin ; Heidelberg ; New York ; London ; Paris ; Tokyo ; Hong Kong ; Barcelona ; Budapest : Springer.
Teilw. mit der Angabe: Begr. von Erwin Uehlinger und Wilhelm Doerr.
NE: Uehlinger, Erwin [Begr.]; Doerr, Wilhelm [Hrsg.]
Bd. 13. Pathologie des Nervensystems. 7. Unterharnscheidt, Friedrich: Die traumatischen Schäden des Rückenmarks und seiner Hüllen mit Einschluß der Wirbelsäule. – 1992
Pathologie des Nervensystems. – Berlin ; Heidelberg ; New York ; London ; Paris ; Tokyo ; Hong Kong ; Barcelona ; Budapest : Springer. (Spezielle pathologische Anatomie ; Bd. 13)
7. Unterharnscheidt, Friedrich: Die traumatischen Schäden des Rückenmarks und seiner Hüllen mit Einschluß der Wirbelsäule. – 1992
Unterharnscheidt, Friedrich: Die traumatischen Schäden des Rückenmarks und seiner Hüllen mit Einschluß der Wirbelsäule : mit besonderer Berücksichtigung der forensischen Pathologie / von F. Unterharnscheidt. – Berlin ; Heidelberg ; New York ; London ; Paris ; Tokyo ; Hong Kong ; Barcelona ; Budapest : Springer, 1992
(Pathologie des Nervensystems ; 7) (Spezielle pathologische Anatomie ; Bd. 13)
ISBN-13:978-3-642-77142-2 e-ISBN-13:978-3-642-77141-5
DOI: 10.1007/978-3-642-77141-5

Reproduktion der Abbildungen: Gustav Dreher GmbH, W-7000 Stuttgart
Satz: Fotosatz-Service Köhler, W-8700 Würzburg
25/3130 – 5 4 3 2 1 0 – Gedruckt auf säurefreiem Papier

Geleitwort der Herausgeber

Der vorliegende Band fällt aus der Reihe einer konventionellen Darstellung der speziellen pathologischen Anatomie heraus. Wir verdanken es der Fürsorge unseres emeritierten Heidelberger Neuropathologen Professor Dr. Günter ULE, uns auf die besondere Qualifikation des Herrn Professor Dr. Friedrich UNTERHARNSCHEIDT, New Orleans (USA) aufmerksam gemacht zu haben. Herr Kollege UNTERHARNSCHEIDT hat sich als Arzt, Neurologe, Patho-Anatom und vor allem als forensischer Gutachter einen internationalen Namen gemacht, besonders als sachkundiger Traumatologe im Dienste der US-Navy. Er hat in unendlicher Mühe eine Materialsammlung zusammengetragen, die – soweit wir sehen können – ihresgleichen nicht hat.

Was das Werk auszeichnet, ist die Konvergenz einer vielschichtigen Kasuistik und einer geradezu klassischen Polyhistorie sowie der Einblick in problemgeschichtliche pathogenetische Zusammenhänge und die ausgewogene Darstellung klinischer und pathologisch-anatomischer Befunde unter besonderer Berücksichtigung gerichtsärztlicher Fragestellungen. Wir sind überzeugt, daß sich jeder Gutachter, der es mit einschlägigen Fällen zu tun hat, sehr gern des vorliegenden Buches bedienen wird, insbesondere auch deshalb, weil es die Ergebnisse der experimentellen Traumatologie auf der Basis eigener Erfahrungen assimiliert hat. Die Zusammenarbeit mit Herrn Kollegen UNTERHARNSCHEIDT war in jeder Phase der Gestaltung dieses Bandes überaus angenehm, zumal er stets bereit und in der Lage war, sein großes Wissen den gebotenen Grenzen des Buchumfanges anzupassen.

Wir danken dem Springer-Verlag, vor allem den Herren Dr. Dr. h.c. mult. Heinz GÖTZE und dessen Sohn, Herrn Professor Dr. Dietrich GÖTZE, sowie den stets bewährten Mitarbeitern der Herstellungsabteilung. Es war nicht ganz einfach, die Fülle der Beobachtungen in einen dem aufmerksamen Leser zumutbaren Umfang zu bringen. Die Fertigstellung des Werkes hat jahrelanger harter Arbeit bedurft. Herr Kollege UNTERHARNSCHEIDT, ein Wanderer gleichsam zwischen den Welten der USA und des alten Mitteleuropa, präsentiert den ganzen Schatz seines einzigartigen Erfahrungsgutes, und der Springer-Verlag hat den Band wie immer angemessen ausgestattet. Wir wünschen Herrn Kollegen UNTERHARNSCHEIDT, daß sein Werk weiteste Verbreitung und die verdiente Anerkennung finden wird.

Heidelberg und Hamburg

WILHELM DOERR
GERHARD SEIFERT

Vorwort

Die folgende Abhandlung der traumatischen Schäden von Rückenmark und/ oder Wirbelsäule und seiner anderen Hüllen versucht, in gleicher Weise wie die Darstellung der traumatischen Hirnschäden, Morphologie und Klinik aufeinander bezogen darzustellen. Es wird erneut die praktische Bedeutung unterstrichen, die die Kenntnis der Biomechanik für unser Verständnis der Entstehung dieser Schäden besitzt.

Die allgemeine Einführung für diesen Beitrag findet sich in der Einführung der traumatischen Schäden des Gehirns und seiner Hüllen, sie wird hier nicht wiederholt, sondern es wird nur auf sie verwiesen. Es sollen hier nur diejenigen Aspekte erläutert und hervorgehoben werden, die für *diese* Abhandlung von besonderer Wichtigkeit sind.

Die Pathologie des Rückenmarks ist im Vergleich zu der des Gehirns viel weniger untersucht und geläufig. Das ist daraus ableitbar, daß bei einer Routineautopsie in der Regel die Herausnahme und histologische Untersuchung des Rückenmarks unterbleibt. Wird eine histologische Untersuchung des Rückenmarks durchgeführt, so ist sie in der Regel quantitativ und qualitativ unzureichend. Wie die nachfolgende Darstellung der traumatischen Schäden des Rükkenmarks und seiner Hüllen zeigen wird, gilt das oben gesagte ganz besonders für die Neurotraumatologie des Rückenmarks und der Wirbelsäule.

Erst seit etwa 25 Jahren wurden, vor allem in den USA, brauchbare mathematische und physikalische Modelle zur Analyse verschiedener traumatischer Wirbelsäulen- und Rückenmarksschäden entwickelt. Die Entwicklung von Tiermodellen steht zwar erst am Anfang, doch haben die mitgeteilten Befunde zu einem wesentlich besseren Verständnis von Unfallabläufen in bestimmten, wohldefinierten Vektorrichtungen beigetragen.

Die experimentelle Simulation bestimmter typischer Unfallabläufe im Tierversuch ist wegen der räumlichen Beschränkung im Wirbelsäulen-/Rückenmarksbereich ungleich schwieriger als im Schädel-/Hirnbereich. Sie stellt viel höhere Anforderungen an die Meßtechnik. Die notwendige Miniaturisierung der Geräte bedingt eine weit kompliziertere und kostspieligere elektronische Ausrüstung. Infolge der engen räumlichen Beziehungen verschiedener anatomischer Strukturen im Wirbelsäulen-/Rückenmarksbereich, besonders am kraniozervikalen Übergang, ist die Variabilität der traumatischen Verletzungsmuster viel größer.

Dennoch ist es bei einigen Verletzungsformen gelungen, die biomechanischen Eigenschaften der betroffenen Gewebe und den mechanischen Ablauf des Unfallereignisses zu analysieren und die neuen Kenntnisse zur Entwicklung brauchbarer Schutzmaßnahmen einzusetzen. Ein Beispiel dafür sind die indirekten Verletzungen von Kopf und Hals, wie die sog. Whiplash- oder Schleuderverletzungen und die Schleudersitzverletzungen bei Militärjets. Experimentelle Projekte mit Tiermodellen haben in diesem Forschungsgebiet bahnbrechende Ergebnisse und Einsichten gebracht. Fragen der Unfallverhütung werden in zukünftigen Forschungsprojekten voraussichtlich eine größere Rolle spielen als es gegenwärtig der Fall ist. Aber fehlgeleitete und letztlich verantwortungslose Einstellungen von sog. Tierschützerverbänden haben weitere notwendige Forschungsprojekte, die Hunderttausenden von Verletzten zugute kommen würden, stark eingeschränkt.

Die zusammenfassende Darstellung der traumatischen Schäden des Rückenmarks und seiner Hüllen kam bisher mit einer Beschreibung der allgemeinen Traumatologie aus. Sicherlich, man unterschied zwischen Rückenmarks-„erschütterung", Rückenmarkskontusion und Fernkontusion, etc., zwischen Granatsplitter-, Messer- und Schußverletzungen u. a.. Eine moderne Darstellung muß aber neben der allgemeinen Traumatologie auch die spezielle Traumatologie des Rückenmarks und seiner Hüllen geben. Mit anderen Worten, nach der Abhandlung der traumatischen Gewebeschäden und deren Stadien müssen dieselben noch einmal unter dem Gesichtspunkt der klinischen und pathologischen Syndrome abgehandelt werden. Die Darstellung in der letztgenannten Form gewinnt mehr und mehr an Bedeutung, und man wird letztlich mit zunehmender Kenntnis von Unfallablauf und morphologischen Details der einzelnen Syndrome die allgemeine Traumatologie dort bei der Besprechung der einzelnen morphologischen und klinischen Syndrome darstellen können. Daraus folgt auch, daß man bei dieser Besprechung die traumatischen Schäden der Wirbelsäule nicht ausklammern kann, da sie Bestandteil bestimmter morphologischer und klinischer Syndrome sind. In vielen Fällen tragen Knochen, Zwischenwirbelscheibe und Ligament zum traumatischen Schaden am Rückenmark bei. Die traumatischen Schäden an der knöchernen Wirbelsäule, der Zwischenwirbelscheibe und den Ligamenten sind, wie bereits gesagt, sowohl Ursache bestimmter traumatischer Rückenmarksschäden als auch Symptome in bestimmten morphologischen und klinischen Syndromen.

Die zusammenfassende Darstellung der traumatischen Schäden des Rückenmarks von KLAUE (1969) aus der Schule von Hugo SPATZ konnte sich noch im wesentlichen auf eine Bearbeitung der allgemeinen Traumatologie des Rückenmarks und seiner Hüllen beschränken. Eine solche Beschränkung auf die allgemeine Traumatologie ist in einem modernen Beitrag nicht mehr zulässig, da unsere Kenntnisse der Biomechanik der Unfallabläufe durch Aufarbeitung bestimmter Unfallabläufe und Unfalltypen mit bestimmter definierter Vektorrichtung der einwirkenden Gewalt unter standardisierten Untersuchungsmethoden, Anwendung von Tiermodellen mit bestimmter Vektorrichtung der einwirkenden Gewalt sowie beachtliche Fortentwicklung der klinischen Diagnostik derart bereichert worden sind, daß eine moderne Darstellung der Neurotraumatologie neben einem kurzen Abriß der allgemeinen Traumatologie des Rückenmarks und seiner Hüllen jetzt im wesentlichen aus der Abhandlung der speziellen Traumatologie der Rückenmarks-/Wirbelsäulenschäden bestehen muß.

Während eines Umzuges wurde meine gesamte wissenschaftliche Sammlung mit Ausnahme der experimentellen Projekte, vernichtet. Ich benutzte deshalb einige der Abbildungen aus dem Beitrag von KLAUE, da sich die Zeit als zu kurz erwies, eine neue Sammlung vollständig aufzubauen.

Herrn Professor Dr. Dr. h. c., mult., Wilhelm DOERR, einem der Herausgeber, gilt mein besonderer Dank. Herr Kollege DOERR hat den Autor bei der Fertigstellung des Manuskriptes mit Rat und Tat unermüdlich unterstützt und mit seinem souveränen Wissen und kreativen Engagement immer wieder wichtige Impulse beigetragen. Häufige Diskussionen mit ihm haben mir neue Einblicke und vertiefte Erkenntnisse geliefert. Ich möchte als Autor das Verhältnis zwischen Herausgeber und Autor beim Zustandekommen dieses Bandes als besonders glücklich und harmonisch nennen, ein Umstand, der ohne Zweifel auch dem Inhalt zugute gekommen ist.

Den Mitarbeiterinnen und Mitarbeitern des Springer-Verlages, aus der Planung Medizin, des Copyediting und der Herstellung, die das Manuskript in ein vorzüglich ausgestattetes Buch verwandelten, gilt mein tiefer Dank für ihr beispielhaftes Engagement und ihre vielfältige Unterstützung.

Diesen Band widme ich Otto STOCHDORPH in freundschaftlicher Verbundenheit.

New Orleans FRIEDRICH UNTERHARNSCHEIDT

Inhaltsverzeichnis

A. Historische Aspekte

Die erste Erwähnung von Halswirbelsäulenverletzungen (besonders die Fälle 30–33, 48) findet sich im Edwin SMITH Papyrus, etwa 1700 v. Chr., die Kopie eines Originals aus der Zeit 3000–2500 v. Chr., als dessen Autor IMHOTEP vermutet wird. Der Papyrus enthält eine Anleitung für die ärztliche Untersuchung und Diagnoseerstellung sowie für die Behandlungsweise von HWS-Verletzungen; die Notwendigkeit von Ruhebehandlung und Stützungsvorrichtungen wird betont. Hinsichtlich Einzelheiten zu diesem Manuskript wird auf Bd. 13/VI/A der Darstellung der Schädelhirnverletzungen verwiesen.

HIPPOKRATES (460–370 v. Chr.) beobachtete, daß die Wirbelsäulenbrüche mit und ohne Paraplegie einhergehen. Er unterschied offensichtlich nicht zwischen Wirbelbrüchen und Dislokationen. Traktions- und Extensionsmethoden werden ausführlich erörtert. Unter den vielen Kommentaren zu seinen Schriften ist der Kommentar des Chirurgen APOLLONIUS von Citium (ca. 25 v. Chr.) bemerkenswert, der im 9. oder 10. Jahrhundert kopiert und mit byzantinischen Illustrationen versehen wurde, offenbar nach den griechischen Originalen. Aulus Cornelius CELSUS (1. Jhdt. n. Chr.) lehrte in einer Abhandlung „De Medicina", daß bei zervikalen Verletzungen der Tod des Patienten rasch eintrete, wenn das Rückenmark beteiligt sei. Er rät, wie HIPPOKRATES, zur Extension bei Dislokation, beschränkt sie auf die inkomplette Dislokation, da die komplette Form tödlich verlaufe.

Jene Zeit verfügte über einige empirische Kenntnisse von Rückenmark und Wirbelsäule, die zukünftig durch experimentelle Befunde ergänzt wurden. GALEN (geb. 131 n. Chr.) zeigte experimentell, daß die Durchtrennung des Rückenmarks zur Lähmung von Stamm und Extremitäten und zur Aufhebung der Sensibilität führt. Er legte das Schema fest, nach dem die Ausfälle bei der Durchtrennung der verschiedenen Segmente auftreten. Der Grieche ORIBASIUS (325–400) schrieb auf Einladung des Kaisers Julian ein Kompendium griechischer Medizinschriften. Er verbesserte die von HIPPOKRATES angegebene Extraktionsbank. Paul von AEGINA (625–690) verfaßte ein Kompendium der Medizin und eine originelle Chirurgie. Er führte die Laminektomie ein. Bei Frakturen der Wirbelsäule war sein Rat, die das Rückenmark komprimierenden Knochenfragmente zu entfernen, desgleichen abgebrochene Spinalfortsätze, falls sie Schmerzen verursachten. Eine erste wirkliche Klassifikation der chirurgischen Operationen unternimmt ein Hindu Veda Priester im Sushruta Samhita (wahrscheinlich 3. oder 4. Jhdt. n. Chr.): Extraktion fester Objekte, Exzisionen, Inzisionen, Einstiche, Nähen und Entnahme von Flüssigkeiten.

Die berühmten Ärzte AVICENNA (980–1037), RHAZES (850–923) und ALBUCASIS (936–1013) machten keine neuen Beiträge zur traumatischen Chirurgie. Roland von PARMA (fl. ca. 1170), Professor in Salerno, ersetzte die Behandlung am hippokratischen Tisch durch manuelle Extraktion und betonte den Wert der Frühbehandlung von Wirbelsäulenverletzungen. LANFRANC (?–1315) hielt die Dislokation der Wirbelsäule für hoffnungslos und riet: „Wenn du böse Anzeichen siehst, dann wende dich ab." Guy de CHAULIAC (1298–1368) vervollkommnete verschiedene Traktionsmethoden. Ambroise PARÉ (1517–1590) entfernte Knochensplitter und Fragmente, die Rückenmark und Spinalnerven beeinträchtigten. In Fällen von unkomplizierter Dislokation benutzte er Traktionsmethoden. FABRICIUS HILDANUS (1533–1619) behandelte Dislokationen ähnlich wie PARÉ; er gab eine neue Methode für einwärts dislozierte Wirbelteile an. Ambroise PARÉ beschrieb im Jahre 1567 den ersten Fall einer penetrierenden Verletzung der Wirbelsäule. GERAUD stellte 1753 der Académie Royale de Chirurgie in Paris einen Patienten vor, dem eine Musketenkugel den 3. Lendenwirbelkörper durchschlagen und Paraplegie und Blasenlähmung verursacht hatte. Der 5. Extraktionsversuch gelang und die Beinlähmung bildete sich trotz Suppuration der Wunde teilweise zurück. Ein großer Schritt vorwärts wurde getan, als LOUIS 1762 einem Armeeoffizier, der auf dem Schlachtfeld eine penetrierende Wunde der lumbalen Wirbelsäule mit Paraplegie erlitten hatte, einen Metallsplitter entfernte mit dem Erfolg einer vollständigen Wiederherstellung.

Die in der Geschichte wohl bekannteste Wirbelsäulen-/Rückenmarksverletzung erlitt der britische Admiral Horatio NELSON in der Seeschlacht bei Trafalgar am 21. Oktober 1805. Gegen Ende der Seeschlacht gegen die spanische und französische Flotte, etwa gegen 13 Uhr 15 sank NELSON plötzlich auf seine Knie. "They have done for me at last HARDY" rief NELSON seinem Flaggenoffizier HARDY zu, der antwortete: " I hope not."NELSON fuhr dann fort: " Yes, my backbone is shot through." Der Schiffschirurg, Dr. BEATTY eilte herbei und sagte: " My Lord, unhappily for our Country, nothing can be done for you." NELSON starb kurze Zeit später.

Um die Mitte des 19. Jahrhunderts war die Naht des völlig durchtrennten Rückenmarks in Traumafällen Gegenstand vieler akademischer Diskussionen. Die Operation wurde aber nur gelegentlich ausgeführt und die angeblich zufriedenstellenden Erfolge (nach FOWLER 1905) beruhten auf dem Mißverständnis der spinalen Reflexmechanismen, die als klinische Zeichen erfolgter Regeneration gesehen wurden. Noch 100 Jahre nach der Operation CLINES (1814) war die Frage nach der Zulässigkeit einer chirurgischen Operation bei Rückenmarksverletzungen unbeantwortet. CLINE hatte einen Patienten mit gebrochener und dislozierter Brustwirbelsäule und vollständigem Querschnittsbild innerhalb 24 h nach der Verletzung operiert, konnte aber die Dislokation nicht beseitigen und der Patient verstarb kurz danach. Die allgegenwärtigen entzündlichen Komplikationen wie die chirurgische Technik selbst unterhielten die Opposition, bis die Einführung von Antisepsis und Asepsis einen Umschwung bewirkte.

Die erste große monographische Darstellung wurde von SÖMMERING im Jahre 1793 vorgelegt. BENNETT (1964) veröffentlichte einen eingehenden lesenswerten historischen Überblick, auf den ich verweise.

B. Epidemiologie

Über die *Häufigkeit von Rückenmarksverletzungen in verschiedenen Kriegen* liegen nur sehr spärliche Angaben vor. In den verschiedenen Kriegen, in die die USA verwickelt waren, betrugen sie nach Poer (1946): Im Bürgerkrieg 0,25%, im Spanisch-Amerikanischen Krieg 0,55% und im 1. Weltkrieg 0,53%. Angaben über die Sterblichkeit im 1. Weltkrieg, wohl mit Vorbehalten zu betrachten, lagen nach einem französischen Sanitätsbericht bei 54,6%, nach einem amerikanischen bei 80%.

Erhebungen über die Zahl der Patienten mit traumatischen Rückenmarksschäden sind insofern beschränkt, als ein Problem darin besteht, wie die Läsionen kategorisiert werden, und zum anderen, weil oft nur stationär behandelte Patienten erfaßt wurden, und oft nur die, welche die akute Phase überlebten. Die einzige Schätzung in den USA stammt von einem Health Interview Survey, in der Patienten mit partieller oder vollständiger Lähmung erfaßt wurden, die zur Zeit der Untersuchung zu Hause lebten. Es ergaben sich für die USA im Jahre 1971 157423 Patienten, eine Zahl von 77,8 pro 100000 Einwohner.

Die Ergebnisse des US National Health and Spinal Cord Injury Survey aus dem Jahr 1980 zeigen, daß sich in jedem Jahr etwa 10000 neue Fälle von akuten Wirbelsäulen-/Rückenmarksverletzungen ereignen und behandelt werden müssen. Allein die Kosten für die medizinische Behandlung für alle Rückenmarksverletzungen betrug in den USA im Jahre 1980 mehr als 380 Mill. US Dollar (Anderson u. Mc Laurin 1980).

Während der Zeitspanne von 1947–1957 waren in Oxford, England, 1% aller Frakturen solche der Wirbelsäule, 60% davon betrafen den thorakolumbalen Bereich. Zehn Prozent der letztgenannten Verletzten hatten eine Paraparese oder Paraplegie; je jünger der Patient desto schwerer war die Rückenmarkschädigung (Griffith et al. 1966).

Ein besonderes Problem stellen Kopfsprünge ins Wasser dar. Das *National Electronic Injury Surveillance System* (*NEISS*) berichtete, daß sich in den USA jährlich etwa 65000 Unfälle an Schwimmbecken ereignen. Von diesen sind 500 mit Verletzungen des Halsmarks verbunden.

Die Gesamtzahl der Quadriplegiker, die vom Texas Institute for Rehabilitation Research in Houston, Texas, von 1959–1971 erfaßt wurden, hat ergeben, daß ca. 42% der Patienten durch Kraftfahrzeugunfälle, ca. 23% infolge von Sprüngen ins Wasser, ca. 7% als Folge von Arbeitsunfällen, ca. 9% als Folge von Nichtarbeitsunfällen, ca. 5% als Folge von Verletzungen im amerikanischen Fußball, ca. 6% als Folge der Ausübung anderer Sportarten, ca. 7% als Folge von Schuß- und Stichwunden und ca. 3% als Folge anderer Ursachen verletzt wurden. Pro Jahr erleiden mehr als 500 Patienten in den USA Quadriplegien als Folge von Verkehrsunfällen (Huelke et al. 1981). In der Bundesrepublik Deutschland muß mit einem jährlichen Neuzugang von 120–160 traumatischen Querschnittsverletzten gerechnet werden (Meinecke 1973) (Tabelle 1).

Eine Wirbelsäulenverletzung verursacht durchschnittliche Kosten von 17000–18000 US Dollar im Wertstand der 60er Jahre; sie können sich auf eine viertel bis halbe Mill. US Dollar erhöhen, wenn eine zusätzliche Rückenmarksverletzung vorliegt (Schlueter 1970).

Einige fragmentarische Daten liegen über die direkten und indirekten Kosten für Rückenmarksschäden vor. Ein Patient, der beispielsweise das akute Stadium in den Jahren 1973–1974 überlebte, mußte mit einem Kostenaufwand von US $ 44000 für seine Lebenszeit rechnen. In diesen Ziffern ist naturgemäß die Summe für Verdienstausfall und andere verletzungsbezogene Kosten nicht enthalten. Smart u. Sanders (1976) nannten Zahlen für die durchschnittlichen Kosten, die der Gesellschaft für eine Rückenmarksverletzung infolge Kraftfahrzeugunfalls entstehen. Diese betrugen im Jahre 1974 US $ 131000–181000. Die der Gesellschaft entstehenden Gesamtkosten infolge von Rückenmarksverlet-

Tabelle 1. Gesamtzahl von Querschnittsgelähmten in der Bundesrepublik Deutschland (1. Juli 1976–30. Juni 1982). Frische Fälle n = 4662. (Aus MEINECKE 1983)

Aufnahmen

	Absolut	%
Gesamt	4662	100
weiblich	1020	28*
männlich	2672	72
Kinder	79	2
weibl.	34	1
männlich	45	1
Tetraplegie	1817	39
Paraplegie	2845	61

* = von 3692 Aufnahmen seit dem 2. Berichtsjahr

Schadensursache

	Absolut	%
Arbeit	863	18
Verkehr	2002	43
Sport	177	4
Baden (nur Kopfsprung)	160	3
Suizid	220	5
Fremdtötung	45	1
Erkrankung	669	14
Fehlbildung	28	1
sonst. Unfall	498	11

Kostenträger

	Absolut	%
Ges. Unfallvers.	1279	27
Ges. Krankenvers.	2892	62
Bundeswehr	112	2
Versorgungsamt	6	–
Sozialamt	54	1
Privat	111	2
sonst. Träger	94	2
Selbstzahler	114	2

zungen aus Kraftfahrzeugunfällen für 1974 wurden auf US $ 559 Mill.–828 Mill. geschätzt (KRAUS 1980).

In den *USA*, in *West- und Mitteleuropa* muß pro 1 Mill. Einwohner mit jährlich 15–17 Fällen von erworbener Querschnittslähmung gerechnet werden. Die Relation Tetraplegiker:Paraplegiker beträgt etwa 40:60.

Kraftfahrzeugunfälle (entweder Kraftfahrzeuge oder Motorräder) liegen mit 45,5% an der Spitze, *Arbeitsunfälle* machen 23,5% aus, 3,7% sind *Folge* von *Kopfsprüngen* in *seichtes Wasser*, sonstige *Sportverletzungen* betragen 3,5%, weitere 24,6% sind die Folge *verschiedener Ursachen*, davon 4,5% durch *Suizidversuche; Erkrankungen* führen in 12,15% zu Querschnittslähmungen (MEINECKE 1980). Die Häufigkeit von traumatischen Rückenmarkschäden durch Schußverletzungen betrug im amerikanischen Bundesstaat Californien 0,64/100000 (KRAUS 1975).

In den *USA* werden pro Jahr etwa 6000 Rückenmarksverletzungen behandelt; in 52% ist das Halsmark betroffen (STOVER u. FINE 1987). Das *Durchschnittsalter* der Patienten mit Rückenmarksverletzungen beträgt 30 Jahre (STOVER u. FINE 1986). Verletzungen des Halsmarks kommen in der Altersgruppe von 15–30 Jahren am häufigsten vor. Das männliche Geschlecht ist viermal häufiger betroffen als das weibliche (STOVER u. FINE 1987). Die meisten Rückenmarksverletzungen sind die Folge von Kraftfahrzeugunfällen (48%), an zweiter Stelle stehen Stürze (28%), penetrierende Verletzungen machen 15% aus und Sportverletzungen stehen mit 14% an letzter Stelle. Die Letztgenannten sind besonders die Folge von Kopfsprüngen in seichtes Wasser.

In der überwiegenden Zahl der Unfälle handelt es sich um geschlossene Verletzungen. Stichverletzungen sind in Deutschland selten (ADORNATO u. COLLIS 1972; LIPSCHITZ 1971). Schußverletzungen nehmen jedoch zu. Querschnittslähmungen nach mißglücktem Selbstmordversuch, häufig in Verbindung mit Alkoholgenuß, nehmen ebenfalls an Häufigkeit zu (BÜRKLE DE LA CAMP 1959; DELANK 1970; GUTTMANN 1953, 1972; HARDY u. ROSSIER 1972; MEINECKE 1969, 1972; STOEPHASIUS 1972).

Die *Mortalität* innerhalb der ersten beiden Jahre nach der Verletzung betrug vor etwa 30 Jahren beim Paraplegiker noch 60%, beim Tetraplegiker 100%. Diese Zahl konnte in der Zwischenzeit auf etwa 5% bzw. 12% reduziert werden.

C. Anatomische Vorbemerkungen

I. Einführung

Die später folgende Besprechung der traumatischen Schäden von Wirbelsäule und/oder Rückenmark setzt Vertrautsein mit der Anatomie dieser Strukturen voraus. Im folgenden wird daher ein kurzer zusammenfassender Abriß dieser anatomischen Strukturen gegeben. Der näher interessierte Leser wird jedoch ausführlichere Darstellungen der deskriptiven und angewandten Anatomie zu Rate ziehen müssen.

II. Anatomie der Wirbelkörper

Die *menschliche Wirbelsäule* kann als eine Art beweglicher Pfeiler beschrieben werden, der im wesentlichen 3 Funktionen erfüllt: (1) er dient als *Trägersystem* für den *Kopf* und *unterstützt den Torso* und die *oberen Extremitäten in aufrechter Haltung* (Abb. 1), (2) er erlaubt *komplizierte Bewegungsabläufe* für *Kopf, Hals-/Nackenregion* und *Torso* in alle Vektorrichtungen (Abb. 2), (3) er umgibt das *Rückenmark* und die *Spinalwurzeln* in einer *knöchernen* und *beweglichen Röhre* und *schützt diese Strukturen dabei.*

Bewegungen des Kopfes und Halses in Beziehung zum Torso können folgende Positionen bzw. Richtungsvektoren einnehmen: (1) *Neutrale Haltung* oder *Position*, (2) *Flexion*, (3) *Extension*, (4) *Seitwärtsbeugung* oder *-neigung* und (5) *Rotation* (Abb. 3).

Die *menschliche Wirbelsäule* besteht aus *33 Wirbelkörpern*, die durch *Zwischenwirbelscheiben* (*Bandscheiben*) verbunden sind und durch *Ligamente* zusammengehalten werden. Im einzelnen gibt es *7 zervikale*, *12 thorakale*, *5 lumbale* und *5 zusammengewachsene sakrale Wirbel.* Es gibt ein *Steißbein*, das aus 4 verschiedenen zusammengewachsenen Körpern besteht. Die normale Halswirbelsäule zeigt eine nach vorn konvexe Form (*Halslordose*), die Brustwirbelsäule eine nach vorn konkave Form (*Brustkyphose*) und die Lendenwirbelsäule eine nach vorn konvexe Form (*Lendenlordose*) (Abb. 4).

Die *Halswirbelsäule* ist der am meisten bewegliche und damit auch am wenigsten stabile Anteil der gesamten Wirbelsäule (Abb. 5). Der Kopf ruht auf *C1* oder dem *Atlas*, der eine von den übrigen Wirbelkörpern abweichende Form hat. Er hat keinen Körper und besteht aus einem knöchernen Ring, der aus einem vorderen und hinteren Bogen besteht. Es liegen große seitliche Massen vor, die Wirbelgelenksflächen oder Fazetten zeigen. Die oberen Fazetten des Atlas artikulieren mit den okzipitalen Kondylen des Hinterhauptes und die unteren Fazetten mit dem Körper von C2, dem Epistropheus oder Axis.

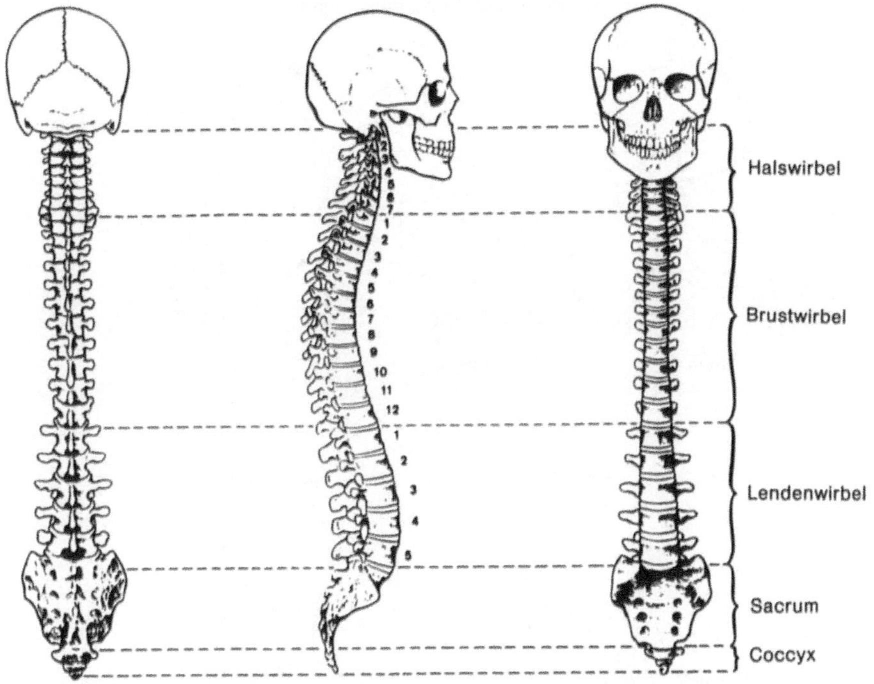

Abb. 1. Schematische Darstellung der menschlichen Wirbelsäule und des Schädels. (Aus Sances et al. 1981)

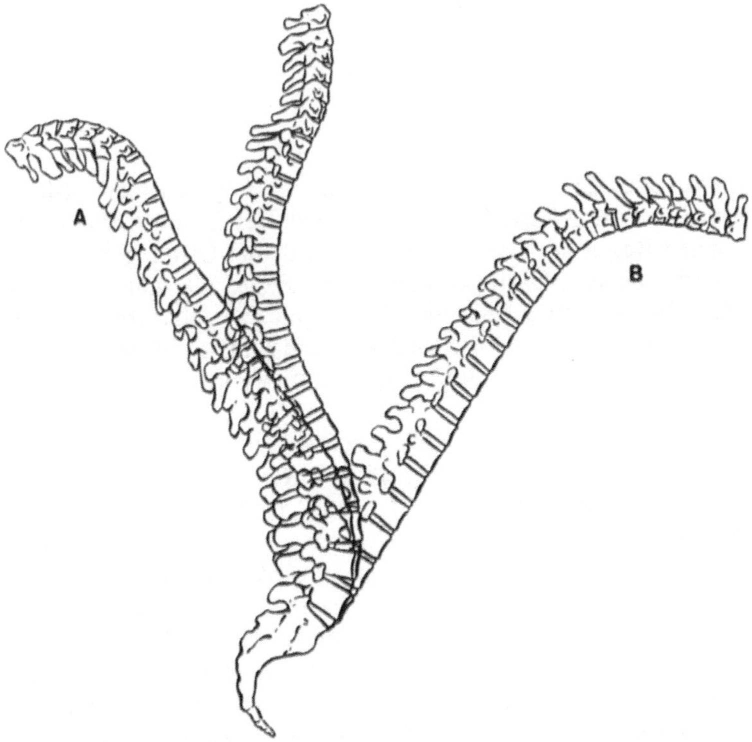

Abb. 2. Schematische Darstellung der extremen Bewegungen der menschlichen Wirbelsäule. *A* Extension, *B* Flexion. *Mitte* neutrale Position. (Aus Kazarian 1975)

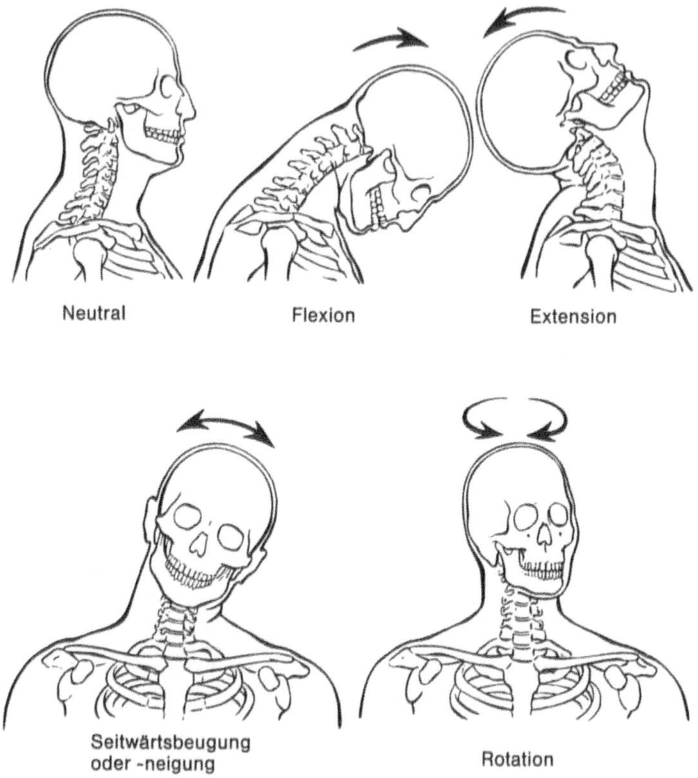

Abb. 3. Bewegungen des Kopfes und Halses in Beziehung zum Torso. (Aus SANCES et al. 1894)

Der *Axis* oder *Epistropheus*, der 2. Halswirbel, gleicht dem Atlas, besitzt jedoch den *Processus odontoideus* (*Zahnfortsatz*). Der Zahnfortsatz erstreckt sich vom vorderen Bogen des Axis in vordere Anteile der Öffnung des Atlas.

Die *beiden ersten Halswirbel* haben eine *Form*, die von der der *übrigen Halswirbel abweicht*. Zwischen ihnen liegt *keine* Zwischenwirbelscheibe, die 1. Zwischenwirbelscheibe liegt zwischen dem 2. und 3. Halswirbelkörper. Einzelheiten finden sich bei WANKE u. BUES (1953), LINDEMANN u. KUHLENDAHL (1953), JACKSON (1956).

Die *Halswirbelkörper von C3–C7* haben eine im Prinzip gleiche Form und Gestalt. *Lateral* finden sich nach *oben gerichtete Knochenvorsprünge*, die *Processus uncinati* (TROLARD 1893), die erhebliche Unterschiede in ihrer Größe aufweisen. Von der aus Knochen bestehenden *Randleiste* an den kranialen Flächen der Wirbelkörper wird die etwas tiefer liegende *Deckplatte* des *Wirbels* umgeben; sie gleicht nach Mazeration im Aussehen einem engmaschigen Sieb. Die Deckplatte bildet die Unterfläche für den Nucleus pulposus der Bandscheibe. Die *Pedikel* (*pediculi arcus vertebralis*, auch *Füßchen* genannt) *der Halswirbel* erstrecken sich in einem Winkel von etwa 45° nach dorsolateral, sie verbinden den Wirbelkörper mit den Wirbelbögen. Die *Querfortsätze* der Halswirbel gehen von der Lateralfläche

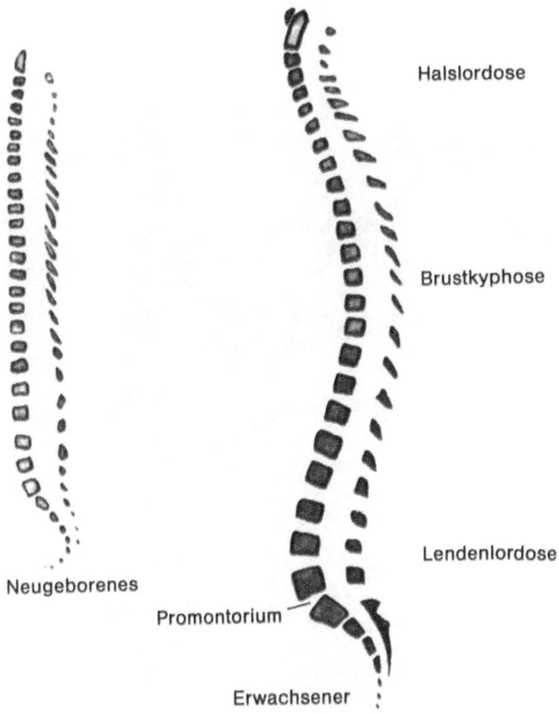

Abb. 4. Entwicklung der Kurvaturen der Wirbelsäule. *Links:* Wirbelsäule des Neugeborenen. *Rechts:* Postnatale Entwicklung der Kurvaturen, Lordosen und Kyphose, sowie Angulation am Promontorium. (Aus Rickenbacher et al. 1982)

der Wirbelkörper und Pedikel aus und erstrecken sich nach ventrolateral. Die *Foramina intervertebralia* sind von den Pedikeln begrenzt.

Der *Spinalkanal* hat etwa die Form eines Dreiecks, ändert seine Form bei C7 jedoch in mehr oval.

Zwischen den Wirbelkörpern C2 und C3 befindet sich die *1. Zwischenwirbelscheibe*, die übrigen zwischen jedem der nach kaudal folgenden Hals-, Brust- und Lendenwirbelkörper. Die Wirbelkörper nehmen von der Hals- zur Brustwirbelsäule und Lumbosakralverbindung an Größe ständig zu. Weiter nach kaudal finden sich die fusionierten Sakralwirbel, die in die Kokkyx übergehen.

Die *Gelenkfazetten* der *Wirbelkörper* geben der Wirbelsäule im posterioren Bereich eine zusätzliche Stabilität.

Posterior zu den Wirbelkörpergelenken liegen *Wirbelbögen*, die die hintere Hälfte des Spinalkanals bilden und Ansätze für Muskeln und Ligamente darstellen. Der Arcus post. besteht aus den beiden Processus transversi und dem Processus spinalis. Beide Strukturen dienen Muskeln und Ligamenten der hinteren Wirbelsäulenregion als Ansätze. Die Laminae bestehen aus abgeflachten Knochenstücken, die einander wie Dachpfannen überdecken.

Die *durchschnittliche Querschnittsfläche für einen Wirbelkörper* im Zervikalbereich beträgt 305 mm^2 und nimmt im Lumbalbereich bis zu 1055 mm^2 zu (Yamada 1973). Die entsprechenden Höhen betragen 14,1 mm für die Halswirbel-

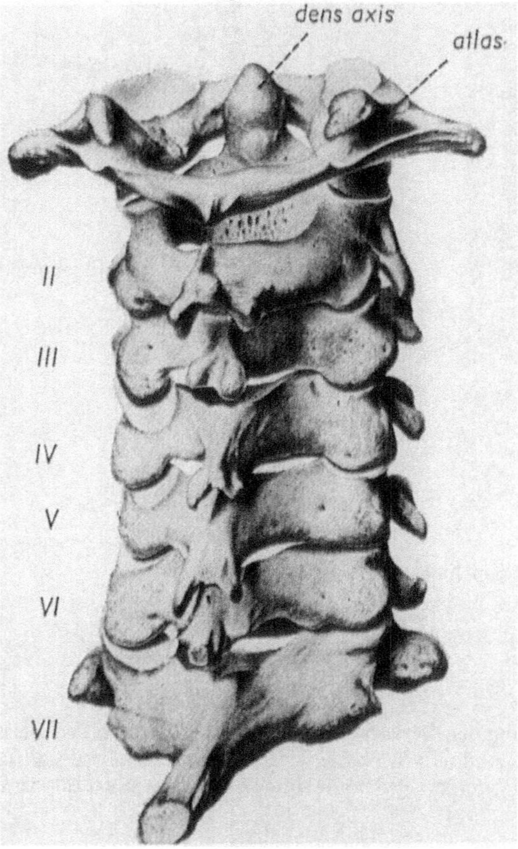

Abb. 5. Halswirbelsäule, Ansicht von dorsal und von der rechten Seite. Die römischen Zahlen bezeichnen die Halswirbel. (Aus SOBOTTA u. BECHER 1962)

und 26,2 mm für die Lendenwirbelkörper. Die Wirbelkörper sind in bezug auf Zugbeanspruchungen widerstandsfähiger als die Zwischenwirbelscheiben, das Umgekehrte ist der Fall bei Kompression. Bei Zugbeanspruchung tritt der Gewebeschaden generell an der Endplatte, der Verbindungsstelle zwischen Wirbelkörper und Zwischenwirbelscheibe auf. Die Gewebeschäden erfolgen in der Zervikalregion bei 863 Newton (N) und etwa 3000 N im Lumbalbereich. Die Wirbelkörper kollabieren bei Kompressionskräften von 3000 N in der Zervikalregion und 5000 N in der Lumbalregion (YAMADA 1973).

III. Anatomie der Zwischenwirbelscheiben

Beim *Säugling* besteht die *Zwischenwirbelscheibe* aus einem *zentral gelegenen gelartigen Nucleus pulposus* und einem *peripheren elastischen Annulus fibrosus*. Diese elastische Struktur erlaubt die Umwandlung von vertikal ansetzenden Kräften (Kompression oder Stauchung) an der Lendenwirbelsäule in radiär gerichtete Kräfte, ohne daß es dabei zu Strukturveränderungen der Zwischenwirbelscheibe kommt (DE PALMA u. ROTHMAN 1970; SCHMORL u.

JUNGHANNS 1932, 1968). Mit steigendem Lebensalter kommt es zu Kollagenabscheidungen im Nucleus pulposus, die Fibrillen bilden. Ebenso verliert der Annulus fibrosus seine Elastizität (COVENTRY et al. 1945). Während des 3. Lebensdezenniums ist es kaum noch möglich, den Nucleus pulposus vom Annulus fibrosus zu unterscheiden. Nach dem 4. Lebensjahrzehnt erscheint die gesamte Zwischenwirbelscheibe als eine solide bindegewebige Masse. Als Folge dieser degenerativen Veränderungen können jetzt die vertikal einwirkenden Kräfte nicht länger horizontal nach außen umgesetzt werden. Die einwirkenden Kräfte verursachen Fissuren innerhalb der Zwischenwirbelscheibe und wölben die fibröse Zwischenwirbelscheibe nach außen vor. Diese Veränderungen finden sich durchwegs bei Patienten in der Altersgruppe von 40 und älter.

Es gibt *24 Zwischenwirbelscheiben* zwischen den aneinandergrenzenden Wirbelkörpern. Die *Zwischenwirbelscheibe* besteht aus dem *zentral gelegenen Nucleus pulposus*, der vom *Annulus fibrosus* umgeben ist. Die Zwischenwirbelscheiben unterstützen Beugungsbewegungen, absorbieren Kompression und widerstehen Rotation, Zugbeanspruchung und Scherkräften. Ihre Wirksamkeit beruht auf dem individuellen Zustand der Zwischenwirbelscheiben. Die Absorptionsfähigkeit gegenüber Kompressionskräften nimmt mit steigendem Alter infolge Degeneration der Zwischenwirbelscheibensubstanz und infolge partieller Erniedrigung des Intervertebralraumes ab. Der Wassergehalt der Zwischenwirbelscheibe des Neugeborenen beträgt 88%, der von Personen im 7. Lebensjahrzehnt 64% (KAZARIAN 1982). Der Nucleus pulposus besteht zunächst aus einer gelatinösen Masse und wird später fibrös und exsikkiert. Schließlich kommt es zu Verknöcherungen mit Bildung von Osteophyten.

Die Zwischenwirbelscheiben nehmen insgesamt etwa 1/4 der gesamten Länge der Wirbelsäule oberhalb des Sakrums ein. Sie verlieren während eines normalen Arbeitstages bis zu 2 cm Höhe; ebenso tritt im Alter eine Abnahme ihrer Höhe von etwa der gleichen Größenordnung ein.

NACHEMSON (1966) fand, daß der Druck im Inneren von Zwischenwirbelscheiben von 100 kg beim Stehen mit aufgerichteter Wirbelsäule auf 150 kg anstieg, wenn der Körperstamm nach vorn gebeugt wurde, und auf 200 kg, wenn ein 70 kg schweres Individuum ein Gewicht von 50 kg anhob.

IV. Anatomie der Ligamente der Wirbelsäule

Die Ligamente verleihen der Wirbelsäule ihre Stabilität und die notwendige Beweglichkeit. Sie bestehen aus elastischem Gewebe und kollagenen Fasern (TKACZUK 1968).

Die *Wirbelkörper* sind *anterior* und *posterior* durch die *Ligg. longitudinalia* verbunden. Diese Ligamente halten die Zwischenwirbelscheiben in ihrer Position und führen dabei zu einer Verkürzung der Wirbelsäule.

Das *Lig. longitudinale ant.* (Abb. 6) erstreckt sich von der oberen Halswirbelsäule bis in vordere Aspekte des Os sacrum. Nach kranial ab C1 geht diese Struktur in die *Membrana atlantooccipitalis* über und zieht zur Schädelbasis. Sie ist fest mit Wirbelkörpern und Zwischenwirbelscheiben verwachsen und schränkt die Extension der Wirbelsäule ein. Sie ist in ihrem kaudalen Anteil besonders breit, mit dem Periost des Sakrums fest verbunden und erstreckt sich an der Beckenoberfläche weiter zum Os coccygis als *Lig. sacrococcygealis*. Die oberflächlichen kollagenen Fasern erstrecken sich über 4–5 Wirbelkörper, die tiefer gelegenen sind kürzer und verbinden aneinandergrenzende Wirbelkörper. Nahe den vorstehenden Kanten der Wirbelkörper ziehen sie gewöhnlich (*Sharpey-Fasern*) in den Knochen. Der kraniale Anteil dieses Ligamentes ist schmäler. Zwischen Axis und Tuberculum ant. des Atlas erstreckt sich ein dünnes Bändchen, das viele elastische

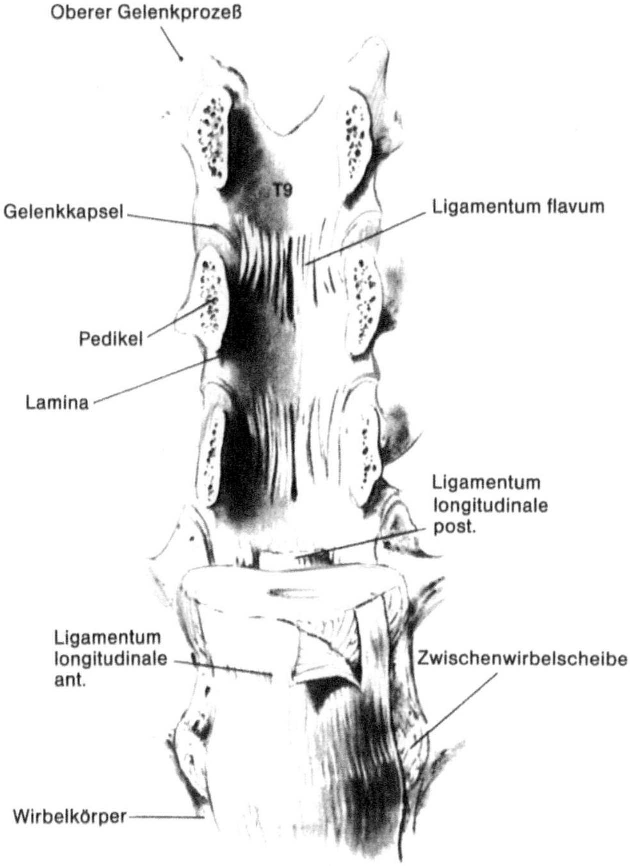

Abb. 6. Ansicht des Ligamentum longitudinale ant. und der Ligg. flava von anterior. (Aus GEHWEILER et al. 1980)

Fasern enthält. Zwischen Atlas und Okziput verstärkt dieses Ligament die *Membrana atlantooccipitalis ant.*

Das *Lig. longitudinale post.* liegt der Hinterfläche der Wirbelkörper an und erstreckt sich von C1 bis zum Os sacrum (Abb. 7). Der Teil, der von C1 zur Schädelbasis zieht, wird als *Membrana tectoria* bezeichnet. Auch dieses Ligament ist mit Wirbelkörpern und Zwischenwirbelscheiben verwachsen. Es schränkt eine Hyperflexion der Wirbelsäule ein. Es ist weniger den Wirbelkörpern als den Bandscheiben angeheftet, über denen es sich seitwärts ausbreitet. Ähnlich wie beim Lig. longitudinale ant. sind die oberflächlich gelegenen Fasern des Lig. longitudinale post. lang, im Gegensatz zu den tiefergelegenen, die kürzer sind. Im Gegensatz zur Zwischenwirbelscheibe ist es reich innerviert (THEVENOZ 1976). Zwischen jedem Wirbelkörper und dem Ligament findet sich ein Hohlraum, in dem sich Venen befinden, die oft groß sind und die aus der Spongiosa des Wirbelkörpers kommen. Kaudal erstreckt sich das Lig. longitudinale post. als tiefes *Lig. sacrococcygealis dorsalis* in den untersten Steißbeinkörper. Kranial-

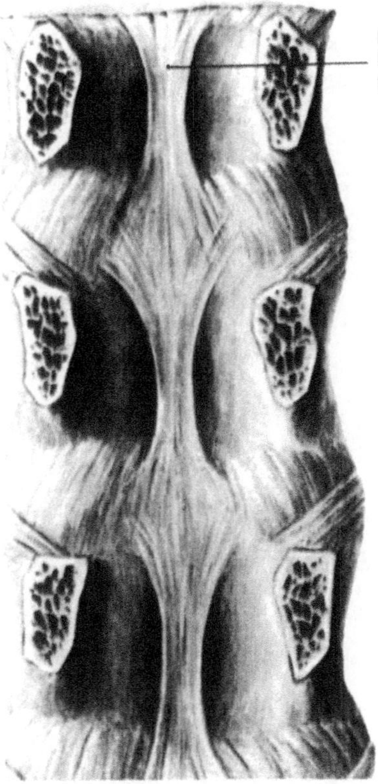

Abb. 7. Ligamentum longitudinale post. Der Wirbelkanal ist durch Entfernung der Wirbelbögen eröffnet worden. Das Ligamentum longitudinale post. ist dort verbreitert, wo es fest mit der Zwischenwirbelscheibe verbunden ist. (Aus RICKENBACHER et al. 1982)

wärts teilt es sich in lange und kurze Fasern, die die Verbindung zwischen Schädel und Halswirbelsäule bilden. Die langen Fasern bilden die *Membrana tectoria* und vereinigen sich mit der kranialen Dura mater im Bereich des Os occipitale. Sie formen den längsverlaufenden Anteil des *Lig. cruciatum* des Atlas, der querverlaufende Anteil ist das *Lig. transversale* selbst.

Der *atlantookzipitale Übergang* hat eine besondere Anordnung von Ligamenten, die den besonderen funktionellen Bedingungen dieser Region entsprechen.

Das *Lig. transversum* des *Atlas* ist stark ausgebildet und verbindet die beiden seitlichen Anteile des Atlas miteinander. Es hält den Zahnfortsatz gegen den vorderen Bogen des Atlas und trägt so zur Stabilität von C1 und C2 bei. Das *Lig. apicis dentis* erstreckt sich von der Apex des Processus odontoideus zur Basis des Okzipitalknochens und hält den Zahnfortsatz anterior in seiner Position. Es ist dabei unterstützt von den *Ligg. alaria*, die sich lateral vom Lig. apicis dentis nach lateral ausdehnen und zu medial gelegenen Anteilen der okzipitalen Kondylen ziehen.

Die *Ligg. alaria* liegen symmetrisch an beiden Seiten des Dens epistrophei, ein Anteil verbindet den Dens mit dem Okziput, der andere mit dem Atlas (Abb. 8a).

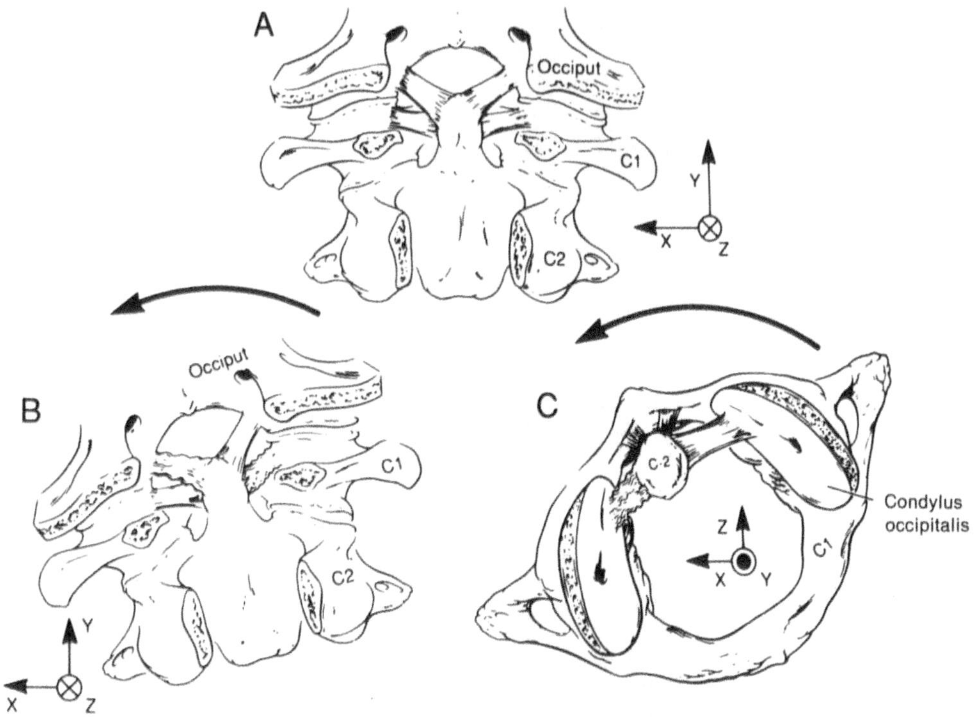

Abb. 8 A–C. Der Einfluß den die Ligg. alaria bei Bewegungen des C0-C1-C2 Komplex haben. **A** Normale Anatomie. **B** Beugung des Kopfes nach links. **C** Rotation des Kopfes nach links. (Aus Jofe et al. 1989). Dieses Koordinatensystem stimmt nicht mit dem von mir verwandten überein; vgl. auch Bd. 13/VI/A

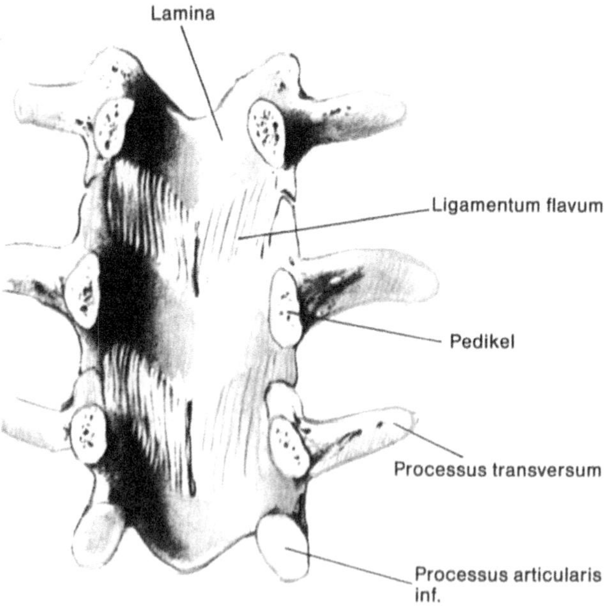

Abb. 9. Die Ligamenta flava der lumbalen Wirbelsäule. Anteriore Ansicht. Die Wirbelkörper sind entfernt. (Aus Gehweiler et al. 1980)

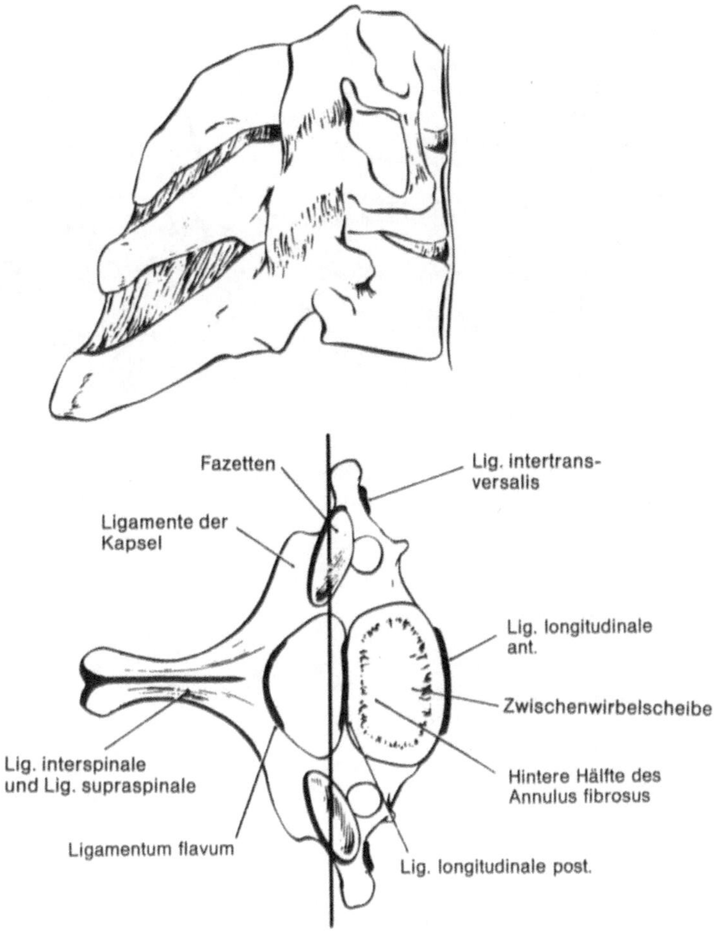

Abb. 10. Ligamente, die die untere Halswirbelsäule stabilisieren. Die Linie trennt vordere von hinteren Anteilen. (Aus SANCES et al. 1984)

Axiale Rotation des Kopfes (Drehen des Kopfes beim Blick zur Seite) nach links, wird durch das rechte Lig. alare begrenzt (Abb. 8a). Das Umgekehrte ist der Fall beim Blick nach rechts. Der Mechanismus für laterale Beugung ist komplexer. Diese Bewegung ist nur zwischen Okziput und C1 möglich und wird durch beide Elemente der Ligg. alaria kontrolliert (Abb. 8c). Während Beugung nach links lateral begrenzen sowohl die rechten oberen Anteile des Lig. alare, die mit dem Okziput verbunden sind als auch die linken unteren Anteile, die mit C1 verbunden sind, die Bewegung. Das Umgekehrte ist der Fall bei Beugen nach rechts lateral.

Die *Membrana tectoria* kann als die kraniale Fortsetzung des *Lig. longitudinale post.* angesehen werden.

Das *Lig. transversum atlantis* hält den Zahnfortsatz in Position, während das *Lig. alare* die Rotationsbewegungen des Kopfes zum Halse einschränkt (MAIMAN u. CUSICK 1982).

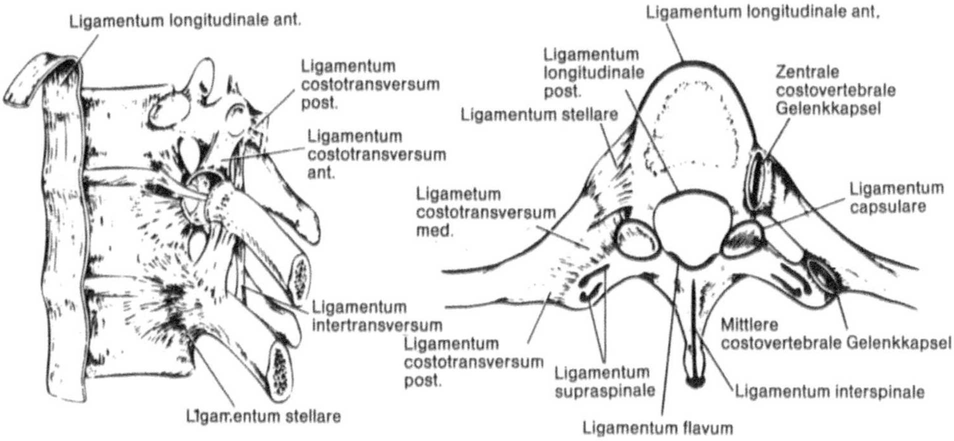

Abb. 11. Blick von vorn schräg auf die kostovertebralen Gelenkverbindungen und die Ligamente der Brustwirbelsäule. (Aus Sances et al. 1984)

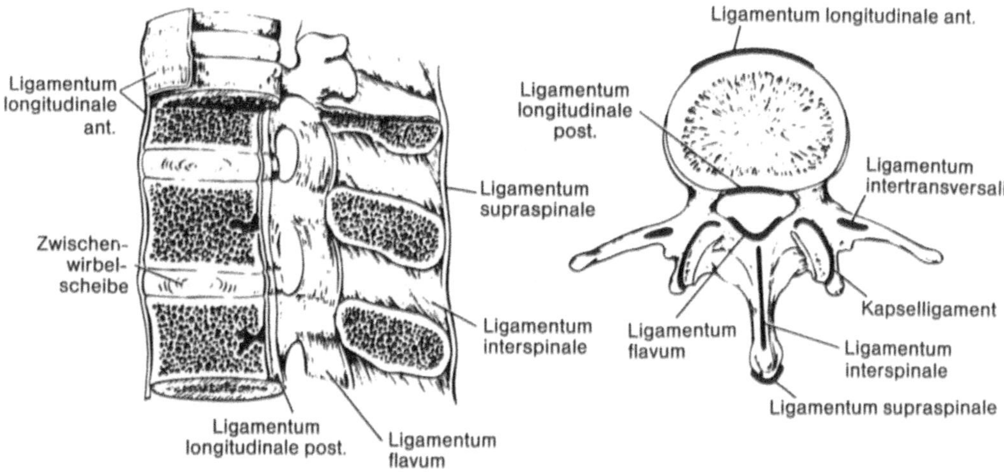

Abb. 12. Schematische Darstellung eines Sagittalschnittes und eines Horizontalschnittes durch die Lendenwirbelsäule und den lumbalen Wirbelkanal mit den stabilisierenden Ligamenten. (Aus Sances et al. 1984)

Die Bögen der Wirbelkörper sind durch eine Reihe von außerordentlich festen Ligamenten miteinander verbunden. An hinteren Anteilen der Wirbelsäule ist das *Lig. flavum* sichtbar, das die nächst zueinander gelegenen Laminae der Wirbelsäule miteinander verbindet (Abb. 9). Seine Fasern ziehen von der ventralen Fläche der nächst niedrigeren Lamina zu dorsalen Aspekten der nächst höher gelegenen Lamina. Sie erlauben auf der einen Seite Flexionsbewegungen der Wirbelsäule, ziehen sich aber in ihre Ausgangslage zurück, wenn die Zugwirkung nachläßt. Das *Lig. supraspinale* und *interspinale* verbindet die Processus spinosi. Das *Lig. nuchae* ist die Fortsetzung des Ligamentum supraspinale in der Zervikalregion,

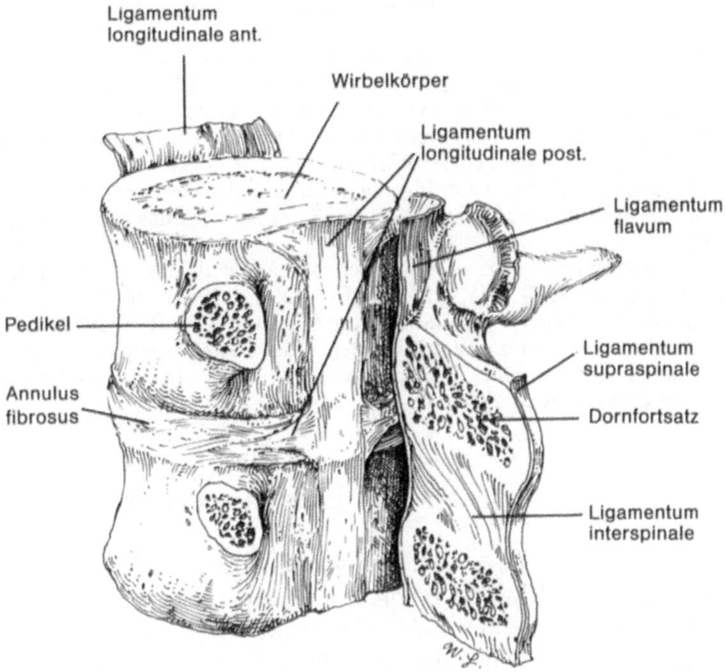

Abb. 13. Ligament der Lendenwirbelsäule von hinten gesehen; der Wirbelbogen ist teilweise entfernt. (Aus GEHWEILER et al. 1980)

es erstreckt sich von der Schädelbasis bis C7. Die *Ligg. intertransversaria* verbinden aneinandergrenzende Querfortsätze.

Im folgenden werden die anatomischen Besonderheiten der ligamentären Strukturen der Hals-, Brust- und Lendenwirbelsäule sowie ihre Beziehungen zu den übrigen anatomischen Formationen dargestellt.

Die Ligamente, die die untere Halswirbelsäule stabilisieren, sind in Abb. 10 in der Längs- und Querachse dargestellt. Die eingezeichnete Linie trennt vordere von hinteren Anteilen.

Die kostovertebralen Gelenkverbindungen und die Ligamente der Brustwirbelsäule sind in Abb. 11 in Sagittal- und Horizontalschnitten dargestellt. Bei der Sagittaldarstellung erfolgt der Blick von vorn schräg auf die kostovertebralen Gelenke und auf die Ligamente der Brustwirbelsäule.

Die Ligamente der Lendenwirbelsäule sind in einer schematischen Darstellung eines Sagittal- und eines Horizontalschnittes dargestellt. Daraus läßt sich die stabilisierende Wirkung der Ligamente entnehmen.

Um eine dreidimensionale Vorstellung der Lage der Ligamente der Lendenwirbelsäulenregion zu gewinnen, sind Schnitte durch verschiedene Ebenen und Darstellungen aus unterschiedlichen Richtungen notwendig. Ein medianer sagittaler Schnitt durch drei lumbale Wirbelkörper und ihre Ligamente ist in Abb. 12 dargestellt. Ein Blick auf die Ligamente der Lendenwirbelsäule von hinten, nachdem der Wirbelbogen teilweise entfernt wurde, zeigt Abb. 13.

1. Materialeigenschaften der Ligamente

Das *Lig. longitudinale ant.* und *post.* wurde in der Lumbalregion bei 35 Leichen (Alter zwischen 20 und 67 Jahren) gemessen (Tkaczuk 1968). Das *Lig. longitudinale ant.* hatte im Bereich der Wirbelkörper eine Breite von 20–25 mm und eine Dicke von 0,9–2,1 mm. Das *Lig. longitudinale post.* hatte eine Breite von 11–15 mm im Bereich der Zwischenwirbelscheiben und 6–8 mm im Bereich der Wirbelkörper. Die Dicke betrug 0,9–1,4 mm. Diese Daten zeigen, daß die Flächen dieser Ligamente im Bereich eines Lendenwirbelkörpers etwa 20–50 mm^2 für das Lig. longitudinale ant. und 3–11 mm^2 für das Lig. longitudinale post. ausmachen.

Das Lig. longitudinale ant. ist etwa zweimal stärker als das Lig. longitudinale post. (Nachemson u. Evans 1968; Tkaczuk 1968; Sances et al. 1982); die entsprechenden Werte betragen im Lumbalbereich jeweils 380 Newton (N) und 180 N. Betrachtet man jedoch den Gewebsquerschnitt, so sind die Werte, bei denen die Gewebe zerreißen, praktisch gleich. Das Lig. flavum reißt bei einer Belastung von 315 N, ist aber dehnbarer als die Ligg. longitudinalia (Sances et al. 1981).

V. Nacken- und Halsmuskulatur

Die Nacken- und Halsmuskulatur verleiht der Zervikalregion zusätzliche Stabilität. Hervorzuheben sind besonders die Muskelgruppen des M. trapezius, rhomboideus und latissimus dorsi. Diese Muskeln spielen eine Rolle bei Bewegungen des Armes und der Skapula und bei Seitwärtsbewegungen des Halses. Außerdem existieren tiefer gelegene Muskelgruppen. Die Muskelgruppen, die anterior zur Halswirbelsäule liegen, spielen eine Rolle bei Rotationsbewegungen des Halses.

Im Bereich der oberen Halswirbelsäule findet die Lateralbewegung hauptsächlich zwischen C1 und C2 statt. Die Flexion der HWS erstreckt sich bis zu 60° und die Extension bis zu 75°. Lateralflexion, gewöhnlich mit gleichzeitiger Rotation, erstreckt sich zwischen 35° und 70°. Die größte Beweglichkeit besteht zwischen C5/C6, und etwas weniger bei C6/C7. Die größten strukturellen Belastungen und damit auch der größte Prozentsatz von Verletzungen der HWS finden sich in dieser Region (Selecki u. Williams 1970).

VI. Der Spinalkanal

Wirbelknochen, Zwischenwirbelscheiben und Ligamente bilden eine bewegliche Röhre, den *Canalis vertebralis* (Wirbelkanal), in dem das Rückenmark und seine Häute geschützt liegen.

Weite und Form des Wirbelkanals sind unterschiedlich in seinen verschiedenen Anteilen. Im Hals- und Lumbalbereich ist er etwa dreieckig, sehr großräumig für die Aufnahme der *Anschwellungen* von *Hals-* und *Lumbalmark* (*Intumescentia cervicalis* et *lumbalis*) und besitzt ausgedehnte seitliche Erweiterungen für jede Brachial- oder Lumbalwurzel. Der Wirbelkanal ist in der Brustregion nahezu rund oder elliptisch und ist am engsten zwischen Th4 und Th8 oder Th9. In der Sakralregion ist der Wirbelkanal abgeflacht und besitzt weitere Durchlässe für die Wurzeln der Cauda equina.

Der Canalis vertebralis setzt sich am Foramen occipitale magnum in die hintere Schädelgrube fort und endet kaudal im Hiatus sacralis, dorsal des 4. Anteiles des Os sacrale. Die Öffnungen des Canalis vertebralis, die Foramina intervertebralia, werden von Durataschen, Spinalwurzeln, Spinalganglien und Gefäßen eingenommen.

Während der Extension kommt es zu einer Verkürzung und Verengung des Spinalkanals mit Einwärtsfaltung der Ligamenta flava. Insgesamt bestehen von Person zu Person erhebliche Schwankungen. Degenerative Erkrankungen des Spinalkanals können zu einer erheblichen Einengung der Größe des Spinalkanals führen. Die sagittalen Durchmesser des knöchernen zervikalen Spinalkanals von 200 normalen Individuen wurden vermessen (Wolf et al. 1956). Aus diesen Messungen zogen Wolf et al. den Schluß, daß ein sagittaler Durchmesser von 10 mm oder weniger im allgemeinen mit Kompressionserscheinungen des Rükkenmarks einhergehe.

VII. Das Rückenmark und seine Häute

1. Die Umhüllungen des Rückenmarks

Die *3 Membranen*, die das *Rückenmark* umgeben, sind die *Dura mater spinalis*, die *Arachnoidea* und die *Pia mater*.

Die *spinale Dura mater* (Abb. 14), die *äußerste* der *3 umhüllenden Häute*, besteht aus einer derben bindegewebigen Membran, die an der inneren Oberfläche von den Schichten des Neurothels überzogen ist. Die bindegewebige Schicht verbindet sich mit dem epiduralen Fettgewebe, das die spinale Dura mater von der Wandung des Canalis vertebralis trennt. Die spinale Dura mater formt eine röhrenartige Scheide, in der sich das Rückenmark befindet. Die Dura mater hat nur eine spärliche Blutversorgung und enthält einige wenige Nervenfasern.

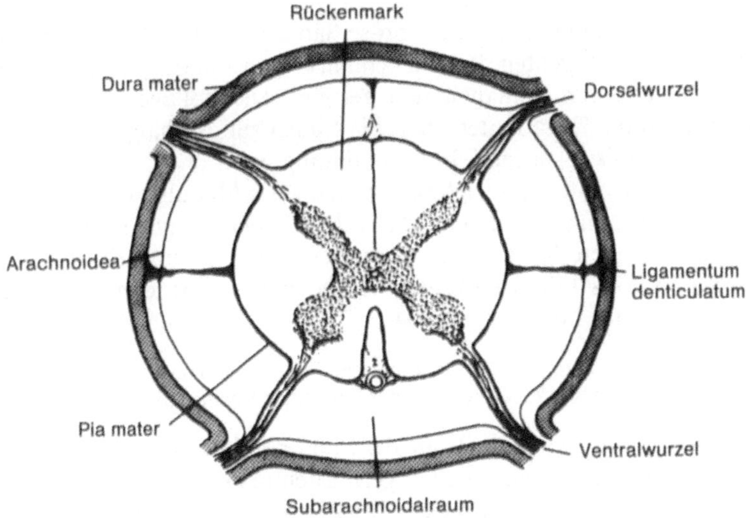

Abb. 14. Schematische Darstellung der Beziehung zwischen Meningen und Rückenmark. (Aus Windle 1976)

Der spinale Durasack ist am Foramen occipitale magnum fest mit dem Schädel verbunden, wo sich die äußeren Anteile in das Periost des okzipitalen Schädelknochens fortsetzen. Der Durasack endet kaudal am Unterrand des 2. Sakralwirbels, jedoch setzt sich die bindegewebige Wandung bis zum Kokkyx fort, wo sie sich mit dem Periost der Dorsalseite des Knochens als *Lig. coccygicum* verbindet. Die spinale Dura mater hat enge Verbindungen zum Lig. longitudinale dorsalis des 2. und 3. Halswirbels. Eine weitere Befestigung kommt dadurch zustande, daß sich Durataschen in die Foramina intervertebralia fortsetzen, wo sie mit dem Periost der Wirbelkörper verschmelzen; sie bilden auch eine Umhüllung für die Spinalnerven.

Zwischen der spinalen Dura mater und dem Periost des Canalis vertebralis findet sich ein ausgedehnter Plexus von sinusoidalen Venen, der im epiduralen Fettgewebe eingebettet ist. Die dünnwandigen Gefäße des epiduralen Venenplexus haben Verbindung mit dem extravertebralen Venenplexus.

Die *spinale Arachnoidea* ist eine dünne, fast gänzlich gefäßlose bindegewebige Membran. Die Arachnoidea ist mit der Dura mater hauptsächlich im Bereich der Ligg. denticulata und der Spinalnerven fester verbunden.

Der *virtuelle subdurale Raum* entsteht durch die Autolyse der Neurothelschicht. Er hat keine Verbindung zum subarachnoidalen Raum.

Die *Pia mater* des Rückenmarks ist eine *dünne Membran*, die aus *2 Schichten* besteht, eine *äußere* – sie besteht aus *Bindegewebe* – und eine *feine innere*, an der *Neurogliafortsätze* ansetzen und die die *eigentliche piagliale Membran* bildet. Die Pia mater ist eng mit dem Rückenmark verbunden und dringt in die Fissura mediana ant. ein. Spinalwurzeln, die in das Rückenmark eindringen und es verlassen, erhalten bindegewebige Umhüllungen von der Pia mater.

Die Pia mater ist gefäßreich und enthält kleine Gefäße, die von den segmentalen radikulären Arteriolen abgehen, longitudinal verlaufende Arterienstämme und im Bereich des obersten Halsmarks spinale Äste der Aa. vertebrales und der Aa. cerebellares post. inf.

Die spinale Pia mater formt zwei fibröse Bänder, nämlich die *Ligg. denticulata*, jeweils an lateralen Aspekten des Rückenmarks, etwa in der Mitte zwischen den vorderen und hinteren Spinalwurzeln gelegen. Die kollagenen Fasern dieser Bänder gehen in die Dura mater über. Sie tragen zur Aufhängung des Rückenmarks in dessen flüssigkeitsgefüllter Umhüllung bei.

Die spinale Pia mater setzt sich rostral in die der Medulla oblongata fort und formt kaudal ein dünnes Filament, das *Filum terminale*, das nach kaudal vom konisch auslaufenden Rückenmark inmitten der Nervenwurzeln der Cauda equina verläuft. Das Filum terminale durchdringt die Arachnoidea und Dura mater und wird zum Lig. *coccygicum.*

Entgegen dem Namen „pia“ = zart handelt es sich um eine feste bindegewebige Umhüllung des Rückenmarks, die das letztere in seiner Form hält.

Der *spinale subarachnoidale Raum*, der Liquor enthält, kommuniziert mit dem des Gehirns. Die Liquormenge ist am geringsten in der Thorakalregion und am ausgeprägtesten in der Lumbalregion, wo die sog. *lumbale Zisterne* die langen Nervenwurzeln und das Filum terminale der Cauda equina enthält. Dies ist die gebräuchliche Stelle für Lumbalpunktionen.

2. Das Rückenmark

Das Rückenmark, ein Teil des zentralen Nervensystems, erstreckt sich vom kraniozervikalen Übergang als Fortsetzung des Hirnstammes im Canalis spinalis bis zum Os sacrum. Hirnstamm und Rückenmark (Abb. 15) können vom mechanischen Standpunkt aus als eine Einheit betrachtet werden. Während Bewegungen der Wirbelsäule bewegt sich das Halsmark mit seinen Umhüllungen nicht mehr als 2 oder 3 cm auf- oder abwärts. Wird die HWS gebeugt, so verlängert sich der Canalis spinalis und das Halsmark wird gestreckt; Extension der HWS dagegen führt zu einer Verkürzung des Halsmarks (Abb. 16). Das konnte beim Menschen von REID (1960) sowie BREIG u. EL-NADI (1966) und beim Affen von SMITH (1956) demonstriert werden.

Rostral beginnt das Rückenmark im Bereich oberer Anteile des Atlas als eine direkte Fortsetzung der Medulla oblongata. Seine Länge beim männlichen Erwachsenen beträgt etwa 45 cm und weniger als 43 cm beim weiblichen Erwachsenen. Im Bereich des Conus medullaris am kaudalen Ende formt die Pia

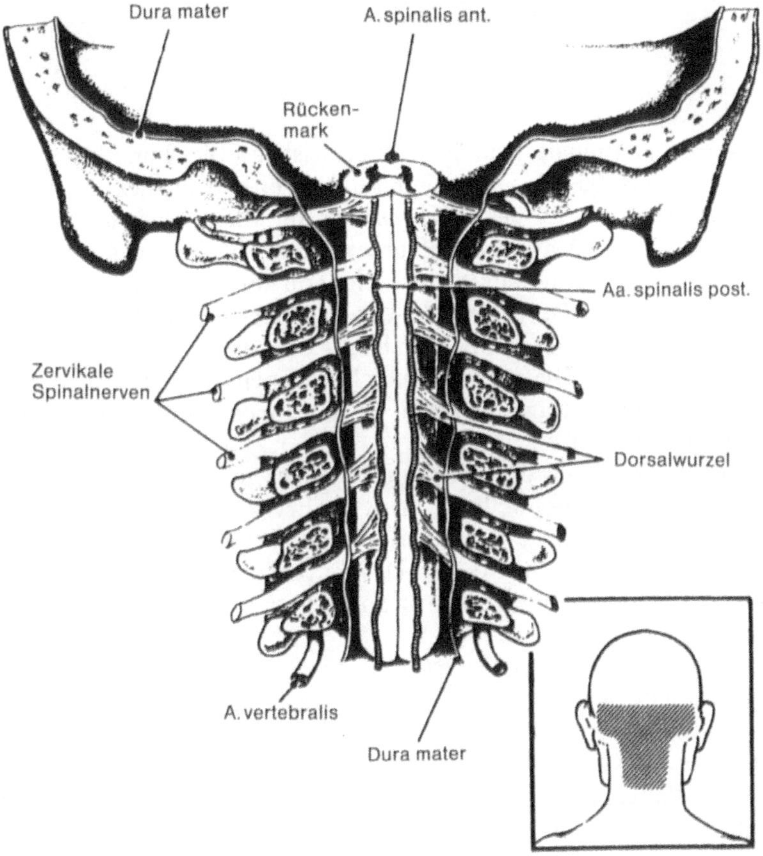

Abb. 15. Halsmark in der Ansicht von hinten nach Entfernung von hinten gelegenen Gewebsanteilen. (Aus MENDELSOHN 1979)

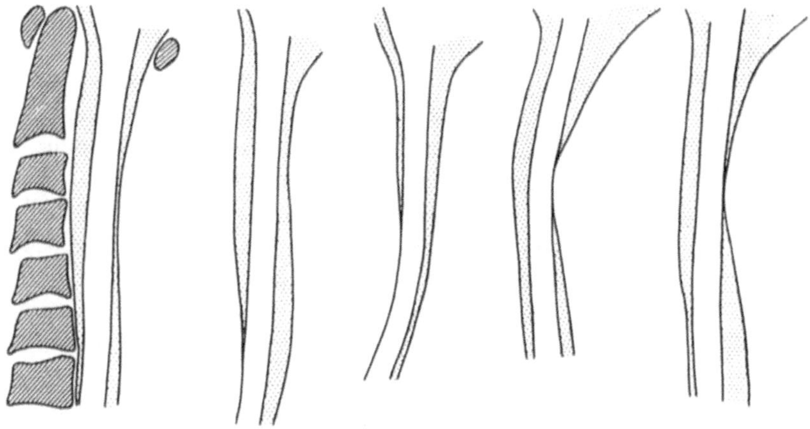

Abb. 16. Lage des Rückenmarks bei verschiedenen Flexions- und Extensionsstellungen der Halswirbelsäule. Rekonstruktionen nach Myelographien an Leichen. Das Rückenmark paßt sich den Längenänderungen der Wirbelsäule durch plastisch-elastische Verformung an. Bei Flexion folgt es, bedingt durch seine elastische Spannung, dem kürzesten Weg durch den Spinalkanal, ebenso bei Extension, bei der der sagittale Durchmesser aber etwas größer ist. Flexion übt also Zug auf das Rückenmark aus, während Extension zur Entspannung führt. (Aus Braakman u. Penning 1971)

mater das Filum terminale. Beim Erwachsenen ist das Rückenmark viermal länger als bei der Geburt, das Volumen nimmt dabei von 6 bis nahezu 80 ml zu.

Der *Halsmarkbereich* des *Rückenmarks* mit der *Intumescentia cervicalis* erstreckt sich bis zum 1. Brustwirbelkörper und hat bei Erwachsenen eine Länge von etwa 10 cm, er nimmt damit eine Länge von etwa 22% der gesamten Länge des Rückenmarks ein (Dommisse 1975). Dieser Bereich ist reich durchblutet. Die A. spinalis ant. kann in diesem Bereich häufig doppelt angelegt sein bis etwa zum Segment C6 hinunter. Die durchschnittlichen Dimensionen des Rückenmarks in der Zervikalregion betragen 7,7 mm im anteroposterioren und 13,0 mm im seitlichen Durchmesser.

Der *Brustmarkbereich* des *Rückenmarks* reicht vom 2.–12. Rückenmarksegment und hat keine Anschwellung. Er ist bei Erwachsenen etwa 20 cm lang, im Vergleich zur Gesamtlänge von 45 cm. Dieser Bereich nimmt etwa 44% der Gesamtlänge des Rückenmarks ein. Das Rückenmark ist am dünnsten in der Thorakalregion, es mißt hier 6,5 mm im anteroposterioren und 8 mm im seitlichen Durchmesser.

Der *Lenden-* und *Sakralbereich* des *Rückenmarks* erstreckt sich von der Verbindungsstelle zwischen 9. und 10. Brustwirbelkörper bis zum Conus medullaris, etwa in der Mitte des 1. Lendenwirbelkörpers. Beim Erwachsenen hat dieser Bereich eine Länge von 15 cm und nimmt damit etwa 1/3 der gesamten Rückenmarkslänge ein. Er besitzt eine Lendenanschwellung und ist wie der Halsmarkbereich reich durchblutet. Die Lumbosakralregion zeigt einen Durchmesser von 8,0 mm im anteroposterioren und von 9,5 mm im seitlichen Durchmesser.

Eine schematische Darstellung der Rückenmarkssegmente und ihre Lagebeziehung zu den entsprechenden Wirbeln, sowie die Topographie der Wurzelaustrittsstellen aus den Foramina intervertebralia findet sich in Abb. 17.

Die Lage des Rückenmarks im Rückenmarkskanal ist für die untere Halsmarkregion aus Abb. 18a und für die Thorakalregion aus Abb. 18b ersichtlich.

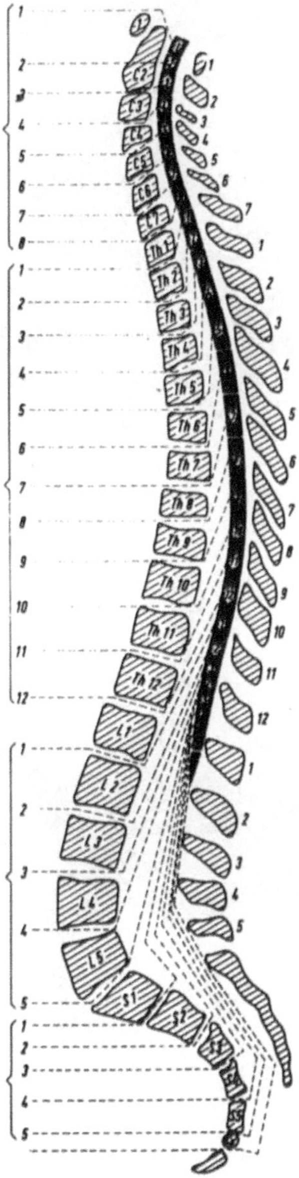

Abb. 17. Schema der Rückenmarksegmente und ihre Lagebeziehungen zu den entsprechenden Wirbeln. Topographie der Wurzelaustrittsstellen aus den Foramina intervertebralia. (Aus Clara 1953)

Die *Zervikal-* und *Lumbalregion* zeigen eine *Vergrößerung des Rückenmarks* (*Intumescentia cervicalis* und *lumbalis*); dies korrespondiert mit dem Sitz der motorischen Nervenzellen für die Innervation der Arme und Beine. Das Rückenmark verdickt sich bei Extension und verlängert sich bei Flexion. Das

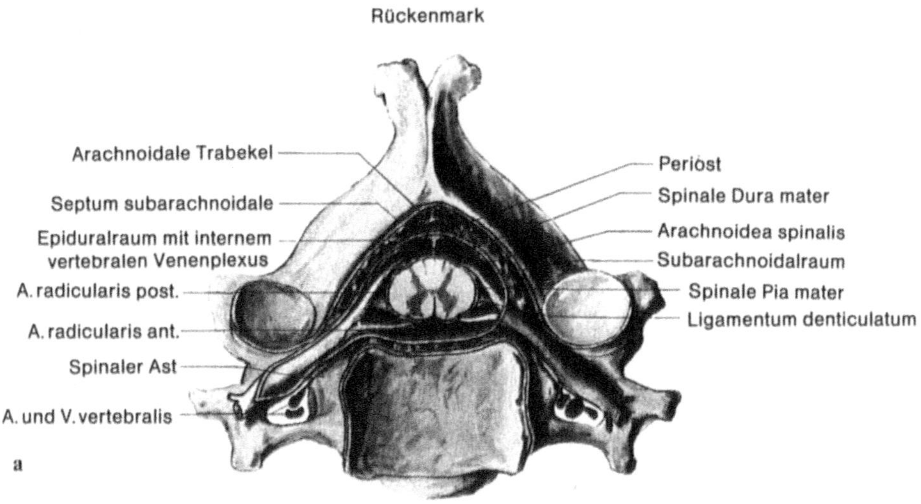

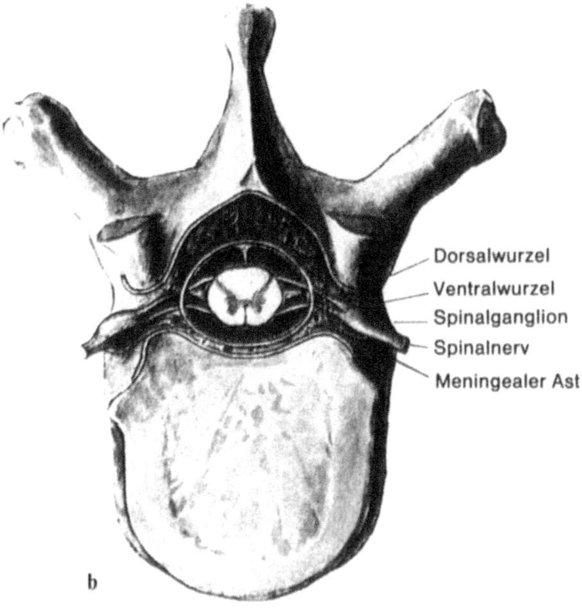

Abb. 18a, b. Lage des Rückenmarks im Rückenmarkskanal. **a** Querschnitt durch die untere Halswirbelsäulenregion. **b** Querschnitt durch die Brustwirbelsäulenregion. (Aus RICKENBACHER 1982)

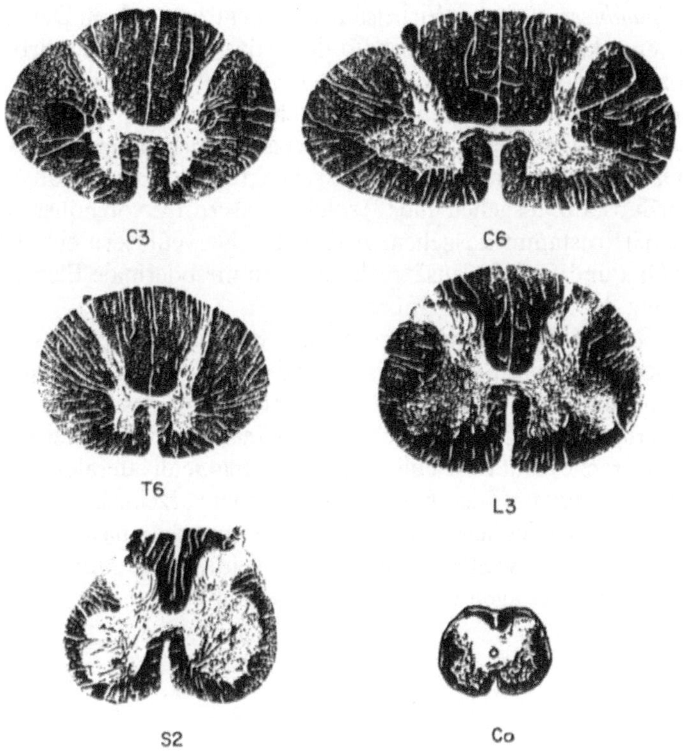

Abb. 19. Repräsentative Querschnitte durch das Rückenmark des Erwachsenen mit Myelinscheidenfärbung der Nervenfasern. (Aus WINDLE 1980)

Rückenmark ist im Wirbelkanal durch die Ligg. denticulata aufgehängt und fixiert. Sie ziehen von der Pia zur spinalen Dura mater. Das Rückenmark endet etwa bei L2. Der sog. Conus medullaris geht in die sog. Cauda equina über, die aus den noch vorhandenen Nervenwurzeln besteht.

Das *Rückenmark* hat eine *ventrale Fissur* (Abb. 19), durch die ventral gelegene Gefäße in das Rückenmark eindringen. Diese *Fissura mediana ant.* und der *Sulcus medianus post.* mit dem *Septum*, die Pia enthalten, teilen das Rückenmark in symmetrische Hälften. Die beiden anderen *Eindellungen*, die *ventrolaterale* und *dorsolaterale*, sind *Ein-* oder *Austrittsstellen* für *Nervenwurzeln der Spinalnerven.* Ein weniger deutlicher intermediärer Sulcus ist im Halsmark- und oberen Brustmarkanteil sichtbar; hier wird der *Funiculus dorsalis* in 2 Anteile geteilt, den *Funiculus gracilis* und den *Funiculus cuneatus.*

Das *Halsmark* mit 7 Segmenten hat 8 paarige Spinalnerven, das *Brustmark* mit 12 Segmenten hat 12 paarige Spinalnerven, das *Lumbalmark* mit 5 Segmenten hat 5 paarige Spinalnerven, und noch 1 Paar von kokzygealen Nerven.

Die *Dorsalwurzeln* treten im dorsolateralen Sulcus in das Rückenmark durch eine Reihe von filamentösen Wurzeln, den sogenannten Fila radicularia, ein. Die *ventralen Wurzeln* verlassen das Rückenmark im Bereich der ventrolateralen Fissur.

Jeder *Spinalnerv* ist einem Wirbelsäulensegment zugeordnet. Der 1. Spinalnerv des Rückenmarks entspringt oberhalb des Atlas (dem 1. Halswirbel) aus dem Rückenmark und wird zum *Nervus suboccipitalis*. Die übrigen verlassen den Wirbelkanal durch die Foramina intervertebralia.

Die *weiße Substanz* des Rückenmarks setzt sich zusammen aus (1) Fasern, die von den Ganglien der Hinterwurzeln ausgehen, (2) solchen, die von Nervenzellen der grauen Substanz ausgehen und (3) solchen Fasern, die von höheren Zentren im Gehirn und Hirnstamm ausgehen. Außer den Nervenfasern enthält die weiße Substanz Glia und Gefäße, zusätzlich kommen mesodermale Elemente vor, vor allem entlang den größeren Gefäßen.

Die *weiße Substanz* ist durch verschiedene Sulci unterteilt. Die beiden Areale, die auf einer Seite vom Sulcus dorsalis und medianus und lateral vom Sulcus dorsolateralis umgeben sind, werden als Funiculi dorsales bezeichnet. Im Hals- und oberen Brustmark sind sie durch einen Sulcus intermedius weiter unterteilt in die Fasciculi graciles und Fasciculi cuneati. Die Fasciculi laterales liegen zwischen den Filamenten der ventralen und dorsalen Spinalwurzeln. Die beiden Fasciculi anteriores oder ventrales liegen zwischen der Fissura mediana ant. und den beiden Sulci ventrolaterales. Weiße Kommissuren ventral und dorsal zum Canalis centralis gelegen vereinigen beide Rückenmarkshälften.

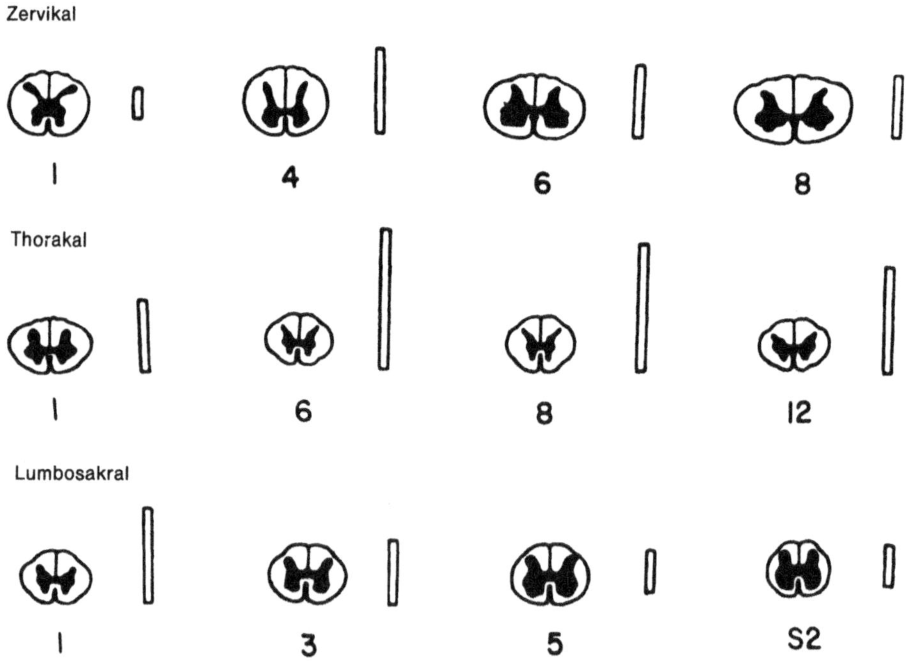

Abb. 20. Umrisse von Querschnitten durch das Rückenmark des erwachsenen Menschen in repräsentativen Höhen. Die Rechtecke an der Seite geben die Halblängen der Rückenmarkabschnitte an. (Aus Windle 1980)

Die *graue Substanz* hat bei Horizontalschnitten eine H- oder schmetterlingsförmige Gestalt (Abb. 20). Sie besteht aus symmetrisch gestalteten Arealen, die im Bereich des Zentralkanals durch die Substantia grisea centralis miteinander verbunden sind. Die Form der grauen Substanz wechselt in den verschiedenen Segmenten. Die graue Substanz besteht im wesentlichen aus Nervenzellen, gliösen Zellelementen und Blutgefäßen. Sie enthält weiterhin markhaltige und marklose Nervenfasern.

Die graue Substanz umfaßt im wesentlichen die Vorder- und Hinterhörner sowie deren Basis. Eine weniger ausgeprägte Formation grauer Substanz ist die intermediäre graue Substanz, die sich im Thorakal- und Lumbalmark findet. Die Vorderhörner sind am ausgeprägtesten in der Halsmark- und Lumbalmarkregion.

Der *Zentralkanal* des *Rückenmarks* ist beim Neugeborenen in seiner ganzen Länge von Ependymzellen ausgekleidet; er erstreckt sich vom 4. Ventrikel bis in obere Anteile des Filum terminale. Sein Durchmesser variiert, er ist in der Thorakalregion geringer als in der Zervikalregion.

Jeder *Spinalnerv* wird von *ventralen* und *dorsalen Wurzeln* gebildet. Zusätzlich enthält noch der *11. Hirnnerv*, der *Nervus accessorius*, Wurzeln von dorsolateralen Anteilen des Rückenmarks.

Die *Vorderwurzeln* sind motorisch und die *Hinterwurzeln* sensibel (bekannt seit BELL sowie MAGENDIE).

3. Gefäßversorgung des menschlichen Rückenmarks

a) Historisches

Die ersten Angaben über die Gefäßversorgung des menschlichen Rückenmarks stammen von VIEUSSENS (1690) und von Albrecht VON HALLER (1762). Jedoch verdanken wir die ersten systematischen und sorgfältigen Untersuchungen des arteriellen und venösen Gefäßsystems des Rückenmarks ADAMKIEWICZ (1881, 1882) sowie seinem Schüler KADYI (1886, 1889). In diesen klassischen Studien wurden mit Hilfe detaillierter Zeichnungen die *Blutgefäße der Rückenmarksoberfläche* (*Makrozirkulation*) und die der *Rückenmarkssubstanz* selbst (*Mikrozirkulation*) dargestellt. Weitere Beiträge aus dem letzten Viertel des letzten Jahrhunderts stammen von DURET (1873), ROSS (1880), MOXON (1881) sowie ZIEHEN (1899). Mit zwei Ausnahmen, nämlich den Beiträgen von STERZI (1904) sowie TANON (1908) finden sich im ersten Viertel dieses Jahrhunderts keine weiteren Beiträge. Erst seit ADACHI (1928) setzt neues Interesse ein. Ergebnisse von Injektionsstudien wurden veröffentlicht von BOLTON (1939), SUH u. ALEXANDER (1939), HERREN u. ALEXANDER (1939). Weitere Untersuchungen stammen von FAZIO (1938), TUREEN (1938), SOLOCHTUCHIN (1933), HARRIS (1941), METTLER (1948), TORR (1957), GILLIAN (1957, 1958, 1962), LAZORTHES et al. (1957, 1958, 1962), NOESKE (1958), ROLL (1958), PISANI u. CONTI (1958), WOOLLAM u. MILLER (1958), PARESE u. FRACASSO (1959), LHERMITTE u. CORBIN (1960), CLEMENS u. VON QUAST (1960), CORBIN (1961), CRAIGIE (1961), HASSLER (1963), ROMANES (1965), HOUDART et al. (1965), BRENNER et al. (1965), CLEMENS (1961, 1970), JELLINGER (1966), TURNBULL (1971), DI CHIRO u. FRIED (1971), PISCOLL (1972), CROCK u. YOSHIZAWA (1976, 1977), DOMMISSE (1975), DOMMISSE u. GOBLER (1976), TVETEN (1976), AMINOFF (1976) sowie LANG u. BALDAUF (1983).

Monographische Studien über die *Blutversorgung des menschlichen Rückenmarks* wurden von CORBIN (1961), JELLINGER (1966), TURNBULL (1972) sowie DOMMISSE (1975) veröffentlicht.

Auf den ausgezeichneten Überblick über die arteriellen vaskulären Schäden des Rückenmarks von FOSBURG u. BREWER (1976) kann ich hier nur verweisen.

Mikroangiographische Studien des *Gefäßverlaufes des Rückenmarks* wurden von DJINDJIAN et al. (1970), KEIM u. HILAL (1971), DI CHIRO et al. (1976) sowie DI CHIRO u. WENER (1973) vorgelegt.

Aus der großen Zahl der oben aufgeführten Studien greife ich besonders die von SUH u. ALEXANDER (1939) heraus, die eine sorgfältige Darstellung der Arterien und Venen des Rückenmarks des Menschen an Hand einer Serie von 26 Leichen vorlegten. Die folgenden Arbeiten befaßten sich vorzugsweise mit den Varianten im Gefäßverlauf des Rückenmarks. DOMMISSE (1975) hob hervor, daß es auch notwendig wurde, die Richtigkeit des Konzepts zu überprüfen, wonach das kritische Areal in der Rückenmarksdurchblutung im Bereich des 10. Brustwirbels liege, wo die A. radicularis ant. magna, die Arterie von ADAMKIEWICZ, häufig gefunden wurde. Die wohl sorgfältigste Studie stammt von LANG u. BALDAUF (1983), die eine kritische Besprechung der bisher vorgelegten Literatur gaben.

Die Mikrozirkulation des Rückenmarks wurde zuletzt von TURNBULL (1971) eingehend beschrieben, der auf regionale Unterschiede mit Hilfe von mikroangiographischer Studien aufmerksam machte.

Vergleichende morphologische Untersuchungen an *verschiedenen Tierspezies* wurden vorgelegt von SAHS (1942), WOOLLAM u. MILLER (1955), JELLINGER (1966) sowie TVETEN (1976).

Der Besprechung der Gefäßversorgung des menschlichen Rückenmarks setze ich Angaben von LANG u. BALDAUF aus dem Jahr 1983 voraus, denen ich voll zustimme: „Auch dem gutwilligsten Leser älterer und neuerer Autoren, die sich mit der Gefäßversorgung des menschlichen Rückenmarks befaßten, gelingt es kaum, die anatomischen Details – meist in unterschiedlichster Benennung – miteinander zu vergleichen. Noch zweifelhafter muß der Versuch erscheinen, eine funktionelle Deutung – vor allem der Zustromgefäße zum Rückenmark – durchzuführen.“

b) Arterien der Oberfläche des Rückenmarks

Die arterielle Blutversorgung des Rückenmarks entstammt zwei Ursprungsgebieten, nämlich den *Aa. vertebrales* sowie der *Brust-* und *Bauchaorta* über *ventrale* und *dorsale Zuflüsse*.

Der *kaudale Abschnitt* des *menschlichen Rückenmarks* besitzt ein *größeres zufließendes Gefäß*, die *A. radicularis magna* (Abb. 21).

Das menschliche Rückenmark wird von *3 longitudinal verlaufenden arteriellen Gefäßsystemen* versorgt, nämlich der A. spinalis ant. sowie der meist paarigen A. spinalis post. (Abb. 22).

Die Blutversorgung des Rückenmarks besteht aus einem ventralen und dorsalen Zuflußsystem (ADAMKIEWICZ 1881, 1882; KADYI 1889; BOLTON 1939; WOOLLAM u. MILLER 1958; TURNBULL 1971).

Das vordere arterielle Zuflußsystem versorgt etwa die vorderen zwei Drittel des Rückenmarks, das hintere etwa das hintere Drittel des Rückenmarks (SUH u. ALEXANDER 1939). Beide Systeme kommunizieren miteinander, die Verbindungen zwischen diesen beiden arteriellen Systemen sind jedoch spärlich, mit Ausnahme derjenigen im Bereich der Lumbalanschwellung. Es fehlen vor allem im Rückenmark funktionell ergiebige kapillare Anastomosen zwischen diesen Systemen.

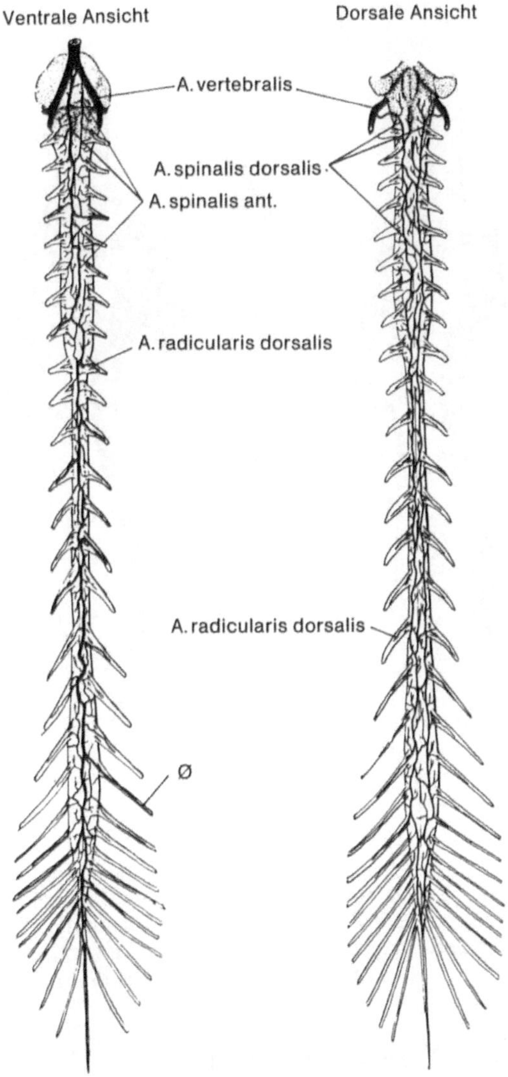

Abb. 21. Arterielle Versorgung des Rückenmarks, ventral und dorsal. Man beachte die Unterschiede im Kaliber und das häufige Fehlen von Aa. radiculares in verschiedenen Höhen. (Aus GEHWEILER et al. 1980)

Die *A. spinalis ant.* entspringt gewöhnlich aus den Aa. vertebrales in Höhe des Foramen occipitale magnum, unmittelbar unterhalb deren Vereinigung zur A. basilaris. Nach den Angaben von WOLLSCHLAEGER u. WOLLSCHLAEGER (1967) nimmt sie etwa 5–10 mm distal der Vereinigung der beiden Aa. vertebrales zur A. basilaris ihren Ursprung. Sie entspringt nach den Untersuchungen von STOPFORD (1916) in 85 % aus beiden Aa. vertebrales, um sich dann zu einem Gefäß zu vereinigen, in 9 % entspringt lediglich eine A. spinalis ant. von der rechten A. vertebralis und in 3 % von der linken. Variationen lagen nach STOPFORD in 7 %

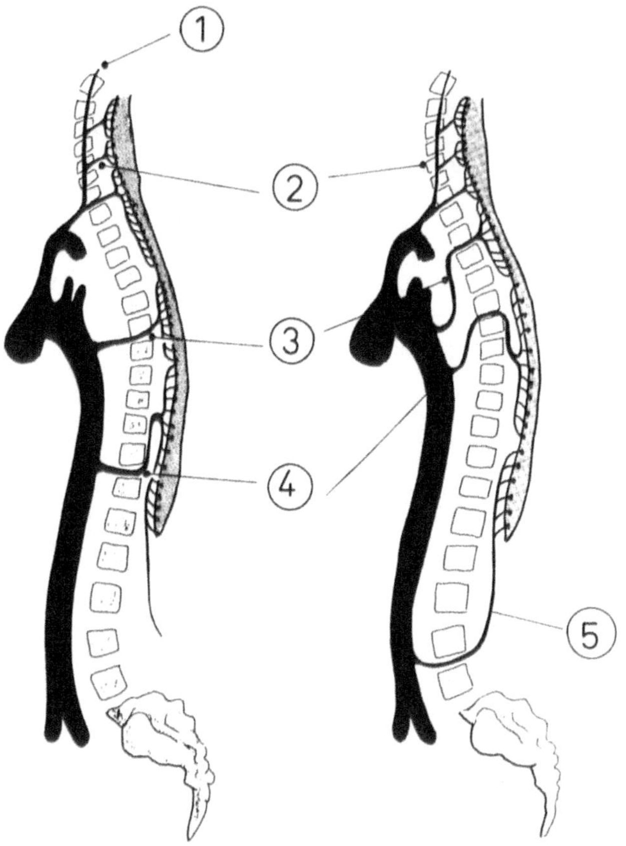

Abb. 22. Die arterielle Versorgung des Rückenmarkes. Beim hohen Abgang der Adamkiewicz-Arterie wird der Conus medullaris von einer im Lumbalbereich eintretenden A. radicularis lumbalis versorgt. *1* A. vertebralis, *2* A. radicularis cervicalis, *3* A. radicularis thoracalis, *4* A. radicularis magna (Arterien von Adamkiewicz), *5* A. radicularis lumbalis. (Aus Schroeder u. Prömper 1986)

vor, in 6% fand keine Vereinigung der beiden Äste zu einem Ast statt. Die beiden Zweige vereinigen sich gewöhnlich distal zwischen den Segmenten von C1–C6. Brunner (1978) berichtete, daß die A. spinalis ant. in extremen Fällen zwischen 0,5 mm und 21,5 mm distal der Vereinigungsstelle beider Vertebralarterien zur Basilararterie abgeht. Es lagen keine signifikanten Rechts-links-Differenzen vor. Der durchschnittliche Durchmesser betrug 0,5 mm, in extremen Fällen jedoch 0,25–0,9 mm. Nach Brunners Angaben war die A. spinalis ant. in 10% auf einer Seite nicht angelegt. Zwei Gefäße erstreckten sich in 13,3% ohne Vereinigung nach unten. Oft war das Gefäß einer Seite hypoplastisch, was durch ein größeres Gefäß der anderen Seite ausgeglichen wurde. Einzelheiten zeigt Abb. 23. Weitere Varianten des Abganges der A. spinalis ant. sind in Abb. 24 dargestellt. Die A. spinalis ant. verläuft am Vorderrand des Sulcus medianus ant. und stellt die wichtigste Arterie des Rückenmarks dar. Sie wird in der angloamerikanischen Literatur auch als der „*anterior median longitudinal arterial trunk of the spinal*

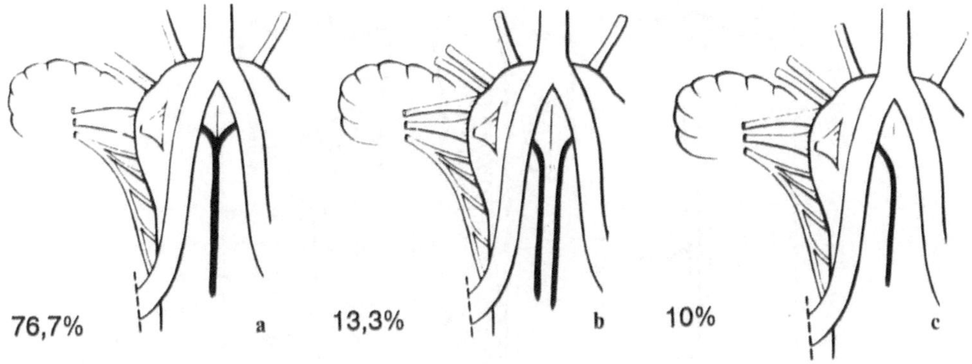

Abb. 23a, b. Varianten und Vereinigungsstelle der A. spinalis ant. **c** fehlende Vereinigung. (Aus BRUNNER 1978)

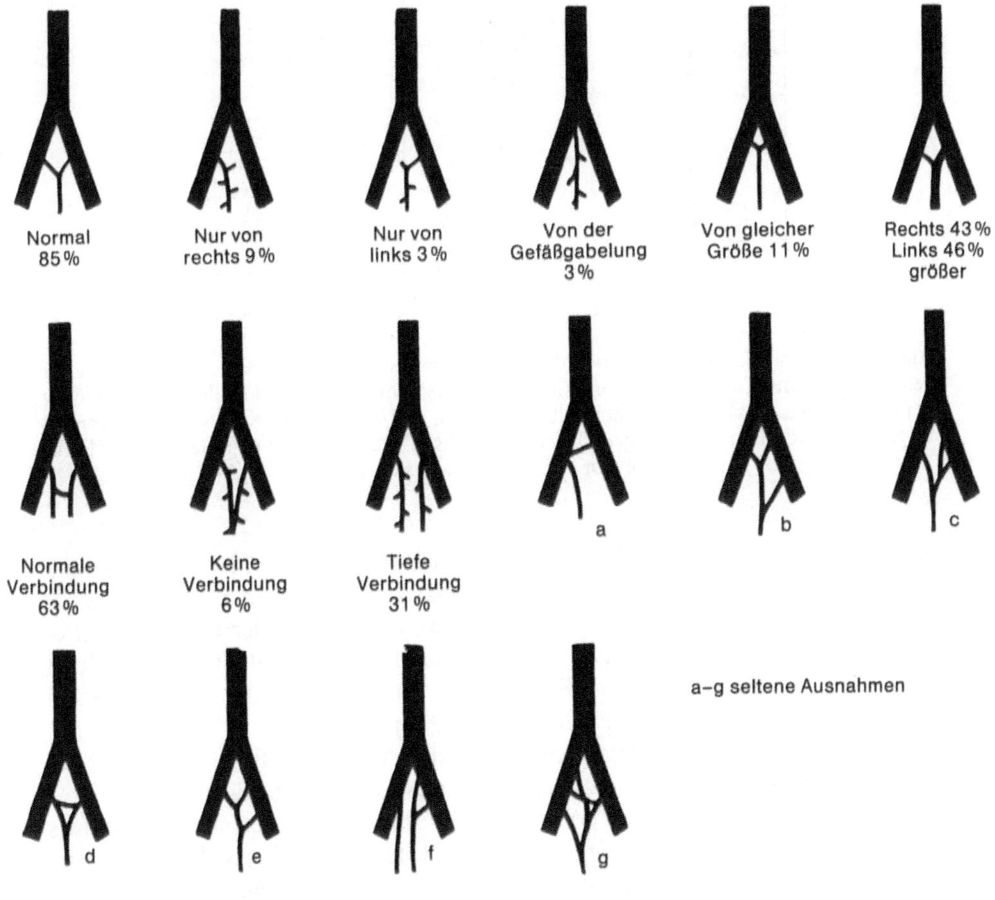

Abb. 24. Varianten des Abganges der A. spinalis ant. (Aus YASARGIL 1984)

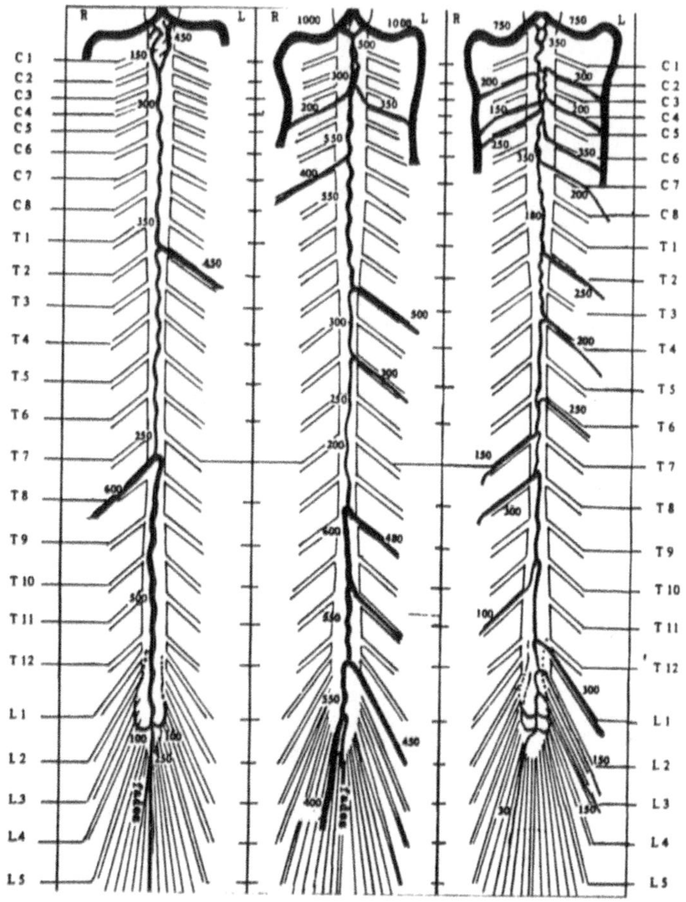

Abb. 25. Ventrale Zubringerarterien des Rückenmarks (medullary feeder arteries) und der ventrale mediane Truncus arteriosus longitudinalis; Variationen in Größe und Verteilung beim Säugling, (*links*) 5 Wochen alt, männlich, (*Mitte*) 1 Tag alt, weiblich, (*rechts*) totgeboren, weiblich. Zahlen geben den ungefähren Durchmesser der Gefäße in Micrometern an. (Aus DOMMISSE 1975)

cord" bezeichnet (Abb. 25). Das Gefäß erstreckt sich von den Oliven der Medulla oblongata bis zum Conus medullaris. Das Gefäßkaliber schwankt sehr stark, es ist am engsten im Bereich des Brustmarks und am weitesten in der Lumbosakralregion. Die Arterie ist von C2–Th2 im Mittel annähernd um 500 µm weit, es erfolgt dann eine fast kontinuierliche Erweiterung ihres Lumens bis L2 mit einem Mittelwert um 800 µm (LANG u. BALDAUF 1983).

Die *Aa. spinales post.* entstammen den beiden Aa. vertebrales oder seltener der A. cerebellaris post. inf. Manchmal vereinigen sich die beiden Abgänge zur A. spinalis post. Dieses Gefäß erscheint mehr als ein Gefäßnetz als ein einzelnes Gefäß. Es wird in der angloamerikanischen Literatur auch als der „*posterior-lateral longitudinal arterial trunk of the spinal cord*" bezeichnet (Abb. 26). Es erstreckt sich von der Medulla oblongata zum Conus medullaris, wo eine gute

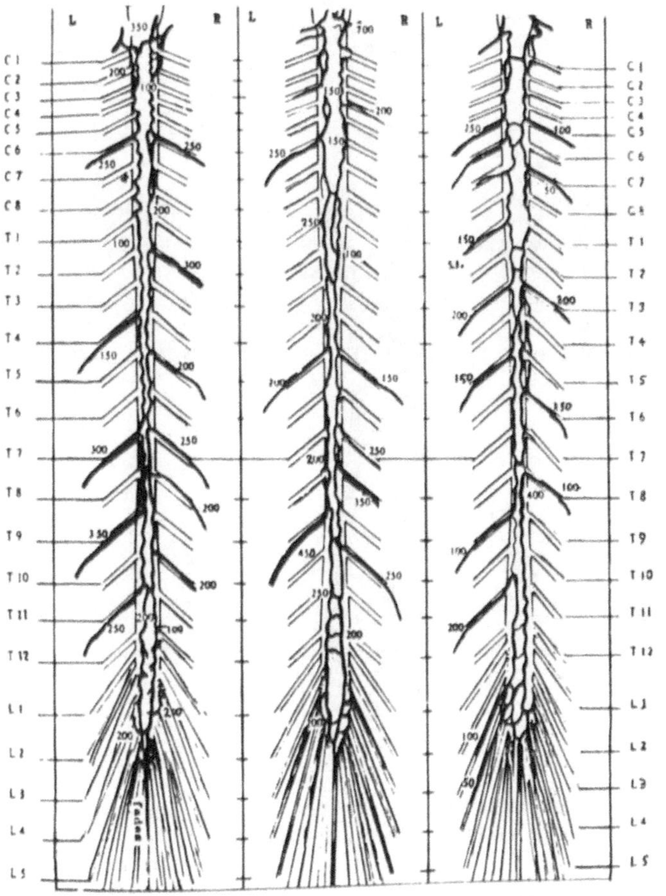

Abb. 26. Dorsale medulläre Zubringerarterien und dorsolaterale longitudinale Arterienstämme. Variation in Größe und Verteilung in männlichen Personen im Alter von (*links*) 17 Monaten, (*Mitte*) 22 Jahren und (*rechts*) 15 Jahren. Zahlen geben den ungefähren Durchmesser der Gefäße in Micrometern an. (Aus DOMMISSE 1975)

Anastomose zwischen der A. spinalis ant. und den Aa. spinales post. besteht. Die Aa. spinales post. sind gewöhnlich kleiner als die A. spinalis ant.

Die Aa. spinales post. zeigten nach den Untersuchungen von LANG u. BALDAUF (1983) bei C2 und L2 deutliche Maxima ihrer Durchmesser, sie sind bei Th2 an der rechten Seite bezüglich der Mittelwerte am wenigsten weit, nicht jedoch an der linken.

Die genannten Autoren fanden gleichartige Verhältnisse bezüglich der Durchmesser der *A. posterolateralis*, die im Mittel nach abwärts eher dünner als dicker wird. Das Gefäß besitzt, abgesehen von einem Extremwert bei Th2, links verminderte Durchmesser bei C2–Th1 und relativ geringe Durchmesser in den übrigen Abschnitten. Dieses Gefäß kann auch anstelle der A. spinalis post. entwickelt sein, beide können füreinander vikariierend eintreten (LANG u.

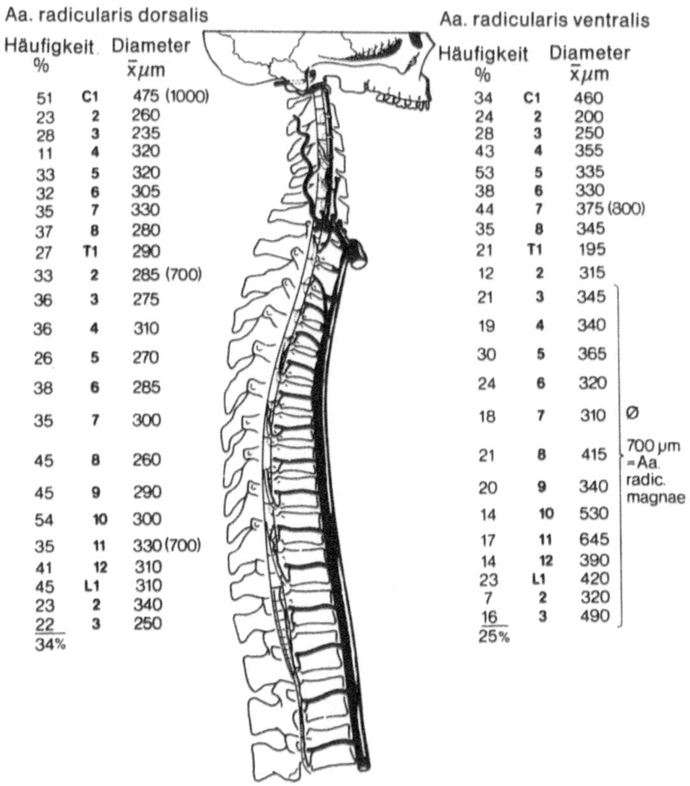

Abb. 27. Aa. radiculares ventrales und dorsales: Auftreten und mittlerer Durchmesser der Arterien in verschiedener Höhe. (Aus LANG 1986)

BALDAUF 1983). „Wir betonen besonders, daß zahlreiche Verbindungen zwischen den hinteren und vorderen Zustrombahnen zum Rückenmark bestehen, weshalb alle Rückenmarksgefäße bei der Postulierung von sog. letzten Wiesen oder arteriellen Grenzgebieten in derartige Betrachtungen einbezogen werden müssen“ (LANG u. BALDAUF 1983).

Die A. spinalis ant. und die gewöhnlich zwei Aa. spinales post. erhalten ihre Blutzufuhr von einer inkonstanten Zahl von Aa. radiculares ant. und post. (Abb. 27). Die Zahl der letztgenannten ist gewöhnlich größer (zwischen 10 und 23) als die der erstgenannten Arterien (zwischen 6 und 10). Die Aa. radiculares münden in kaudaler Richtung in die A. spinalis ant. und versorgen das Rückenmark unterhalb ihrer Einmündungsstelle. Die A. spinalis ant. verläuft entlang der Vorderfläche des gesamten Rückenmarks und versorgt die vorderen zwei Drittel des Rückenmarks, während die schmäleren, sich verzweigenden und stellenweise auch unterbrochenen Aa. spinales post. das hintere Drittel des Rückenmarks versorgen. Kleinere Gefäßäste verbinden auf der Oberfläche des Rückenmarks die beiden Gefäßsysteme und bilden einen pialen arteriellen Plexus. Das Rückenmark wird durch zentrale Äste der A. spinalis ant. für das innere Drittel des Gewebes versorgt. Kleinere Äste des pialen arteriellen Plexus versorgen die äußere Hälfte des Rückenmarks. Die zentrale intermediäre Zone wird von

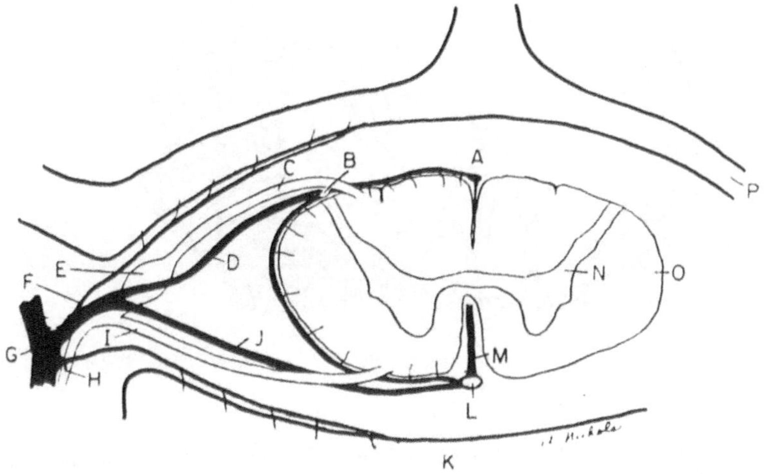

Abb. 28. Schematische Darstellung der Arterien, die das Rückenmark versorgen. *O* Rükkenmark; *K* Wirbelkörper, *P* Wirbelbogen; *A* posterior gelegene anastomisierende Äste; *B* A. spinalis post.; *C* Dorsale Nervenwurzeln; *D* A. radicularis post.; *E* Dorsales Wurzelganglion; *F* Zweig für den Wirbelkörper; *G* extraspinaler Truncus, von dem laterale Spinalarterien abzweigen; *H* Zweig zum Wirbelkörper; *I* ventrale Nervenwurzel; *J* A. radicularis ant.; *L* A. spinalis ant.; *M* A. sulci ant.; *N* graue Substanz. (Aus Steegmann 1962)

beiden Systemen überlappend versorgt. Endarterien verzweigen sich in ein ausgeprägtes kapilläres Netz, das in der grauen Substanz dichter ist als in der weißen.

Entwicklungsgeschichtlich bedingt begleiten jede Nervenwurzel segmental kleine Arterien (die Aa. nervomedullares) zum Rückenmark. Letztlich bleiben von diesen nur 3–4 größere Arterien, die das Rückenmark versorgen. Nach den Angaben von Kadyi (1889) folgen sie gewöhnlich den Nervenwurzeln C6 oder C7 (gelegentlich auch C5 oder C8), den Wurzeln Th10, L1 oder L2 bzw. auch seltener den Wurzeln Th9 oder L3. Die Befunde von Kadyi zeigen, daß diese untere oder auch thorakolumbale Zufuhr (A. radicularis magna) ohne Zweifel zur Hauptblutversorgung beiträgt auch zwei Äste zeigen kann, der eine und etwas größere bei Th10, der andere und kleinere bei L2 eintritt. Daneben gibt es eine *obere* oder *zervikale Zufuhr* aus der A. spinalis ant., die aus den beiden Aa. vertebrales entspringt und die *untere zervikale Zufuhr*, etwa bei C6/C7, dann noch eine *untere thorakolumbale Zufuhr* bei L2.

Nach Zülch (1954) ist es weiter wichtig, daß sämtliche oralen Zuflüsse bis zum Segment Th3/Th4 aus dem Versorgungsgebiet der Aa. vertebrales kommen, die unterhalb des Segmentes Th3/Th4 gelegenen Segmentalen und Hauptäste aus dem Versorgungsgebiet der Aorta stammen. Das ist m. E. zu schematisch gedacht, vor allem Untersuchungen von Lang über die Blutversorgung des Rückenmarks widersprechen dem.

Der arterielle Zufluß zum Rückenmark, in einem Horizontalschnitt dargestellt, findet sich in Abb. 28. Die Arterien, die das Rückenmark versorgen, sind in schematischer Form angezeichnet.

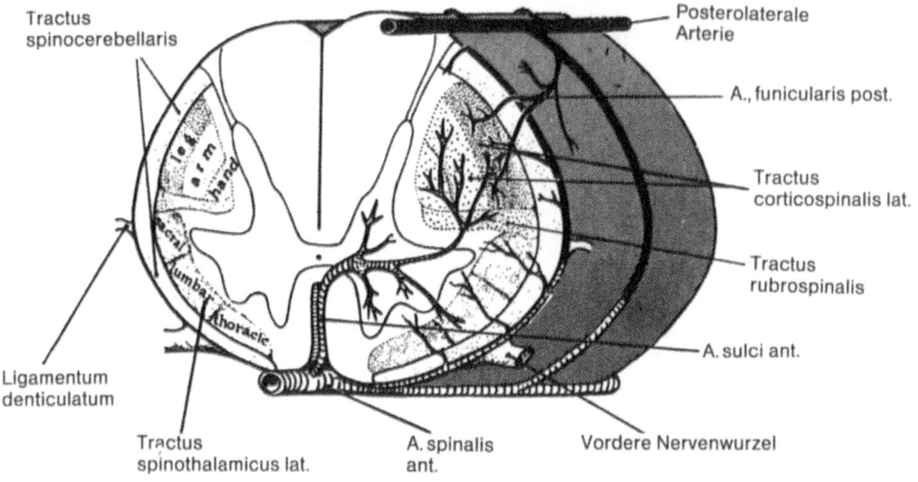

Abb. 29. Horizontalschnitt durch das menschliche Halsmark. Die A. spinalis ant., die an der Vorderfläche des Rückenmarks verläuft, gibt Zweige an die A. sulci ant. ab, die in das Rückenmark eintreten und die anteromedialen zwei Drittel einer Hälfte des Rückenmarks versorgen, die peripheren Äste der spinothalamischen Bahnen des anterolateralen Anteils des Rückenmarks. Die Region für das Bein und den Tractus corticospinalis lat. wird durch die A. funicularis post. versorgt. Arm- und Handanteile dieses Traktes und der Tractus rubrotegmentospinalis werden durch die A. sulci ant. versorgt. Der Tractus spinothalamicus lat. erhält überwiegend Blut durch die A. coronae. Der Hinweis ist angebracht, daß zahlreiche Variationen in der Blutversorgung bestehen. (Aus SCHNEIDER u. CROSBY 1959)

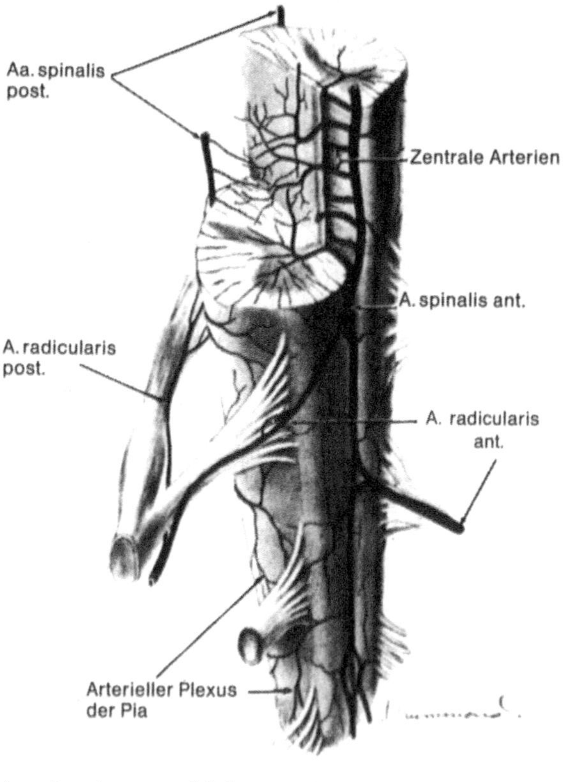

Abb. 30. Arterien des menschlichen Rückenmarks. (Aus TURNBULL 1971)

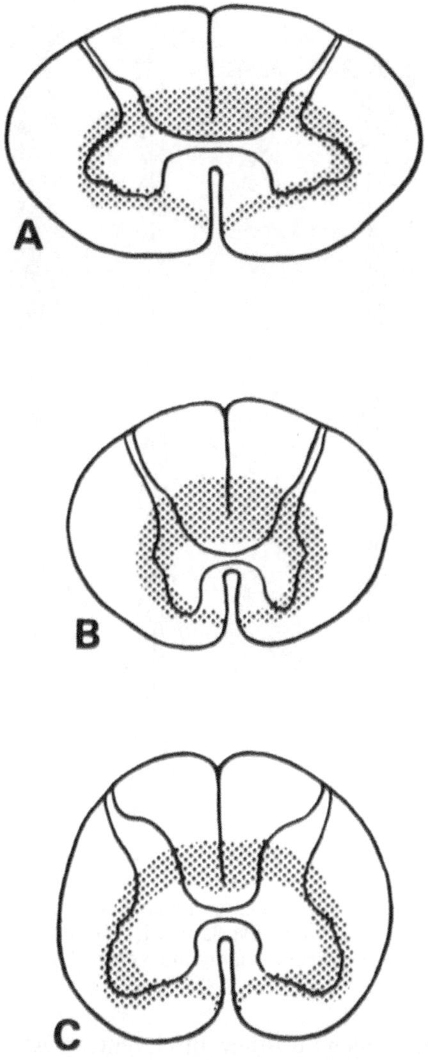

Abb. 31. Der Querschnitt durch das Zervikal- (*A*), Thorakal- (*B*) und Lumbosakralmark (*C*) des menschlichen Rückenmarks zeigt die innere weiße Zone, die durch zentrale Arterien, die äußere weiße Zone, die durch die penetrierenden Äste des pialen arteriellen Netzes versorgt wird, und die dazwischenliegende gepunktete Zone, die von beiden dieser Systeme versorgt wird. (Aus TURNBULL 1971)

Die arterielle Blutversorgung des menschlichen Halsmarks ist in Abb. 29 dargestellt. Die A. spinalis ant., die an der Vorderfläche des Rückenmarks verläuft, gibt Zweige an die A. sulci ant. ab, die in das Rückenmark eintreten und die anteromedialen zwei Drittel einer Hälfte des Rückenmarks versorgen. Details sind der Abbildung zu entnehmen. Ein mehr dreidimensionales Bild der arteriellen Blutversorgung des menschlichen Rückenmarks gibt Abb. 30.

Neben den genannten Arterien, wird die äußere weiße Region des Rückenmarks durch kleinere penetrierende Äste versorgt, während der zentral gelegene

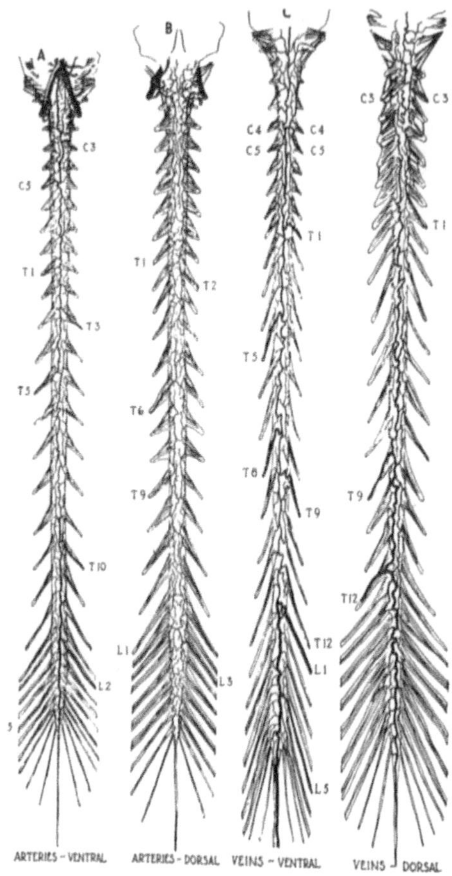

Abb. 32 a–d. Arterien und Venen des menschlichen Rückenmarks. **a** auf der Ventralfläche, **b** auf der Dorsalfläche des Rückenmarks verlaufende Arterien. **c** auf der Ventralfläche, **d** auf der Dorsalfläche des Rückenmarks verlaufende Venen. (Aus SUH u. ALEXANDER 1939)

Anteil der grauen und weißen Substanz durch zentrale Arterien und eine zwischen beiden Versorgungszonen liegende ringförmige Zone von beiden Gefäßsystemen versorgt wird. Es muß hervorgehoben werden, daß diese Versorgungsgebiete einmal nur im groben angegeben werden können und daß eine erhebliche Schwankungsbreite derselben besteht (Abb. 31).

Wegen der voneinander abweichenden Nomenklatur, die bei der Nomenklatur der Arterien und Venen des menschlichen Rückenmarks angewandt werden, und wegen der vielen Varianten in diesen Gefäßgebieten, folgt nachstehend auch noch die Darstellung der Ergebnisse der klassischen Studie von SUH u. ALEXANDER (1939) (Abb. 32).

c) Herkunft der arteriellen Blutversorgung des Rückenmarks

Die arterielle Blutversorgung der oberen Zweidrittel des Halsmarks erfolgt durch die Aa. vertebrales, die A. cerebelli inf. post., sowie via Anastomosen von der A. occipitalis und Endästen der A. cervicalis profunda. Die Blutversorgung zu den Aa. radiculares von C5–C7 kommt hauptsächlich aus der A. cervicalis ascendens (NOESKE 1958), der Zustrom für C8 erfolgt überwiegend aus der A. cervicalis profunda.

Die arterielle Blutversorgung für Th1 und Th2 entstammt der A. intercostalis suprema, die Segmente Th3–L4 werden aus den Aa. intercostales bzw. Aa. lumbales versorgt, kaudal davon erfolgt sie aus der A. iliolumbalis, der A. iliaca comm., der A. lumbalis ima und der A. sacralis lateralis (LANG u. BALDAUF 1983).

d) Zur sogenannten Vasocorona

Den Streit um die Begriffsbestimmung *Vasocorona* (ADAMKIEWICZ 1882) halten LANG u. BALDAUF (1983) für rein akademischer Natur, da sie sich nicht vorstellen können, daß BENNINGHOFF (1954) unter Vasocorona ein echtes Ringgefäß zwischen hinteren und vorderen Rückenmarksarterien verstanden habe, wie es CLEMENS (1970) auffaßt, sondern daß damit, wie auch von anderen Autoren und LANG u. BALDAUF (1983), Querverbindungen zwischen ventralen, ventrolateralen, dorsolateralen und dorsalen Rückenmarksarterien gemeint sind, die sich nicht in einem einzigen Rückenmarksegment befinden müssen.

Die A. radicularis magna ant. war von ADAMKIEWICZ (1881) in seiner klassischen Untersuchung beschrieben worden. Sie wird deshalb in einigen Arbeiten auch als die Arterie von ADAMKIEWICZ beschrieben. Es handelt sich dabei um den größten arteriellen Zufluß im Bereich des oberen Lumbalmarks; er ist gewöhnlich einseitig und findet sich meist auf der linken Seite, nach den Angaben von KADYI (1889) im Segment von Th10 der linken Seite. In der Serie von 36 Leichen, über die DOMMISSE (1975) berichtete, kann dieses Gefäß zwischen Th7 und L4 vorkommen; es fand sich an der linken Seite in 77% und an der rechten Seite in 17%, und konnte bei 2 Leichen nicht identifiziert werden oder war nicht vorhanden. Die Wichtigkeit der Erhaltung der Arterie von ADAMKIEWICZ bei chirurgischen Eingriffen kann nicht genügend unterstrichen werden, da sich sonst wegen ischämischer Prozesse im Rückenmark neurologische Ausfälle einstellen können.

Die A. radicularis magna (ADAMKIEWICZ), die LANG u. BALDAUF (1983) als ein Gefäß mit einer Weite von 800 μm bezeichnen, besitzt ohne Zweifel eine wesentliche Bedeutung für die Durchblutung des unteren Rückenmarks. Nach den Aufstellungen früherer Autoren und seinen eigenen Befunden gibt JELLINGER (1966) an, daß dieses Gefäß zwischen Th2 (CORBIN 1961) und L5 zum Rückenmark ziehe. In der Serie von JELLINGER entspricht das Gefäß einer Vorderwurzelarterie zwischen Th9 und Th12 in 66% und zwischen L1 und L3 in 28%.

e) Zur Frage der Durchströmungsrichtung in den longitudinal verlaufenden arteriellen Rückenmarksgefäßen

Als Rückenmarkslängsgefäße können die A. spinalis ant., A. anterolateralis, A. posterolateralis und Aa. spinales post. aufgefaßt werden. Die Literatur zur Frage der Durchströmungsrichtung der Rückenmarkslängsgefäße ist ebenso umfangreich wie die vertretenen Meinungen uneinheitlich sind; es liegen widersprüchliche Angaben vor (BOLTON 1939; SUH u. ALEXANDER 1939; NOESKE 1959;

JELLINGER 1966; LAZORTHES et al. 1971; LANG u. BALDAUF 1983). Es muß auf die Warnung von WOOLLAM u. MILLER (1958) hingewiesen werden, daß es *zwar verlockend, aber völlig ungerechtfertigt sei, aus Injektionsversuchen an der Leiche auf die Richtung des arteriellen Blutflusses zu schließen.*

Anordnung und Eintrittswinkel von arteriellen Zuflüssen in die längs verlaufenden Rückenmarksgefäße bieten einen verläßlichen Anhalt für die Richtung des Blutstroms. In proximalen Anteilen erfolgt die Flußrichtung wohl nach kaudal. In distalen Anteilen, im Bereich des Conus medullaris, verläuft die Richtung zum Thorakalmark. Im Lumbalmark ist das Problem der Strömungsrichtung des Blutes dadurch kompliziert, daß ausgeprägte Gefäßanastomosen zwischen den Systemen der A. spinalis ant. und den Aa. spinales post. bestehen. Hier erfolgt der Blutstrom sowohl von ventral nach dorsal als auch umgekehrt. Die letztere Stromrichtung ist in diesem Areal wohl ausgeprägter (ROMANES 1965).

f) Mikrovaskularisation des Rückenmarks

Nach den Angaben von TURNBULL (1971) wird der Halsmarkbereich des Rükkenmarks pro 1 cm Länge von 5–8 Rr. fissurales, die von der A. spinalis ant. ausgehen, versorgt, der Brustmarkbereich von 2–5 und der Lumbosakralbereich von 5–12. Das Vorkommen von Anastomosen zwischen Arterien im Rückenmark wird sowohl von KADYI (1889) als auch von TURNBULL (1971) verneint. Es wird übereinstimmend darauf verwiesen, daß die arterielle Blutversorgung der grauen Substanz des Rückenmarks besser als die der weißen Substanz ist.

Die von posterior erfolgenden arteriellen Zuflüsse sind durchwegs kleinkalibriger, dagegen zahlreicher; durchschnittlich finden sich 12, sie können im Einzelfall zwischen 6 und 25 betragen. DOMMISSE (1975) kommt aufgrund seiner anatomischen Untersuchungen zu folgenden Schlußfolgerungen: (1) Es gibt im menschlichen Rückenmark keine gesicherte Zone im Hinblick auf die arterielle Gefäßversorgung, (2) die arteriellen Zuflüsse sind im Bereich des Thorakalmarks (von Wirbelkörpern Th2/Th3–Th8/Th9) am seltensten, so daß diese Zone als die vulnerabelste angesehen werden müsse, und (3) es muß bei chirurgischen Eingriffen darauf geachtet werden, daß diese Gefäße erhalten bleiben.

Von der Gefäßversorgung her gesehen, nimmt DOMMISSE (1975) drei funktionelle Hauptzonen an: (1) Das *Zervikalmark*, das die Halsanschwellung einnimmt und sich von C3–Th1 erstreckt, (2) das *Thorakalmark*, das sich von Th2–Th12 erstreckt, und (3) das *Lumbalmark*, das die Lendenanschwellung einnimmt und sich von L1–L5 erstreckt und den Canalis spinalis von Th9–L2 einnimmt.

g) Der venöse Abfluß des Rückenmarks

Eine genaue Beschreibung der *Venensysteme* des *Rückenmarks* ist wegen der technischen Probleme, die mit einer ausreichenden Füllung mit Kontrastmitteln einhergehen, und wegen der engen Beziehungen zum Netzwerk, das BATSON (1940, 1942) beschrieben hatte, sehr viel schwieriger als die der arteriellen.

Die *längsgerichteten venösen Abflüsse* des *Rückenmarks* bestehen aus einem *vorderen* und einem *hinteren System* (Abb. 33). *Anterior* findet sich eine *einzelne Vene*, die im Sulcus med. ant. unterhalb der entsprechenden Arterie verläuft. *Posterior* kann ein einzelner venöser Abfluß auch durch ein *doppeltes Venensy-*

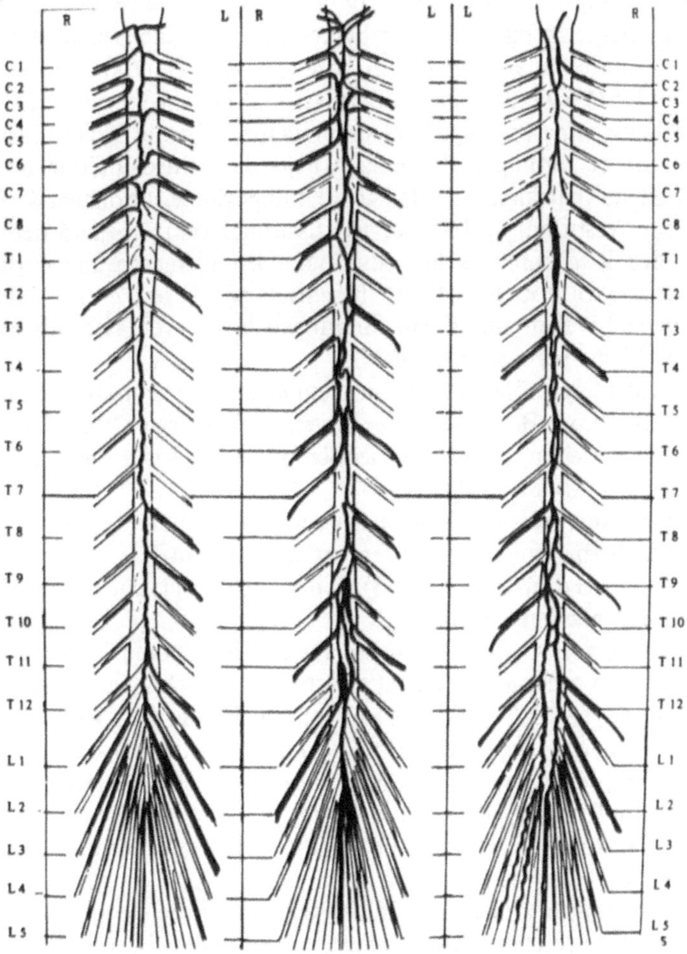

Abb. 33. Dorsale (*rechts*) und ventrale (*links* und *Mitte*) Rückenmarksvenen und die venösen Trunci longitudinales des Menschen, (*links*) männlich, 17 Monate alt, (*Mitte* und *rechts*) männlich, 22 Jahre alt. (Aus DOMMISSE 1975)

stem, das im gesamten Bereich oder nur in Teilen vorkommen kann, ersetzt werden. Beide Venensysteme geben das venöse Blut in den *Venenplexus* von BATSON ab, der auch als *extraduraler vertebraler Venenplexus* bezeichnet wird. Der extradurale vertebrale Venenplexus (BATSON) nimmt den extraduralen Raum des Wirbelkanals vom Basiokziput bis zum Os coccygicum ein.

Das venöse System des Rückenmarks ist im Volumen viel größer als das arterielle System, denn normalerweise begleiten zwei Venen eine Arterie. Außerdem kommen Venen in Gebieten vor, in denen keine Arterien vorliegen, und die Venen sind durchwegs größer als die Arterien.

Die V. spinalis ant. besitzt von C2–L2 eine deutliche Volumenzunahme, während die V. spinalis post. im oberen Thorakalbereich relativ geringe Durchmesser besitzt, im übrigen jedoch dann bis zu den Lumbalsegmenten deutlich an

Lumenweite zunimmt. Die Vv. anterolaterales zeigen keine deutlichen Weitenunterschiede an den durchgemusterten Segmenten. Für die Vv. posterolaterales besteht eine kraniokaudale Lumenzunahme (LANG u. BALDAUF 1983).

STOCHDORPH (1961), der den venösen Abfluß bei chronischen Kreislaufstörungen des Rückenmarks eingehend untersuchte, hält die Venen des Rückenmarks für sehr bedeutungsvoll. Danach liegt die kritische Zone im venösen Abflußbereich in ventralen Anteilen der Hinterstränge, also dem Grenzgebiet zwischen dem Versorgungsgebiet der Rr. fissurales ventrales und dem von der Oberfläche des Rückenmarks her einmündenden kleineren Eigenarterien des Rückenmarks. STOCHDORPH (1961) beschrieb in dieser Zone Kamm- und Wirbelbildungen, Wellen- und Knäuelbildungen der Nervenfasern als Folge eines chronischen Ödems geringen Grades.

Die Vv. radiculares können extradural entweder einen einzelnen Gefäßstamm bilden und das venöse Blut in die Plexus venosi vertebrales int. oder in die Vv. intervertebrales ableiten, sie können jedoch auch isoliert in diese abfließenden Venen münden (CLEMENS 1961).

Hinsichtlich detaillierter Angaben über den weiteren Abstrom an den verschiedenen Wirbelsäulenabschnitten verweise ich auf die systematische Abhandlung von LANG u. BALDAUF (1983), in der auch Vergleiche mit den Befunden anderer Autoren gebracht werden.

Das Netzwerk von venösen Abflüssen aus dem Rückenmark vom Basiokziput bis zum Os sacrum war zuerst von BRESCHET (1832) beschrieben worden. BATSON (1942) konnte zeigen, daß durch diesen venösen Plexus Tumormetastasen vom Becken in das Gehirn über ein *vertebrales Netzwerk* gelangen, das er *„vertebrale Venen“* (*vertebral veins*) nannte. Er hob hervor, daß dieses Netzwerk Verbindungen mit Venen im Rückenmark, um die Wirbelsäule und innerhalb der Wirbelkörper eingeht. BATSON injizierte die Vena dorsalis penis mit Kontrastmitteln und konnte zeigen, daß die Vena cava inf. durch einen Bypass umgangen wurde und daß das Kontrastmittel an der Schädelbasis und in der Schädelhöhle nachgewiesen werden konnte. BATSON (1942) schrieb: “Although the vertebral plexus of veins... was familiar ground from our earlier preparations, we were not prepared for this extensive filling of the vertebral veins and the by-passing of the caval veins.”

Weitere Beiträge wurden von HERLIHY (1947) sowie ABRAMS (1957) vorgelegt.

h) Zur sogenannten „letzten Wiese“

Verschiedene Autoren haben die Meinung vertreten, es gäbe Grenzzonen in den Versorgungsgebieten von zwei verschiedenen arteriellen Versorgungsgebieten, die besonders vulnerabel im Hinblick auf hypoxische Schäden seien. Der Physiologe Max SCHNEIDER hat als erster auf sie hingewiesen (SCHNEIDER 1951, 1952, 1953, 1956). Er vertrat die Meinung, daß die Wiesen am Ende der Leitung (die „letzten Wiesen“) am meisten leiden, wenn die Hauptversorgungsleitung zu wenig Wasser liefere. ZÜLICH (1954) nannte die *Grenzzonen im Rückenmark „letzte Wiese“*, er postulierte eine solche *Grenzzone bei Th4*. Diese „Wasserscheidenzone“ bei Th4 führt nach Ansicht von ZÜLCH (1954) zu einer Vulnerabilität des Gewebes mit Infarkthäufigkeit. Nach R.C. SCHNEIDER (1970) ist eine solche

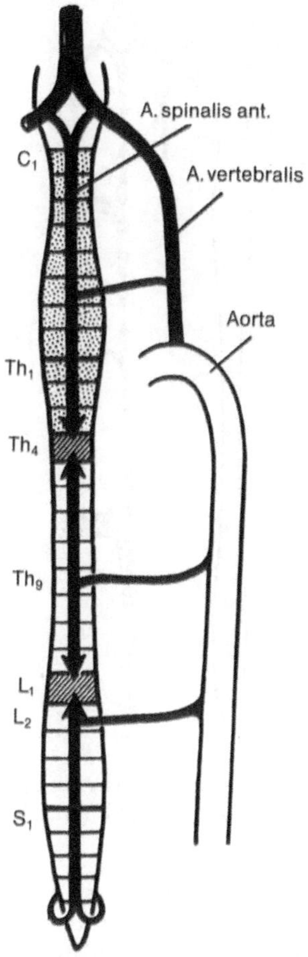

Abb. 34. Schematische Darstellung der Abzweigungen der A. spinalis ant. von der A. vertebralis. Die A. spinalis ant. versorgt die vorderen zwei Drittel des Halsmarkes und die oberen Brustsegmente bis Th4. Die Richtung der Blutzufuhr verläuft nach kaudal. Das Areal von Th4 besitzt angeblich eine schlechte kollaterale Blutversorgung, so daß infolge von Hypoxie hier die Möglichkeit von Infarzierung mit zentralen Rückenmarkschäden im Versorgungsgebiet der A. sulci ant. bestehen soll. Die übrige arterielle Blutversorgung für das Brustmark von Th4–L1 erfolgt durch interkostale Äste von der Aorta her. Der Hauptast, der A. radicularis ventralis, tritt auf dieser schematischen Darstellung bei Th9 ein. Es besteht eine weitere Zone mit angeblich schlechter kollateraler Blutversorgung in Höhe von L1. (Aus HAYMAKER 1969)

Grenzzone bei C2 gelegen, nach BOLTON (1939) bei Th1–Th3. Dem stehen Befunde von TURNBULL et al. (1966) gegenüber, die eine Überlappung der Blutversorgung im Rückenmark sowohl in der Längsrichtung als auch in der Horizontalebene fanden. Die Nahtlinie zwischen Subklavia- und Aortenstranggebiet liegt nach den Untersuchungen von JELLINGER (1966) in fast der Hälfte der Fälle oral des von ZÜLCH (1954) vorgeschlagenen Segmentes Th4 (Abb. 34). Diese *hämodynamischen Grenzzonen* wurden von JELLINGER (1966) bei *C8–Th1* lokalisiert, neben *einigen variablen paucisegmentalen Versorgungsgebieten*. DOMMISSE

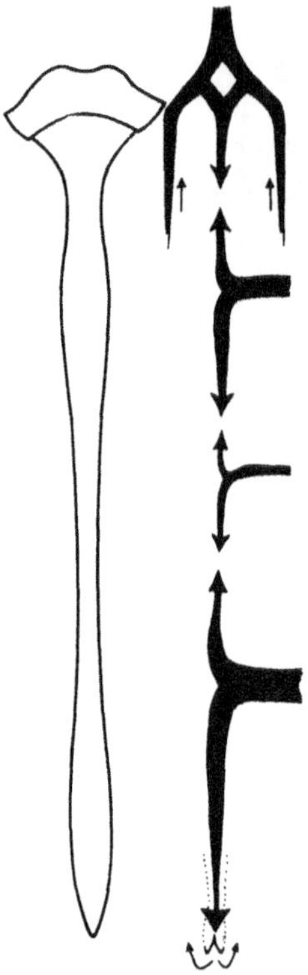

Abb. 35. Arterielle Blutversorgung des Rückenmarks über Partialkreisläufe. Schematische Darstellung nach Di Chiro u. Fried. (Aus Reuther 1983)

(1975) bezeichnete das Brustmark zwischen *Th3/Th4* und *Th8/Th9* als eine besonders vulnerable Zone. Suh u. Alexander (1939) sprachen von einem „*arterial watershed*". Es ist sicherlich richtig, daß die arterielle Blutversorgung des Rückenmarks über Partialkreisläufe erfolgt, so wie es beispielsweise in Abb. 35 in einer schematischen Darstellung angegeben ist. Man sollte sich hier aber sehr vor Schematisierungen und Verallgemeinerungen hüten und sich daran erinnern, daß viele Autoren, trotz des Vorliegens von Partialkreisläufen die Existenz von minderdurchbluteten Zonen im Rückenmark mit Befunden, die auf soliden anatomischen Untersuchungen beruhen, entschieden ablehnen.

Zülch (1954) hatte zur Entstehung von Querschnittsschädigungen im Segment Th4/Th5 und der zentralen Erweichungshälfte im Rückenmark an Hand von drei Patienten Stellung genommen:

Fall 1: Es handelt sich um eine hämorrhagische Erweichung im Rückenmarkssegment Th4 bei einer 71jährigen Frau als Folge einer vollständigen Einengung des Rückenmarks durch die Wirbelmetastase eines Karzinoms. Es lag eine stiftförmige Erweichung zwei Segmente aufwärts, sieben Segmente abwärts vor.

Fall 2: Traumatische Wirbelluxation bei C6/C7 bei einem 19jährigen Mann, Querschnittszerstörung im Segment Th4, zentrale stiftförmige Erweichung für fünf Segmente nach abwärts, Blutungen im Segment Th10. Wahrscheinlich Teilschädigung des Rückenmarks in C7/C8, als direkte mechanische Folge der Wirbelluxation. Auffällige Beeinträchtigung der Atmung und Tod an Pneumonie mit Kreislaufversagen, trotz ausreichender Pneumonieprophylaxe.

Fall 3: Klinisches Querschnittsbild bei Th4 bei einem 58jährigen Mann mit kardiovaskulärer (Hochdruck-)Schädigung. Tod nach längerem Kreislaufversagen. Hochgradiges Ödem mit grober Markscheidenquellung sowie venöse Hyperämie in Th4.

Fall 4: Ein 7 Monate altes Kind mit einem Tumor der unteren Medulla oblongata bzw. des oberen Halsmarkes. Teiloperation des Tumors, der sich als völlig inoperabel erwies. Am Abend des Operationstages 40 °C Temperatur, am folgenden Tag starke Labilität von Kreislauf und Atmung, die medikamentös nicht zu regulieren waren. Das Kind verstarb. *Autoptisch* zeigte sich, daß das Halsmark bis in die Höhe von C7 weitgehend erweicht war. Von C8–Th2 war es besser erhalten, dann nahm eine hämorrhagische rein zentrale Erweichung wieder zu, die in Th4 ihren Höhepunkt erreicht, um dann wieder geringer zu werden. Von Th4–L1 waren die Segmente wieder normal. Von L2 ab erschien dann wieder eine zentrale (hämorrhagische) Erweichung, die sich bis in den Konus fortsetzte.

Zentrale Erweichungsstifte im Rückenmark wurden zuerst von LEYDEN beschrieben. Sie waren auch MARBURG (1936) bekannt, der solche bei der Besprechung der traumatischen Rückenmarksschäden abbildete. Sie wurden auch von KLAUE (1948) beschrieben.

Systematische und sorgfältige Untersuchungen von LANG u. BALDAUF (1983) ergaben aber, daß sich an ihrer Serie von 100 Rückenmarken die oben genannten Angaben nicht stützen ließen, sondern daß ihre Befunde diesbezüglich für die Befunde von NOESKE (1958) sprechen, der angibt, „daß die arteriellen Zuflüsse vom Hals- bis zum Lendenmark in jeder beliebigen Segmenthöhe an das Rückenmark herantreten“. Eine lesenswerte Kritik der sog. „letzten Wiese“ hat STOCHDORPH (1977) mit anderen Argumenten vorgelegt. Im Zusammenhang mit der Diskussion von kreislaufabhängigen Hirnrindenveränderungen in den Grenzzonen der arteriellen Versorgungsgebiete wird ähnlich wie im Rückenmark vielfach von der „letzten Wiese“ gesprochen. STOCHDORPH (1977) macht darauf aufmerksam, daß diese *Modellvorstellungen* auf der *irrtümlichen Gleichsetzung* der (*subtraktiven*) *Aufteilung* der *Durchflußmenge* bei einem *„offenen Gerinne“* (Kanalsystem) mit jener (*proportionalen*) bei einem *„geschlossenem Gerinne“* (= *Rohrleitungssystem*) und z.T. auch auf der sprachlichen Gleichsetzung der Kreislaufperipherie im Sinne des Kapillarsystems mit den Rändern der Zuständigkeitsgebiete der einzelnen großen Hirnarterien beruhen.

D. Mechanische Gewalteinwirkungen auf die Rücken- und Wirbelsäulenregion

I. Einführung

Die Analyse der Wirbelsäulen-/Rückenmarksverletzungen muß sich mit zwei Problemen befassen: (1) Verletzungen der verschiedenen anatomischen Strukturen der Wirbelsäule und (2) Verletzungen des Rückenmarks und dessen Nervenwurzeln. Historisch gesehen sind bisher beide Schadensmuster getrennt, künstlich separiert voneinander, besprochen worden. Das liegt einmal daran, daß Untersucher verschiedener Fachrichtungen entweder die Untersuchung jeweils getrennt und oft ohne jede Kommunikation miteinander vornehmen, oder aber, daß Vertreter verschiedener Fachrichtungen beteiligt sind, zwischen denen möglicherweise ein nur spärlicher wissenschaftlicher Austausch besteht. Beispiele mögen das verdeutlichen: Bei einer Routineautopsie entnimmt der die Sektion durchführende Pathologe Gehirn und Rückenmark, wenn das letztere regelmäßig überhaupt entfernt wird. Der Neuropathologe, der das Zentralnervensystem dann übernimmt und untersucht, ist oft bei der Autopsie nicht zugegen. Nur in wenigen Fällen arbeitet der Pathologe mit dem Neuropathologen so eng zusammen, daß beide die Obduktion gemeinsam durchführen. Eine günstige Konstellation bietet sich dem Gerichtsmediziner, der ja die ganze Sektion durchführt, allerdings muß der Sekant mit der Neuropathologie hinreichend vertraut sein. Größere rechtsmedizinische Institute haben seit Jahrzehnten Toxikologen, Physiker, Immunologen im Mitarbeiterstab, ein forensischer Neuropathologe scheint mir hier logische Ergänzung des Teams.

Aus dem im vorhergehenden Gesagten ergibt sich, daß bei der Autopsie, vor allem bei der von Traumafällen, eine Grenzzone, ein Grau- oder Dunkelfeld besteht, das weder vom Vertreter der einen noch der anderen an der Autopsie beteiligten Fachrichtungen untersucht wird. Die pathomorphologische Untersuchung des einen Teilsaspektes kann hervorragend und richtungsweisend sein, während der ihr komplementäre Teil gar nicht oder nur unvollständig untersucht ist. Die Befunde der Untersuchung der Wirbelsäule und ihrer umgebenden anatomischen Strukturen werden oft nicht mit den pathomorphologischen Befunden an Rückenmark und Nervenwurzeln in Beziehung gesetzt. Das so erarbeitete Verletzungsmuster ist daher inkomplett, unvollendet und deshalb auch artifiziell und falsch.

Die eingehende Untersuchung der Wirbelsäule bei traumatischen Schäden ist ohne Zweifel zeitraubend. Zeitliche Beschränkungen lassen es nicht zu, routinemäßig eine solche durchzuführen. Aber in wissenschaftlichen Projekten sind derartige Untersuchungen doch durchführbar, die erhaltenen Ergebnisse sind für unser Verständnis und Wissen um ein möglichst genaues Bild des Gewebeschadensmusters richtungsweisend. Oft wird der Einwand erfolgen, daß man aus ästhetischen Gründen an der Leiche die Wirbelsäule oder Teile derselben nicht entfernen könne. Der forensische Pathologe oder Neuropathologe ist hier in einer günstigeren Situation als der Pathologe und Neuropathologe.

Die beiden letzten zusammenfassenden Darstellungen der traumatischen Schäden des Rückenmarks, die von KLAUE aus der Spatz-Schule (1969) und die von Ernst Theodor MAYER u. PETERS (1971) berücksichtigen die traumatischen Schäden der Wirbelsäule entweder überhaupt nicht oder nur in Teilaspekten. Der vorzügliche Beitrag von AUFDERMAUR (1984) über die Wirbelsäulenverletzungen, der vor allem durch seine gediegenen Illustrationen hervorzuheben ist, behandelt die morphologischen Aspekte der Schäden des Rückenmarks nur anekdotisch. Man wünscht sich hier die Aufarbeitung und Darstellung der morphologischen Schäden des Rückenmarks in gleicher Qualität wie die der Wirbelsäule. Man wünscht sich, daß die weiße Fläche in den Abbildungen, wo sich das Rückenmark befand, durch vorzügliche makroskopische und histologische Abbildungen auch des Rückenmarkgewebes ausgefüllt wird.

Nur wenige Arbeiten, die sich mit traumatischen Wirbelsäulen-/Rückenmarksverletzungen befassen, analysieren die Schäden an beiderlei anatomischen Strukturen. Bei der Analyse menschlicher Unfallopfer möchte ich auf die beispielgebenden Untersuchungen von SATERNUS (1979) hinweisen. Bei einer Reihe von sorgfältig geplanten Untersuchungen über die Folgen indirekter Gewalteinwirkung (Schleuderverletzung oder Verletzung vom Whiplashtyp) auf Kopf und Hals im Tiermodell wurden die Gewebeschäden sowohl an Wirbelsäule mit umliegenden Strukturen als auch am Rückenmark von UNTERHARNSCHEIDT (1983, 1986) makroskopisch und mikroskopisch untersucht.

II. Voraussetzungen für eine Klassifikation der traumatischen Schäden der Wirbelsäule und/oder des Rückenmarks

Viele Klassifikationen der Frakturen und Frakturen mit Dislokationen der Wirbelsäule wurden vorgelegt. Es fällt sofort auf, daß die Einteilungen sich nur mit den traumatischen Schäden an der knöchernen Wirbelsäule, den Bandscheiben und den Ligamenten befassen, daß die traumatischen Schäden des Rückenmarks nicht mitberücksichtigt wurden. Die von HOLDSWORTH u. HARDY (1953) mitgeteilte „überlebte", wie BEDBROOK (1976) hervorhob, am längsten. Er forderte jedoch, daß eine mehr zufriedenstellende Klassifikation sowohl klinische als auch pathologische Aspekte enthalten und die Pathogenese einschließen müsse.

Eine solche Einteilung kann nach pathogenetischen (HOLDSWORTH u. HARDY 1953; BROCHER u. WILLERT 1980; KAZARIAN et al. 1980) oder nach pathologisch-anatomischen Gesichtspunkten geschehen (LOB 1954; JUNGHANNS 1968).

Die von LOB (1954) vorgelegte Einteilung der Wirbelsäulenverletzungen berücksichtigte pathologisch-anatomische Aspekte. Er unterschied: (1) *Kontusionen* und *Distorsionen ohne röntgenologisch faßbare Folgen* am *Wirbelsäulenskelett*, (2) die *isolierte Bandscheibenverletzung*, (3) den *isolierten Wirbelkörperbruch*, (4) den *Wirbelkörperbruch mit Bandscheibenverletzung*, (5) die *voll ausgebildete*

Tabelle 2. Einteilung der Halswirbelsäulenverletzungen aufgrund des Unfallmechanismus. (Aus GEHWEILER et al. 1980)

Hyperflexionsverletzungen
- Hyperflexion mit Zerreißung
  - Hyperflexion mit momentaner Dislokation (hyperflexion sprain)
  - Hyperflexion mit Dislokation (mit blockierten Gelenksfazetten)
    - Bilateral
    - Unilateral (mit gleichzeitiger Rotationsbeschleunigung)
    - Fraktur des Processus spinosus
- Hyperflexion mit Kompressionswirkung
  - Keilförmige Kompression des Wirbelkörpers
  - Trümmer- oder Splitterbruch („Tränentropfen"-Fraktur, teardrop fracture) des Wirbelkörpers
  - Hyperflexionsfraktur mit Dislokation
- Hyperflexion oder Scherkräfte
  - Vordere atlantookzipitale Dislokation (?)
  - „Reine" vordere atlantoaxiale Dislokation (ohne gleichzeitige Fraktur)
  - Fraktur des Dens mit Dislokation nach vorn

Hyperextensionsverletzungen
- Hyperextension mit Zerreißung
  - Horizontalfraktur des vorderen Wirbelbogens von C1
  - Hangmans Fraktur (traumatische Spondylolisthesis von C2)
  - Fraktur der vorderen Unterkante des Wirbelkörpers der Axis (C2)
  - Hyperextension mit momentaner Dislokation (hyperextension sprain)
  - Fraktur des Processus spinosus
- Hyperextension mit Kompressionswirkung
  - Fraktur des hinteren Bogens des Atlas
  - Wirbelbogenfraktur
  - Hyperextensionsfraktur mit Dislokation
- Hyperextension oder Scherkräfte
  - Fraktur des Dens mit Dislokation nach hinten
  - „Reine" hintere atlantoaxiale Dislokation (ohne gleichzeitige Fraktur)

Hyperrotationsverletzungen
- Rotatorische atlantoaxiale Dislokation
- Zerreißung des vorderen und hinteren Längsbandes

Laterale Hyperflexionsverletzungen
- Fraktur des Processus transversus
- Fraktur des Processus uncinatus
- Fraktur des Dens mit Dislokation nach lateral
- Ab- und Ausrisse des Plexus brachialis bei gleichzeitigen Frakturen und/oder Dislokation von Halswirbeln
- Seitliche keilförmige Kompression des Wirbelkörpers

Axiale Kompressionsverletzungen
- Isolierte Fraktur der Massa lateralis des Atlas
- Berstungsfraktur von JEFFERSON (C1)
- Vertikale und schräge Frakturen des Wirbelkörpers der Axis
- Berstungsfraktur eines Wirbelkörpers

Wirbelsäulenverletzung, (a) den *Wirbelkörperbruch mit Bandscheiben-*, *Bogen-* und *Querfortsatzverletzung* sowie *Zerreißungen* des *Bandapparates* und der *Muskulatur*, (6) *Wirbelverschiebungen mit Frakturen*, worunter im Gegensatz zur echten Verrenkung jede Verschiebung von Wirbelkörpern oder größeren Stücken derselben gegeneinander mit ein- oder doppelseitigen Brüchen der Bogen- und Gelenkfortsätze und Zerreißungen der Bandscheibe verstanden wird (Luxationsfrakturen), (6) die *echte Wirbelverrenkung*, und (7) den *isolierten Bogen-* und *Fortsatzbruch*. Der Hinweis erübrigt sich, daß fließende Übergänge zwischen den einzelnen Verletzungsformen möglich sind.

Eine Einteilung der Halswirbelsäulenverletzungen aufgrund des Unfallmechanismus haben GEHWEILER et al. (1980) vorgenommen (Tabelle 2). Auch diese Einteilung berücksichtigt lediglich die Schäden an der knöchernen Wirbelsäule, den Bandscheiben sowie Ligamenten. Jedoch ist sie geeignet, auch die traumatischen Schäden des Rückenmarks und seiner Umhüllungen bedingt mit einzubeziehen.

Eine ideale Klassifikation der Wirbelsäulen-/Rückenmarksverletzungen hat eine Reihe von Faktoren zu berücksichtigen: (1) Die pathomorphologischen und radiologischen Befunde nach der Gewalteinwirkung = Schadensmuster, (2) die Vektorrichtung und möglichst auch die Intensität der einwirkenden Gewalt = physikalische Daten, Unfallmechanik, physikalischer Input, und (3) die Stelle der Gewalteinwirkung bei direkter Gewalteinwirkung = Vektorrichtung, bei indirekter Gewalteinwirkung ist ebenfalls die Angabe der Vektorrichtung unerläßlich. Das ist natürlich ein Katalog, der zur Zeit zugegebenerweise noch schwierig zu realisieren ist.

Die verschiedenen Vektorrichtungen sind im Kapitel über die Schädelhirnverletzungen in Bd. 13/VI/A eingehend beschrieben worden, auf die ich hinweise.

III. Direkte und indirekte mechanische Gewalteinwirkung

Direkte mechanische Gewalteinwirkung auf die Rücken- und Wirbelsäulenregion kann zu einer Reihe von traumatischen Schäden in diesem Bereich führen. Ebenso können traumatische Gewebeschäden Folgen von *indirekten Verletzungen* der Kopf- und Halsregion sein, wenn die Gewalt auf den fixierten Torso einwirkt und indirekt auf Hals und Kopf übertragen wird. Die Gewebeschäden können sich an den folgenden anatomischen Strukturen der Wirbelsäule und deren Umgebung finden: (1) Am *Knochen* der einzelnen *Wirbelkörper*, (2) *Läsionen* der *Wirbelgelenke*, (3) *traumatische Schäden* an den *Zwischenwirbelscheiben*, (4) *traumatische Schäden* des *Bandapparates* und (5) *Läsionen* der *Muskulatur*.

Verletzungen durch indirekte Gewalteinwirkungen, wie sie bei Verkehrsunfällen und Stürzen vorkommen, führen im allgemeinen zu *geschlossenen Verletzungen der Halswirbelsäule und deren umgebende Strukturen. Direkte Gewalteinwirkungen durch scharfe penetrierende Objekte*, wie bei *Stich* oder *Schuß* führen häufig zu *offenen Verletzungen der Wirbelsäule*, sie nehmen in Friedenszeiten eine zahlenmäßig geringe Rolle ein.

IV. Verletzungsmechanismen

Die Verletzungen der Wirbelsäule lassen sich auf die folgenden wesentlichen Mechanismen beziehen (Abb. 36): (1a) *Hyperflexion* = Überbeugung, (1b) *Hyperextension* = Überstreckung, (2) *Kompression* (*Stauchung*), (3) *Zugbelastung*, (4) *Rotation* und (5) *Scherbeanspruchung*. Diese Verletzungsmechanismen können in Kombination vorkommen, jedoch überwiegt oder dominiert jeweils ein bestimmter Mechanismus.

Die folgenden *Schadensfolgen* können an der *Wirbelsäule* vorkommen: (1) *Isolierte Frakturen von Wirbelkörpern*. Sie werden häufig im unteren BWS-Bereich gefunden, oft ist der Wirbelkörper keilförmig verformt. (2) *Wirbelkantenfrakturen* können zusammen mit anderen Wirbelfrakturen vorkommen, seltener jedoch auch isoliert. Nach einer äußeren Gewalteinwirkung kann ein Stück der Wirbelkörperkante abgerissen werden; es handelt sich meist um den ventralen, seltener um den dorsalen Kantenanteil, jedoch ist fast immer der kranial gelegene Abschnitt betroffen. (3) *Wirbelkörperfrakturen*, die *kombiniert mit traumatischen Schäden an den Zwischenwirbelscheiben* auftreten. Häufig ist Gewebe der Bandscheibe in den Wirbelkörper eingetrieben. Insgesamt kommt diese Kombination häufiger vor als die isolierten Wirbelfrakturen. (4) *Ausgeprägte Verletzungen der Wirbelsäule*, bei denen *neben Frakturen des Wirbelkörpers auch solche an den Bögen sowie an Dorn- und Querfortsätzen vorkommen, kombiniert mit Zerreißung von Ligamenten und Läsionen in der umgebenden Muskulatur*. Aus dem Verlet-

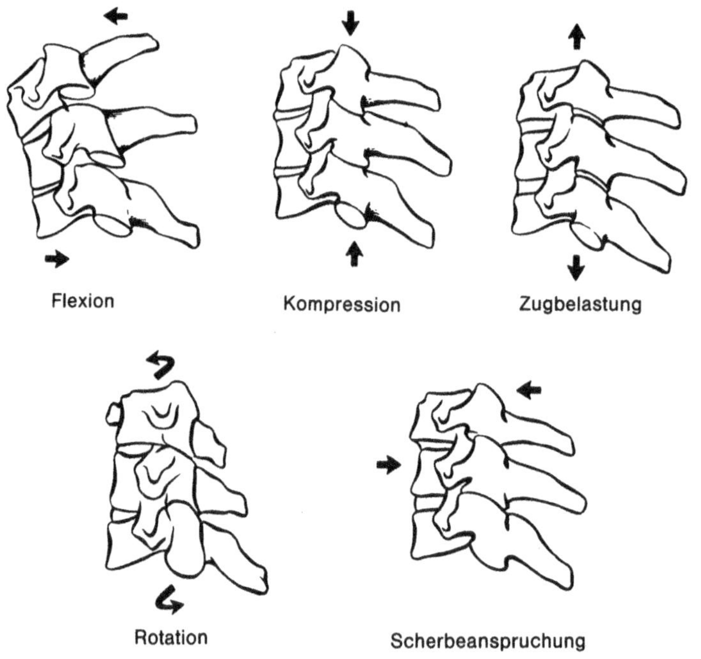

Abb. 36. Die wesentlichen Kräfte und Stoßrichtungen, die bei Wirbelsäulenverletzungen auftreten. (Aus Sances et al. 1984)

zungsmuster läßt sich ableiten, daß derartige Verletzungen durchwegs instabil sind; Verlagerungen und Verschiebungen im Frakturbereich können schwere Schäden am Rückenmark zur Folge haben. (5) *Isolierte Verletzungen der Zwischenwirbelscheiben*, besonders Einrisse im Annulus fibrosus, können ohne Schäden am Wirbelkörper vorkommen. Diese Schäden können Prolapse der Bandscheiben nach dorsal zur Folge haben. Häufig erfolgt der Hinweis, daß degenerative Veränderungen an den Bandscheiben die Formation von Prolapsen begünstigen. Es sind jedoch solche auch an völlig ungeschädigten Bandscheiben beschrieben worden. (6) *Luxationen von Wirbeln* können ohne gleichzeitig bestehende Frakturen vorliegen. Hier ist die HWS-Region bevorzugt befallen, Verletzungen der Zwischenwirbelscheibe sind ein häufiger zusätzlicher Befund. (7) *Bestimmte Anteile des Wirbels*, wie *Wirbelbögen* oder *Wirbelfortsätze*, können *isoliert frakturiert sein*. Diese Verletzungen sind im allgemeinen die Folge einer direkten umschriebenen Gewalteinwirkung. (8) *Offene Verletzungen der Wirbelsäule* sind die *Folge direkter penetrierender Gewalteinwirkung durch Geschosse, Granatsplitter, Messer oder andere scharfe und spitze Gegenstände*, sie besitzen eine *Verbindung mit einer äußeren Wunde*. (9) *Verletzungen der Wirbelsäule* – die Wirbelkörper bleiben durchwegs intakt – *durch indirekte Gewalteinwirkung auf den fixierten Torso mit indirekter Weiterleitung der Kräfte auf HWS und Kopf*. Es handelt sich hierbei um *Verletzungen vom sog. Whiplashtyp* (*+Gx, −Gx und + und −Gy*). Ein Teil der Schäden der Wirbelsäule bei Schleudersitzbetätigung ist ebenfalls auf indirekte Verletzungen zu beziehen.

V. Mechanogenese und formale Pathogenese der Rückenmarksverletzungen

Im vorhergehenden Abschnitt wurden nur die Schäden betrachtet, die an der Wirbelsäule und den anatomischen Strukturen der Umgebung auftraten. Im folgenden wird eine Zusammenstellung der möglichen Schädigungsmechanismen, die zu Wirbelsäulen- und Rückenmarksschäden führen, gegeben. An dabei auftretenden pathomorphologischen Schäden werden ausführlicher dargestellt: (1) *Direkte Gewalteinwirkung* durch *Geschosse* oder *Granatsplitter*, (2) *direkte Gewalteinwirkung* durch scharfe oder *spitze Gegenstände*, wie *Messer*, *Beile* etc., (3) *direkte Verletzungs-* und *Druckwirkung* von *Knochenfragmenten* bei *Schuß-* und *Stichverletzungen*, auch in *Kombination mit 1* und *2*, (4) *sog. Fernkontusion*, (5) *Verletzungen* des *Rückenmarks* bei *röntgenologisch nachweisbaren Frakturen* und/oder *Dislokationen* der *Wirbelsäule*, (6) die *Verletzungen* des *Rückenmarks* bei *röntgenologisch intakter Wirbelsäule*, (7) *Verletzungen* des *Rückenmarks* evtl. in *Kombination* mit solchen der *Wirbelsäule* bei *Stauchung* und/oder *Zugbeanspruchung* in der *Längsachse* (*Schleudersitz-* oder *Ejektionsverletzungen*, (8) *indirekte Verletzungen* des *Rückenmarks* evtl. *kombiniert* mit solchen der *Wirbelsäule* bei *direkter Beschleunigung* oder *Verzögerung* des *angeschnallten Torso* mit *Weiterleitung* der *Kraft* auf *HWS* und *Kopf* (*Verletzungen* vom sog. *Whiplashtyp*), (9) *Verletzungen* des *Rückenmarks*, evtl. *kombiniert* mit solchen der *Wirbelsäule* bei *Erhängen* und *Justifikation* sowie (10) die sog. *Commotio spinalis* (*Rückenmarkerschütterung*).

1. Direkte Gewalteinwirkung durch Geschosse oder Granatsplitter

Mit den *Durch-* und *Steckschüssen* sind *Rückenmarkswunden* verbunden, die durch ein Geschoß oder durch Granat- oder Knochensplitter verursacht werden. *Kontinuitätsunterbrechungen* des *Rückenmarks* in dieser Form stellen irreparable Dauerschäden dar, da eine Regeneration von funktionstüchtigem Nervengewebe nicht erfolgt. Handelt es sich um eine nur partielle Zerstörung des Rückenmarks, so bleiben umgebende Gewebeanteile entweder anatomisch wie auch physiologisch intakt, oder sie sind in ihrer anatomischen Struktur unversehrt, aber physiologisch vorübergehend oder endgültig unterbrochen. Der primärtraumatische Gewebeschaden (es handelt sich um eine echte Contusio spinalis) erfolgt zuerst mit dem Eindringen des Projektils und wird verstärkt, wenn das Projektil im Rückenmarkskanal liegen bleibt und auf das Mark einen fortgesetzten Druck ausübt (Kontaktnekrose).

2. Direkte Gewalteinwirkung durch scharfe oder spitze Gegenstände, wie Messer, Beile etc.

Auch hier kommt es zu *Kontinuitätsunterbrechungen* des *Rückenmarks*, jedoch sind die *Rückenmarkswunden* im allgemeinen *glattrandig* und nicht gequetscht wie bei (1).

3. Direkte Verletzung und Druckwirkung von Knochenfragmenten bei Schuß- und Stichverletzungen

Auch in *Kombination* mit *1* und *2*. Das verletzende Agens führt zunächst zu traumatischen Schäden an der knöchernen Wirbelsäule. Knochensplitter oder -fragmente dringen in den Wirbelsäulenkanal und in das Rückenmark ein. Auch hier kann der primärtraumatische Gewebeschaden am Rückenmark von dem eindringenden Geschoß der Knochensplitter (Contusio spinalis) oder durch die anhaltende Druckwirkung solcher Knochenfragmente (Kontaktnekrose) verursacht sein. Sich ausbreitende Blutungen oder Ödemwirkung können zusätzliche Schädigungsfaktoren sein.

4. Die sogenannte Fernkontusion

Es handelt sich nicht um direkte Verletzungen der Wirbelsäule, sondern um anscheinend primärtraumatische Rückenmarksschäden durch Geschosse, die seitlich der Wirbelsäule, etwa in eine Rippe eindringen, und an umschriebener Stelle, entfernt von der Einwirkung der Gewalt zu Schäden im Sinne einer Contusio spinalis führen. Der Mechanismus ist noch nicht völlig verstanden, weitere Untersuchungen sind hier notwendig.

5. Die Verletzungen des Rückenmarks bei röntgenologisch nachweisbaren Frakturen und/oder Dislokationen der Wirbelsäule

Hier liegt eine *direkte mechanische Gewalteinwirkung* von *Teilen* der *Wirbelsäule* auf das Rückenmark vor, insbesondere durch momentanen oder anhaltenden Druck der Quetschung. Der Wirbelkanal wird durch Anteile von Wirbelkörpern, Bandscheibenanteilen u.a. verengt. Die entstandenen Schadensmuster hängen von der Vektorrichtung der einwirkenden Gewalt, ihrer Intensität und der betroffenen Region der Wirbelsäule ab. Hier sind viele Konstellationen von bestimmten Unfallabläufen und den aus ihnen ableitbaren Schadensmustern möglich. Ich werde zeigen, daß es bereits eine Reihe von Prototypen typischer Unfallereignisse und -abläufe gibt. Man kann diese Abläufe mit Hilfe von Input-output-Systemen beschreiben. Einer bestimmten Gewalt, die aus einer bekannten Vektorrichtung in einem beschreibbaren Ablauf auf eine bestimmte Region der Wirbelsäule auftrifft, führt zu typischen beschreibbaren Schadensmustern am Gewebe. Auf der Inputseite finden sich die mehr oder minder erfaßbaren physikalischen Größen, auf der Outputseite können wir das entstandene klinische Syndrom und das auftretende morphologische Schadensmuster beschreiben. Die hier angeführten Prototypen von Unfallabläufen lassen sich im Tiermodell unter standardisierten Bedingungen untersuchen. Ergänzende Studien an der menschlichen Leiche könne die Ergebnisse derartiger Tierversuche weiter bereichern. In späteren Abschnitten werden die einzelnen Unfallabläufe mit den zu ihnen gehörenden Schadensmustern im Detail besprochen.

6. Die Verletzungen des Rückenmarks bei röntgenologisch intakter Wirbelsäule

Auch hier handelt es sich um Input-output-Systeme, jedoch ist hierin eine sog. „*Black-box*" enthalten. Es können die physikalischen Größen, die zum Schaden führen, mehr oder minder exakt beschrieben werden, das entstandene Schadensmuster läßt sich wohl noch am besten definieren. Aber der Vergleich mit der Blackbox besagt, daß wir zwar den Input und Output kennen, nicht dagegen, wie die Konstellation der physikalischen Größen den Gewebeschaden im Augenblick der Gewalteinwirkung verursacht. Man kann annehmen, daß im Augenblick der Gewalteinwirkung vorübergehende oder flüchtige Subluxationen oder Luxation der Wirbelsäule vorgelegen hatten, die den Schaden am Rückenmark verursachten, die sich jedoch spontan wieder zurückbildeten, so daß sie sich dem Nachweis entzogen.

7. Schleudersitz- oder Ejektionsverletzungen

Die bei Schleudersitzausstiegen von Besatzungsmitgliedern schnellfliegender Militärjets vorkommenden Verletzungsmuster sind, wie in einem späteren Abschnitt gezeigt werden wird, klinisch und statistisch gut untersucht, morphologisch jedoch nicht (vgl. S. 315). Die Besatzungsmitglieder, die Schleudersitze benutzen, erleiden zunächst starke Stauchungskräfte in der +Gz-Achse infolge der hohen Beschleunigung, die angewandt wird, um sie aus dem Bereich der Maschine zu bringen. Sie sind dann bei der Öffnung des Fallschirms (Fallschirmöffnungsschock) erheblichen Zugbeanspruchungen in der Längsrichtung der Wirbelsäule (-Gx-Achse) mit Flexion der HWS ausgesetzt (mit -Gx-Achse mit z Komponente), die Bänderrisse, Bandscheibenprotrusionen, Frakturen oder Luxationen verursachen können, womit Schäden am Rückenmark verbunden sein können.

Die Schäden von HWS und Halsmark bei Kopfsprungverletzungen in seichtes Wasser sind die Folge starker Kompression mit erheblicher Hyperextension der HWS, sie werden in einem getrennten Kapitel eingehend besprochen, vgl. S. 382.

8. Verletzungen vom sogenannten Whiplashtyp

Die *indirekten Verletzungen* des *Rückenmarks* evtl. kombiniert mit solchen der *Wirbelsäule* bei direkter *Beschleunigung* oder *Verzögerung* des *angeschnallten Torso* mit *indirekter Weiterleitung* der *Kraft* auf *HWS* und *Kopf* (*Verletzungen* vom sog. *Whiplashtyp*): Bei diesen Verletzungsformen wirken die Kräfte lediglich *indirekt* auf HWS und Kopf ein. Wir unterscheiden *Hyperextensions-Hyperflexionsverletzungen* (+*Gx*), es handelt sich um den *klassischen Whiplash*, wie er bei Auffahrunfällen auftritt, und *Hyperflexions-Hyperextensionsverletzungen* (−*Gx*), wir können hier auch vom *umgekehrten Whiplash* sprechen, etwa beim Auffahren eines PKW auf eine Barriere. Bei den letztgenannten *indirekten Verletzungen* kann in einzelnen Fällen auch noch eine *direkte Gewalt* auf Schädel und/oder Hals/Nackenregion *zusätzlich* einwirken, wenn es zu einem direkten Anprall dieser Strukturen kommt. In der bisher vorliegenden Literatur über Verletzungen bei Kraftfahrzeuginsassen wurde im allgemeinen *nicht* zwischen *indirekter und kombiniert indirekter* und *direkter Gewalteinwirkung* unterschieden, was in zukünftigen Veröffentlichungen unbedingt erfolgen sollte, vgl. S. 232.

9. Verletzungen des Rückenmarks, eventuell kombiniert mit solchen der Wirbelsäule bei Erhängen und Justifikation

Welches Schadensmuster entsteht ist abhängig von *Fallhöhe* und *Gewicht* des *Individuums* sowie der *Lage des Henkerknotens*. Diese Gewebeschäden werden in späteren Abschnitten über Erhängen und die sog. Henkersfraktur (hangman's oder hangee fracture) eingehend besprochen werden (s. S. 174).

10. Die sogenannte Commotio spinalis (Rückenmarkserschütterung)

Dieses angeblich klinische Syndrom soll die Folge einer mechanischen Gewalteinwirkung mit zeitweiliger Aufhebung von Funktionen, aber ohne nachweisbare morphologische Befunde am Rückenmark sein. Die mögliche Existenz dieses Syndroms wird in einem späteren Abschnitt eingehend besprochen und es soll vorweggenommen werden, abgelehnt werden (vgl. S. 95).

VI. Primärtraumatische Rückenmarksschäden nach gedeckten und offenen Rückenmarksverletzungen

Primärtraumatische Gewebeschäden am Rückenmark entstehen sowohl infolge *stumpfer Gewalteinwirkung ohne Duraverletzung*, als auch infolge *scharfer penetrierender Gewalteinwirkung mit eröffneter Dura mater spinalis*, besonders bei

Schuß-, *Splitter-* und *Stichverletzungen*. Nach *stumpfer Gewalteinwirkung* entstehen *Prellschädigungen* des *Rückenmarks* (FOERSTER) oder *Rückenmarkskontusionen* (SPATZ, KLAUE). Bei *scharfer Gewalteinwirkung* mit Durchtrennung der Dura mater spinalis entstehen *Rückenmarkswunden*. Die letztgenannte Wunde kommuniziert mit der Außenwelt, daher besteht die Gefahr einer infektösen Komplikation. Es unterliegt jedoch keinem Zweifel, daß in Einzelfällen auch eine stumpfe Gewalteinwirkung zu einer offenen Rückenmarksverletzung führen kann.

Die *primärtraumatische Verletzung des Rückenmarks* kann demnach durch eindringende Fremdkörper, wie Geschosse, Geschoßfragmente, Granatsplitter, Glasfragmente, Messer etc. entstehen als auch durch Knochensplitter, luxierte Wirbelkörper, den Zahnfortsatz des Epistropheus etc. Weiterhin können primärtraumatische Rückenmarksschäden die Folge von Zerreißung dieser Struktur infolge Zugwirkung sein, wie sie gelegentlich bei geburtstraumatischen Schäden oder als Folge indirekter Schäden bei Verletzungen vom Whiplashtyp vorkommen. Der primärtraumatische Schaden am Rückenmark kann von einem bei äußerlicher Betrachtung unauffälligen Rückenmark bis zu vollständiger Durchtrennung oder Zerquetschung desselben reichen. Die Folge einer Rückenmarksprellung oder -kontusion ist eine progrediente im wesentlichen zentrale hämorrhagische Nekrose, hauptsächlich der grauen Substanz, manchmal auch begleitet von kleineren Prellherden mit Blutungen in den weißen Strangarealen.

Im allgemeinen erstreckt sich die *primärtraumatische Verletzungszone* für gedeckte und offene Verletzungen über ein bis zwei Segmente, abhängig von der Art und Schwere der einwirkenden Gewalt. Die primärtraumatischen Schäden können in leichten Fällen aus kleineren Blutungen in der grauen und weißen Substanz bestehen, in schweren Fällen bedeuten sie eine vollständige Zerstörung derselben, und die klaffende Trennung des Gewebezusammenhangs unmittelbar nach der Gewalteinwirkung. Die kleineren Blutungen sind rhektischer Art; Gefäßrisse und lamelläre Aufsplitterung der Gefäßwandung sind sichtbar. Die rhektischen Blutungen liegen vorzugsweise in der grauen Substanz; in schweren Fällen nehmen sie die graue Substanz vollständig ein. Bei starken Gewalteinwirkungen kann der gesamte Rückenmarksquerschnitt infolge von Quetschungsvorgängen total nekrotisch sein. Das Rückenmark erscheint an der Verletzungsstelle verschmälert, ist jedoch oberhalb oder unterhalb derselben erheblich geschwollen.

In der direkten Umgebung der Rückenmarkswunde können sich traumatische Thrombosen kleiner Piagefäße und intramedullärer Äste finden.

Neben diesen hauptsächlich die graue Substanz einnehmenden Blutungen kommt noch ein makroskopisch oft von ihnen nicht zu unterscheidender anderer Gewebeschaden vor, nämlich die *progrediente zentrale hämorrhagische Nekrose des Rückenmarks*. Dieselbe entwickelt sich Minuten bis Stunden nach der stumpfen Gewalteinwirkung auf das Rückenmark (etwa Auftreffen eines Gewichtes mit der *Allen*-Technik, Stoßwirkung der Spitze eines Zahnfortsatzes des Epistropheus bei indirekter Gewalteinwirkung in der $-Gx$ Vektorrichtung oder Geschosse oder Knochensplitter bei Wirbelsäulenverletzung etc.) und müßte deshalb sekundärtraumatisch genannt werden. Aber eine derartige Nomenklatur würde der Pathogenese dieser Gewebsalteration nicht gerecht werden, denn die Alteration wird wohl im Augenblick der Gewalteinwirkung an der Stelle der umschrieben einwirkenden Gewalt hervorgerufen, sie ist nur noch nicht sofort sichtbar. Die Schädigung des Gewebes erfolgt im Augenblick der Gewalteinwirkung, der Gewebeschaden dagegen wird erst nach einigen Minuten dem unbewaffneten Auge sichtbar. Wir müssen hier die zunächst verwirrenden Aussagen machen, daß wir diesen Gewebeschaden zwar, folgen wir unserer bisherigen Einteilung, als sekundärtraumatisch einstufen müssen, gleichzeitig aber hervorheben müssen, daß die Gewebsschädigung primärtraumatisch an derselben Stelle erfolgte, wo Minuten später der Gewebeschaden erst sichtbar wurde.

In der *unmittelbaren Umgebung der Wunde* (oft als *Hauptherd* bezeichnet) bildet sich nach kranial und kaudal in kurzer Zeit ein *perifokales Ödem* aus. Die Nekrose greift auf einen weiteren Bereich über. Die Randzonen weisen partielle Nekrosen auf, in denen gliöse Elemente überleben und zu proliferieren beginnen.

VII. Rückenmarkswunden als Folge von Knochensplittereinwirkung bei Schußverletzungen der Wirbelsäule

Schußverletzungen führen häufig zu schweren Rückenmarkswunden mit partiellen oder kompletten Querschnittslähmungen durch Knochensplitter, die in den Wirbelkanal verlagert werden. Das tritt häufig auf bei extra- oder intraduralen, jedoch extramedullären Streckschüssen.

In der Serie von FRANGENHEIM (1915, 1916) von 58 operierten Rückenmarksschüssen fanden sich bei 11 Patienten Knochensplitter im Rückenmark, die die spinale Dura mater durchdrungen hatten. FOERSTER (1929) teilte die Befunde von zwei operierten Patienten mit intramedullären und einem mit extramedullären Knochensplittern mit, ebenso sah er mehrfach größere Knochensplitter in die Stränge der Cauda equina eingelagert.

In das Rückenmark eingetriebene Knochensplitter führen durchweg zu einem direkten unmittelbaren Schaden des Rückenmarks, der jedoch auch in vereinzelten Fällen erst als Spätschaden auftreten kann.

BERGMANN (1922) teilte eine Beobachtung mit, bei der es zu einer Zertrümmerung des 3.–6. Halswirbelkörpers gekommen war, bei der erst 4–6 Wochen nach der Verwundung die ersten Kompressionserscheinungen am Rückenmark auftraten.

Wesentlich ist der Hinweis von Ludwig GUTTMANN (1971), daß Schußverletzungen der Wirbelsäule im allgemeinen nicht zu einer Schädigung der Stabilität der Wirbelsäule führen.

VIII. Sekundärtraumatische Rückenmarksschäden nach gedeckten und offenen Rückenmarksverletzungen

Sekundärtraumatische Gewebealterationen finden sich sowohl kranial als auch kaudal von der Stelle des primärtraumatischen Gewebeschadens. Diese sekundärtraumatischen Alterationen können sowohl direkte Verbindung mit der primärtraumatischen Schadensstelle haben, als auch von ihr räumlich getrennt sein. Eine ödematöse Zone erstreckt sich über den primärtraumatischen Schaden hinaus (*perifokales* oder *peritraumatisches Ödem*). Ödematöse Schwellung des Rückenmarks in der Umgebung der Verletzungsstelle ist nach Angaben von Neurochirurgen extrem häufig und ausgeprägt (MATSON 1969). Die sog. *zentralen Nekrosestifte* sind typische *sekundärtraumatische Alterationen*, die sich zumeist in den ventralen Hinterstrangarealen finden. *Unvollständige* und *vollständige Nekrosen*, auch *hämorrhagischer Art*, können sich entwickeln. *Spongiöse Auflockerung* des *Gewebes* kann zu *Lückenfeldern* führen. Kranial und kaudal der primärtraumatischen Schadenszone können nach entsprechender Überlebenszeit in den auf- und absteigenden Bahnen im Rückenmark *sekundäre Degenerationen* entstehen. Auch die *Vorderwurzeln* bieten das Bild der *sekundären Degeneration* infolge Nervenzelluntergangs in den Vorderhörnern. Die *Hinterwurzeln* bleiben dagegen unversehrt, da sich die Nervenzellen in den Spinalganglien befinden, die im allgemeinen am Querschnittssyndrom nicht beteiligt sind. KLAUE (1969) hat diese Gewebeschäden treffend als *Begleitveränderungen* bezeichnet.

1. Unvollständige und vollständige Nekrosen

Während die zentralen Anteile der gedeckten und auch der offenen primärtraumatischen Gewebeschäden als die am schwersten geschädigten Anteile gewöhnlich das Bild der vollständigen Nekrose zeigen, finden sich in den Randbezirken vor allem kranial und kaudal unvollständige Nekrosen. In den vollständig nekrotischen Bereichen sind sowohl die Nervenzellanteile als auch die gliösen Elemente zugrunde gegangen; das Endstadium besteht in einem zystischen Defekt. Bei den unvollständigen Nekrosen sind nur die Nervenzellanteile zerstört (daher die Bezeichnung *„reine Parenchymnekrose"* von FOERSTER), die weniger vulnerable Glia bleibt erhalten und beginnt zu proliferieren. Das Endstadium der partiellen Nekrosen besteht in einer mesodermalgliösen Narbe. An manchen Stellen kommen beide Formen der Nekrosen nebeneinander und in enger Nachbarschaft zueinander vor. Die graue Substanz ist im allgemeinen in stärkerem Maße von unvollständigen Nekrosen befallen als die weiße Substanz.

Der Terminus *„reine Parenchymnekrose"*, den Otfried FOERSTER prägte, wirft eine interessante Frage auf. Was ist das Parenchym des Gehirns? Die Beantwortung einer solchen Frage beim Herzen etwa ist einfach, die kontraktilen Muskelfasern des Herzens stellen das Parenchym dieses Organs dar. Bei einem Organ wie der Niere ist die Antwort etwas komplizierter, da verschiedene Elemente dieses Organs das Parenchym darstellen, so die verschiedenen Anteile der Tubuli und die Glomeruli. Man kann das Parenchym eines Organs demnach als das für dieses Organ typische und spezifische funktionstragende Gewebe bezeichnen. Stellen nun beim Gehirn nur die Nervenzellen oder Nervenzellen und Glia das Parenchym dieses Organs dar? Entscheidet man sich dafür, nur die Nervenzellen als Parenchym des Gehirns zu bezeichnen, so ist der Terminus „reine Parenchymnekrose" von FOERSTER korrekt, denn nur diese sind untergegangen und die weniger vulnerable Glia bleibt erhalten und beginnt zu proliferieren. Der durch den Untergang des Parenchyms, der Nervenzellen, entstandene Defekt wird durch eine vorwiegend gliöse Narbe gedeckt, die aber auch noch mesodermale Elemente enthält. Faßt man unter dem Parenchym des Gehirns sowohl die

Nervenzellen als auch die gliösen Elemente, nämlich Makro-, Mikro- und Oligodendroglia zusammen, so ist der Foerster-Terminus falsch.

IX. Einteilung der Rückenmarksverletzungen – offene und gedeckte Verletzungen

Ebenso wie die Gehirnverletzungen erweist sich auch die Unterteilung der Rückenmarksverletzungen nach offenen und gedeckten Verletzungen (Spatz 1935) als ein gutes Einteilungsprinzip, in dem der Zustand der spinalen Dura mater entscheidet. Für die traumatischen Wirbelsäulen-/Rückenmarksverletzungen hat die Angabe, ob scharfe oder stumpfe Gewalteinwirkung, nicht die gleiche Bedeutung; die Unterscheidung nach Unfallablauf und -typ sowie die biomechanische Analyse haben dagegen womöglich größere Bedeutung als für Schädelhirnverletzungen.

Bei den Kriegsverletzungen kommt es häufig zu Geschoß- oder Splittereinwirkung auf Wirbelsäule und Rückenmark, während die mechanischen Verletzungen in Friedenszeiten in der Mehrzahl auf stumpfe Gewalteinwirkung sowie deren Fortleitung auf das Rückenmark zurückzuführen sind.

Die *Einteilung* der *traumatischen Rückenmarksschäden* erfolgt auch heute noch in *3 Stadien*, die jenen entsprechen, die Spatz bei den *gedeckten Gehirnschäden* (1935), bei den *gefäßbedingten Erweichungen* (1939) sowie bei den *Hirnwunden* (1941) vorgenommen hatte, und wie sie auch von Klaue (1948, 1969) in seinen zusammenfassenden Darstellungen übernommen wurden. Bereits Klaue hatte 1948 mit Recht darauf aufmerksam gemacht, daß einzelne scheinbar selbständige Zustandsbilder, wie z. B. „*Hämatomyelie*", „*traumatische Nekrose*", „*Malazie*", „*blutige Erweichung*", „*Narben- und Zystenbildung*" beschrieben worden waren, ohne daß die Stellung dieser Veränderungen innerhalb des Ablaufes des Geschehens im Sinne des Spatz-Einteilungsprinzipes eine genügende Berücksichtigung erfuhr. Auf die Wichtigkeit dieses Hinweises werde ich in späteren Abschnitten noch eingehen. Eine kritische Besprechung der Begriffe der sog. posttraumatischen Hämatomyelie erfolgt S. 74, und der sog. posttraumatischen Syringomyelie S. 75.

X. Offene Rückenmarksverletzungen (Rückenmarkswunden)

1. Pathomorphologie der Rückenmarkswunden

Bei *Kriegsverletzungen* verursachen gewöhnlich *Schuß-* und *Splitterverletzungen offene Rückenmarkswunden.* Es kann bei *stumpfer Gewalteinwirkung* aber auch die *spinale Dura mater* durch *Knochenfragmente verletzt* werden. Diese Verletzungen sind immer mit traumatischen Schäden an der Wirbelsäule verbunden. Analog zu der von Spatz (1941) für die Hirnwunden vorgenommenen Einteilung sind in den *Rückenmarkswunden drei Entwicklungsstadien* erkennbar.

1. Stadium (*Blutung und Nekrose*): Es besteht außer der mehr oder minder *ausgedehnten Durchtrennung* der *spinalen Dura mater* eine *Trennung* des *Gewebezu-*

sammenhanges im *Rückenmark*. Letztere kann durch das *eindringende Geschoß* direkt oder durch *Knochenfragmente indirekt* erfolgen. Die spinale Dura mater wird nur in Ausnahmefällen ganz durchtrennt, meist bleibt die ventrale Fläche erhalten. Bei völliger Durchtrennung der Dura mater besteht auch eine klaffende Lücke zwischen dem proximalen und distalen Rückenmarkstück. Häufig liegen *gleichzeitig epidurale, subdurale* und/oder *subarachnoidale Blutungen* oder *Kombinationen davon* vor. KLAUE (1948) hält die Blutungen für eher unbedeutend, da er niemals Kompressionserscheinungen beobachtete. Dieser Umstand mag allerdings mit der Art seines Beobachtungsgutes zusammenhängen. FOERSTER (1929) beschrieb glatte Durchschüsse des Marks; solche glatten Rückenmarkswunden sind aber wohl Ausnahmen, denn normalerweise ist in den frühen Stadien im Bereich des durchtrennten Gewebes eine „*Trümmerzone*" zu finden, der sich nach außen die „*Quetschzone*" anschließt. Beide Zonen gehören zum Bereich der *totalen Nekrose*. Um sie herum bildet sich das *perifokale Ödem* aus.

Auf dem Querschnitt des Rückenmarks sind fast immer Blutungen verschiedener Größe und Lokalisation sichtbar (Abb. 37, 38). Ein größerer Teil dieser Blutungen dürfte rhektisch sein. Es fehlt aber der letzte morphologische Beweis dafür, denn es liegen uns aus der Literatur keine Befunde vor von Patienten, die unmittelbar nach ihrer Verletzung verstarben. Ein Teil der im Zentrum des Rückenmarks in dessen grauer Substanz gefundenen Veränderungen, die makroskopisch als Blutungen imponieren, sind wohl als hämorrhagische Nekrosen zu deuten, wie sie seit den Experimenten von ALLEN (1911, 1914) bekannt sind, die von OSTERHOLM (1978) beschrieben wurden, der eine Modifikation der *Allen*-Technik benutzte und die UNTERHARNSCHEIDT (1983) im Rückenmark von Affen beschrieb, die eine indirekte Beschleunigung von Kopf und Hals in der −Gx Vektorrichtung erlitten hatten. Bei den letztgenannten Versuchen waren die zentralgelegenen hämorrhagischen Nekrosen die Folge des kurzfristigen Eindruckes der Spitze des Dens des Epistropheus während des Unfallablaufes. Die letztgenannten Gewebeschäden sind sicherlich nicht rhektischer Natur. Es unterliegt keinem Zweifel, daß der Impaktor bei der *Allen*-Methode und die Spitze des Zahnfortsatzes des Axis diese Veränderungen verursachte. Dürfen wir sie deshalb primärtraumatisch nennen? Diese Veränderungen sind nicht unmittelbar nach der umschriebenen Gewalteinwirkung sichtbar, obwohl sie durch mechanische Gewalt verursacht wurden. Diese Gewebeschäden werden erst nach Minuten bis Stunden sichtbar und zeigen histologisch das Bild der zentralen hämorrhagischen Nekrose. Es liegen eindeutig keine rhektischen Blutungen vor. Diese Alteration folgen nicht einem arteriellen oder venösen Gefäßausbreitungsgebiet. Sie sind m.E. durch zytotoxische Prozesse zu erklären. Da die Gewebsalterationen unmittelbar nach der Gewalteinwirkung nicht sichtbar sind, obwohl sie ohne Zweifel durch die umschrieben einwirkende Gewalt verursacht wurden, jedoch erst nach einem freien Intervall von Minuten bis Stunden sichtbar werden, müssen wir sie als sekundärtraumatisch einordnen. Aber sie sind nicht „typische sekundärtraumatische" Veränderungen. Sie sind zwar lichtmikroskopisch sofort nach der Gewalteinwirkung nicht nachweisbar, mit großer Wahrscheinlichkeit jedoch bereits sichtbar bei elektronenmikroskopischer Untersuchung.

Als *Besonderheiten des ersten Stadiums* wurden hervorgehoben: (1) Die *primärtraumatisch zerstörte* „*Trümmerzone*" (STROEBE), (2) die *irreversibel zer-*

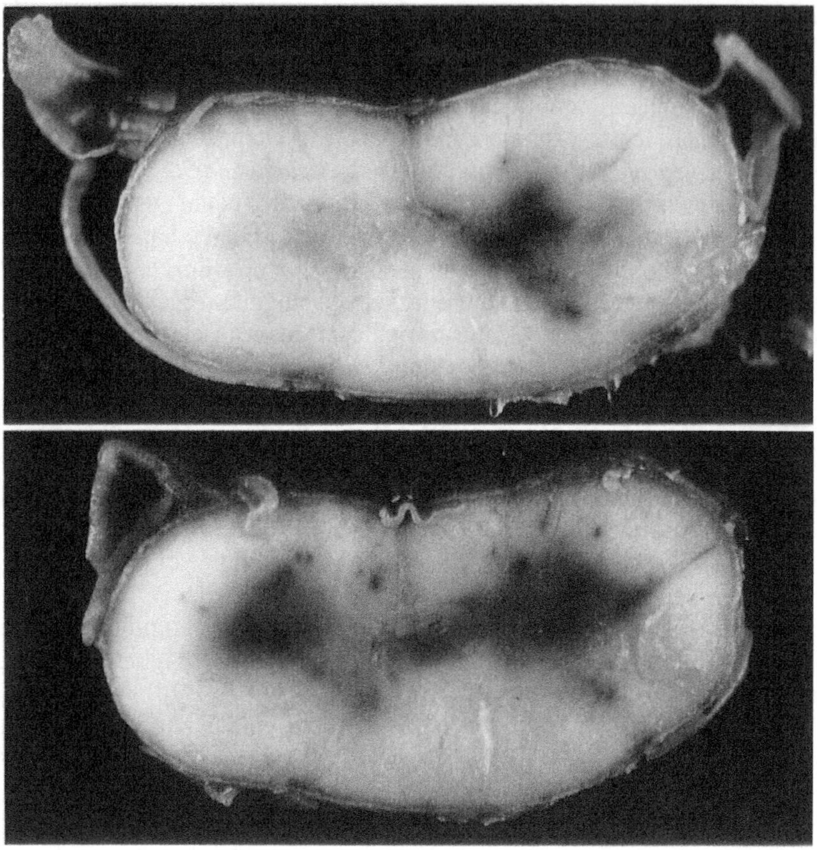

Abb. 37. Mensch. Zervikalmark. 30jährige Patientin. Verkehrsunfall mit Unterschenkelfrakturen beiderseits. Einen Tag später Symptome von klinischem Hirntod. Schweres Hirnödem mit Druckzeichen, totaler Ausschöpfung der inneren Reserveräume, beginnende Drucknekrose der Kleinhirntonsillen. Blutungen in der Hirnstammhaube bei Fettembolie. Frische hämorrhagische Nekrose im Versorgungsgebiet der A. cerebri med. rechts (bei Thrombose der Aa. carotis nach stumpfem Halstrauma). Hämorrhagische Nekrosen der grauen Substanz des Rückenmarks bei C2, Zerstörung der Zwischenwirbelscheibe C2/C3. Makrofoto. (Prof. Dr. CERVÓS-NAVARRO, Neuropathologisches Institut der FU Berlin)

störte „Quetschzone“ (SPATZ) und (3) die *reversibel geschädigte „peritraumatische Ödemzone“* (PETERS).

Das *2. Stadium* der *Resorption* (Abb. 39–42) und das *3. Stadium* der *bindegewebigen Organisation* entspricht dem der Hirnwunden. Es sind *totale* und *partielle Nekrosen* vorhanden, *Nervenzellen* mit dem Bilde der *primären Reizung*, *Lückenfelder* mit *Achsenzylinderauftreibung* sowie *Nekrosezysten*, *proximal* und *distal* vom *Hauptherd*. Das *Endstadium* bildet, von wenigen Ausnahmen abgesehen, eine *massive bindegewebige Narbe* (Abb. 43), die bei den offenen Verletzungen stärker ist als bei den gedeckten.

Gewebliche Läsionen, die den gesamten Rückenmarksquerschnitt einnehmen, führen zu *totalen* oder *kompletten Querschnittslähmungen* oder zu einem *Transver-*

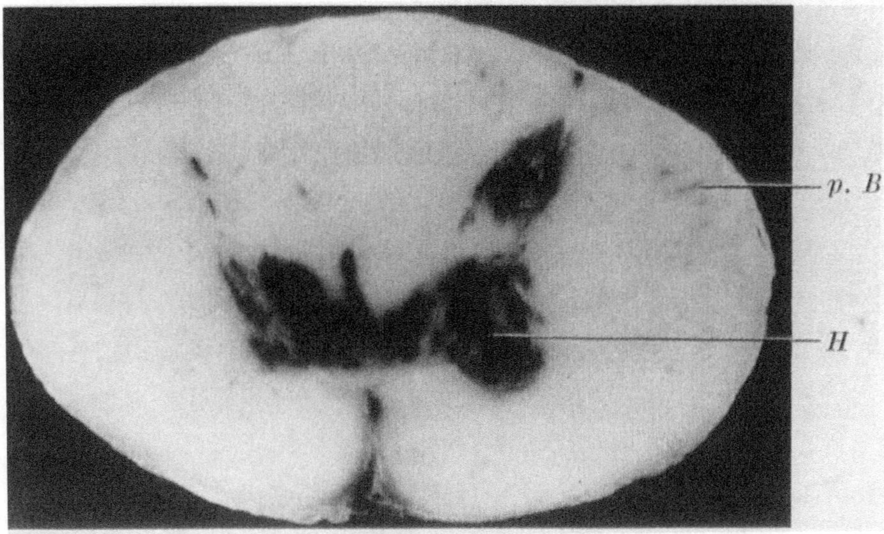

Abb. 38. Konzentrierte kleine Blutungen, vorwiegend in der grauen Substanz. *H* Hämatomyelie, *p. B.* petechienartige Blutungen im Markmantel. Höhe von D1. KLAUE spricht hier von einer Hämatomyelie, ich würde den Terminus hämorrhagische Nekrose vorziehen, vergl. S. 74. Überlebensdauer 24 h (Vergr. × 5). (Aus KLAUE 1969)

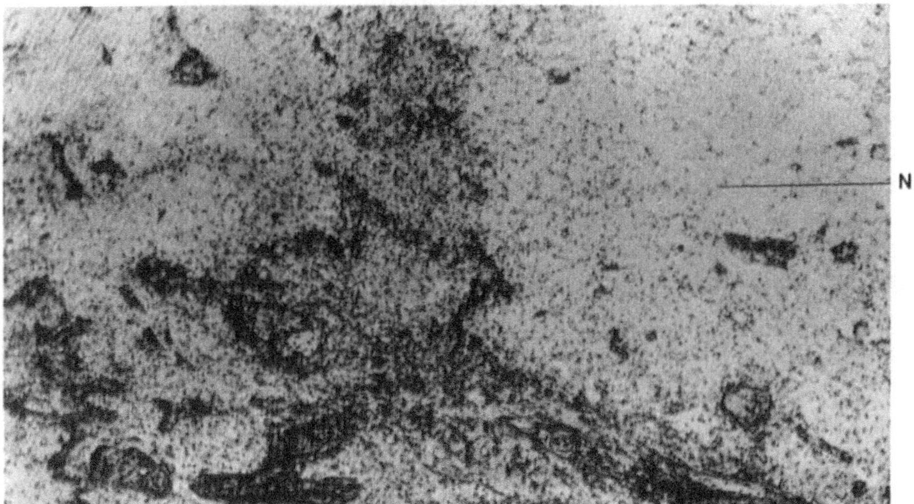

Abb. 39. *Dunkel:* Wucherungszone vom Rand der Nekrose ausgehend. *N* Nekrose. Stadium 1–2 der vollständigen Nekrose. Überlebenszeit 7 Tage. Nissl; ×45. (Aus KLAUE 1969)

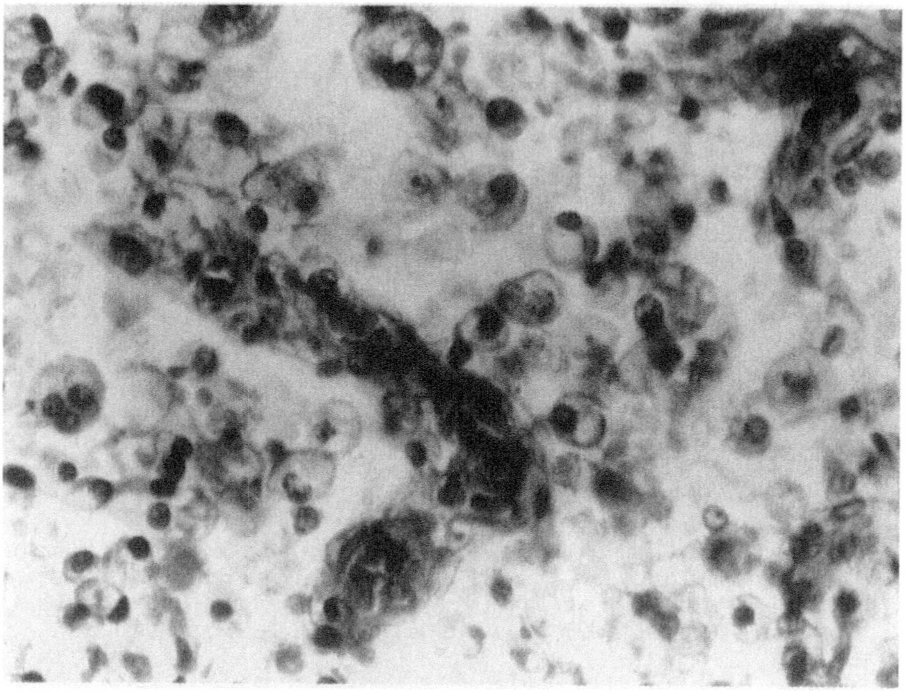

Abb. 40. Gefäßwandwucherungen mit mesodermalen Körnchenzellen. Zweites Stadium. Überlebensdauer 24 Tage. Van Gieson, ×400. (Aus KLAUE 1969)

salsyndrom mit vollständigem Ausfall der Willkürmotilität und Sensibilität unterhalb der Läsionsstelle, zu schweren trophischen Störungen und der Unfähigkeit willkürlicher Stuhl- und Harnentleerung, sowie zum Verlust der Potenz.

Wenn ausgedehnte Areale des Rückenmarksquerschnittes betroffen sind, liegt eine *subtotale* oder *partielle* bzw. *inkomplette Querschnittslähmung* vor, wobei geringe Funktionsreste erhalten sind.

Klinisch sind bei den *offenen* und *gedeckten Rückenmarks*- und *Caudaverletzungen 3 Stadien* zu unterscheiden: (1) Das *initiale Schockstadium*, (2) das *Rückbildungsstadium* und (3) das *Defektstadium*.

Schußverletzungen des Rückenmarks sind sehr häufig mit penetrierenden Verletzungen anderer Körperorgane kombiniert.

Übersichten aus dem 1. Weltkrieg stammen von HOLMES (1915), EISELSBERG (1917), SOUQUES u. MÉGEVENT (1916), COLLIER (1916), MARBURG (1917), MINGAZZINI (1917), MARINESCO (1918), HEAD u. RIDDOCH (1917, 1918), ROUSSY u. LHERMITTE (1918), THORBURN (1922), CUSHING (1927) sowie FOERSTER (1929).

FOERSTER (1929) veröffentlichte eine Serie von 395 Fällen, von denen 71% Schußverletzungen waren.

CUSHING (1927) vertrat die Meinung, daß lediglich Patienten mit einer partiellen Rückenmarksverletzung überlebten. Die Mortalität in seiner Serie betrug 71,8%, bei Patienten, die operiert worden waren, 62,2%.

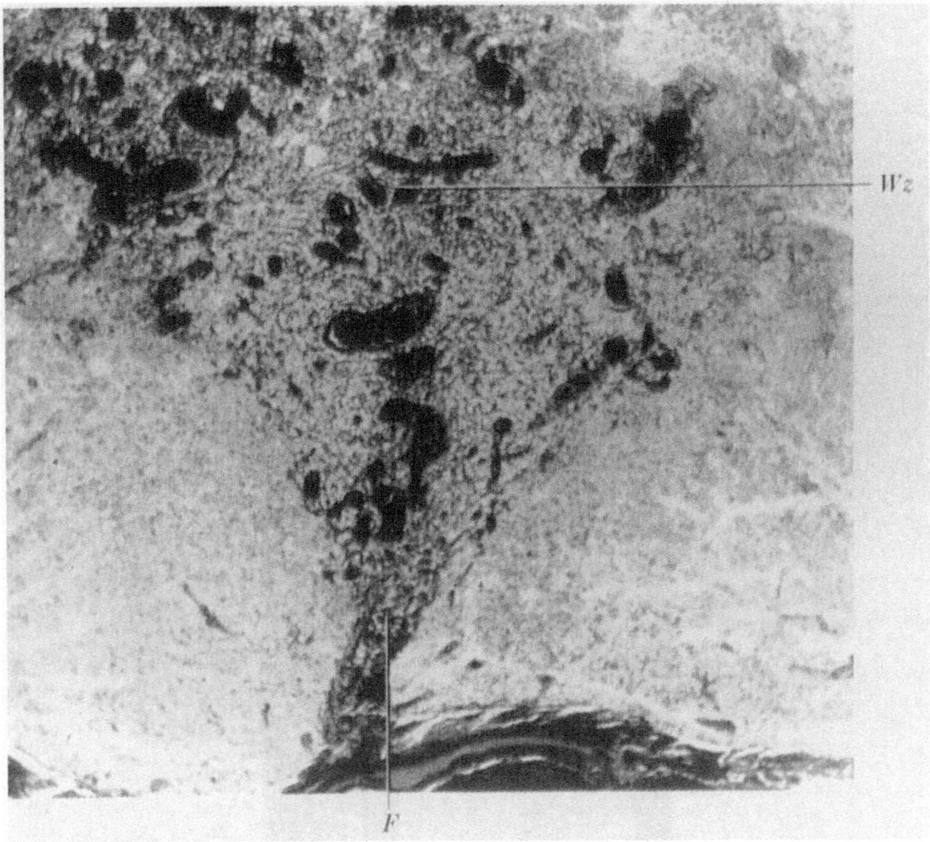

Abb. 41. *Wz* – Wucherungszone von der Fissura ant. (*F*) ausgehend, 2. Stadium. Van Gieson, ×45. (Aus KLAUE 1969)

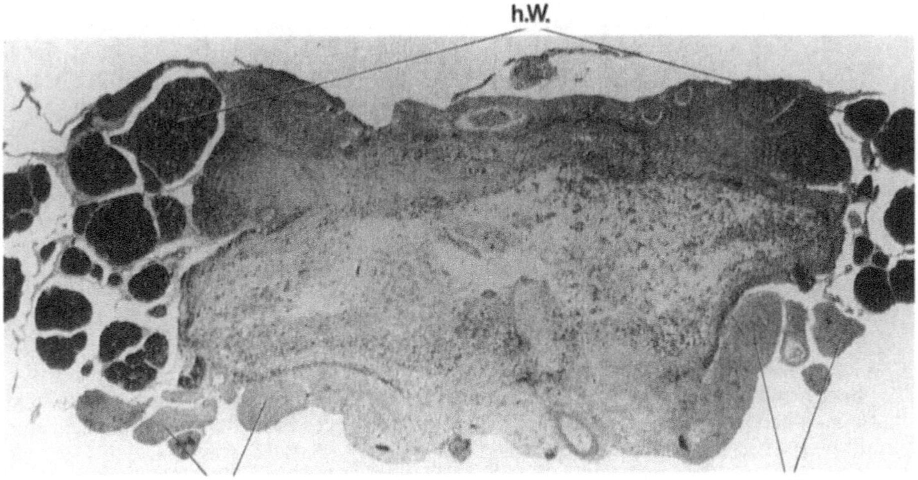

Abb. 42. Den ganzen Querschnitt einnehmender Erweichungsherd. 2. Stadium. Verdickung der weichen Häute. *v. W.* Sekundäre Degeneration der vorderen Wurzeln, *h. W.* normal markhaltige hintere Wurzeln. Überlebensdauer 4 Monate, 19 Tage. Höhe von L1. Heidenhain ×11. (Aus KLAUE 1969)

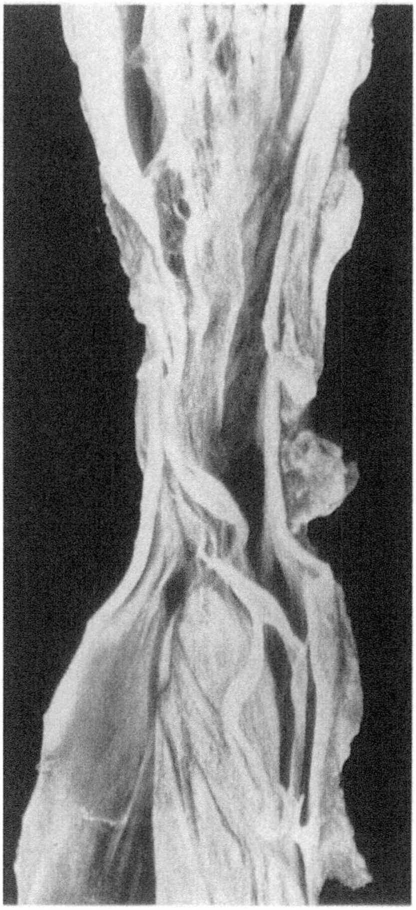

Abb. 43. Narbige Umbildung des verschmälerten Rückenmarkes und Verdickung der weichen Häute im mittleren Brustmark, 3. Stadium. Überlebenszeit 9 Monate, 26 Tage. × 1,2. (Aus KLAUE 1969)

Für Angehörige der englischen Armee betrug die Mortalität nach Rückenmarksverletzungen zwischen 47% und 65% (VELLACOLT u. WEBB-JOHNSON 1919). Innerhalb von 3 Jahren betrug die Letalität dieser Patienten 80% (THOMSON-WALTER 1927).

Verletzungen des *Rückenmarks* können: (1) die *Folge* der *Geschoßeinwirkung* selbst sein, (2) eines *Sturzes* infolge der *Verwundung* oder (3) die *Folge* von *heftigen Kontraktionen* der *Nacken-* oder *Rückenmuskulatur.*

SCHLAGWITZ (1920) teilte die Befunde eines Soldaten mit, der einen Herzschuß erhalten hatte, und bei dem durch das Zurückschleudern des Kopfes beim Zusammenbrechen eine Fraktur des 7. Halswirbels auftrat.

Das Geschoß kann eine partielle oder totale Durchtrennung des Rückenmarks und/oder seiner Wurzeln herbeiführen. Es kann sich dabei um einen Durchschuß handeln.

Rückenmarksteckschüsse können ebenfalls eine partielle oder totale Durchtrennung des Rückenmarks und/oder seiner Wurzeln zur Folge haben.

Der *Steckschuß* kann *extra-* und *intramedullär* sein. Der extramedulläre Steckschuß kann extra(epi)dural oder subdural stecken. Die operative Entfernung führt in einigen Fällen zur Besserung des klinischen Bildes, dieselbe kann aber auch ausbleiben, weil es beim Aufprall des Geschosses bereits zu einem irreversiblen traumatischen Rückenmarksschaden gekommen ist.

Das Wandern von intradural gelegenen extramedullären Geschossen wurde von einigen Autoren beschrieben (SIMMONDS 1915; EISELSBERG 1916).

Extraduraler Wirbelsteckschuß: Eine solche Verletzung kann auftreten, wenn die kinetische Energie des Geschosses infolge Durchdringen anderer Körperregionen bereits erheblich abgeschwächt ist, oder es sich um ein aus größerer Entfernung abgefeuertes mattes Geschoß handelt.

In der Serie von MARBURG u. RANZI (1918) von 145 operierten Patienten aus dem 1. Weltkrieg fanden sich extradurale Wirbelsteckschüsse 20mal im Rückenmarks- und 9mal im Cauda equina-Bereich.

Rikochetteverletzungen des Rückenmarks sind die Folge des Auftreffens des Geschosses auf Wirbelkörper, Wirbelbögen oder Dornfortsatz, die frakturiert oder luxiert sein können, und somit eine Rückenmarksprellung verursachen. Das Geschoß wird beim Aufschlag auf den Knochen abgelenkt, es prallt in eine andere Richtung ab.

FOERSTER (1927) teilte die Krankengeschichte eines Soldaten mit, bei dem ein Infanteriegeschoß die Zähne durchschlug, in die Mundhöhle eindrang, auf die Vorderfläche der Wirbelsäule aufschlug, dann in den Mund rikochettierte, verschluckt und später rektal ausgeschieden wurde. Unmittelbar nach der Verwundung lag eine totale Quadriplegie ohne Bewußtlosigkeit vor.

Indirekte Rückenmarksschäden können die Folge von Verwundungen mit Verletzungen der Extremitäten sein, bei denen Plexus oder Nervenstämme beteiligt sind. Solche Beobachtungen wurden von REINHARDT (1915) sowie HEINEKE (1917) mitgeteilt.

REINHARDT (1915) teilte eine Beobachtung mit, bei welcher das Geschoß einen Spinalnerven getroffen hatte; dadurch wurde die spinale Dura mater seitlich eingerissen und es erfolgte eine Schädigung des Rückenmarks durch Zerrung mit Verletzung der entsprechenden Hinter- und Seitenstränge.

FOERSTER (1927) berichtete über einen Soldaten, bei dem ein Infanteriegeschoß von vorn in den Thorax eindrang und auf die 11. Rippe prallte; dabei wurde die Geschoßspitze abgebrochen. Sie blieb etwa 8 cm von der Mittellinie der Wirbelsäule an der Innenfläche der 11. Rippe stecken. Es lag unmittelbar ein komplettes Querschnittssyndrom unterhalb von Th8 vor.

2. Entzündliche Komplikationen

a) Traumatische Leptomeningitis spinalis

Die *Rückenmarkswunde* wird weniger häufig als die offene Hirnverletzung durch eine Infektion kompliziert, die das morphologische und klinische Bild verändert.

Eine *traumatische Leptomeningitis spinalis* kommt selten vor (FOERSTER 1929; KLAUE 1948; LINK u. SCHLEUSSING 1955; SCHLEUSSING 1958). Durchwegs ist lediglich die direkte Umgebung der Verletzungsstelle befallen, eine Ausbreitung in andere Regionen der Oberfläche des Rückenmarks kommt kaum vor. Als *Komplikation* kann eine „aszendierende Ventrikelinfektion" auftreten. Der infektiöse Prozeß kann sich bis zur Hirnbasis ausbreiten, sich über die Foramina LUSCHKAE und MAGENDIE in den 4. Ventrikel fortsetzen und kann zu einer eitrigen Ependymitis führen (LINK 1950; LINK u. SCHLEUSSING 1955).

Eine *eitrige Leptomeningitis* wurde von KEPPLER (1917) in 38 Fällen sechsmal, von MARBURG (1919) in 20 Fällen dreimal, von LICIEN (1917) in 15 Fällen zweimal, von LHERMITTE (1917) unter 20 Fällen einmal und von KLAUE (1948) in 85 Fällen 17mal beobachtet.

Die unterschiedliche Häufigkeit der Infektion nach offenen Verletzungen des Gehirns [nach NOETZEL (1943) in etwa 75%] oder des Rückenmarks (in maximal 20%) beruht hauptsächlich auf dem Umstand, daß die posttraumatische Meningitis des Gehirns häufiger als indirekte Meningitis über den Umweg eines enzündlichen Prozesses der inneren Liquorräume zustande kommt, während am Rückenmark nur eine direkte Meningitis auftritt.

b) Posttraumatische Myelitis des Rückenmarks

Die posttraumatische Myelitis am Rückenmark, der posttraumatischen Markphlegmone am Gehirn vergleichbar, ist relativ selten. BENDA (1921) sah sie im 1. Weltkrieg unter 30 Fällen nur einmal.

c) Posttraumatische Abszesse des Rückenmarks

α) Historisches

Die wohl erste Beobachtung eines Abszesses im Rückenmark wurde von HART im Jahre 1830 veröffentlicht. WOLTMAN u. ADSON (1926) stellten 29 Beobachtungen der Literatur zusammen, denen sie einen eigenen Fall beifügten.

β) Einteilung der Abszesse

Abszesse können einmal aufgrund ihrer Lage in bezug auf das Rückenmark und dessen Häute eingeteilt werden: (1) Epidurale Abszesse, (2) Subdurale Abszesse und (3) Rückenmarks- oder intramedulläre Abszesse.

Die Abszesse können weiterhin unterteilt werden, ob sie einzeln oder multipel vorkommen.

Weiterhin lassen sich die Abszesse aufgrund ihrer Lage im Rückenmark, in zervikale, thorakale und lumbosakrale einteilen.

Ein Abszeß im Rückenmark kann sich per contiguitatem oder metastatisch von einem weit entfernten Fokus entwickeln.

γ) In der Literatur mitgeteilte Kasuistiken

Abszesse des Rückenmarks, solche nichttraumatischer Natur eingeschlossen, wurden mitgeteilt von HART (1830), OLLIVIER (1837), FAIRBROTHER (1952), DEMME (1875), FEINBERG (1876), DUBREUILH (1877), JACCOUD (1881), NOTHNAGEL (1884), EISENLOHR (1892), SCHLESINGER (1894, 1897), HOMÉN (1895), SKALA (1896), CAVAZZANDI (1899), UHLMANN (1899), CHIARI (1900), SILFVAST (1901), PRIBITKOFF u. MALOLIETKOFF (1901), CASSIRER (1903), WOLFF (1909), KAWASHIMAC (1910), HITCHCOCK (1917), LESNÉ u. BELLOIR (1922), MOERSCH (1922), WOLTMAN u. ADSON (1926), NONNE (1925), SITTIG (1927), BARNES (1930), ABESHOUSE u. BOGORAD (1935), URECHIA (1935), WALKER u. DYKE (1936), ALESSI u. FASIANI (1940) etc.

δ) Pathomorphologie

Das *pathomorphologische Bild des Abszesses* ist weitgehend von dessen Alter und seiner Größe geprägt. Diese Größe des Abszesses kann von mikroskopischen Dimensionen bis zu einem Befallensein des gesamten Rückenmarks reichen.

In frühen Stadien findet sich das morphologische Bild einer purulenten Meningitis mit Erweichungen und Nekrosen im Zentrum. Man kann feststellen, daß das histologische Bild mit dem des Hirnabszesses identisch ist. Hat sich ein Abszeß aus einer purulenten Meningitis demarkiert, so besteht das Zentrum aus Pus und nekrotischem verflüssigtem Gewebsdebris. Dieser innere Kern ist umgeben von einer Kapsel, die aus *drei verschiedenen Schichten* besteht. Die *innere Schicht*, die die eigentliche Abszeßhöhle umgibt, besteht aus einem Netzwerk von kollagenen Fasern. Zwischen und im Fasernetzwerk sieht man gewöhnlich degenerierte polymorphzellige Leukozyten neben Zellen, die man nicht zu identifizieren vermag. Diese Schicht besitzt keine Gefäße. Die *mittlere Zellschicht* besteht aus eingesproßten Kapillaren, Histiozyten, Plasmazellen und Fibroblasten. Fettkörnchenzellen und Gitterzellen mit phagozytärem Gewebsdebris, die z.T. eine lipoidpositive Färbung zeigen, können vorkommen. Die *äußere Zellschicht* besteht aus Bindegewebe, dem nach außen eine Zone proliferierter Glia anliegt. Die Kapsel des Abszesses besteht demnach aus Bindegewebe.

Kleinere multiple miliare Abszesse, die eine verschiedene Größe haben können, bestehen aus polymorphzelligen Leukozyten, Lymphozyten und Gitterzellen. Sie finden sich sowohl in der grauen als auch weißen Rückenmarkssubstanz, oft besteht eine Beziehung zu einem kleineren Gefäß, von dem sie auszugehen scheinen. *Infektiöse Organismen* können manchmal sowohl im Abszeß selbst, als auch im Gefäß gesehen werden. Das *Endothelium der Gefäßwand* ist geschwollen, Gefäße können einen Saum von Zellen haben. Kleinere Blutungen können manchmal die kleinen entzündlichen Herdchen umgeben. Viele der Nervenzellen in der grauen Substanz sind verändert oder vollständig untergegangen. Viele zeigen Neuronophagien. Die gliösen Elemente haben einmal an Zahl zugenommen und sind proliferiert. Die *Leptomeningen* sind verdickt und der Subarachnoidalraum kann von entzündlichen Zellelementen eingenommen sein. Im allgemeinen besteht auch eine Meningitis des Rückenmarks.

Die *posttraumatischen Abszesse des Rückenmarks* stellen ebenfalls eine relativ seltene Komplikation dar. Eine Literaturzusammenstellung von ARZT (1944) konnte nur 39 entsprechende Beobachtungen aufdecken. KLAUE (1948) fand sie unter 85 Fällen von traumatischen Rückenmarksschäden 3mal. Die Abszeßbildung erfolgte jeweils um Knochensplitter. In einer von EISELSBERG (1922) mitgeteilten Beobachtung erfolgte sie um ein Geschoß.

Im Hinblick auf die sich in der Literatur widerspiegelnde Seltenheit der traumatischen Rückenmarksabszesse sollte jedoch berücksichtigt werden, daß eine diesbezügliche Untersuchung des Gehirns – mindestens eine makroskopische Betrachtung in tabula – bei jeder Obduktion vorgenommen wird, während das vom Rückenmark leider nicht gesagt werden kann.

Liegt ein traumatischer Rückenmarksabszeß vor, so besteht keine Bevorzugung eines bestimmten Rückenmarkssegmentes, sondern die Abszeßbildungen gehen von der Stelle der Rückenmarkswunden aus, falls sie nicht metastatischer Natur sind.

XI. Zentrale oder zentromedulläre Nekrosestifte und Zysten mit nekrotischem Inhalt

Es liegt eine reiche kasuistische Literatur über zentrale oder zentromedulläre Nekrosestifte als Folge mechanischer Gewalteinwirkung vor (KOCHER 1896; HOLMES 1915; ROSSI 1931; MARBURG 1936; BUFE 1937; GAGEL 1942; KLAUE 1948; KAUTZKY 1950; SORGO u. SORGO 1950; KALM 1953; R. C. SCHNEIDER et al. 1954, 1959; ZÜLCH 1954; GROS et al. 1960; TÖNNIS 1961, 1963; JELLINGER 1963, 1964; FONTAN et al. 1964; HETZEL 1965 sowie BARNETT et al. 1966).

Zentrale oder zentromedulläre Nekrosestifte sind von den zentral gelegenen hämorrhagischen Nekrosen gut abgrenzbar. Sie können sich über mehrere Segmente sowohl nach proximal als auch distal erstrecken. Häufig finden sie sich in vorderen Teilen des Hinterstranges. Sie können mit dem primärtraumatischen verursachten Hauptherd direkt verbunden oder auch von ihm völlig getrennt sein.

JELLINGER (1969) fand zentrale Nekrosestifte in mehr als der Hälfte der untersuchten tödlichen Wirbelsäulenverletzungen der verschiedensten Art und Lokalisation. Am häufigsten wurden sie als distale Ausläufer von zervikal gelegenen Nekrosen angetroffen, die sich verschieden weit bis ins obere Brustmark erstreckten. Außerdem fanden sie sich im thorakalen Bereich in proximaler Lage nach traumatischen Läsionen im Lumbalbereich. Letztere sind scharf begrenzte, multisegmentale subtotale Ödemnekrosen mit Achsenzylinderschwellung, partiellem Verlust der Markscheiden, Nekrose der Gefäßwände sowie regressiver Veränderung der lokalen Glia.

XII. Zysten mit nekrotischem Inhalt (Dauernekrosen)

Eine andere, nur für das Rückenmark bekannte Gewebeveränderung stellen die *relativ scharf umschriebenen Zysten* mit *nekrotischem Inhalt* (Dauernekrosen) dar (MARBURG 1936; KLAUE 1948). Diese typisch stiftförmigen Zysten erstrecken sich kranial und kaudal von größeren primärtraumatischen Gewebeschäden über viele Segmente (Abb. 44). Sie finden sich regelmäßig in den Hintersträngen, wo sie vorzugsweise ventrale Anteile einnehmen. In einzelnen Fällen greifen sie auf die

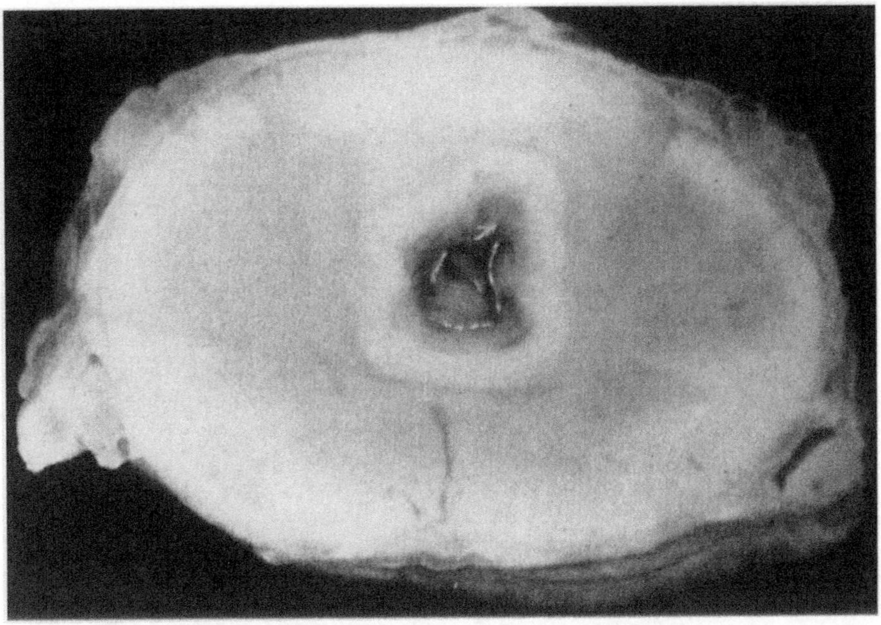

Abb. 44. Nekrosezyste in Höhe von D1, oberhalb vom Hauptherd. Überlebenszeit 4 Monate, 19 Tage. ×5. (Aus KLAUE 1969)

graue Substanz über. Die Zysten können das umliegende Gewebe, vor allem die hinteren Kommissuren und die lateral gelegenen Hinterhörner verdrängen. Sie befallen Hals-, Brust- und Lendenmark. Die Beobachtung, daß das obere Halsmark freibleibt, beruht wohl darauf, daß die Überlebenszeit bei Verletzungen in diesem Raum für eine Zystenbildung zu kurz ist. Ich bezweifle, daß sie ohne ausgedehnte primärtraumatische Rückenmarksverletzung vorkommen, wie SCHMAUSS (1889) und MARBURG (1919) angaben. Die nekrotischen Bezirke werden frühestens nach 5 Tagen Überlebenszeit sichtbar. Bereits nach einer Woche Überlebenszeit sind sie gegen das intakte umgebende Gewebe deutlich abgegrenzt (Abb. 45). Sie sind oft unter anderen Bezeichnungen beschrieben worden, wie „*Erweichungsherde, Malazien*" (MARBURG 1919) u. a. Es ist falsch, sie als traumatische Hämatomyelien oder als Syringomyelien zu beschreiben.

Die *Achsenzylinder* sind stark geschwollen und viele sind frühzeitig gänzlich untergegangen. Die Markscheiden nehmen nicht in gleichem Maße an dem Prozeß teil. Sie sind voneinander getrennt und zeigen *Fragmentierung*. Die schwächere Anfärbbarkeit im Markscheidenbild ist wohl der starken Separierung zuzuschreiben. *Alle Gliaformen* zeigen in diesem Herd erhebliche *regressive Veränderungen* sowie *frühzeitigen* und *vollständigen Untergang*. Es fehlt also *jedwede gliöse Reaktion*, wie auch die *mesenchymale Proliferation* ausbleibt. Die stiftförmigen Herde können mit kleineren Blutungen verschiedener Ausdehnung durchsetzt sein, bieten aber nicht das morphologische Bild der hämorrhagischen Nekrose. Im Verlauf des Prozesses kommt es zu *größerer Verflüssigung der nekrotischen Zone*, wobei eben der minimale Anteil reaktiver gliöser Veränderungen auffällt. Indessen scheint der Umfang der nekrotischen Zone zuzunehmen,

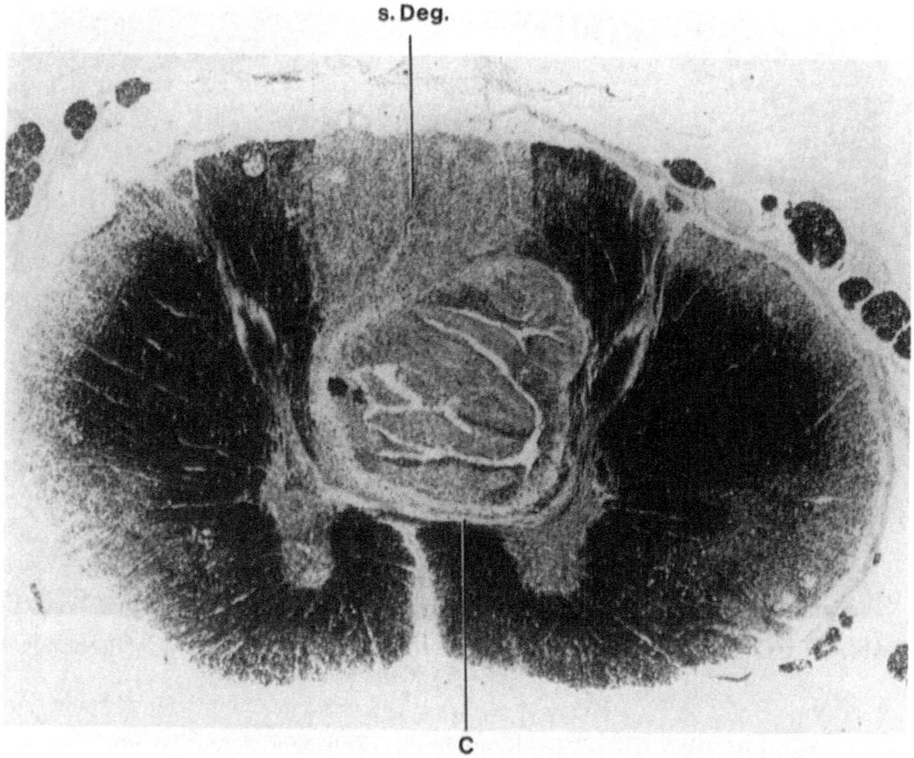

Abb. 45. Nekrosezyste im ventralen Hinterstranggebiet. Höhe von D1, oral vom Hauptherd. *s. Deg.* aufsteigende sekundäre Degeneration. *C* ausgewalztes Commissurengebiet. Überlebenszeit 4 Monate, 19 Tage. ×8,8. (Aus KLAUE 1969)

was auf die Umgebung einen raumfordernden Effekt hat (Abb. 46). Das relativ scharf gegen den Nekrosenstift abgesetzte Rückenmarksgewebe zeigt eine gliös-mesodermale Reaktion (Abb. 47).

Verschiedene Besonderheiten unterscheiden diese Zysten mit nekrotischem Inhalt von den übrigen Nekrosen. Es ist zum einen die fast völlig ausbleibende gliös-mesodermale Reaktion, besonders auch des umliegenden Gefäßbindegewebes. Zum anderen ist es die deutliche *Veränderung umliegender Gewebestrukturen*, die den Schluß nahelegt, daß die *Zysten* sich durch *Flüssigkeitsaufnahme vergrößern*. Der schmale und dürftige Saum von gliogenen Körnchenzellen reicht offensichtlich zur Resorption des nekrotischen Debris nicht aus. Der Gewebeprozeß scheint bereits im ersten Stadium stehengeblieben zu sein, so daß SPATZ (1939) von einer „*Dauernekrose*" sprach. *Resorptions-* und *Organisationsstadium unterbleiben*. Das histologische Bild bleibt auch nach Monaten und Jahren relativ unverändert.

Diese *Alterationen* stellen *sekundärtraumatische Gewebeschäden* dar, die erst nach einem freien Intervall von etwa 5 Tagen sichtbar werden, was ich hervorheben möchte. Sie setzen voraus, daß an der Stelle der Gewalteinwirkung ein massiver primärtraumatischer Herd vorliegt, der sich über mindestens ein bis

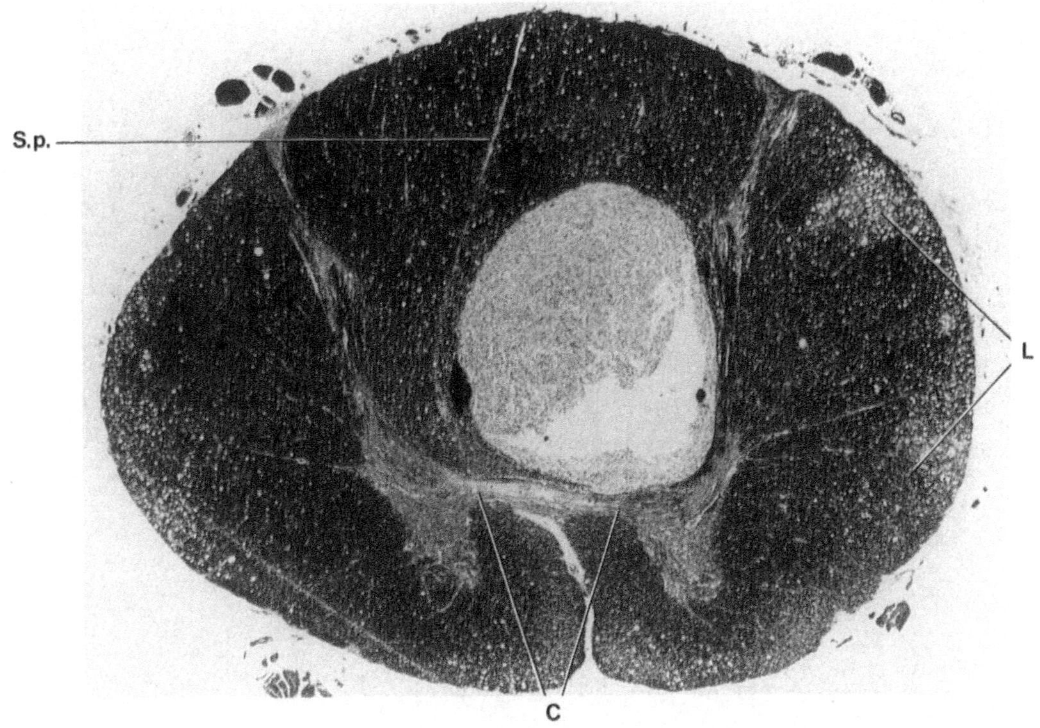

Abb. 46. Rundlich geformte, scharf abgegrenzte Nekrosezyste im rechten Hinterstrang. *S.p.* erhebliche Verdrängung des Septum posterius nach links. *C* Auswalzung des Commissurengebietes. *L* Lückenfelder. Überlebensdauer 36 Tage. Heidenhain ×9,6. (Aus Klaue 1969)

zwei Segmente erstreckt. Sie mit ischämischen Prozessen erklären zu wollen, geht nicht an, da ja gerade die besonders vulnerablen großen Nervenzellen in der grauen Substanz in direkter Nachbarschaft unbeteiligt bleiben. Auch die uniforme Lokalisation spräche gegen einen hypoxischen Schaden. Untersucht man arterielle Versorgungsgebiete des Rückenmarks daraufhin, ob sie für die Deutung einer arteriell bedingten Zirkulationsstörung in Frage kommen, so bieten sich keine zufriedenstellenden Lösungen an. Die *fraglichen Alterationen sind meines Erachtens nur durch Behinderung des venösen Abflusses zu erklären.* Die Richtigkeit dieser Auffassung wurde von Stochdorph (1969) in überzeugender Weise belegt.

XIII. Sogenannte Lückenfelder

Die Lückenfelder sind eine häufig vorkommende gewebliche Veränderung in den peripheren Anteilen der weißen Substanz (Abb. 48). Es handelt sich um meist unscharf begrenzte Herde, deren auswärts gerichtete Fläche gewöhnlich größer ist als die einwärts zeigende Fläche. Sie bilden *maschen-* oder *röhrenartige Erweiterungen* in den *weißen Strangarealen*, mit *massiver ballonartiger Auftreibung* der

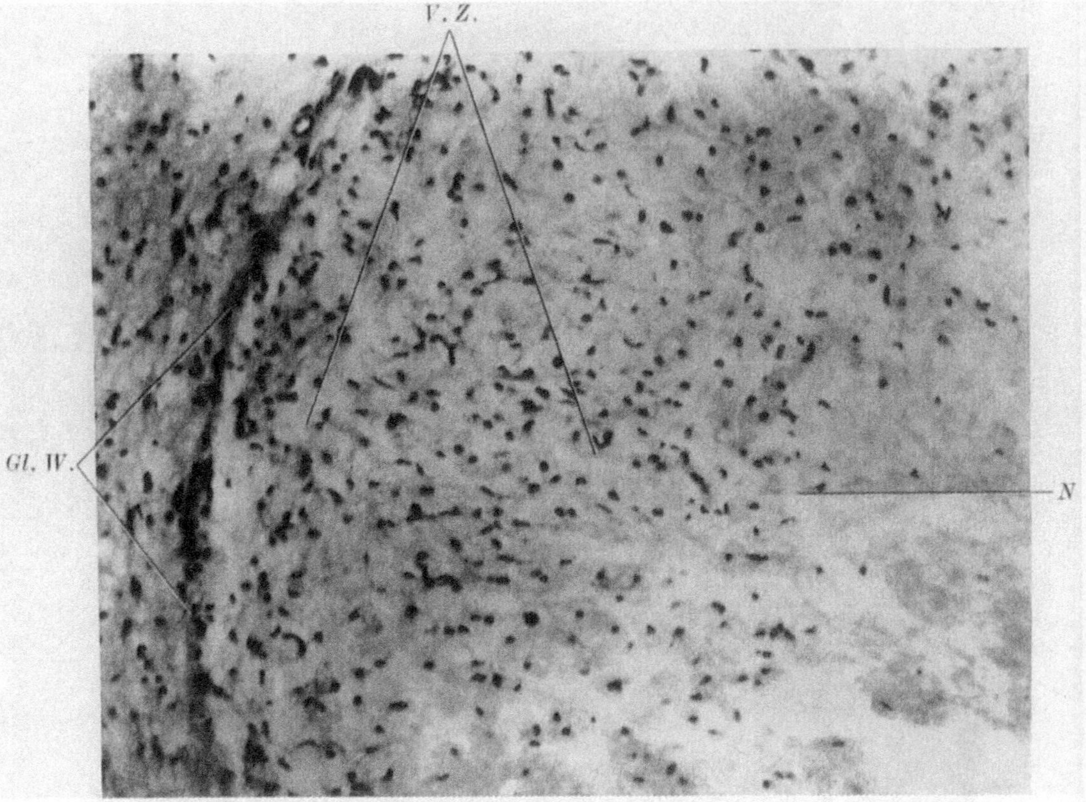

Abb. 47. Randzone einer Nekrosezyste bei stärkerer Vergrößerung. *N* Nekrose. *V. Z.* Verdichtungszone, *Gl. W.* Gliawall. Keine Gefäße. Nissl, ×160. (Aus KLAUE 1969)

Achsenzylinder (bolas von RAMON Y CAJAL), die als *homogene opake Kugeln* erscheinen (Abb. 49). Diese sekundärtraumatischen Veränderungen werden als *Ödemschäden* verstanden.

XIV. Posttraumatische Veränderungen an den Spinalwurzeln und auf- und absteigenden Bahnsystemen (sekundäre Degeneration)

Die *Vorderwurzeln in den Segmenten*, in denen die *Vorderhornzellen zerstört sind*, zeigen *Entmarkung* und *Degeneration*. Sie werden etwa im 2. Stadium (Resorption und Organisation) sichtbar. Die *hinteren Wurzeln*, deren *Ursprungszellen in den Spinalganglien liegen*, bleiben im *allgemeinen intakt*. KLAUE konnte auf Serienschnitten mit Sicherheit nachweisen, daß bei Patienten, die lang genug überlebt hatten, im bindegewebig vernarbten Mark fischzugartig und bündelig ausgerichtete Ansammlungen langgestreckter Zellen auftreten, deren Ursprung in den Spinalganglien zu suchen ist, deren zentralwärts gelegene Wurzeln im Bereich

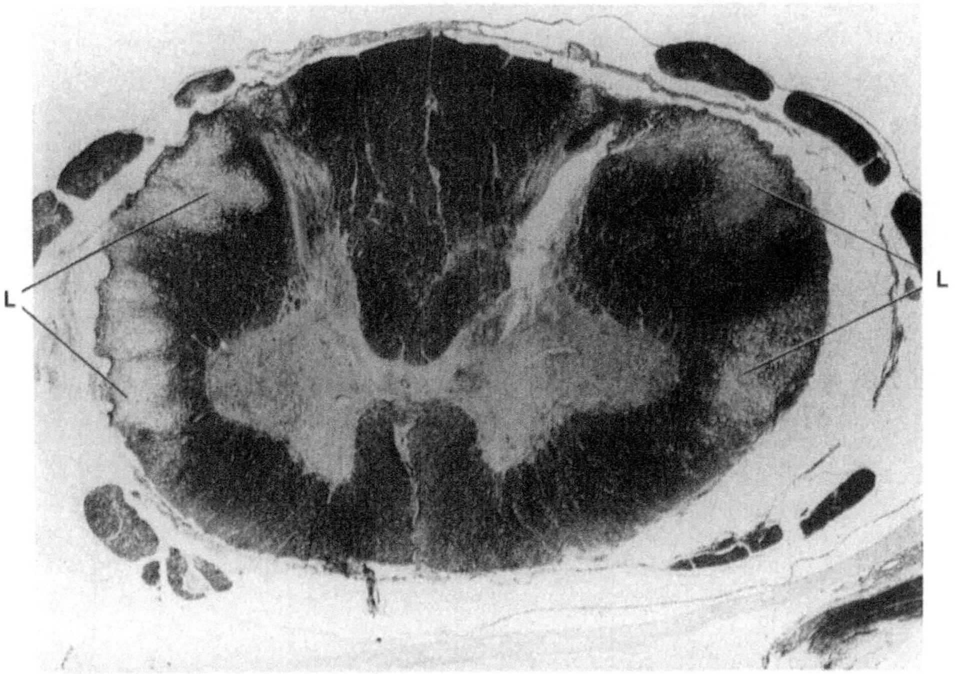

Abb. 48. *L* Lückenfelder in Höhe von C6. Sonst fast normales Querschnittsbild. Heidenhain ×3,2. (Aus KLAUE 1969)

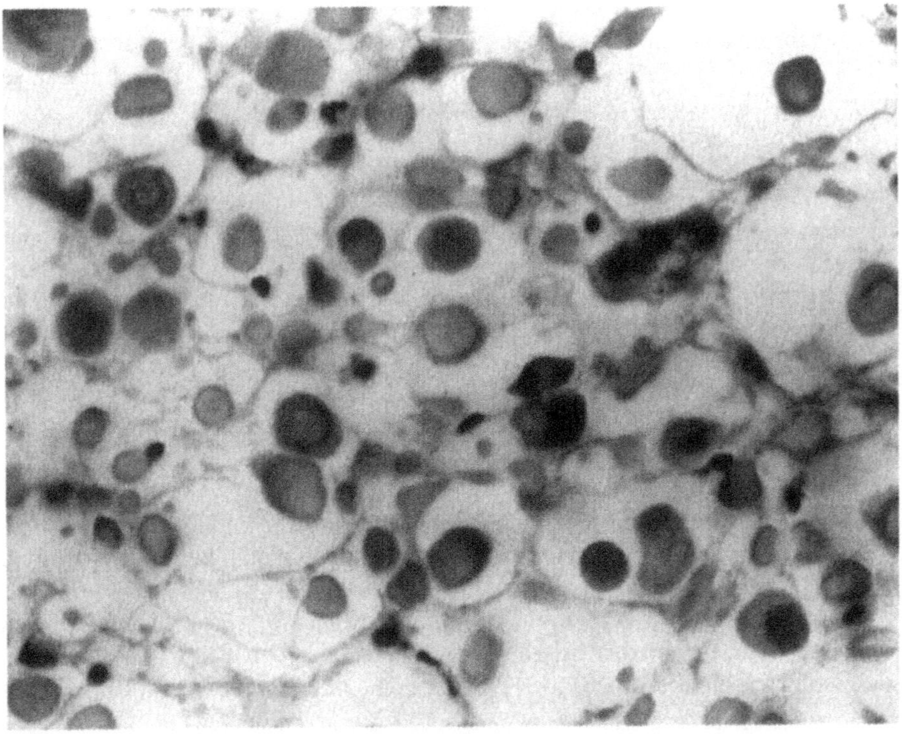

Abb. 49. Achsenzylinderauftreibung in den Maschen eines Lückenfeldes. Nissl, ×500. (Aus KLAUE 1969)

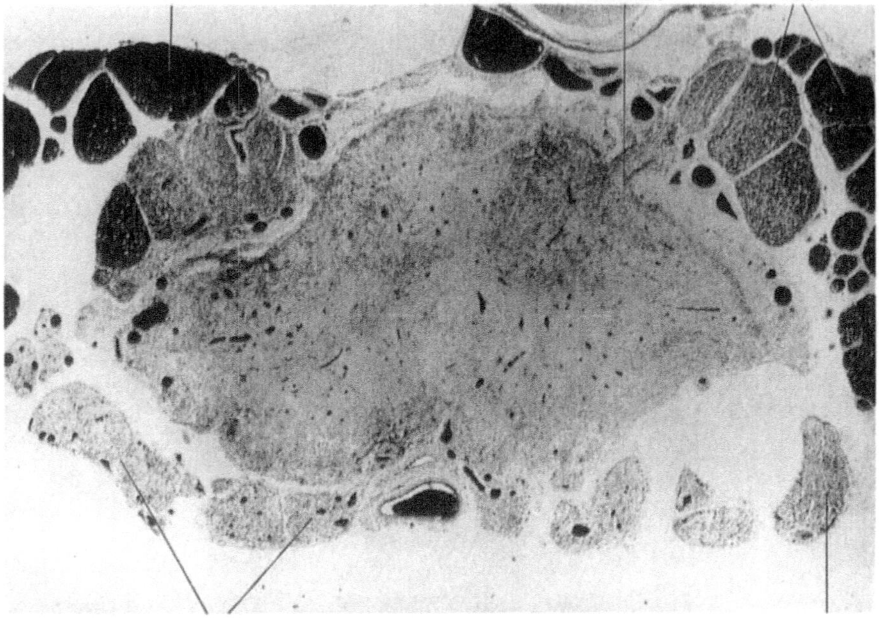

Abb. 50. Querschnitt aus dem Lumbalmark. *v. W.* vollkommen entmarkte vordere Wurzeln, *h. W.* gut erhaltene hintere Wurzeln. *W. E. Z.* Wurzeleintrittszone. Heidenhain, ×30. (Aus KLAUE 1969)

der zerstörten Rückenmarksabschnitte eintreten. Durch die Hinterwurzeln ziehen diese Zellbündel in das narbig umgewandelte Rückenmarksgewebe, ohne daß sie dort ihren Charakter verändern (Abb. 50). Außerdem liegt natürlich eine *sekundäre Strangdegeneration* im *Rückenmark kranial und distal der Verletzungsstelle vor.*

Die Frage, ob es beim *Menschen* zu einer *Regeneration durchtrennter Nervenfasern* kommt, die zu einer Wiederherstellung der Funktion führt, muß verneint werden. Die positiven Befunde, die an niederen Wirbeltieren erhoben werden, können nicht auf den Menschen übertragen werden. Es kommt beim Menschen lediglich zu einer frustranen Sprossung von Fasern, ohne daß eine Vereinigung der getrennten Stümpfe erfolgt.

XV. Der Begriff der sogenannten posttraumatischen Hämatomyelie

Im Vergleich zu intrazerebralen Blutungen sind solche im Rückenmark selten. Die Gewalteinwirkung vermag zu einer Ruptur einer Gefäßmißbildung zu führen; es ist daher immer wichtig, auf präexistierende Prozesse zu achten.

In der Literatur wurden sog. *traumatische Hämatomyelien* gewöhnlich nach schweren Stürzen auf den Schädel, das Gesäß oder den Rücken beschrieben, besonders wenn dabei erhebliche Hyperflexions- oder Hyperextensionsbewegungen mitspielen. Dichtstehende petechiale Blutungen oder hämorrhagische Nekrosen im Rückenmark können bei lediglich makroskopischer Betrachtung mit echten Hämatomyelien verwechselt werden. Die Diagnose sollte daher nur gestellt werden, nachdem mikroskopische Untersuchungen durchgeführt wurden.

Die Bezeichnung als eine „Hämatomyelie" sollte nur bei größeren abgegrenzten Blutungen im Rückenmark angewandt werden, die sich über mehrere Segmente erstrecken. Sie kommt hauptsächlich in der grauen Substanz vor, die durch sie größtenteils zerstört wird; sie kann sich jedoch auch in die umgebenden weißen Strangareale ausdehnen. Hämatomyelien kommen sicherlich vor, etwa bei Blutungen aus angiomatösen Mißbildungen etc., aber es ist zweifelhaft, ob sich echte Hämatomyelien nach Gewalteinwirkung gegen Wirbelsäule und/oder Rückenmark ausbilden. Hier stimme ich HUGHES (1976) voll zu, der hervorhob, daß es durchaus richtig sei, daß nach einer schweren Wirbelsäulenfraktur mit Dislokation oder einer Schußverletzung des Rückenmarks bei makroskopischer Betrachtung oft ein Befund gesehen werden kann mit blutiger Zerstörung von zentral gelegenen Rückenmarksanteilen an der direkten Einwirkungsstelle der Gewalt, mit sich nach oben und unten über mehrere Segmente ausdehnenden stiftförmigen Blutungen, jedoch ergibt die feingewebliche Untersuchung, daß es sich um blutig durchtränktes Gewebedebris oder um hämorrhagische Infarzierungen handelt. Es handelt sich demnach nicht um eine echte Blutung, ein Hämatom oder eine sog. Hämatomyelie.

XVI. Die Syringomyelie als dysontogenetischer Prozeß mit blastomatösem Einschlag und zum Begriff der sog. posttraumatischen Syringomyelie sowie posttraumatische Rückenmarkszysten

1. Historisches

Hohlraumbildungen im Rückenmark wurden schon von Charles Stephanus ESTIENNE (1504–1564) im Jahre 1546 beschrieben. Der Ausdruck *Syringomyelie* wurde von OLLIVIER D'ANGERS 1824 eingeführt. Er wandte diesen Begriff jedoch für einen Prozeß an, den er mit der Persistenz und Erweiterung des Zentralkanals im Rückenmark in Verbindung brachte. Für diese Veränderung wurde später der Terminus *Hydromyelie* (STILLING 1859) eingeführt, während der Ausdruck Syringomyelie den anlagebedingten zystischen Hohlraumbildungen im Rückenmark vorbehalten wurde, die keine Verbindung zum Zentralkanal zeigen. Der Ausdruck Syringomyelie leitet sich vom griechischen ἡ' σύριγξ = Röhre, Flöte, Blutader und ὁ μύελος = Mark ab.

Es gibt jedoch Fälle (CHIARI hatte bereits 1888 darauf aufmerksam gemacht), in denen die innerhalb des Rückenmarks gelegenen Hohlraumbildungen bei Syringomyelie auch eine direkte Verbindung zum durchgängigen und hydromyelisch erweiterten Zentralkanal aufweisen und damit eine direkte Verbindung zum IV. Ventrikel besitzen. Diese Kombination von Syringomyelie ist auch als „*Synringohydromyelie*" oder „*Communicating syringomyelia*" oder „*kommunizierende Syringomyelie*" bezeichnet worden. Der Terminus Syringohydromyelie ist der treffendste und sollte gebraucht werden.

Syringomyelie wird auch heute leider noch in dem Sinne gebraucht, daß damit jede zystische Hohlraumbildung im Rückenmark bezeichnet wird. In der angloamerikanischen Literatur wird der Begriff der kommunizierenden Syringomyelie (communicating syringomyelia) synonym mit Hydromyelie gebraucht und bezeichnet eine Hohlraumbildung des Zentralkanals des Rückenmarks, die sich auch in das Rückenmark ausdehnen könne (Williams 1970; Barnett 1973). Das ist falsch, denn es handelt sich hier um die häufig vorkommende Kombination einer Syringomyelie mit einer Hydromyelie. Jede dieser beiden Entitäten kann jedoch auch für sich allein bestehen.

In der angloamerikanischen Literatur wird auch von der sog. *nichtkommunizierenden Synringomyelie* (*noncommunicating syringomyelia*) gesprochen, die die Folge von mechanischer Gewalteinwirkung, Arachnoiditis und Tumoren sein soll. In diesem Fall finde sich die Hohlraumbildung lediglich in der Rückenmarkssubstanz und habe keinerlei Verbindung mit dem Zentralkanal des Rückenmarks, dem IV. Ventrikel oder dem Subarachnoidalraum. Auch diese von Williams (1970) sowie Barnett (1973) vorgetragene Auffassung ist falsch, denn die echte anlagebedingte Syringomyelie kann eben nur im Rückenmarksgewebe vorkommen, sie kann jedoch auch, wie weiter oben schon ausgeführt wurde, eine Kombination mit einer Hydromyelie eingehen. Wichtig ist, daß die echte Syringomyelie ein anlagebedingter und nicht ein erworbener Prozeß ist.

In der angloamerikanischen Literatur wird häufig der Begriff „*posttraumatic syringomyelia*" (*cystic myelopathy*), im Deutschen „*posttraumatische Syringomyelie*" (*zystische Myelopathie*) verwendet. Dieser Begriff ist doppeldeutig und, wie ich zeigen werde, in seiner posttraumatischen Form vermeidbar, dürfte aber kaum aus der Literatur zu verbannen sein. Alle *nicht-kongenitalen Syringomyelien*, also auch die posttraumatischen und solche in Verbindung mit Rückenmarkstumoren, wurden auch als „*Pseudo-Syringomyelie*" oder „*sekundäre Syringomyelie*" bezeichnet.

Da ganz verschiedene Prozesse zu Zystenbildung im Rückenmark Anlaß geben können, wurden die Begriffe *Syringomyeliekomplex* bzw. *Syringomyeliesyndrom* eingeführt. Diese Begriffe haben jedoch zu einer Deutung und einem Verständnis der verschiedenen Prozesse ebenfalls nichts beigetragen. Der Terminus „*tubular cavitation*" anstelle von Syringomyelia sollte unbedingt vermieden werden. Cavitation besagt hier Hohlraumbildung.

2. Syringomyelie als dysontogenetischer Prozeß mit blastomatösem Einschlag

a) Definition

Die Syringomyelie gehört zur Gruppe der dysontogenetischen Prozesse mit blastomatösem Einschlag. Die dabei auftretenden pathomorphologischen Veränderungen werden im wesentlichen auf embryonale oder fetale Entwicklungsstörungen (*dysontogenetische Störungen*) zurückgeführt. Im wesentlichen handelt es sich um *Fehlbildungen*, die auf einem *gestörten Schließungsprozeß des Medullarrohres* (*Dysraphie*) beruhen. Bei diesen frühzeitig einsetzenden Entwicklungsstörungen kommt es bei der Syringomyelie zu Einschmelzungen des Rückenmarksgewebes (Syringomyelie) mit nachfolgender Proliferation und Hyperplasie gliöser Zellelemente. Weiterhin können auch blastomatös entartete Fehlbildungen vorkommen, wie bei der *tuberösen Sklerose*. Wichtig ist der Hinweis, daß bei allen diesen Prozessen auch Fehlbildungen außerhalb des Zentralnervensystems in anderen Organen und Geweben vorkommen können. Auch kann beispielsweise eine *Syringomyelie* kombiniert mit einem *Morbus Recklinghausen* vorkommen.

b) Pathomorphologische Befunde

Die Syringomyelie stellt eine röhren- oder flötenförmige Höhlenbildung im Rückenmark dar, die durch eine progrediente Einschmelzung von Rückenmarksge-

webe entstanden ist. Die Höhlenbildungen können große Teile der grauen Rückenmarkssubstanz (ventrale Teile der Hirnstränge, Basis der Vorderhörner, hintere Kommissur etc.) aber auch weitere Teile der grauen Rückenmarkssubstanz befallen. In einzelnen Fällen kann sich die Höhlenbildung auch in die weiße Substanz ausdehnen, so daß nur noch ein schmaler Raum von Rückenmarksgewebe peripher verbleibt. In einzelnen Fällen kann die Höhlenformation bis in die Medulla oblongata verfolgt werden; sie kann hier aber auch isoliert vorkommen (*Syringobulbie*). In ganz seltenen Fällen kann sich der Prozeß bis ins Mittelhirn ausdehnen.

Das Rückenmark kann entweder nur in einigen Segmenten befallen sein, oder aber der Prozeß kann die ganze Länge des Rückenmarks durchsetzen. Das Halsmark ist am häufigsten betroffen. Es können in einzelnen Fällen auch mehrere, nicht miteinander in Verbindung stehende Höhlenbildungen in verschiedenen Höhen des Rückenmarks vorkommen.

Das Rückenmark ist in den Bereichen der Höhlenbildung im a.p. Durchmesser abgeplattet und verbreitert. Bei Einreißen der Höhlenwand fließt klare oder gelbliche Flüssigkeit ab.

Bei *feingeweblicher Untersuchung* ergibt sich, daß die Höhlenbildungen oft im normalen Gewebe liegen und gegen die Umgebung scharf abgesetzt oder ausgestanzt sind. Bei Anwendung von Markscheidenfärbungen läßt sich eine umfassende schmale Entmarkungszone nachweisen. In ihr läßt sich mit entsprechenden Färbungen eine Gliafaserformation aufdecken. Diese Gliaproliferation setzt sich oft in einem spornartigen Fortsatz über die Höhlenbildungen hinaus oder in das Septum medianum dorsale fort. Es handelt sich dabei um eine „*stiftförmige Gliose*". Es können mehrkernige Gliazellrasen vorliegen. In der entmarkten Zone können auch die Achsenzylinder zerstört sein und Schädigungen an Nervenzellen vorliegen.

Die Hohlräume sind stellenweise nur dann mit Ependymzellen ausgekleidet, wenn der Zentralkanal mit in die Höhlenbildung einbezogen ist. Es handelt sich dann um das kombinierte Vorkommen einer Syringomyelie mit einer Hydromyelie. Es muß aber hervorgehoben werden, daß im allgemeinen eine Auskleidung mit Ependymzellen fehlt. Ältere Höhlenbildungen zeigen fast immer eine bindegewebige Membran, die jedoch nur in einzelnen Fällen die gesamte Höhle auskleidet. Die Gefäße in der Umgebung der Höhlenbildungen zeigen eine Gefäßwandfibrose.

Einen Hinweis dafür, daß die Höhlen- und Spaltbildungen bei der Syringomyelie durch Untergang von Gewebe entstanden sind, sprechen nach Meinung von Peters (1970) folgende Beobachtungen: In den Hohlräumen kann man nicht so selten noch schollige oder körnige Massen zugrundegehenden Rückenmarkgewebes finden oder aber spangenartige Gewebsbündel, in denen sich vorwiegend noch erhaltene verdickte Gefäße finden. Das Gefäßbindegewebe ist bei dem Gewebsuntergang am wenigsten beteiligt. Häufig kann man kleinere marklose Areale in der grauen Substanz nachweisen. In ihnen sind keinerlei Gewebsstrukturen sichtbar. Das Gewebe hat im Bereich dieser Herde ein „eigentümlich glasiges Aussehen". Die Umgebung dieser Herdchen läßt degenerative Veränderungen an Markscheiden und Achsenzylindern erkennen. In diesem Zusammenhang spricht Schlesinger (1902) von einer „Homogenisierung" des Gewebes. Das Gewebe in solchen Herdchen zeigt Zerfallserscheinungen, ohne daß wesentliche Reaktionen auftreten, besonders fehlt ein mobiler Abbau mit Fettkörnchenzellen. PETERS (1970) sprach von einer „Gewebsauflösung". Bei diesen kleinen Herdchen handelt es sich um frische, bei den Höhlenbildungen um ältere Gewebsveränderungen. Aus dem verschiedenen Alter dieser Prozesse läßt sich eine Progredienz des Prozesses ableiten.

Das Befallensein der langen Rückenmarksbahnen führt zu auf- und absteigenden Degenerationen.

Die Syringomyelie ist die Folge eines progredienten Zerfalls von Gewebe im Rückenmarksgrau mit einer gliösen und mesodermalen Reaktion. Dieser Prozeß kann von einer stiftförmigen Gliahyperplasie (hyperplastische Gliose oder Gliomatose) begleitet sein.

c) Häufigkeit der anlagebedingten Syringomyelie

Die Häufigkeit der anlagebedingten Syringomyelie in einem neurologischen Krankengut wird auf etwa 0,4–1,6% geschätzt. Das Verhältnis von Männern zu Frauen beträgt etwa 2:1 (HERTEL u. HILD 1972).

d) Zum Problem der sogenannten posttraumatischen Syringomyelie

Von einer Reihe von Autoren wurden in der letzten Dekade des letzten Jahrhunderts Beobachtungen von Patienten mitgeteilt, bei denen sich nach *Gewalteinwirkung* auf das *Rückenmark zentral gelegene Gewebsveränderungen mit dem klinischen Bild der Syringomyelie* herausbildeten (CHARCOT 1892; LLOYD 1894; CUSHING 1898).

Progressiv verlaufende Spätschäden am Rückenmark nach einer Wirbelsäulenverletzung werden normalerweise als Folge einer nachweisbaren traumatischen Schädigung von Wirbelsäule und Rückenmark beschrieben.

Gordon HOLMES hatte 1915 in den Autopsien von 50 Soldaten, die nach vollständiger Durchtrennung oder nach schweren primärtraumatischen Schäden des Rückenmarks verstorben waren, eine Reihe von zentral gelegenen Hohlräumen gefunden, die von der Verletzungsstelle ausgingen. Die Zusammenstellung von BARNETT et al. (1973) enthält weitere 21 Beobachtungen, die der Mitteilung von HOLMES vorangingen, sowie 73 spätere Fälle. Bei 35 dieser Beobachtungen wurden im operativen Eingriff oder in der Autopsie zystische Hohlräume im Rückenmark (englisch „cavitations") nachgewiesen. Die Autoren teilten zudem 17 eigene Fälle mit, die sie unter 1387 Patienten gesehen hatten. Sie errechneten eine Häufigkeit von 0,8% bei Paraplegikern und 0,2% bei Quadriplegikern.

Von der Verletzungsstelle ausgehende aufsteigende Hohlraumverbindungen in Fällen ohne sofortige Lähmung nach der Verletzung sind äußerst selten. Soweit wir die Literatur übersehen, gibt es lediglich 4 Beobachtungen (RC SCHNEIDER u. KNIGHTON 1959; TURNBULL 1970; BISCHOF u. FROWEIN 1976; WHITE et al. 1977).

Die im Rückenmark gelegenen Hohlräume entwickeln sich gewöhnlich nach proximal und nur sehr selten nach distal. Der Beginn ihrer progredienten Entwicklung wird 2 Monate bis 22 Jahre nach der Verletzung faßbar. Bei morphologischer Untersuchung finden sich zentral gelegene zystische Hohlräume, die sich von der Verletzungsstelle bis in das Halsmark, in einigen Fällen sogar bis in die Medulla oblongata erstreckten. Sie sind unregelmäßig geformt und erreichen ihre größte Ausdehnung im Halsmark. Da sie sich asymmetrisch entlang eines Hinterhorns entwickeln können, sind neurologische Ausfallserscheinungen zunächst einseitig. Die Hohlräume sind meist nicht mit dem Zentralkanal des Rückenmarks verbunden. Gewöhnlich findet sich an der Verletzungsstelle eine ausgeprägte Arachnitis adhaesiva, die Rückenmark und spinale Nerven miteinander verbindet.

BISCHOF u. FROWEIN (1967) sprachen von *progressiver zystischer Spätmyelomalazie* und MALIN u. SCHIFFER (1975) von der *progressiven zystischen Myelopathie*. Der Ausdruck *progressive traumatische zystische Myelopathie* ist meines Erachtens am zutreffendsten.

Zwei völlig verschiedene Symptome können hier gemeint sein: (1) Eine meist *stumpfe Gewalteinwirkung* führt zu einer *erworbenen Verschlimmerung* einer *bestehenden anlagebedingten Syringomyelie;* oder (2) die sog. *posttraumatische Syringomyelie* oder *zystische Myelopathie* ist der *End-* oder *Defektzustand* einer *totalen Nekrose*.

BARNETT u. JOUSSE (1976) gebrauchten in ihrer Übersicht den Ausdruck Syringomyelie für jede Zystenbildung oder Kavität im Rückenmark, die sich in dessen Längsrichtung erstreckt, eine Nomenklatur, der man nicht zustimmen kann. In diesem Zusammenhang sollte KINNIER WILSON (1954) zitiert werden: „There are cases where trauma is held to have enacted a role. Though frequently made, the claim has as often greeted with scepticism, for proof is still lacking."

Beobachtungen von Patienten mit kongenitaler Syringomyelie, deren Symptome sich nach Gewalteinwirkung verschiedener, manchmal auch scheinbar geringfügiger Art, verschlimmern, wurden beschrieben (BARNETT u. JOUSSE 1973).

Eine Gewalteinwirkung kann bei klinisch latenter Syringomyelie die ersten klinischen Symptome auslösen oder eine bestehende Syringomyelie verschlimmern. Verschlimmerungen wurden nach Gewalteinwirkungen manchmal auch leichterer Art, sogar nach heftigem Niesen oder Kraftanstrengungen mehrfach beschrieben. Verschlimmerungen nach Gewalteinwirkung werden meist auf Blutungen in die bereits bestehenden Hohlraumbildungen zurückgeführt. Die Blutungen können aber auch spontan erfolgen, so in dem ersten beschriebenen Fall von GOWERS (1904). GRINKER u. BUCY (1949) weisen noch einmal auf diese spontanen und traumatischen Blutungen hin. PEROT et al. (1966) berichteten über einen Patienten mit einer 6 Jahre bestehenden zystischen Erweiterung des Rückenmarks, der eine akute Verschlechterung nach einem Fall zeigte. Nach Entfernung eines Blutgerinnsels aus dem Hohlraum im Rückenmark stellte sich eine wesentliche Besserung ein. Im Falle der Verschlechterung nach heftigem Niesen ist es denkbar, daß eine plötzliche heftige Steigerung des intraspinalen Druckes die Hohlräume vergrößerte. Neben den Blutungen mögen hydromechanische Faktoren, die vermutlich wiederholt einwirken, eine Rolle spielen.

BARNETT u. JOUSSE (1976) unternahmen eine ausgedehnte Auswertung der Literatur zur Frage, ob sich eine traumatische Syringomyelie auch nach leichten Gewalteinwirkungen auf die Wirbelsäule entwickeln könne ohne zu diesem Zeitpunkt vorliegende neurologische Ausfallerscheinungen. Diese Autoren fanden lediglich 6 sichere Fälle, darunter die von BISCHOF u. FROWEIN (1967), TURNBULL (1970), SYMONDS u. O'BRIAN (1973) sowie 3 Beobachtungen von BARNETT u. JOUSSE (1976) (Abb. 51). Vier dieser Beobachtungen wiesen nachweisbare Frakturen der Wirbelsäule auf, während bei den anderen beiden keinerlei Veränderungen nachweisbar waren. Zwischen Gewalteinwirkung und Auftreten der

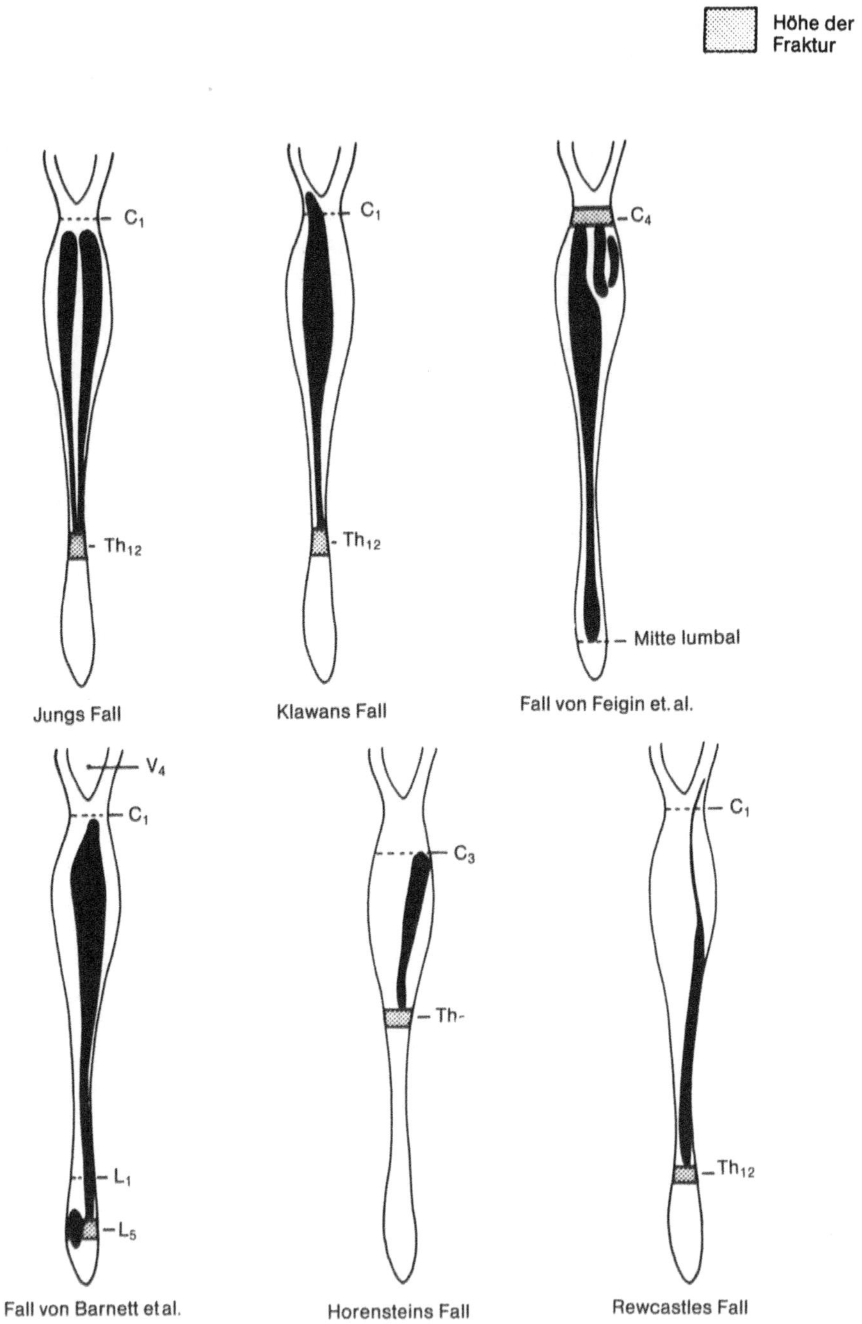

Abb. 51. Zeichnerische Darstellung von 6 Fällen von sog. posttraumatischer Syringomyelie, die morphologisch untersucht wurden: Bei 2 Fällen reichten die pathologischen Veränderungen in die Medulla oblongata. (Aus Barnett u. Jousse 1976)

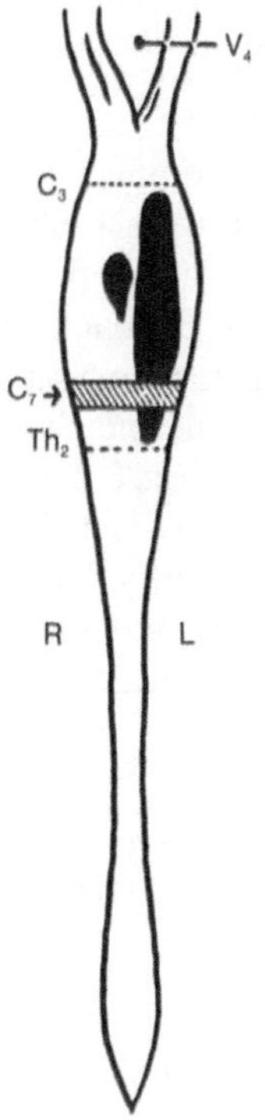

Abb. 52. Ausdehnung der zystischen Defekte 4 Monate nach einer C3 Verletzung mit Tetraplegie. Ein kleinerer stiftförmiger Defekt findet sich zwei Segmente unterhalb der Verletzungsstelle. (Aus BARNETT u. JOUSSE 1976)

progredienten klinischen Erscheinungen vergingen durchschnittlich 10,5 Jahre. Die Spanne bis zum Auftreten betrug im Einzelfall zwischen 4 und 20 Jahren.

Pathologie: Bei den 6 Beobachtungen betrug die Zeit zwischen Gewalteinwirkung und Tod zwischen 8 und 25 Jahren. In jedem Fall bestand ein Hohlraum, der von der Stelle der Gewalteinwirkung ausging. In keinem Fall hatte die Zyste eine Verbindung mit dem subarachnoidalen Raum, dem Zentralkanal oder dem IV. Ventrikel. Bei der von JUNG (1960) mitgeteilten Beobachtung lag ein doppelter Hohlraum vor, der sich von der Stelle der Gewalteinwirkung bis in das oberste Halsmark fortsetzte.

Eine weitere Beobachtung, bei der sich ein zystischer Defekt 4 Monate nach einer C3 Verletzung mit Tetraplegie oberhalb und unterhalb der Verletzungsstelle fand, wurde von BARNETT u. JOUSSE (1976) veröffentlicht (Abb. 52).

Die zystischen Hohlräume im Rückenmark sind von gliösem Gewebe und Bindegewebe umgeben. In einigen Anteilen ist das Lumen von Septen durchzogen, die Blutgefäße enthalten können. Die Hohlräume liegen durchwegs dorsal und zentral, ohne Ausdehnung in die Vorderhörner oder Vordersäulen.

Hier sollten auch jene Beobachtungen ausgeschieden werden, wo es nach Gewalteinwirkung, manchmal werden auch Erbrechen oder heftiges Niesen angeschuldigt, zu Blutungen in Geschwülste des Rückenmarks kommt (LHERMITTE u. BOVERI 1912; BARNETT u.

NEWCASTLE 1973). Es handelt sich dann ja um eine Art von Hämatomyelie oder besser, Blutungen in einen Tumor und nicht um eine Syringomyelie.

GRINKER u. BUCY (1949) hoben hervor, daß Blutungen in eine syringomyelische Kavität sowohl spontan vorkommen als auch traumatisch ausgelöst sein können. Obwohl diese Autoren ihre Vorstellung nicht belegen, wird man ihnen doch zustimmen müssen, daß das im Einzelfall möglich ist; PEROT et al. (1966) veröffentlichen eine entsprechende Beobachtung.

Patienten, die ein schweres Rückenmarktrauma überlebt haben und die je nach dem primären Sitz der Läsion eine Para- oder Tetraplegie haben, zeigen nach mehrmonatiger oder mehrjähriger Überlebenszeit totale Nekrosen im Rükkenmark, die man auch als posttraumatische zystische Hohlräume oder posttraumatische Zysten benennen kann, nicht jedoch posttraumatische zystische Syringomyelien. Diese zystischen Hohlräume können sich von dem primären Sitz der Läsion nach aufwärts und abwärts ausdehnen.

Bei etwa 2% aller Patienten mit einer traumatischen Querschnittslähmung entwickelt sich Monate bis Jahre nach der Gewalteinwirkung eine sog. „sekundäre" Syringomyelie (MARTIN u. MAURY 1964; BARNETT et al. 1973), die sich ausdehnen kann. Das hat jedoch mit einer angeborenen oder anlagebedingten Syringomyelie, die zwar ebenfalls progredient verläuft, nichts zu tun.

Zusammenfassend kann man sagen, daß man bei der Autopsie von längere Zeit überlebten Verletzungen des Rückenmarks gelegentlich in der Längsachse verlaufende stiftförmige Hohlräume sieht. Sie wurden schon von HOLMES (1915) beschrieben. Es handelt sich hierbei um das *3. (Defekt-) Stadium* von *vollständigen Nekrosen*. Diese flüssigkeitsgefüllten Hohlräume oder Kavitäten sind von mesodermal-gliösem Gewebe wandartig umgeben. Diese Prozesse werden in der Literatur verschiedentlich als *posttraumatische Syringomyelien* beschrieben im Gegensatz zur *idiopathischen Syringomyelie*. Die erstgenannte Bezeichnung ist falsch, man sollte von zystischen Defekten oder vom *3.* oder *Defektstadium* einer *vollständigen Nekrose* sprechen. Im ersten Stadium handelt es sich um eine hämorrhagische Nekrose, bei der nach Demarkierung ein mobiler Abbau (Phagozytose) des Gewebedebris einsetzt. Oft sind an den Rändern des Defekts noch Reste von Blutpigment, Phagozyten und Gewebedebris nachzuweisen.

KAUTZKY (1950) berichtete über einen 20jährigen gesunden Mann, der 1943 eine Granatsplitterverletzung der rechten Nackenseite erlitt. Nach einigen Minuten Bewußtlosigkeit erwachte er „gänzlich gelähmt". Eine geringe Beweglichkeit der Arme stellte sich offenbar sehr rasch wieder ein. Vier Tage später wurden Splitter aus der Nackenwunde entfernt, worauf diese abheilte. Die schweren Lähmungen bildeten sich einschließlich der bestehenden Blasen- und Mastdarmstörungen im Laufe eines Jahres weitgehend zurück.

Im Herbst 1947 traten allmählich wieder Lähmungen, zunächst im rechten Bein und Arm, dann in allen vier Gliedmaßen auf. Im April 1948 fand sich eine spastische Tetraparese, rechts stärker ausgeprägt. *Röntgenaufnahmen* der *Wirbelsäule* normal.

Mitte November 1948 wurde eine *Myelographie* durchgeführt. Sie ergab das typische Bild eines raumfordernden intramedullären Prozesses des Halsmarkes, der in geringerer Ausprägung bis in das untere Brustmark zu reichen scheint.

Operationsbericht: Typische Laminektomie der mittleren Halswirbelsäule und Eröffnung der spinalen Dura mater. Stark verdicktes, im übrigen unverändertes Rückenmark, das bei vorsichtigem Betasten Flüssigkeit zu enthalten scheint. Es wird an der dünnsten, durchscheinenden Stelle im Bereich des rechten Hinterstranges mit dünner Nadel punktiert, wobei man klare liquorähnliche Flüssigkeit erhält. Hierauf wird in der hinteren Fissur eine etwa 7 mm lange Inzision angelegt, was völlig blutlos vor sich geht, und die Höhle im Rückenmark eröffnet. Es entleert sich reichlich Flüssigkeit, worauf das bis dahin geblähte Rückenmark in sich zusammenfällt. Es fanden sich im übrigen keinerlei Zeichen traumatischer Natur, noch etwas, was auf einen Tumor hingewiesen hätte.

Etwa 2 Monate später konnte der Patient wieder allein mit einem Stock gehen. Später berichtete er, er könne auch Radfahren.

Der Autor ist mit Recht der Meinung, daß es sich im vorliegenden Fall um eine traumatische Rückenmarkszyste (Myelodelese nach Kienböck) handelt, die nach schweren, aber passageren unmittelbar an die Verletzung anschließenden Symptomen und darauf folgendem ausschließlich durch geringe Brückensymptome charakterisierten Intervall zur klinischen Manifestation gelangte und dann eine beachtliche Progredienz bis zur groben Raumbeengung im Spinalkanal aufwies.

Ausgedehnte glattwandige Höhlen (*Poromyelie*) finden sich im Rückenmark nach Spatz (1921) nach einer *vollständigen Erweichung*, die das noch *unreife ZNS-Gewebe* betreffen. Klaue (1948) hatte unter seinen 130 Fällen mit einer maximalen Krankheitsdauer von 1 ½ Jahren keine derartige Beobachtung.

XVII. Hydromyelie

Der Ausdruck Hydromyelie wurde von Stilling (1859) für *angeborene zystische Erweiterung* des *liquorgefüllten Zentralkanals* des *Rückenmarks* geprägt. (Der Terminus Hydromyelia ist im Englischen durchaus bekannt und wird benutzt, die unglücklich gewählte Bezeichnung „*canal cavitation*" ist daher völlig überflüssig und sollte nicht gebraucht werden.) Die Hydromyelie wird zu den dysgraphischen Verschlußstörungen des Medullarrohres gerechnet. Der Terminus leitet sich vom griechischen τὸ ὕδωϱ = Wasser und ὁ μύελος = Mark ab. Bei der reinen Hydromyelie liegt ausschließlich eine zystische Erweiterung des spinalen Zentralkanals vor, der in direkter Verbindung mit dem IV. Ventrikel steht. Der erweiterte Zentralkanal ist mit Ependym ausgekleidet.

E. Spezielle Traumatologie des Rückenmarks und seiner Hüllen einschließlich der Wirbelsäule

I. Traumatische Verletzungen der Rückenmarkshäute

II. Traumatische epidurale und subdurale Hämatome des Rückenmarks

Das epidurale und auch subdurale Hämatom des Rückenmarks nach Wirbelfraktur ist selten (BOHLMAN et al. 1982). PAREDES et al. (1981) fanden aus der Literatur lediglich 9 subdurale Hämatome, die vorzugsweise im BWS- und LWS-Bereich lagen; oft bestand eine Hämophilie oder es wurde eine Antikoagulantienbehandlung durchgeführt.

III. Traumatische spinale epidurale Blutungen und Hämatome

1. Einführung

Epidurale, *subdurale* und *subarachnoidale Blutungen* des *Rückenmarks*, denen des Gehirns vergleichbar, kommen vor. Wirkliche Hämatome werden allerdings äußerst selten gesehen. Die Tatsache, daß Blutungen von wesentlichem Ausmaß vermißt werden, ist mit der Infiltration der Blutextravasate in longitudinaler Richtung, entlang der Rückenmarksachse, erklärt worden (HAYNES 1946; MATSON 1946). Grundsätzliches zur Terminologie Blutung und Hämatom wurde im Beitrag über die traumatischen Schäden des Gehirns gebracht, vergl. Bd. 13/VI/A – auf den ich in diesem Zusammenhang verweise.

2. Häufigkeit

HOLZER u. KLOSS (1962) fanden unter 94 tödlichen Wirbelsäulenverletzungen in 3,2% epidurale Hämatome, in 4,3% subdurale Hämatome und in 7,5% epidurale und subdurale Blutungen.

3. Anatomische Vorbemerkungen

Die *spinale Dura mater* besteht aus *2 Schichten*, der *Lamina externa* und *interna*. Gemeinhin wurde angenommen, daß sich die zerebrale Dura mater im Bereich des Foramen occipitale magnum in diese beiden Schichten aufzweigt. Aber es ist durchaus nicht ungewöhnlich, daß sich diese Aufzweigung schon viel höher am

Tentorium cerebelli finden kann, wie LUYENDYK (1962) zeigen konnte. Der *epidurale* oder *extradurale Raum* ist daher, worauf BRUYN u. BOSMA (1976) hinweisen, eigentlich der *Raum zwischen* der *Lamina ext.* und *int.* der *spinalen Dura mater* und deshalb ein *intraduraler Raum*. Zusammen mit anderen Autoren werde ich dennoch den gebräuchlichen aber falschen Terminus „epidurale" Blutung der richtigen „intraduralen" Blutung weiterhin gebrauchen, um sie von subduralen abgrenzen zu können.

Der *Epiduralraum, Cavum epidurale* oder *Cavum extradurale* im *Rückenmarksbereich* ist mit Ausnahme des oberen Zervikalbereichs im Vergleich zu dem des Kopfes recht weit. Er erstreckt sich zwischen der Wandung des Spinal- und Sakralkanals auf der einen Seite und dem Duralsack mit Rückenmark, Nervenwurzeln, Arachnoidea und Liquor auf der anderen Seite. Er enthält in seinen dorsalen Anteilen neben reichlich Fettgewebe einen ausgedehnten Venenplexus. Blutungen aus diesem Gefäßgeflecht treten zumeist nach penetrierenden Verletzungen auf. Sie führen gewöhnlich nicht zu den raumbeengenden Hämatomen, die FOERSTER (1929) und FONTAINE et al. (1954) beschrieben. Die Resorptions- und Organisationsvorgänge gleichen denen der traumatischen epiduralen Blutungen des Gehirns. Die einsprossenden Fibroblasten verursachen Schwielen, die schließlich aus dicken Lagen kollagenen Bindegewebes bestehen, die das Rückenmark sanduhrförmig einschnüren. Die Lamina ext. des Wirbelkanals ist hauptsächlich an der Schwielenbildung mitbeteiligt.

Der Durchmesser des Canalis spinalis ist zwei- bis dreimal größer als der des Rückenmarks. Deshalb muß das Lumen des Kanals um etwa 50% verringert sein, bevor das Rückenmark eine Kompression erleidet (SCARFF 1960).

4. Frühe Fallmitteilungen

Ein sehr bemerkenswerter Überblick über frühe Fallbeschreibungen in der Literatur bis 1900 wurde von BRUYN u. BOSMA (1976) vorgelegt.

Die erste operierte Beobachtung war ein Patient, der von JONAS (1911) versorgt wurde. Der 35jährige Patient zeigte eine Stunde nach einem Sturz in einer Scheune Symptome, die für eine epidurale Blutung sprachen. Es entwickelten sich sensible Störungen, eine Paraplegie und Urinverhaltung. Der 3. BWK war gebrochen. Eine thorakale Laminektomie, die 24 h später vorgenommen wurde, ergab ein epidurales Hämatom zwischen Th5 und Th7. Der Patient zeigte zunächst eine Besserung, starb aber später. Ein zweiter Fall wurde von JONAS bei einem 40jährigen Patienten mitgeteilt, der eine Blutung bei Th7–Th8 hatte.

REID u. KENNEDY (1925) berichteten über eine 20jährige Patientin, die anläßlich eines Straßenverkehrsunfalles vom Fahrrad geschleudert wurde. Autoptisch wurde eine epidurale Blutung von C3–S2 reichend festgestellt.

5. Neue Literatur

BRUYN u. BOSMA (1976) zitierten mit Erstaunen die Feststellung von FARQHUAR et al. (1928), daß „...the amount of blood poured into the extradural space is rarely sufficient to produce symptoms...". Diese doch recht bekannten Autoren führten als Ursache für spinale epidurale Blutungen Trauma, Muskelkontraktionen bei Tetanus, Eklampsie, Epilepsie und venöse Kongestion als Folge von Herz- oder Lungenerkrankungen an, und hoben hervor, daß in der gesamten Literatur nicht eine einzelne Beobachtung vorliege, um diese Aussagen zu belegen.

Erst seit 1945 hat, wie BRUYN u. BOSMA (1976) mit Recht bemerkten, eine Explosion von Fallmitteilungen von spinalen epiduralen Blutungen eingesetzt, nach einer 150jährigen

Periode von nur wenigen Beobachtungen. Diese ist eindrucksvoll belegt durch eine Tabelle, die von BRUYN u. BOSMA 1976 veröffentlicht wurde.

PIOTROWSKI et al. (1979) gaben eine Analyse von 124 Fällen von spinalen epiduralen Hämatomen aus dem Schrifttum einschließlich 4 eigener Beobachtungen. Das Syndrom, das vorwiegend im 6. und 7. Lebensjahrzehnt einsetzt, lag bei 3/4 der Patienten der Serie mit plötzlichen heftigen Rückenschmerzen, denen nach einem Intervall von einigen Stunden bis zu mehreren Tagen ein Querschnittssyndrom folgte, vor. Der Liquorbefund war uncharakteristisch. Die Myelographie dagegen zeigte erwartungsgemäß positive Befunde. Bei 28 der Patienten wurde eine Antikoagulantientherapie durchgeführt. Die Hämatome lagen bevorzugt thorakal oder thorakolumbal. Unverzügliche Laminektomie mit Ausräumung des epiduralen Hämatoms erzielte in etwa 50% Heilung und bei 21% eine Besserung.

AUFDERMAUR (1984): Ein 37jähriger Patient klagt nach einer Kraftfahrzeugkollision über Nackenschierzen, im übrigen ist er beschwerdefrei. Einige Stunden später aufsteigende Lähmung und Parästhesie. Nach 2 Tagen Tetraplegie. 21/2 Tage nach dem Unfall Todeseintritt an Atemlähmung. *Sektion:* Kompressionsfraktur von Wirbelkörper, Fraktur von Wirbelbogen und Dornfortsatz C7. Epidurales Hämatom des Wirbelkanals von C1–L1. Kompression von Medulla oblongata und Rückenmark durch die bis 5 mm dicke Blutschicht.

LESOIN et al. (1985) berichteten über eine Serie von 8 Fällen von posttraumatischem spinalen epiduralen Hämatom. Vier der Patienten hatten Frakturen der Halswirbelsäule erlitten, bei den anderen vier lagen keine Schädigungen an der knöchernen Wirbelsäule vor; zwei von ihnen starben nach Antikoagulantientherapie.

Auf die Befunde von SATERNUS (1979) wird verwiesen, die ein wirkliches Bild der Häufigkeit von Gewebeschäden vermitteln.

6. Verlaufsformen

Man kann akute, subaktue und chronische Verlaufsformen unterscheiden. Die meisten Fälle sind akut, subakute Formen treten zwischen einer und 3 Wochen auf, chronische Formen nach mehr als einem Monat. Sie nahmen unter den raumfordernden Prozessen am Rückenmark keine wesentliche Rolle ein.

Aus einer Gesamtgruppe von 177 Beobachtungen verstarben 42 Patienten. Die Mortalität ist demnach 23% (BRUYN u. BOSNA 1976).

Es ist erstaunlich, daß lediglich 9% einer ausgewerteten Serie von 170 spinalen epiduralen Blutungen traumatischer Herkunft sind. BRUYN u. BOSMA (1976) stellten in diesem Zusammenhang die Frage, warum unter den Tausenden von Wirbelfrakturen und Tausenden von Straßenverkehrs- und anderen Unfällen, die täglich in der Welt vorkommen und jährlich publiziert werden, die Zahl der spinalen epiduralen Hämatome weniger als 10 ist (WORTIS u. SHARP 1941). BRUYN u. BOSMA (1976), die beide für viele Jahre in großen Kliniken arbeiteten und jährlich Hunderte von verunfallten Patienten sahen, warfen die Frage auf, warum sie darunter nur eine spinale epidurale Blutung sahen, nämlich bei einem 68jährigen Patienten zwischen C6 und Th2, die sich im Schlaf entwickelt hatte. Es müssen deshalb andere Faktoren als Gewalteinwirkung bei der Entstehung eines spinalen epiduralen Hämatoms mitspielen.

Einen Überblick über die Anzahl der Fallmitteilungen von spinalen epiduralen Hämatomen veröffentlicht zwischen 1800 und 1973 gibt Abb. 53.

Einige Arbeiten berichten von *iatrogen traumatischen spinalen Blutungen* nach *Lumbalpunktion* oder *Katheterisierung* bei *epiduraler Anästhesie* (LILLY u. LEE 1949; FRUMIN u. SCHWARTZ 1952; GINGRICH 1968; BUTLER u. GREEN 1970; JANIS 1972; LERNER et al. 1973).

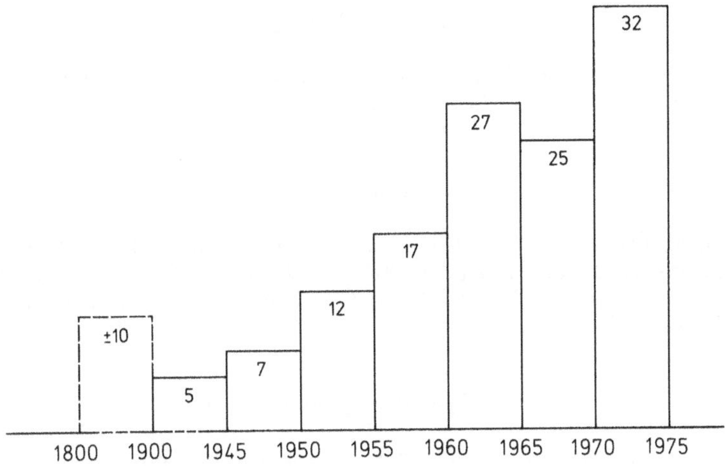

Abb. 53. Anzahl der Fallmitteilungen von spinalen epiduralen Hämatomen, veröffentlicht zwischen 1800 und 1975. (Aus Bruyn u. Bosma 1976)

Von den traumatischen Fällen spinaler epiduraler Blutung müssen einige andere Formen differentialdiagnostisch abgegrenzt werden.

Entsprechende Fälle wurden nach Einführung von Antikoagulantientherapie bei Hämophilie, Leukämie, Polycythaemia vera, Macroglobulinaemia etc. berichtet. Die Literatur findet sich bei Bruyn u. Bosma (1976), auf deren ausführliche Ausführungen ich verweise. In einigen Fällen wurden Beobachtungen bei Patienten mit Bluthochdruck beschrieben. Daneben gibt es eine Gruppe von Patienten, bei denen diese Blutungen spontan vorkommen. Bruyn u. Bosma (1976) heben aber zu Recht hervor, daß der Gebrauch einer solchen Diagnose ein Testimonium paupertatis sei. Natürlich werden auch Bagatelltraumen angeschuldigt.

7. Spontane epidurale Blutungen und Hämatome

Der erste Fall von spontanem epiduralen Hämatom wurde von Jackson im Jahre 1869 beschrieben. Seither wurden etwa 100 Fälle bei Kindern und Erwachsenen mitgeteilt. Die meisten von ihnen treten im Brustwirbelsäulenbereich auf. Meist nehmen sie den dorsalen oder dorsolateralen Anteil im Wirbelkanal ein.

Spontane epidurale Hämatome wurden von Horne u. Mueller (1977) sowie Robertson et al. (1979) mitgeteilt. Das spontane epidurale Hämatom bei einem 6 Jahre alten Mädchen, das Phillips et al. (1981) veröffentlichten, war insofern ungewöhnlich, als es ventral vom Rückenmark lag. Eine Anzahl dieser spontanen epiduralen Hämatome gehen mit solchen Manövern, wie Husten oder Heben von leichten Gegenständen einher. Aber in einigen fehlt jegliche erfaßbare Ursache.

IV. Traumatische spinale epidurale Abszesse und Empyeme

1. Historisches

Eine der frühesten Darstellungen eines spinalen epiduralen Abszesses findet sich bei Morgagni (1796). Weitere frühere Beschreibungen gab Bergamaschi (1820). Dandy (1926), der die entsprechende Literatur auswertete, hob hervor, das 23 von 25 Patienten mit dieser Diagnose verstorben waren.

2. Weitere Literatur

Weitere Mitteilungen stammen von GASUL u. JAFFE (1935), STAMMERS (1938), HEUSNER (1948), HULME u. DOTT (1954).

3. Häufigkeit

RANKIN u. FLOTHOW (1949) stellten aus der Literatur bis 1946 225 Beobachtungen zusammen, KORBIN (1958) fand in der Literatur 270 Fälle. HEUSNER (1948) konnte in einem Zeitraum von 18 Jahren im Boston City Hospital 20 Patienten beobachten und HULME u. DOTT (1954) in 19 Jahren 25 Fälle.

4. Geschlechtsverteilung

Das Verhältnis männlich:weiblich ist 3:1 (RANKIN u. FLOTHOW 1946).

5. Altersverteilung

Es gibt keine Bevorzugung einer bestimmten Altersgruppe, die mitgeteilten Beobachtungen reichen von einem eine Woche alten Säugling bis zu einem 67jährigen Patienten.

6. Lokalisation

Spinale epidurale Abszesse der Halsmarkregion sind selten, da der epidurale Raum dort praktisch nicht vorhanden ist, sie treten hier lediglich in Kombination mit einer Osteomyelitis der Halswirbelsäule auf (HUTTON 1956).

7. Infektionswege

Der epidurale Raum kann durch *Ausbreitung eines lokalen infektiösen Prozesses* oder durch *hämatogene* Aussaat infiziert werden.

Hämatogene Infektionen gehen häufig von infektiösen Hautprozessen, wie Furunkulose, aus. Weitere Quellen sind Otitis med., Nasopharyngitis, Tonsillitis, periodontale Abszesse, urogenitale Infektionen, Appendizitis, Mastoiditis, Phlebitis, puerperale Sepsis etc. Man kann hier auch von einer Sepsis aus einer kryptogenen Infektion sprechen.

Die große Mehrheit der epiduralen Abszesse entwickeln sich aus einer vorher bestehenden Osteomyelitis der Wirbelsäule. Weiters kommen in Frage retropharyngeale Abszesse, kontaminierte Punktionsnadeln, Dekubitusinfektionen etc. Oft ist auch eine traumatisch entstandene Blutung oder ein Hämatom ein guter Nährboden für die Multiplikation der Krankheitserreger.

8. Pathomorphologie

Bei den epiduralen Abszessen kann man äußerst *fulminant* und *akut* verlaufende – es handelt sich um die akuten epiduralen Abszesse – oder aber chronische Verlaufsformen vom Granulomatyp unterscheiden.

Der Abszeß ist fast immer in hinteren Anteilen des epiduralen Raumes lokalisiert, befallen sind gewöhnlich die Thorakal- und Lumbalregion. Der Prozeß kann auf ein Segment beschränkt bleiben oder aber sehr ausgedehnt sein. Die Ausbreitung des infektiösen Prozesses kann auch lateral entlang der Nervenwurzeln durch die Foramina intervertebralia erfolgen.

Die *umgebenden Weichteile* sind gewöhnlich ödematös geschwollen. Eiter kann zwischen den einzelnen Faszien gefunden werden.

Bei *Bestehen einer Osteomyelitis* ist das Periost oft beteiligt und zeigt Öffnungen. Der Knochen ist weich und zeigt Einlagerungen von Eiter. Im epiduralen Raum können alle Formen von granulomatösem Gewebe bis zu größeren Eiteransammlungen gefunden werden. Die Eitermassen sind gewöhnlich von dichten, gut vaskularisierten Fettmassen umgeben.

Bei *mikroskopischer Untersuchung* sieht man, daß die spinale Dura mater in der Umgebung der Läsion verdickt ist und Kapillarsprossungen zeigt. Das Rückenmark zeigt eine ausgeprägte Myelomalazie mit Verflüssigung und Hohlraumbildungen der weißen Substanz. Die *Nervenzellen* sind geschwollen, es besteht eine gliöse Proliferation und entzündliche Reaktion. Thrombosen von intraspinalen Gefäßen sind ausgeprägt vorhanden und verursachen weitere Gewebsschäden. Auch die Venen sind am entzündlichen Prozeß beteiligt.

Bei Vorliegen einer Osteomyelitis können Lücken im Periost bestehen. Der Knochen ist erweicht, Eiter kann sich in der Spongiosa finden. Im epiduralen Raum selbst können sich alle Stadien von größeren Ansammlungen von Eiter bis zu infiziertem granulomatösem Gewebe vorfinden. Der Eiter ist von einer dicken Lage gefäßreichen Fettgewebes umgeben.

Bei etwa 60% der Patienten mit einem extraduralen Abszeß bleibt eine permanente Paraplegie bestehen.

Eine frühe neuropathologische Studie von Browder u. Meyers (1940) ergab, daß bei sieben Autopsien keine Kompression des Rückenmarkes gesehen wurde. In Höhe der epiduralen Abszeßformation fand sich eine Erweichung des Rückenmarkgewebes.

Hancock (1973) berichtete über eine klinische Serie von 49 Patienten mit einem extraduralen spinalen Abszeß, die zwischen Juli 1945 und November 1968 behandelt worden waren. Bei nur 5 der 49 Patienten lag in der Vorgeschichte eine Gewalteinwirkung vor, bei 3 weiteren Patienten mußte an eine solche Möglichkeit gedacht werden.

V. Traumatische spinale subdurale Blutungen und Hämatome

1. Einführung

Die spinalen subduralen Hämatome sind seltene Ereignisse, sie sind seltener als spinale epidurale Hämatome. Aus der Serie von Klaue (1948) von 130 Autopsien von Rückenmarkverletzungen zeigten lediglich drei ausgeprägte spinale subdurale Hämatome; keiner der Fälle verursachte eine Kompression des Rückenmarks. Sie werden gewöhnlich bei *schweren traumatischen Rückenmarkverletzungen* gefunden, meist in *Verbindung mit Wirbelbrüchen* (Franco u.

Alayza 1948; Albertengo 1953; Sanchez-Juan u. Lopez Escobar 1964; Edelson 1976) oder auch nach *leichten Gewalteinwirkungen* (Rader 1955; Ainslei 1958; Stewart u. Watkins 1969; Anagnostopoulos u. Gortvai 1972). *Oft ist die subdurale Blutung noch von einer subarachnoidalen begleitet.* Es können *akute* und *chronische Verläufe* vorkommen.

Jede offene Rückenmarkverletzung ist von einer mehr oder weniger ausgedehnten subduralen Blutung begleitet, die weniger den Gefäßen der Dura als den Gefäßen der verletzten weichen Häute und der Rückenmarkswunde entstammt. Die Blutung bleibt im allgemeinen nicht auf das engere Verletzungsgebiet beschränkt; sie reicht meist weiter nach distal. Sie wird nur selten raumbeengend, und dies geschieht am ehesten im Zervikalbereich. Jedoch wirken am Rückenmark wegen der engen Raumverhältnisse bereits kleinere Blutungen raumbeengend. Sie führen zu ungleich schwereren Komplikationen als am Gehirn, vergleichbar den Schäden, die durch Kompression von Venen und Arterien, die dem Rückenmark aufliegen entstehen. Das im Gebiet der Rückenmarkswunde relativ schnell entstehende perifokale Ödem verstärkt die Raumbeengung.

2. Verletzungsmechanismen

Traumatische spinale subdurale Blutungen können auftreten: (1) Nach *geringfügigen traumatischen Gewalteinwirkungen*, wie *Stürze* auf das *Gesäß* oder andere *leichte Stürze*, etwa auf den *Rücken* (Rader 1955; Schaake u. Schafer, 2 Fälle, 1970; Jellinger 1972; Zilkha u. Nicoletti 1974; Paredes et al. 1981), und (2) nach *schweren Wirbelsäulenverletzungen*, wie *Frakturen* von *Wirbeln*, sowohl akute als auch subakute Verlaufsformen können vorliegen (Franco u. Alayza 1948; Sanchez-Juan et al. 1964). Bei einem Patienten von Russell u. Mangan (1980) war die spinale subdurale Blutung die Folge eines Ausrisses des Plexus brachialis und (3) iatrogen nach Lumbalpunktionen (Franco u. Alayza 1948; Rader 1955; King u. Glas 1960; Kirkpatrick u. Goodman 1975; Guttman 1977; Hurt et al. 1977).

3. Das spinale subdurale Hämatom nichttraumatischer Genese

Das spinale subdurale Hämatom nichttraumatischer Genese ist ebenfalls selten. Edelson (1976) hob hervor, daß es lediglich 25 Fallmitteilungen von spinalem subduralem Hämatom in der Literatur gäbe, die nicht mit anderen traumatischen Schäden kombiniert vorkamen.

Spinale subdurale Hämatome sind oft mit Störungen der Blutgerinnung vergesellschaftet. Die Blutgerinnungsstörungen können *primär* sein (Schiller et al. 1948; Wolcott et al. 1970; Cromwell et al. 1977) oder *sekundär* als Folge von Antikoagulation oder Chemotherapie (Lizuka 1972; Cloward u. Yuhl 1975; Edelson 1976; Guthikonda et al. 1979; Silverstein 1979; Vinters et al. 1980).

Nichttraumatische spinale subdurale Blutungen können auftreten: (1) Als *spontane Blutungen*, gewöhnlich in der *mittleren* und *unteren Thorakalregion* (Ainslee 1958; Banach 1970; Anagnostopoulos u. Gortvai 1972; Brandt 1980), (2a) *iatrogen* nach *Lumbalpunktion* (Carrea et al. 1954; Gutterman 1977; Hurt et al. 1977; Dunn et al. 1979; Masden et al. 1979 sowie Gaspar et al. 1982),

(2b) nach *wiederholten Lumbalpunktionen* (LOMBARDI u. PASSERINI 1964), (2c) nach *Lumbalpunktion* bei *gleichzeitiger Antikoagulationstherapie*, (2d) nach Punktion für *Lumbalanästhesie* (CARREA et al. 1954), (2e) nach *Lumbalpunktion* bei einem *leukämischen Kind* (WOLCOTT et al. 1970), (2f) nach *Lumbalpunktion* einer Gruppe von Patienten, die an einer *Thrombozytopenie* infolge bösartiger Tumoren und/oder entsprechender Chemotherapie litten (WOLCOTT et al. 1970; EDELSON et al. 1974; EDELSON 1976), (3) bei Patienten mit *Hämophilie* (SCHILLER et al. 1948; ALAJUANINE et al. 1949), (4) als *Komplikation* bei *Antikoagulantientherapie* (CLOWARD u. YUHL 1955; TRICOT et al. 1964; DE ANGELIS 1972; GUTHIKONDA et al. 1979; VINTERS et al. 1980; RUSSELL et al. 1980) sowie äußerst selten bei Vorliegen eines spinalen Angioms (GUY et al. 1979).

4. Auftreten spinaler subduraler Hämatome bei Patienten mit Lumbalpunktionen

Lumbalpunktionen können zu spinalen subduralen Hämatomen führen bei Patienten, die keine Blutgerinnungsstörungen aufweisen (FRANCO u. ALAYZA 1948; RADER 1955; KING u. GLAS 1960; KIRKPATRICK u. GOODMAN 1975; GUTTERMAN 1977; HURT et al. 1977).

Lumbalpunktionen können aber auch Patienten mit einer Thrombozytopenie oder solchen, die mit Antikoagulantien behandelt werden, zu spinalen subduralen Hämatomen führen (EDELSON et al. 1954; EDELSON 1976).

RUSSEL u. BENOIT, die 1983 die Literatur durchsahen, berichteten über 58 Fälle. Ätiologisch fanden sich neben Gewalteinwirkungen Fälle, die nach chirurgischen Eingriffen in dieser Region auftraten, die Folge von arteriovenösen Mißbildungen waren, als auch bei Lebererkrankungen, Antikoagulantientherapie und Lumbalpunktionen vorkamen (Tabellen 3, 4).

5. Pathomorphologie

Bei *morphologischer Untersuchung* sieht man gewöhnlich, daß das Rückenmark vollständig von der Blutung umgeben ist. Das Rückenmark kann kompri-

Tabelle 3. Verursachende Faktoren bei 57 in der Literatur mitgeteilten Fällen von spinalem subduralem Hämatom. (Aus RUSSEL u. BENOIT 1983)

Verursachender Faktor	Anzahl der Fälle
Dyskrasie des Blutes	12 (8)
Antikoagulantien	9 (4)
Geringfügiges Trauma	9
Lumbalpunktion	8
Schweres Trauma	10
Spontan	5
Gefäßmißbildung	2
Operative Eingriffe	2
Total	57

Die Zahlen in Klammern enthalten solche Fälle bei denen auch eine Lumbalpunktion vorgenommen wurde.

Tabelle 4. Alter bei Einsetzen der Symptome von 46 in der Literatur mitgeteilten Fällen von spinalem subduralem Hämatom. (Aus RUSSEL u. BENOIT 1983)

Alter in Jahren	Anzahl der Fälle
0–10	6
11–20	7
21–30	4
31–40	5
41–50	5
51–60	7
61–70	10
71–80	2
Total	46

miert sein, und eine aufsteigende Degeneration besteht in den Hirnsträngen oberhalb der Blutungen (EDELSON et al. 1974). Nach längeren Bestehen liegen *Organisationsstadien* vor. Sie gleichen denen am Gehirn. *Endzustände* sind Pigmenteinlagerungen in der Dura, in den Pseudomembranen oder in der Duraschwarte, die im Vergleich zu der des Gehirns, anscheinend wegen der günstigen Resorptionsverhältnisse, nur sehr schwach pigmentiert ist.

6. Klinische Befunde

Es gibt kein typisches klinisches Syndrom und keinen typischen radiologischen Befund.

7. Lokalisation

Die spinalen subduralen Hämatome finden sich gewöhnlich, mit Ausnahme der traumatischen, durch eine Lumbalpunktion verursachten, im Bereich zwischen unterer Brust- und oberer Lendenwirbelsäule (Tabelle 5).

Tabelle 5. Lokalisation der Läsionen in 45 in der Literatur mitgeteilten Fällen von spinalem subduralem Hämatom. (Aus RUSSEL u. BENOIT 1983)

Lokalisation	Anzahl der Fälle
Zervikal	5
Zervikothorakal	2
Thorakal	10
Thorakolumbal	16
Lumbal	4
Lumbosakral	2
Sakral	1
Thorakosakral	5
Total	45

VI. Traumatische Meningitis spinalis purulenta und subdurale Abszesse

Rückenmarkswunden führen weit weniger häufig als die Hirnwunden zu einer *eitrigen spinalen Leptomeningitis* (FOERSTER 1929; SPATZ 1941; KLAUE 1948). KLAUE fand bei 85 offenen Rückenmarkswunden des 2. Weltkrieges 17mal (20%) eine Meningitis spinalis purulenta und 5mal eine stärkere Eiteransammlung im Subduralraum. NOETZEL (1943) fand dagegen bei Hirnschußverletzungen des 2. Weltkrieges in 75% eine eitrige Meningitis. Ein subdurales Empyem, die Ansammlung von Eiter unter der Dura, entwickelt sich aus der Infektion einer subduralen Blutung.

VII. Arachnoiditis chronica adhaesiva cystica

Unter der Arachnoiditis chronica adhaesiva cystica werden pathomorphologische Prozesse zusammenfassend beschrieben, die keine einheitliche Ätiologie haben. Es kommt zu chronischen entzündlichen Prozessen in der Arachnoidea, die zu einer bindegewebigen Verdickung führen und Verwachsungen mit der Pia und der Dura mater nach sich ziehen können. Das Endstadium stellen umschriebene oder flächenhaft ausgedehnte Schwartenbildungen dar, an der alle Rückenmarkshäute beteiligt sind. Die wesentlichen Folgen sind Kompressionsfolgen am Rückenmark und Zirkulationsstörungen des Liquors.

Eine *fokale posttraumatische Arachnoiditis* kann sich nach penetrierenden Verletzungen der Wirbelsäule entwickeln, oft noch Monate und Jahre nach einer Schußverletzung (AMITANI et al. 1976; STAMFORTH u. WATT 1982; WU 1986). Es bilden sich reaktiv extradural und intradural gelegene Formationen von fibrösem Gewebe, das auf das Rückenmarksgewebe im Sinne einer Druck- oder Zugwirkung oder Verdrängung einwirkt.

In einzelnen Fällen kommt es lediglich zu einer Verklebung zwischen der Arachnoidea und der Pia. Die Folge ist eine mit Flüssigkeit gefüllte Zyste (*Arachnoidalzyste* oder *Arachnoiditis cystica circumscripta*). Der Inhalt dieser Zysten hat einen größeren Eiweißgehalt als der Liquor (ZEHNDER 1938).

Das Krankheitsbild wurde im Jahre 1909 von OPPENHEIM u. KRAUSE als raumfordernder Prozeß, als *Arachnitis spinalis adhaesiva*, beschrieben und von den eigentlichen Tumoren abgegrenzt.

Ätiologisch kommen eine Reihe von Prozessen vor: (1) *Infektionen* und *septische Prozesse*, (2) *lokale umschriebene Infektionen der Wirbelsäule*, (3) *intravertebrale Tumoren* und (4) *Gewalteinwirkungen gegen Wirbelsäule* und/oder *Rückenmark*. Es unterliegt keinem Zweifel, daß entzündlich-infektiöse Prozesse ätiologisch von besonderer Bedeutung sind. Der Beweis einer traumatischen Entstehung der Arachnoiditis chronica adhaesiva cystica kann jedoch als gesichert gelten.

Die Zysten, die eine verschiedene Größe haben können, wirken als raumfordernde Prozesse auf das Rückenmark ein und führen zu Verdrängungserscheinungen. In den meisten Fällen ist eine operative Intervention notwendig, sie können andererseits einen Zufallsbefund bei einer Autopsie darstellen.

VIII. Traumatische spinale subarachnoidale Blutungen

Traumatische spinale subarachnoidale Blutungen am Rückenmark sind sehr selten, können aber so groß werden, daß sie raumfordernd sein können und Rückenmark oder Cauda equina komprimieren. Sie kommen gewöhnlich in Kombination mit anderen traumatischen Schäden vor. Sie wurden nach Lumbalpunktion beschrieben (RENGACHARY u. MURPHY 1974; KING u. GLAS 1960). Vgl. auch S. 268 u. 280, ausgedehnte Blutungen entwickelten sich bei den Affen, die einer indirekten Gewalteinwirkung in den −Gx und +Gx Vektorrichtung ausgesetzt waren und bei denen es bei bestimmten Maximalbeschleunigungen des Schlittens zu vollständigen Durchtrennungen des Rückenmarks zwischen unterer Medulla oblongata und oberem Halsmark mit Zerreißung beider A. vertebrales kam. Die subarachnoidalen Blutungen dehnten sich bei einigen Tieren flächenhaft bis in die Cauda equina aus.

F. Gedeckte Verletzungen des Rückenmarks

In der Mehrzahl der Fälle ist außer dem Rückenmark auch die Wirbelsäule zumindest geringfügig verletzt. Es unterliegt jedoch keinem Zweifel, daß schwere Rückenmarksschäden bei völlig intakter Wirbelsäule vorkommen können. Umgekehrt kommen auch schwere Wirbelsäulenverletzungen ohne Rückenmarksschäden vor.

Die gedeckten Rückenmarksschäden sind, mit Ausnahme der oberen Halsmarkschäden, nur selten die direkte Todesursache (KLAUE 1948). In Fällen von kurzer Überlebenszeit trat der Tod durch komplizierende schwere Verletzungen von Thorax und Abdomen u. a. ein, und in Spättodesfällen in der Regel durch septische Prozesse bei hochgradiger Kachexie.

I. Die sogenannte Rückenmarkserschütterung (Commotio spinalis)

Es scheint mir angebracht, den Ausführungen über die *Commotio spinalis* einige Definitionen und Begriffsbestimmungen seit dem letzten Viertel des letzten Jahrhunderts in chronologischer Ordnung ohne Kommentar voranzustellen.

Der Begriff „Concussion (Erschütterung) des Rückenmarks" wurde von John ABERCROMBIE 1828 eingeführt. Weitere Mitteilungen machten MAYO 1836 und OLIVIER D'ANGIERS 1837.

Der Begriff *Rückenmarkserschütterung* wurde von OBERSTEINER im Jahre 1879 geprägt. Er sprach, wohl durch Erfahrung aus dem Feldzug in Bosnien bestärkt, von „Rückenmarksveränderungen bei intakter Wirbelsäule". Die Rückenmarkserschütterung ist das, „was auftritt, wenn durch eine einzige heftige Einwirkung, welche die Wirbelsäule direkt oder indirekt trifft, die Funktionen des Rückenmarks alteriert werden, ohne daß sich in diesem Organ bald nach dem Einwirken der äußeren Gewalt gröbere anatomische Veränderungen nachweisen oder annehmen lassen". Dieser Autor hob „eine direkte zerstörende Wirkung auf bestimmte Nervenelemente" hervor. Granatexplosionen waren angeblich oft die Ursache. Die Vorstellung von OBERSTEINER war, daß die physikalischen Kräfte in den perivaskulären Raum und den Zentralkanal fortgeleitet werden und eine Liquoroszillation und dadurch Risse verursachen.

Um eine Commotio spinalis zu diagnostizieren, genügt es nicht, wie LEYDEN (1878) und LHERMITTE (1921) äußerten, daß die Wirbelsäule intakt sein müsse. Denn wir wissen, daß in vielen Fällen bei völlig intakter Wirbelsäule schwere bis schwerste traumatische pathomorphologische Befunde am Rückenmark vorliegen können. Diese Problematik ist eingehend auf S. 485 diskutiert worden. *Das Intaktbleiben der Wirbelsäule ist demnach kein Argument, um eine Commotio spinalis zu diagnostizieren.*

HARTMANN (1900) sprach bei der Rückenmarkserschütterung von einem „akut heilbaren Zustand von Funktionsstörung" des gesamten Rückenmarks oder einer Teilregion desselben.

Die erste experimentelle Studie wurde von SCHMAUS (1890) mitgeteilt: Wiederholte Schläge gegen eine Platte, die auf dem Rücken von Meerschweinchen und Kaninchen befestigt war, erzeugten umschriebene Erweichungen und systematische Degeneration im

Rückenmark. Die Gewebeschäden lagen meist an der Stelle der Gewalteinwirkung, aber sie waren auch in grauer und weißer Substanz verteilt zu finden.

Versuche mit wiederholter Gewalteinwirkung können nicht zur Erklärung des Mechanismus der Commotio spinalis herangezogen werden. Die aufgetretenen morphologischen Befunde dürfen zur Erklärung einer Commotio spinalis nicht herangezogen werden.

Alfons JAKOB (1919) schrieb: „Schon aus den experimentellen Befunden ging klar hervor, daß die Übergänge zwischen Contusio und Commotio durchaus fließend sind, und daß die kommotionellen Ausfallserscheinungen eine durchaus greifbare organische Unterlage haben".

Dem Konzept, daß es fließende Übergänge zwischen einer Commotio spinalis und einer Contusio spinalis gebe, muß entschieden widersprochen werden. In gleicher Weise wie bei der Commotio cerebri handelt es sich bei der Commotio spinalis um eine klinische Diagnose. Bei der Contusio spinalis liegen, in Analogie zur Contusio cerebri primärtraumatische Gewebeschäden vor, es handelt sich demnach dabei um eine morphologische Diagnose. Es bestehen keine Übergänge zwischen beiden Entitäten. Liegt ein primärtraumatischer Gewebeschaden vor, darf nicht mehr von einer Kommotio gesprochen werden!

Den Gedankengängen von Alfons JAKOB folgen wir weiter: „Wenn ich den klinischen und anatomischen Befund kurz überblicke, so ergibt sich folgendes: Ein Soldat erleidet nach einem Durchschuß durch den Bauch in der Höhe des 12. Brustwirbels eine motorische und sensible Lähmung, deren Sitz vom Lumbalsegment III an nach abwärts verlegt werden muß, und welche nach den klinischen Symptomen auf eine Affektion mehrerer Rückenmarkssegmente, verschieden hochgradig in verschiedener Höhe hinweist. Das im allgemeinen stationäre Krankheitsbild wird durch den plötzlichen Tod an einem geplatzten traumatischen Aortenaneurysma abgeschlossen. Die Sektion ergibt nur eine Schußzertrümmerung des linken Querfortsatzes des 12. Brustwirbels und bei unverletzter Dura und erhaltener Rückenmarkskonfiguration eine herdförmig begrenzte, nur ganz wenig sichtbare fleckige Färbung des Grauen im unteren Lumbal- und oberen Sakralmark. Erst die mikroskopische Untersuchung konnte die Schwere der Veränderungen feststellen. Diese bestehen in einer ganz diffusen Nervenfaserdegeneration im Weiß des oberen Sakral- und unteren Lumbalmarkes, verbunden mit starker Quellung und ödematöser Durchtränkung des Gewebes. Die Randzone ist jeweils am meisten befallen. Ferner finden sich zahlreiche kleinere Nekroseherde in der grauen Substanz dieser Rückenmarkshöhen und zwar vornehmlich lokalisiert an der Grenze zwischen Grau und Weiß. Außerdem zeigt die dortige graue Substanz diffuse Parenchymveränderungen, die in Ganglienzellenentartungen und Gliawucherungen ihren deutlichen Ausdruck finden. Vereinzelt frische kleine Blutaustritte liegen zerstreut in der grauen Substanz, die Blutgefäße sind erweitert. Stellenweise sind auch die hinteren Wurzeln, namentlich an ihrer Eintrittszone entartet. Die Pia zeigt hyperplastische Wucherungserscheinungen und ist vielerorts mit dem Rückenmark verklebt".

JAKOB schreibt weiter: „Es ist kein Zweifel, daß die histologischen Feststellungen die neurologischen Ausfallssymptome völlig erklären. Das Bemerkenswerte dieses Falles liegt darin, daß die schweren Strukturveränderungen ohne direkte Verletzungen des Wirbelkanals und des Rückenmarks selbst zustande kommen konnten. Daher haben wir hier einen jener seltenen Fälle vor uns, bei denen nur durch eine Erschütterung der Wirbelsäule und des Rückenmarks eine derartig schwere traumatische Schädigung der Rückenmarkssubstanz ausgelöst worden ist". Weiter heißt es bei Alfons JAKOB: „Auch die mikroskopischen Bestätigungen der aus der Eigenart des klinischen Befundes zu folgernden anatomischen Veränderungen bleiben am Menschenmaterial nicht aus. Derartige histologische Befunde haben uns u.a. BORST (1917), LICEN (1917), HENNEBERG (1915), BOETTIGER 1915), REDLICH (1917) mitgeteilt. In all diesen Veröffentlichungen sind die schweren Parenchymveränderungen hervorgehoben, die sich im Weiß, namentlich aber im Grau des Rückenmarks auffinden ließen, und die weitgehende Übereinstimmung zeigen mit den anatomischen Ergebnissen früherer experimenteller Arbeiten über das Erschütterungsproblem".

Zusammenfassend kann kurz festgestellt werden, daß diese von JAKOB (1919) mitgeteilte Beobachtung nicht als eine Commotio spinalis bezeichnet werden kann und darf.

SCHMAUS (1901) definierte, daß nach Rückenmarkserschütterungen eine „molekuläre Alteration der Nervenelemente" bestehe, die unter anderem auch zu einer anämischen Erweichung führen könne. Beobachtungen mit erheblichen Blutungen schloß SCHMAUS jedoch aus.

FOERSTER (1929) vertrat die Ansicht, daß mit der zur Verfügung stehenden histologischen Technik pathomorphologische Veränderungen bei der Commotio spinalis nicht erkennbar seien.

ROSSI (1931) schrieb, daß „die Rückenmarkserschütterung in Fällen die Entstehung von Höhlen erheblicher Größe zur Folge habe, die von den syringomyelischen leicht zu trennen seien", weiter daß „zu den Läsionen kommotioneller Natur eine echte Hämatomyelie gerechnet werden müsse, die seltener als die sog. primitive Nekrose (Myelomalazie) sei".

MARBURG (1936) hob hervor, „daß das kurzdauernde, das absolut vorübergehende, heilbare, das charakteristische ist, daß man die Erschütterung wohl von anderen Prellschädigungen des Rückenmarks trennen müsse". Einzig maßgebend müsse die spontane rasche Rückbildung der Erscheinungen sein. Er hob hervor, daß selbst mikroskopisch nachweisbare Veränderungen des Rückenmarks reversibel sind, und daß es infolgedessen unmöglich ist, eine reine Kommotio von solchen Veränderungen zu differenzieren. „Wenn man pathologisch-anatomisch den Ablauf einer Blutung oder Erweichung, die klinische Erscheinungen hervorrufen, verfolgt, so erscheint es unmöglich, daß eine Funktionsstörung des Organs, die auf derartige Veränderungen beruht, innerhalb von 24 h z. T. vollständig zurückgehen kann."

Nach der Auffassung von BODECHTEL u. GUTTMANN (1929) ist die „Rückenmarkserschütterung charakteristisch durch die kurze Dauer und die spontane, rasche völlige Zurückbildung der Erscheinungen, trotz der anfänglichen Schwere". Auch hier stellt sich die Frage, Rückbildung welcher Erscheinungen.

Liest man die verschiedenen Definitionen der Commotio spinalis, so zeigt sich zunächst, daß keine Übereinstimmung hinsichtlich seines Begriffsinhaltes besteht. Es werden einerseits inhomogene morphologische Befunde unter dem Terminus zusammengefaßt, andererseits wird von einigen Autoren, wie HARTMANN (1900), FOERSTER (1929) oder BODECHTEL u. GUTTMANN (1929) die Reversibilität der Erscheinungen zu Recht hervorgehoben. Es wird aber von keinem dieser Autoren definiert, welche Erscheinungen es sind, die sich zurückbilden.

Bei der Besprechung der *Commotio cerebri* (*Hirnerschütterung*) führte ich aus, daß es sich einmal um ein *klinisches Syndrom* handelt, dem zum anderen kein faßbares morphologisches Substrat zugrunde liegt, daß der Vorgang bei Anwendung der heute gebräuchlichen lichtmikroskopischen Technik „spurlos" ist (SPATZ). Die wesentlichen Kardinalsymptome bei der Commotio cerebri sind die im Augenblick der Gewalteinwirkung einsetzende Bewußtlosigkeit und der unmittelbare Tonusverlust.

Auch die *Commotio spinalis* (*Rückenmarkserschütterung*) ist als eine *klinische Diagnose* zu verstehen. Schon aus OBERSTEINERS (1878) Definition geht hervor, daß bei diesem Syndrom die Gewalteinwirkung nicht zu Verletzungen der Wirbelsäule führt. Die *Funktionen des Rückenmarks dürfen nur in flüchtiger reversibler Weise betroffen werden, ohne daß sich faßbare anatomische Veränderungen nachweisen oder vermuten lassen.* Das Hauptkriterium für die Rückenmarkserschütterung besteht in der Tatsache, daß sich die Ausfälle nervöser Funktionen nach kurzer Zeit völlig zurückbilden. *Demzufolge kann die Definition von* SPATZ, *daß der Hirnerschütterung ein spurloser Vorgang zugrunde liegt, auf die Rückenmarkserschütterung übertragen und angewandt werden.* Ich habe weiter oben hervorgehoben, daß solche Kardinalsymptome bei der Hirnerschütterung, nämlich Bewußtlosigkeit und Tonusverlust, bei der Rückenmarkserschütterung, wie zu erwarten, fehlen. Man spricht hier lediglich von flüchtigen und reversiblen Funktionsstörungen. Mir scheint der Hinweis interessant, daß bisher noch kein Autor definiert hat, worin denn diese flüchtigen und reversiblen Funktionsstörungen bestehen. Es fällt also auf, wie unscharf dieser Funktionsausfall definiert ist. Fragen wir zunächst, worin ein solcher bestehen könnte. Das Rückenmark leitet sowohl zentrifugale und zentripetale Impulse vom Gehirn zur Körperperipherie als auch umgekehrt. Außerdem enthält die graue Substanz des Rückenmarks Nervenzellen für die motorische Innervation (2. Neuron) der Muskulatur. Es sind also, sehr grob gesprochen, 3 Systeme, die betroffen sein können; im Rückenmark verlaufende zentrifugale und zentripetale Bahnsysteme und ein dem Rückenmark eigenes motorisches System. Als Kardinalsymptome eines Funktionsausfalles bei der Commotio spinalis wären demnach motorische und/oder sensible Störungen möglich. Eine Bewußtlosigkeit kann nicht angenommen werden, wohl aber eine Art Tonusverlust infolge Ausfalles motorischer Funktionen. Bei der im vorhergehenden erfolgten Beschreibung des „möglichen" Syndroms der Commotio spinalis handelt es sich um eine theoretische Idealisierung eines möglichen Syndroms, nicht eines wirklich beobachteten. Übereinstimmung liegt nur darin, daß alle Funktionsausfälle, welcher Art sie auch sein mögen, flüchtiger und reversibler Natur sind.

Döring (1955), der sich auf Ricker (1921) stützt, meint, daß unmittelbar nach der Gewalteinwirkung keine anatomisch faßbaren Alterationen nachweisbar sind, daß aber infolge funktioneller Störungen, vor allem der innervierten Gefäße, dennoch Gewebeveränderungen auftreten, die man von den unmittelbaren Zerstörungsfolgen (Kontusionen) unterscheiden könne. Mit anderen Worten: Nach Dörings Auffassung bildet sich eine kreislaufbedingte, sekundärtraumatische Veränderung bei Fehlen jedweder primärtraumatischer Schäden aus. Ich halte dies für unwahrscheinlich und weiß keinen Fall, der diese Auffassung stützen würde, nämlich, daß eine Gewalteinwirkung auf die Wirbelsäulen-/Rückenregion infolge funktioneller Störungen, vor allem der innervierten Gefäße, einen morphologischen Befund erzeugen könne. Es müßte also angenommen werden, daß die angeschuldigten Kreislaufstörungen lediglich reversible Funktionsstörungen, nicht dagegen faßbare morphologische Veränderungen hervorrufen. Diese wenigen Ausführungen zeigen eigentlich deutlich, auf welch unsicheren theoretischen Erörterungen dieses Syndrom letztlich beruht. Es handelt sich um eine Gedankenspielerei mit Kategorien, Theorien, Befunden und deren Kombination zu Pseudowahrheiten.

Klaue diskutierte eine Beobachtung von Staffeldt (1963), wo im Augenblick der Gewalteinwirkung ein totales Querschnittssyndrom auftrat, das 81 h überlebt wurde. Die ausgedehnten Nekrosen, kleinere Blutungen und Ödembildungen wurden im Sinne Dörings als Kommotionsfolge verstanden, sind aber nicht mit histologischen Abbildungen belegt. Ein morphologischer Befund schließt aber die Diagnose Commotio sowohl spinalis und auch cerebri aus.

Die Diagnose der Rückenmarkserschütterung könnte nur dann mit einiger Berechtigung gestellt werden, wenn als Folge von Gewalteinwirkung in der Wirbelsäulen-/Rückenregion eine temporäre, flüchtige und reversible Unterbrechung physiologischer Funktionen des Rückenmarks vorliegt, ohne daß ein klinischer oder röntgenologischer Hinweis auf eine Knochenverletzung nachweisbar ist. Die klinische Symptome müßten sich nach wenigen Stunden zurückgebildet haben. In den wenigen Fällen, wo sich die Rückbildung über Monate verzögert, ist Zweifel an der Richtigkeit der Diagnose Rückenmarkserschütterung angezeigt. Mit feingeweblicher Untersuchung solcher Patienten kann man nicht rechnen, da dieselben nicht sterben. Vielleicht geben diese Überlegungen Anlaß, daß mögliche Fälle von sog. Commotio spinalis, sollte es sie wirklich geben, in Zukunft unter Kenntnis der Probleme genauer geschildert werden. Um die eigene Ansicht noch einmal deutlich zu machen: Wie die klinische Diagnose einer Commotio spinalis theoretisch aussehen könnte, wurde erläutert; ob es dieses Syndrom in der Medizin wirklich gibt, weiß man nicht. Ich bezweifle es.

II. Contusio spinalis

1. Einführung

Die Contusio spinalis, wie die Contusio cerebri, ist wiederum eine morphologische Diagnose. Hervorzuheben ist jedoch, daß im Gehirn die Rinde (oder graue Substanz) an der Hirnoberfläche liegt, und das Marklager in der Tiefe, während im Rückenmark die graue Substanz im Inneren des Rückenmarks liegt, die von den weißen Strangarealen umgeben ist. Die einwirkende Gewalt im Gehirn trifft demnach zuerst die Hirnrinde (graue Substanz), kann auf das subkortikale Marklager oder das tiefe Marklager übergreifen, während am Rückenmark die Gewalt zunächst auf die äußere weiße Substanz einwirkt, während sich die graue Substanz im Inneren dieser Formation befindet.

Im Beitrag, der sich mit den traumatischen Hirnschäden befaßt, habe ich in dem Kapitel über die sog. Rindenprellungsherde ausdrücklich darauf hingewiesen, daß die kausale und formale Pathogenese dieser traumatischen Gewebeschäden nicht einheitlich ist. Es gibt vielmehr eine Reihe von verschiedenen posttraumatischen Gewebeschäden, für die der Ausdruck Rindenprellungsherde (im Englischen cortical contusion) gebraucht wird. Ich spreche deshalb seit Jahren von sog. Rindenprellungsherden, um auszudrücken, daß einige Gruppen gar nicht sog. Prellherde sind, sondern daß man andere Mechanismen zu ihrer Erklärung heranziehen muß.

Es gibt sicherlich echte Prellherde, echte Kontusionen, bei denen eine umschriebene lokale Gewalt auf die Großhirnrinde einwirkt. Das ist der Fall bei einem Impressionstrauma, bei dem Knochenfragmente auf das unterliegende Gehirn einwirken; in vielen Fällen übt das Fragment eine längere Druckwirkung auf die Großhirnrinde mit dem subkortikalen Marklager aus, bis eine operative Versorgung vorgenommen wird. Wirkt ein Objekt, etwa ein Knochenfragment, für längere Zeit umschrieben auf die Großhirnrinde ein, so liegt ein *echter Rindenprellungsherd* sui generis vor, man darf in einem solchen Fall aber auch von einer *traumatischen Nekrose* (*Kontaktnekrose*) sprechen. Ähnlich ist der Mechanismus auch beim äußeren Prellschuß, bei dem ein Geschoß umschrieben auf die Schädelkonvexität einwirkt. Die unterhalb der Auftreffstelle des Geschosses gelegene Großhirnrinde zeigt hier echte Prellherde als Folge der Geschoßeinwirkung auf den Schädelknochen.

Eine andere Mechanogenese haben die sog. *gleitenden Kontusionen* (im Englischen *gliding contusions*), mit denen sich VOIGT eingehend befaßt hat. Ähnliche Gewebeschäden haben UNTERHARNSCHEIDT u. HIGGINS (1969) bei Affen beschrieben, denen eine erhebliche Rotationsbeschleunigung des Schädels mit dem *Head Acceleration Device II* (*HAD II*) erteilt wurde. Diese Schäden der Großhirnrinde und des subkortikalen Marklagers sind die Folge von Rotationsbeschleunigung des Kopfes. Während dem Schädel ein Drehmoment erteilt wird, vermag das Gehirn infolge seiner Schwerkraft der plötzlichen Drehbewegung nicht zu folgen. Es werden Brückenvenen und Hirnnerven überdehnt, und es kann zu Blutungen aus Gefäß- und Gewebsrissen kommen. Die feingeweblichen Alterationen in der Großhirnrinde und im subkortikalen Marklager zeigen ein anderes Schadensmuster als man es beispielsweise bei sog. Rindenprellungsherden im Gegenstoßbereich (Contrecoup-Läsionen) sieht. Es kommt hier im wesentlichen zu Ausrissen und Abrissen von intrakraniellen Gefäßen. Diese Gewebeschäden gleichen denen, die VOIGT beim Menschen beschrieben hat. Während die Gewebeschäden bei den sog. Rindenprellungsherden im Contrecoupbereich (sie sind ja keine Prellherde!) „zylindersymmetrisch" auftreten, liegen die traumatischen Alterationen bei Rotationsbeschleunigungen „radiärsymmetrisch". Ich verweise hier auf die eingehenden Erläuterungen im Kapitel über die Schädelhirnverletzungen, vgl. Bd. 13/VI/A.

Bei den sog. Rindenprellungsherden im Gegenstoßbereich handelt es sich mit Sicherheit *nicht* um Prellherde, da sie in Zonen auftreten, in denen reduzierter Druck herrscht; das Gehirn stößt hier nicht an den Schädelknochen, daher keine Prellung, sondern entfernt sich vom Knochen, zieht sich zurück (SELLIER u. UNTERHARNSCHEIDT 1963). Die pathomorphologischen Alterationen par Contrecoup wurden als Folge einer Kavitationswirkung zu erklären versucht (GROSS 1958; SELLIER u. UNTERHARNSCHEIDT 1963).

Alle die für das Gehirn angeführten schädigenden Maßnahmen, wie sie zur Erklärung der gleitenden Kontusion oder der Läsionen im Contrecoup herangezogen werden können, sind für das Rückenmark nicht anwendbar. Denn hier gibt es nur die *echten Stoß-* und *Prellherde*.

Die einwirkende Gewalt wirkt entweder auf die Wirbelsäule ein und teilt sich dann dem Rückenmark mit, oder, was wohl der übliche Mechanismus ist, die einwirkende Gewalt, sei es ein Geschoß, Granatsplitter oder ein Knochenfragment, bedingt durch Frakturen mit Dislokation eines Wirbelkörpers, bewirkt die spinale Kontusion. Man spricht im Englischen auch von einem *Crush injury* des *Rückenmarks*, wenn die einwirkende Gewalt zu einer ausgedehnten Zerstörung des Rückenmarks führt. Es ergeben sich bei der Gewalteinwirkung wiederum zwei Möglichkeiten: Einmal kann es zu einer Rückenmarkskontusion kommen, bei der das einwirkende Objekt nur kurzfristig das Rückenmarksgewebe berührt, zum anderen kann ein Geschoß- oder Knochenfragment einen dauernden Druck auf das unterliegende Rückenmarksgewebe ausüben. Sicherlich handelt es sich beim zweiten Fall auch um eine Prellung oder Kontusion des Rückenmarks, besser spricht man hier aber eben wegen der fortgesetzten Druckwirkung von einer *traumatischen Nekrose* oder *Kontaktnekrose*.

Wir wissen aus experimentellen Untersuchungen an Tiermodellen, daß die weiße Substanz des Rückenmarks gegen mechanische Gewalteinwirkung resistenter als die zentral gelegene graue Substanz ist (ALLEN 1911, 1914; OSTERHOLM 1978; UNTERHARNSCHEIDT 1982, 1983, 1986). Wie aus diesen genannten experimentellen Untersuchungen zu entnehmen ist, können bei direkter Gewalteinwirkung auf das Rückenmark traumatische Schäden der weißen Substanz ganz fehlen oder geringfügig sein, während bei derselben Intensität die zentral gelegene graue Substanz eine viel größere Vulnerabilität aufweist und stärker geschädigt ist. Im Anfangsstadium liegen zentrale progrediente hämorrhagische Nekrosen vor, die sich über mehrere Segmente erstrecken können. Makroskopisch, und nur makroskopisch, besteht manchmal der Eindruck des Vorliegens einer Hämatomyelie, die von einer sich nach kranial und kaudal ausdehnenden Nekrosezone begleitet ist. In der zweiten Phase kommt es zur Umbildung lokaler gliöser

Elemente in Makrophagen und Fettkörnchenzellen, die mit der Resorption des Debris beginnen. Es liegt das vom Gehirn her bekannte morphologische Bild des mobilen Abbaus vor. Es treten morphologische Befunde hinzu, die auf eine sekundäre Degeneration zu beziehen sind, mit Entmarkung der Spinalwurzeln. Als Folge der partiellen und totalen Nekrosen liegen im Endstadium entweder mesodermal-gliöse Narben oder zystische Defekte vor. Die vollständigen oder totalen Nekrosen („reine Parenchymnekrosen" nach FOERSTER) finden sich im allgemeinen im Zentrum des Rückenmarks und sind von Endzuständen partieller Nekrosen umgeben, die aus mesodermal-gliösem Narbengewebe bestehen. Hier sind die vulnerablen Nervenzellanteile zerstört und untergegangen, während die widerstandsfähigere Glia erhalten bleibt und an progressiven Prozessen teilnimmt.

Sog. Contrecoupherde kommen am Rückenmark nicht vor. Sie können deshalb nicht vorkommen, weil wegen des geringen Durchmessers des Rückenmarkes so extrem hohe Beschleunigungen oder Verzögerungen vorkommen müßten, wie sie bei den schwersten Unfallabläufen nicht auftreten können.

2. Einteilung und Beschreibung der Morphologie

SPATZ hat die *Gewebeveränderungen* der *gedeckten primärtraumatischen Rückenmarksläsionen* dem zeitlichen Längsschnitt folgend in *3 Stadien* eingeteilt, analog der Einteilung für die sog. Rindenprellungsherde des Gehirns (1935), gefäßbedingten Erweichungen (1939) und Hirnwunden (1941). Ich folge SPATZ sowie KLAUE (1948) in der Beschreibung der Morphologie.

a) 1. Stadium: Blutung und Nekrosen (Abb. 37, S. 60)

Kurz nach der Gewalteinwirkung sind im Rückenmark kleine Blutungen erkennbar, auch wenn bei äußerlicher Betrachtung kaum Veränderungen sichtbar sind. Sie fehlten nie in den von KLAUE untersuchten Fällen, die innerhalb von 2 Monaten verstarben. Es handelt sich um rhektische Blutungen, die jedoch oft von hämorrhagischen Nekrosen überlagert sein können. Wenn eine Wirbelsäulenverletzung vorliegt, sind sie in deren Bereich am stärksten ausgeprägt. Der primärtraumatische Gewebeschaden reicht meistens über einige Segmente und mündet proximal und distal in vereinzelte Blutungen aus. Oft erstreckt sich eine Blutung in Schmetterlingsform in der grauen Substanz oder es besteht *makroskopisch* der Eindruck einer *röhren-* oder *stiftförmigen zentralen Blutung*, die dem Gefäßverlauf folgt. Auch die weiße Substanz zeigt einzelne perivaskuläre Blutaustritte. Wird die Verletzung einige Tage überlebt so finden sich vollständige Nekrosen in der Peripherie. Ihr Bereich erstreckt sich immer über die Blutungszone hinaus und nimmt große Teile des umgebenden Markmantels ein. Diese Mitbeteiligung der weißen Substanz ergibt dann die Querschnittsläsion. JUMENTIE (1915) spricht von hämorrhagischer Erweichung. Die nekrotische Zone färbt sich schlechter an, die Markscheiden scheinen aufgequollen und das Gewebe fein vakuoliert. Die Nervenzellen im nekrotischen Bereich lassen die Nissl-Schollen vermissen, sie sind geschrumpft und hyperchromatisch. Ebenso sind die Kerne geschrumpft, hyperchromatisch und oft zerbröckelt. Einzelne Nervenzellen können inkrustiert sein. Im Bereich vollständiger Nekrose ist auch die Glia untergegangen, die Kerne sind pyknotisch und hyperchromatisch, oft besteht Karyorrhexis. Sowohl die Nervenzellen als auch die gliösen Elemente gehen in der vollständigen Nekrose zugrunde. Zu diesen regressiven Veränderungen stellt sich nach mehr als ein- bis zweitägiger Überlebenszeit ein Ödem ein. Es ist zunächst perifokal und breitet sich später nach proximal und distal über die Nekrosezone hinaus aus. Makroskopisch zeigt das Rückenmark in diesem Bereich einen ausgeprägten breiten Wulst. In der Nekrosezone tritt eiweißreiche Flüssigkeit aus, und während einer relativ kurzen Phase auch zelluläre Blutelemente, im wesentlichen polymorphkernige Leukozyten, die sich über den ganzen Bereich verteilen (*symptomatische Entzündung*, SPIELMEYER).

Das erste Stadium zeigt also multiple rhektische Blutungen an kleineren Gefäßen, hauptsächlich in der grauen Substanz, eine hämorrhagische Nekrose der grauen Substanz, eine darüber hinausreichende vollständige Nekrosezone, die von unvollständigen Nekrosen umgeben ist, sowie das beginnende Ödem, das über diese primärtraumatische Zone hinausgreift.

b) 2. Stadium: Resorption und Organisation

Auf den vollständigen Gewebeuntergang folgen *ausgeprägte reaktive Erscheinungen mit starker Proliferation*, besonders des *Gefäßbindegewebes*. Aus den Randzonen beginnen kleine Gefäße in die Nekrosezone einzuwuchern. Die Maschen dieser Gefäßsprossen enthalten massenhaft Körnchen- und Gitterzellen, die sich aus lokaler Mikroglia, Gefäßbindegewebszellen bzw. Monozyten transformieren. Die Körnchenzellen phagozytieren das nekrotische Debris. Gefäßproliferation und Phagozytose setzen etwa zu Beginn der zweiten Woche ein und bilden in den folgenden Tagen eine dichte „*Wucherungszone*" (STROEBE 1894; SPATZ 1941). Auch die weichen Häute sind Ausgangsorte für Gefäßproliferation und Makrophagenbildung, besonders deutlich in der ventralen medianen Fissur sichtbar. KLAUE meint, daß Blutungen im Rückenmark schneller als im Gehirn resorbiert werden, ausgenommen im epiduralen Raum, wo Hämosiderin länger nachweisbar bleibt. Im weiteren Verlauf wird der nekrotische Debris stärker resorbiert, so daß die primärtraumatisch geschädigte Zone einsinkt. Nach Einschnitt fließt im Frühstadium rotbraun verfärbte, später weißliche Flüssigkeit ab, die mikroskopisch hauptsächlich Debris und Körnchenzellen enthält. Im 2. Stadium geht auch die *sekundäre Degeneration der vorderen Wurzeln* vor sich, deren Ursprungszellen die Vorderhornnervenzellen darstellen. Die hinteren Wurzeln, deren Ursprungszellen in den Spinalganglien liegen, bleiben im allgemeinen intakt. Außerdem liegt natürlich eine *sekundäre Strangdegeneration* im *Rückenmark proximal* und *distal* der *Verletzungsstelle* vor. Endlich werden im 2. Stadium auch die *Lückenfelder* deutlicher, die schon zu Ende des 1. Stadiums sichtbar wurden. Sie liegen außerhalb der vollständig nekrotischen Zone in der weißen Substanz, hauptsächlich in ihrer Peripherie. Sie bestehen aus maschenartig aufgelockertem gliösen Gewebe. SPATZ fand in ihren *Achsenzylinderauftreibungen*, von RAMON Y CAJAL zuerst als *Bolas* beschrieben (s. S. 72). In der grauen Substanz finden sich an den Nervenzellen oft Veränderungen, die denen der „*primären Reizung*" NISSLS entsprechen. Die Zelle schwillt an und erscheint abgerundet, die Nissl-Substanz beginnt sich vom Zentrum nach der Peripherie hin aufzulösen und der Zellkern verlagert sich an die Peripherie. Die Unterbrechung des Achsenzylinders erfolgt wohl durch die nekrotische Zone.

c) 3. Stadium: Narbenbildung

Das *Endstadium* ist durch *dicke Züge kollagenen Narbengewebes* charakterisiert, daß sich im wesentlichen in der Längsrichtung des Rückenmarks über ein oder mehrere Segmente erstreckt. Das *derbe Narbengewebe* ist in der Defektzone eingezogen, der Durchmesser des Rückenmarks ist stark verkleinert. Von diesem kollagenen Narbengewebe, das sich hauptsächlich aus den weichen Häuten entwickelt hat, können kleinere Septen und Trabekel ausgehen und sich miteinander verflechten. An einigen Stellen finden sich noch Ansammlungen von Körnchenzellen, die den bindegewebigen Septen aufliegen, oder aber von ihnen eingehüllt sind. Das nekrotische Gewebe ist vollständig resorbiert unter Bildung kollagenen Narbengewebes, das *glatte* oder *gekammerte Höhlen* oder *Defekte* einschließt.

Die primärtraumatischen Gewebeschäden an der Stelle der Gewalteinwirkung werden auch als *Hauptherde* bezeichnet (Abb. 54). Die geweblichen Alterationen in Nachbarsegmenten werden als *Nebenläsionen* oder *Nebenherde*, solche ohne direkte Beziehung zum Hauptherd als *Fernschäden* bezeichnet. Dies sind unglücklich gewählte und auch unnötige Bezeichnungen. Der primärtraumatische Schaden an der Einwirkungsstelle der Gewalt ist zweifellos der „Hauptherd", aber

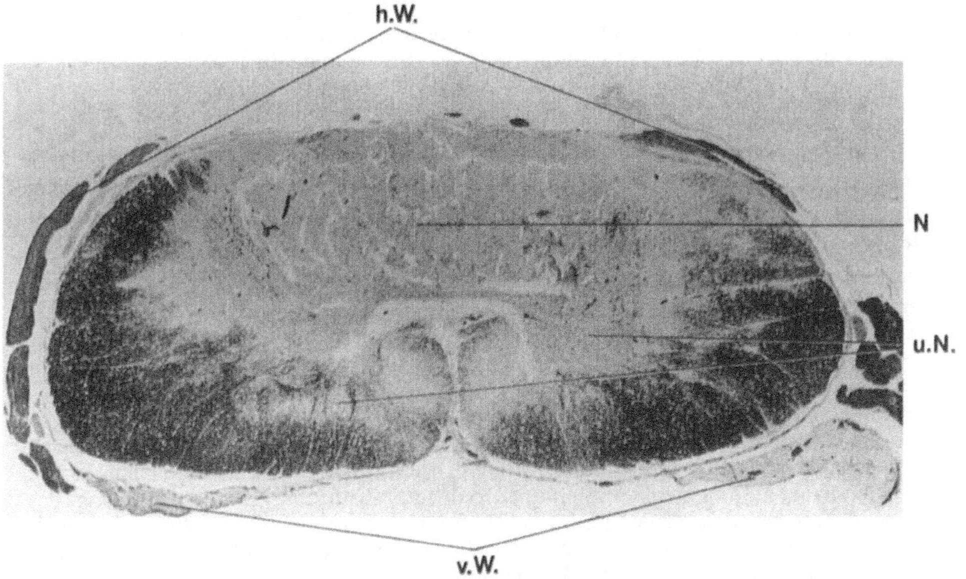

Abb. 54. Orales Ende des Hauptherdes. *N* vollständig Nekrose (in Abbau durch Körnchenzellen). *u. N.* unvollständige Nekrose, *v. W.* vordere Wurzeln in sekundärer Degeneration, *h W.* hintere, intakte Wurzeln. Überlebensdauer 24 Tage. Heidenhain ×6,8. (Aus KLAUE 1969)

die Bezeichnung sagt nichts über die Qualität der geweblichen Veränderung aus, so, wie auch „Nebenherde" und „Fernschäden" nicht einmal die Lokalisation bezeichnen.

3. Die sogenannte Fernkontusion

Auf die sog. Fernkontusion am Rückenmark machte SCHUSTER (1915) aufmerksam. Weitere Fallmitteilungen aus dem 1. Weltkrieg stammen von BORCHARD (1915), MAUSS u. KRÜGER (1918), Alfons JAKOB (1919), BENDA (1921), MAUSS (1921), SPATZ (1921).

Nach der Lage von Verletzung und Schußkanal zu schließen, handelt es sich nicht immer um eine direkte Verletzung der Wirbelsäule. Bei anderen Beobachtungen ist die Wirbelsäule zwar verletzt, gemessen an dem Ausmaß des Rückenmarksschadens jedoch relativ geringfügig. Bei den Schußverletzungen lagen Schußbrüche mit verschieden ausgeprägter Impression von einzelnen Dorn- oder Querfortsätzen oder Steck- oder Durchschüsse vor. KLAUE (1948) hatte schon hervorgehoben, daß es nur bei einer Minderzahl zu einer Eröffnung des Wirbelkanals gekommen sei. Häufig dringt das Geschoß seitlich von der Wirbelsäule in eine Rippe ein, oder durchschlägt sie. Die Gewebeschäden am Rückenmark scheinen die Folge einer „*Fernwirkung*" zu sein. Die Gewalteinwirkung ist mit sofortigen klinischen Erscheinungen verbunden, denen schwere traumatische Gewebeschäden am Rückenmark zugrunde liegen (CLAUDE et al. 1914; SCHUSTER 1915; BORCHARD 1915; MAUSS u. KRÜGER 1918; BENDA 1921; SPATZ 1921; FOERSTER 1929; KLAUE 1948 u.a.).

VAN SCHELVEN (1919) nahm an, daß die Wirbelsäule unter der Wirkung des fortgeleiteten Stoßes transversale Bewegungen ausführt, denen das beweglich aufgehängte Rückenmark nicht folgen kann, so daß es gegen die Wand der Wirbelsäule geschleudert wird.

Bei den Beobachtungen von KLAUE (1948) betreffend die Fernkontusion des Rückenmarks blieb die Wirbelsäule oft unverletzt. Er hob hervor, daß es dabei trotzdem zu so schweren und ausgedehnten geweblichen Veränderungen im Rückenmark kommen kann, sei ein mechanisches Problem, das noch der Klärung bedürfe. Es komme zu einer vorübergehenden, im Augenblick des Schusses eintretenden, sich sofort wieder ausgleichenden Verengung des Wirbelkanals.

SPATZ (1921) teilte eine Beobachtung aus dem 1. Weltkrieg mit: *Klinisch* bestand ein Querschnittssyndrom des Brustmarkes und Hämatothorax. *Tod* 12 h nach der Gewalteinwirkung. *Autoptisch* fand sich ein Infanteriegeschoß, das etwa 2 Querfinger breit vom Ansatz der Rippe am Brustwirbel entfernt in der Rippe steckte und den Pleuralraum mit Eröffnung einer Interkostalarterie eröffnet hatte. Außer dem Hämatopneumothorax bestand eine auf mehrere Segmente ausgedehnte stiftförmige zentrale Blutung des Brustmarkes, besonders in der grauen Substanz (Hämatomyelie). An der Wirbelsäule fehlten jedoch jegliche Zeichen einer Verletzung. *Histologisch* erwies sich die sog. Hämatomyelie als zusammengesetzt aus vielen kleinen Blutaustritten, sie war also, worauf ich früher schon hinwies, keine Hämatomyelie, sondern eine hämorrhagische Nekrose.

FOERSTER (1929) teilte zwei Beobachtungen (Fall 16 und 17) mit. Der Anprall von Infanteriegeschossen an einer Rippe hatte zu schweren traumatischen Schäden des Markes geführt.

KLAUE (1948) veröffentlichte zwei eigene Beobachtungen von Fernkontusion des Rückenmarks:

Fall 1: 20 Jahre alt. Infanterieschuß in den Rücken. Der Verletzte brach auf der Stelle zusammen und konnte sich nicht mehr erheben. Die kurz nach der Verwundung vorgenommene *neurologische Untersuchung* ergab eine vollständige Querschnittslähmung im Bereich von Th3–Th4. *Überlebensdauer* 5 Tage. Nicht operiert. *Todesursache:* Erstickung bei Verletzung des linken Lungenoberlappens und Hämatothorax.

Anatomischer Befund: Infanteriesteckschuß. Der Einschuß befindet sich rechts am medialen Schulterblattrand. Der Schußkanal verläuft schräg durch den linken oberen Lungenlappen; das Projektil steckt in der linken Supraklavikulargrube. Über eine Verletzung einer Rippe fehlen Angaben. Die Wirbelsäule ist unverletzt und wird nirgends vom Schußkanal berührt. Nach Eröffnung des Wirbelkanals stößt man im Bereich des Brustmarkes auf eine sich 14 cm ausdehnende epidurale Blutung, die aus schwarzen, locker geronnenen Massen besteht. Die Dura ist unverletzt. Nach Eröffnung des Duralsackes erscheint das Rückenmark von normaler Beschaffenheit. Bei vorsichtiger Betastung mit dem Finger erweist sich aber die Konsistanz im Bereich des 3. Brustsegmentes etwas weicher als sonst. Querschnitte in dieser Gegend zeigen, daß weiße und graue Substanz nicht mehr sicher unterscheidbar sind. In den Segmenten Th2 und Th4 finden sich über den ganzen Querschnitten ausgedehnt zahlreiche kleine Blutungen. Die übrigen Rückenmarksabschnitte sind makroskopisch o.B. Verletzung der linken Lunge und Zustand nach Hämatothorax.

Histologischer Befund: Zahlreiche multiple Blutungsherde unregelmäßig über den gesamten Querschnitt von Th3 ausgebreitet, in der grauen Substanz vielleicht etwas häufiger als in der weißen. Große Teile des Querschnittes sind blasser gefärbt als das übrige Gewebe; sie sind nekrotisch. Die Veränderungen gehören in das 1. Stadium. Beginnende Gefäßwucherungen von der erhalten gebliebenen grauen Substanz ausgehend, sowie Bildung von Körnchenzellen, die besonders um die Gefäße herum angeordnet sind. Starkes Ödem.

Zusammenfassung: Fernkontusion nach Bruststeckschuß durch Infanteriegeschoß. Wirbelsäule unverletzt. Unregelmäßig ausgebreitete kleine Blutungen und Nekrose mit Schädigung des gesamten Querschnittes mehrerer Segmente. *Todesursache:* Lungenverletzung.

Fall 2: 33 Jahre alt. *Überlebensdauer* 24 Tage. Nicht operiert. *Klinische Diagnose:* Halsmarkverletzung und Querschnittslähmung durch Infanteriegeschoß. In der Kreuzbeingegend ein über 2 handtellergroßer, bis zum Knochen reichender, schmierig-eitriger Dekubitus. *Todesursache:* Kreislaufschwäche bei toxischer Allgemeininfektion nach schwerster nekrotisierender hämorrhagischer Zystitis.

Anatomischer Befund: Am Nacken beiderseits kleine, leicht eingesunkene Narben (verheilte Ein- und Ausschußöffnung). Der Schußkanal verläuft oberflächlich und hat die Wirbelsäule nicht berührt. Diese wird völlig unverletzt gefunden. Die tiefe Rückenmarksmuskulatur ist im Gebiet der unteren Halswirbelsäule auf der rechten Seite blutig durchtränkt. Bei der Herausnahme des Rückenmarks erweist sich der Duralsack als unverletzt. Auch eine Blutung in das epidurale Fettgewebe fehlt. Nach Eröffnung der harten Rückenmarkshaut erkennt man in der Höhe des 7. Halssegmentes eine flache, rinnenförmige Einsenkung des Rückenmarks auf der Doralseite. Die weichen Häute sind überall zart und durchsichtig und nicht verfärbt (kein Rest subduraler und subarachnoidaler Blutung).

Histologischer Befund: Auf Höhe der Einschnürung Veränderungen des 2. Stadiums mit zahlreichen Körnchenzellen im Gebiet der Hinterstränge und der gesamten grauen Substanz. In äußeren Abschnitten der Vorderseitenstränge sind markhaltige Nervenfasern noch gut erhalten. Es liegt eine totale Entmarkung der vorderen Wurzeln bei gut erhaltenen hinteren Wurzeln vor. Die Veränderungen der Erweichung sind über mehrere Segmente verteilt und in verschiedenen Abschnitten des Querschnittes nachweisbar. Dazwischen Erscheinungen der unvollständigen Nekrose mit gliöser Vernarbung und Lückenfelder. Die zur Körnchenzellbildung führende Wucherung der kleinen Gefäße (Wucherungszone) scheint in erster Linie von der erhalten gebliebenen grauen Substanz ausgegangen zu sein.

Zusammenfassung: Nacken-Weichteildurchschuß durch Infanteriegeschoß ohne Wirbelsäulenverletzung mit Fernkontusion des Rückenmarks, über mehrere Segmente ausgebreitet. *Todesursache:* Toxische Allgemeininfektion bei schwerster hämorrhagischer Zystitis und verjauchtem Decubitus. Zur Querschnittslähmung ist es offenbar dadurch gekommen, daß sich Herde von verschiedener Ausbreitung über eine große Anzahl von Segmenten verteilt finden.

G. Die kraniozervikale Übergangsregion

I. Einführung

Die kraniozervikale Übergangsregion ist von Klinikern bei Patienten mit traumatischen Verletzungen lange sehr stiefmütterlich behandelt worden. Ebenso hat der Pathologe diese Region insofern mißachtet, als er bei Autopsien diese Region des Rückenmarks mit seinem Messer zerstörte, wenn er dasselbe durch das Foramen occipitale magnum führte, um das Rückenmark vom Gehirn abzutrennen. Es entstand so der Eindruck, daß sowohl Schädelhirn- als auch Wirbelsäulen- und/oder Rückenmarksverletzungen zwei verschiedene Entitäten waren, während es sich in Wirklichkeit um ein „kontinuierliches" Verletzungsmuster handelte, das sich von der einen in die andere Region fortsetzte. Es soll hier nicht bezweifelt werden, daß es unabhängig voneinander sowohl Schädelhirn- als auch Wirbelsäulen- und/oder Rückenmarksverletzungen gibt, sie wurden in der deutschen Literatur als *kombinierte Verletzungen* beschrieben und in der angloamerikanischen als *„concomitant" Verletzungen*. Diese Gruppe muß aber daraufhin überprüft werden, in welchem Prozentsatz und besonders, bei welchen Verletzungstypen auch der kraniozervikale Übergang beteiligt ist, so daß ein kontinuierliches Verletzungsmuster vorliegt. Dazu müssen unsere Autopsietechniken modifiziert und verfeinert werden. Ansätze dazu finden sich bereits in der Literatur.

II. Zur Anatomie der kraniozervikalen Übergangsregion

Im folgenden kann nur eine zusammenfassende Darstellung der Anatomie des kraniozervikalen Überganges gegeben werden, sie ist eklektisch und berücksichtigt diejenigen Aspekte, die für das Verständnis neurotraumatologischer Aspekte notwendig sind. Ausführliche Darstellungen, auf die ich verweise, stammen von Lang (1981, 1986).

Der Terminus *kraniozervikaler Übergang* verdient m.E. den Vorzug vor *head-neck junction, cranio-cervical junction, occipito-vertebral region, atlanto-occipital junction, occipito-atlanto-axial region, occipital-atlanto-axial complex, occipito-atlanto-axial segment.*

Der *kraniozervikale Übergang* oder die *okzipito-atlanto-axiale Region* kann von der Entwicklungsgeschichte her, der Morphologie und funktionell als ungewöhnlich und einmalig bezeichnet werden. Daraus folgt, daß es vom didaktischen her zweckmäßig ist, die traumatischen Schäden dieser Region getrennt von denen der übrigen Halswirbelsäule zu besprechen.

1. Hintere Schädelgrube mit Foramen jugulare

Eine *wichtige Ein- und Austrittszone* der *hinteren Schädelgrube* stellt das *Foramen jugulare* dar, das meist dreieckförmig ist. Ein Septum, das Verbindungen mit der Dura mater und dem Pericranium eingeht, wird durch die Hirnnerven IX, X und XI nach außen durchdrungen. In 50% durchdringt eine A. meningea post. die bindegewebige Membran, in 37,5% 2 Äste und in 10,5% 3 Äste, die von der A. pharyngea ascendens ausgehen (LANG 1986).

2. Okzipitale Kondylen

Die Längsachse der *okzipitalen Kondylen* verläuft konvergierend in anteromedialer Richtung, mit einem Winkel von etwa 25°. Die Oberfläche ist längsoval und im allgemeinen bohnenförmig (LANG 1986).

3. Foramen occipitale magnum

Der Vorderrand des Foramen occipitale magnum in der mittleren Sagittalebene wird *Basion*, der Hinterrand *Opistion* genannt (Abb. 55). Der morphologische Typ der Form des Foramen occipitale magnum bei Erwachsenen und Kindern wurde von LANG (1986) angegeben (Abb. 56). Nahe dem Basion findet sich gelegentlich ein mit Knorpel bedeckter Fortsatz, der auch als 3. Kondyle bezeichnet wird, er findet sich bei 0,1–1% der Spezimen (LANG 1983, 1986).

Der *kraniozervikale Übergang* besteht aus den knöchernen Anteilen der hinteren Schädelgrube, der Außenfläche des Os occipitale und den beiden oberen Halswirbeln. Die Hirnteile im Bereich des großen Hinterhauptloches zeigt Abb. 57. Es liegen Gelenkverbindungen zwischen Okziput und Atlas sowie

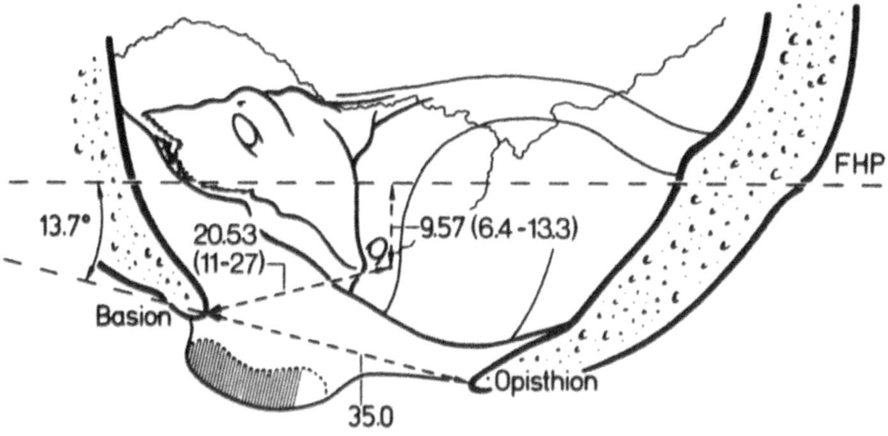

Abb. 55. Lage des Axis transversalis des Atlantookzipitalgelenks, rekonstruiert von FUCHS (1980). Der Axis transversalis liegt 20,53 mm hinter dem Basion und 9,57 mm unter der Frankfurt Horizontalebene (Durchschnittswerte). Der Winkel zwischen den anterioren und posterioren Begrenzungen des Foramen magnum und der Frankfurt Horizontalebene (SCHÄFER 1975) ist ebenfalls angegeben und die Länge des Foramen magnum ist ebenfalls anhand des Materials von J. Lang geschätzt. Alle Werte in mm (Außenwerte). (Aus LANG 1986)

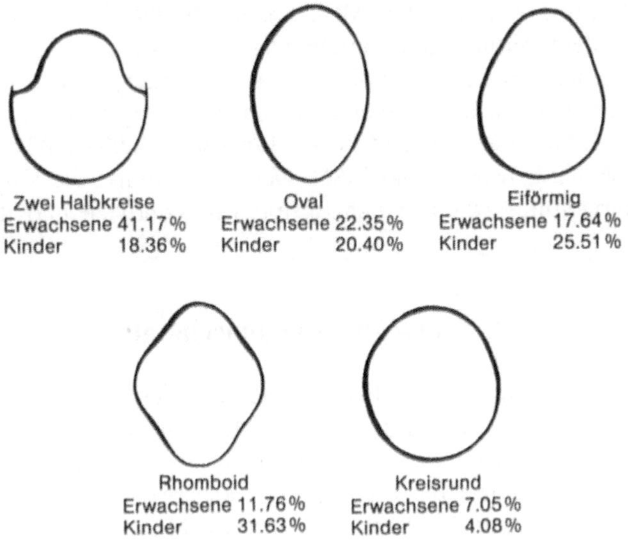

Abb. 56. Foramen occipitale magnum, morphologische Typen bei Kindern und Erwachsenen. (Aus LANG 1983)

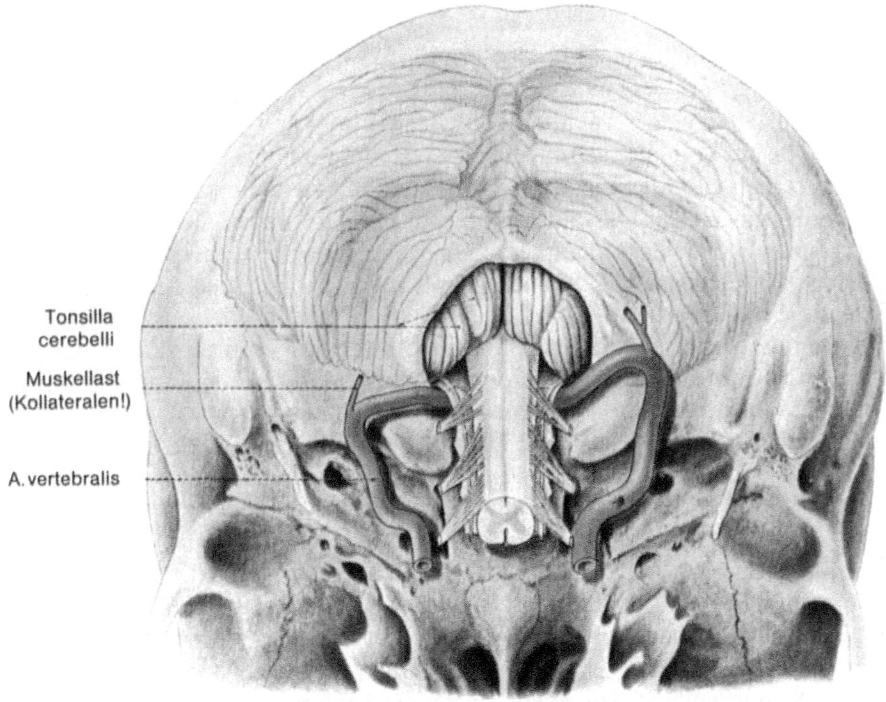

Abb. 57. Die Hirnteile im Bereich des großen Hinterhauptloches. Einblick von kaudal. Das Rückenmark ist nach ventral geklappt. (Aus FERNER u. KAUTZKY 1959)

zwischen Atlas und Axis vor. Die Muskelschichten der oberen Halswirbelsäule können in vordere, seitliche und hintere eingeteilt werden.

Die knöchernen Anteile am kraniozervikalen Übergang umgeben das Zentralnervensystem mit seinen Blutgefäßen und dienen als Trägersystem für den Kopf, dessen durchschnittliches Gewicht beim Mann etwa 3800–4100 g und bei der Frau 3200–3600 g beträgt (LANG 1986). Der Schwerpunkt des Kopfes liegt bei seitlicher Betrachtung zwischen den okzipitalen Kondylen und dem äußeren Gehörgang.

4. Articulatio atlantooccipitalis

Die Articulatio atlantooccipitalis ermöglicht die Nickbewegungen des Kopfes, die im wesentlichen in den Segmenten O/C1, weniger in C1/C2 ausgeführt werden. Das Ausmaß der Extension ist größer als das der Flexion. Die Flexion wird durch das Lig. nuchae, das Lig. longitudinale post., die Membrana tectoria, das Längsband des Lig. cruciforme des Atlas, die Membrane atlantooccipitalis und die dorsalen Nackenmuskeln eingeschränkt. Die Articulatio atlantooccipitalis erlaubt lediglich eine geringe Seitwärtsneigung des Kopfes in der Articulatio atlantooccipitalis, das Ausmaß liegt bei maximal 4° (LANG 1986).

Aktive Rotation des *Kopfes* ergibt kaum eine Rotation im Segment O/C1. Die Rotation des Kopfes setzt erst im Segment C1/C2 ein, dann in den nach caudal folgenden Segmenten. An der *Flexion* nimmt die gesamte Halswirbelsäule teil.

Der sagittale Durchmesser des Foramen vertebrale des Atlas beträgt bei Europäern 32,7 (18–36) mm.

Die einzige direkte Verbindung zwischen Okziput und Axis ist die Membrana tectoria, die als kraniale Fortsetzung des Lig. longitudinale post. aufzufassen ist, das Lig. cruciatum, das Lig. apicis dentis und die paarigen Ligg. alaria.

Die Kondylen des Okziput artikulieren mit den oberen Gelenkfazetten des Atlas und bilden das atlantookzipitale Gelenk (Abb. 58). Diese Gelenke erlauben Bewegungen in 2 Ebenen, nämlich in der Sagittalebene, Flexion und Extension sowie Lateroflexion. Die Rotation des Kopfes zum Atlas wird eingeschränkt durch die schräg verlaufende Anordnung der okzipitalen Kondylen über den nach medial geneigten Gelenkfazetten des Atlas. Der durchschnittliche Neigungswinkel bei Flexion-Extension in den Atlantookzipitalgelenken beträgt zwischen 13 und 15° (WERNE 1957; FIELDING 1974). Beugung ist beschränkt durch den Kontakt zwischen Zahnfortsatz und Basion, während Extension durch den Kontakt zwischen Basiokziput und dem hinteren Wirbelbogen des Atlas sowie durch die Membrana tectoria eingeschränkt ist.

Lateroflexion in den Atlantookzipitalgelenken wird durch die Ligg. alaria geregelt und begrenzt. Die Entfernung der Membrana tectoria und Durchtrennung der Ligg. alaria führt zu einer Instabilität der atlantookzipitalen Gelenke, damit sind die Voraussetzungen für Luxationen gegeben (WERNE 1957).

Die Kopfgelenke stellen sowohl in biomechanischer als auch anatomischer Hinsicht die komplexesten Gelenke der Wirbelsäule dar. Eine eingehende Darstellung erfolgte durch WHITE u. PANJABI (1978).

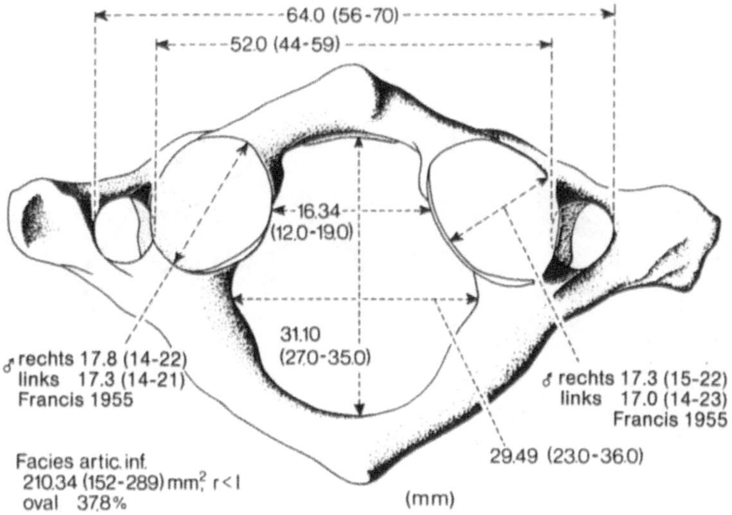

Abb. 58. Atlas von oben, Maße der Gesamtbreite, der medialen und seitlichen Begrenzungen des Foramen processus transversi, der Breite des Foramen vertebrale, der Gesamtlänge des Atlas und Entfernung zur Haut. Alle Maße in mm (Außenwerte). (Aus LANG 1986)

5. Atlas

Der *erste Halswirbel* unterscheidet sich von allen anderen dadurch, daß er weder Wirbelkörper noch Dornfortsatz besitzt (vgl. Abb. 58, 59). Der vordere Bogen des *Atlas* besitzt ein Tuberculum ant. Die Hinterfläche des vorderen Bogens des Atlas ist mit Knorpel bedeckt und geht mit dem Zahnfortsatz des Axis eine Gelenkverbindung ein. Der größere hintere Bogen des Atlas nimmt etwa 3/5 des gesamten ringförmigen Wirbels ein. An seiner dorsalen Rückfläche findet sich das Tuberculum post. Die vorderen und hinteren Bögen vereinigen sich zu den Massae laterales, die Gelenkverbindungen darstellen. Die Fovea articularis sup. ist von Knorpel bedeckt, sie stellt die Gelenkverbindungen (Rollenlager) zu den okzipitalen Kondylen dar. Unmittelbar hinter dieser Fovea findet sich die Einbuchtung für die A. vertebralis, ihre begleitenden Venen und den 1. Zervikalnerv. Oft findet sich eine knöcherne Spange über der Gefäßfurche (in 7% bilateral und in 14% unilateral) (LANG 1986). Median von der Gelenkfläche findet sich eine knöcherne Rauheit, an der das Lig. transversale des Atlas ansetzt. Die größte Ausdehnung des Atlas im Bereich der Massae lat. beträgt bei Europäern 83 (74–90) mm bei Männern und 72 (65–76) mm bei Frauen (LANG 1986). Anatomische Details der Unterfläche des Atlas sind in Abb. 59 dargestellt.

Zwischen der Fovea articularis sup. und der Massa lat. des Atlas liegt das Foramen transversarium für die A. vertebralis und deren begleitende Venen. Manchmal ist das Foramen transversarium in seinen seitlichen Anteilen offen.

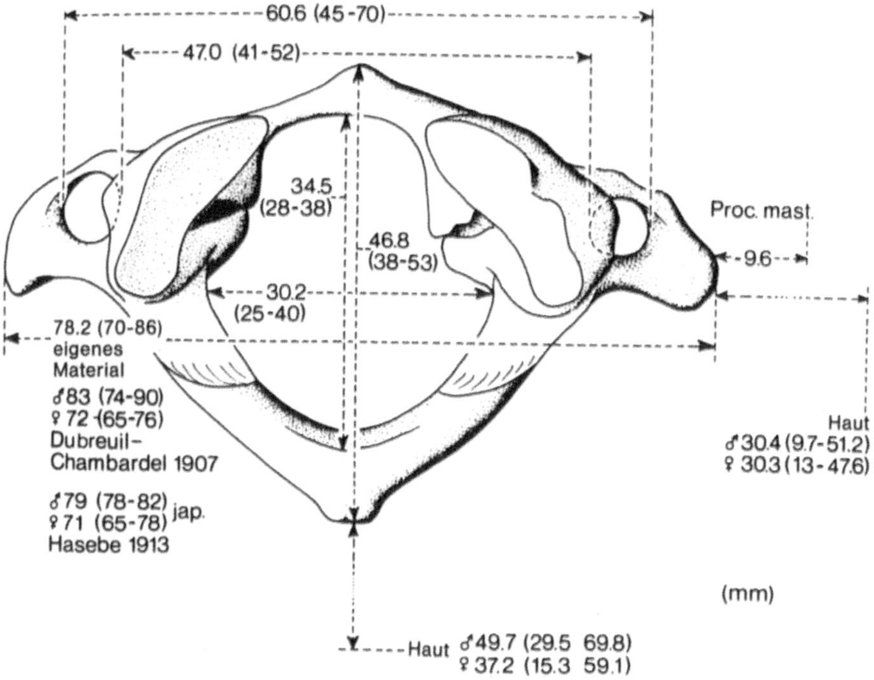

Abb. 59. Atlas von unten. Maße der medialen und seitlichen Begrenzungen des Foramen processus transversi, der Breite und Länge des Foramen vertebrale und die Längen- und Breitenmaße des unteren Gelenkknorpels. (Aus LANG 1986)

6. Ligamente am kraniozervikalen Übergang

Der *Atlas artikuliert* mit der *Axis* durch *3 Gelenke* (Abb. 60a, b): Das *mediale atlantoaxiale* und *2 laterale atlantoaxiale Gelenke*. Das für den Atlas wichtigste Ligament ist das kräftige Lig. transversum atlantis, das den horizontalen Anteil des Lig. cruciatum darstellt. Das Lig. transversum atlantis hält den Zahnfortsatz des Epistropheus in engem Kontakt mit dem vorderen Wirbelbogen des Atlas bei allen Bewegungen im Bereich der oberen Halswirbelsäule. Der Raum vor dem Dens epistrophei ist beim Erwachsenen nie größer als 2,5–3,0 mm. Wichtig ist der Hinweis, daß dieser Raum wegen größerer Lockerheit beim Kind bis zu 5,0 mm betragen kann, so daß dann mehr Bewegungsspielraum vorliegt.

Zerreißung des Lig. transversum atlantis führt zu atlantoaxialer Luxation.

Die Bewegungen in den atlantoaxialen Gelenken bestehen in Flexion, Extension, Lateroflexion (Abduktion und Rotation des Atlas gegenüber dem Epistropheus). Die wesentliche Bewegung zwischen Atlas und Axis (und auch dem Kopf) besteht in Rotation. Das Ausmaß der Rotation von der Mittellinie beträgt etwa 35° (LANG 1986). Die Rotation wird eingeschränkt durch die starken Ligg. alaria, weiterhin durch die Membrana tectoria, die Membrana atlantooccipitalis post. und die relativ dünne Kapsel der atlantookzipitalen Gelenke.

Beim *Drehen des Kopfes zur Seite um 90°* erfolgt etwa die Hälfte davon in den atlantoaxialen Gelenken, der Rest erfolgt in der unteren HWS.

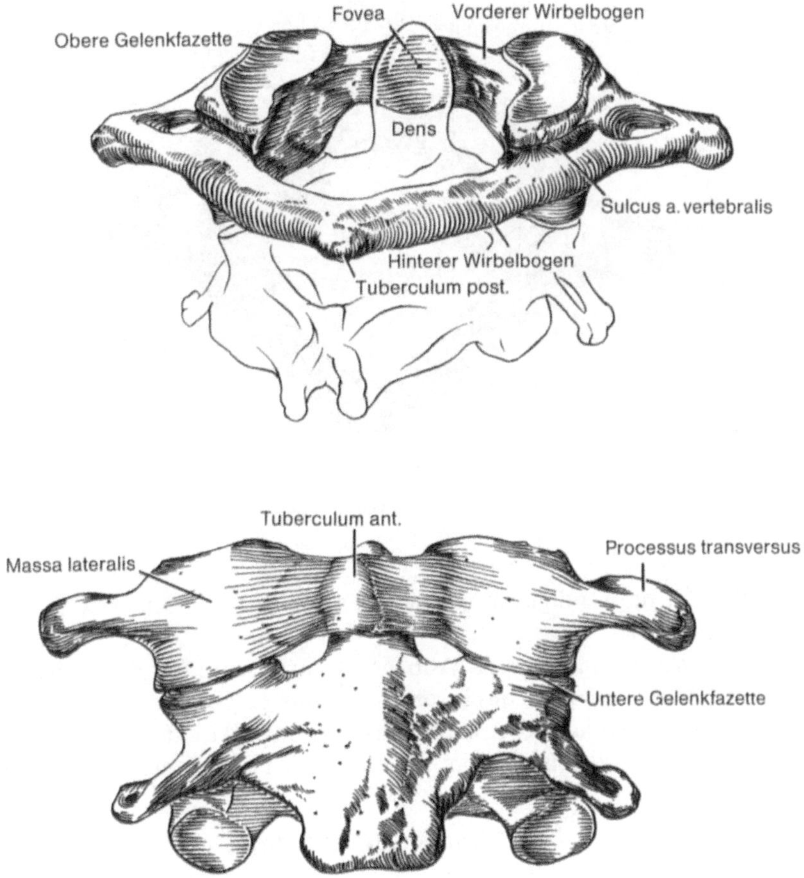

Abb. 60. a Der erste Halswirbel, oder Atlas von hinten gesehen. **b** Atlas und Axis, mit ihren Gelenkverbindungen, ventrale Anteile. (Aus GEHWEILER et al. 1976)

Laterale Flexion (*Abduktion*) *des Atlas* gegenüber dem Epistropheus besteht aus einer Kombination von Seitwärtsneigung und Rotation (PENNING 1968; BRAAKMAN u. PENNING 1971).

Die Größenmaße des Axis sind in Abb. 77, S. 157 und 78, S. 158 angegeben. Die Höhe des Dens beträgt 15,7 mm, sein Durchmesser 11,21 mm (LANG 1986).

a) Ligamentum transversum atlantis

Die medialen Flächen der Massae lat. des Atlas haben gewöhnlich mehrere Vorwölbungen, die die Ansatzstellen für das Lig. transversum atlantis darstellen. Das Ligament erweitert sich über der Dorsalfläche des Dens und ist dort etwa 10 mm breit und 2 mm dick. Die obere Begrenzung ist scharf, die untere abgerundet (LANG 1986). Das Ligament besteht aus Bündeln von kollagenen Fasern, die sich in spitzem Winkel überkreuzen, die eine mäßiggradige Streckung bei Vorwärtsneigung des Kopfes und HWS ermöglicht (STOFFT 1968). Eine Kraft

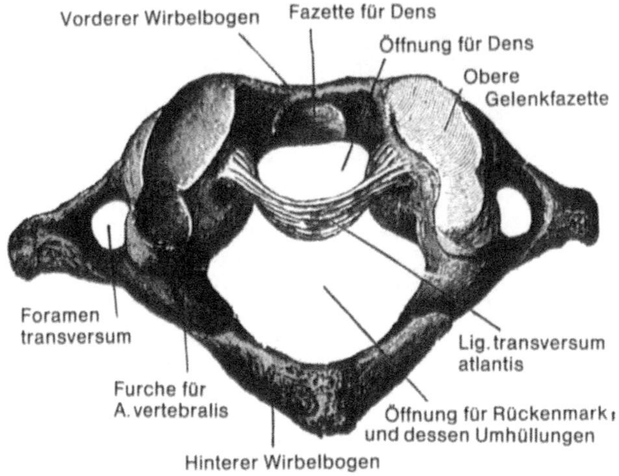

Abb. 61. Der Atlas mit dem Lig. transversum atlantis. (Aus Gray's Anatomy 1980)

von 130 kg ist notwendig, um dieses Ligament zu zerreissen (MACALISTER, zit. nach LANG 1986).

Das *Lig. transversum atlantis* (Abb. 61) ist ein wesentlicher Bestandteil des Lig. cruciforme. Das obere Band des Ligaments ist immer vorhanden, es verbindet sich mit der Membrana atlantooccipitalis. Das untere Band ist an der Hinterfläche des Körpers der Axis befestigt, es kann in einzelnen Fällen fehlen (LANG 1986).

b) Ligamentum apicis dentis

Das Lig. apicis dentis hat eine Breite von 2–5 mm und eine Länge von 2–12 mm. Es besitzt keine funktionelle Bedeutung (LANG 1986).

c) Membrana tectoria

Unmittelbar unterhalb vorderer Anteile der Dura mater sind der Zahnfortsatz und das Lig. cruciforme hinten von einem kräftigen Ligament bedeckt, auch Membrana tectoria genannt. Man kann in ihr die obere Fortsetzung des Lig. longitudinale post. sehen (WARNICK u. WILLIAMS 1973). Es besteht aus zwei Lamellen, dessen seitlicher Teil in die Kapsel des Atlantookzipitalgelenkes einstrahlt, während der dorsale Anteil mit der Dura mater in der Clivusgegend Verbindungen eingeht.

7. Ligamentum longitudinale posterior

Das Lig. longitudinale post. verbindet die Hinterflächen der Wirbelkörper und besteht aus zwei Schichten. Die tiefe Schicht geht Verbindungen mit dem Anulus fibrosus ein. Die oberflächliche Schicht ist mit der tiefgelegenen locker verbunden. Die Ligg. longitudinale ant. und post. gehen im Bereich der Foramina intervertebralia Verbindungen miteinander ein.

8. Die Ligamenta alaria

Die Lig. alaria setzen an der etwa 10 mm langen und 4 mm breiten Vorwölbung an der vorderen und medialen Oberfläche der okzipitalen Kondylen an. Die runden und etwa 8 mm breiten Ligamente ziehen zur lateralen Oberfläche der oberen 2/3 des Zahnfortsatzes.

a) Verletzungsmuster der Ligamenta alaria bei tödlich verletzten Schädelhirnverletzten

In einer postmortalen Untersuchung einer Serie von 30 tödlich verletzten Schädelhirnverletzten unterschiedlicher Schweregrade untersuchten Saternus u. Thrunc (1987) das Verletzungsmuster der Ligg. alaria. Dabei waren im gesamten Kollektiv ($n = 30$) diese Ligamente zweimal rupturiert oder unterblutet.

Zwischen der Massivität der Schädelverletzung und der der Ligg. alaria fand sich keine enge Beziehung. So konnten die Flügelbänder selbst bei umfangreichen knöchernen Verletzungen des Schädels unbeteiligt sein, waren andererseits bereits bei reinen Weichteilverletzungen, wie Hämatom oder Platzwunden der Schädelschwarte verletzt.

Rupturen der Ligg. alaria waren typischerweise in ausgedehnte Bandzerreißungen der C0/C2 Region einbezogen. In einzelnen Fällen erwies sich nach den Angaben von Saternus u. Thrunc (1987) das Verletzungsmuster der Ligg. alaria als ausschlaggebend bei der Rekonstruktion des Unfallablaufes.

Densnahe Flügelbandschädigungen stellen nach Saternus u. Thrunc (1987) den Typ der Rotationsverletzungen dar. Dagegen sind Insertionsausrisse aus den Condyli occipitales auf eine Seitenschubtendenz bei der Berstungsfraktur des Schädels zu beziehen.

Diese autoptischen Untersuchungen bestätigen die Befunde klinischer Untersuchungen von Lindner (1986), der posttraumatische Funktionsstörungen der Kopfgelenke häufig als eine Folge von Verletzungen der Ligg. alaria nachweisen konnte. In einer Subgruppe von Patienten mit einer Weichteilverletzung der HWS, nämlich solchen, deren Beschwerden die Einjahresfrist überdauerten, wurde in 77% der Fälle, 24 von 31, eine Verletzung der Ligg. alaria klinisch und computertomographisch diagnostiziert.

9. Synopsis des atlantookzipitalen Überganges

Im vorhergehenden wurden die Ligamente des kraniozervikalen Überganges einzeln besprochen. Die genaue Kenntnis der einzelnen Ligamente in dieser Region liefert uns die Voraussetzung zum Verständnis der komplizierten anatomischen Gegebenheiten in dieser Region. Der nächste Schnitt besteht in einer synoptischen Darstellung der gesamten Region, die auf den weiter oben gegebenen Einzelbefunden basiert.

Im folgenden wird deshalb die kraniozervikale Übergangsregion unter besonderer Berücksichtigung der Ligamente und Gelenkverbindungen in verschiedenen Schnittebenen betrachtet.

Ein mittlerer Sagittalschnitt durch den kraniozervikalen Übergang liefert Einzelheiten über die Ligamente und Gelenkverbindungen (Abb. 62). Eine

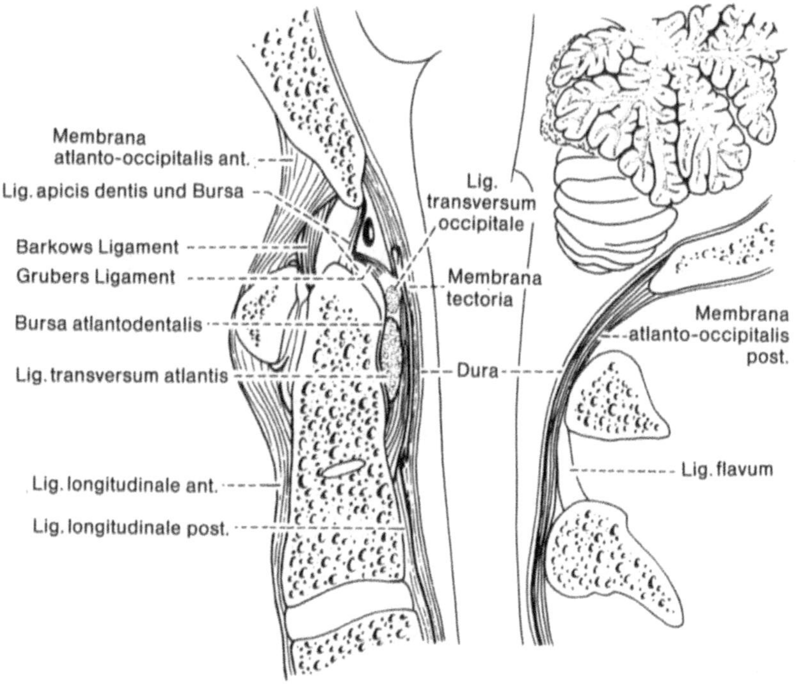

Abb. 62. Ligamente und Gelenkverbindungen auf einem mittleren Sagittalschnitt durch den kraniozervikalen Übergang. (Aus LANG 1986)

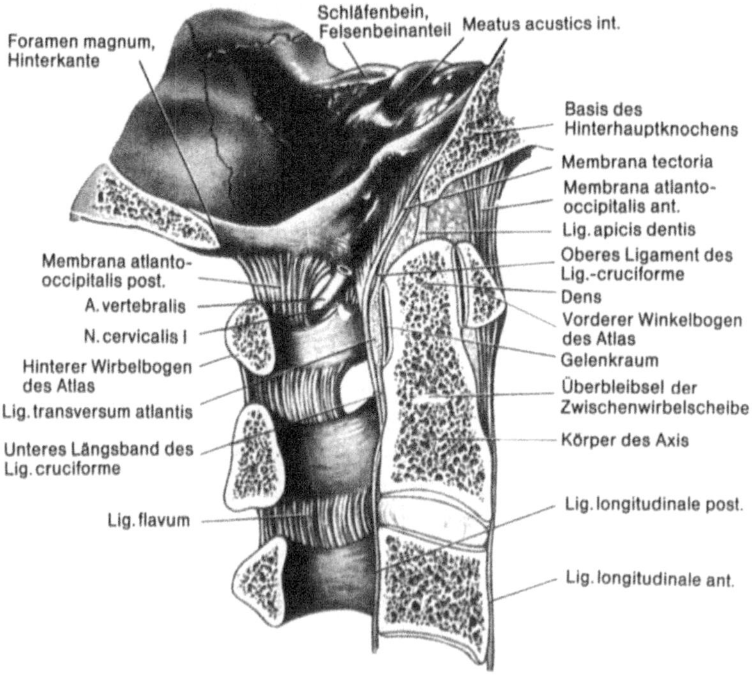

Abb. 63. Mittlerer Sagittalschnitt durch das Os occipitale und die drei ersten Halswirbel. (Aus WILLIAMS u. WARWICK 1980)

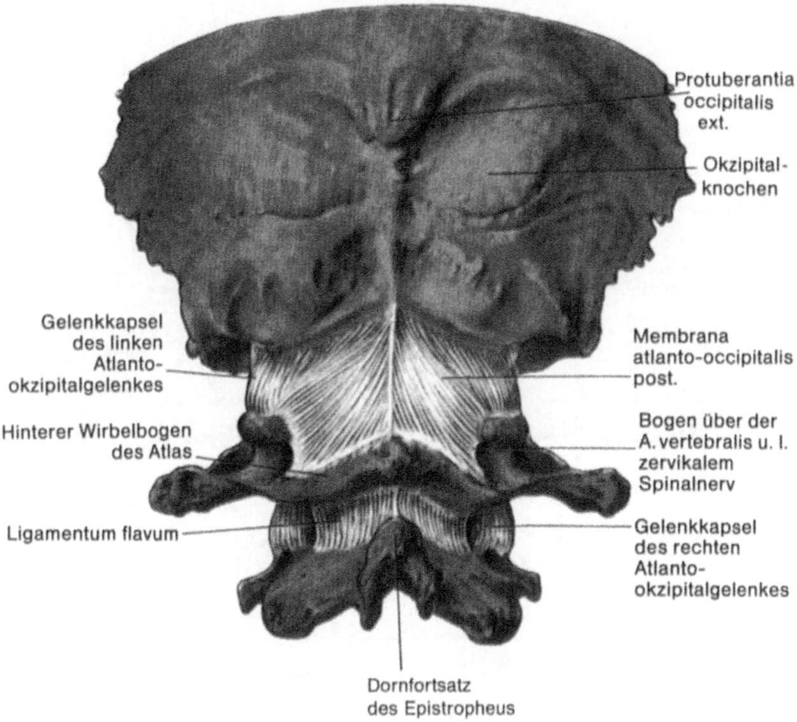

Abb. 64. Das atlantookzipitale und das atlantoaxiale Gelenk. Ansicht von dorsal. (Aus Gray's Anatomy 1980)

weitere Darstellung, es handelt sich ebenfalls um einen mittleren Sagittalschnitt, zeigt zusätzlich zu den Details der vorhergehenden Abbildung noch weitere Einzelheiten innerer Anteile des Wirbelkanals (Abb. 63).

Das atlantookzipitale und das atlantoaxiale Gelenk in der Ansicht von dorsal (Abb. 64) zeigt die Hinterfläche der Okzipitalregion und die starke Membrana atlantooccipitalis und das Lig. flavum zwischen Atlas und Axis. Die folgende schematische Darstellung (Abb. 65) erlaubt einen Blick auf die Ligamente und Gelenkverbindungen des kraniozervikalen Überganges nach Entfernung der spinalen Dura mater und Membrana tectoria.

Das Atlantookzipitalgelenk und Atlantoaxialgelenk sind in Abb. 66 ebenfalls in der Ansicht von dorsal nach Entfernung von hinteren Anteilen des Os occipitale und der Laminae der oberen Halswirbelkörper dargestellt. Das atlantookzipitale Gelenk wurde eröffnet.

Das atlantookzipito-axiale Gelenk ist in Abb. 67 in der Ansicht von vorn dargestellt.

Die Ligamente im Bereich der obersten Halswirbelsäule sind in Abb. 68 in einer horizontalen Schnittführung dargestellt.

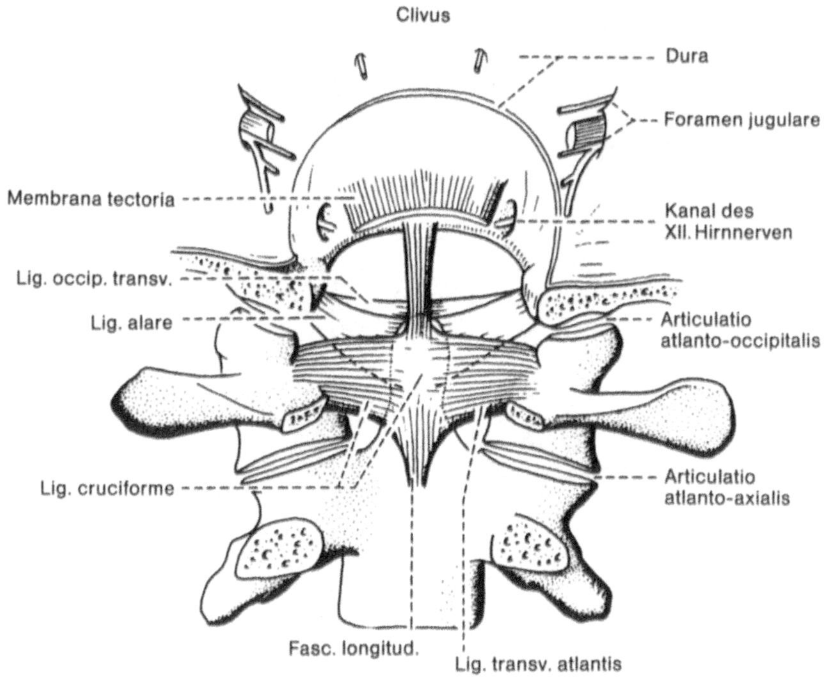

Abb. 65. Ligamente und Gelenkverbindungen des kraniozervikalen Übergangs von hinten gesehen. Dura mater und Membrana tectoria sind entfernt. (Aus LANG 1986)

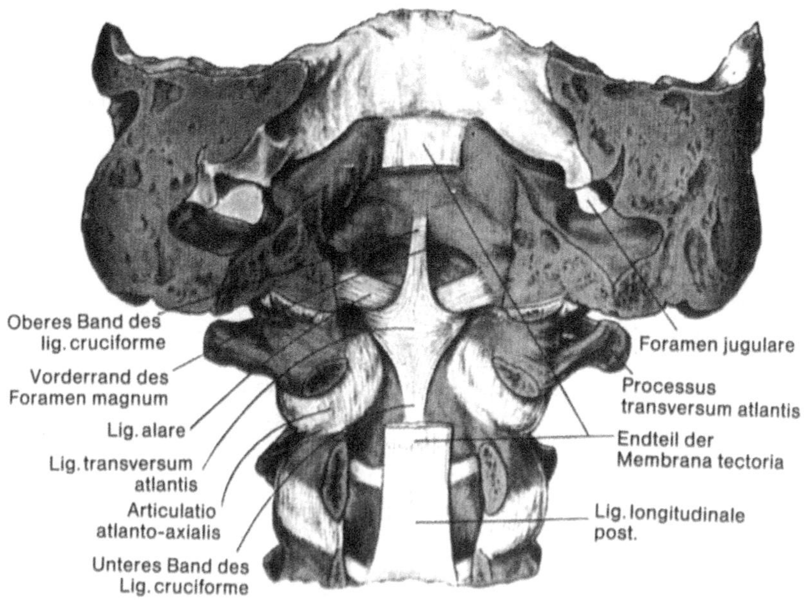

Abb. 66. Posteriore Ansicht des Atlantookzipitalgelenks und des Atlantoaxialgelenks nach Entfernung von hinteren Anteilen des Os occipitale und der Laminae der oberen Halswirbelkörper. Das atlantookzipitale Gelenk ist eröffnet worden. (Aus Gray's Anatomy 1980)

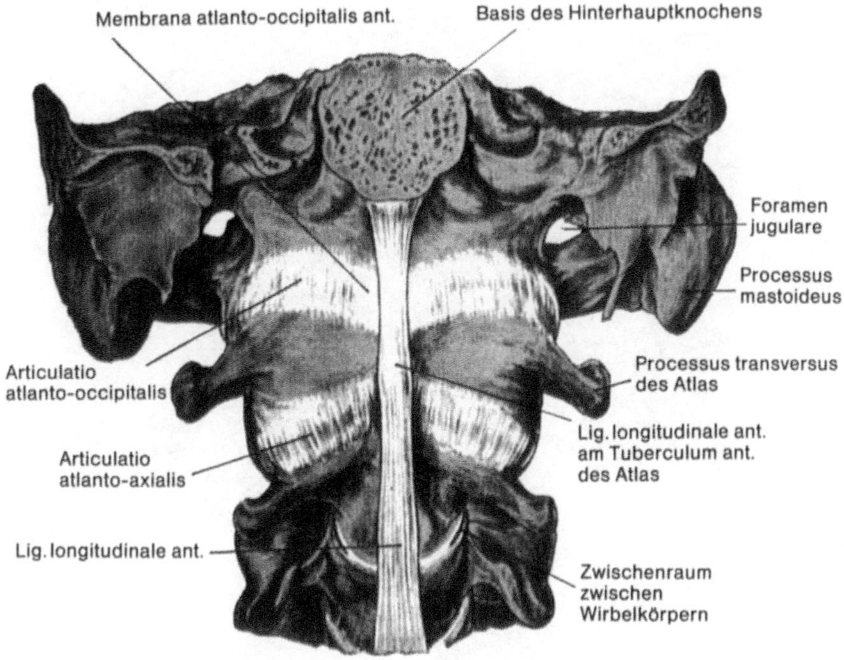

Abb. 67. Das atlanto-okzipito-axiale Gelenk. Ansicht von vorn. Auf jeder Seite wurde ein kleiner Spalt zwischen lateralen Anteilen der Oberfläche des 3. Halswirbelkörpers und der abgeschrägten Unterfläche des Axis entfernt. (Aus Gray's Anatomy 1980)

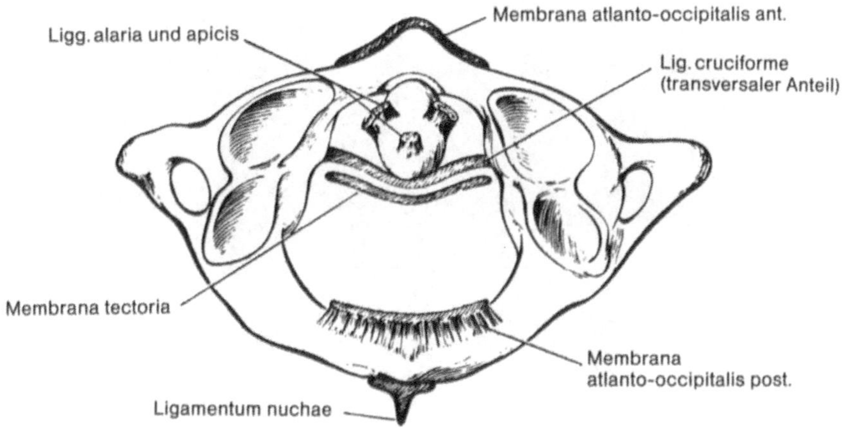

Abb. 68. Ligamente im Bereich der obersten Halswirbelsäule. (Aus Sances et al. 1984)

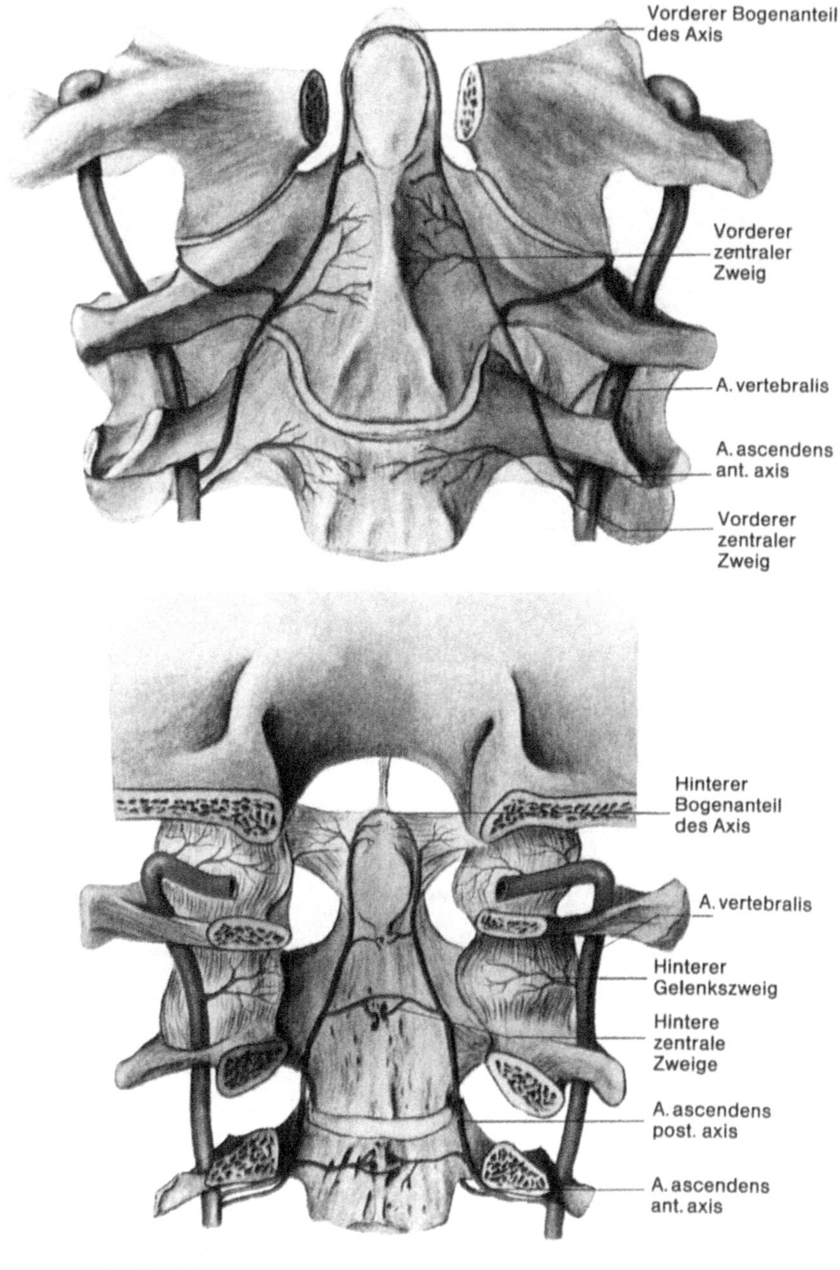

Abb. 69. Atlantoaxiale Region. (Aus RICKENBACHER et al. 1982)

10. Medulla oblongata und Medulla spinalis

Die Grenze zwischen Medulla oblongata und Medulla spinalis liegt dort, wo die Vorderwurzel von C1 in das ZNS eindringt. Eine andere Definition nennt den am weitesten kaudal gelegenen Anteil der Decussatio pyramidorum als die obere Begrenzung des Rückenmarks. LANG (1986) hat aber mit Recht darauf verwiesen, daß die Zone der Pyramidenbahnkreuzung gewöhnlich an der Vorderfläche des Rückenmarks nicht gesehen werden kann. Die inneren Strukturen des Zentralnervensystems in dieser Gegend ergeben, worauf LANG (1986) hinweist, ebenfalls keinen Anhalt für eine Demarkation zwischen Medulla oblongata und Halsmark, da sich die Bahnen und Kerne des N. trigeminus beispielsweise kaudalwärts bis C3 bzw. C5 erstrecken. Das *Lig. denticulatum* stellt eine bedeutsame Befestigung für das obere Halsmark dar. Hinsichtlich Einzelheiten verweise ich auf die systematischen Darstellungen bei LANG (1986).

Im kraniozervikalen Übergangsgebiet geht die *Dura mater encephali* in die *Dura mater spinalis* über. Im Bereich des Foramen occipitale magnum zieht ein Teil der Fasern der Dura mater spinalis in das Periost des Schädels, der größere Teil setzt sich innen in der Dura mater encephali fort.

Die *Dura mater spinalis* besteht aus schräg verlaufenden und sich kreuzenden kollagenen Fasern neben den längsverlaufenden. Die spinale Dura mater schützt das Rückenmark und widersteht dem Druck des Liquors. Darüberhinaus erlaubt sie eine Aufhängung des Lig. denticulatum. Die kollagenen Fasern des Lig. denticulatum erstrecken sich von der Pia mater spinalis durch das Ligament selbst in die Dura mater spinalis (LANG u. EMMINGER 1963).

Das Rückenmark bewegt sich nach kranial zwischen 1,8–2,8 cm, wenn der Kopf nach vorn gebeugt wird.

11. Gefäßversorgung

Die wesentlichen Gefäße in dieser Region stellen die Aa. vertebrales (Abb. 69) und die in unmittelbarer Nachbarschaft verlaufende V. jugularis int. dar. Daneben verlaufen die Aa. carotides int. und die A. pharyngea ascendens.

Die Hirnnerven von IX–XII und die oberen Zervikalwurzeln finden sich ebenfalls in diesem Übergangsgebiet.

III. Die verschiedenen Syndrome der traumatischen Schäden des kraniozervikalen Überganges sowie des Halsmarks und/oder der Halswirbelsäule

1. Einführung

Veröffentlichungen, die sich mit morphologischen Untersuchungen des kraniozervikalen Überganges, von HWS Verletzungen sowie kombinierten Verletzungen von Kopf und Hals befassen, sind zahlenmäßig gering (TAYLOR 1951, 1955; R.C. SCHNEIDER 1955; R.C. SCHNEIDER et al. 1958, 1965; ZUCKSCHWERDT et al. 1960; LEICHSENRING 1964; BREIG et al. 1966; EMMINGER 1966, 1967, 1968; WIRSCHING 1972; SATERNUS 1973, 1977, 1978, 1979).

GEHWEILER et al. (1980) legten eine interessante Statistik vor. In ihrer Serie von 400 Patienten mit Frakturen und/oder Luxationen der Halswirbelsäule waren: (1) 35% in der okzipito-atlantoaxialen Region, (2) die große Mehrzahl dieser traumatischen Schäden ließ sich an seitlichen Röntgenaufnahmen der Halswirbelsäule diagnostizieren, (3) die meisten traumatischen Schäden waren die Folge von Extensionsverletzungen und (4) der Epistropheus (Axis) war viermal häufiger verletzt als der Atlas.

Ich verweise auf die kurze zusammenfassende Darstellung der atlantookzipitalen Region, die im vorhergehenden Abschnitt gegeben wurde. Zusammenfassend kann gesagt werden, daß der kraniozervikale Übergang aus einem knöchernen Anteil besteht, nämlich dem unteren Bereich des Os occipitale, Atlas und Axis, der von Gelenken und Ligamenten zusammengehalten wird. Die knöcherne Struktur umhüllt und schützt die Medulla oblongata und das obere Zervikalmark. Sie enthält die beiden Aa. vertebrales, die sich mittels der Gefäßschlingen in ihren oberen Anteilen völlig an die Bewegung des Kopfes angleichen.

Die *Gelenkverbindung* des *Atlas* mit der *Basis* des *Schädels* (die sog. *Articulatio atlanto-occipitalis*) ist relativ schwach im Hinblick auf die knöchernen Strukturen. Dagegen ist der Anteil der ligamentären Bestandteile sehr stark und ist sehr viel stärker als in der atlantoaxialen Gelenkverbindung.

Beugung und Streckung der oberen HWS erfolgen im wesentlichen an der atlantookzipitalen Gelenkverbindung. Die Beugung der oberen HWS ist hauptsächlich begrenzt durch den Hinterhauptknochen, der an der Spitze des Zahnfortsatzes des Epistropheus stößt. Die Streckung scheint begrenzt durch die Membrana tectoria, die eine Verlängerung des Lig. longitudinale post. der Wirbelsäule darstellt, sowie den hinteren Bogen des Atlas, der an den Okzipitalknochen stößt.

Nach Durchtrennung der Membrana tectoria an Leichen ist die Extension des Okziput nicht mehr durch den Atlas begrenzt, was eine Luxation des Schädels vom Atlas ermöglicht (WERNE 1957).

2. Entwicklungsgeschichte der kraniozervikalen Übergangsregion

Über die Entwicklung der kraniozervikalen Übergangsregion haben VON HAYEK (1927), REITER (1944), LUDWIG (1953, 1957), KLADETZKY (1954) sowie CHRIST et al. (1987, 1988) berichtet. Mitteilungen, die sich mit der *Phylogenese des kraniookzipitalen Überganges* befassen, wurden von KNESE (1936), BROCHER (1955), ROMER (1976) sowie STARCK (1978–1982) vorgelegt.

IV. Zerreißung des atlantookzipitalen Bandapparates (atlantookzipitale Dislokation oder Luxation)

1. Historisches

Die erste Beobachtung einer atlantookzipitalen Zerreißung – es handelte sich um eine spontane – wurde von Charles BELL 1830 veröffentlicht. MALGAIGNE (1855) publizierte die erste Klassifikation. Er unterschied zwischen traumatischen und nichttraumatischen Fällen und zwischen Vorwärts- und Rückwärtsverschiebung je nach der Vektorrichtung der einwirkenden Gewalt.

2. Einführung

Die *traumatische Durchtrennung sämtlicher Ligamente* zwischen *Os occipitale* und dem *Atlas* hat eine Luxation des Kopfes nach ventral oder dorsal in Beziehung zum Atlas zur Folge. Dabei wird das oberste Halsmark durchtrennt, sofortiger Tod ist die Folge. Jedoch wurden Beobachtungen von Patienten mitgeteilt, die eine solche Verletzung überlebten. Bei ihnen blieb das oberste Halsmark entweder völlig intakt oder war nur partiell geschädigt. Einzelheiten werden weiter unten, S. 124, mitgeteilt.

Traumatische Dislokationen zwischen *Os occipitale* und *Atlas* mit *Zerreißung des gesamten Bandapparates* sind nach den Angaben von BROCHER (1971) „überaus selten". BROCHER hatte 1955 noch bemerkt, daß ihm kein Fall von Überleben einer atlantookzipitalen Dislokation aus der Literatur bekannt geworden sei.

VIGOUROUX et al. (1983) hielten die atlantookzipitalen Luxationen für ein seltenes Ereignis, das mit Überleben unvereinbar ist. Die Patienten, die überleben, haben unvollständige Durchtrennungen des Rückenmarks. Vollständige Durchtrennung des obersten Halsmarks ist immer tödlich. In den Fällen, die überleben, sind gewöhnlich alle Ligamente zwischen Hinterhaupt und Atlas zerrissen, jedoch ohne Durchtrennung des Rückenmarks, aber mit Zerrung der Aa. vertebrales, wie R. C. SCHNEIDER et al. (1970) zeigten. Durchwegs liegen schwere traumatische Veränderungen am oberen Halsmark vor, neben beidseitigen Verletzungen insbesondere der 6., 9.–12. Hirnnerven. Es muß sich demnach bei dem Verletzungsmechanismus um die Kombination von Hyperflexion der HWS, in einigen Fällen auch Hyperextension mit erheblicher Zugwirkung am Kopf und damit an der unteren Medulla oblongata, handeln. Die Schäden an den Hirnnerven können durch Abriß infolge Überdehnung erklärt werden. Bei vollständiger Durchtrennung des oberen Halsmarks sind die Patienten daher bei der Ankunft im Krankenhaus bereits tot, so daß Kliniker mit diesen Gewebeschäden kaum vertraut sind. Die Autopsien werden fast immer von Gerichtsmedizinern durchgeführt, die ihre Befunde in eigenen Fachzeitschriften veröffentlichen. Allgemein liegt eine ausgeprägte retropharyngeale Schwellung vor.

Überleben nach traumatischer atlantookzipitaler Dislokation mit inkompletter Durchtrennung des oberen Halsmarks ist selten (BLACKWOOD 1908; FARTHING 1948; MARTEL 1961; GABRIELSEN u. MAXWELL 1966; EVARTS 1970; DAVIS et al. 1971; PAGE et al. 1973; FRUIN u. PIROTTE 1977; EISMONT u. BOHLMAN 1978; BOHLMAN 1979; BUCHOLZ u. BURKHEAD 1979; POWERS u. MÜLLER 1979; GEHWEILER et al., 4 Fälle, 1980; DORR u. HARVEY 1981; MACNAB 1982; COLLATO et al. 1986; ZIGLER et al. 1987). Zur *röntgenologischen Diagnose* dieser Schäden verweise ich auf POWERS u. MÜLLER (1979). Der interessierte Leser wird auch auf GEHWEILER et al. (1980) verwiesen.

Den wenigen Mitteilungen aus der klinischen Literatur stehen zahlreiche pathologische Beobachtungen gegenüber (DITTRICH 1895; HARTMANN 1899; KISSINGER, 2 Fälle, 1899, 1900; P. G. SCHNEIDER 1928; SCHAEFFER 1956; VOIGT 1962; PRIBILLA u. ZÖLLNER 1963; WUERMELING u. STRUCK, 4 Fälle, 1965; JAROSCH u. HINZ, 4 Fälle, 1969; WEINREICH 1969; LINDGREN 1969; HINZ 1970; KAMIYAMA et al. 1971; ALKER et al. 1975; BUCHOLZ u. BURKHEAD 1979; AUFDERMAUR, 2 Fälle,

Tabelle 6. Atlantookzipitale Luxationen (Literaturübersicht). (Aus DANIAUX et al. 1988)

Autor	Jahr	Fälle	verstorben	überlebt
PALETTA	1820	1		1
DARESTE	1838	1		1
LASSUS	1855	1	1	
BLACKWOOD	1908	1		1
FARTHING	1948	1		1
GABRIELSEN u. MAXWELL	1966	1		1
EVARTS	1970	1		1
PAGE et al.	1973	1		1
FRUIN u. PIROTTE	1977	1		1
EISMONT u. BOHLMANN	1978	1		1
POWERS et al.	1979	4	2	2
DUBLIN et al.	1980	3	3	
WOODRING et al.	1981	2		2
LESOIN et al.	1982	1	1	
GERLOCK et al.	1983	1	1	
GROBOVSCHEK u. SCHWEIBELBRANDNER	1983	1	1	
DANIAUX et al.	1986	6	4	2
Summe		28	14	14

1984). Eine Übersicht aus der Literatur von Patienten, die überlebten und verstarben, findet sich in Tabelle 6.

Es ist bemerkenswert, daß die atlantookzipitale Zerreißung nur in *einem* Lehrbuch der Gerichtsmedizin (DETTLING et al. 1951) erwähnt wird (JAROSCH u. HINZ 1969).

Die im vorhergehenden geschilderte Seltenheit von atlantookzipitalen Dislokationen in klinischen Serien und ihr häufigeres Vorkommen bei autoptisch untersuchten tödlich Verletzten wird beim Vergleich der beiden klinischen Serien von BOHLMAN (1979) sowie GEHWEILER et al. (1980) mit der autoptischen Serie von SATERNUS (1979) deutlich.

BOHLMAN (1979) fand in einer Serie von 300 Halswirbelverletzungen nur 2 Patienten mit atlantookzipitaler Dislokation nach vorn, die mit anderen Schädelhirnverletzungen kombiniert waren. Beide Patienten waren komatös und starben nach kurzer Zeit. Die *Röntgenaufnahmen* zeigten, daß der Schädel von der Axis getrennt und stark nach vorn geschoben war. Die *Autopsie* zeigte bei beiden Patienten eine vollständige Durchtrennung des Rückenmarks am kraniozervikalen Übergang. In der Serie von 400 Patienten mit Halswirbelsäulenfrakturen von GEHWEILER et al. (1980) hatten 4 eine atlantookzipitale Dislokation, 2 dieser Patienten überlebten ohne wesentliche neurologische Ausfallerscheinungen.

In einer prospektiven und autoptischen Serie von 427 Fällen von traumatischen Schäden am kraniozervikalen Übergang (SATERNUS 1979) fanden sich vollständige Zerreißungen des atlantookzipitalen Bandapparates mit Durchtrennung der Dura mater, des Rückenmarks und beider Aa. vertebrales in nahezu 3%. Diese Fälle zeigten zumeist eine Fraktur des Atlas. In mehr als 50% waren die Bögen beteiligt, einige Fälle waren Berstungsfrakturen vom Jefferson-Typ.

Der Extremfall der Zerreißung des atlantookzipitalen Bandapparates und der begleitenden Verletzungen besteht in der Dekapitation; derartige Fälle wurden bei schweren PKW- und

Flugzeugunfällen mit extremen Verzögerungen des Kopfes beschrieben (VERNON 1957; McKEEVER 1960). Vergleiche auch die Ausführungen über die indirekten Verletzungen von Kopf und Hals (Whiplash) S. 250.

3. In der Literatur mitgeteilte Kasuistiken

Der erste gut untersuchte Fall einer Durchtrennung des Rückenmarks zwischen Medulla oblongata und oberem Halsmark war von HARTMANN (zit. nach KISSINGER 1899) mitgeteilt worden:

HARTMANN fand eine vollständige Luxation des Kopfes bei einem 22jährigen Bergmann, der tot unter einer Lage von Steinkohlen gefunden worden war. Es bestand eine massive Verschiebung des Atlas nach hinten, so daß der Obduzent einen Finger zwischen vorderem Atlasbogen und vorderem Rand des Foramen occipitale magnum plazieren konnte. Die Medulla oblongata war recht scharf von dem Pons abgetrennt. Der Zahnfortsatz des Epistropheus war unauffällig. Alle ligamentären Verbindungen zwischen Atlas und Hinterhaupt waren gerissen.

HARTMANN nahm eine schwere Gewalteinwirkung auf das Hinterhaupt an.

KISSINGER (1899, 1900) teilte 2 Beobachtungen mit:

Fall 1: Ein 21jähriger Pferdejunge wurde in einer Kohlengrube tödlich verletzt. Es fanden sich nur leichte Schürfwunden der Kopfhaut und am linken Unterkiefer. Es bestand eine extreme Beweglichkeit zwischen Kopf und Hals. Die Medulla oblongata war vollständig von dem Pons abgerissen. Alle Ligamente zwischen Hinterhaupt und Atlas und Zahnfortsatz des Axis waren zerrissen. Die *weitere Obduktion* zeigte alle Wirbelkörper unterhalb des Atlas unverletzt. Der Zahnfortsatz des Epistropheus war unauffällig und das Rückenmark war durch diese Struktur nicht verletzt. Nach Abpräparieren der Kopfhaut konnte eine kleine umschriebene Blutung nahe der Protuberantia occipitalis wahrgenommen werden.

Die *Rekonstruktion* des *Unfallherganges* ergab, daß der Pferdejunge eine Reihe von 7 beladenen Förderwagen eine abschüssige Strecke hatte herabrollen lassen, ohne die Bremsen anzulegen. Aus Furcht, die abwärtsrollenden Loren könnten das Pferd verletzen, hatte er versucht, es nahe einer Wettertür abzuschirren. Dabei war sein Kopf zwischen Wettertür und einem Förderwagen eingeklemmt worden. *Unverzüglichter Tod.*

Fall 2: Ein 20jähriger Bergmann erlitt in einer Kohlengrube einen tödlichen Unfall. Ein Zug mit 8 beladenen Förderwagen entgleiste auf abschüssiger Strecke und schleuderte den Verunfallten gegen einen Stempel. *Unmittelbarer Tod.*

Die *Autopsie* ergab eine Fraktur des Atlas und Zerreißung aller Ligamente zwischen Hinterhaupt und Atlas mit Seitwärtsluxation des Kopfes. Die Medulla oblongata war vollständig von dem Pons abgerissen. Beide Aa. vertebrales waren zerrissen, ebenso die kurzen Halsmuskeln.

Philipp SCHNEIDER (1928) veröffentlichte 4 Beobachtungen von Zerreißung des Bandapparates zwischen Hinterkopf und Atlas.

Ein 6jähriges Mädchen war von einem Kraftwagen erfaßt worden und zeigte Gesichtsverletzungen; 2 Männer im Alter von 51 und 56 Jahren stürzten aus dem 2. bzw. 3. Stockwerk und eine 71jährige Frau stürzte eine Treppe hinunter.

Dieser Autor hielt eine ausgeprägte Rotation des Schädels mit maximaler Retroflexion der HWS für notwendig, um die beschriebenen traumatischen Zerreißungen zwischen Hinterhaupt und HWS zu erzeugen. Er sah diese als das Ergebnis schwerer Gewalteinwirkung gegen frontale Schädelanteile und nur in wenigen Fällen gegen das Hinterhaupt.

SCHAEFFER (1956) hob ebenfalls die tödliche Natur dieser Verletzungen hervor. Eine seiner Beobachtungen betraf einen Fußgänger, der nachts von einem entgegenkommenden Wagen erfaßt und niedergestoßen worden war.

WUERMELING u. STRUCK (1956) teilten 4 Beobachtungen von traumatischer Durchtrennung des Hirnstammes nach Verkehrsunfällen mit. In zwei Fällen bestanden Impressionsfrakturen der Schädelbasis, in den beiden anderen Fällen war das Hinterhaupt von der

Halswirbelsäule abgerissen. Es bestand jeweils eine isolierte vollständige Durchtrennung des Hirnstammes, ventral beginnend, in der Gegend des Foramen caecum, zwischen Pons und Medulla oblongata zwischen Austritt der 6. und 8. Hirnnerven. In einem Fall bestand eine vollständige Durchtrennung. In zwei Fällen bestand außer der traumatischen Ruptur des Hirnstammes eine vollständige Durchtrennung des oberen Halsmarks sowie Zerreißung im atlantookzipitalen Übergangsbereich, doch lagen keine Schädelbasisfrakturen vor. Es bestanden keine weiteren traumatischen Schäden an Groß- oder Kleinhirn.

JAROSCH u. HINZ (1969) veröffentlichten ebenfalls 4 Fälle.

Fall 1: Ein 55jähriger Mann kam beim Überholen mit seinem PKW ins Schleudern und fuhr frontal gegen einen Baum; Totalschaden des Wagens. Der Fahrer wurde zwischen Lenkrad und Sitz eingeklemmt und mit dem Oberkörper nach rechts geneigt tot aufgefunden.

Mehrere kleine Sekurit-Glas-Verletzungen im Stirnbereich. Kopf abnormal beweglich. Fast völlige Zusammenhangstrennung zwischen Schädelbasis und 1. Halswirbelkörper, einige Teile der Membrana atlantooccipitalis post. sind noch erhalten. Riß beider Vertebralarterien am Eintritt in die Schädelbasis. Traumatische Ruptur der Bandscheibe C5/C6 im vorderen Anteil mit Teilzerreißung des vorderen Längsbandes. Multiple Blutungen in der gesamten nuchalen Halsmuskulatur. Bogenförmige Frakturlinie im Bereich des Hinterhauptbeines links bis zum Foramen occipitale magnum reichend. Retropharyngeales Hämatom.

Todesursache: Halswirbelsäulenverletzung. Herzruptur. Aortenriß im Isthmusbereich. Serienrippenbrüche bds., linksseitige Nieren- und Milzruptur.

Rekonstruktion der beim Unfall wirkenden Kräfte: Maximale Retroflexion und Hyperextension der HWS bei Fixierung des Rumpfes.

Fall 2: Ein 8jähriges Mädchen wurde von einem PKW mit wahrscheinlicher Geschwindigkeit von 50 km/h von hinten angefahren.

Abschürfungen an der linken Wangen- und Jochbeingegend. An der Innenseite der linken Wangenmuskulatur, 23 cm oberhalb der Fußsohle, ein handtellergroßes Hämatom. Schädel abnorm beweglich.

Massive Unterblutung im Bereich der gesamten Halsweichteile: Fast völlige Zusammenhangstrennung zwischen Schädelbasis und 1. Halswirbel, mit einigen Brüchen im Bereich der Membrana atlantooccipitalis post., Halsmarkzerreißung in Höhe des Hinterhauptloches mit Dislazeration der Dura in Höhe des Hinterhauptloches. Fraktur beider Kondylen. Ruptur beider Vertebralarterien in Höhe des Schädeleintrittes. Keine Schädelverletzung. Retropharyngeales Hämatom.

Todesursache: HWS Verletzung, Leberriß.

Rekonstruktion der beim Unfall wirkenden Kräfte: Maximale Retroflexion und Hyperextension der HWS.

Fall 3: Eine 82jährige Fußgängerin wurde von einem PKW mit 50 km/h Geschwindigkeit von hinten, rechtsseitig angefahren und dann überfahren. Sie verstarb auf dem Transport zum Krankenhaus.

5 cm lange Platzwunde in der rechten Schläfengegend, mehrere oberflächliche Schürfwunden im Bereich der Nase und Kinnspitze. Massive Blutung im Bereich der gesamten Halsweichteile, besonders der oberen Segmente. Fast völlige Zusammenhangstrennung zwischen 1. und 2. Halswirbel; es bleiben nur noch wenige Kapselanteile hinten und Reste der Membrana atlantooccipitalis post. intakt. Densfraktur. Halsmarkquetschung in Höhe des Dens mit Zerreißung der Rückenmarkshüllen im Bereich des Bewegungssegmentes C1/C2. Ruptur beider Vertebralarterien. Intimaeinrisse der A. carotis beiderseits. Serienrippenbrüche beiderseits.

Rekonstruktion der beim Unfall wirkenden Kräfte: Maximale Retroflexion und Hyperextension der HWS.

Fall 4: Ein 58jähriger Fußgänger wurde von hinten angefahren und mitgeschleift; wahrscheinliche Geschwindigkeit des PKW 50 km/h.

Sieben cm lange, tiefe Platzwunde an der Stirnmitte und 3 cm lange, querverlaufende Platzwunde an der Kinnspitze. Monokelhämatom links. Multiple Rippenbrüche.

Diffus verteilte Blutungen in der gesamten Halsmuskulatur, vorwiegend ventral oben. Fast völlige Zusammenhangstrennung zwischen Schädelbasis und 1. Halswirbel, so daß nur noch wenige Züge der Membrana atlantooccipitalis post. erhalten sind. Riß des Lig. apicis dentis. Ruptur des vorderen Längsbandes in Höhe C6/C7 mit traumatischer Zerreißung der Bandscheibe dieses Bewegungssegmentes. Halsmarkquetschung in Höhe der Halskopfgelenke. Durariß im Bereich des Foramen occipitale magnum. Einriß der linken A. vertebralis kurz vor der Vereinigung zur A. basilaris. Retropharyngeales Hämatom.

Todesursache: HWS Verletzung. Aortenriß im Isthmusbereich.

Rekonstruktion der beim Unfall wirkenden Kräfte: Maximale Retroflexion und Hyperextension der HWS.

Fruin u. Pirotte (1977) berichteten über eine 6jährige Fußgängerin, die eine atlantookzipitale Dislokation ohne Vorliegen einer Fraktur oder einer Gewalteinwirkung gegen den Kopf erlitt.

Aufdermaur (1984) sah 2 Patienten mit einer atlantookzipitalen Dislokation, je nach einem Sturz von einer 10 m hohen Felswand sowie nach einem Verkehrsunfall.

Eine Beobachtung von Holczabeck (1949) über eine Pfählungsverletzung am kraniozervikalen Übergang hat eine andere Mechanogenese, wird aus didaktischen Gründen aber in diesem Kapitel besprochen.

Holczabeck (1949) beschrieb eine seltene Pfählungsverletzung am kraniozervikalen Übergang. Ein 59 Jahre alter Alkoholiker war tot in seiner Wohnung mit dem Rücken auf dem Boden liegend aufgefunden worden. Nach Wenden der Leiche war ein in die linke Nackenregion eingedrungener Trichter feststellbar, der nicht herausgezogen werden konnte. Der Trichter ragte aus einer metallenen Petroleumflasche, deren Halsteil sich in die Trichteröffnung erstreckte. Der Trichter hatte eine Gesamtlänge von 13 cm und bestand aus Blech.

Der Atlas ist um etwa 3 cm nach vorn verschoben. Die Distanz zwischen Atlas und Axis ist in kraniokaudaler Richtung verbreitert. Der Wirbelbogen von C3 ist etwas nach rechts von der Mitte quer frakturiert, ohne Dislokation. Es besteht eine Subluxation des Schädels und Atlas nach vorn. BAK 3,09‰.

Der Pfählungskanal reicht in die Medulla oblongata. Die Verletzung kann nur durch Sturz nach hinten entstanden sein. Das sehr enge Rohr des Trichters wirkte wie ein massiver Körper.

Der Begriff der *inneren Dekapitation* umfaßt nach Thiel (1982) Schädigungen im Bereich der Schädelbasis, oberen Halswirbelsäule mit Teil- bzw. Totalzerstörung des Halsmarkes.

Thiel (1982) unterschied 2 Gruppen mit ähnlichen Verletzungsmustern:

(1) Bei der *1. Gruppe* handelt es sich um Schäden im Übergangsbereich Hinterhaupt-Atlas-Axis, bei denen die Hälfte keine Mitbeteiligung der Schädelbasis aufwies, die andere Hälfte nur geringe Bruchverletzungen bzw. Fissuren. Allen Fällen gemeinsam war die Teil- bzw. Totalablösung der Bandverbindung zwischen Hinterhaupt und Atlas bzw. die Lockerung zwischen Atlas und Axis mit ausgeprägten Einblutungen in die Nackenmuskulatur, teilweise auch längsverlaufende Zerreißungsblutung bei erhaltenem äußeren Weichteilschlauch.

Die betroffenen Segmente waren entweder luxiert oder durch Blutungen und Zerreißungen über ligamentären Strukturen von den benachbarten Segmenten isoliert. Interessant ist der Hinweis, daß es nur in einem Fall zu einem Densabriß mit Fraktur des linken Atlasbogens kam, die zu einer erheblichen Rückenmarksquetschung führten.

(2) Die *2. Gruppe* mit identischen Verletzungsmustern mit totaler Halsmarkzerreißung stellen Ringfrakturen der Schädelbasis dar. Begriffe wie Kopfabriß,

Hinterhauptsabriß oder Extensionsfraktur wurden von einer Reihe von Autoren synonym verwandt.

Die Extensionsfraktur wird im Rahmen von Verkehrsunfällen häufig beobachtet, gleichzeitige totale Rückenmarksabrisse dagegen selten. Die Höhe des Abrisses liegt nach Retraktion des Rückenmarks etwa in Höhe des 1. Halswirbelkörpers. Hirnstammrisse wie sie von WUERMELING u. STRUCK (1965) beobachtet worden waren (vgl. S. 125), traten in der Serie von THIEL (1982) nicht auf.

Die übrigen makroskopischen Schädelbasisbefunde entsprechen den allgemein bekannten Aussprengungen zentraler Anteile um das Foramen occipitale magnum. Begleitverletzungen der Halswirbelsäule mit Bandscheibenzerreißung im Übergangsbereich zwischen Hals- und Brustwirbelsäule traten in der Serie von THIEL (1982) gelegentlich auf, weiterhin Blutungen in die ligamentären Verbindungen zwischen Atlas und Axis bzw. Atlas und Os occipitale.

THIEL (1982) ist durchaus zuzustimmen, wenn er versucht, Verletzungsmuster zu unterscheiden, nämlich in solche Beobachtungen, in denen eine Mitbeteiligung der Schädelbasis vorliegt und solche, bei denen dieselbe unverletzt bleibt. Ich halte aber den Terminus „innere Dekapitation" für unglücklich gewählt. Sicherlich sind die im Inneren der atlantookzipitalen Übergangsregion gelegenen anatomischen Strukturen am stärksten beteiligt, aber das stellt m. E. eine partielle Dekapitation dar, nur noch Anteile der Haut, des Unterhautbindegewebes und einige Muskelbrücken bleiben unverletzt. Für das Überleben dieser Verletzungen ist allein ausschlaggebend, ob die Strukturen von Pons, Medulla oblongata oder oberstem Zervikalmark reißen oder nicht. Gerade die Beschreibung dieser (wichtigsten) Verletzungen ist in den meisten mitgeteilten Kasuistiken unzureichend, vor allem fehlen histologische Untersuchungen der gerissenen Stümpfe in der Längsrichtung.

DANIAUX et al. (1988) konnten in der ihnen zugänglichen Literatur klinisch beobachtete, zumindest primär Überlebende mit einer atlantookzipitalen Verletzung lediglich in 22 Fällen finden. Zusammen mit ihrem eigenen Krankengut von 6 Beobachtungen faßten diese Autoren 28 Fälle tabellarisch zusammen. 26mal lagen vordere und nur zweimal hintere Verschiebungen des Kopfes gegenüber dem Atlas vor. Von diesen 28 Patienten verstarben 11 innerhalb der ersten 4 Tage, immerhin überlebten 14 Patienten.

DANIAUX et al. (1988) sahen nur einen einzigen Fall mit einer einseitigen vorderen atlantookzipitalen Luxation mit einer Überlebenszeit von 3 Wochen. Davon überlebte ein Patient mit einer einseitigen hinteren Verrenkung, die restlichen 4 mit vorderen Luxationen verstarben frühzeitig. Unfallursachen waren fast ausschließlich Verkehrsunfälle, und zwar vor allem Kollisionen von Fußgängern mit Autos und Motorradunfälle. Ein Großteil der Verletzten war mehrfach oder polytraumatisiert. Vielfach war das klinische und insbesondere neurologische Bild durch eine gleichzeitige Schädelhirnverletzung überlagert. Annähernd die Hälfte der Verletzten waren Kinder.

Die Diagnose einer atlantookzipitalen Verrenkung kann von Fall zu Fall schwierig sein, da es sich, von wenigen Ausnahmen abgesehen, um Polytraumatisierte handelt, bei denen das klinische Bild der gleichzeitig vorliegenden Schädelhirnverletzung die Befunde modifiziert. Wegen der erheblichen Instabilität einer solchen Verletzung ist eine unverzügliche zervikookzipitale Fusion angezeigt.

Abschließend fasse ich die Ergebnisse der zuletzt veröffentlichten Serie zusammen, die eindeutig zeigen, worauf ich im vorhergehenden bereits hingewiesen hatte, nämlich, daß diese Verletzungen doch nicht so selten sind, wie es zunächst den Anschein hatte.

4. Mechanogenese und formale Pathogenese

Gewalteinwirkungen im Bereich des kraniozervikalen Übergangs können zu Schäden an jedem der knöchernen und ligamentären Anteile der Halsmuskulatur sowie der Gefäße einzeln oder in verschiedenen Kombinationen führen. Es können einfache oder komplizierte Frakturen vorliegen, mit oder ohne Dislokation oder Instabilität. Diese Verletzungsfolgen können ihrerseits Schäden am Nervengewebe und an den Gefäßen zur Folge haben. Letztere können aber auch die Folge direkter Einwirkung einer umschriebenen Gewalt sein, wie Geschosse, Granatsplitter, Messer etc.

Diese Verletzungen können die Folge von Einklemmen des Kopfes zwischen Strukturen sein, von denen eine beweglich ist, wie beispielsweise Beobachtung 1 von Kissinger (1899) zeigt, oder sie sind die Folge von Verkehrsunfällen mit heftiger Hyperextension der HWS (Farthing 1948; Gabrielsen u. Maxwell 1966; Page et al. 1973) oder von schweren Stürzen. Aus allen Verletzungsmechanismen kann eine erhebliche Dislokation zwischen Okziput und C1 infolge einer in der Sagittalebene einwirkenden Kraft entnommen werden (Abb. 70).

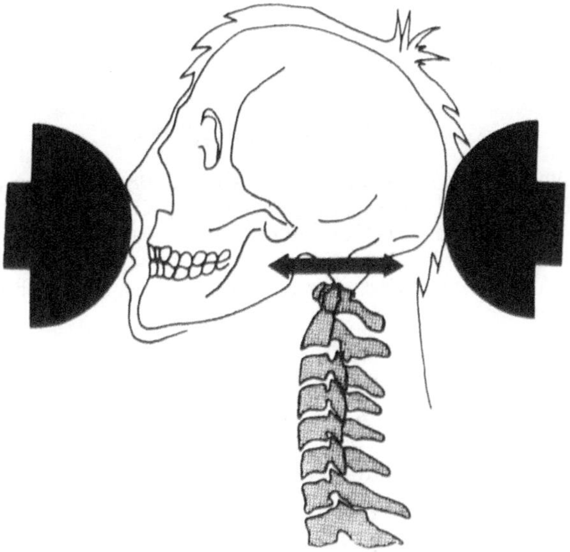

Abb. 70. Wird eine erhebliche Kraft in der Sagittalebene auf das Hinterhaupt oder den Gesichtsschädel eingeleitet, kann es zur Dislokation zwischen Okziput und C1 kommen. (Aus Polster 1980)

Es fehlen oft genaue Schilderungen der Unfallabläufe. Detaillierte Auswertungen entsprechender Kasuistiken werden uns sicher helfen, weitere Fortschritte zum Verständnis der Unfallabläufe zu machen.

Viele Autoren sprechen von Luxationen oder gebrauchen den deutschen Ausdruck Verrenkungen. In der angloamerikanischen Literatur wird auch der Terminus „Separation" benützt. An sich sind diese Begriffe nicht falsch, sie scheinen mir aber zu allgemein und nicht umfassend. Ich ziehe den Ausdruck Zerreißung des atlantookzipitalen Bandapparates vor, die die Voraussetzung für die Instabilität in dieser Region ist und die damit auch zur Zerreißung der Medulla oblongata führt. Eine andere brauchbare Diagnose ist m. E. atlantookzipitale Dislokation.

Die Durchtrennung des Rückenmarks erfolgt beim Menschen nicht immer zwischen unterer Medulla oblongata und oberem Zervikalmark, wie es im Tierversuch bei indirekter Gewalteinwirkung (Whiplash-Verletzungen) bei $-Gx$ und $+Gz$ Vektorrichtung geschieht (Unterharnscheidt 1983, 1986), sondern kann auch zwischen Pons und Medulla oblongata, etwa in Höhe des Foramen caecum, also mehr oral auftreten. Eine Erklärung für das unterschiedliche Verletzungsmuster kann im Augenblick noch nicht gegeben werden.

5. Klinische Befunde

Aus dem vorhergesagten ergibt sich, daß bei den geschilderten Verletzungsfolgen viele ähnliche Verletzungsmuster bestehen können. Hohe Rückenmarksdurchtrennungen und solche der Medulla oblongata sind durchwegs tödlich. Kommt es dagegen nur zu partiellen Durchtrennungen von Strukturen des ZNS, so sind klinische Befunde zu erwarten, die nicht auf ein einzelnes Verletzungsmuster bezogen werden können. Hohe Rückenmarksdurchtrennungen (oberhalb von C5/C6) sind im allgemeinen innerhalb von Stunden oder Tagen tödlich. Selbst bei unkompletter Durchtrennung sind die Atmungsfunktionen erheblich gestört. Im allgemeinen treten die traumatischen Rückenmarksdurchtrennungen bei Frakturen der HWS jedoch bei C5/C6 oder C6/C7 auf. Diese Patienten behalten ihre Zwerchfellatmung, verlieren jedoch fast alle interkostalen Atemmuskeln.

6. Differentialdiagnose

Differentialdiagnostisch müssen eine Reihe von *nichttraumatischen atlantookzipitalen Dislokationen* von den *traumatischen* abgegrenzt werden. Gehweiler et al. (1980) nannten die folgenden *6 Syndrome:* (1) Das Os odontoideum, (2) Aplasie des Dens epistrophei, (3) Okzipitalisation des Atlas, (4) Down-Syndrome (Trisomie-21, Mongolismus), (5) Spondylosis rheumatica oder Spondylosis ankylopoetica und (6) infektiöse Prozesse des kraniozervikalen Übergangs.

7. Kombination einer atlantookzipitalen Dislokation mit einer atlantoaxialen

Die Kombination einer atlantookzipitalen Zerreißung mit einer atlantoaxialen (im nächsten Kapitel besprochen) bei einem Patienten, der verstarb, war von Blackwood (1908) mitgeteilt worden.

Jarosch u. Hinz (1969) hatten die Meinung vertreten, daß ein „Abriß der Verbindung zwischen Atlas und Os occipitale nur von ventral her möglich ist". Dem kann aufgrund der Ergebnisse eigener Tierversuche (Rhesusaffen) mit indirekten Gewalteinwirkungen in der + Gx und – Gx Vektorrichtung der einwirkenden Gewalt entgegnet werden, daß die oben genannten traumatischen Gewebeschäden bei beiden Vektorrichtungen auftreten, allerdings bei unterschiedlicher Maximalbeschleunigung des Beschleunigungsschlittens und damit auch von Kopf und Hals. SATERNUS (1979) konnte auch bei massiver seitlich angreifender Gewalt durch Rotation in zwei Fällen derartige Abrisse beobachten. Hier ist SATERNUS (1979) aufgrund eigener Tierversuche voll beizupflichten, wenn er schreibt, daß derartige Zerreißungen prinzipiell bei einer Gewalteinwirkung mit großer Masse und Kraft aus jeder Richtung auftreten können.

8. Unerwartete Todesfälle bei Vorliegen von seltenen Anomalien der kraniozervikalen Übergangsregion nach Gewalteinwirkung gegen den Kopf

Vereinzelt wurde in der Literatur über Todesfälle bei Vorliegen von seltenen Anomalien im Bereich der kraniozervikalen Übergangsregion nach Gewalteinwirkung gegen den Kopf berichtet. Diese Beobachtungen sollten von den übrigen traumatischen Schäden dieser Region getrennt besprochen werden, da die Mißbildungen doch eine besondere Konstellation ergeben. Diese Syndrome kommen wohl häufiger vor als es aufgrund der spärlichen Literaturangaben den Anschein hat. Ein großer Teil wird sicherlich bei Routineautopsien nicht aufgedeckt. Der Hinweis auf solche Beobachtungen wird vermutlich zur Mitteilung weiterer solcher Fälle führen.

Über zwei plötzliche und unerwartete Todesfälle bei seltenen zervikookzipitalen Anomalien nach inadäquater Gewalteinwirkung berichteten GILG u. EISENMENGER (1982). Bei der ersten Beobachtung handelte es sich um einen Patienten mit einer Blockwirbelbildung bei C2/C3 sowie einer Aplasie des Dens epistrophei, bei der zweiten um einen Patienten mit einem chondrodystrophischen Zwergwuchs und basilärer Impression mit einer Einengung des Foramen jugulare sowie Foramen occipitale magnum und schmalem steilen Clivus.

Fall 1: Ein 19jähriger Arbeiter mit unauffälliger Krankheitsvorgeschichte tauchte beim Spielen mit Kindern in einem Nichtschwimmerbecken immer wieder auf und unter, stieß bei einem offenbar überstürzten Auftauchen mit dem Kopf ziemlich heftig gegen den Unterrand einer Rutschbahn und sackte ins Wasser ab. Er wurde von seinem Bruder sofort geborgen und war anschließend angeblich wieder kurz ansprechbar, ohne jedoch selbst zu sprechen. Von der Wasserwacht wurde eine Maskenbeatmung und Thoraxmassage durchgeführt, bis der hinzugezogene *Notarzt* dann an Ort und Stelle intubierte. Im *Krankenhaus* wurde extubiert, da der Tubus nicht mehr toleriert wurde. Während der Durchführung einer *Röntgenthoraxaufnahme* und eines *EKG* wurde der Patient wieder zyanotisch und zunehmend bewußtseinsgetrübt, daraufhin reintubiert und kontrolliert beatmet. Auf der Thoraxaufnahme zeigten sich disseminierte, fleckige Verschattungen. Nach zwei Tagen Intensivtherapie wurde bei voller Ansprechtbarkeit extubiert, wobei eine komplette Atemlähmung festgestellt wurde. Die *Röntgenaufnahmen der HWS* mit Schichtung ergaben dann eine Blockwirbelbildung des 2. und 3. Halswirbelkörpers, eine Denshypoplasie mit Os odontoideum und vorderem Bogenspalt des Atlas. *Neurologisch* wurde ein hoher Querschnitt bei Luxation im atlantookzipitalen Gelenk festgestellt. Nach Durchführung einer *Tracheotomie* und *Antibiotikagabe* erfolgte die Verlegung in eine Spezialklinik, wo der Patient bei Intensivtherapie nach insgesamt 11 Tagen an zentralem Herz-Kreislauf-Versagen bei Pneumonie *verstarb.*

Bei der *Obduktion* fand sich ein kurzer, gedrungener Hals. Im Bereich der HWS und des Schädels waren keinerlei Blutunterlaufungen erkennbar, jedoch war der Atlas um die Hälfte seines Durchmessers nach vorne luxiert, und im verlängerten Mark, etwa 2,5 cm unterhalb der Brücke, fiel eine gallertige Veränderung auf. Am *mazerierten Präparat der oberen HWS* zeigte sich eine Blockwirbelbildung im Bereich des 2. und 3. Halswirbelkörpers mit Verschmelzung der Wirbelbögen sowie eine totale Densaplasie. Der hintere Atlasbogen stützte sich offenbar gegen den Bogen des Axis ab. Es schien sich dort ein kleines Gelenk gebildet zu haben. Im Vergleich zu einem normalen Atlas war eine Spaltbildung im hinteren Atlasbogen sowie eine angedeutete Spaltung mit klobiger Auftreibung des vorderen Atlasbogens zu erkennen. Anstelle des Dens fand sich nur ein kleiner Höcker. Beim Vergleich mit einem normalen Axis war auch die relative Höhenverminderung durch die Blockwirbelverbindung deutlich zu erkennen. Bei diesen Verhältnissen und einer rein ligamentären Fixation im atlantoaxialen Gelenk bei fehlender Stabilisierung durch den Dens erscheint es durchaus möglich, daß es auch bei nicht sehr erheblicher Gewalteinwirkung zur Subluxation oder Luxation kommen konnte.

Bei der *histologischen Untersuchung des Rückenmarks* mit Anwendung der Markscheidenfärbung fand sich, bei normaler Ponsregion, eine im oberen Halsmark in Höhe der Pyramidenkreuzung beginnenden Degeneration der Hinterstränge und eine stiftförmige Gliose dorsal des Zentralkanals sowie in tieferen Abschnitten, etwa 2,5 cm unterhalb der Brücke, eine bereits deutliche Degeneration der Hinterstränge und eine ausgedehnte ovaläre Gliose. Dieser Befund nahm nach kaudal bis zum klassischen Bild einer Syringomyelie mit zentraler Höhlenbildung, randständiger Gliose und Reaktion des Gefäßbindegewebes zu. Nervenzelluntergänge oder Nervenzellschädigungen wurden nicht beobachtet.

Bei der weiteren histologischen Untersuchung wurde die letztlich zum Tode führende Bronchopneumonie bestätigt. Somit ist der Tod letztlich durch ein Herz-Kreislauf-Versagen bei Bronchopneumonie eingetreten, ausgelöst durch eine komplette Atemlähmung bei hohem Querschnitt, bedingt durch eine atlantoaxiale Luxation bei totaler Densaplasie. Dabei war sicherlich eine gewisse Aspiration in die Lungen erfolgt, die unter günstigeren Umständen allein wahrscheinlich nicht zum Tode geführt hätte. Gegen die mögliche Todesursache einer aufsteigenden Lähmung des Herz-Kreislauf-Zentrums durch die sicher deutlich beeinträchtigten Kreislaufverhältnisse in diesem Bereich bei Luxation, Syringomyelie und histologisch deutlichen Ödemveränderungen spricht die Überlebenszeit von 11 Tagen.

Fall 2: Ein 29jähriger Kaufmann wurde zum Scherz von Freunden auf einem Handwagen transportiert und fiel plötzlich nach hinten auf den Boden. Dabei trug er eine 4 cm lange Platzwunde am Hinterkopf davon und kam bis zum Eintreffen des *Notarztes* innerhalb einer halben Stunde zu Tode.

Bei der *Obduktion* bot sich das Bild eines chondrodystrophischen Zwergwuches mit kurzem kräftigem Hals, angedeuteter Sattelnasenbildung und weiteren für dieses Krankheitsbild typischen Merkmalen bei einer Körpergröße von 125 cm und einem Körpergewicht von 78 kg. Im Bereich der Kopfplatzwunde fand sich eine mäßige, handtellergroße Unterblutung der Kopfschwarte und der Beinhaut, jedoch keinerlei Verletzungen im Bereich des Schädelknochens und des Gehirns. Das Gehirn wies Zeichen eines starken Hirndrucks und eines hochgradigen Hydrocephalus int. mit stark ausgeweitetem Ventrikelsystem auf. Die Kleinhirntonsillen traten deutlich hervor, das Halsmark unterhalb der Olive war stark verschmälert. Die hintere Schädelgrube war insgesamt verkleinert, das Foramen occipitale magnum für einen kleinen Finger kaum durchgängig. Des weiteren fand sich eine Rechtsherz-Hypertrophie bei einer Kammerwandstärke von 9 mm. Der Blutalkoholgehalt betrug 2,21‰. Als *Todesursache* wurde eine zentrale Lähmung bei hochgradigem Hirndruck angenommen, die festgestellte Sturzverletzung erklärte unter den gegebenen Umständen den Todeseintritt nicht hinreichend.

Nach *Mazeration der hinteren Schädelbasis* wies das Foramen occipitale magnum einen maximalen Längsdurchmesser von 2,2 cm gegenüber 3,4 cm eines Vergleichspräparates auf, der Querdurchmesser betrug im hinteren Anteil 1,8 cm gegenüber 3,0 cm, im vorderen Anteil war er durch die Kondylen bis auf 1,1 cm eingeengt. Es fand sich keine ausgeprägte basilare Impression, jedoch überragt die Spitze des Dens die Bimastoidlinie um bis zu 1 cm, der normale Abstand beträgt 1–2 mm, wobei bis zu 7 mm nach Literaturangaben noch toleriert werden. Hierbei handelt es sich um eine klinisch-radiologische Maßangabe, die unter den gegebenen Umständen möglicherweise nicht exakt übertragbar ist, im Ausmaß jedoch sicher über der Norm liegt. Die bei der Chondrodystrophie durch die Störung der enchondralen Ossifikation betroffenen Anteile der Schädelbasis bilden im wesentlichen die Begrenzung des Foramen occipitale magnum. Dementsprechend war die hintere Schädelbasis deutlich verschmälert und verkürzt, das Foramen jugulare und das Foramen occipitale magnum deutlich eingeengt und der Clivus schmal und steil gestellt.

Bei der *histologischen Untersuchung* fanden sich nun erstaunlicherweise außer einer Verringerung des Quer- und Längsdurchmessers des Halsmarks in oberen Anteilen und einem weiten Zentralkanal keine pathologischen Befunde. Der Zentralkanal hatte teilweise ein Aussehen, wie man es bei Kleinkindern erwarten würde. Dies weist auf eine ungenügende Reduktion des Zentralkanals hin, hat jedoch keine relevante pathologische Wertigkeit im Sinne einer Hydromyelie.

Somit ist der Tod wohl durch den akuten hochgradigen Hirndruck bei bestehender Abflußstörung des Liquors und einer Alkoholisierung von 2,21‰ verursacht worden, das Schädelhirntrauma reicht für sich allein zur Erklärung nicht aus. Dabei stellt sich die Frage, ob unter den geschilderten Umständen der Sturz nicht schon Folge einer Bewußtseinsstörung durch den Alkoholgenuß gewesen war.

Derartige Verletzungen bei angeborenen Blockwirbeln an der Halswirbelsäule können durchaus auch überlebt werden, wie je zwei Beobachtungen von Dietrich (1958) sowie Richwien u. Hübner (1960) zeigen.

Angeborene Blockwirbel an der Halswirbelsäule sind nicht so selten wie gemeinhin angenommen wird. Unter 4071 Röntgenaufnahmen der Halswirbelsäule wurden solche 36mal (0,9%) gesehen (Reinhold u. Sauerbrey 1959).

Dietrich (1958) berichtete über zwei Patienten mit angeborener Blockwirbelbildung, bei denen infolge geringfügiger Gewalteinwirkungen neurologische Ausfallserscheinungen auftraten.

Fall 1: Ein 67jähriger Schlächter rutschte mit einem halben Schwein auf der Schulter aus und brach sich den rechten Tibiaknöchel. Drei Tage später bemerkte er Gefühlsstörungen in beiden Händen. Die *röntgenologische Untersuchung der HWS* zeigte, daß der 2. und 3. Halswirbel knöchern miteinander verschmolzen waren.

Fall 2: Ein 37jähriger lief bei der Arbeit mit dem Kopf gegen einen Türpfosten, brach ohne Trübung des Bewußtseins sofort zusammen, war an Armen und Beinen gelähmt und vermochte den Kopf nicht aufrecht zu halten. Die Lähmung dauerte nur einige Stunden. *Röntgenologisch* bestanden eine Atlasassimilation, eine halbseitige basiläre Impression mit Gesichtsasymmetrie und Schiefhaltung des Kopfes. Es bestand eine Blockwirbelbildung der Halswirbel 2–4.

Dietrich hat nach den Angaben von Richwien u. Hübner (1960) die bleibenden Schädigungen in voller Höhe anerkannt, da in beiden Fällen die angeborene Mißbildung bis zum Unfall neuropathologisch latent war. Janzen (1959), der den 2. Fall von Dietrich diskutierte, kam aber zu dem Urteil, daß bei der basilären Impression angeschuldigte leichte Unfälle nur als Gelegenheitsursache anzusehen seien.

Richwien u. Hübner berichten ebenfalls über zwei Beobachtungen:

Fall 1: 36jähriger Patient, immer gesund, spielte bis vor einigen Jahren Fußball. Vor 7 Jahren erlitt er einen Betriebsunfall, bei dem er in einem etwa 2 m tiefen Graben bis zu den Schultern verschüttet worden war. Er war nicht bewußtlos, obwohl einige Zeit verging, ehe er befreit werden konnte. Nach etwa einem Monat bemerkte er, daß er nicht mehr so gut gehen konnte. Bei der Aufnahme lag eine hochgradige spastische Paraplegie ohne sensible

Ausfälle vor. *Röntgenologisch* fand sich eine Blockwirbelbildung des 4. und 5. Halswirbelkörpers.

Fall 2: 22jähriger, der im Alter von 2 Jahren an einer Tuberkulose der Wirbelsäule erkrankt war; 2jährige stationäre Behandlung. Er trug bis zum 10. Lebensjahr ein Stützkorsett. Seit dem 13. Lebensjahr beteiligte er sich zunehmend am Sport und spielt seit mehreren Jahren Fußball. Bei einem Wettspiel stürzte er vornüber. Es lagen Bänderrisse am rechten Knie vor. Es bildete sich eine hochgradige Paraspastik aus mit Spontankloni der PSR und ASR. Die *Röntgenaufnahmen der Wirbelsäule* ergaben eine Blockwirbelbildung der oberen Brustwirbelsäule mit fehlender Zwischenwirbelscharte Th1/Th2. Sie wurden als eine erworbene Blockwirbelbildung infolge einer Spondylitis tuberculosa gedeutet.

V. Traumatische atlantoaxiale Subluxationen und Luxationen

1. Historisches

Sir Ashley COOPER veröffentlichte 1836 eine interessante Falldarstellung einer atlantoaxialen Fraktur:

Ein Mädchen erhielt einen heftigen Schlag gegen den Nacken. Danach konnte man sehen, daß sie, wenn sie nach oben oder unten schauen wollte, immer ihren Kopf mit beiden Händen vorsichtig nach oben oder nach unten in Richtung auf das Objekt, das sie sehen wollte, drehte. Das Kind starb 12 Monate nach dem Unfall. Es fand sich bei der *Autopsie* eine Querfraktur des Atlas, jedoch keine Verlagerung. Wurde der Kopf nach oben oder unten bewegt, so veränderte der Zahnfortsatz des Axis seine Lage, verschob den Atlas und drückte auf das Rückenmark.

2. Weitere Kasuistiken

Die Zahl der Fallmitteilungen über atlantoaxiale Dislokationen ist groß. Während bei einem Teil der Beobachtungen eine direkte Gewalteinwirkung auf das Übergangsgebiet zwischen unterer Medulla oblongata und C1 im Sinne einer kontusionellen Schädigung stattgefunden hat, müssen bei einem anderen Teil Insuffizienzen im Versorgungsgebiet der A. vertebralis berücksichtigt werden.

In Fällen von atlantoaxialer Subluxation oder Dislokation entsteht eine abnorme Verlagerung zwischen C1 und C2. Die beiden Segmente können entweder nach vorn oder nach hinten gegeneinander verschoben sein (Abb. 71a, b). Als dritte Möglichkeit kann eine rotatorische Subluxation zwischen C1 und C2 vorliegen (Abb. 72). Man hatte bisher angenommen, daß ausgeprägte Verlagerungen nur bei gleichzeitiger Fraktur des Zahnfortsatzes des Axis entstehen können (WHITE u. PANJABI 1978). Jedoch zeigten experimentelle Untersuchungen von FIELDING et al. (1974), daß eine traumatische Ruptur des Lig. transversum atlantis auch ohne Frakturen des Zahnfortsatzes möglich ist.

FIELDING et al. (1974) untersuchten an frischem menschlichen Leichenmaterial einen Gewebeblock, der aus dem 1. und 2. Halswirbelkörper bestand. C2 wurde an einem festen Block befestigt, so daß eine Kraft in der Vorwärtsrichtung, etwa dem $-x$ Vektor entsprechend, angesetzt werden konnte (Abb. 73). Die am 1. Halswirbelkörper ansetzende Kraft zog C1 und das Okziput nach vorwärts in einer leicht gebogenen Position, während C2 stationär verblieb. In diesen Experimenten zeigte sich, daß Reißen des Lig. transversum atlantis, die am meisten stabilisierende Komponente der Atlantookzipitalregion, plötzlich mit einem lauten Knacken in der Mehrzahl der Präparate eintrat (Abb. 74). Die Mittelwerte

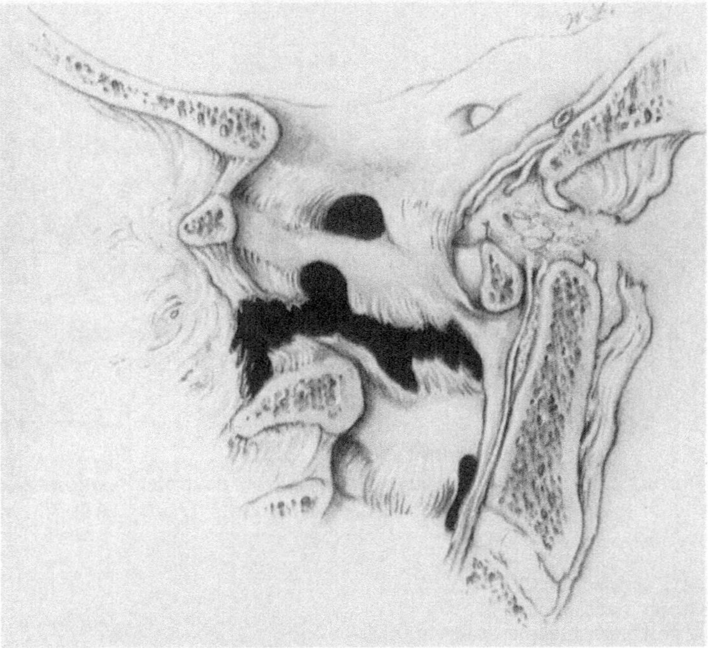

a

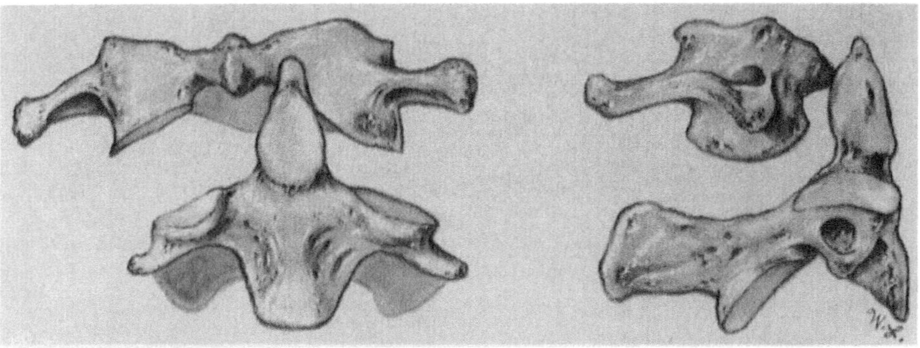

b

Abb. 71 a, b. „Reine“ hintere atlantoaxiale Dislokation. **a** Sagittalschnitt durch Kopf und obere Halswirbelsäule zeigt den vorderen Bogen des Atlas hinter dem intakten Zahnfortsatz des Epistropheus liegend. Man beachte die wahrscheinlich bestehende Zerreißung von Ligamenten. **b** Frontale und laterale Darstellungen der von Haralson u. Boyd 1969 mitgeteilten Beobachtung. (Aus Gehweiler et al. 1980)

der Kraft, die notwendig war, um das Lig. transversum atlantis von 20 Präparaten zum Reißen zu bringen, betrug 84 kp, mit einem Mittel von 111 kp für schnelle Belastung, und 72 kp für langsame Belastung. In keinem Fall kam es zu einer Fraktur des Dens epistrophei bevor das Ligament riß. Die Kraft, die notwendig war, um eine Fraktur des Dens epistrophei zu erreichen, betrug zwischen 70 und 180 kp, war aber niemals signifikant geringer als die Kraft, die notwendig war, um ein Reißen sämtlicher Ligamente im Präparat zu verursachen. Nachdem das Lig. transversum atlantis gerissen war, erforderte eine nach vorwärts erfolgende 12 mm betragende Verschiebung von C1 (ausreichend, um ausgedehnte Rückenmarksschäden zu erzeugen) eine durchschnittliche Kraft von 72 kp, bei schneller Belastung von durchschnittlich 85 kp, und bei langsamer Belastung von durchschnittlich 66 kp.

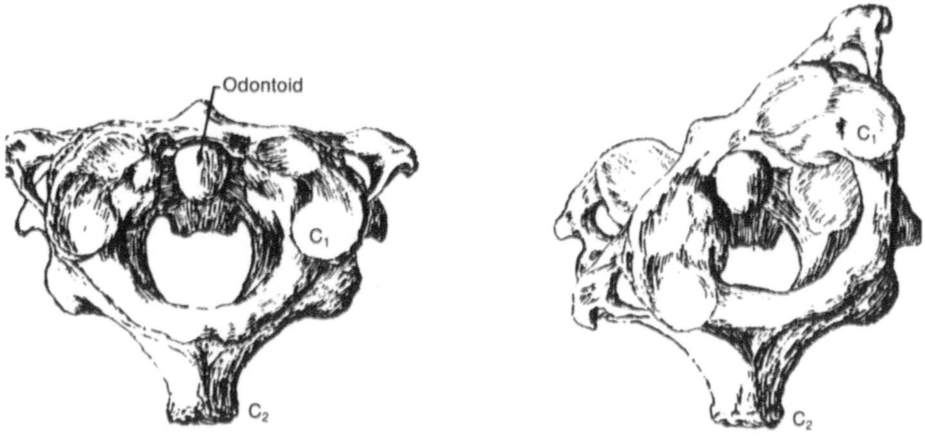

Abb. 72. Normale Beziehung zwischen Atlas und Axis in neutraler Position (*links*) und eine rotatorische Dislokation des Atlas im Verhältnis zur Axis (*rechts*). (Aus KAZARIAN 1983)

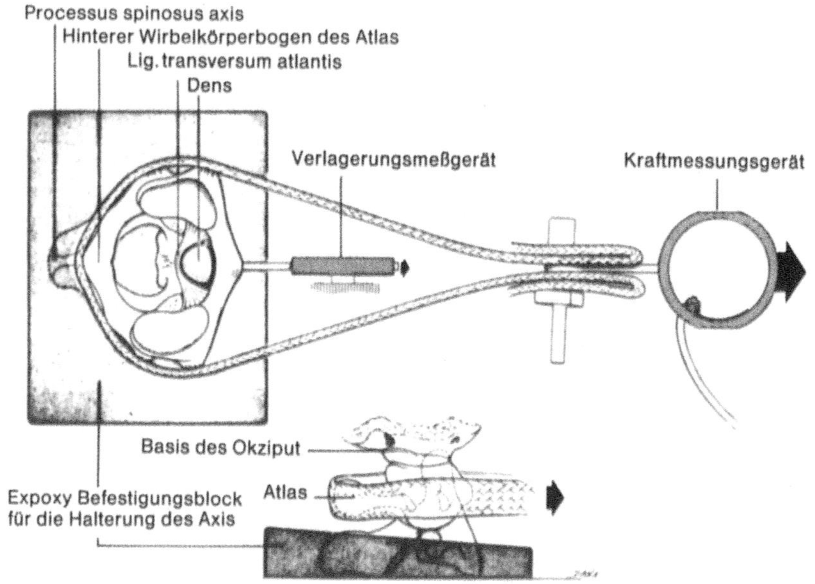

Abb. 73. Zeichnung der Testvorrichtung. Der 2. Halswirbel ist fest mit einem Block verbunden. Zugkraft wirkt auf den 1. Halswirbel durch eine Drahtschlinge ein. Sie wird elektronisch gemessen. Die Vorwärtsbewegung des 1. Halswirbels relativ zum 2. Halswirbel wird durch einen linearen Potentiometer gemessen, der das Ausmaß der Verlagerung mißt. (Aus FIELDING et al. 1974)

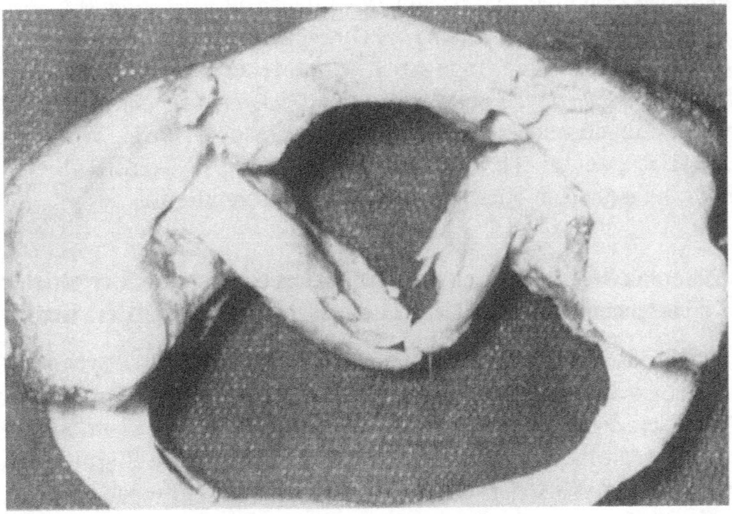

Abb. 74. Atlas (Testpräparat): Das Ligamentum transversum atlantis ist in seinem mittleren Bereich durchgerissen. (Aus FIELDING et al. 1974)

SPENCE et al. (1970) führten ähnliche Untersuchungen durch, die eine gute Übereinstimmung mit den oben genannten Ergebnissen ergaben. Aus diesen Untersuchungen kann geschlossen werden, daß diese Werte echte Endwerte für Toleranzgrenzen der atlantookzipitalen Verbindung darstellen.

In der Serie von 300 Patienten mit Halswirbelverletzungen, über die BOHLMAN (1979) berichtete, fanden sich 69 Patienten mit atlantoaxialen Verletzungen, von denen nur 11 Patienten einen neurologischen Befund aufwiesen. Frakturen in der atlantoaxialen Region können isoliert oder kombiniert auftreten. Es kommen isolierte Frakturen des Atlas vor, in den vorderen, seitlichen oder hinteren Bögen oder kombiniert, unter dem Bild einer Jefferson-Fraktur.

3. Einteilung

Eine *Dislokation des Atlas relativ zum Epistropheus* ist *möglich:* (1) Bei *Fraktur* des *Processus odontoideus* des *Axis*, (2) bei *Herausziehen* und *Herausrutschen* des *Processus odontoideus* aus der zwischen *Atlas* und *Axis bestehenden Gelenkverbindung* (HAROLSON u. BOYD 1969; PATZAKIS et al. 1974; SASSARD et al. 1974) und (3) bei *isoliertem Riß* des *Lig. transversum atlantis ohne Fraktur des Atlas* (GONZALES et al. 1940; DUNBAR u. RAY 1961; HIPP u. KEYL 1953; WIGREN u. AMICI 1973; FIELDING et al. 1974; BRUNON et al. 1978). Die unter (3) genannte Verletzung wird bei der Autopsie leicht übersehen und hat wohl deshalb in der Literatur wenig Beachtung gefunden.

Die *atlantoaxialen Dislokationen* können, ich folge hier GEHWEILER et al. (1980), in *3 Typen* eingeteilt werden: (1) *Atlantoaxiale Frakturen* mit *Dislokationen*, die mit einer *gleichzeitig bestehenden Fraktur* des *Dens epistrophei* kompliziert sind (11 % der 400 Patienten aus der Serie von GEHWEILER et al. 1980),

(2) *traumatische (reine) atlantoaxiale Dislokationen ohne begleitende Fraktur* (2,5%) und (3) *atlantoaxiale Dislokationen bei Vorliegen* von *kongenitalen Anomalien* und *infektiösen Prozessen.* Ich füge noch eine weitere Gruppe an, nämlich (4) *atlantoaxiale Dislokationen* bei *Patienten* mit *Spondylosis ankylopoetica.*

Die 16 Beobachtungen, die von Dunbar u. Ray (1961), Wigren u. Amici (1973), Fielding et al. (1974), Brunon et al. (1978) veröffentlicht wurden, überlebten die isolierten Risse des Lig. transversale atlantis.

a) Atlantoaxiale Frakturen mit Dislokationen, die mit einer gleichzeitig bestehenden Fraktur des Dens epistrophei kompliziert sind

Wir haben die Selbstschilderung eines englischen Arztes (Jefferiss 1976) über eine Verletzung durch einen Sicherheitsgurt. Bei Fahrt zum Hospital auf nasser Straße kam sein PKW plötzlich ins Schleudern. Er fuhr in einen Straßengraben und der Fahrer kollidierte mit der Steuersäule, wobei eine Sternumfraktur auftrat. Er trug einen statischen Dreipunktgurt, jedoch sehr locker „wegen der Bequemlichkeit". Der Gurt hielt seinen Körper derartig, daß sein Kopf nirgendwo aufschlug. Er hatte sofort starke Schmerzen in der Brust, jedoch keine anderen Beschwerden.

Er konnte selbst seinen PKW verlassen und andere fuhren ihn zum Hospital. Sein Nacken wurde auf der rechten Seite steif und war sehr schmerzhaft. Eine Fraktur des Zahnfortsatzes wurde diagnostiziert und es wurde eine Schädeltraktion begonnen, die die Schmerzen sofort beseitigte. Später wurde eine atlantoaxiale Fraktur mit Dislokation diagnostiziert.

b) Traumatische (reine) atlantoaxiale Dislokationen

Die traumatischen (reinen) atlantoaxialen Dislokationen werden in der klinischen Literatur als sehr selten bezeichnet (Jackson 1927; Greeley 1930; Harolson u. Boyd 1969; Braakman u. Penning 1971; Patzakis et al. 1974; Sassard et al. 1974). Aber auch hier muß daran erinnert werden, daß Patienten mit einer solchen Läsion meist schon ihren Verletzungen erlegen sind, wenn sie den Notaufnahmeraum erreichen. Der Kliniker sieht diese Patienten daher nur selten und hält deshalb diese Verletzungsfolgen für nicht sehr häufig. Jedoch kann gesagt werden, daß die atlantoaxialen Dislokationen nach hinten seltener sind als die nach vorn. Gehweiler et al. (1980) sahen in ihrer Serie von 400 Patienten mit Halswirbelsäulenverletzungen keine derartige Verletzung, jedoch zeigte ein Patient mit einem metastatischen Melanom und geringfügigem Trauma ein solches Syndrom.

Diese Verletzungen sind das Ergebnis von schweren Hyperextensionsverletzungen der Halswirbelsäule. Alle ligamentären Verbindungen zwischen Atlas und Axis sind zerrissen. Die 3 Fälle, die überlebten, zeigten überraschenderweise keine wesentlichen neurologischen Ausfallserscheinungen.

Traumatische (reine) atlantoaxiale Dislokationen können: (a) *nach anterior* erfolgen, (b) *nach posterior* und (c) die *Folge* von *Rotationswirkung* sein. Bei der erstgenannten Form ist das Lig. transversum atlantis gerissen, bei den beiden letztgenannten verbleibt es intakt (Greig 1931; Fielding et al. 1974).

α) *Atlantoaxiale Dislokation nach anterior*

In der von GEHWEILER et al. (1980) veröffentlichten Serie von 400 Patienten mit Halswirbelsäulenverletzungen hatten 2,5% eine atlantoaxiale Dislokation nach anterior. Die relative Seltenheit dieses Verletzungstyps kann damit erklärt werden, daß das Lig. transversum atlantis außerordentlich wiederstandsfähiger ist als der Atlas. Diese Vorstellung ist jedoch neuerdings angezweifelt worden (FIELDING et al. 1974). Eine Verlagerung des Atlas zum Epistropheus von 3 mm beweist eine Zerreißung des Lig. transversum atlantis.

KRANTZ (1984) beschrieb 2 tödliche Fälle mit gleichzeitiger Verletzung des Halsmarks.

Fall 1: Ein 75jähriger Patient stürzt, während er nach schwerem Schneefall mit einem Rollwagen Fluggepäck transportierte. Der Sturz war ohne Zeugen. Wahrscheinlich stieß der Patient im Sturz mit dem Kopf gegen einen geparkten Autobus. Sofortige Bewußtlosigkeit. Kurz danach Todesfeststellung durch den hinzugerufenen Arzt.

Bei der *Autopsie* bestanden oberflächliche Hautabschürfungen an der linken Kopfseite und geringfügige Quetschungen am Okziput. Keine Schädelfraktur. An der Basis des Kleinhirns bestanden geringfügige subarachnoidale Blutungen. Bei äußerlicher Betrachtung waren Hirnstamm und oberes Zervikalmark unauffällig. Bei *schichtweiser Präparation der hinteren Nackenmuskeln* zeigte sich, daß keine Blutungen innerhalb der Muskulatur vorlagen. Die Gewebe zwischen Schädelbasis und Atlas, einschließlich der Gelenkkapseln der Atlantookzipitalverbindungen, sowie das Lig. alare mit den umgebenden Ligamenten, waren scharf durchtrennt. Das Lig. transversum atlantis war an der linken Seite nahe dem Tuberculum gerissen und der Atlas relativ zum Axis leicht nach vorne verschiebbar.

Die *mikroskopische Untersuchung* ergab kleine Blutungen in oberen Anteilen des Zervikalmarks und der Medulla oblongata. Diese letztgenannten Gewebeschäden galten als Todesursache.

Fall 2: Ein 77jähriger Mann, der ein Fahrrad schob, wurde von hinten von einem überholenden Kraftfahrzeug angefahren. Beine und Rücken wurden von Stoßstange und Motorhaube getroffen. Der Patient war wahrscheinlich auf die Motorhaube geschleudert worden, so daß sein Kopf gegen die Windschutzscheibe schlug.

Bei der *Autopsie* fand sich eine Kopfplatzwunde in der Okzipitalregion. An Körper, Armen und unteren Anteilen der Beine bestanden Quetsch- und Platzwunden von unterschiedlicher Größe. Rechtsseitige Fraktur von Humerus, Femur, Tibia und Fibula, außerdem lagen Frakturen des rechten Schlüsselbeines, des Beckens und einiger Rippen sowie Fraktur des Wirbelkörpers von Th8 vor. Die aufsteigende Aorta, das Pericardium, Herz und Leber waren gerissen.

Die *schichtweise Präparation der oberen Halsregion* zeigte einen Riß des Lig. transversum atlantis an der linken Seite nahe dem Tuberculum. Der Atlas war relativ zum Axis nach vorn leicht verschiebbar. Das obere Halsmark wies besonders in zentralen Anteilen kleinere Blutungen auf.

Vorwärtsverschiebung des Atlas relativ zum Axis mit Riß des Lig. transversum atlantis ist meist mit Berstungsfrakturen nach JEFFERSON verbunden (SPENCE et al. 1970; LIPSON 1977; O'BRIEN et al. 1977).

Atlantoaxiale Luxationen treten nach VIGOUROUX (1983) selten isoliert auf. Im allgemeinen sind sie mit Frakturen des Zahnfortsatzes, des Axis oder einer Ruptur des Lig. transversum atlantis verbunden.

Die häufigere Ursache für eine traumatische atlantoaxiale Verlagerung ist eine Gewalteinwirkung gegen den Schädel. Im allgemeinen geht die Schwere des neurologischen Befundes mit dem Ausmaß der Verlagerung parallel.

β) Atlantoaxiale Dislokation nach posterior

Es sind 2 Beobachtungen einer nach hinten gerichteten Dislokation von C1 und C2 bekannt, bei der der Zahnfortsatz nicht gebrochen war, und wo der Ring von C1 über die Spitze des Zahnfortsatzes rutschte (Harolson u. Boyd 1969; Patzakis et al. 1974). Der Ring kann in seine Ausgangslage zurückrutschen oder luxiert bleiben, wenn er nach hinten rutscht.

γ) Rotatorische atlantoaxiale Dislokation

Es handelt sich dabei um eine rotatorische Subluxation zwischen C1 und C2.

Eine fast vollständige Dekapitation mit Zerreißen der Bandscheibe C2/C3 durch einen unzweckmäßigen Sicherheitsgurt wurde von Bierwag (1970) beschrieben.

Eine 23 Jahre alte Frau fuhr mit ihrem VW 1300 in schnellem Tempo eine scharfe Rechtskurve, verlor dabei die Herrschaft über das Fahrzeug, welches zunächst durch Übersteuern nach rechts von der Straße abkam, einen flachen Hang hinauffuhr, sich aber zweimal nach links überschlug und auf der Straße auf dem Dach liegenblieb. Die Fahrerin wurde ungefähr 2 m vom PKW entfernt aufgefunden. Der ebenfalls einen Gurt tragende Beifahrer war unverletzt geblieben.

Die Fahrerin mußte augenblicklich tot gewesen sein, wurde aber trotzdem in das naheliegende Krankenhaus gebracht.

Der PKW war so stark beschädigt, daß man annehmen kann, daß beide Insassen ohne Sicherheitsgurt schwerste Verletzungen davongetragen hätten. Der Sicherheitsgurt der Fahrerin – ein Diagonalgurt – hing noch an Ort und Stelle und war nach Angaben der Polizeibeamten richtig, das heißt nicht zu locker, angelegt worden.

Bei der Toten fiel zunächst eine große und tiefe Rißwunde vorne am Hals auf, der rechte Unterkieferast lag bloß und der Kopf war abnorm beweglich, er schien nur noch durch eine links und hinten erhaltene Hautbrücke und Muskelreste mit dem Rumpf in Verbindung zu stehen. An der vorderen Brustwand und am Hals fand sich eine Serie von horizontal verlaufenden parallelen Dehnungsrissen der Haut in einem bläulich-rot verfärbten Hautbezirk, der die Form eines Kleidausschnittes hatte. Hier war die Haut von der Unterfläche abgehoben.

Die *Obduktion* ergab erwartungsgemäß eine vollständige Durchtrennung der Halsorgane: Die Wirbelsäule war im Bereich der Bandscheibe zwischen dem 2. und 3. Halswirbel abgetrennt, das zerrissene Rückenmark ragte einige Zentimeter aus dem unteren Teil hervor und dieser Teil der Halswirbelsäule hing zusammen mit dem Längsband und der prävertebralen Muskulatur bloß. Der kopfwärts gelegene Teil der Halswirbelsäule hing zusammen mit dem geborstenen Zungenbein, dem Kehldeckel, Teilen der Schilddrüse und der zerrissenen Halsmuskulatur an der Schädelbasis und am Unterkiefer. Der Kehlkopf war von der elastischen Luftröhre nach unten gezogen worden. Auffallend war, daß die Halsschlagader nicht durchtrennt, sondern an ihren Abgangsstellen, das heißt rechts an der A. anonyma und links am Aortabogen, abgerissen waren. Klavikularfrakturen und eine Zerreißung des rechten Akroclaviculargelenks. Die Brustorgane wiesen keine Veränderungen auf.

Bei dem Unfallereignis wurde die PKW-Fahrerin aus dem sich überschlagenden Fahrzeug durch die aufgesprungene Tür hinausgeschleudert. Dabei blieb sie mit ihrem Kopf in ihrem diagonalen Gurt hängen, wobei zum einen durch die Kante des Sicherheitsgurtes die Haut, die vorderen Halsmuskeln und der Kehlkopf durchgeschnitten wurden, und zum anderen durch die hohe Fliehkraft des Körpers die Halswirbelsäule abgerissen wurde.

Es ist müßig, darüber Spekulationen anzustellen, ob die Verletzungen der Fahrerin geringer gewesen wären, wenn sie keinen Sicherheitsgurt getragen hätte.

Besser wären ihre Aussichten, den Unfall weniger versehrt zu überleben indessen gewesen, wenn sie einen Dreipunktgurt getragen hätte. Denn dann wäre sie auf dem Sitz festgehalten worden und hätte nicht aus dem Fahrzeug hinausgeschleudert werden können.

Auch ohne jegliche Verletzungen an der Halswirbelsäule können vollständige Verletzungen des Rückenmarks bei C2 vorkommen.

R. C. SCHNEIDER et al. teilten 1970 eine Beobachtung von akuter Hyperextensionsverletzung der Halswirbelsäule ohne atlantoaxiale Dislokation mit fast vollständiger Durchtrennung des Rückenmarks bei C2 mit.

Es handelt sich um einen College-Fußballspieler, der an einem leichten Kontakttraining teilnahm, ohne die vollständige Schutzgarnitur zu tragen. Beim „Blockieren" benutzte er die rechte Schulter gegen die Körpermitte seines Opponenten. Die Übung war bereits beendet und er war entspannt, als ihn 2 Spieler von hinten anstießen; es kam zu einer ausgeprägten Hyperextension der Halswirbelsäule mit sofortigem Atemstillstand. Er blieb aber im Hinstürzen bei Bewußtsein. Sofortige Einleitung von Mund zu Mund Beatmung. *Aufnahme in einem lokalen Krankenhaus* und *Tracheotomie*. Der Befund einer vollständigen Tetraplegie mit vollständigem Sensibilitätsverlust blieb unverändert 5 Wochen lang bis zum *Tode* infolge Pneumonie bestehen. Trotz ausgedehnter *röntgenologischer Untersuchung* fanden sich keine knöchernen Schäden an der Halswirbelsäule. Bei der *Autopsie* fand sich bei der Laminektomie der Halswirbelsäule keine Unstabilität. Es lag kein Anhalt für traumatische Schäden an den Ligamenten oder für Hämatome vor. Der Zahnfortsatz fand sich in normaler Position zum Foramen occipitale magnum. Die Aa. vertebrales wurden in Höhe von C1 und C2 durchschnitten und zeigten makroskopisch und mikroskopisch keine pathologischen Veränderungen. Ein umschriebener zystischer Defekt (es handelt sich wohl um eine totale Nekrose im 3. Stadium) lag in Höhe von C2 vor; es bestand eine fast vollständige Durchtrennung des Rückenmarks.

Es gibt Patienten, bei denen nach Gewalteinwirkung eine abnorme Beweglichkeit in der Atlantoaxialregion beschrieben wurde (ELY 1911; ELLIOT u. SACHS 1911; NIEVERGELT 1947; JACKSON 1950; HAMILTON 1951; GARBER 1964; OWEN-SMITH 1968; POUYANNE et al. 1969).

Oft sind nicht tödlich ausgehende atlantoaxiale Dislokationen für einige Zeit völlig asymptomatisch, eine Zeitspanne, die sich auf Jahre erstrecken kann (KAHN u. YGLESIAS 1935).

CONE u. TURNER (zit. nach AUSTIN 1983) beschrieben die Krankengeschichte eines Arztes, der in der Lage war, für 16 Jahre nach dem Trauma Geburtshilfe ohne Schwierigkeiten zu praktizieren. Während einer Entbindung traten plötzlich Taubheit der Finger und Schwäche der Arme und Beine auf. Das klinische Bild konnte durch Laminektomie und Fusion korrigiert werden.

c) Atlantoaxiale Dislokationen bei Vorliegen von kongenitalen Anomalien und infektiösen Prozessen

α) Atlantoaxiale Dislokationen bei Vorliegen von kongenitalen Anomalien

Atlantoaxiale Dislokationen wurden bei Vorliegen von kongenitalen Anomalien und infektiösen Prozessen beschrieben.

Zunächst gibt es *nichttraumatische Formen* von *abnormer Beweglichkeit* von *C1* und *C2* mit Minderdurchblutung bzw. Unterbrechung der Blutversorgung des Hirnstammes durch die A. basilaris (FORD 1952; FORD et al. 1956; CARPENTER 1961; BELL 1969).

Abnorme Beweglichkeit von *C1* und *C2* wurde bei *Down-Syndrom* beschrieben (NORDT u. STAUFER 1981; SHIELD et al. 1981).

Atlantoaxiale Dislokationen bei *Patienten* mit *kongenitalen Anomalien* nach Gewalteinwirkungen wurden beschrieben, etwa bei einer *Hypoplasie* des *Zahnfortsatzes* des *Epistropheus* (KLINE 1966).

Atlantoaxiale Subluxationen auf *kongenitaler Basis* bei *Kindern*, die *Myelopathien* des *Halsmarks* nach sich ziehen, sind seltene Vorkommnisse.

DYCK u. DOYLE (1977) berichteten über 7 Patienten im Alter zwischen 7 und 16 Jahren. Geringfügige Gewalteinwirkungen führten zu vorübergehenden neurologischen Ausfallerscheinungen bei 6 Kindern. Ein *mongoloider Patient* zeigte eine langsam progrediente Quadriparese. Die *neurologischen Symptome* reichten von vorübergehender korticaler Blindheit, Attacken von Apnoe und Dysästhesie bis zu Quadriparese. Bei den Patienten wurde eine posteriore Fusion vorgenommen.

β) Atlantoaxiale Dislokationen bei Vorliegen von infektiösen Prozessen

Alexander BELL beschrieb im Jahre 1930 einen Patienten mit einer atlantoaxialen Dislokation, die mit einem infektiösen Prozeß der Hals-Nackenregion einherging. Weitere frühe Beobachtungen stammen von DALLY (1875), BÖGER (1905), WITTEK (1908), JACOBS (1918), FELIX u. LÜDECKE (1929), MARTIN (1942).

GRISEL, nach dem das Syndrom manchmal auch benannt wird, veröffentlichte 1930 seine Beobachtungen von Kindern mit Torticollis, die nach einer Tonsillektomie oder Nasopharyngitis auftraten. Er benannte das Syndrom als „*Torticollis nasopharyngien*". Dieser Autor vertrat die Meinung, daß eine atlantoaxiale Osteoarthritis auftrete, die zu schmerzhaften Spasmen der Muskulatur führen würde.

Atlantoaxiale Dislokationen wurden auch bei Vorliegen von Pharyngitis und Tonsillitis mit gleichzeitig bestehender Entkalkung der Ligamente beschrieben (STAMMLER u. FRAZER 1933; COUTTS 1934; WERNE 1957; GREENBERG 1968; GREENBERG et al. 1968).

KEUTER (1969) stellte eine Liste von Bezeichnungen zusammen, unter denen dieses Syndrom sonst noch in der Literatur bekannt ist: *Distensionsluxation* (WITTEK 1908), *Drehungsverrenkung* (SUDEK 1923), *inflammatory dislocation* (FITZWILLIAMS 1934), *non-traumatic subluxation* (BERKHEISER u. SEIDLER 1931), *spontaneous dislocation* (WATSON-JONES 1932), *le faux torticollis aigu* (MOYSON u. WATTIEZ 1966).

Das Syndrom ist vielen nicht bekannt, es tritt fast nur bei Kindern auf, es ist äußerst selten bei Erwachsenen (KEUTER 1969). SULLIVAN (1949) schrieb: „The type of atlanto-axial subluxation associated with infection of the tissues of the neck occurs almost exclusively in children".

d) Atlantoaxiale Dislokationen bei Patienten mit ausgeprägter Spondylosis ankylopoetica

Atlantoaxiale Subluxationen und Dislokationen sind ein häufiges Ereignis bei Patienten mit einer *Spondylosis ankylopoetica*. In wenigen Fällen kann trotz einer Subluxation von 12 mm nach anterior ein neurologischer Befund ausbleiben. Das tritt dann ein, wenn sich die Verlagerung langsam entwickelt, so daß das Rückenmark sich adaptieren kann. Jedoch kann bei schneller Subluxation schon eine Verlagerung nach vorn von 7–8 mm ausreichen um schwere neurologische Ausfallerscheinungen zu erzeugen. MARTINEZ et al. (1977) berichteten über eine Serie von 19 Beobachtungen.

BAILEY (1983) fügte eine bemerkenswerte Beobachtung hinzu. Ein junger Mann litt an einer so ausgeprägten Spondylosis ankylopoetica, daß er nur mit einer modifizierten Tür-Dachöffnung in seinen PKW steigen konnte. Am Unfalltag schätzte er beim Einfahren auf die Autobahn die Kurve falsch ein und fuhr mit etwa 15 km/h Geschwindigkeit gegen die Bordsteinbegrenzung. Unmittelbarer Tod, der von einer Krankenschwester beobachtet wurde, die auf dem rechten Vordersitz des Unfallwagens saß. Die *Autopsie* ergab eine traumatische Dislokation des atlantoaxialen Gelenks mit Durchtrennung des Halsmarks in dieser Höhe. Vor dem Unfall zeigte eine Röntgenaufnahme die gesamte Halswirbelsäule völlig ankylosiert als Folge einer Spondylosis ankylopoetica.

VI. Frakturen des Atlas

1. Einführung

Der Atlas ist außerordentlich gut gegen direkte Gewalteinwirkung geschützt. Er liegt einmal tief in der Nackenregion durch mehrere Schichten von Muskulatur geschützt. Nach oben ist er durch das knöcherne Okziput gesichert, nach unten von dem Axis, dazu kommen noch die vorragenden knöchernen Strukturen der Mandibula vorn und des Processus mastoideus hinten. Die einzige direkte Gewalteinwirkung, die dennoch den Atlas treffen kann, sind Geschoßeinwirkungen oder Messerstiche. Die meisten traumatischen Schäden des Atlas sind daher die Folgen indirekter Gewalteinwirkungen, meist einer breitflächigen Gewalteinwirkung gegen den Kopf.

Der erste Halswirbelkörper unterscheidet sich von allen anderen dadurch, daß er weder Wirbelkörper noch Dornfortsatz besitzt (vgl. Abb. 58, S. 111, 59, S. 112).

2. Häufigkeit

Frakturen des Atlas sind selten. GRAUBARD u. RITTER stellten 1949 56 Beobachtungen über die Frakturen des Atlas aus der angloamerikanischen Literatur zusammen (Tabelle 7). Eine Literaturübersicht von SHERK u. NICHOLSON (1970) ergab 191 Fälle und unter den Halswirbelsäulenverletzungen einen Anteil von 2–13%. In einer Serie von 400 Patienten mit Frakturen und Luxationen der Halswirbelsäule fanden sich bei 5% Frakturen des Atlas (GEHWEILER et al. 1976) (Tabelle 8). Nach den Angaben von BRAAKMAN u. PENNING (1971), die bis zum Jahre 1970 aus der Literatur 185 Frakturen des Atlas zusammengestellt hatten, machen dieselben zwischen 2 und 13% der mitgeteilten Serien von Frakturen der Halswirbelsäule aus. Bei tödlich ausgehenden Verletzungen ist der Prozentsatz höher. In der Serie von SATERNUS (1979) von 427 tödlichen Verletzungen waren es, die Dornfortsatzfrakturen ausgeschlossen, 19%, mit diesen 33%. In der von GEHWEILER et al. (1980) mitgeteilten Serie von 400 Patienten mit Frakturen der Halswirbelsäule wiesen 6% eine Atlasfraktur auf. Die gleichen Autoren fanden eine gleiche Zahl von Berstungsfrakturen des vorderen Atlasbogens und Frakturen des hinteren Bogens. In der Serie von SHERK (1978) dagegen bestanden Frakturen des hinteren Atlasbogens bei 2/3 seiner Patienten. Frakturen der Massa lateralis und der Processus transversus sind selten. In mehr als der Hälfte der

Tabelle 7. Überblick aus der Literatur von isolierten Frakturen des Atlas. (Aus GRAUBARD u. RITTER 1949)

Autor	Jahr	Zahl der mitgeteilten Beobachtungen
JEFFERSON	1927	20
PLAUT	1937	20
SINBERG u. BURMAN	1940	1
WORTIS u. SHARP	1941	2
HATCHETTE	1941	1
CROOKS u. BIRKETT	1943	3
HINCHEY u. BICKEL	1945	6
JOHNS	1945	1
GRAUBARD u. RITTER	1946	2
Total		56

mitgeteilten Atlasfrakturen handelt es sich um Bogenbrüche, darunter auch Berstungen vom Jefferson-Typ (SATERNUS 1979).

SKÖLD (1983) legte die Sektionsbefunde von 32 Unfalltoten mit Atlasfrakturen vor, die mit den Ergebnissen der Rekonstruktion des Unfallherganges korreliert wurden, um Vorstellungen über den Verletzungsmechanismus am Atlas zu erhalten. Dabei zeigte sich folgendes: (1) Anteroflexion des Kopfes, die Anlaß zu Frakturen des Neuralbogens oder der Dens axis gibt, kann auch infolge einer kaudalwärts gerichteten Zerrung in Frakturen des posterioren Atlasbogens resultieren. (2) Retroflexion des Kopfes, die zu einer Fraktur des Dens axis führt, kann infolge eines kranial gerichteten Druckes zu Frakturen des posterioren Atlasbogens führen. (3) Gewaltsame Beugung des Kopfes zur Seite kann marginale Frakturen des vorderen Atlasbogens infolge einer einseitigen Zerrung erzeugen. (4) Seitwärtsbeugung des Kopfes kann auch Frakturen des vorderen oder hinteren Bogens hervorrufen infolge einer transversalen Extension des Atlasringes und/oder einer kranialwärts gerichteten Dislokation der einen Massa lateralis. (5) Schräge Anteroflexion oder Retroflexion des Kopfes kann in ähnlichen Frakturen resultieren. (6) Anteroflexion des Kopfes zusammen mit Rotation und Kompression des Halses kann dazu führen, daß die vordere Kante der oberen Gelenkflächen des Axis wie ein Keil den vorderen Atlasbogen von kaudal her spaltet. (7) Retroflexion des Kopfes zusammen mit Rotation in Kombination mit einer Kompression des Halses kann in einer Fraktur einer Massa lateralis resultieren, was durch deren Kippung und Verschiebung in dorsaler Richtung hervorgerufen wird. Es ist auffallend, daß in dem untersuchten Material in keinem Fall eine Atlasfraktur von einer einfachen axialen Kompression des Halses (klassische Jefferson-Fraktur) erzeugt wurde.

3. Einteilung der Frakturen des Atlas

Frakturen des Atlas können in 5 Typen eingeteilt werden: (1) *Frakturen* des *hinteren Atlasbogens* ein- oder beidseitig, (2) *Horizontalfrakturen* des *vorderen Atlasbogens*, (3) *Berstungsfrakturen* (*Jefferson-Frakturen*), (4) *Frakturen* der *Massa lateralis* und (5) *Frakturen* des *Processus transversus* (Tabelle 9).

Eine Fraktur kann demnach den *vorderen* oder *hinteren Bogen* betreffen, den *Processus transversus*, die *Articulatio lat.* oder einen *Isthmus*. In vereinfachter Form kann der etwa ringförmige Atlas in 3 Anteile gegliedert werden: Vorderer Bogen (20%), seitliche Anteile (40%) und hinterer Bogen (40%). Die traumatischen Veränderungen treten im allgemeinen bilateral und mit einer Trennung der Fragmente auf. Der Arcus post. stellt den schwächsten Teil dar. Die kürzeren und

Tabelle 8. Frakturen des Atlas. (Aus Gehweiler et al. 1976)

Fall	Alter	Geschlecht	Unfalltyp	Neurologische Befunde	Gleichzeitig vorliegende zusätzliche Verletzungen	Radiologische Befunde
1. C. K.	17	♀	Kraftfahrzeugunfall, keine näheren Einzelheiten	Normal	Lazeration der Kopfhaut okzipital, trockenes Blut im linken Nasenloch	Rippenfrakturen, Pneumothorax links, Fraktur des Arcus posterius von C 1
2. T. W.	16	♀	Sturz während von einem Hund verfolgt	Normal	Lazeration frontal	Fraktur des Arcus posterius von C 1
3. S. D.	15	♂	Anstoß mit dem Kopf bei Kopfsprung in ein Schwimmbecken	Normal	Lazeration der Kopfhaut, Lazeration der Lippe	Fraktur des Arcus posterius von C 1, Kompressionsfraktur von C 6 u. C 7
4. R. S.	22	♂	Kraftfahrzeugunfall, keine näheren Einzelheiten	Normal	Fraktur der Schädelbasis	Fraktur des Arcus posterius von C 1
5. J. L.	28	♂	Kraftfahrzeugunfall, keine näheren Einzelheiten	Linke Pupille reagiert nicht	Lazerationen im Gesicht	Fraktur des Arcus posterius von C 1, Fraktur des Nasenbeins
6. D. B.	15	♀	Kraftfahrzeugunfall, keine näheren Einzelheiten bekannt	Kurze Bewußtlosigkeit	Lazeration des Gesichts u. der Extremitäten	Fraktur des Arcus posterius von C 1, Fraktur des linken 5. Fingers
7. R. O.	45	♂	Kraftfahrzeugunfall, stieß mit Kopf gegen Windschutzscheibe	Normal	Hautabschürfungen am Vorderkopf, Blut im äußeren Gehörgang	Jefferson-Berstungsfraktur mit Fraktur der Massa lateralis von C 1
8. F. M.	40	♂	Kraftfahrzeugunfall, Stoß gegen Okziput	Bewußtlosigkeit	Keine	Jefferson-Berstungsfraktur mit Fraktur der Massa lateralis links

Tabelle 8 (Fortsetzung)

Fall	Alter	Geschlecht	Unfalltyp	Neurologische Befunde	Gleichzeitig vorliegende zusätzliche Verletzungen	Radiologische Befunde
9. H. W.	51	♀	Kraftfahrzeugunfall, keine näheren Einzelheiten	Bewußtlosigkeit	Lazeration der Kopfhaut	Jefferson-Berstungsfraktur, Fraktur des Dens epistrophei
10. J. R.	21	♂	In seichtes Schwimmbecken gestoßen, mit Schädeldach aufgeschlagen	Normal	Lazeration der Kopfhaut	Jefferson-Berstungsfraktur mit Fraktur der Massa lateralis von C1, links
11. R. C.	17	♂	Sturz von einem 13 m hohen Gerüst	Battles Zeichen beidseitig	Lazerationen des Gesichtes	Jefferson-Berstungsfraktur, Fraktur des Nasenbeins
12. W. N.	24	♀	Kraftfahrzeugunfall, stieß mit dem Schädel gegen das Armaturenbrett	Normal	Hämatom im Gesichtsbereich, Hautabschürfung am linken Knie	Jefferson-Berstungsfraktur
13. W. W.	47	♂	Sturz bei der Verfolgung von 2 Mauleseln	Bewußtlosigkeit	Schädelfraktur fronto-parietal	Fraktur des vorderen Bogens (horizontaler Typ) von C1, Fraktur des Dens epistrophei, Jefferson-Berstungsfraktur
14.	19	♂	Sturz von LKW	Schlaffe Lähmungen der unteren Extremitäten	keine	Fraktur des vorderen Bogens von C1 (horizontaler Typ), Fraktur des Dens epistrophei
15. C. S.	24	♂	Von Kraftfahrzeug angefahren	Hatte bereits linksseitige Schwäche u. Spastizität als Folge einer Littleschen Erkrankung, keine weiteren neurologischen Ausfälle.	Lazeration der Kopfhaut	Fraktur des vorderen Bogens von C1, (horizontaler Typ), Fraktur des Dens epistrophei

Tabelle 8 (Fortsetzung)

Fall	Alter	Geschlecht	Unfalltyp	Neurologische Befunde	Gleichzeitig vorliegende zusätzliche Verletzungen	Radiologische Befunde
16. T. F.	63	♂	Wurde eine Treppe hinunter gestoßen	Bewußtlosigkeit, Paraplegie unterhalb von Th 2	Lazerationen der Kopfhaut und des Gesichtes	Fraktur des vorderen Bogens von C1 (horizontaler Typ), Fraktur der Laminae von C2, C5, C6.
17.	Krankengeschichte nicht erhältlich					
18. M. Z.	?	♀	Fallschirm öffnete sich nicht, Patient landete in Sojabohnenfeld	?	?	Fraktur des vorderen Bogens von C1 (horizontaler Typ), Fraktur der Massa lateralis des Atlas, Fraktur der antero-inferioren Kante des Körpers von C2
19. C. C.	30	♂	Kraftfahrzeugunfall	Normal	Lazeration im Gesicht, Fraktur des Nasenbeins	Fraktur des vorderen Bogens von C1 (horizontaler Typ)
20. C. L.	51	♂	Drogensüchtiger mit mehrfachen Verletzungen	Normal	?	Fraktur des vorderen Bogens von C1, alte Fraktur des Dens epistrophei
21. J. W.	Krankengeschichte nicht erhältlich					Fraktur des hinteren Bogens von C1, Hangman's Fraktur, Fraktur von C2

Tabelle 9. Einteilung der Frakturen des Atlas. (Aus Gehweiler et al. 1976)

Fraktur	Prozent der Patienten (Duke Serie)
Frakturen des hinteren Wirbelbogens	2
Horizontalfraktur des vorderen Wirbelbogens	2
Berstungsfraktur (Jefferson)	2
Isolierte Fraktur der Massa lateralis	0
Fraktur des Processus transversus	0

stärkeren vorderen Bögen brechen weniger häufig. Frakturen des Processus transversus, der lateralen Artikulationen oder des Isthmus können zu Verletzungen der Nervenwurzeln und der Vertebralarterien führen. Geringfügige Verschiebungen sind gewöhnlich höchstens mit einer geringen Beteiligung des Rückenmarks verbunden. Bei stärkerer Verschiebung können sich sowohl Früh- als auch Spätschäden am Rückenmark entwickeln, die tödlich ausgehen können.

a) Frakturen am hinteren Atlasbogen

α) *Einführung*

Frakturen des hinteren Atlasbogens, die unilateral oder bilateral vorkommen können, sind meist die Folge einer Kombination von Kompressions- und Hyperextensionskräften (Jefferson 1920, 1960). Der hintere Atlasbogen wird durch den massiven Dornfortsatz des Epistropheus und das Basiokziput eingeklemmt und bricht. Frakturen können auch durch einen heftigen direkten Schlag gegen den Nacken entstehen. Der Atlasbogen bricht an seiner schwächsten Stelle, dem Sulcus, in dem die A. vertebralis verläuft. Diese Gefäße können primär oder sekundär mitverletzt sein, ebenso der große 2. zervikale Nerv, der nahe dem hinteren Atlasbogen verläuft. Von den 65 Fällen von Frakturen des Atlas, die Jefferson (1927) zusammenstellte, waren 29 solche des hinteren Atlasbogens; Schußverletzungen wurden nicht mit einbezogen. Dieser Frakturtyp kommt am häufigsten vor (Braakman und Penning 1971), er ist nach den Angaben von Hipp u. Keyl (1963) etwa 3mal häufiger als die Fraktur des vorderen Atlasbogens. Saternus (1979) fand in seiner Serie eine umgekehrte Relation von 2:1 (8mal vorn und 4mal hinten). Weitere Fallmitteilungen stammen von Guadagni (1946) sowie Ritter (1949).

Die Fraktur des hinteren Atlasbogens kann mit anderen Frakturen der Halswirbelsäule vorkommen, logischerweise mit einer Henkersfraktur, wie bei zwei Patienten, über die Gehweiler et al. (1980) berichteten.

Eine Fraktur des hinteren Atlasbogens kombiniert mit Abrißfrakturen der Dornfortsätze des 6. und 7. Halswirbelkörpers beschrieb Rijsbosch (1971). Bei einem Frontalzusmmenstoß von zwei PKWs kam es bei einer Patientin zu einer Hyperflexion der HWS.

β) Verletzungsmechanismen

Zwei Mechanismen werden zu ihrer Entstehung angeschuldigt: BRAAKMAN u. PENNING (1971) vertreten die Meinung, es komme bei axialer Stauchung und Hyperextension durch Kompression des hinteren Bogens zwischen Os occipitale und Dornfortsatz von C2 zu einer Fraktur. Ein anderer Mechanismus wird von VON TORKLUS u. GEHLE (1971) darin gesehen, daß als wirksames Prinzip eine Atlaskippung eintrete, und zwar komme es zu einer Fraktur des hinteren Bogens, wenn der Atlas „in eine übertriebene Interiorstellung gedrückt" wird und sich gegen die Hinterhauptsschuppe stemme, oder „umgekehrt kann der hintere Atlasbogen an dem kräftigen Axisbogen brechen, wenn er in extreme Superiorstellung gezwungen wird". SATERNUS (1979) setzte sich mit beiden Hypothesen auseinander.

Betrachtet man die erste Hypothese (BRAAKMAN u. PENNING 1971), so seien ihr zwei verschiedene Prinzipien zugrunde gelegt. Das erste war eine Stauchung, die zu einer horizontalen Biegebeanspruchung durch ein Auseinanderweichen der Massae lat. und damit zum Prinzip der Jefferson-Fraktur führt, bei der der untere Bogen bevorzugt sein soll. Als weitere Wirkungsweise war eine Art Kneifzangenmechanismus durch eine Kompression des hinteren Bogens zwischen Os occipitale und Axisdornfortsatz, bedingt durch eine Hyperextension, angenommen worden. Dabei würde der hintere Atlasbogen auf einem Widerlager ruhen, und eine Verstärkung des Drucks durch das Hinterhaupt würde keine Vergrößerung der Biegebeanspruchung im Bereich der Bogenwurzel bedingen. Stattdessen wäre eine Kompressionsfraktur auf der der kleineren Fläche (Dornfortsatz von C2) zugekehrten Seite zu erwarten. Nun werden aber keine Kompressionsfrakturen in der Mitte des Bogens, stattdessen Bogenbrüche mit bevorzugter Lokalisation im Bereich des Sulcus arteriae vertebralis beschrieben und auch im eigenen (SATERNUS 1979) Material gefunden.

Dem Prinzip der Biegebeanspruchung in der Horizontalen stellen VON TORKLUS u. GEHLE (1975) das in der Vertikalen gegenüber, ohne allerdings näher auf den zugrundeliegenden Mechanismus einzugehen. Eine mögliche Erklärung für das Auftreten einer vertikalen Biegebeanspruchung des hinteren Atlasbogens wäre die, wie SATERNUS (1979) ausführte, daß es über eine starke Rückwärtsbeugung von Kopf und Hals zu einer Zugbelastung im Bereich der Membrana atlantooccipitalis ant. und des Lig. apicis und dadurch zu einem Anstemmen des hinteren Atlasbogens an den Atlasdornfortsatz mit einer erheblichen Biegebeanspruchung im Bereich der Bogenwurzel kommt. Die Fraktur tritt entsprechend an einer Stelle auf, an der am wenigsten Material vorhanden ist. Die genaue Verteilung des knöchernen Materials und der Spannungsfluß bei unphysiologischen Bewegungen müßten allerdings noch untersucht werden.

Eine weitere Stütze fände dieser Erklärungsversuch einer Biegebeanspruchung des hintern Atlasbogens, wie SATERNUS (1979) weiter ausführte, in der Häufigkeitsverteilung von Bandverletzungen und Frakturen. Das erhebliche Überwiegen der Verletzungen des vorderen Bandapparates im Verhältnis zu Frakturen des hinteren Atlasbogens bei einer Überstreckung wäre gut durch die unterschiedliche Länge der Hebelarme zu erklären, wobei derjenige für eine Krafteinteilung über die Membrana atlantooccipitalis extrem kurz wäre.

γ) *Differentialdiagnose*

Differentialdiagnostisch müssen traumatische Frakturen des hintern Atlasbogens von kongenitalen Spaltbildungen abgegrenzt werden. Etwa 2–4% der Bevölkerung weist diese kongenitalen Spaltbildungen auf. Von diesen Spaltbildungen treten 97% in der Mittellinie auf (Rachischisis), 3% liegen lateral im Bereich des Sulcus der A. vertebralis.

δ) *Fallmitteilung*

SCHRÖDER (1962) berichtete über eine 17jährige Schülerin, die nach einem gelungenen Handstand während des folgenden Abrollens mit dem ventralwärts gebeugten Kopf auf der Matte plötzlich einen stechenden, heftigen Schmerz und ein Knacken im Hinterkopf-Nacken-Gebiet links verspürte. Es wurde eine isolierte Fraktur des linken dorsalen Arcus atlantis diagnostiziert.

b) Horizontalfrakturen des vorderen Atlasbogens

α) *Historisches*

Der erste Fall einer isolierten Horizontalfraktur des vorderen Atlasbogens wurde von BONI (1957) mitgeteilt.

β) *Einführung*

Isolierte Frakturen des vorderen Atlasbogens gelten als selten. Sie sind, da es sich um penetrierende Verletzungen handelt, meist tödlich. Im allgemeinen wird bei diesen isolierten Frakturen des vorderen Atlasbogens eine Hyperextensionsverletzung genannt.

Wegen der engen Nachbarschaft der oberen Halswirbelsäule zu hinteren Pharynxanteilen, können sie eine oft nicht erwartete Komponente bei einer oropharyngealen Verletzung sein. Sie sind wohl doch häufiger als allgemein angenommen wird.

TOLO u. WEILAND (1979) sowie MENDELSOHN et al. (1983) teilen entsprechende Beobachtungen mit.

Horizontalfrakturen des vorderen Atlasbogens treten nur extrem selten isoliert auf. Sie finden sich gewöhnlich mit anderen Hyperextensionsfrakturen der Halswirbelsäule, vorzugsweise mit Frakturen des Dens epistrophei verbunden. Sie finden sich in 1,75% aller Frakturen der Halswirbelsäule. Den 11 Beobachtungen von Horizontalfrakturen des vorderen Bogens des Atlas in der Literatur (BONI 1957; BELIS u. MANOLESCU 1965; RAMON SOLER 1970; KATTAN 1975; STEWART et al. 1977; VON TORKLUS u. GEHLE 1972) fügten GEHWEILER et al. (1976) und STEWART et al. (1977) insgesamt 7 eigene Beobachtungen zu (Tabelle 10). Drei der Beobachtungen in dieser Tabelle treten kombiniert auf mit Frakturen des Dens axis.

Unter den oben genannten 11 Beobachtungen fanden sich 4 isolierte Horizontalfrakturen des vorderen Bogens des Atlas und 4 mit einer zusätzlichen Abrißfraktur des Zahnfortsatzes des Epistropheus. Weitere 2 Fälle hatten Abrisse des vorderen und unteren Randes des Körpers des Epistropheus und ein Fall wies gleichzeitig Frakturen von tiefer gelegenen vertebralen Bogen infolge Hyperextensionsverletzung auf.

Tabelle 10. Horizontalfraktur des vorderen Bogens des Atlas. (Aus G. C. STEWART et al. 1977)

Fall	Unfallursache	Neurologische Befunde	Gleichzeitig vorliegende Frakturen der Halswirbelsäule
1. R. L.	Unbekannt, Fraktur der Mandibula	Unbekannt	Keine – isoliert
2. M. Z.	Fallschirmspringer, Hautabschürfungen am Kinn durch Knie	Keine	Fraktur der anteroinferioren Kante des Wirbelkörpers, Fraktur der Massa lateralis des Atlas
3. T. F.	Treppe hinuntergestoßen; frontale Impressionsfraktur des Schädels	Paraplegie als Folge einer Fraktur der HWS in unteren Bereich	Multiple Bogenfrakturen der unteren Halswirbelsäule
4. W. W.	Tritt gegen Stirn durch Esel	Keine	Extensionsfraktur des Dens epistrophei
5. C. S.	Von Kraftfahrzeug erfaßt, Schürfwunden an der Stirn	Keine	Extensionsfraktur des Dens epistrophei
6. W. G.	Sprung von LKW	Paraplegie als Folge einer Fraktur mit Dislokation bei Th 4/Th 5	Extensionsfraktur des Dens epistrophei
7. C. C.	Kraftfahrzeugunfall; traumatische Enukleation des linken Auges	Keine	Keine – isoliert
8. BONI	Fahrradunfall	Keine	Keine – isoliert
9. VON TORKLUS u. GEHLE	Unfall beim Tauchen	Keine	Fraktur des Dens epistrophei
10. KATTAN	Unbekannt	Unbekannt	Fraktur der anteroinferioren Kante des Körpers des Axis

γ) *Mitgeteilte Beobachtungen*

Mendelsohn et al. (1983) beschrieben zwei weitere Fälle von Bruch des vorderen Atlasbogens als Folge einer direkten Mund-Rachen-Verletzung.

Fall 1: Ein 25jähriger Mann war in einen Autounfall verwickelt und kam mit sehr schmerzhaftem steifen Nacken und Atem- und Schluckbeschwerden zur *Krankenhausaufnahme*. *Klinisch* fand sich eine schwere Verletzung der Zunge, des Zäpfchens, der linken Tonsillenregion, der Rachenhinterwand und der Verlust einiger Zähne. Das *laterale Röntgenbild* zeigt eine Dislokation nach kaudal des vorderen unteren Atlasbogens mit horizontal verlaufender Bruchlinie; besonders deutlich sind diese Veränderungen im *Tomogramm* sichtbar. Im *CT* sind die senkrechten Bruchlinien sichtbar, jedoch findet sich keine Beeinträchtigung des Markraumes.

Fall 2: 37jähriger Mann, Autounfall, er kommt mit starken Hals- und Schluckbeschwerden, einem steifen Hals und einem Kieferbruch. Das *Röntgenbild mit Tomogramm* zeigt eine horizontale Bruchlinie mit mäßiger Verschiebung der Bruchstücke im vorderen unteren Bogenanteil von C1.

Unter vorwiegend konservativer Behandlung kamen beide Fälle zur guten Abheilung.

Die Verfasser weisen darauf hin, daß in solchen Fällen außer den üblichen Röntgenaufnahmen die Anfertigung von Tomogramm und CT von Wichtigkeit sein kann.

δ) *Mechanogenese und formale Pathogenese*

Zwei Verletzungsmechanismen werden für diese Frakturtypen diskutiert (sie sind experimentell jedoch noch nicht gesichert): (1) Der untere Rand des vorderen Wirbelbogens des Atlas kann durch den Zahnfortsatz des Epistropheus bei Hyperextensionsverletzungen abgesprengt werden. Bei 3 von 7 Patienten, über die Gehweiler et al. (1986) berichteten, lag keine Densfraktur vor. (2) Das Tuberculum ant. des Atlas kann durch auf das Lig. longitudinale einwirkende Kräfte abgerissen werden, zusammen mit der Zugwirkung des Musc. longus colli (Stewart et al. 1977). Der letztgenannte Mechanismus scheint der wahrscheinlichere zu sein (Boni 1966; Gehweiler et al. 1976).

c) Berstungsfraktur des Atlas oder Jefferson-Fraktur

α) *Einführung und Verletzungsmechanismus*

Bei der Berstungsfraktur des Atlas (Jefferson-Fraktur) wirkt die Gewalt – Fall oder Schlag – auf die Scheitelhöhe (Vertex) mit Kopf und Hals in normaler und neutraler Lage ein, mit dem Ergebnis einer axialen Kompression der Halswirbelsäule (Abb. 75a, b). Während der Fortleitung der einwirkenden kinetischen Energie auf die Halswirbelsäule wird der Atlas zwischen den Kondylen des Hinterhauptes und den oberen Gelenkflächen des Epistropheus eingeklemmt. Infolge der schräggestellten Gelenkflächen des Epistropheus werden die keilförmigen lateralen Anteile des Atlas seitwärts verdrängt. Erreicht die einwirkende Kraft den entsprechenden Schwellenwert, dann brechen sowohl die vorderen als auch die hinteren Bögen, so daß die lateralen Atlasanteile seitlich entlang der Oberflächen des Epistropheus verlagert werden (Abb. 76). Die Frakturen treten an den schwächsten Stellen des Atlas auf, nämlich den Gefäßfurchen für die Aa. vertebrales (Hinchey u. Bickel 1945). Der Arcus post., die schwächste Stelle des Atlas, ist in 85% betroffen (Howorth u. Petrie 1964). Es liegen 4 Bruchfragmente vor. Der wesentliche Prozeß bei dieser Berstungsfraktur von Jefferson liegt in

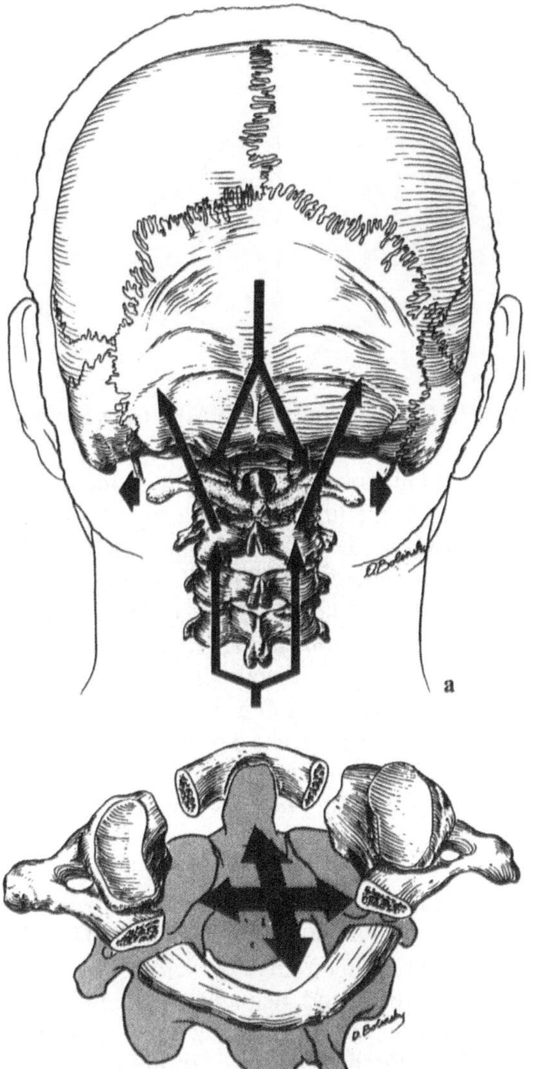

Abb. 75a, b. Berstungsfraktur nach JEFFERSON. **a** Verletzungsmechanismus nach JEFFERSON. **b** Schematische Darstellung der resultierenden Frakturen des vorderen und hinteren Bogens des Atlas. (Aus GEHWEILER et al. 1980)

der direkten Fortleitung der einwirkenden Kraft von der Scheitelhöhe über die okzipitalen Kondylen auf die Halswirbelsäule. Der Mechanismus, der zur Fraktur führt, ist in Abb. 75a, b dargestellt. Wenn die Seitwärtsverlagerung des Atlas 6,9 mm überschreitet, tritt eine Zerreißung des Lig. transversum atlantis hinzu (SPENCE et al. 1970; FIELDING et al. 1974). Es sind auch Abrisse des Ligamentum von einem der seitlichen Anteile bekannt (GEHWEILER et al. 1976). Blutungen in vorderen Anteilen können den Pharynx mitbeteiligen. Die beschriebenen Atlas-

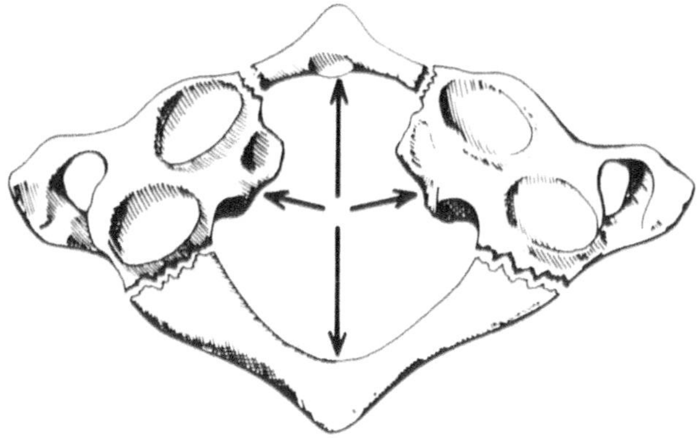

Abb. 76. Berstungsfraktur des Atlas nach JEFFERSON

verletzungen kommen mit und ohne Verletzung des knöchernen Schädels vor. Die entstandene Fraktur wird von Klinikern im allgemeinen als stabil angesehen und führe deshalb normalerweise nicht zu neurologischen Ausfallerscheinungen.

Es kann aber auch ein anderer Unfallmechanismus vorliegen, beispielsweise Aufprall mit den unteren Gliedmaßen und dem Gesäß bei Sturz aus größerer Höhe. Dabei wird die Energie indirekt auf HWS und Kopf fortgeleitet. Bei diesem Unfalltyp können auch Ringfrakturen der Schädelbasis auftreten. Es lassen sich demnach direkte und indirekte Frakturen des Atlas unterscheiden.

Bei den direkten Verletzungen reicht das Verletzungsmuster nach SATERNUS (1985) von eben faßbaren Fissuren (BROCHER 1961) über Schrägbrüche (WACKENHEIM 1974; SATERNUS 1979; SKÖLD 1983) bis zur Zertrümmerung (HIPP u. KEYL 1963; EMMINGER 1968).

Eine Zusammenfassung der klinischen Befunde bei 6 Patienten mit einer Jefferson-Berstungsfraktur des Atlas findet sich in Tabelle 11.

Man findet manchmal bei Klinikern die Angabe, daß bei diesen Frakturen der oberen Halswirbelsäule nur geringgradige neurologische Ausfälle vorliegen. Eine solche Stellungnahme ist irreführend, denn viele Patienten versterben bereits, ehe sie behandelt werden können. Die Auswertung von autoptischem Material ergibt nämlich ein anderes Bild. Werden solche Frakturen nicht gleich behandelt, so bilden sich ausgeprägte und schwerwiegende neurologische Ausfallerscheinungen aus (ASKENASY et al. 1960).

β) Fallmitteilung

MÜLLER (1980) berichtete über eine Jefferson-Berstungsfraktur bei einem Motorradfahrer, der nach einem Sturz mit dem Motorrad nach vermutlich zentralem Aufschlag des helmgeschützten Kopfes eine solche Fraktur erlitt.

γ) Differentialdiagnose

Differentialdiagnostisch muß nach GEHWEILER et al. (1980) an zwei andere Möglichkeiten gedacht werden: (1) Eine *bilaterale Pseudoverschiebung* als *Folge* des *unterschiedlichen Wachstums* von *Atlas* und *Axis* bei *Kindern* (BUDIN u. SONDHEIMER 1966) und (2) *bilaterale atlantoaxiale Verschiebung* als *Folge* von *kongenitalen Spaltbildungen* des *Atlasbogens*.

Tabelle 11. Zusammenfassung der klinischen Befunde bei 6 Patienten mit Jefferson-Berstungsfraktur des Atlas. (Aus Han et al. 1976)

Fall Nr.	Alter	Geschlecht	Hauptbeschwerden	Neurologische Befunde	Unfall-mechanismus	Gleichzeitig vorliegende zusätzliche Verletzungen	Behandlung
1	25	♂	Subokzipitale Schmerzen	Parese des linken Armes	Sturz auf den Kopf	Lazerationen am Vorderkopf	Traktion, Schmerzen ließen innerhalb von 4 Tagen nach
2	71	♂	Subokzipitale Schmerzen	Normal	Sturz auf den Kopf	keine	Keine Traktion, Schmerzen hörten nach 5 Tagen auf
3	22	♂	Subokzipitale Schmerzen, steifer Nacken	Vorübergehende Quadriplegie	Tauchen	Lineare Schädelfraktur okzipital, Lazeration der Kopfhaut	Traktion, Nachlassen der Schmerzen nach 4 Tagen
4	55	♀	Subokzipitale Schmerzen, steifer Nacken	Kurzdauernde Bewußtlosigkeit	Kraftfahr-zeugunfall	Lazeration der Kopfhaut	Traktion, Nachlassen der Schmerzen innerhalb von 4 Tagen
5	26	♂	Schmerzen im Nacken u. in den Händen	Normal	Sturz	Beidseitige Dislokation des Os lunare	Crutchfield-Schlingen, Nachlassen der Schmerzen innerhalb von 2 Wochen
6	46	♀	Schmerzen im Nacken	Normal	Kraftfahr-zeugunfall	Fraktur des Os pubis, Lazeration der Kopfhaut	Traktion, Nachlassen der Symptome innerhalb einer Woche

d) Isolierte Frakturen der Massa lateralis

Isolierte Frakturen der Massa lat. sind äußerst selten. Sie sind wahrscheinlich die Folge von asymmetrischer axial gerichteter Kompression. Im allgemeinen treten diese Frakturen in Kombination mit anderen Frakturen der Halswirbelsäule auf. Drei Fälle, über die GEHWEILER et al. (1980) berichteten, waren mit einer Jefferson-Fraktur, und eine mit einer Fraktur des Dens epistrophei kombiniert.

e) Frakturen des Processus transversus

Einige Frakturen des Processus transversus wurden von ABEL (1971) mitgeteilt. Als wahrscheinlicher Mechanismus kann extreme Lateroflexion der Halswirbelsäule angeschuldigt werden. Sie finden sich gewöhnlich an der der Gewalteinwirkung gegenüberliegenden Seite.

Von einigen Autoren wurden isolierte subarachnoidale Blutungen bei Frakturen des Atlas beschrieben.

GROSS et al. (1981) berichteten über 2 Beobachtungen von isolierter subarachnoidaler Blutung bei Fraktur des Atlas. Beide Patienten starben kurz nach einer Schädelhirnverletzung. Bei der *Autopsie* ließ sich keine Quelle für die Blutung aufdecken. Die Blutungen wurden zunächst als idiopathisch angesehen. Bei einer *Exhumierung* einige Wochen später wurde von Gerichtsmedizinern auch die obere Halswirbelsäule untersucht. In beiden Fällen lag eine Fraktur eines Querfortsatzes des Atlas vor, und in einem Fall wurde zusätzlich eine Dysplasie dieser Prozesse beobachtet. Eine Verletzung der A. vertebralis in ihrem subokzipitalen Anteil lag vor. Diese Befunde führten zur richtigen Diagnose einer traumatisch bedingten subarachnoidalen Blutung.

Verletzungen des Atlas führen wegen der Weite des Wirbelkanals zu keinen oder nur geringfügigen neurologischen Schäden (SCHLEGEL 1958; R.C. SCHNEIDER 1973; WHITE u. PANJABI 1978). Besonders gefährlich ist allerdings die Dislokation des Atlas nach vorn; dabei kommt es zu Kontusionen und Quetschungen der Medulla oblongata und des obersten Halsmarks.

Ein typischer *klinischer Befund* existiert nicht. Subokzipitale Schmerzen liegen vor, mit Steifheit der Nackenmuskulatur und Dysphagie als Folge einer Anschwellung des retropharyngealen Gewebes aufgrund von Blutungen mit Ödem in dieser Region.

f) Okzipitalisation des Atlas

α) *Einführung*

Die Okzipitalisation des Atlas entwickelt sich infolge fehlender Segmentbildung zwischen dem letzten okzipitalen oder auch hypoglossalen Segment und dem 1. zervikalen oder proatlantalen Segment. Die Okzipitalisation des Atlas ist selten, sie findet sich bei 0,75% der Bevölkerung. Der häufigste Befund besteht in einer Fusion des Basion mit dem vorderen Bogen des Atlas (McRAE et al. 1953; McRAE 1971). In Einzelfällen kann jedoch der gesamte Atlas mit dem Okzipitalknochen verwachsen sein (HADLEY 1948; BHARUCHA u. DASTUR 1964). Hinsichtlich weiterer Einzelheiten verweise ich auf GEHWEILER et al. (1980).

β) Klinische Befunde

Klinisch ist hervorzuheben, daß etwa 1/3 der Patienten mit Okzipitalisation klinische Befunde infolge eines Bandes der Dura mater aufweisen, das die Medulla oblongata komprimiert.

VII. Frakturen und Dislokationen des Epistropheus (Axis)

1. Anatomische Vorbemerkungen

Der Epistropheus oder Axis ist der 2. Halswirbel. Er hat einen kräftig gebauten Körper (Abb. 77) und weist als besondere Struktur den Dens axis auf, der sich im vorderen Drittel des Atlasbogens findet (Abb. 78). Hervorzuheben ist, daß die Vorderseite des Dens einen Knorpelüberzug besitzt (Facies articularis ant. dentis), der mit der Fovea dentis des Arcus ant. des Atlas eine Gelenksverbindung eingeht. Ebenso ist die Hinterfläche des Dens mit Knorpel überzogen (Facies articularis post.), die mit dem Lig. transversum atlantis eine Gelenksverbindung eingeht. Der Apex dentis ist nach LANG (1986) einer stumpfen Pyramide ähnlich. Durch das Foramen des Processus transversus des Axis zieht die A. vertebralis. Der Processus transversus ist klein. Es liegen keine Foramina intervertebralia zwischen dem 1. und 2. Halswirbel und dem 1. Halswirbel und Okziput vor. Abbildung 79a–c zeigt eine zeichnerische Darstellung des isolierten Epistropheus (Axis) mit den schmalen Pedikeln, dem kräftigen Dornfortsatz, dem weiten keilförmigen Spinalkanal und die oberen Fazetten aus verschiedenen Ansichten.

2. Häufigkeit

Die häufigste Fraktur unter den Axisfrakturen ist der Bruch des Dens epistrophei, der in der oben genannten Serie 13% aller Patienten betraf. Es lag ein gleicher Prozentsatz von

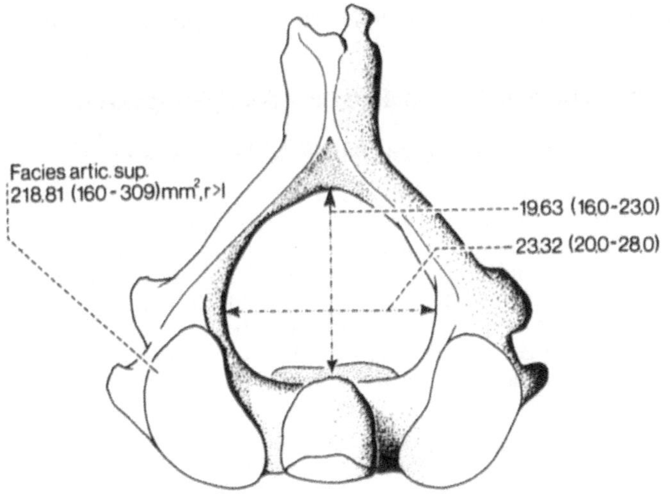

Abb. 77. Axis von oben, Länge und Breite des Canalis vertebralis in mm (Außenwerte) und im Bereich der Facies articularis sup. (Aus LANG 1986)

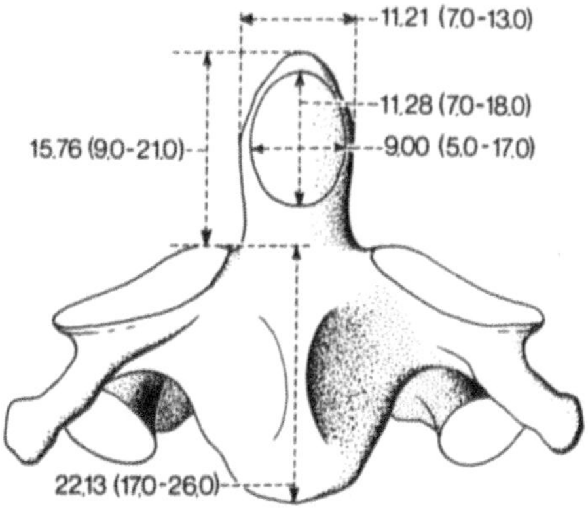

Abb. 78. Axis in frontaler Sicht, Maße der Höhe des Corpus und des Dens des Axis, der Breite des Dens des Axis und der Gelenkfläche auf der Vorderseite des Dens. Alle Werte in mm (Außenwerte). (Aus LANG 1986)

Henkersfrakturen vor sowie eine Gruppe von weniger üblichen Frakturen; jede Gruppe machte etwa 7% der Gesamtzahl der Patienten aus (MARTINEZ et al. 1979). Der Epistropheus wies in der Serie von SATERNUS (1979) unter sämtlichen Halswirbeln die meisten knöchernen Verletzungen auf (n = 24 oder 22%). Die Hälfte der Frakturen lag im Dens. NACHEMSON (1960) gibt eine Verletzungshäufigkeit des Axis von 20% aller HWS Frakturen an.

3. Einteilung der Frakturen des Epistropheus (Axis)

Eine Einteilung der Axisfrakturen und Dislokationen findet sich in Tabelle 12. *Vier Hauptverletzungstypen* können nach der Einteilung von MARTINEZ et al. (1979) unterschieden werden: (1) *Frakturen* des *Dens epistrophei*, (2) *Frakturen* des *Wirbelkörpers*, (3) *sog. Henkersfraktur* (*hangman's* oder *hangee fracture*); *uni-* oder *bilaterale Bogenfrakturen* des *Epistropheus* (*Axis*), (4) *blockierte Gelenkfazetten*, dem können noch (5) *Frakturen* des *Processus spinosus* hinzugefügt werden.

a) Frakturen des Zahnfortsatzes des Epistropheus (Axis)

α) *Entwicklungsgeschichtliche Vorbemerkungen*

Entwicklungsgeschichtlich entsteht der Zahnfortsatz als ein *Teil des Atlas*, verschmilzt aber später mit den oberen Anteilen des Epistropheus und geht mit der Hinterfläche vorderer Atlasanteile eine Gelenkverbindung ein. Nach den Untersuchungen von PLAUT (1938) ist die knöcherne Verbindung des Zahnfortsatzes mit dem Epistropheus bei 23% von Individuen im Alter zwischen 30 und 50 Jahren unvollständig. Diese Prozentzahl wird jedoch von YASHON (1986) nicht bestätigt. Die Zahl ist nach seinen Angaben erheblich geringer. Von der Basis des Zahnfortsatzes bleibt eine kleine Insel im Knorpel erhalten; es handelt sich dabei um Reste einer ursprünglich vorhandenen Zwischenwirbelscheibe.

β) *Anatomische Vorbemerkungen*

Der Zahnfortsatz ist mit dem Wirbelkörper des Epistropheus durch einen Knorpel verbunden, der in der Peripherie normalerweise verknöchert. Jedoch bleibt ein kleiner Teil nichtverknöchert bis ins hohe Alter bestehen. Etwa 1/4 aller Personen im Alter zwischen 30

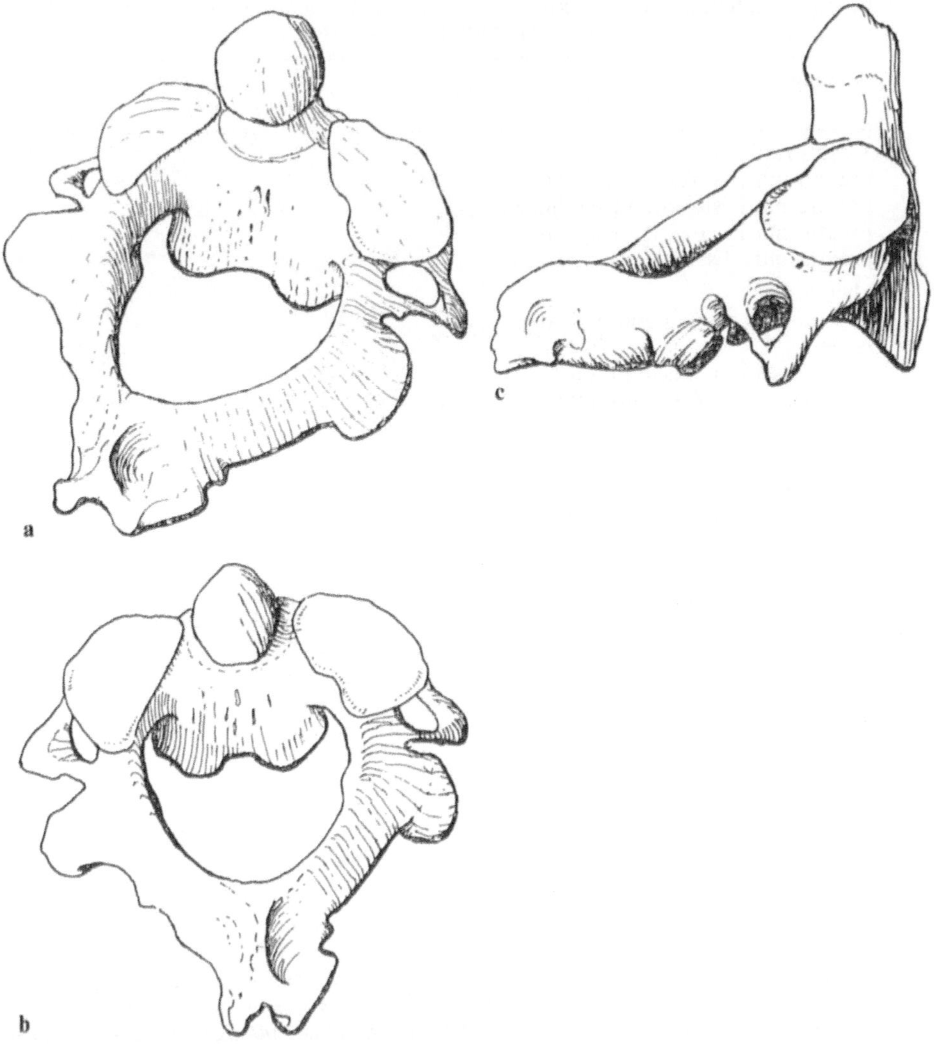

Abb. 79a–c. Drei Zeichnungen des isolierten Epistropheus (Axis), die die schmalen Pedikel, den kräftigen Dornfortsatz, den weiten kreisförmigen Spinalkanal und die oberen Gelenksfazetten zeigen. (Aus WILLIAMS 1975)

und 50 Jahren haben eine unvollständig knöcherne Fusion zwischen Zahnfortsatz und Wirbelkörper und damit eine Prädisposition zu Fraktur oder schlechter Heilung (PLAUT 1938).

Frakturen des Zahnfortsatzes stellen die häufigste und gefährlichste Verletzung des Epistropheus dar, weil häufig das Rückenmark beteiligt ist. Wenn die Ligamente reißen, wird der Atlas im Verhältnis zum Epistropheus nach vorn oder hinten verlagert. Dabei wird auch der Zahnfortsatz bewegt, da er mit dem Atlas durch die Ligamente verbunden ist. Ein Hinweis von ANDERSON (1983) scheint mir wesentlich: „Frakturen des Processus odontoideus des Epistropheus haben zu Verwirrung und Kontroversen im ganzen Land geführt. Es besteht wenig

Tabelle 12. Einteilung der Frakturen und Dislokationen des Epistropheus (Axis). (Aus GEHWEILER et al. 1980)

Verletzung	Prozent der Patienten (Duke Serie)
Dens epistrophei	13
Fraktur mit Dislokation nach vorn	7
Fraktur mit Dislokation nach hinten	3
Fraktur mit Dislokation nach lateral	1
Fraktur ohne Dislokation	2
Wirbelkörper	5
Fraktur der anteroinferioren Kante	2
Andere	3
mit einseitiger Bogenfraktur	2
mit beidseitiger Bogenfraktur	1
Wirbelbogen	
Einseitig	1
Beidseitig (Hangmans Fraktur)	7
„Atypische" beidseitige Fraktur	<1
Fortsätze der Wirbelbogen	
Processus spinosus	<1
Processus transversus	0
Processus articularis inferior	0
Blockierte Gelenkfazetten (C2/C3)	<1
Einseitig	
Beidseitig	

Übereinstimmung über die beste Behandlungsmethode, die Prognose oder die Häufigkeit von Nichtzusammenwachsen dieser Fraktur."

γ) Einteilung und Häufigkeit

Unter allen Wirbelsäulenbrüchen kommen Frakturen des Dens epistrophei in 1–2% vor (OSGOOD u. LUND 1928; NACHEMSON 1960; JAHNA 1961; FRANCKE u. JOSTER 1963; ALTHOFF 1979). Unter den Halswirbelsäulenbrüchen allein betragen sie etwa 7–14% (RAMADIER u. PERRAGUIN 1959; NACHEMSON 1960; MILLER et al. 1978; ALTHOFF 1979; J. BÖHLER 1980). Ungefähr 1/4 der schweren Formen dieser Luxationsfrakturen gehen mit sofort einsetzenden, „primären" Lähmungen einher (JAHNA 1961). Es ist schwierig, die wahre Häufigkeit der Densfraktur zu schätzen, da in vielen tödlichen Unfällen, besonders mit Kraftfahrzeugen, eine Autopsie sowie röntgenologische Untersuchungen der oberen Halswirbelsäule unterbleiben (ANDERSON 1983).

Die Frakturen des Dens epistrophei sind sowohl nach ihrer Lokalisation als auch aufgrund ihrer Frakturmechanik eingeteilt worden. Nach Auswertung seiner eigenen Serie faßte SATERNUS (1979) die Ergebnisse der Densverletzungen zusammen, daß sich keine eindeutige Zuordnung zwischen der Hyperextension bzw. der Hyperflexion und der Höhe der Densfraktur nachweisen lasse. „Auch scheinen Residuen der alten Densepiphyse nicht unbedingt für die basale Form der Densfraktur die Lokalisation des Bruchspaltes zu bestimmen, da auch ohne derartige Knorpelinseln die basale Fraktur an eben dieser Stelle ihren typischen Sitz hat."

Bezüglich der Lokalisation der Densverletzungen in Abhängigkeit von der Richtung der äußeren Gewalteinwirkung konnte bei Berücksichtigung aller von SATERNUS (1979) untersuchten Fälle zwar die basale Verletzung häufiger bei der Hyperextension, aber eben auch bei Hyperflexion gefunden werden. Ebenso konnte ein Superiortyp, der seltener war, demonstriert werden, bei dem aufgrund des Begleitverletzungsmusters eine Hyperflexion zu postulieren war.

Weitere Verletzungen des Axis, in gleicher Weise wie auch bei den übrigen Halswirbelkörpern, nach starker Hyperextension stellen Vorderkantenabrisse dar. Gleichzeitig liegt eine Kortikalisabsprengung der Hinterkante des Axis bei einer vollständigen Ablösung der Bandscheibe von dorsal bis an den noch fest mit der Zwischenwirbelsäule verbundenen vorderen Kantenabriß heran vor (SATERNUS 1979).

δ) *Häufigkeit von neurologischen Ausfallerscheinungen*

Die Häufigkeit von neurologischen Ausfallerscheinungen wird wie folgt angegeben: Jörg BÖHLER (1980) sah in einer Serie von 37 Fällen einmal eine Quadriparese; RAMADIER et al. (1976) fanden bei 45 frischen Fällen 6mal geringe neurologische Ausfälle, bei 34 alten Beobachtungen aber 15mal neurologische Ausfälle; 7mal waren es Tetraplegien oder Tetraparesen. ALTHOFF (1979) berichtete bei 18 von 84 Fällen über neurologische Ausfallerscheinungen; davon waren 17 leichterer Art und einmal bestand Tetraplegie. JAHNA (1977) berichtete bei 118 Beobachtungen über 15 neurologische Komplikationen, jedoch ohne Querschnittslähmung.

ε) *Prognose bei neurologischen Komplikationen*

Die Prognose bei neurologischen Komplikationen ist gut, solange es nicht zu einer erneuten Verlagerung der Fraktur kommt. RAMADIER et al. (1976) berichteten über einen Todesfall am 4. Tage bei einem Patienten, der nur mit Bettruhe behandelt wurde. Bei einem 2. Patienten mit primärer Tetraplegie bei einem Bruch ohne Verschiebung erfolgte im Gipsverband in der 9. Krankheitswoche ein Wiederauftreten der Lähmungserscheinungen. *Röntgenologisch* konnte nachgewiesen werden, daß der Dens um eine volle Breite nach hinten verschoben war. ALTHOFF (1979) berichtete über einen Frühtodesfall nach 2 Tagen infolge Kompression der Medulla und einen Todesfall nach 8 Monaten ebenfalls durch Kompression der Medulla nach Redislokation des Dens.

ζ) *Klinische Befunde*

Patienten mit Frakturen des Dens epistrophei können klinisch unauffällig sein, leichte oder schwere neurologische Befunde aufweisen. Es können Mono-, Hemi-, Para- oder Tetraplegien als Folge einer traumatischen Schädigung des Rückenmarks vorliegen. Oft kommen die Patienten erst Tage oder gar Wochen nach einem Unfallereignis in ärztliche Behandlung. Die Klagen bestehen in Schmerzen und Steifheit im Nackenbereich, Tortikollis und Schluckstörungen.

Bei klinischer und röntgenologischer Untersuchung bleibt die Verletzung erstaunlicherweise nicht selten unerkannt und wird nicht diagnostiziert (WILSON 1907), einmal weil an diese Diagnose nicht gedacht wird, und zum anderen wegen unzureichender Röntgenuntersuchung. Der Patient kann ganz asymptomatisch sein oder lediglich über einen „steifen Nacken“ klagen. Erst nach Dislokation liegt ein traumatischer Schaden des Rückenmarks in verschiedener Ausprägung vor. Ausgeprägte Kompression der Medulla oblongata oder des obersten Halsmarks kann plötzlichen Tod zur Folge haben. Es kann sich eine lediglich fibröse Verbindung ohne ausreichende Stabilität entwickeln, die bei erneuter Gewalteinwirkung, meist leichter Natur, zu Druckwirkung auf das Rückenmark Anlaß gibt.

Bei *Kleinkindern* und *Kindern bis zum 7. Lebensjahr* treten *keine Frakturen des Dens* auf, sondern es kommt zu einer *Epiphysenablösung*, da die Fläche zwischen dem Körper des Axis und Dens noch nicht verknöchert ist. Der Processus odontoideus verschmilzt mit dem Körper des Epistropheus normalerweise im 2.–4. Lebensjahr (WOLLIN 1963). Eines der Probleme, das vorliegt, besteht darin, zu unterscheiden, ob eine echte Fraktur infolge einer signifikanten Gewalteinwirkung oder eine kongenitale Nichtfusion mit Bagatelltrauma vorliegt.

Trotz massiver Luxation können akute neurologische Ausfälle gering sein oder völlig fehlen (WAGNER u. STOLPER 1898; KIENBÖCK 1918, 1919; JAHNA 1961; Jörg BÖHLER 1962; WEGENER 1962; FRANKE u. JOSTER 1963). In Höhe des 1. und 2. Halswirbels ist der Wirbelkanal recht weit, was eine größere Beweglichkeit des Kopfes ermöglicht. Der sagittale Durchmesser beträgt oben 24–30 mm, das Lumen 30 × 25 mm, der sagittale Durchmesser des Rückenmarks dagegen beträgt lediglich etwa 14 mm, so daß massive Verschiebungen ohne Rückenmarksverletzungen durchaus möglich sind. Eine Verletzung des Rückenmarks tritt dabei erst dann auf, wenn der Wirbelkanal um mehr als 14 mm eingeengt ist (GREENBERG 1968). Jörg BÖHLER (1978) sah jedoch bei einem Spätfall eine Einengung des Spinalkanals auf 5 mm ohne Querschnittslähmung.

η) Bisherige Literatur

Die Literaturübersicht von OSGOOD u. LUND aus dem Jahre 1928 ergab nur 55 publizierte Fälle. Bis 1928 wurden diese Densfrakturen fast übereinstimmend als seltene Ereignisse betrachtet, von denen ein hoher Prozentsatz neurologische Ausfallerscheinungen entwickelten oder tödlich verliefen. Jedoch waren viele dieser Beobachtungen Autopsiefälle (OSGOOD u. LUND 1928). In 10 dieser 45 Fälle stellten sich neurologische Ausfallerscheinungen erst nach einem zweiten, geringfügigen Trauma ein. Es ist interessant, daß in dieser Zeit nur 3 Patienten chirurgisch behandelt worden waren. Zwei der Fälle waren von MIXTER u. OSGOOD (1910) mitgeteilt worden. SHERK berichtete 1978 über mehr als 500 Densfrakturen aus der Literatur.

APUZZO et al. (1977) berichteten über eine Serie von 45 Patienten mit Frakturen des Os odontoideum des Axis. Die Gruppe bestand aus 35 männlichen und 10 weiblichen Patienten. 24 der Patienten waren jünger als 40 Jahre und 21 älter als 40 Jahre. Nachweisbare Myelopathien bestanden bei 8 Patienten (18%). Die Diagnose wurde innerhalb von 72 Stunden nach dem Unfall gestellt. Die Erstuntersuchung zeigte eine Verlagerung des frakturierten Zahnfortsatzes bei 17 Patienten (38%). Die Behandlung bestand in posteriorer Fusion bei 3 Patienten und äußerer Immobilisierung bei 42. Zwei Patienten starben innerhalb der ersten Woche. 40 Patienten konnten nachuntersucht werden. Knöcherne Fusion trat bei 13 Patienten (33%) nach Immobilisierung von 4–6 Monaten nicht ein. Eine fibröse Verbindung ohne Anzeichen von Instabilität lag bei 2 Patienten vor. Das Vorkommen von nichterfolgten knöchernen Fusionen bei Frakturen mit Verlagerung des gebrochenen Zahnfortsatzes lag bei 60%, es lag bei 80% bei den Patienten, bei denen die Verlagerung mehr als 4 mm betrug. Die Häufigkeit von Nichtzusammenwachsen bei Frakturen ohne Verlagerung betrug 16%. Die weitere Analyse ergab, daß die Häufigkeit von Verlagerungen (53% vs. 26%) höher war bei den Patienten, die 40 Jahre und älter waren, als in der Gruppe der Patienten unter 40 Jahren. Häufigkeit von Nichtzusammenwachsen der Bruchstücke bei Frakturen ohne Verlagerung bei Patienten unter 40 Jahren betrug 12%, während sie in der Gruppe über 40 Jahren 25% betrug.

Aus dieser Analyse ergibt sich, daß eine externe Immobilisierung die Methode der Wahl bei allen nichtverlagerten Zahnfortsatzfrakturen ist. Bei verlagerten Frakturen in der Altersgruppe über 40 Jahren und die, die mehr als 4 mm verlagert sind, sollte eine interne Stabilisierung und Fusion vorgenommen werden.

θ) *Einteilung der Frakturen des Dens epistrophei*

Eine Einteilung der Densfrakturen wurde von SCHATZKER et al. (1971), ANDERSON et al. (1974) sowie SATERNUS (1979) vorgenommen. Die Frakturen treten mit und ohne Dislokation auf.

Frakturen des Zahnfortsatzes können im einzelnen *folgende Strukturen befallen:* (1) *Obere Anteile* des *Zahnfortsatzes,* (2) die *Basis* des *Zahnfortsatzes ohne Beteiligung des Körpers* des *Epistropheus* und (3) die *Basis* des *Zahnfortsatzes mit Fortsetzung in den Wirbelkörper des Axis.*

JAHNA (1961) gab eine *Einteilung der Verrenkungsmöglichkeiten des Dens axis:* (1) *Densfraktur mit Verschiebung des 1. Halswirbels nach hinten,* (2) *Densfraktur mit Verschiebung des 1. Halswirbels nach vorn,* (3) *Densfraktur mit Verschiebung des 1. Halswirbels zur Seite mit Rotation* (Abb. 80a–c).

SCHATZKER et al. (1971) unterscheiden hohe und untere Densfrakturen; das Kriterium bestand in der Lage des Bruches oberhalb oder unterhalb des Lig. accessorium.

ANDERSON u. D'ALONZO (1974) teilten eine Serie von 60 Patienten mit Densfrakturen mit. Sie unterteilten die Frakturen nach ihrer anatomischen Lage in 3 typische Gruppen (Abb. 81). Ihre Einteilung ist heute allgemein akzeptiert und gebraucht.

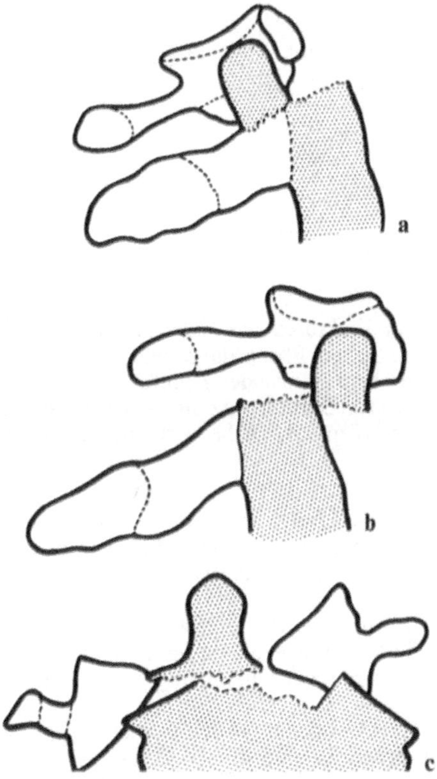

Abb. 80a–c. Verrenkungsmöglichkeiten des Dens axis. **a** Densbruch mit Verschiebung des 1. Halswirbels nach hinten, **b** Densbruch mit Verschiebung des 1. Halswirbels nach vorn. **c** Densbruch mit Verschiebung des 1. Halswirbels zur Seite mit Rotation. (Aus JAHNA 1961)

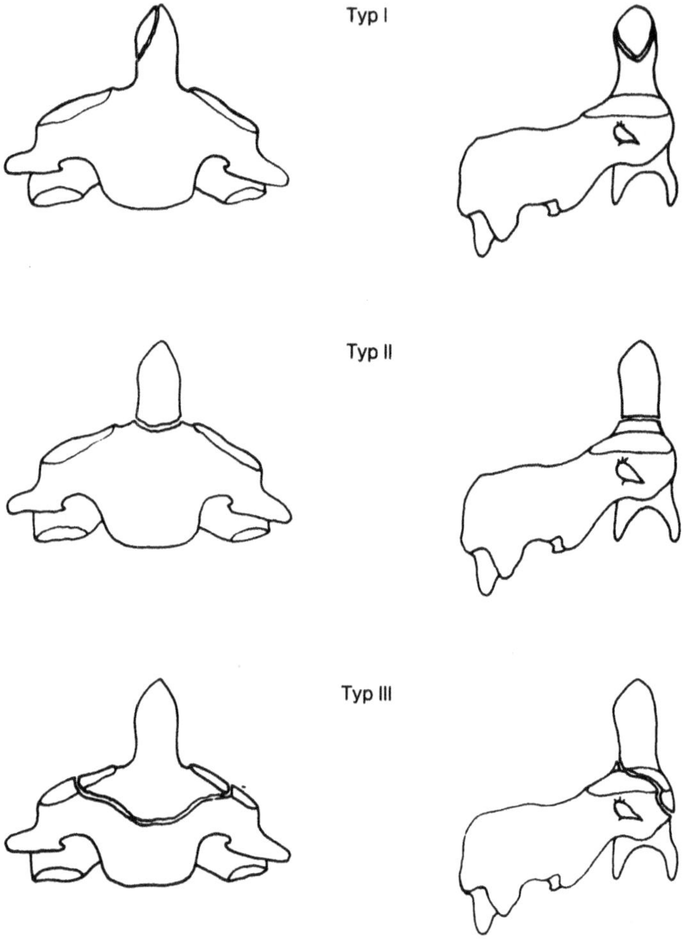

Abb. 81. Drei Typen von Frakturen des Zahnfortsatzes des Epistropheus sind in der anteroposterioren und seitlichen Ebene dargestellt. Bei Typ I handelt es sich um eine Schrägfraktur, die durch obere Anteile des Zahnfortsatzes verläuft. Bei Typ II handelt es sich um eine Fraktur zwischen Zahnfortsatz und Wirbelkörper. Typ III stellt eine Fraktur dar, die durch den Wirbelkörper des Atlas verläuft. (Aus L. D. ANDERSON et al. 1974)

Typ I Frakturen haben eine schräge Frakturlinie durch obere Anteile des Zahnfortsatzes hindurchreichend; sie repräsentieren wahrscheinlich eine Abrißfraktur dort, wo das Lig. alare an der Spitze des Zahnfortsatzes befestigt ist. Diese Brüche sind selten, stabil und besitzen eine gute Prognose.

Typ II Frakturen liegen an der Verbindungsstelle zwischen Wirbelkörper und Zahnfortsatz. Dies sind die häufigsten Brüche. Sie neigen zu Unstabilität und zeigen einen hohen Prozentsatz von pseudoarthrotischer Vereinigung; sie können mit konservativen Maßnahmen behandelt werden.

Typ III Frakturen erstrecken sich bis in den Wirbelkörper des Epistropheus; sie können als Wirbelkörperbrüche gelten. Sie sind stabil und besitzen eine gute Prognose im Hinblick auf Heilung mit konservativen Maßnahmen.

Man kann bei jedem dieser 3 Typen zudem unterscheiden, ob die Bruchfragmente verlagert sind oder nicht.

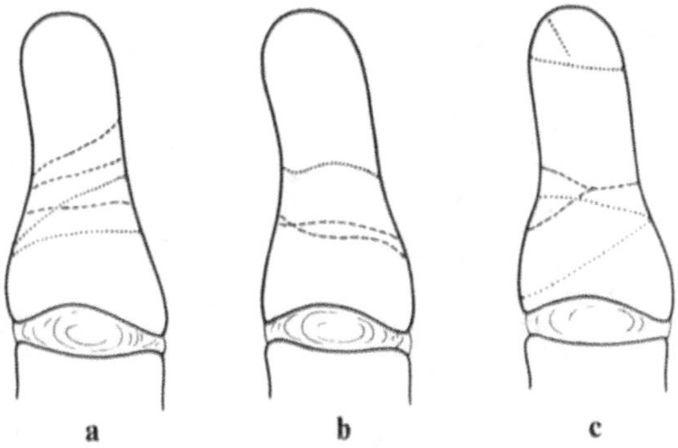

Abb. 82a–c. Lokalisation der beobachteten Densfrakturen (n = 12) mit der nach dem Unfallhergang und der Verteilung des Begleitverletzungsmusters wahrscheinlichsten Entstehungsweise: **a** Durch Hyperextension, **b** durch forzierte Flexion und **c** durch Kompression und durch Abscherung im knorpeligen Anteil einer kindlichen Densspitze. (Aus Saternus 1979)

Von den 60 Patienten, die Anderson u. D'Alonzo (1974) untersuchten, konnten 49 für mehr als 6 Monate gefolgt werden.

In diesem Beobachtungsgut fanden sich zwei Typ I Frakturen ohne Verlagerung der abgebrochenen Knochenfragmente; beide heilten ohne Komplikationen. Die Typ I Fraktur liegt zu hoch im Zahnfortsatz, um eine Instabilität zwischen dem 1. und 2. Wirbelkörper zu verursachen.

Insgesamt lagen 32 Typ II Frakturen vor. Davon zeigten 14 keinerlei Verlagerung und 18 waren mehr als 2 mm verlagert.

Es bestanden 15 Typ III Frakturen, von denen 1/3 keine Verlagerungen zeigten. Von den 60 Patienten mit Frakturen des Zahnfortsatzes zeigten 45 keinerlei neurologische Ausfallerscheinungen. Die restlichen 15 hatten ein breites Spektrum von neurologischen Ausfallerscheinungen, von Paraparesen bis zu Brown-Séquard-Syndromen. Nur 2 der 60 Patienten verstarben; in beiden Fällen war der Zahnfortsatzbruch nicht die Todesursache.

Saternus (1979) veröffentlichte eine interessante Einteilung der Densfraktur, die er aus dem Unfallmechanismus ableitete (Abb. 82). Diese Ergebnisse müssen jedoch noch durch eine größere Serie von Zahnfortsatzbrüchen gesichert werden.

Botton u. Michel (1979) klassifizierten die Frakturen, die nach vorn, nach hinten und quer gerichtet sind, und bezeichnen die sog. „*Gendarmenhut-Fraktur*" als eine Sonderform, die die Folge sehr großer Gewalteinwirkung und sehr instabil ist.

Jörg Böhler (1980) beschrieb folgende Bruchformen der Densfrakturen: (a) *Nach hinten abfallend*, (b) *nach vorn abfallend*, (c) *Querbrüche* und (d) *seitliche Abknickung* (Abb. 83a–d). *Sonderformen von Densbrüchen*, die besonders *unstabil* sind, finden sich in Abb. 83e–g: (e) *Einstauchung des Dens in den Axiskörper*, (f) *zusätzliche Abscherung des vorderen Anteils des Dens*, (g) *Rotationsdislokationen des Dens*.

Bei Frakturen des Dens mit Verschiebung nach hinten fanden sich 89% und nach vorn 63% Pseudoarthrosen (Schatzker et al. 1971). Eine größere Zahl von

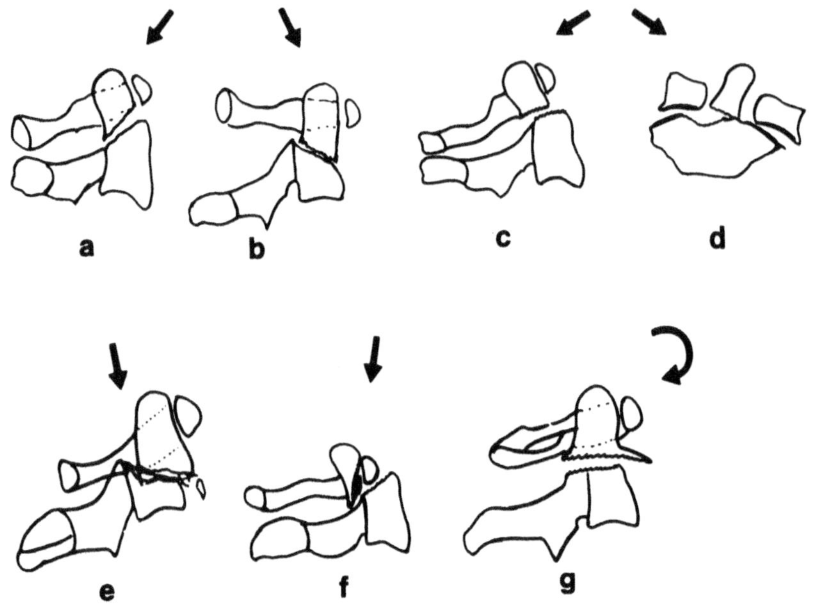

Abb. 83a–d. Bruchformen der Densfrakturen. **a** Nach hinten abfallend, **b** nach vorn abfallend, **c** Querbrüche, **d** seitliche Abknickung. **e–g** Sonderformen von Densbrüchen, die besonders unstabil sind. **e** Einstauchung des Dens in den Axiskörper, **f** zusätzliche Abscherung des vorderen Anteils des Dens, **g** Rotationsdislokationen des Dens. (Aus J. Böhler 1980)

Pseudoarthrosen bei Verschiebung des gebrochenen Dens nach hinten wurde ebenfalls von Althoff (1979) sowie Botton u. Michel (1979) mitgeteilt.

ι) *Höhenlokalisation der Fraktur*

Die Ligg. accessoria sind die einzige Bandverbindung zwischen Atlas und Dens axis. Alle anderen Bänder des Dens ziehen zum Okziput. Daraus ergibt sich, daß Frakturen, die den Dens oberhalb des Ansatzes der Ligg. accessoria betreffen, sehr viel unstabiler sind, wie Schatzker et al. (1971) zeigen konnten (Abb. 84). Eine zu erwartende höhere Zahl von Pseudoarthrosen vermochten diese Autoren jedoch nicht zu finden. Althoff (1979) hob die wesentlich schlechtere Heilung der mehr proximal gelegenen Frakturen hervor, Angaben, die schon von Anderson (1974) gemacht worden waren. Jahna (1977) wies auf die Diastasen bei höher gelegenen Frakturen des Dens hin, die eine Folge des Zuges der Ligamente zum Okziput sind.

Seltene Sonderformen von *Densfrakturen* können vorkommen, etwa bei von hinten kranial einwirkender Gewalt kann der Dens tief in den Körper des Axis hineingetrieben werden (J. Böhler 1980). Die bereits genannte „*Gendarmenhut-Fraktur*" ist die Folge einer Dislokation des Dens durch Rotation am kranialen Fragment befinden sich noch die „Schultern" des Dens; sie können nach vorn und hinten vorstehen.

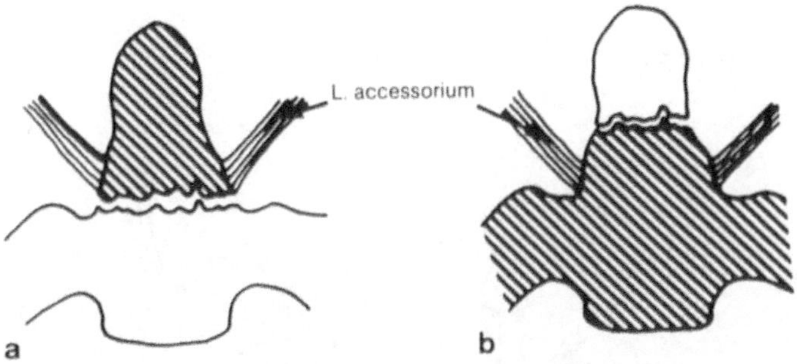

Abb. 84. a Bei tieferen Frakturen hängen die Ligg. accessoria noch am Densfragment. Dadurch ist eine Bandverbindung zum Atlas gegeben. **b** Bei hohen Frakturen ziehen alle Bandverbindungen des Dens zum Okziput. Dadurch kann es zu einer Diastase an der Frakturstelle kommen. (Aus SCHATZKER et al. 1971)

Die *klinischen Symptome* sind oft erstaunlich gering, die Patienten klagen über Schmerzen im Nackenbereich. Bei größerer Instabilität stützen sie den Kopf mit den Händen (J. BÖHLER 1980). Die Diagnose kann beim bewußtlosen Patienten schwierig sein, jedoch kommen auf den seitlichen Schädelaufnahmen die obersten Halswirbel gut zur Darstellung. Jörg BÖHLER (1980) hebt hervor, daß das Vorliegen eines *retropharyngealen Hämatoms* auf eine Verletzung im Bereich der oberen Halswirbelsäule hinweise.

Die Rolle, die die Blutversorgung bei der Heilung von Densfrakturen spielt, war und ist auch heute noch sehr umstritten. SCHATZKER et al. (1971) hatten hervorgehoben, daß die wesentliche Blutversorgung des Dens über Gefäße in den Ligg. accessoria erfolgen würde. Frakturen, die kranial dieser Bänder liegen, müßten daher eigentlich eine schlechtere Blutversorgung haben. Die Autoren vermochten die Auffassung nicht zu bestätigen. Auch ALTHOFF (1979), der sich im Rahmen seiner Untersuchungen mit der experimentellen Erzeugung von Densfrakturen befaßt hat, konnte unabhängig von der Lokalisation der Fraktur eine gute Durchblutung finden.

κ) *Begleitverletzungen*

Bei Densfrakturen liegen häufig Begleitverletzungen vor: Am häufigsten sind begleitende Schädelhirnverletzungen, gleichzeitig können Frakturen des Bogen der Axis, die sog. Henkersfraktur, vorkommen. SAILLANT u. BLEYNIE (1979) sahen eine solche Kombination bei jeder 5. Densfraktur. RAMADIER et al. (1976) fanden bei 94 Fällen neunmal eine Atlasfraktur und nur einmal eine Bogenfraktur von C2. ROBERTS u. WICKSTROM (1973) sahen bei 50 Beobachtungen 4 Mandibularfrakturen: Multiple traumatische Schäden in anderen Körperregionen sind wegen der Schwere der Gewalteinwirkung häufig.

λ) *Unfallmechanismus*

Die Auswertung der älteren Literatur, veröffentlicht von OSGOOD u. LUND (1928), ergab, daß bei etwa 80% der 56 untersuchten Patienten die Zahnfortsatzfraktur die Folge schwerer Stürze oder Schläge gegen den Schädel mit schweren Gegenständen war. Auch plötzliche Bewegungen des Körpers gegen den fixierten Schädel, wie im Sport, können Frakturen des Zahnfortsatzes verursachen. Nach ANDERSON (1983) trat während der 50er Jahre eine Änderung ein. Der wachsende Kraftfahrzeugverkehr und seine zunehmende Geschwindigkeit führten zu anderen Unfallmechanismen für Densfrakturen. In der Serie von 63 Patienten mit

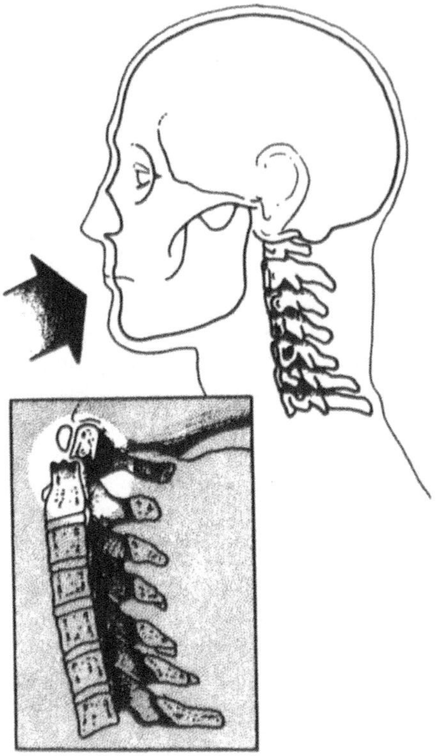

Abb. 85. Mechanismus einer Fraktur des Zahnfortsatzes als Folge einer gegen das Kinn gerichteten Gewalteinwirkung. (Aus HUELKE et al. 1979)

Densfrakturen, über die AMYES u. ANDERSON (1955) berichteten, waren 36 (57 %) die Folge von Kraftfahrzeugunfällen. Zwanzig Jahre später gaben ANDERSON u. D'ALONZO (1974) 71 %, HUSBY u. SORENSON (1974) 81 % der Zahnfortsatzfrakturen als Folge von Kraftfahrzeugunfällen an.

Nach eingehender Analyse der Literatur kamen BLOCKEY u. PURSER (1956) zu dem Ergebnis, daß Gewalteinwirkungen gegen den Schädel, die zu ausgeprägter Hyperflexion, Hyperextension und Rotation führen, eine Densfraktur verursachen können. Der Bruch des Zahnfortsatzes verursacht eine Instabilität zwischen C1 und C2, so daß der Atlas subluxieren und den gebrochenen Dens verschieben kann. Mit Gewalteinwirkung aus einer Stoßrichtung, die eine Hyperflexion der Halswirbelsäule verursacht, entsteht eine Subluxation nach vorn, mit einer Stoßrichtung, die eine Hyperextension der Halswirbelsäule verursacht, entsteht eine Subluxation nach hinten. Der Mechanismus einer Fraktur des Dens axis als Folge einer gegen das Kinn gerichteten Gewalteinwirkung und einer solchen von dorsal, findet sich in Abb. 85 und 86.

In fast allen Serien von Densfrakturen findet sich vorwiegend eine Subluxation nach vorn (Abb. 87). Im allgemeinen überträgt der vordere Bogenmantel des 1. Halswirbels die von ventral einwirkende Kraft auf den Dens. Dadurch kann es zu (a) Frakturen des Dens und (b) zu Rupturen oder Ausrissen des Lig. transversum

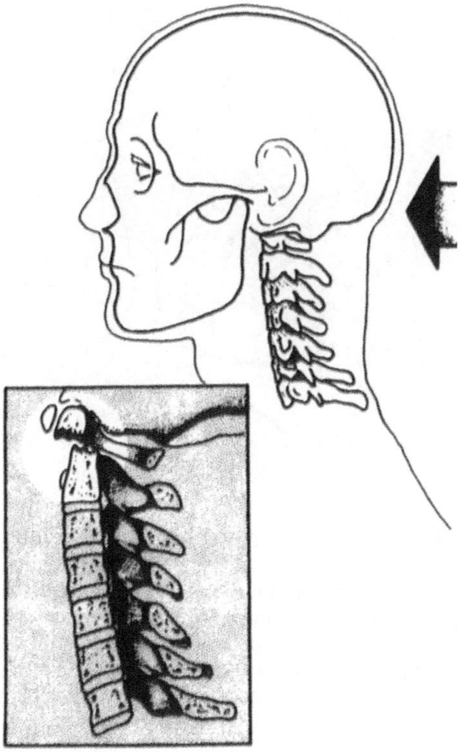

Abb. 86. Fraktur des Zahnfortsatzes des Epistropheus nach Gewalteinwirkung von dorsal. (Aus Huelke et al. 1979)

atlantis kommen. In einigen Serien ist das Verhältnis der Vorwärtsverschiebung des Atlas 6:1 oder 7:1 (Blockey u. Purser 1956; Schatzker et al. 1971; Paradis u. Janes 1973; Husby u. Sorenson 1974; Apuzzo et al. 1978). Demnach scheint Hyperflexion Zahnfortsatzfrakturen häufiger zu verursachen als Hyperextension (Anderson 1983). Bei erheblicher Rotation des Atlas sind Verschlüsse der A. carotis int. möglich.

Zusammenfassend kann gesagt werden, daß Frakturen mit Dislokation nach vorn die Folgen von schweren Flexionsverletzungen der Halswirbelsäule sind, bei denen der Dens epistrophei vom starken Lig. transversum atlantis des Atlas abgeschert wird (Howorth u. Petrie 1964). Frakturen mit Dislokation nach hinten sind die Folgen von Hyperextensionsverletzungen, bei denen der vordere Bogen des Atlas den Zahnfortsatz abschert. Frakturen mit Dislokation nach lateral sind die Folgen von lateralen Hyperflexionsverletzungen (Schaaf et al. 1978).

Es läßt sich zusammenfassend feststellen, daß Densfrakturen die Folgen von schweren Gewalteinwirkungen gegen den Schädel sind, wie sie bei Straßenverkehrsunfällen, Stürzen, aber auch Auffallen schwerer Objekte auf den Kopf auftreten. Bei alten Menschen kann aber auch eine geringfügige Gewalteinwirkung eine Fraktur des Dens verursachen.

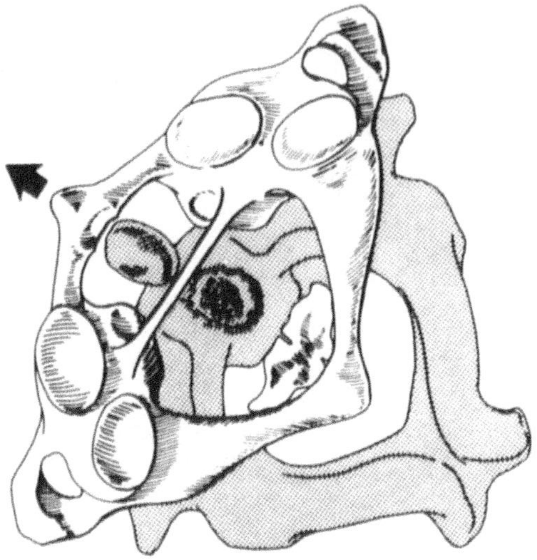

Abb. 87. Guillotine-Mechanismus. Die schematische Darstellung zeigt einen Blick von oben auf die Ringe von C1 und C2. Es sind Gewebeschäden in oberen zervikalen Rückenmarksanteilen durch den sog. Guillotine-Mechanismus dargestellt. Verschiedene anatomische Strukturen erlauben hier eine Verschiebung des Ringes von C1 im Verhältnis zu C2 nach Fraktur des Zahnfortsatzes mit massiver Verlagerung desselben nach anterior. Bei dieser horizontalen Translationsbewegung wirken erhebliche Scherkräfte am Rückenmark ein. Dies ist dem Mechanismus einer Guillotine vergleichbar. (Aus A. A. White u. M. M. Panjabi 1978)

Unmittelbar tödlich ausgehende Frakturen des Dens epistrophei können in einzelnen Fällen bei Fehlen jeglicher Vorerkrankungen schon nach geringfügiger Gewalteinwirkung auftreten, wie eine eindrucksvolle Beobachtung von Aufdermaur (1984) zeigt:

Eine 54jährige Frau stürzt aus dem Stehen wegen eines unerwarteten Fußtrittes von hinten auf weichen Rasen. Sie ist sofort tot. Die *Sektion* ergibt als Todesursache eine Fraktur des Dens epistrophei mit Quetschung der Medulla oblongata nach einer Hyperextensionsverletzung.

μ) Fraktur des Dens epistrophei ohne direkte Gewalteinwirkung

Eine Fraktur des Dens epistrophei ohne direkte Gewalteinwirkung bei einer 19jährigen Patientin, die einen diagonalen Schultergurt trug und in einen Auffahrunfall verwickelt war, teilte Backstrom (1963) mit. Eine Schädelhirnverletzung lag nicht vor, der Kopf war nicht direkt aufgeschlagen.

Experimentell vermochten Mouridian et al. (1978) sowie Althoff (1979) in einer größeren Zahl Frakturen des Dens zu erzeugen.

ν) Pathomorphologische Befunde

Bei denjenigen Patienten, die neurologische Befunde aufweisen, sind diese erklärbar durch eine direkte Gewalteinwirkung auf das oberste Halsmark durch Quetschung und/oder Zerrung. Weiterhin kann sich ein Gewebeschaden durch Schädigung der A. spinalis ant. ausbilden mit umschriebenen Gewebeödemen von vorderen und zentralen Anteilen des oberen Halsmarks und Schäden an den 1. und 2. Spinalnerven. Dorsal gelegene Anteile des Rückenmarks sind oft intakt (BRAAKMAN u. PENNING 1971). Völlige Durchtrennung des Rückenmarks zwischen unterer Medulla oblongata und oberstem Halsmark wurde beschrieben (HOLZER u. KLOSS 1962). Sofortiger Tod kann als Folge einer solchen Verletzung eintreten. Wichtig ist der Hinweis, daß der Durchmesser des Canalis vertebralis größer als der des Rückenmarks ist. Der durchschnittliche sagittale Durchmesser im Atlasbereich beträgt etwa 22 mm, der des Rückenmarks im gleichen Bereich etwa 10 mm (PENNING 1968; BRAAKMAN u. PENNING 1971). Im Augenblick einer Densfraktur verlagert sich der vordere und hintere Atlasbogen nach cranial; dadurch wird das Rückenmark in eine S-Form gebracht und nicht direkt geschädigt oder zerstört.

SATERNUS (1979) berichtete über einen Patienten mit einer Densfraktur mit Dislokation: 78jähriger Mann stürzt betrunken (2,11‰) und schlägt dabei mit Stirn und Obergesicht auf eine Mauer. Folge des Sturzes waren eine Nasenbeinfraktur, Bruch des linken Jochbeinbogens und der äußeren Orbita; weiterhin eine sog. Parierverletzung an beiden Unterarmen. Bis auf eine retropharyngeale Blutung im unteren Teil waren die Halsweichteile unverletzt.

Trotz hochgradiger Osteochondrose C5/C6 und fast ankylosierender Spondylosis deformans C6/C7 und C7/Th1 waren nur die oberen Segmente (CO/C2) der Halswirbelsäule verletzt. Hier bestanden neben der Densfraktur Zerreißungen der Membrana atlantooccipitalis et atlantoepistrophica ant. und Blutungen in den Membranae atlantooccipitalis et atlantoepistrophica post. Das Rückenmark wies eine ausgedehnte zentral betonte Blutung in Höhe C2 auf.

Die pathologisch-anatomische Studie von AUFDERMAUR (1984) umfaßt 22 Frakturen des Dens epistrophei mit einem sofortigen tödlichen Ausgang, davon 14 nach einem Sturz und 8 nach einem Verkehrsunfall. Bei 14 der Beobachtungen war der Zahnfortsatz an der Densbasis abgebrochen, bei 3 Patienten verlief die Fraktur durch das Korpus.

ξ) *Mortalität*

Die unmittelbare Mortalität wurde in älteren Arbeiten mit 30–50% angegeben (KIENBÖCK 1918, 1919; OSGOOD u. LUND 1928) und beträgt nach Mitteilung aus den 60er Jahren zwischen 10 und 20% (AMYES u. ANDERSON 1956; NACHEMSON 1960; JAHNA 1961; RAMADIER u. BOMBART 1964), nach Angaben von R. C. SCHNEIDER et al. (1969) weniger als 10%. Neuere Arbeiten geben oft eine erstaunlich niedrige Mortalität an; vergl. im folgenden ANDERSON u. D'ALONZO (1974). Es muß aber hervorgehoben werden, daß die Mortalität deshalb so schwierig zu bestimmen ist, da bei tödlichen Unfällen oft eine detaillierte autoptische Untersuchung nicht durchgeführt wird oder daß auf eine Sektion des Verunfallten ganz verzichtet wird. Die *Mortalität* der *Patienten mit Zahnfortsatzfrakturen*, die lebend einen Notaufnahmeraum erreichen, wird von SOUTHWICK (1980) mit 5–10% angegeben.

b) Pseudarthrosebildung und neurologische Spätschäden (Spätmyelopathien)

α) *Einführung*

Spätmyelopathien nach Densfraktur des Epistropheus treten auf: (1) Als *Folge* einer *nicht diagnostizierten Densfraktur*, (2) bedingt durch eine *unvollständig ge-*

Tabelle 13. Pseudarthrosen nach Densfrakturen (konservative Behandlung). (Aus BÖHLER 1980)

	N	Pseudarthrosen	%
SCHWEIGEL (1977)	14	0	0
JAHNA (1977)	38	1	2,6
AMYES u. ANDERSON (1956)	63	3	4,7
J. BÖHLER (1965)	37	2	5,4
APUZZO et al. (1978)	40	13	32,5
SCHATZKER et al. (1971)	22	14	63,6
STÖWSAND et al. (1974)	11	9	82,0

heilte Densfraktur oder (3) als *Folge* einer *unterbliebenen Heilung* mit *resultierender Pseudarthrose* und *Druckwirkung* auf das *Rückenmark*.

β) Häufigkeit der Pseudarthrosebildung

Die Angaben über Pseudarthrosebildung schwanken in der Literatur, laut SCHWEIGELS Serie (1977) beträgt ihre Häufigkeit zwischen 0 und 82% (Tabelle 13), SCHATZKER et al. (1971) nannten eine solche von 63,6% und AMYES u. ANDERSON (1956) eine von 4,7%.

Ursachen für die große Häufigkeit von Pseudarthrosebildung werden genannt: (1) *Unzureichende Blutversorgung*, (2) *Lokalisation* und *Art* der *Fraktur*, (3) *Lebensalter* und (4) *Art* und *Dauer* der *Ruhestellung*.

γ) Neurologische und pathomorphologische Befunde

Die *Pseudarthrose des Dens des Axis* kann lebensbedrohend sein, da schon geringfügige zusätzliche Gewalteinwirkung, oft schon Bewegungen, eine solche verschieben und das volle Spektrum neurologischer Ausfallerscheinungen und tödlich endende Kompression der Medulla oblongata verursachen können. In der Klinik wurden Beobachtungen von progressiven Spätmyelopathien nach Luxationsfraktur des Dens epistrophei mitgeteilt, bei denen sich die Symptomatologie nach Wochen, Monaten oder gar Jahren entwickelte, sie können bis zu 60 Jahre nach dem Unfallereignis auftreten (CORNER 1907; ELLIOT u. SACHS 1911; MACKEN u. MARTIN 1949; BARRAQUER-BORDAS et al. 1953; JUNGHANNS 1955; STRATFORD 1957; TARTARINI et al. 1959; RAMADIER u. PERRAGUIN 1959; NACHEMSON 1960; RAMADIER u. BOMBARD 1964; SICARD u. LAVARDE 1964; BROCHER 1966).

Nach den Angaben von PARADIS u. JANES (1973) haben 76% der Patienten mit Pseudarthrosen neurologische Ausfallerscheinungen. Auch ein Os odontoideum kann sich verschieben und kann die gleichen Nachwirkungen haben. Dadurch ergibt sich die Notwendigkeit alle Pseudarthrosen des Dens des Axis operativ zu stabilisieren.

Auch eine Parallelverschiebung des gebrochenen Dens von mehr als 4 mm zur Seite führte bei 88% zu Pseudarthrosen (APUZZO et al. 1978). SCHATZKER et al. (1971) sah bei einer Verschiebung von mehr als 5 mm bei allen Fällen eine Pseudarthrose. Diese Befunde konnten nicht bestätigt werden von ALTHOFF (1979) sowie BLOCKEY u. PURSER (1956), die keine Unterschiede in der Heilungsrate in Abhängigkeit von der Verlagerung des Dens sahen. APUZZO et al. (1978) fanden eine deutlich erhöhte Pseudarthroserate nach dem 40. Lebensjahr.

Die *klinische Symptomatik* der *progressiven Spätmyelopathie* setzt allgemein spontan, ohne erkennbaren Anlaß ein. Es kann aber auch eine erneute Gewalteinwirkung auslösend wirken (CONE u. TURNER 1937; BARRAQUER-BORDAS 1953; PAILLAS et al. 1955; REBUCCHI u. GAMBERINI 1961). Das *klinische Bild* spricht für eine *hohe Halsmarkschädigung*. Ihre *Prognose* ist of ungünstig (SICARD 1963), mit schneller Todesfolge (WAGNER u. STOLPER 1898; OGILVY 1914, 1915; KIENBÖCK 1918, 1919; JUVARA u. DIMITRIU 1928; ALEXANDER et al. 1953). Operative Reposition des Zahnfortsatzes kann aber auch Teil- oder Vollremissionen herbeiführen.

δ) *Mitgeteilte Kasuistiken*

OSGOOD u. LUND (1928) fanden in ihrer Serie von 55 Fällen von Densfrakturen mindestens 10 und möglicherweise 17 Spätmyelopathien.

SCHWARZ u. WIGTON (1937) veröffentlichten 2 Beobachtungen von Spätmyelopathien, die sich 15 und 18 Jahre nach der Zahnfortsatzfraktur entwickelten.

ANDERSON u. D'ALONZO (1974) berichteten über eine Spätmyelopathie mit Beginn von neurologischen Befunden 19 Jahre nach der Fraktur.

PARADIS u. JANES (1973) sahen neurologische Ausfallerscheinungen in 76% einer Serie von 29 Patienten, die ihnen wegen fehlender Heilung der Densfrakturen 4 Monate bis 15 Jahre nach dem Ereignis überwiesen worden waren.

JELLINGER et al. (1967) sahen einen 61jährigen Patienten mit einer Spätmyelopathie, die sich 48 Jahre nach der Densfraktur herausgebildet hatte.

Der Patient war im Alter von 10 Jahren vom Baum gestürzt; kurze Bewußtlosigkeit. Er klagte einige Tage über Schmerzen im Genick bei Kopfbewegungen. Das klinische Syndrom entwickelte sich über 3 Jahre von einer spastischen Halbseitenlähmung links zu einer kompletten Querschnittslähmung ab C3. Wenige Wochen ante exitum wurde radiologisch eine pseudarthrotisch geheilte Luxationsfraktur des Dens epistrophei mit inkomplettem myelopathischem Stop in Höhe des 2. Halswirbelkörpers entdeckt. Extensionsversuche waren von akuten Atemstörungen begleitet, doch bestand die unmittelbare Todesursache in einer Pulmonalembolie.

Autoptisch lag eine Densfraktur mit Pseudarthrose und Luxation des Atlas nach ventral, sowie Einengung des Sagittaldurchmessers des Wirbelkanals mit ventraler Stufenbildung vor, begleitet von einer mächtigen dorsalen Duraschwarte und Querabplattung der drei obersten Halssegmente. Das Rückenmark bot eine „konische Läsion" von C1–C3, mit Maximum im mittleren Drittel von C3 und linksseitiger Betonung der Gewebeschäden. *Histologisch* lagen subtotale Querschnittnekrosen mit mesodermal-gliöser Organisation bei C3 sowie umschriebene Entmarkungs- und Narbenareale im linken Seiten- und Halbseitenstrang samt Teilen des homolateralen Grau neben Rand- und Arealentmarkung im rechten Seitenstrang und symmetrische Hinterstrangschädigung oral und kaudal der Querschnittsläsion vor. Als älteste Läsion imponierte eine kleine granulomatöse Narbe in C1. Die mit verzögertem Abbau einhergehende subtotale Gewebenekrose zeigte eine relative Verschonung medioventraler Vorderhornabschnitte sowie einer subpialen Markrandzone. Sie ließ sich topisch keinem arteriellen Versorgungsgebiet des spinalen Längs- und Querschnittes zuordnen. Über den oralen Halssegmenten bestand eine linksseitig betonte hyperplastische Arachnopathie mit Hinterwurzelschädigung. Die Spinalgefäße boten außer reaktiver Läsion intramedullärer Zweige im Narbengebiet altersentsprechend Wandveränderungen ohne Verschluß; eine Kompression der A. vertebralis war autoptisch nicht faßbar. Im übrigen Rückenmark bestand eine absteigende Degeneration des Pyramidenseitenstranges beiderseits.

Auf die erhebliche Einengung des Wirbelkanals hatten bereits ELLIOT u. SACHS (1911) hingewiesen. Über Einengung des Wirbelkanals, ventrale Stufenbildung mit starker reaktiver Duraverdickung und Bildung derber schwartiger Narbenplatten berichteten MCRAE (1953), TARTARINI et al. (1959) und JELLINGER et al.

(1967). In Höhe der Schädigung fanden BARRAQUER-BORDAS et al. (1953) eine Reduktion des Sagittalisdurchmessers des Wirbelkanals auf 3 mm. Eine Verlagerung der Densfragmente mit ventraler Durastufe und Kompression der rechten A. vertebralis beschrieben MACKEN u. MARTIN (1949). In der von JELLINGER et al. (1967) mitgeteilten Beobachtung lag eine Kompression der A. vertebralis nicht vor. Fibröse Verdickungen der weichen Rückenmarkshäute im Sinne einer umschriebenen hyperplastischen Arachnopathie beschrieben MACKEN u. MARTIN (1949), BARRAQUER-BORDAS et al. (1953), STRATFORD (1957), TARTARINI et al. (1959). Beweglichkeit der Pseudarthrose zwischen Dens und Wirbelkanal ist möglich (STRATFORD 1957). Verlagerung der Spitze des Dens an die Vorderfläche des Hinterhauptloches wurde mitgeteilt (TARTARINI et al. 1959).

Das Rückenmark ist meist im a.p. Durchmesser abgeflacht (BARRAQUER-BORDAS et al. 1953; STRATFORD 1957). Bei der Beobachtung von JELLINGER et al. (1967) bestand außerdem eine dorsale Eindellung des Rückenmarks. Durchtrennung des Rückenmarks zwischen unterer Medulla oblongata und oberstem Zervikalmark beschrieben HOLZER u. KLOSS (1962). Die lateralen Pyramidenbahnen waren degeneriert (ELLIOT u. SACHS 1911), die Hinter- und Hinterseitenstränge beteiligt (STRATFORD 1957; TARTARINI et al. 1959). Die graue Substanz kann relativ wenig beteiligt sein (MACKEN u. MARTIN 1949; BARRAQUER-BORDAS et al. 1953). Die Veränderungen am Hinter- und Hinterseitenstrang können sich bis in die Medulla oblongata ausdehnen (MACKEN u. MARTIN 1949).

Die pathomorphologischen Veränderungen am Rückenmark nach progressiver Spätmyelopathie gleichen denen der Myelopathie bei zervikaler Spondylose sowie denen der Spätkomplikation nach anlagebedingten Mißbildungen im Atlantookzipitalbereich.

c) Frakturen des Wirbelkörpers des Epistropheus (Axis)

Frakturen der anteroinferioren Kante des Wirbelkörpers des Epistropheus (Axis) sind gewöhnlich Folgen von Kraftfahrzeugunfällen und Stürzen. Der Unfallmechanismus besteht im allgemeinen in Hyperextensionsverletzungen, wenngleich in einzelnen Fällen durchaus Kompressionshyperflexionsverletzungen vorkommen können.

d) Sogenannte Henkersfraktur (Hangman's oder Hangee Fracture), uni- oder bilaterale Bogenfraktur des Epistropheus (Axis) als Folge von Justifikation und von Verkehrsunfällen

Die sog. Henkersfraktur (hangman's oder hangee fracture, uni- oder bilaterale Bogenfraktur) ist eine typische und charakteristische Verletzung, die durch die Bögen des Epistropheus (Axis oder 2. Halswirbels), im Bereich der Pedikel, verläuft (Abb. 88). Sie kann mit oder ohne Dislokation von C2 gegenüber C3 vorkommen (WOLFF 1928; WILLIAMS 1975). Die Zwischenwirbelscheibe von C2, also die 1. Zwischenwirbelscheibe, kann beteiligt sein, wie auch der Wirbelkörper von C3 verletzt sein kann. Insbesondere ist hervorzuheben, daß der Dens epistrophei unversehrt ist und das Lig. transversum atlantis nur manchmal zerrissen ist. Die Fraktur ist so benannt, weil sie bei Erhängen durch Justifikation

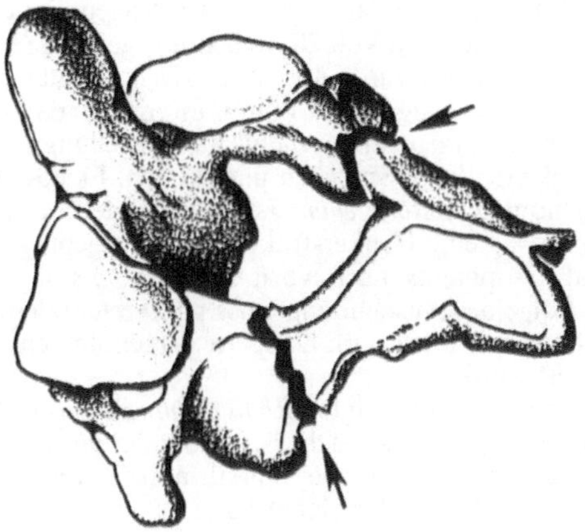

Abb. 88. Hangman's Fractur von C2. (Aus HUELKE et al. 1979)

beschrieben worden war (WOOD-JONES 1913; DE ZOUCHE MARSHALL 1913; VERMOOTEN 1921). *Diese Läsionen treten nur bei Justifikationen mit Stürzen in die Schlinge und bei submentaler Lage des Knotens auf.* Kürzlich wurde jedoch auch eine einzelne Beobachtung von SKÖLD (1978) beschrieben, bei der es zu einer *typischen Henkersfraktur* bei *suizidalem Erhängen* gekommen war.

Beobachtungen und Serien von *Henkersfrakturen* wurden beschrieben von WOOD-JONES (1913), DE ZOUCHE MARSHALL (1913), VERMOOTEN (1921), GROGONO (1954), GARBER (1964), R. C. SCHNEIDER et al. (1965), DE LORME (1967), ELIOTT et al. (1972), von TORKLUS u. GEHLE (1972), TERMANSEN (1974), BRASHEAR et al. (1975), SELJESKOG u. CHOUX (1976), HOFFMANN u. CARRION (1977), SKÖLD (1978), GEHWEILER et al. (1979), MOLLAN u. WALT (1982) sowie PINCZEWSKI et al. (1983).

WOOD-JONES hatte in einer Arbeit mit dem Titel: "*The Ideal Lesion Produced by Judicial Hanging*" im Jahre 1913 eine charakteristische Läsion beschrieben, die die Folgen einer jähen Rückwärtsbewegung des Kopfes bei Erhängen durch Justifikation bei submentaler Lage des Knotens war. Es ist die submentale Position des Knotens, die die tödliche, beidseitige Abrißfraktur der Bögen des Epistropheus und die nach vorn gerichtete Subluxation von C2 in Bezug auf C3 verursacht. Diese Läsionen werden später in einem gesonderten Kapitel S. 191 beschrieben.

GROGONO teilte 1954 die Krankengeschichte eines Patienten mit, bei dem es zu Ausriß des Wirbelbogens des Axis und einer Dislokation von C2 nach vorwärts zu C3 gekommen war. Diesem Autor fiel die Ähnlichkeit der Läsion mit denen von WOOD-JONES aus dem Jahre 1913 auf.

R. C. SCHNEIDER et al. (1965) veröffentlichten die Krankengeschichten von 8 Patienten mit einer *Henkersfraktur* als *Folge* einer *Hyperextensionsverletzung* der *oberen Halswirbelsäule.* Auch diese Autoren wiesen auf die große Ähnlichkeit ihrer Befunde mit denen von WOOD-JONES hin. Nahezu identische Läsionen wurden von anderen Autoren beschrieben (GARBER 1964; TERMANSEN 1974). Während die meisten Fälle von Hangman's Verletzungen die Folgen von Hyperextensionsverletzungen sind, muß doch zugegeben werden, daß einige die *Folge* von *Hyperflexionsverletzungen* sind (DELORME 1967; BRASHEAR et al. 1975).

Während noch R. C. SCHNEIDER et al. (1965) die Henkersfraktur als seltene Verletzung ansahen, kamen sie in der Serie von GEHWEILER et al. (1980) bei 7% der Patienten mit Halswirbelsäulenverletzungen vor.

EDGAR et al. (1972) berichteten über einen 19jährigen Patienten, der mit seinem Motorrad mit einer Geschwindigkeit von 20 Meilen/h gegen ein Seil fuhr, das etwa 60 cm über der Straße gespannt war. Es wurde über seinen Windschutz geleitet und erfaßte ihn unter seinem Unterkiefer. Er trug eine Commotio cerebri davon und klagte bei der Aufnahme über Nackenschmerzen. Eine erhebliche Schwellung im Hals-/Nackenbereich bereitete ihm Schwierigkeiten beim Sprechen und Atmen. Es bestand eine Tetraparese.

Die zunächst vorgenommene *Röntgenuntersuchung* zeigte eine vollständige Fraktur mit Dislokation des Axis. Es lag eine Henkersfraktur vor. Ausgeprägte Schwellungen hatten Larynx, Trachea und Ösophagus nach vorn verlagert. Es lagen Verschattungen im Mediastinum vor als Folge der Ausdehnung eines paravertebralen Hämatoms. Es wurde eine Traktionsbehandlung mit Blackburn Calipern vorgenommen, zunächst mit 2 kg, die ständig auf 18 kg erhöht wurde.

Sieben Wochen nach dem Unfall zeigten *Röntgenaufnahmen der HWS* Kallusbildungen über Axis und 3. Wirbelkörper. Eine nach drei Monaten vorgenommene neurologische Untersuchung ergab, daß der Patient die Willkürmotorik an Armen und Beinen, mit Ausnahme der Hand, muskulär wiedererlangt hatte.

Der Patient erlitt durch das Seil eine Hyperextensionsverletzung der Halswirbelsäule. Er wurde dadurch plötzlich verzögert. Der Mechanismus ist vergleichbar dem beim Hängen durch Justifikation mit submentaler Lage des Knotens, ein Mechanismus der von WOOD-JONES 1913, und bei Fahrzeuginsassen von R. C. SCHNEIDER et al. (1965) beschrieben worden war. Bei erheblicher Dezeleration kann ein Sicherheitsgurt unter dem Unterkiefer durch plötzliche und erhebliche Extension des Halses eine Dekapitation verursachen (SALDEEN 1967).

α) *Frakturmechanismus*

Der Mechanismus dieser Fraktur ist aus den anatomischen Besonderheiten dieser Region verständlich. Erster und 2. Halswirbel unterscheiden sich in ihrem Aufbau erheblich von den übrigen Halswirbeln. C1 und C2 können *zusammen mit dem Kopf* als *„Zervikokranium“* bezeichnet werden (Abb. 89a–c). Die ersten beiden Halswirbel ermöglichen sowohl die Schädelbewegungen (Flexion, Extension und Rotation) als auch die Fortleitung des Schädelgewichtes auf die eigentliche Halswirbelsäule, die mit dem 3. Halswirbel beginnt. Die Verbindungsstelle des „Zervikokranium“ mit der eigentlichen Halswirbelsäule am 3. Halswirbel stellt die schwächste Stelle im System dar. Daher ist die Überschreitung des Toleranzwertes mit einem Abriß des Zervikokranium von der restlichen Halswirbelsäule verbunden. Wegen der Weiträumigkeit des Spinalkanals im höheren Halswirbelsäulenbereich und wegen spontaner Dekompression des oberen Halsmarks durch Fraktur der Bögen von C2 haben viele Patienten keine oder nur geringfügige neurologische Ausfallerscheinungen, wie etwa der Patient von RODA et al. (1984). Andererseits können schwere neurologische Ausfallerscheinungen und sofortiger Tod die Folge sein.

Es werden 2 Typen von Henkersfrakturen unterschieden, die in Tabelle 14 geschildert und voneinander abgegrenzt werden.

β) *In der Literatur mitgeteilte Serien*

Eine Zusammenstellung aus der Literatur von Henkersfrakturen veröffentlichte WILLIAMS (1975) (Tabelle 15).

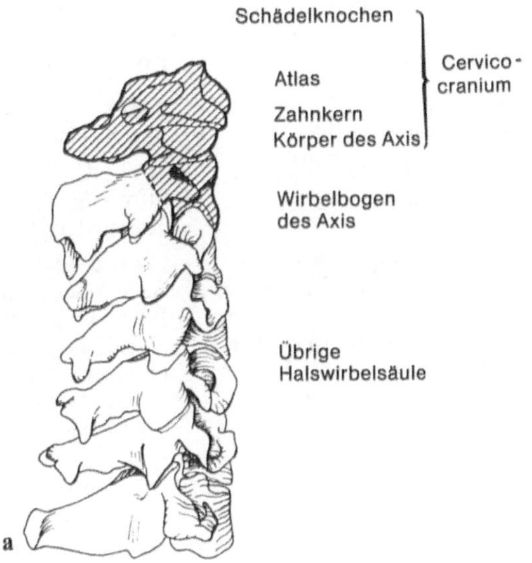

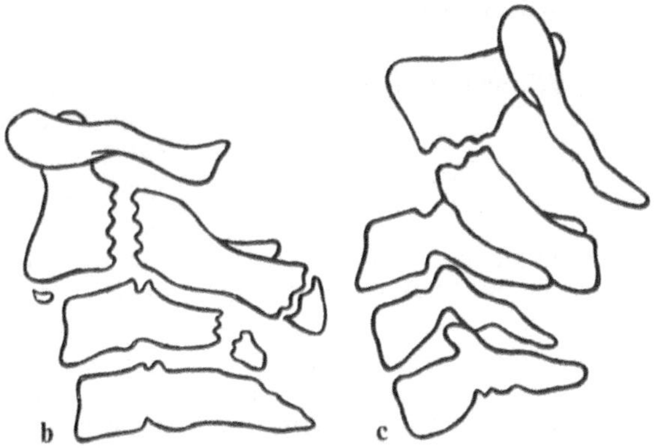

Abb. 89. a Die Zeichnung zeigt die Pedikel des Axis an der Stelle der Hebelwirkung des „Cervico-cranium" (*gestrichelt*) gegenüber der relativ unbeweglichen unteren Halswirbelsäule. **b** Hangman's Fraktur, die als Folge von Extension und Kompression, und **c** von Extension und Distraktion der oberen Halswirbelsäule entstand. (Aus T. G. WILLIAMS 1975)

HOFFMANN u. CARRION (1977) veröffentlichten eine Serie von 28 Patienten mit einer Henkersfraktur. Sie hoben hervor, daß nur wenige klinische Befunde vorliegen, trotz der Instabilität der Läsion, die normalerweise mit ausgezeichneten Resultaten einhergehen.

MOLLAN u. WALT (1982) teilten aus den Jahren 1960–1980 22 Beobachtungen von Henkersfrakturen mit, 17 waren die Folgen von Straßenverkehrsunfällen, davon 8 unter Alkoholeinfluß. Fünf der Verletzungen waren die Folge von Stürzen. Sämtliche Patienten wiesen initial und auch später im Krankenhaus keine neurologische Ausfälle auf. Bei 8 Patienten lagen zusätzliche Verletzungen vor.

PINCZEWSKI et al. (1983) beschrieben 10 klinische Fälle von Henkersfraktur. Die konservative Behandlung mit einem Halocast brachte gute Ergebnisse.

SATERNUS (1986) veröffentlichte zwei Beobachtungen von Henkersfrakturen. Die wesentlichen pathomorphologischen Befunde finden sich in Tabelle 16. Diese sehr sorgfältigen und detaillierten Schilderungen der Befunde können als richtungsweisend für zukünftige Untersuchungen gelten.

Tabelle 14. Die beiden Typen von Henkersfraktur. (Aus Williams 1975)

	Echte Henkersfraktur	Pedikel Fraktur des Axis
Mechanismus	Streckung mit Schädigung der oberen Halswirbelsäule	Streckung u. Kompression der oberen Halswirbelsäule
Typische Ursachen	Erhängen durch Justifikation, lockerer Sicherheitsgurt	Stoß oder Schlag gegen die Stirn oder die Vertex bei gestreckter HWS
Radiologischer Befund	Schwere Schädigung beider Fragmente des Axis, gebrochen durch die Pedikel oder lateraler Bogen, keine anderen knöchernen Verletzungen der HWS. Dens epistrophei intakt	Fraktur beider Pedikel des Axis, manchmal auch den Wirbelkörper des Axis mit einbeziehend. Dens epistrophei intakt. Es kann vorliegen: – Spondylosesthesis des Axis – eine oder mehrere Frakturen der Dornfortsätze der oberen Halswirbelsäule
Rückenmarksverletzung	Schwer; infolge von Streckung	Selten; von Blutungen innerhalb des Rückenmarks
Neurologischer Befund	Schlaffe Tetraparese	Selten
Symptome	Lokale und neurologische	Okzipitale Neuralgie, lokale Schmerzen und Steifheit im Zervikalbereich
Krankenvorstellung	Unverzüglich	Kann für mehrere Tage verzögert werden
Prognose	Schlecht; Tod erfolgt gewöhnlich infolge Rückenmarksverletzung	Gut; Symptome sind normalerweise leicht und bilden sich vollständig zurück
Behandlung	Vorsichtige Traktion des Schädels (weniger als 2 kg) mit häufigen röntgenologischen Kontrollen. Fusion ist notwendig, wenn Streckung oder neurologische Befunde zunehmen	Stützkragen, wenn keine Zeichen von Seiten des Rückenmarks vorliegen und die Fraktur stabil ist. Schädeltraktion über einen Zeitraum von 6 Wochen oder operative Fusion, falls die Symptome schwerwiegend sind oder sich neurologische Befunde entwickeln

γ) *Röntgenologische Befunde*

Eine Zusammenstellung der röntgenologischen Befunde bei 26 Patienten kann Tabelle 17 entnommen werden.

δ) *Zusätzliche Verletzungen*

Eine Zusammenstellung über zusätzliche gleichzeitig bestehende Verletzungen bei Beobachtungen von Henkersfraktur findet sich in Tabelle 18.

e) Blockierte Gelenkfazetten

Diese Befunde wurden durchwegs in der radiologischen Literatur beschrieben.

Tabelle 15. Veröffentlichte Fälle von Henkersfraktur. (Aus WILLIAMS 1975)

Autor u. dessen Beschreibung		Zusätzliche Verletzungen	Ursache	Neurologische Befunde	Behandlung	Ergebnis
WOOD JONES (1913): Ideale Läsion bei Erhängen durch Justifikation			Erhängen durch Justifikation			Tod
GROGONO (1954): Axisfraktur ähnelt der bei Erhängen durch Justifikation			Kopfanstoß bei Kraftfahrzeugunfällen	Vorübergehende Tetraplegie	Schädeltraktion für 6 Wochen	Zurückbleibende Schwäche des rechten Armes
GARBER (1964): Traumatische Spondylosisthesis; 8 Fälle			Straßenverkehrsunfälle	Keine oder leichte	Ruhe und Traktion	Erfolgreich
R. C. SCHNEIDER et al. (1965): Hangmans Fraktur; 8 Fälle	1	Ausgeprägte retropharyngeale Schwellung	Fahrer, aus dem Wagen geschleudert	Areflexie	Schädeltraktion, Minerva Jacke	Linksseitige Hemiparese
	2	–	Aus dem Wagen geschleudert	Geringfügig	Minerva Jacke	Ohne Symptome
	3	Verletzung des Larynx	Schlug mit dem Kinn auf Lenksäule; trug Sicherheitsgurte	–	Schädeltraktion	Ohne Symptome mit Ausnahme der laryngeal bedingten
	4	Frakturen des Beckens u. von Rippen	Fahrer, Frontalzusammenstoß	–	Verzögerte Fusion anterior	Fusion stabil
	5	Multiple Verletzungen	Kraftfahrzeugunfall	–	Haltertraktion	Solide Heilung
	6	–	Fahrer, dessen Fahrzeug überschlug	–	Traktion, später Kragen	Symptomfrei
	7	–	Passagier auf Rücksitz	–	Traktion, Minerva Jacke	Frühe Knochenfusion
	8	Lazerationen der Hals-/Nackenregion u. der Zunge	Beifahrer im Wagen	–	Traktion zervikale	Nicht angegeben, gute Reduktion

Tabelle 15 (Fortsetzung)

Autor u. dessen Beschreibung		Zusätzliche Verletzungen	Ursache	Neurologische Befunde	Behandlung	Ergebnis
SALDEEN (1967)			Lockerer Sicherheitsgurt	Dekapitation	–	Tod
NORRELL u. WILSON (1970) 12 Hangman's Frakturen		7 Fälle: keine 5 Fälle: keine	nicht angegeben nicht angegeben	Nicht angegeben fehlend? Nicht angegeben vorhanden?	Schädeltraktion, Fusion	Erfolgreich, gute Fusion
EDGAR et al. (1972) 1 Hangman's Fraktur		Lokale Verletzungen von Hals/Nacken u. Gesicht	Motorradfahrer, der unter seinem Kinn von Seil erfaßt wurde	Ausgeprägte Tetraparese	Schädeltraktion für 7 Wochen	Leichte linksseitige Schwäche
CORNISH (1968): Traumatische Spondylosisthesis des Axis, 14 Fälle	1	Instabile Luxation zwischen C5 u. C6	Sturz im Haushalt	–	Fusion	Nicht angegeben
	2	–	Radfahrer von Wagen angefahren	Unvollständige Quadriplegie	Fusion	Bemerkenswerte Rückbildung
	3	Fraktur des Processus spinosus von C3	Sturz auf Felsen	–	Fusion	Symptomfrei
	4	–	Aus Kraftfahrzeug geschleudert	–	Fusion	Nicht angegeben
	5	–	Fahrzeuginsasse	–	Bettruhe	Symptomfrei
	6	–	Aus Kraftfahrzeug geschleudert	–	Fusion	Osteoarthritis von C1 an C2
	7	–	Fall von Karre	–	Fusion	Nackensteifigkeit
	8	Schwere Schädelhirnverletzung	Kraftfahrzeuglenker	Schlaffe Parese	Verstarb 4 Tage später an den Folgen der Schädelhirnverletzung	
	9	–	Fahrzeuginsasse	–	Fusion	Symptomfrei

Tabelle 15 (Fortsetzung)

Autor u. dessen Beschreibung		Zusätzliche Verletzungen	Ursache	Neurologische Befunde	Behandlung	Ergebnis
	10	Fraktur der Prozessus spinosus C3 und C6	Fahrer eines Wagens der überschlug	–	Fusion	Gute Fusion
	11	Blockierte Fazetten von C7–Th1	Straßenverkehrs-unfall	Rechtsseitige Schwäche und Parästhesie von C7	Splint	Gute Fusion
	12	–	Fahrzeuginsasse eines Wagens der überschlug	–	Fusion	Nicht angegeben
	13	–	Fahrer eines Kraftfahrzeuges das überschlug	–	Fusion	Einige Steifheit (hat rheumatische Arthritis)
	14	Fraktur des hinteren Bogens des Atlas	Fahrzeuginsasse	–	Splint	Gute Fusion

Tabelle 16. Pathomorphologische Befunde bei zwei von Saternus untersuchten Beobachtungen von Henkersfraktur. (Aus Saternus 1986)

Halswirbelsäulenverletzungen		
Fall	1	2
Alter	27	55
Rückenmark	unverletzt	unverletzt
Knöcherne Verletzung	Axisbogen beiderseits	Axisbogen rechts
Bandscheiben	C2/3 Ablösung Grundplatte, Ventralverlagerung um 3 mm C3/4, C4/5 zarte dorsale Ablösung C5/6 – C6/7 – C7/Th1 –	C2/3 Diskrete Blutung C3/4, C4/5 Ablösung von Grundplatte und Deckplatte C5/6 Einblutung C6/7 – C7/Th1 –
Bandsysteme	M. atlanto-occ. post M. atlanto-axialis post. Lig. long. ant. C2/3	Lig. apicis dentis Lig. cruciforme (Pars verticalis) M. atlanto-occ. post. M. atlanto-axialis post. M. atlanto-occ. ant. Lig. flavum C2/3 Lig. long. post. C3/4 Lig. long. ant. C5/6
Gelenke C0/1	–	Unterblutung beiderseits
Wirbelbogengelenke	C2/3 beiderseits	C6/7 beiderseits
Spinalganglien	1–3 beiderseits	1–3 beiderseits
Epidurale Blutung	ventral: M. tectoria dorsal: C0/2	ventral: C2/5 dorsal: C0/7, bes. C0/3
Degenerative Veränderungen		
	Keine	Osteochondrose: C5/7 Randwülste: (dorsal u. ventral): C5/7 Uncarthrose C5/7

Tabelle 17. Röntgenologische Befunde bei 26 Fällen von Henkersfraktur. (Aus Seljeskog u. Chou 1976)

Typ der Fraktur	Zahl der Fälle
Isolierte laminäre Pedikelfraktur von C2	8
Typische Hangman's Fraktur mit Dislokation	18
Keine Subluxation	3
Subluxation	
Minimal (<4 mm C2/3)	9
Massig (>4 mm C2/3)	6

Tabelle 18. Zusätzliche gleichzeitige Verletzungen, die in 26 Fällen von Henkersfraktur bestanden. (Aus SELJESKOG u. CHOU 1976)

Zusätzliche gleichzeitige Verletzungen	Zahl der Fälle
Keine	8
Weichteilverletzungen	7
Fraktur der Mandibula	4
Fraktur der Extremitäten	2
Pneumothorax/Rippenfraktur	4
Schädelfraktur	2
Neurologische Ausfälle	
Rückenmark	3
Radikuläre Schäden	1

f) Frakturen des Processus spinosus des Epistropheus

Frakturen des Processus spinosus des Epistropheus sind selten; sie traten am Axis bei nur 1% der Patienten auf, sie treten in anderen Anteilen der Halswirbelsäule häufiger auf und wurden bei 13% der Patienten gefunden (MILLER et al. 1978).

Diese Frakturen sind entweder die Folge einer direkten Gewalteinwirkung oder einer Hyperextensionsverletzung der Halswirbelsäule.

g) Kongenitale Anomalien des Os odontoideum

Differentialdiagnostisch müssen von den traumatischen Prozessen der Frakturen des Zahnfortsatzes des Epistropheus die kongenitalen Anomalien des Os odontoideum abgegrenzt werden.

α) *Einteilung der kongenitalen Anomalien des Os odontoideum*

Kongenitale Anomalien des Os odontoideum können in zwei Gruppen eingeteilt werden (McIVIE 1946; FULLENLOVE 1954). In der 1. Gruppe ist der gesamte Zahnfortsatz nicht vorhanden, man spricht von einer *Aplasie* des *Dens epistrophei*, in der 2. Gruppe auch als *Os odontoideum* bezeichnet (MICHAELIS et al. 1969; MINDERHOUD et al. 1969). STILLWELL u. FIELDING (1978) hoben hervor, daß es manchmal sehr schwierig sei zu entscheiden, ob ein Os odontoideum als kongenitale Anlagestörung vorliege, oder ob es eine Verletzungsfolge sei. Gleichgültig welche Ursache diese Instabilität hat, eine sofortige Fusion ist notwendig (JUHL u. SEERUP 1983).

β) *Os odontoideum*

Das Os odontoideum, auch als Odontoideum mobile bezeichnet, ist ein runder bis ovaler Knochen, der unweit des normal gelagerten Zahnfortsatzes oder etwas höher in Richtung zur Basis des Okziput gelegen ist. Röntgenaufnahmen zeigen eine deutliche Aufhellung, die die Basis des Epistropheus vom Os odontoideum scheidet.

Das Os odontoideum galt ursprünglich als eine Anlagemißbildung, die auf eine Störung der Ossifikation zurückgeführt wurde, wobei die Ursache für diese

Störung jedoch unbekannt blieb und nicht zu erklären war (GIACOMINI 1886; WOLLIN 1963; GEHWEILER et al. 1969; VON TORKLUS u. GEHLE 1972). Infolge der unterbleibenden Ossifikation bildet sich ein selbstständiger kranial gelegener Teil, das Os odontoideum, und es liegt ein kaudaler oder basaler Teil vor, der mit dem Körper des Axis verschmolzen ist. Diese Ossifikationsstörung kann zu verschiedenen Varianten führen (WACKENHEIM 1988).

Eine andersartige Pathogenese der Entstehung des Os odontoideum wurde von WACKENHEIM (1988) vorgelegt. Danach ist die Trennung durch das zu kurze Lig. transversum atlantis hervorgerufen. Dieses zu kurze Ligament teilt den Epistropheus wegen seines schneidenden Widerstandes in zwei Teile, ein Vorgang, der angeblich noch durch die Beugebewegungen des Kopfes gesteigert wird. WACKENHEIM vertritt die Meinung, daß er seine Hypothese durch die Befunde bei einem erwachsenen Patienten belegen kann. Bei diesem Patienten befindet sich das kurze Lig. transversum atlantis zwischen den beiden Teilen des Zahnfortsatzes des Epistropheus. Die separierende Wirkung des Ligamentes ist besonders gut im axialen Tomogramm zu sehen. Die sagittale konventionelle Schichtaufnahme kann aber schon auf den Trennungseffekt des Ligamentes hinweisen.

Neuerdings mehren sich Stimmen, die im Os odontoideum die Folge einer alten Fraktur des Zahnfortsatzes sehen (FREIBERGER et al. 1965). FIELDING et al. (1980) untersuchten eine Serie von 35 Patienten aus drei verschiedenen Krankenhäusern und kamen zu dem Schluß, daß das Os odontoideum vielmehr die Folge einer traumatischen Gewalteinwirkung sei. Andere Autoren sehen im Os odontoideum die *Folge eines infektiösen Prozesses* (von TORKLUS u. GEHLE 1972) oder einer *rheumatischen Arthritis* (GLEASON u. URIST 1965).

H. Erdrosseln, Erwürgen und Tod durch Erhängen einschließlich Justifikation

I. Erdrosseln und Erwürgen

1. Einführung

Beim *Erdrosseln* wird das um den Hals liegende Drosselwerkzeug, durch Hände und Arme des Täters, zugezogen, nicht durch das Körpergewicht des Erhängten selbst. Beim Erwürgen umfaßt und komprimiert der Täter den Hals des Opfers. Es tritt Tod durch Ersticken ein.

2. Begleitverletzungen

Bei *Strangulation* finden sich an der Haut des Halses Eindrücke von Nägeln des Daumens und des 2.–5. Fingers (Maschka 1881; Beumer 1914; von Hofmann 1923).

Weitere Zeichen für Gewalteinwirkungen können sich am Gesicht- und Hirnschädel, an der Brust, den Händen und Armen finden. Am Gesichtsschädel sind besonders die Lippen, die Mundregion und die Zunge betroffen.

In den *verschiedenen Muskelgruppen des Halses* liegen gewöhnlich *Blutungen* vor, gelegentlich werden *Risse der Muskulatur* gesehen (Gonzales et al. 1954). *Blutungen in der Schilddrüse* sind nicht selten (Gonzales et al. 1954). Ein *Ödem des Larynx* ist ein relativ seltenes Ereignis (Lesser 1892; Strassmann 1895). Flohstichartige Blutungen in der Mukosa des Larynx und der Epiglottis wurden beschrieben. *Frakturen des Larynxknorpels* sind relativ häufig (Gonzales et al. 1954). *Frakturen des Zungenbeines* sind ebenfalls häufig (Gonzales et al. 1954). *Risse der Intima der A. carotis* sind selten (Peterson et al. 1923).

Beim *Erhängen* tritt eine *erhebliche axiale Belastung* im Bereich des *kraniozervikalen Überganges* und an der *Wirbelsäule*, besonders der *Halswirbelsäule*, auf. Axiale Belastung kann in (1) *Kompression* oder *Stauchung*, bzw. (2) *Traktion* oder *Zug* bestehen. Die erstgenannte Form der Kompression oder Stauchung spielt beim Erhängen keine Rolle, sondern es tritt eine axiale Belastung der Wirbelsäule, besonders der Halswirbelsäule, im Sinne einer Traktion oder eines Zuges auf.

Der *Erhängungstod* kann die Folge von (1) *Justifikationen*, (2) *Suizid*, hierbei handelt es sich um die größte Gruppe, (3) *Unfall* oder *Versehen* und (4) sehr vereinzelt von *Tötung* sein. Vom kriminalistischen Standpunkt ist hier der Hinweis wichtig, daß ein Opfer von einem Täter umgebracht wurde, etwa Erwürgen oder Erdrosseln, und dann nach dem Tode zur Vortäuschung eines Suizids aufgehängt wurde.

3. Pathophysiologie des Erstickungstodes

Die Beobachtungen stützen sich im wesentlichen auf Beobachtungen bei Justifikationen, weniger bei Suiziden. Der *Knoten* der um den *Hals gelegten Schlinge* liegt je nach der angewandten Exekutionsart *submental*, *retroaurikulär* oder *nuchal*.

Unmittelbar nach Beginn des Knotenschlusses ist der Körper ruhig. Nach etwa einer halben Minute treten krampfartige Zuckungen auf. Der Kopf fällt je nach Knotenlage wegen der einsetzenden Bewußtlosigkeit nach vorn, zur Seite oder nach hinten. Es treten die klinischen Erscheinungen des Erstickungstodes auf. Das Stadium des Krampfens kann in einzelnen Fällen sehr unauffällig sein, oft ist nur ein feines Zittern mit Streckung des Körpers sichtbar. Speichel fließt aus dem Mund, der wegen Lungenrissen blutig sein kann. Es kommt zu Vorfall der Zunge, manchmal ist sie zwischen den Zähnen eingeklemmt, sie kann aber auch nach hinten gedrückt sein und liegt der hinteren Rachenwand an. Dadurch tritt eine Tamponade des Nasen-Rachenraumes ein (LANGREUTER 1886). Es tritt Apnoe ein. Die Herzaktionen können noch für 5–8 min, maximal bis zu etwa 20 min weiterbestehen. Reflektorischer Spermaerguß kann in einzelnen Fällen eintreten. Urinabgang und Stuhlgang tritt nur in sehr wenigen Fällen auf. Der Puls ist zu Beginn verlangsamt (Vagusreizung).

Beim *Erhängen* kommt es (1) zu einer *Obstruktion* der *Luftwege*, (2) zu einer *Unterbrechung* des *Blutkreislaufes* des *Gehirns* und (3) zu einer *Wirkung* auf den *N. vagus*.

Es tritt infolge Unterbrechung der Blutzufuhr zum Gehirn nach 10–20 s Bewußtlosigkeit auf.

Ist der *Tod* durch *Erhängen* demnach ein *Tod* durch *Ersticken*, oder tritt der *Tod* infolge *Kompression* der A. carotis und der Aa. vertebrales ein? Nach PONSOLD (1967) ist der Abschluß des Luftweges durch die Tamponade des Nasen-Rachenraumes für den Eintritt des Todes nicht einschneidend genug.

Die Schlinge mit dem submental gelegenen Knoten drückt das Zungenbein zurück, so daß der Zungengrund an die Hinterwand gepreßt wird. Dadurch wird die Luftzufuhr unterbrochen. Neben der Erstickung kommt es zur *Drosselung* der *Blutzufuhr* zum *Gehirn*, also der Aa. carotides und der Aa. vertebrales (Abb. 90). Es tritt dadurch eine Anoxämie des Gehirns auf. Nach einem Hängen von mehr als 10 min ist eine Wiederbelebung nicht mehr möglich, da das Gehirn dann bereits irreversibel geschädigt ist. Abb. 91 gibt eine Zusammenfassung der Ergebnisse von Versuchen über das Verhalten der zum Gehirn ziehenden Arterien beim atypischen Erhängen.

Beim typischen Erhängen liegt nach PONSOLD (1967) die Strangmarke zwischen Kehlkopf und Zungenbein dicht unterhalb des Unterkiefers. Unmittelbar unterhalb der Bifurkation der Aa. carotides können Risse der Intima der A. carotis comm. bestehen. Eine Fraktur des Dens epistrophei kommt nur bei Justifikation – die Ausnahme bildet eine Beobachtung von SKÖLD (1978) – vor, also bei Hinrichtungen mit Sturz bei umgelegter Schlinge. Befindet sich der *Henkersknoten* an der *Seite des Kopfes* (*subaural*), verursacht die Schlinge Frakturen der Schädelbasis, die sich bitemporal in das Keilbein fortsetzen. Wenn der *Knoten* dagegen *vorn und unterhalb des Kinns* (*submental*) gelegen ist, so verursacht die Schlinge die Frakturdislokation des Epistropheus. Der hintere Bogen ist frakturiert, während interessanterweise der Dens epistrophei nicht beteiligt ist (WOOD-JONES 1913).

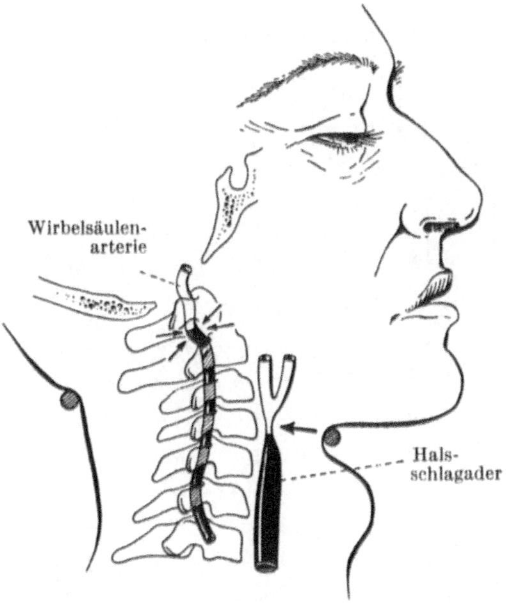

Abb. 90. Verschluß der Arterien beim Erhängen. Tod durch Abklemmen (*1 Pfeil*) der Halsschlagader (direkt) durch den Strang (*schraffierter runder Querschnitt*) und der Wirbelsäulenarterie (indirekt) (*4 Pfeile*). Drosselung der Zufuhr von Blut (*schwarz*) zum Gehirn. Tod an Ischämie (fehlender Blutversorgung) lebenswichtiger Zentren im Gehirn. (Aus PONSOLD 1967)

Eine nur kurzfristige Kompression des Halses bei einem Erhängungsversuch vermag keine zum Tode führende Hypoxie zu erzeugen. ROSSEN et al. (1943) führten entsprechende Untersuchungen beim Menschen durch. Eine bis zu 100 s dauernde Kompression des Halses mit Hilfe einer aufblasbaren Halsmanschette mit einer Druckerhöhung auf 600 mmHg innerhalb von 0,125 s wurde ertragen; es bestand eine 30–40 s anhaltende Bewußtlosigkeit. Entsprechende Versuche an Hunden mit Drosselung von Minuten Dauer wurden überlebt (SRCH et al. 1965, zit. nach BRATZKE u. MAXEINER 1983).

Kompliziert wird die Situation dadurch, daß HABERDA (1903) die Meinung vertrat, daß bei Justifikation durch Erhängen der Tod Folge einer zerebralen Hypoxämie nach Gefäßkompression sei. Nach den Angaben von SATERNUS et al. (1978) hatte dieser Autor ORFILA (1849) zitiert, der bei Leichenversuchen nie eine Luxation oder eine knöcherne Verletzung gefunden hatte; weiter TAMASSIA (1898), dessen Untersuchungen das gleiche Ergebnis gezeigt hatten.

Auch hier ist wiederum der Hinweis von SATERNUS et al. (1978) wichtig, daß die österreichische Form der Hinrichtung simuliert wurde, bei der der Delinquent nicht mit umgelegter Schlinge in die Tiefe stürzt, sondern mit dem Strangulationswerkzeug kurz an einen Pfahl gebunden wurde und sich die Henkersknechte plötzlich an ihn hängten oder ihn mit aller Kraft nach unten zogen.

Bei der äußeren Betrachtung der Leiche fällt die *Strangmarke* auf. Es ist dies eine Vertrocknung der Haut, die sich dort findet, wo das Strangwerkzeug den Hals umgeben hat.

ADEBAHR u. ERKRATH (1982) fanden bei Erwürgen, Erdrosseln und beim atypischen Erhängen in den Lymphknoten oberhalb und auch unterhalb der Stelle der Gewalteinwir-

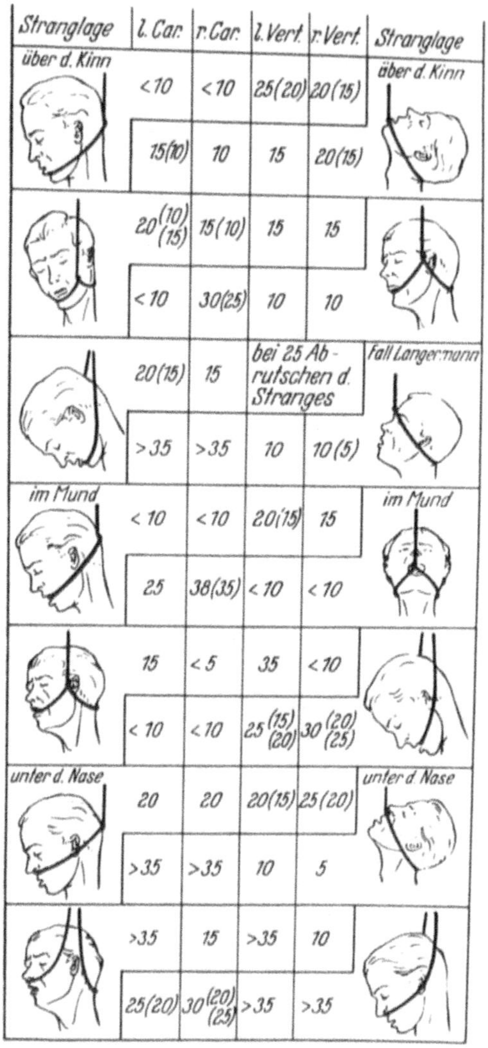

Abb. 91. Tabellarische Zusammenfassung der Ergebnisse von Versuchen über das Verhalten der Halswirbelsäule und Wirbelschlagader beim atypischen Erhängen (Zahlen = die zum Arterienverschluß führenden Belastungswerte in Kilogramm). (Aus Mueller 1975)

kung auf den Hals die kapilläre Strombahn ungleichmäßig stark ausgeprägt, erweitert und prall mit Blut gefüllt. Unregelmäßig im Gewebe verteilt fanden sie kleine Blutungen. Blut gelangt auch – trotz der kurzen Überlebenszeit – in die Intermediärsinus sowie in den Randsinus.

Hinsichtlich der Einzelheiten bei der kriminalistischen Untersuchung verweise ich auf Mueller (1975).

Zum Thema Halskompression und arterielle Obstruktion haben Brinkmann et al. (1981) das bisherige Schrifttum kritisch besprochen sowie experimentelle Strangulationen mit verschiedenen Strangwerkzeugen an Leichen durchgeführt.

In der Besprechung des bisherigen Schrifttums folge ich den ausführlichen Darstellungen von BRINKMANN et al. (1981):

Der erste Hinweis darauf, daß beim Erhängen ein wesentlicher Pathomechanismus im Verschluß der arteriellen Halsgefäße zu sehen sei, erfolgte von VON HOFMANN (1876). Bis dahin war diese Todesart als rein obstruktiv-asphyktisch betrachtet worden. HABERDA u. REITER (1894) untersuchten bei suspendierten Leichen die Durchgängigkeit der Halsarterien. Sowohl bei typischer als auch retroaurikulärer Strangführung waren die Karotiden erst bei Druckwerten zwischen 450 und 500 mm Hg durchgängig, die Vertebralarterien erst ab 300 mm Hg. Lediglich auf der homolateralen Seite war die Vertebralarterie bei retroaurikulärer Aufknüpfung schon bei 190–240 mm Hg durchgängig, bei submentaler Aufknüpfung (in einem Fall) eine Vertebralarterie sogar bereits ab 100 mm Hg. Als Verschlußorte ermittelten sie beim Erhängen die Region der Karotisgabel bzw. den Bogen der Vertebralarterien zwischen 1. und 2. Halswirbel. Bei horizontaler Drosselung gelang es mit – offenbar unrealistisch großer – extremer Zugkraft, neben den Karotiden auch die Vertebralarterien zu verschließen. Die Autoren folgerten daraus, daß durch die Kompression der Halsarterien beim Erhängen sofortiger Bewußtseinsverlust eintreten müsse.

BROUARDEL (1897) untersuchte den Einfluß variabler Zugkräfte bei leider nicht dokumentiertem Gefäßdruck. Es fanden sich bei typischer Stranglage folgende „Verschlußkräfte" (= Zugkräfte am Strang, welche zum Perfusionsstopp führen): für die Karotiden 5 kg, die Vertebrales 30 kg.

SCHWARZACHER (1928) ermittelte bei typischer Stranglage und einem Gefäßinnendruck von 170 mm Hg als „Verschlußkräfte": 3,5 kg für die Karotiden, 16,6 kg für die Vertebrales.

Die pathophysiologische Bedeutung der arteriellen Obstruktion wurde bestätigt durch Mitteilungen über den Erhängungstod Tracheotomierter (REINEBOTH 1867; BERTELSMANN 1903).

Kasuistische Mitteilungen über Erhängungsfälle bei abnorm hoher Stranglage wurden veröffentlicht von KEFFERSTEIN (1915), LANGERMANN (1916), MEIXNER (1919) sowie RAUSCHKE (1957). MEIXNER fand bei leichenexperimenteller Simulation eine Stranglage zwischen Kinn und Unterlippe die Karotiden verschlossen. RAUSCHKE führte systematische Leichenuntersuchungen mit diversen fazialen bzw. suprazervikalen anterioren, dorsalen und lateralen Aufknüpfungsformen bei einem Gefäßdruck von 170 mm Hg durch, um die zum Verschluß führenden Zugkräfte zu überprüfen. Je nach Aufknüpfungsform und beobachtetem Gefäß waren Belastungen zwischen 5 und 35 kg erforderlich. Bei einigen Experimenten blieben einzelne, weder im direkten noch im indirekten Kompressionsbereich liegende Gefäße auch noch bei mehr als 35 kg Zugkraft offen. Der Autor stellte fest, daß selbst bei suprazervikaler Stranglage mindestens 2 Gefäße des Halses verschlossen werden und sah darin die Ursache für die schnell eintretende Bewußtlosigkeit.

SCHEIL (1953) überprüfte unter der Fragestellung des gelegentlichen Zustandekommens einer zentralen Luftembolie beim Tod durch Erhängen die arteriellen Halsgefäße auf ihre Durchlässigkeit für Luft. Bei freier Suspension wurde der zur Persufflation erforderliche Druck gemessen. Die Karotiden waren bis zu 300 mm Hg verschlossen. Die Vertebralarterien wurden bei typischer Stranglage ab 190–250 mm Hg durchlässig, bei aurikulärer Aufknüpfung auf der homolateralen Seite bereits ab 140 und 170 mm Hg (je nach Körpergewicht).

Beim *Erdrosseln* wird im Schrifttum fast ausnahmslos auf das *Syndrom der venösen Stauung* hingewiesen (VON HOFMANN u. HABERDA 1927; REUTER 1927, 1933; STRASSMANN 1922; MUELLER 1975). Es wird entweder die Meinung vertreten, daß die Vertebralarterien offen bleiben oder daß infolge intermittierender Strangulation in den Phasen der Lockerung arteriell Blut in den Kopfbereich einfließen kann. Gelegentlich wird auch eine Kombination beider Möglichkeiten angenommen (HABERDA 1972; REUTER 1933; MUELLER 1975).

BRINKMANN et al. (1981) sichteten auch die Literatur bei *hoher Stranglage ohne direkte Kompression* der vorderen und seitlichen Halsweichteile, gelegentlich auch bei homizidaler oder akzidenteller tödlicher Kopfdrehung ohne Strangulation, bei der die Frage nach dem todesursächlichen Pathomechanismus behandelt wurde. Unter Beachtung von zwei Fällen von Kindstötung untersuchte WEISS (1937) an toten Neugeborenen die Durchgängigkeit der Karotiden und der oberen Atemwege bei extremer Kopfdrehung. Dabei waren die Atemwege bei 130° praktisch verschlossen, die Karotiden bereits bei etwa 110° nur noch mit Perfusionsdruck von 95 bzw. 145 mm Hg durchgängig.

Holzer (1955) untersuchte nach einem postoperativen Todesfall durch Vertebralisthrombose die Durchgängigkeit beider Vertebralarterien bei verschiedenen Kopfdrehungen und fand diese verschlossen bei Rotationswinkeln zwischen 70 und 85°, gelegentlich bereits bei 45–50° bzw. 60–75°. Es war jeweils das Gefäß auf der der Dreh-/Blickrichtung abgewandten Seite verschlossen, nie das Gefäß auf der homolateralen Seite.

Der venöse Abfluß aus dem Kopf-Hals-Bereich wurde eingehend von Brinkmann et al. (1981) diskutiert, worauf ich verweise.

In eigenen Experimenten wurden von Brinkmann et al. (1981) die isolierten Halsarterien von 10 Leichen unter verschiedenen Drücken perfundiert. Die experimentelle Strangulation erfolgt mit verschiedenen Strangwerkzeugen und in unterschiedlicher Lokalisation. Dabei werden die zum Gefäßverschluß erforderlichen Kräfte bestimmt. Weiterhin werden verschiedene atypische suprazervikale Erhängungsformen simuliert und der Einfluß verschiedener Kopfhaltungen untersucht.

Die wesentlichen Ergebnisse sind:

(1) Bei horizontaler Drosselung gelingt es unter Anwendung der gleichen Zugkräfte wie beim Erhängen, die Karotiden zu verschließen. Es bestehen direkte Beziehungen zwischen Strangwerkzeugdurchmesser, intraarteriellem Druck und zum Verschluß erforderlichem Kraftaufwand. Es gelingt auch mit mehr als 40 kg Zugkraft nicht, die Vertebralarterien zu verschließen. Bei schräger Drosselung dagegen erfolgt der Verschluß beider Gefäßgruppen mit den gleichen Kräften wie bei typischer Stranglage beim Erhängen.

(2) Bei den Experimenten mit suprazervikaler Stranglage gelingt auch bei kleinem oder mittlerem Kraftaufwand der Verschluß zumindest von zwei Gefäßen. Diese experimentellen Ergebnisse entsprechen denen Rauschkes (1957).

(3) Auch eine maximale Halsextension (80 kg) ist ohne Einfluß auf die bei horizontaler Drosselung ermittelten Werte. Extreme Beugung allein ist nicht geeignet, einen Durchblutungsstopp zu verursachen, während bei Rotation und Lateralflexion sehr wohl Behinderungen der arteriellen Kopfdurchblutung bei Überschreiten der physiologischen Kopfhaltung erfolgen.

Individuelle Parameter wie Halsumfang, Arteriosklerose und Leichenstarre sind ohne erkennbaren Einfluß auf die zum Verschluß der Karotiden erforderlichen Kräfte.

4. Erhängen bei Suizid und Justifikation

Zunächst muß darauf hingewiesen werden, daß *unterschiedliche Verletzungsmuster* erwartet werden müssen, je nachdem ob es sich um *Erhängen* bei *Suizid* handelt, bei dem im allgemeinen *kein Sturz aus relativer* Höhe erfolgt, oder ob es sich um einen *Sturz aus relativ großer Höhe* handelt, wie es bei *Justifikationen* mit der englischen und amerikanischen Form des Hängens üblich ist. Weiterhin ist die *Lage* des *Knotens* von großer Bedeutung, der nämlich *submental*, *retroaurikulär* oder *nuchal* liegen kann.

Es soll mit der Auswertung der Befunde angelsächsischer Autoren begonnen werden.

Erhängen durch *Justifikation* wurde von Jüten, Angeln und Sachsen seit etwa dem 5. Jahrhundert praktiziert. Bis 1868 wurden diese Justifikationen öffentlich durchgeführt.

Ursprünglich war der Verurteilte vom Boden mit dem Strick um seinen Hals hochgezogen worden. Manchmal zog der Henkerknecht mit seinem Gewicht den Verurteilten nach unten. Dann wurden Modifikationen eingeführt, indem der Verurteilte von einer Leiter oder einem fahrenden Wagen gestoßen wurde.

Bei der *Justifikation in Irland* betrug die Fallhöhe bis zu 5,1 m (17 feet) („long drop“), während in *England* dieselbe zwischen 60 und 70 cm (2 und 2 1/2 feet) und nie mehr als 90 cm (3 feet) betrug.

In Irland fanden Exekutionen durch Erhängen im Jahre 1865 und 1870 statt. Bei beiden betrug die Fallhöhe 4,20 m (14 1/2 feet), bei einem Körpergewicht von 92 kg (11 st 6 lbs), der Knoten lag subokzipital. Während der zweite Delinquent dekapitiert wurde, kam es beim ersten Delinquenten nahezu zu einer Dekapitation (DE ZOUCHE MARSHALL 1888).

Auch in *England* wurde bei *Justifikation in Newgate* seit 1784 eine sehr große Fallhöhe, nämlich bis zu 5 m, ähnlich wie in Irland, angewandt (LORD ALBEDARES *Capital Sentences Committee*). Dabei traten Dekapitationen auf. DE ZOUCHE MARSHALL (1888) schrieb dazu: „The Committee gives us the chief reason for their attachment to the barbarous ‚long drop‘ that it is better to risk the shock to the public with painless decapitations than to risk painfull suffocations.“

HAUGHTON (1866) veröffentlichte Tabellen, die die Fallhöhe, die Seildicke und das Gewicht des Verurteilten berücksichtigten.

Bei den Meetings von Chirurgen in Dublin im Jahre 1875 wurden zwei Vorschläge gemacht, nämlich: (1) Der Knoten sollte sich unter dem Kinn befinden und (2) „to diminish the drop to about 8 feet (2,40 m), as a rule, that is, from between 14 (4,20 m) and 17 feet (5,10 m)“.

Die Arbeit von DE ZOUCHE MARSHALL aus dem Jahre 1888 enthält viele interessante und lesenswerte Falldarstellungen von Erhängungen aus dieser Zeit.

WOOD-JONES (1913) untersuchte Halswirbelsäulenpräparate Justifizierter mit subauraler Lage des Knotens und verglich sie mit solchen nach submentaler Lage. Im *Museum des Royal College of Surgeons of England* fanden sich die Skelette von 100 Nubiern, die etwa 2000 Jahre früher, während der Zeit des römischen Kaiserreiches, gehängt worden waren. Seine Befunde aus einer früheren Publikation im Jahre 1908 ergaben, daß die Lage des Knotens subaural war. WOOD-JONES (1913) schloß das aus dem Vorliegen von Frakturen der Temporalknochen und der Schädelbasis, die identisch mit denen des hingerichteten schottischen Giftmörders Dr. PRITCHARD waren (Abb. 92).

WOOD-JONES erinnerte in diesem Zusammenhang an die Exekution von Dr. PRITCHARD im Jahre 1865, dessen Schädel 1912 von ETINGTON beschrieben worden war. Er wies auf die Ähnlichkeit der Schädelbasisfrakturen mit denen der Serie aus Nubien hin. Nach seiner Meinung muß der Henkersknoten auf der rechten Seite subaurikulär gewesen sein, was ihm ein Augenzeuge auch bestätigte, der „distinctly remembers that the criminal's head lay over towards the left shoulder“ after the drop.

WOOD-JONES kritisierte die subaurikuläre Lage des Knotens, da der Tod infolge basaler Schädelfrakturen oder Strangulation eintrete. Die subaurikuläre Lage des Knotens führe nicht zu einem idealen Erhängen.

Die zweite Gruppe von 5 Spezimen, über die WOOD-JONES (1913) ebenfalls berichtete, stammte aus dem *Rangoon Central Gaol* (Captain FRASER), die mit einer submentalen Knotenposition gehängt worden waren. WOOD-JONES postulierte, daß eine Läsion zwischen dem 2. und 3. Halswirbelkörper stattgefunden habe (Abb. 93). Er hob ausdrücklich hervor, daß der Processus odontoideus keine Rolle beim Tod gespielt habe, sondern, daß der hintere Wirbelbogen des Axis abgebrochen sei und mit dem 3. Halswirbel verbunden bleibe, während der Atlas, der Processus odontoideus und der vordere Wirbelbogen des Axis mit dem Schädel verbunden bleibe. Sowohl das Lig. longitudinale ant. und post., so schloß er, sei an dieser Stelle durchgerissen. Diese Läsion war durch die jähe Rückwärtsbewegung des Kopfes des Erhängten bei submentaler Lage des Knotens verursacht worden. WOOD-JONES nahm weiter an, daß das Rückenmark bei dieser Wirbelverletzung durchtrennt wurde. VERMOOTEN (1921) fand bei mit der gleichen Methode Erhängten Läsionen, die mit den von WOOD-JONES beschriebenen identisch waren; s. S. 194.

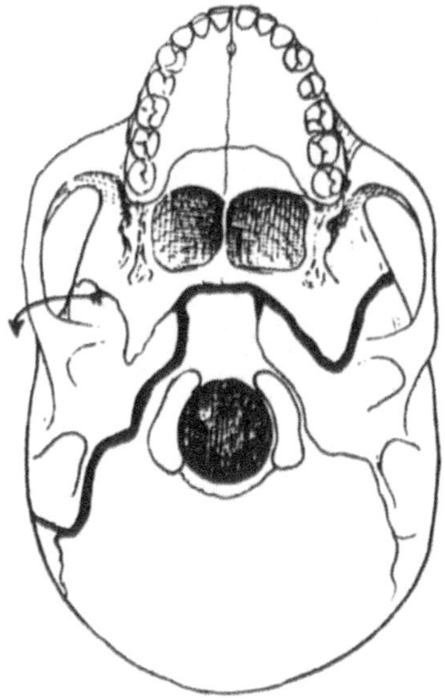

Abb. 92. Die knöchernen Läsionen in der Serie von Erhängten in Nubien und im Schädel des schottischen Giftmörders Dr. Pritchard. Die Schädelbasis ist frakturiert als Folge der subauralen Lage des Knotens. (Aus F. Wood-Jones 1913)

Von Saternus et al. (1978) erfolgte der Hinweis, daß die mazerierten Knochen heute nicht mehr besichtigt werden können, da sie im 2. Weltkrieg durch Bomben zerstört wurden. Wood-Jones (1913) beschrieb demnach zwei verschiedene Verletzungsmuster, die abhängig von der Lage des Henkerknotens waren; er fand nämlich bei submentaler Lage des Knotens eine Ruptur im Segment C2/C3 mit symmetrischen Frakturen der Bögen (im Pedikelbereich des Axis) und bei retroaurikulärer Lage des Knotens eine Fraktur der Schädelbasis.

Der Verletzungsmechanismus bei der gerichtlichen Henkersfraktur ist in Abb. 94 dargestellt.

Die submentale Lage des Knotens war vom *Committee on Capital Punishment* im Jahre 1886 ausdrücklich vorgeschlagen worden. Diese Knotenposition war von den Sanitätsoffizieren von Außenposten, denen die Pflicht des Hängens oblag, angewandt, sie war zu dieser Zeit nicht die offizielle britische Methode.

Ursprünglich erfolgte das Erhängen durch Strangulation, daher die suboccipitale oder nuchale Lage des Knotens. Mit der Einführung des freien Falls („drop") im Jahre 1818 wurde diese Knotenlage durch die subaurikuläre ersetzt.

In einer Diskussionsbemerkung zu dem Artikel von Wood-Jones führte Good (1913) aus, daß ihm als Medizinstudent der Kopf eines Piraten mit Halswirbelsäule bis HWK 5 gegeben worden war, den er mazerierte. Dabei fand er eine Dislokation zwischen dem 2. und 3. Halswirbelkörper ohne jegliche Frakturen an Schädel und Wirbelsäule, Good vermutete, da er keine Angaben zur Vorgeschichte des anatomischen Präparates erhalten hatte, daß der gefangene Pirat wahrscheinlich wohl an einer Rahe gehängt und hochgezogen worden war, wobei sich die Dislokation entwickelte.

In einer zweiten Diskussionsbemerkung zu dem Artikel von Wood-Jones berichtete de Zouche Marshall (1913), daß er auf Veranlassung von Behörden Justifikationen beizuwohnen hatte. Er entwickelte eine Art Kragen oder Halter für das Kinn, durch den bei submentaler Lage des Knotens beim Sturz der Kopf plötzlich nach oben und hinten bewegt und in Hyperextension gebracht wurde. Dieser Autor glaubte durch diesen Mechanismus eine Fraktur des Os odontoideum mit Durchtrennung des Halsmarkes erreichen zu können.

Der Einführung dieses Kragens widersetzte sich Barr, der die Meinung vertrat, daß „energy of the fall is the chief factor", die Lage des Knotens sei „of secondary importance".

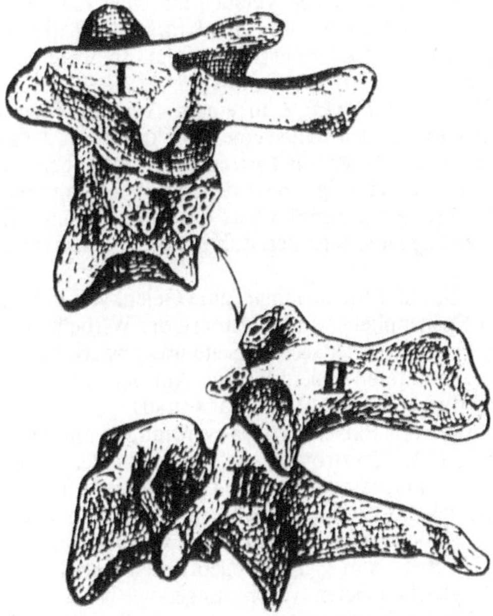

Abb. 93. Die Läsionen, die sich in Captain C. F. Fraser's Serie von gerichtlich Gehängten fanden. Trennung des Bogens des Axis vom Wirbelkörper als Folge eines submentalen Knotens. (Aus WOOD-JONES 1913)

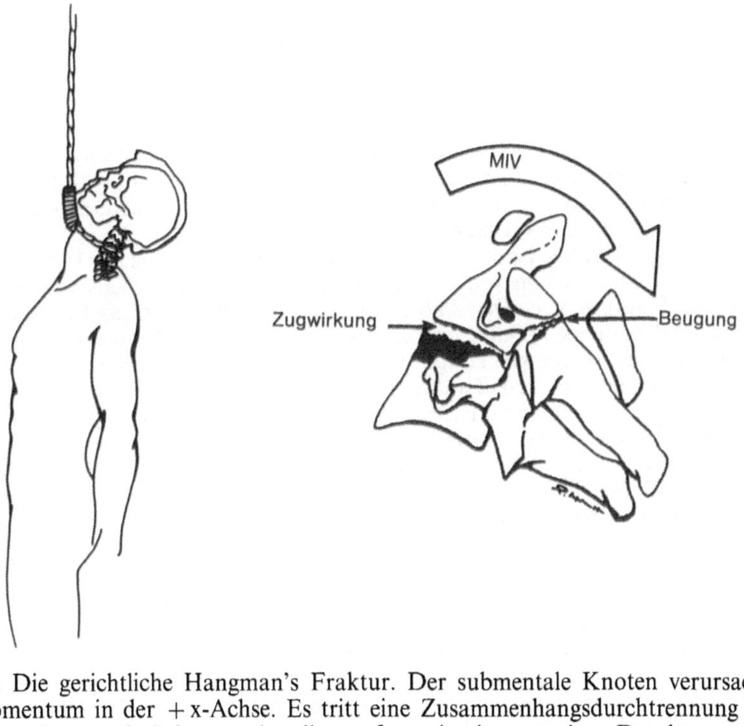

Abb. 94. Die gerichtliche Hangman's Fraktur. Der submentale Knoten verursacht ein Drehmomentum in der +x-Achse. Es tritt eine Zusammenhangsdurchtrennung in den posterior gelegenen knöchernen Anteilen auf, sowie eine anteriore Durchtrennung des Annulus fibrosus. (Aus A. A. WHITE u. M. M. PANJABI 1978)

DE ZOUCHE MARSHALL unternahm einen Versuch mit einer Leiche von 73 Pfund Gewicht und einer Fallhöhe von 4 Fuß (1,20 m), was eine Kraft von 292 ft × pounds (396 J) erzielte; wäre man den Vorschlägen der Kommission gefolgt, so wäre eine Fallhöhe von 12 ft (3,60 m) nötig gewesen.

VERMOOTEN (1921), der 4 Erhängte in einem Anatomischen Institut in Kapstadt untersucht hatte, fand, daß bei allen Fällen eine Dislokation des 2. und 3. Halswirbels nach unten erfolgt war. Der 1. und 2. Halswirbel waren unversehrt, ebenso war die atlantookzipitale Übergangsregion intakt. Das Lig. apicis dentis war fest mit dem Okziput verbunden, ebenso zur Spitze des Processus odontoideus des Epistropheus. Das Lig. transversum atlantis war in normaler Lage und hielt den Zahnfortsatz. Nicht ein einziges Ligament war in den 4 Fällen gerissen.

Im 1. Fall zeigten Atlas und Epistropheus gute Gelenkverbindungen, ebenso der Atlas mit dem Okziput. Der Epistropheus war frakturiert, der Wirbelbogen war vom Wirbelkörper abgebrochen. Die Fraktur an der rechten Seite war posterior zum Foramen transversarium, jedoch anterior zur unteren Gelenkfazette. Auf der linken Seite verlief die Fraktur durch die Pedikel und durch den Processus transversus.

Im 2. Fall bestand wie im 1. Fall eine Gelenkverbindung mit intaktem Lig. transversum atlantis. Die Wirbelbögen des Epistropheus waren auf beiden Seiten frakturiert. Auf der rechten Seite lag der Bruch anterior zur unteren Gelenkfazette und posterior zum Foramen transversarium, dabei blieb das Foramen intakt. Auf der linken Seite lag die Fraktur an der selben Stelle wie rechts, jedoch waren die Seiten des Foramen transversarium gebrochen, so daß die Processus transversus vom Wirbel abgebrochen waren.

Im 3. Fall lagen die gleichen Gelenkverbindungen wie bei den ersten beiden Fällen vor, ebenfalls mit keinem Riß des Foramen transversarium. Der Wirbelbogen war vollständig von den Wirbelkörpern abgebrochen.

Die Fraktur auf der rechten Seite lag an der selben Stelle wie im 2. Fall. Auf der linken Seite bestand eine ausgeprägtere Fraktur als rechts, zusätzlich fand sich noch eine Fraktur, die durch den Pedikel verlief.

Im 4. Fall bestanden gleiche Verhältnisse wie in den ersten drei Fällen; die Fraktur auf der rechten Seite war ebenfalls ähnlich, auf der linken Seite verlief die Fraktur durch das Foramen transversarium und durch posteriore Anteile der oberen Gelenkfazette. Vom Atlas war der Processus transversus von der Massa lateralis abgebrochen. Der Processus transversus war in 3 Teile gebrochen. VERMOOTEN zitiert GRAYS Anatomie, in der sich die Angabe findet: „Dislocation of the occipital bone from the atlas has been recorded in only one or two cases; but dislocation of the atlas from the epistropheus, with rupture of the transverse ligament of the atlas, is much more common: it is the mode in which death is produced in many cases of execution by hanging."

VERMOOTEN (1921) hob jedoch hervor, daß in keinem seiner 4 Beobachtungen das Lig. transversum atlantis gerissen war, der Zahnfortsatz des Epistropheus wurde in seiner normalen Stellung gehalten. Der Autor fährt fort, daß mitunter das Lig. transversum atlantis bei Hängen reißen könne, daß in diesen Fällen das Rückenmark zerstört werde, aber in seinen 4 Beobachtungen könne man einen solchen Mechanismus nicht annehmen. VERMOOTEN spekuliert weiter, daß wahrscheinlich das Rückenmark bei der Dislokation des 3. vom 2. Halswirbel nach unten reiße. Man könne auch nur darüber spekulieren, wo die Rückenmarksdurchtrennungen auftreten würden. VERMOOTEN machte keine Angaben über die Lage des Knotens und den Typ des Erhängens.

KALLE (1933) berichtete über die pathomorphologischen Befunde von 12 Eigenbeobachtungen und 12 Berichten anderer Ärzte von Raub- und Bandenmördern, die im 1. Weltkrieg in Litauen hingerichtet worden waren. Die Fallhöhe betrug Körpergröße des Delinquenten plus 30 cm. Der Körper stürzte mit außerordentlicher Wucht in die Schlinge hinab, so daß der ganze Galgen erschüttert wurde, „und man meinen mußte, daß Frakturen der Halswirbelsäule die unvermeidliche Folge der Wucht wäre".

Die Pulstätigkeit erlosch im Durchschnitt nach 10 min, bald darauf Herzstillstand, frühestens nach 5 min, längstens nach 20 min.

Bei 5 der Hingerichteten wurde eine Sektion durchgeführt. Die sehr zahlreichen Blutungen in der Hirnmasse und das Ödem zeigten nach Angaben des Autors, daß noch Blut durch die geschützt liegenden Aa. vertebrales dem Gehirn zufließt, während der

Hauptstrom durch die Aa. carotides unterbrochen ist. „Auf jeden Fall ist die Ansicht von blitzschnellem Tod beim Erhängen als irrig zurückzuweisen... Die Forderung einer kurzzeitigen Tötung ist bei der Hinrichtung durch den Strang nicht zu erfüllen... Der Gesetzgeber will, daß mit dem Augenblick, in dem der Nachrichter das Hinrichtungswerkzeug in Tätigkeit setzt, der Tod als Sühne des Verbrechens eintritt, nicht, daß durch den Hinrichtungsakt das Sterben des Verbrechers eingeleitet wird und es dem ärztlichen Ermessen, d. h. eines Menschen, der auch Irrtümern unterworfen ist, anheim gestellt ist, den Tod als vollzogene Strafe für erfolgt zu erklären."

Nur bei der ersten Autopsie fand sich eine Fraktur des 4. HWK, die übrigen 4 Autopsien zeigten unauffällige Befunde. Man gewinnt aber den Eindruck, daß eine genauere Untersuchung der Wirbelsäulenregion bei der Autopsie doch Befunde ergeben hätte. Auch hier ist die Lage des Henkerknotens nicht angegeben.

5. Verletzungsmuster beim Tod durch Erhängen

Beim *suizidalen Erhängen* werden verschiedene Strangmaterialien benutzt, wie Stricke, Schnüre, Riemen, Drähte, Krawatten, Ketten etc.

Ausbreitung und Qualität der traumatischen Schäden der Halswirbelsäule und Halsweichteile beim Tod durch suizidales Erhängen sind bisher überraschenderweise nur in wenigen Veröffentlichungen systematisch untersucht worden, obwohl es sich dabei doch um eine häufige Suizidart handelt. Die Angaben in der Literatur sind, das sei vorweggenommen, sehr widersprüchlich (SIMON 1968; SATERNUS u. PALM 1974; GESERICK et al. 1976; SATERNUS 1977, 1978).

SIMON (1968) beschrieb in einer Serie von 64 Fällen von suizidalem Erhängen in 83% Unterblutungen der Zwischenwirbelscheiben und/oder der Längsbänder der Lendenwirbelsäule, jedoch berichtete er nicht über ähnliche oder vergleichbare Schäden im Bereich der Hals- und Brustwirbelsäule.

GESERICK et al. (1976) berichteten über eine Serie von 218 Beobachtungen und beschrieben eine traumatische Schädigung der HWS in nur 3,2%.

SATERNUS u. PALM (1974) sowie SATERNUS (1977) fanden dagegen eine Häufigkeit von Verletzungen an der HWS bei Erhängten von 70%.

Diese Vielfalt sich widersprechender Angaben gaben SATERNUS et al. (1978) Anlaß, das mechanische Verhalten der HWS unter Berücksichtigung degenerativer Veränderungen bei plötzlicher Zugbelastung am postmortalen Material zu prüfen. Die so gewonnenen Daten wurden zu denen von suizidal Erhängten in Beziehung gesetzt.

SATERNUS (1978) ging der gleichen Frage anhand eines größeren Kollektivs (107 Fälle) im Hinblick auf die Verletzungshäufigkeit der HWS bei verschiedenen Hangformen unter Berücksichtigung des Individualalters und der degenerativen Veränderungen der Wirbelsäule sowie verschiedener äußerer Tatumstände erneut nach.

Es scheint mir wichtig darauf hinzuweisen, daß die Halsweichteile immer in sog. Blutleere in situ präpariert wurden. In allen Fällen wurden die Halswirbelsäulen nach einer auch bei früheren Untersuchungen benutzten Technik (SEIDEL u. SATERNUS 1972; SATERNUS u. PALM 1974; SATERNUS 1973, 1977, 1978), die 1968 von HINZ eingeführt worden war, aufgearbeitet. Dabei wird die HWS mit der hinteren Schädelbasis im Zusammenhang herausgenommen, in 4 Ebenen geröntgt und nach Kältefixation bei $-20\,^{\circ}C$ in parasagittale Scheiben zerlegt. Die Verletzungen wurden fotografiert und auf Lochkarten dokumentiert. Das Verletzungsmuster der Halsweichteile mit Kehlkopf und Zungenbein wurde durch 26 Variable klassifiziert, die Verteilung von Stauungsblutungen durch 11, das Verletzungsmuster der HWS durch 107, ihre degenerativen Veränderungen durch 59, sowie die Daten aus der Vorgeschichte und der Tatortsituation durch 44.

Die Ergebnisse von SATERNUS (1978) zeigen, daß Männer sich unter den 107 Fällen dreimal häufiger erhängt hatten als Frauen. Nur in 4,7% (n = 5) war die unmittelbare räumliche Umgebung des Arbeitsplatzes der Tatort, eindeutig bevorzugt war der häusliche Bereich (76%). Dabei nahm die eigene Wohnung mit fast 50% aller Fälle eine Vorrangstellung ein.

Obwohl in diesem Beitrag die Neuropathologie der traumatischen Schäden des ZNS und dessen Umhüllungen abgehandelt werden, halte ich dennoch einige der folgenden nichtpathomorphologischen Befunde für so wichtig, daß ich sie bringe. In 39% der von SATERNUS (1978) untersuchten Fälle lag eine alkoholische Beeinflussung vor: 16% waren unter 1‰, 14% zwischen 1 und 2‰ und 9% über 2‰. Den höchsten Anteil Alkoholisierter stellte die Altersgruppe der 21- bis 30jährigen mit 70%, gefolgt von den 31- bis 50jährigen mit 60%. Dagegen war bis zum 20. Lebensjahr unter 13 Erhängten nur einer alkoholisiert. Auch nehmen mit zunehmendem Alter sowohl der Prozentsatz der Alkoholisierten als auch die Höhe der BAK ab (51- bis 60jährige etwa 30%, 61- bis 90jährige 25%).

Ein Selbstmordversuch war bei dem erfolgreichen Selbstmord durch Erhängen in 22% der Fälle vorangegangen, wobei harte Methoden gegenüber weichen 4,5fach überwogen (Tabelle 19).

Die Gesamtverletzungshäufigkeit der HWS lag in der Serie von SATERNUS (1978) bei 64,5%. Die Segmentverteilung findet sich in Abb. 95. Es besteht eine zweigipfelige Kurve mit einem Maximum im Übergang von mittlerer zu unterer HWS und einem 2. Gipfel in der Okzipitoatlantoaxisregion (CO/C2). Unterrepräsentiert sind das Segment C2/C3 und der thorakale Übergang (C7/Th1).

In CO/C2 geht das Hauptkontingent der Verletzungen (41%) zu Lasten der epiduralen Blutung. Sie erstreckt sich davon in 44% der Fälle gleichzeitig über CO/C1 und C1/C2.

Elfmal gingen diese Blutungen direkt ineinander über, in einem Fall war jedoch das epidurale Hämatom in CO/C1 ventral und im tieferen Nachbarsegment C1/C2 dorsal lokalisiert. Fast in gleicher Häufigkeit wie es zu epiduralen Blutungen in dieser Region gekommen war, bestanden auch Unterblutungen in den Bändern (Gelenkkapseln des Atlantookzipitalgelenks, Mm. atlantooccipitalis et atlantoaxialis ant. et post., Dura mater, Membrana tectoria). Knöcherne Verletzungen fanden sich in keinem Segment. Auch waren weder das Lig. cruciforme noch das Lig. transversum atlantis unterblutet oder gar zerissen.

Die häufigsten Verletzungen im CO/C2 – es waren ausschließlich Unterblutungen und nicht Zerreißungen – fanden sich in der Membrana atlantooccipitalis post. (n = 6), gefolgt von Unterblutungen des 2. Spinalganglions (n = 5) und

Tabelle 19. Aus der Vorgeschichte bekannt gewordene Selbstmordversuche bei 107 Suiziden durch Erhängen. (Aus SATERNUS 1978)

	Gift/ Medikamente	Pulsader-schnitt	Erhängen	Kombination	ohne Angabe des Werkzeugs
Einfach	3	8	2	–	2
Mehrfach	1	4	1	3	–
	4	12	3	3	2
Insgesamt 24 = 22%					

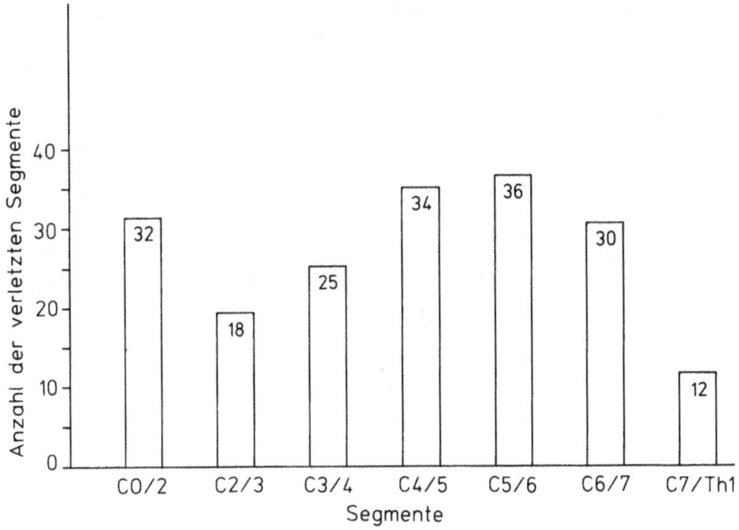

Abb. 95. Verletzung der Segmente der HWS bei suizidalem Erhängen (n = 107). (Aus Saternus 1978)

Kapselblutungen im Atlantookzipitalgelenk (n = 4). Nur dreimal war die A. vertebralis, und zwar ausschließlich im Schleifenteil, unterblutet.

In einer kombinierten angiographisch-präparativen Untersuchung der Aa. vertebrales (Saternus 1984) ließ sich dieses Verletzungsmaximum am Schleifenteil bestätigen.

Es fand sich jedoch eine weitere Häufung in Höhe des Eintritts in den Canalis costotransversarius.

Insgesamt wiesen unter 76 Fällen suizidalen Erhängens 9 eine inkomplette Wandruptur, Intimaruptur oder subintimale Blutung auf. Direkte perivasale kapilläre Blutungen waren sogar ein häufiger Befund, nämlich in 58% der Fälle (21 von 36).

Am häufigsten erstreckte sich die epidurale Blutung über 2 oder 3 Bewegungssegmente (52%). Die isolierte Unterblutung kam unter den insgesamt 21 Fällen von epiduralem Hämatom nur dreimal (14%) über einem Segment vor, in gleicher Häufigkeit waren auch einmal sämtliche Segmente der HWS betroffen. Außer in CO/C2 waren epidurale Blutungen auch noch mit 67% der Verletzungen in C7/Th1 sehr oft vorgekommen.

Betrachtet man in der Serie von Saternus (1978) das insgesamt am häufigsten verletzte Bewegungssegment (C5/C6) und mit ihm die beiden Nachbarsegmente als Maximum der Häufigkeitsverteilung, so überwiegen dort im Gegensatz zu CO/C2 nicht die epiduralen Hämatome, sondern mit 61% die Bandscheibenverletzungen. Gehäuft war es in der mittleren bis unteren HWS auch noch zu Verletzungen der Wirbelbogengelenke gekommen. Sie reichten von der Unterblutung nur einer meniscoiden Falte bis zu Kapselzerreißungen. Insgesamt überwogen bei den Verletzungen der Wirbelbogengelenke und den Einblutungen in die Foramina intervertebralia beidseitige Verletzungsmuster, bei den einseitigen war jedoch eine Linksbetonung festzustellen (Tabelle 20). Neben der Seitenbevorzu-

Tabelle 20. Verletzungen der HWS bei 107 Fällen suizidalen Erhängens. (Aus SATERNUS 1978)

Segment	epidurale Blutung	Spinalggl. Foramina			Wirbelbogen-gelenke			Bandscheibe gesamt (dorsal)	Kapseln C0/2 Bänder	Summe
		re.	bds.	li.	re.	bds.	li.			
C0/2	15		3 5						14	37
C2/3	11		2			2	1	7(4)	1(ventr.)	24
C3/4	8		2	1	1	3	6	12(5)	1(ventr.)	34
C4/5	10		2	1	1	4	6	16(9)	1(ventr.)	41
C5/6	7		2		1	7	2	21(8)	1(ventr.)	41
C6/7	5		4	1	3	3	2	18(11)	2(ventr.)	38
C7/Th1	8		2			1		2(1)		13

gung in der Frontalebene gab es auch in der Sagittalebene eine Präferenz. Hier waren die dorsalen Bandscheibenpartien fast fünfmal häufiger verletzt als die ventralen. Sehr häufig war es zu einer unterbluteten Ablösung der dorsalen Bandscheibenanteile vom hinteren Längsband (Abb. 96a–d) gekommen, in keinem Fall jedoch zu einer Verletzung des hinteren Längsbandes selbst oder des Lig. flavum, jedoch insgesamt sechsmal zu unterbluteten Zerreißungen des vorderen Längsbandes.

Interessant ist der Hinweis von SATERNUS (1977) aus einer früheren Untersuchung, daß beim Vorliegen einer Spondylosis deformans häufiger beim intakten Bewegungssegment mit einer Verletzung gerechnet werden muß, daß aber alte vernarbte dorsale Bandscheibenvorfälle zu größerer Festigkeit und somit zum Schutz des Bewegungssegmentes führen können.

Wichtig ist der Hinweis von SATERNUS (1978), daß, da in ein Verletzungsmuster auf der einen Seite die Art der Vorschädigung und auf der anderen die Größe der äußeren Gewalteinwirkung eingehen, auch die Frage nach den Formen der Krafteinleitung, also nach der Hangform, der Breite sowie Schließungsart des Strangwerkzeuges zu stellen.

Die *verschiedenen Hangformen* wurden von SATERNUS (1978) hinsichtlich ihrer HWS-Beteiligung in 3 Gruppen zusammengefaßt (Tabelle 21): Es ergaben sich folgende Prozentsätze: freies Hängen (n = 29) 79%, Hängen mit Bodenkontakt der Fußspitzen (n = 37) 57% und breiter Abstützung (n = 31) 68%. In 10 Fällen war eine genaue Zuordnung aufgrund äußerer Umstände nicht mehr möglich.

In den oberen Segmenten von CO/C2 war in der Serie von SATERNUS (1978) der prozentuelle Anteil von Verletzungen der HWS bei allen 3 Hangformen in etwa gleich groß. Bei breiter Unterstützung des Rumpfes deutete sich dagegen eine Bevorzugung von C3/C4 an.

Die Segmentverteilung sämtlicher Verletzungen mit dem Maximum in Höhe C4/C5–C6/C7 kann, wie SATERNUS (1978) zusammenfaßte, verglichen mit anderen Formen der Krafteinleitung, als weitgehend typisch für den Längszug beim Erhängen angesehen werden.

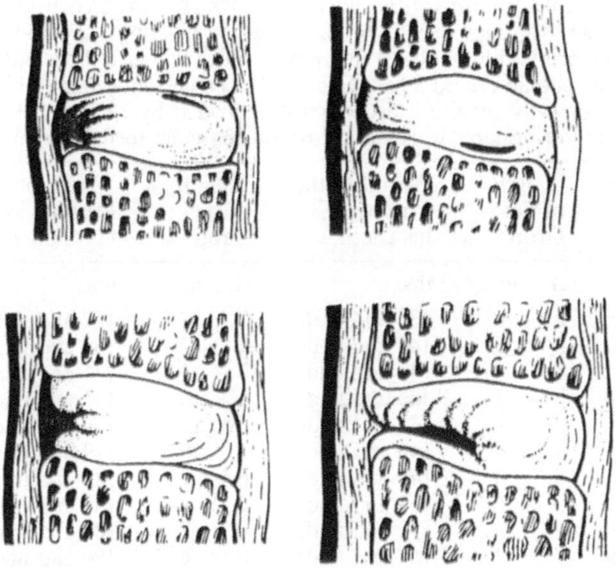

Abb. 96a–d. Verschiedene Formen der dorsalen Bandscheibenablösung. **a** Traumatische Ablösung der dorsalen Bandscheibenanteile vom intakten hinteren Längsband mit Einblutung in die dadurch entstandene Lücke. Die Zerreißung erfolgt vorwiegend in Fortsetzung degenerativ vorbestehender Spalten, ohne daß die Hülle des N. pulposus durchtrennt worden wäre. **b** Kompletter Abriß der dorsalen Bandscheibenpartien in einem osteochondrosefreien Bewegungssegment. Zusätzlich besteht eine Teilablösung von der Deckplatte des unteren Wirbelkörpers bei intaktem N. pulposus. **c** Dorsaler Abriß einer Bandscheibe in ihrem mittleren Teil mit erhaltener Verbindung des Faserrings zur Deck- und Grundplatte. „Abrundung" der traumatisch gelösten Bandscheibenregion durch Retraktionskräfte mit Ausbildung einer umfangreich unterbluteten Höhle. **d** Hochgradige Osteochondrose mit ausgedehnten degenerativen Spaltbildungen in der Zwischenwirbelscheibe. Traumatische Ausweitung dieser vorbestehenden Spalten mit Blutungen in der Hülle des N. pulposus, jedoch ohne dessen Durchtrennung. (Aus Saternus 1978)

Tabelle 21. Hangformen und Segmentaufteilung der HWS-Verletzungen. (Aus Saternus 1978)

Segment	Freies Hängen	Hängen mit leichtem Bodenkontakt	Breitunterstütztes Hängen	Anzahl
C0/2	31%	27%	25%	32
C2/3	17%	16%	16%	18
C3/4	24%	19%	32%	25
C4/5	38%	22%	35%	34
C5/6	48%	35%	19%	36
C6/7	38%	30%	16%	30
C7/Th1	10%	14%	6%	12

Tabelle 22. Table of Drops, 1913, nach PIERREPOINT. (Aus SATERNUS et al. 1978)
The length of the drop may usually be calculated by dividing 1,000 foot-pounds by the weight of the culprit and his clothing in pounds, which will give the length of the drop in feet, but no drop should exceed 8 feet 6 inches. Thus a person weighing 150 pounds in his clothing will ordinarily require a drop of 1,000 divided by 150 = 6 2/3 feet, i.e., 6 feet 8 inches. The following table is calculated on this basis up to the weight of 200 pounds:

Weight of the Prisoner in his Clothes	Length of the Drop		Weight of the Prisoner in his Clothes	Length of the Drop		Weight of the Prisoner in his Clothes	Length of the Drop	
lbs.	ft.	ins.	lbs.	ft.	ins.	lbs.	ft.	ins.
118 and under	8	6	138 and under	7	3	167 and under	6	0
119 and under	8	5	140 and under	7	2	169 and under	5	11
120 and under	8	4	141 and under	7	1	171 and under	5	10
121 and under	8	3	143 and under	7	0	174 and under	5	9
122 and under	8	2	145 and under	6	11	176 and under	5	8
124 and under	8	1	146 and under	6	10	179 and under	5	7
125 and under	8	0	148 and under	6	9	182 and under	5	6
126 and under	7	11	150 and under	6	8	185 and under	5	5
128 and under	7	10	152 and under	6	7	188 and under	5	4
129 and under	7	9	154 and under	6	6	190 and under	5	3
130 and under	7	8	156 and under	6	5	194 and under	5	2
132 and under	7	7	158 and under	6	4	197 and under	5	1
133 and under	7	6	160 and under	6	3	200 and under	5	0
135 and under	7	5	162 and under	6	2			
136 and under	7	4	164 and under	6	1			

When for any special reason, such as a diseased condition of the neck of the culprit, the Governor and Medical Officer think that there should be a departure from this table, they may inform the executioner, and advise him as to the length of the drop which should be given in that particular case.

This Table of Drops is only a guidance "7 to 9" could be added in certain circumstances according to experience.

Unter den *Halsweichteilverletzungen* kamen in dieser Serie am seltensten die retropharyngeale Blutung (n = 4) vor, die immer mit einer HWS-Verletzung kombiniert war. Am häufigsten waren Blutungen in den unteren Ursprüngen der Mm. sternocleidomastoidei (n = 62). Sie waren zu 74% mit Verletzungen der HWS kombiniert, jedoch kein regelmäßiger Befund bei der Läsion der HWS, sondern dabei nur in 70% vorhanden. *Intimazerreißungen* der *A. carotis comm.* (n = 14) an typischer Stelle (AMUSSAT 1843) kamen in etwa 12% aller HWS-Verletzungen, *Frakturen* des *Zungenbeins* in 23% und *Brüche* des *Kehlkopfes* in 30% vor. Wurde dagegen eine Intimazerreißung gefunden, so war sie in 57%, bestand eine Kehlkopffraktur, so war sie in 70%, trat eine Zungenbeinfraktur auf, so war sie in 80% mit Verletzungen der HWS kombiniert. Waren mehrere dieser Strukturen verletzt, so nahm die Wahrscheinlichkeit für das gleichzeitige Vorliegen einer HWS-Verletzung zu.

SATERNUS et al. (1978) führten wohlgeplante Untersuchungen durch, die ich im folgenden wegen ihrer Wichtigkeit ausführlich referieren werde.

Zur Auswertung gelangten einmal (Gruppe A) 100 Fälle von suizidalem Erhängen und im Vergleich dazu (Gruppe B) eine Serie von 17 postmortalen Fallversuchen. Bei dieser

Tabelle 23. Äußere und muskuläre Verletzungen in den beiden Untersuchungsgruppen. (Aus SATERNUS et al. 1978)

Knotenlage	Verletzungen			
	Äußerlich	Decollement	Muskel-zerreißung	Muskel-unterblutung
Submental				
Gruppe A (n = 9)	–	–	–	4
Gruppe B (n = 5)	–	5	4	5
Seitlich				
Gruppe A (n = 41)	–	–	–	23
Gruppe B (n = 6)	–	2	1	6
Nuchal				
Gruppe A (n = 50)	–	–	1	30
Gruppe B (n = 6)	1	5	2	6

Gruppe B handelte es sich um ein Kollektiv primär Nichttraumatisierter. Die als Folge des freien Falls auftretende Zugbelastung wurde durch Variation der Fallhöhe unter Berücksichtigung des Körpergewichts an der offiziellen Executions-Table of Drops von 1913 (Tabelle 22) orientiert. Die dabei auftretenden Kräfte überschreiten nach SONODA (zit. nach SCHMORL u. JUNGHANNS 1968) die Toleranzgrenze der HWS.

Entsprechend kräftig mußte das Haltesystem ausgelegt werden. Es wurden Hanfseile mit einem Durchmesser von 2 cm verwandt. Die Verknüpfung erfolgte *submental*, *subaurikulär* und *nuchal.*

Wie bei den Fällen der Gruppe A wurden die Halsweichteile immer in sog. Blutleere in situ präpariert. Die Halswirbelsäulen wurden nach einer 1968 von HINZ am Kölner Institut für Rechtsmedizin eingeführten und seither regelmäßig verwandten Technik aufgearbeitet. Dabei wurden sie im Zusammenhang mit der hinteren Schädelbasis herausgenommen, in 4 Etagen geröntgt und nach Kältefixation bei −20 °C in parasagittale Scheiben zerlegt. Sämtliche Präparate wurden fotografiert und ihre Sägestücke mazeriert.

Im folgenden folge ich der Besprechung der Ergebnisse und der Diskussion von SATERNUS et al. (1978).

Mit Ausnahme der Strangfurche fanden sich beim suizidalen Erhängen in der Gruppe A keine nennenswerten frischen *Verletzungen in der Halshaut*, wohingegen es bei nuchaler Knotenlage in einem Fall der Gruppe B zu einer 20 cm langen Hautzerreißung in Höhe der Kinnumschlagfalte gekommen war. Folge der schweren Gewalteinwirkung waren weiterhin (Tabelle 23) in 70% Decollements zwischen Platysma und oberflächlicher Halsfaszie und in 40% Zerreißungen der Muskulatur mit einer Bevorzugung des vorderen Halsdreiecks und der beiden Mm. sternocleidomastoidei. Derartige Zerreißungen der Halsmuskulatur sind beim suizidalen Erhängen zwar schon lange bekannt (von HOFMANN 1893), aber dennoch sehr selten. Bei der Justifikation durch den Strang werden sie häufiger beschrieben (von Hofmann u. Haberda 1927).

Anders verhält es sich nach Saternus et al. (1978) bei den *zarten Einblutungen in die unteren Ansätze der Mm. sternocleidomastoidei*, die in der Gruppe B regelmäßig, bei suizidalem Erhängen in fast 60% der untersuchten Fälle vorkamen.

In gleicher Weise wie die *Unterblutung der unteren Ansätze der vorderen Halsmuskeln* sind, wie Saternus et al. (1978) hervorhoben, komplette Gefäßabrisse und deren Vorformen, die Intimazerreißungen, dem Längszug zuzurechnen. Anders als die vollständigen Gefäßrupturen, die beim suizidalen Erhängen praktisch nicht vorkommen, treten dort die nach Amussat (1828) benannten querverlaufenden Intimaverletzungen der A. carotis comm. in 10–20% der Fälle auf (Lesser 1881 – 14%; Peham 1894 – 8,6%; Laiho et al. 1968 – 16%; Saternus 1977 – 10%). Sie liegen typischerweise beim Erhängen kurz unterhalb der Karotidengabel, vereinzelt sogar darüber (Peham 1894). Solche Gefäßläsionen sind auch nach vitalem und postmortalem Drosseln (Lesser 1881) und nach Würgen (Friedberg 1880; Messerer 1900; Lösener 1908; Ziemke 1909) sowie nach der österreichischen Form der Justifikation durch den Strang (von Hofmann 1870) beschrieben worden.

Über die sehr viel seltenere *isolierte Intimazerreißung der V. jugularis* wurde 1901, wie Saternus et al. (1978) hervorheben, erstmals von Schmidt berichtet. Sie kam unter den 100 Fällen der Gruppe A nicht, jedoch bereits dreimal unter den 17

Tabelle 24. Verletzungen von A. carotis comm., A. vertebralis und V. jugularis. (Aus Saternus et al. 1978)

Knotenlage	Ruptur									Intimazerreißung					
	A. carotis			A. vertebr.			V. jug.			A. carotis			V. jug.		
	re.	li.	bds.	re.	li.	bds.	re.	li.	bds.	re.	li.	bds.	re.	li.	bds.
Submental															
Gruppe A (n = 9)	–	–	–	–	–	–	–	–	–	–	–	1	–	–	–
Gruppe B	–	1	–	–	–	5	–	–	–	2	1	–	–	1	1
Seitlich															
Gruppe A (n = 41)	–	–	–	–	–	–	–	–	–	2	1	2	–	–	–
Gruppe B (n = 6)	–	–	1	–	–	3	–	–	–	–	1	1	–	–	–
Nuchal															
Gruppe A (n = 50)	–	–	–	–	–	–	–	–	–	2	–	2	–	–	–
Gruppe B (n = 6)	–	–	2	–	–	3	1	–	1	–	2	1	–	–	1

Gruppe B wies in 80% eine Gefäßbeteiligung auf.
Wegen der Schwierigkeit bei der Darstellung der A. vertebralis wurden hier nur komplette Rupturen erfaßt.

Fällen der Gruppe B vor (Tabelle 24). Dabei lag bei dem Fall der einseitig links erfolgten Intimaverletzung gleichzeitig beidseits eine solche in der A. carotis comm. vor. Hingegen war bei dem gleichfalls mit submentaler Knotenlage durchgeführten Versuch, der zu einer beidseitigen Intimaverletzung in der V. jugularis geführt hatte, die A. carotis unverletzt geblieben und in dem weiteren Fall einer beidseitigen Jugularisläsion die Arterie nur linksseitig betroffen.

Die Verletzungen der HWS in der Gruppe B, von Saternus et al. (1978) in Abb. 97 dargestellt, weisen eine dem suizidalen Erhängen ähnliche Häufigkeitsverteilung (Saternus 1978) auf. So lag das Maximum der Verletzungen im Bewegungssegment C5/C6, der zweite Gipfel in der Okzipitoatlantoaxis-Region (CO/C2) und ein Minimum im thorakalen Übergang. Abweichend vom suizidalen Erhängen war in der Gruppe B das Bewegungssegment C2/C3 häufig verletzt, und es fand sich weiterhin ein recht großer Anteil schwerer knöcherner Verletzungen in der oberen HWS. Als Erklärungsmöglichkeit dieser Unterschiede bietet sich die ungleiche Art der Belastung an. Beim suizidalen Erhängen wurde in der vorausgegangenen Analyse der 100 HWS Präparate unabhängig von der Knotenlage das Verletzungsmaximum in C5/C6 mit einer erhöhten Zugspannung unterhalb der Krafteinleitungsstelle (tiefster Bereich des Strangwerkzeuges) speziell durch eine Aufhebung der Lordose erklärt.

Dieses Maximum C5/C6 ließ sich bei den Fallversuchen in der Gruppe B von Saternus et al. (1978) reproduzieren. Es besteht jedoch nicht einheitlich für alle Formen der Krafteinleitung. So entsprach es keineswegs der Erwartung, daß in C5/C6 am häufigsten bei submentaler Verknotung und am seltensten bei nuchaler eine Verletzung aufgetreten war. Auch nach seitlicher Lage war das Segment C5/C6 am schwersten verletzt.

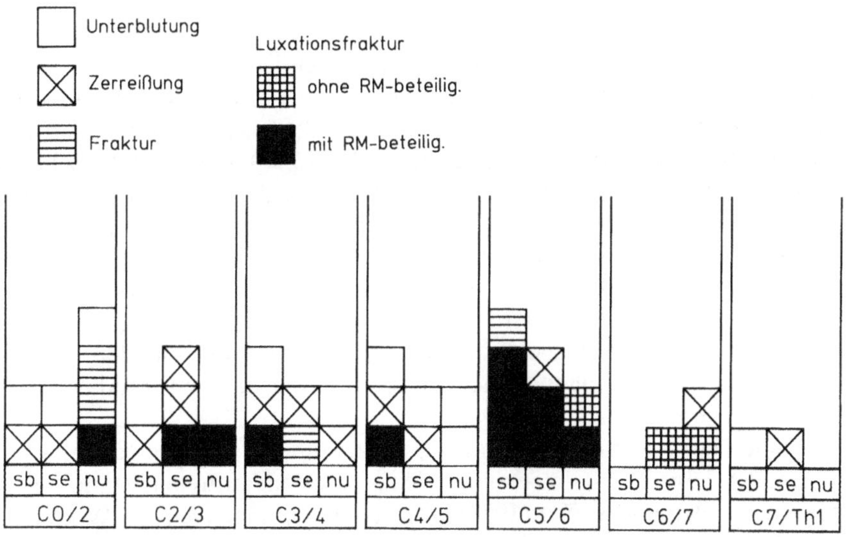

Abb. 97. Segmentverteilung der HWS-Verletzungen (Gruppe B) nach der Lage des Knotens untergliedert. *sb* = submental, *se* = seitlich, *nu* = nuchal (Knotenführung). Einzelheiten siehe Text. (Aus Saternus et al. 1978)

SATERNUS et a. (1978) weisen darauf hin, daß nach WOOD-JONES (1913) bei Justifikation mit seitlicher Lage des Knotens nicht die HWS verletzt war, sondern eine Schädelbasisfraktur typisch war. Ein solcher Befund wurde jedoch in der gesamten Serie nicht beobachtet, wenngleich eine Schädelbasisfraktur nach den Vorstellungen von PATSCHEIDER (1961), VOIGT (1962, 1972) und SPASIC u. REZIC (1970) unter bestimmten Bedingungen durchaus zu erwarten wäre.

Mit Recht verweisen SATERNUS et al. (1978) auch darauf, daß in dem *Report* der *Royal Commission on Capital Punishment* (1953) bei der englischen Justifikation durch den Strang keine Schädelbasisfrakturen, sondern nur HWS Verletzungen erwähnt werden, die nach PIERREPOINT (1974) in Höhe C2/C3 lokalisiert gewesen sein sollen. Er, wie sein Vater und Onkel, die ebenfalls Henker waren und gewissenhaft Aufzeichnungen geführt haben, hat sich in etwa (siehe seine Zusatzbemerkung in Tabelle 22) an der im Report bestätigten offiziellen „*Table of Drops*" orientiert.

Ein weiterer wichtiger Hinweis erfolgt von SATERNUS et al. (1978), nämlich, daß die Verknüpfung immer seitlich war. Die von KINKEAD (1885) bei einer Hinrichtung in Irland beschriebene submentale Lage des Knotens war in England unüblich. PIERREPOINT (1974) weist darauf hin, daß auch die retroaurikuläre Knotenlage seit über 100 Jahren, zumindest aber über den durch seine Unterlagen erfaßten Zeitraum, gleichfalls für England nicht typisch war. Denn, so fahren die Autoren fort, statt des noch in den USA üblichen Knotens, der aus technischen Gründen auch bei den vorliegenden postmortalen Fallversuchen verwandt werden mußte, kam im Vereinigten Königreich ein Gleitzug zur Anwendung. Und auch auf wiederholtes Befragen hatte Mr. PIERREPOINT angegeben, daß dieser Ring nicht retroaurikulär, sondern von ihm immer unter dem linken Kieferwinkel mit einem Gummistopper fixiert wurde. Es handelt sich also, was SATERNUS et al. (1978) besonders hervorheben, um eine völlig andere Form der Krafteinleitung, als sie bisher in der Literatur geschildert worden ist.

Die dieser Form der Justifikation zugrunde liegende Biomechanik fassen SATERNUS et al. (1978) so zusammen, daß trotz seitlichen Schlusses der Schlinge bei dieser englischen Form somit auch als Folge einer direkten Gewalteinwirkung gegen den Unterkiefer eine Beschleunigung des Schädels zu erwägen ist. Hinzu kommen noch starke rotatorische Kräfte während des vollständigen Schlingenschlusses, wobei zu berücksichtigen ist, daß trotz der getragenen Kapuzen, die über den Hals hinunterreichen, die Haftreibung des rauhen Hanfseils auf die Haut sehr fest ist. Belegt wird diese Auffassung durch das häufige Auftreten eines Decollements bei den Fallversuchen in der Gruppe B (vgl. Tabelle 20) von SATERNUS et al. (1978). Es wird so auch verständlich, warum es speziell bei submentaler Knotenlage nicht zu einer Hyperextension, sondern zu einer rotatorischen Beschleunigung und starker Zugbelastung im kaudalen HWS-Abschnitt gekommen ist.

Es unterliegt keinem Zweifel, daß bei einem Sturz mit umgelegter Schlinge und submentaler Lage des Knotens eine Henkersfraktur auftreten kann; das geht eindeutig aus den von SKÖLD (1978) mitgeteilten Befunden hervor. WOOD-JONES (1913) hatte dieses Prinzip erkannt, worauf SATERNUS et al. (1978) hinwiesen. VERMOOTEN (1921) gibt die Knotenlage nicht an.

Nach den Ermittlungen und Angaben von SATERNUS et al. (1978) ist nicht das *Vollbild* der *Henkersfraktur*, sondern nur eine *Distraktion* zwischen *C2/C3 mit einer Rückenmarksverletzung* nach den Angaben des noch lebenden vorletzten britischen Henkers PIERREPOINT bei der Obduktion der Hingerichteten der regelmäßige Befund gewesen. Dabei lag der Henkersknoten aber nicht submental. SATERNUS et al. (1978) gaben an, daß nur einmal während einer seiner vielen Hinrichtungen (PIERREPOINT 1974), als bei heftiger Gegenwehr des Delinquenten die Schlinge über den Mund gerutscht war, die HWS-Verletzung nicht im Segment C2/C3 sondern zwischen dem 5. und 6. HWK gelegen haben soll.

Sir Bernard SPILSBURY berichtete in einem *Report der Royal Commission on Capital Punishment* (*1953*), daß es zu schweren Zerreißungen von Bändern, Zwischenwirbelscheiben und meist auch des Rückenmarks komme. Bei 58 autoptisch untersuchten Fällen bestand regelmäßig eine Luxationsfraktur mit Beteiligung des Rückenmarks. Eine Höhenangabe fehlt nach den Angaben von SATERNUS et al. (1978) aber in der Wiedergabe dieses Berichtes an die Kommission.

6. Henkersfrakturen nach Stürzen und Verkehrsunfällen

Die große Zahl der bisher publizierten Beobachtungen von Henkersfrakturen stammen nicht von Erhängten, weder suizidalen noch justifizierten, sondern sind das Ergebnis von Gewalteinwirkungen; in erster Linie handelt es sich um Verkehrsunfälle, weniger häufig um Stürze, bei denen zunächst das Kinn oder der Gesichtsschädel etwa gegen Windschutzscheiben prallen mit nachfolgender erheblicher Hyperextension der HWS (GROGONO 1954; GELEHRTER u. VITTALE 1960; HIPP u. KEYL 1963; R.C. SCHNEIDER et al. 1965; DELORME 1967; NORRELL u. WILSON 1970; EDGAR et al. 1972; MARAR 1974; WILLIAMS 1975; SHERK 1965; SELJESKOG u. CHOU 1976; MESTDAGH 1976; SATERNUS 1977). Diese Verletzungen wurden in einem getrennten Kapitel, S. 174, besprochen.

7. Verletzungen der A. carotis nach suizidalem Erhängen

Nach *Überleben von Erhängen* können sich *Thrombosen in der A. carotis* bilden; in einer Beobachtung von HOLZER (1952) trat eine solche 13 h später auf.

GERCHOW u. HEBERLE (1978) berichteten über einen Fall von *Karotisthrombose nach Erhängungsversuch*, bei der die *Strangulation* um *rund 24 h überlebt wurde*.

Vorgeschichte: Es handelt sich um einen 51 Jahre alt gewordenen Mann, dessen Ehefrau berichtete, daß sie am fraglichen Tag von 19.30–23.30 Uhr gemeinsam eine Gaststätte aufgesucht hatten. In dieser Zeit habe ihr Mann ca. 5 Gläser Pils (0,3 l) und 2 Korn (2 cl) getrunken. Zu Hause habe er weitere 0,5 l Bier getrunken und dann seinen Hobbykeller aufgesucht, um noch etwas auszumessen.

Nach ca. 10 min habe er sie gerufen. In dem Augenblick, als sie in die offene Tür zur Waschküche getreten sei, habe sie gesehen, wie ihr Mann mit einer Schlinge um den Hals vom Kühlschrank sprang. Er habe – mit dem Kopf schräg, wie sie meint – frei in der Schlinge gehangen, die an einem Rohr befestigt war. Eine Rekonstruktion bestätigte diese Aussage. Die Ehefrau holt, nach eigenen Angaben, sofort aus dem Nebenraum eine Schere und schnitt das Strangwerkzeug, ein Elektrokabel, durch. Ihr Mann fiel auf den geplättelten

Fußboden, schlug mit dem Kopf auf und zog sich hierbei eine leicht blutende Platzwunde zu. Obwohl er angeblich kräftig durchatmete, will die Frau Wiederbelebungsversuche gemacht haben. Im übrigen sei sie der Meinung gewesen, daß die kurze Zeit der Strangulation nichts ausgemacht habe. Sie versuchte, mit ihrem Mann zu sprechen, erhielt jedoch keine Antwort. In der Folgezeit überwachte sie ihn und hatte den Eindruck, daß er ruhig schlafe.

Am Morgen sagte sie ihm, daß er aufstehen müsse. Er habe den Oberkörper angehoben, abgewunken und sich mit den Worten „nein, nein" wieder hingelegt. In der Nacht hatte er eingekotet und in den frühen Morgenstunden erbrochen. Nun wurde der *Hausarzt* verständigt, der gegen 16.00 Uhr eintraf und sagte, daß vermutlich eine Lähmung eingetreten sei. Er wies umgehend ins *Krankenhaus* ein.

Klinischer Bericht: Einlieferung gegen 19.00 Uhr. Leichte Strangulierungsmerkmale am Hals, Platzwunde am Kopf. Tiefe Bewußtlosigkeit. *Röntgenuntersuchung, auch der HWS*, ohne Besonderheiten. *Katheterangiographie* der rechten A. carotis comm. über die A. femoralis: nach selektiver Katheterisierung der rechten A. carotis comm. und geringer Konstrastmittelgabe verweilt das Konstrastmittel im extrazerebralen Bereich längere Zeit. Füllung einzelner Äste der Carotis ext., Kontrastmittel bleibt schließlich im Karotissiphon stehen. Der Versuch einer Angiographie der linksseitigen Carotis comm. ergibt einen tiefsitzenden Stop. Das Kontrastmittel fließt nicht mehr ab.

Um 21.00 Uhr *Verlegung* auf die *Chirurgische Intensivstation. Diagnose*: Zustand nach Tablettenintoxikation und Strangulation. *Todeseintritt* kurz nach Mitternacht, also rund 24 h nach dem Ereignis.

Obduktionsergebnis: Schwach angedeutete strangmarkenähnliche Veränderungen an beiden Halsseiten. Keine subkonjunktivalen Blutungen. Abbruch beider Schildknorpelfortsätze mit ausgedehnten Einblutungen. Kleine Platzwunden an der linken Schläfe. Ausgedehnte frische Thrombose der gesamten linksseitigen A. carotis comm., der A. carotis ext. und A. carotis int., wobei die Wandverbindung dicht unterhalb der Teilungsstelle am intensivsten ist. Horizontalschnitte nach Anfixieren zeigen ein breit aufgebrochenes arteriosklerotisches Beet dicht unterhalb der Teilungsstelle sowie Blutungen in allen Gefäßwandschichten bis dicht unter die Adventitia.

Ein *Horizontalschnitt* durch das *anfixierte Gehirn* ergibt eine Verschiebung der Mittellinie nach rechts bei starker Komprimierung der Seitenventrikel sowie linksseitig die Zeichen einer angedeuteten Infarzierung, vor allem im Bereich der großen Kerne, der Insel und der Rindentäler. Im übrigen ergaben sich folgende Befunde: Hochgradige allgemeine Arteriosklerose, verschließende Koronarsklerose, Zustand nach altem apikoventralen und dorsobasalen Herzmuskelinfarkt mit frischeren Herzmuskelveränderungen in der linken Kammerhinterwand, akute Tracheobronchitis, Schocklungen, Schocknieren, Entspeicherung der Nebennierenrinde.

Histologisch wurde bestätigt, daß es sich bei ausgedehnter Medianekrose um eine frische Einblutung und eine frische Thrombose handelt.

Bei *Strangulationen* können *Einrisse* und *Risse* der *Intima der A. carotis* entstehen, die im allgemeinen querverlaufend sind und meist etwas unterhalb der Bifurkation liegen (Ziemke 1909; Holzer 1952). Schmidt (1901) fand sie bei 5%, Peham (1894) sowie Reuter (1901) bei 8–9% und Lesser (1881) bei 14% der Erhängten, unabhängig von der Erhängungsart, dem Lebensalter und dem Zustand der Gefäße.

Hellmann (1925) beschrieb bei einem Individuum mit *überlebter Strangulation* ein *Aneurysma dissecans.*

8. Verletzungen der A. vertebralis nach suizidalem Erhängen

Bei suizidalem Erhängen stellt sich die Frage, inwieweit die Aa. vertebrales infolge Kompressionen durch den Strang verschlossen sind. Dieser Fragestellung ist experimentell durch Brinkmann et al. (1981) nachgegangen worden. Die Aa.

vertebrales können aber nicht nur durch Kompression, sondern auch durch Zugwirkung (Traktion), etwa beim Erhängen, verletzt werden. Die Verletzungen der Aa. vertebrales bei suizidalem Erhängen wurden der bisherigen Literatur zufolge als seltene Ereignisse angesehen (von HOFMANN 1876; WOOD-JONES 1913; VERMOOTEN 1921; STRASSMANN u. ZIEMKE 1928; SATERNUS 1978; SKÖLD 1978; SATERNUS et al. 1978; PETERSEN 1982).

Um die Frage des Verletzungsmusters der Aa. vertebrales bei suizidalem Erhängen näher zu prüfen, untersuchte SATERNUS (1984) 36 unausgelesene Fälle, bei denen keine Dekomposition bestand. Die Halswirbelsäule mit der hinteren Schädelbasis wurde nach der Technik von HINZ (1968) entfernt. Die Aa. vertebrales wurden mit Urographin dargestellt und Röntgenaufnahmen in 4 Ebenen vorgenommen. Danach wurde das Urographin entfernt und das gesamte Spezimen wurde dann in Formalin fixiert. Nach der Fixation wurden beide Vertebralarterien sorgfältig untersucht. Außer den Gefäßverletzungen wurde das Ausmaß der degenerativen Veränderungen an der Wirbelsäule bestimmt.

Verletzungen der Aa. vertebrales waren ein häufiges Ereignis bei suizidalem Erhängen. Bei 9 von 36 Beobachtungen fanden sich insgesamt 14 Läsionen. Die *häufigste Verletzung* bestand in einer *subintimal gelegenen Blutung.* Bei 2 Beobachtungen lagen *Rupturen der Intima* vor, und in einem Fall bestand ein *inkompletter Riß der Wand mit Aufrollen der abgelösten inneren Schichten und gleichzeitig ausgeprägtem Hämatom der Gefäßwand.* Eine hochgradige Stenose lag dadurch vor, ein Befund, der durch die Angiographie bereits vermutet worden war. Diese Ruptur stellte eine einzelne Verletzung der A. vertebralis in Höhe von C4/C5 dar, zwischen den Foramina transversaria des 4. und 5. Halswirbelkörpers. Zwei Intimarisse fanden sich auch im Bereich der mittleren und unteren Halswirbelsäule. Dagegen waren die subintimal gelegenen Blutungen mit einer Ausnahme entweder im Bereich der Atlasschleife oder im unteren Bereich des Gefäßes gelegen.

Es bestand in der Serie von SATERNUS (1984) keine Korrelation mit der Form des Erhängens.

SATERNUS (1984), der diese Traktionsverletzungen der A. vertebralis mit denen der A. carotis verglich, fand sie in der erstgenannten Gruppe häufiger.

Bei Reißen des Strangwerkzeuges bei suizidalem Erhängen kann der Tod dann eintreten, wenn die Schlinge sich nicht lockert und damit die Blutzufuhr zum Gehirn gedrosselt oder unterbunden bleibt. In solchen Fällen kann für kurze Zeit Handlungsfähigkeit bestehen bleiben (REINSTRUP 1954; HOLCZABEK 1964; BRATZKE u. MAXEINER 1983).

BRATZKE u. MAXEINER (1983) veröffentlichten 2 interessante Kasuistiken:

Fall 1: Von einem unbekannt gebliebenen Spaziergänger wurde morgens auf einem Waldweg eine hilflose Person aufgefunden. Die alarmierte Polizei traf kurze Zeit später ein und entdeckte rings um den Hals einen dünnen Perlonstrick, der hinten unter Einklemmung von Haaren fest verknotet war. Der Strick wurde aufgeschnitten, der bewußtlose Mann in ein *Krankenhaus* gebracht, wo wenige Stunden später der *Hirntod* festgestellt wurde, so daß Vorbereitungen für eine Nierentransplantation getroffen wurden.

Von der *Kriminalpolizei war mittlerweile beim Absuchen des Fundortes in einigem Umkreis eine Erhängungsmöglichkeit nicht gefunden worden, so daß Zweifel an einer*

Selbsttötung entstanden und ein Gerichtsmediziner zur Nierenentnahme, die 60 h nach dem Auffinden erfolgte, beigezogen wurde.

Hier zeigte sich bei der äußeren Besichtigung am Hals eine annähernd waagrecht verlaufende, ca. 4 mm breite, tief eingeschnürte vertrocknete Strangmarke, die am Nacken schräg nach oben zur Hinterhauptmitte anstieg. Die Strangmarke war von einzelnen Blutaustritten gesäumt, auch wiesen die Augenbindehäute flohstichartige Blutaustritte auf. Weiterhin fielen Vertrocknungen und streifenförmige Schürfungen an Gesicht und Händen sowie Blutunterlaufungen und oberflächliche strichförmige Wunden am Ellenbogen, an den Knien und an der rechten Brustseite auf.

Die *gerichtliche Leichenöffnung* erfolgte einen Tag nach der Nierenentnahme, der Mann war mittlerweile identifiziert worden (41 Jahre, ohne Beruf).

Bei der *Präparation der Halsweichteile* zeigten sich beide inneren Kopfschlagadern im Bereich der Gabelungsstelle von einer intensiven Blutung eingehüllt, die Lichtung war durch Gerinnsel verlegt. Beide Kehlkopfhörner und das linke Zungenbeinhorn waren gebrochen, der Kehlkopfdeckel knapp oberhalb der Ansatzstelle nahezu vollständig abgerissen, HWS und Rückenmark unversehrt. Am Gehirn zeigten sich entsprechend der klinischen Diagnose Zeichen des Hirntodes mit allgemeiner Erweichung, Prolaps der Kleinhirntonsillen und sekundärer Hirnstammblutung.

Die *histologische Untersuchung der Halsschlagadern* (Paraffin) deckte rechts wie links eine vollständige Wandruptur mit einem Verschlußthrombus auf, die Elastica war nach innen geschlagen und die Adventitia blutunterlaufen. Im Bereich der Rupturstelle und an den Rißenden hatte sich eine intensive leukozytäre Reaktion entwickelt.

Nach dem Hinweis, daß der Erhängungsort auch in weiterer Entfernung liegen könnte, nahm die Kriminalpolizei eine erneute Absuche der Umgebung vor. Jetzt fand sich ca. 160 m vom Fundort entfernt an einem Baum das Paßstück zu dem am Hals vorgefundenen Seil. Es war in ca. 5,5 m Höhe an einer Baumgabel befestigt und ca. 3 m über dem Erdboden durchgerissen.

Bei dem Seil handelte es sich um eine ca. 4 mm dicke geflochtene Leine aus Kunststoffasern. Die technische Überprüfung ergab, daß es einer Belastung von 65 kg (Körpergewicht) und einer anzunehmenden Fallhöhe von ca. 2,5 m nicht standhält.

Die Untersuchungen der Rißenden mit Hilfe der Rasterelektronenmikroskopie zeigten eine unregelmäßige Oberfläche mit langen Ausziehungen der dünnen Kunststoffäden, die durchgeschnittenen Enden wiesen dagegen erwarteterweise glattrandige, schräge Flächen auf.

Die weiteren Ermittlungen ergaben, daß der Mann an einer Schizophrenie erkrankt war und mehrfach Selbsttötungsabsichten geäußert hatte. Das Todesermittlungsverfahren wurde später eingestellt.

Fall 2: An einem kalten Oktobermorgen (Außentemperatur – 7 °C) wurde die ausgekühlte Leiche eines 22 Jahre alten Arbeiters in seiner unbeheizten Wohnung auf dem Boden liegend aufgefunden, nachdem er 3 Tage nicht zur Arbeit gekommen war. Um den Hals lag ein ca. 2,5 cm breiter Gürtel, der bei der ersten Untersuchung durch die Kriminalpolizei noch fest anlag, ohne daß die Schnalle geschlossen war.

Neben der Leiche lagen auf dem Tisch beblutete Taschentücher und Injektionsnadeln sowie mehrseitige Abschiedsbriefe mit Ankündigung eines Freitodes durch Drogenüberdosierung. Die Handschrift wurde unter Beschreibung der Intoxikationserscheinungen zunehmend unleserlich.

Da weder eine Injektionsspritze noch ein Aufhängungsort in der Nähe der Leiche vorzufinden waren, kam der Verdacht einer Strangulation durch fremde Hand auf und es wurde eine rechtsmedizinische Untersuchung eingeleitet.

Bei der *gerichtlichen Leichenöffnung* 6 h später fielen bei der äußeren Besichtigung frische und alte Nadeleinstichstellen sowie Narben an den Unterarmen auf.

Die innerhalb der Totenflecke gelegene Strangmarke war ca. 2,3 mm breit und abgeblaßt, sie war von Blutaustritten und Rötungen gesäumt. Augenlider und Augenbindehäute ohne Blutaustritt. Bei der Präparation der Halsweichteile fiel eine intensive streifige Blutunterlaufung im linken M. sternocleidomastoideus auf, das linke obere Kehlkopfhorn war geknickt. Die Halsschlagadern elastisch, mit zarten Wandungen, ohne Einrisse oder Gerinnsel. An den inneren Organen ein ausgeprägtes Lungenödem mit weißlich feinblasigem Schaum in der Trachea, Hirnödem und akuter Stauung.

Die *feingewebliche Untersuchung der inneren Strangmarke* zeigte eine lebhafte leukozytäre Reaktion innerhalb der Blutung. Die übrigen Organbefunde waren unauffällig. *Chemisch-toxikologische Untersuchungen auf Drogen und stark wirksame Medikamente* verliefen ebenso *negativ wie die Alkoholuntersuchungen.*

Bei *erneuter Untersuchung der Wohnung* fand sich einige Meter vom Fundort der Leiche entfernt, oberhalb einer Balkontür, das Lüftungsgitter gelockert, so daß durch den schmalen Spalt der Gürtel, der entsprechende Beschädigungen aufwies, hindurchgezogen worden sein konnte.

Das Verfahren wurde eingestellt, da eine Mitwirkung durch fremde Hand nicht erkennbar war.

Die Autoren heben hervor, daß die zellulären Reaktionen an den Strangmarken in beiden Fällen mit zunächst mißglücktem Erhängen als vitale Reaktion zu deuten sind, ihre Intensität sprach jeweils für eine längerdauernde Überlebenszeit. Durch diesen Befund wird die Aktionsfähigkeit erklärbar; es stellt sich die Frage nach der eigentlichen Todesursache.

Im *1. Fall* waren durch den Sturz in die Schlinge beide Kopfschlagadern im extrakraniellen Bereich, knapp oberhalb der Gabelungsstelle gerissen, die Lichtung durch Gerinnsel verschlossen und Hirntod eingetreten. Offensichtlich war trotz der Ruptur die Blutzufuhr zum Gehirn zunächst nicht entscheidend gestört, so daß die Bewußtlosigkeit erst nach einiger Zeit eintrat. Ihre Dauer ließ sich bei überschlägiger Berechnung bei einer zurückgelegten Strecke von ca. 160 m und einer Gehgeschwindigkeit von ca. 1 m/s auf mindestens knapp 3 min schätzen.

Im *2. Fall* blieben nach Ansicht der Autoren einige Zweifel offen. Aufgrund der Leichenöffnung und der Nachuntersuchungen mit Nachweis einer intensiven Zellreaktion an der frischen Injektionsstelle war der Ablauf so zu rekonstruieren, daß der junge Drogensüchtige zunächst nach Zufuhr einer vermeintlich tödlichen Heroindosis („Goldener Schuß") wieder erwacht war, dann versucht hatte, sich mit dem Gürtel an einem Lüftungsgitter zu erhängen, wobei die Befestigung nachgab und nach kurzer Gehstrecke der Zusammenbruch erfolgte. Theoretisch war bei der herrschenden Außentemperatur (– 7 °C) auch an eine Erfrierung zu denken, doch waren in dieser Richtung keinerlei „typische" Befunde zu erheben.

9. Erhängen in Gegenwart von Zeugen

Friedrich-Schöler u. Friedrich (1980) berichteten über zwei Fälle durch Erhängen in Anwesenheit von Zeugen.

Fall 1: Ein 37jähriger Mann, von Beruf Dachdecker, war seit einem Arbeitsunfall Invalidenrentner und als Portier eines Wiener Sexkinos tätig. Er teilte am Tag seines Selbstmordes seinem Chef telefonisch mit, daß er fristlos kündige und nicht mehr zur Arbeit kommen werde. Seiner Frau kündigte er an, daß er sich das Leben nehmen werde und übergab ihr einen Abschiedsbrief. Da er in letzter Zeit häufig Selbstmordabsichten geäußert hatte, nahm seine Frau diese Drohungen nicht ernst. Nach Diskussionen, einem Kohabitationsakt und nach Alkoholkonsum sprang der Mann ohne erkennbaren Anlaß plötzlich auf, schnitt das Telefonkabel ab, schaltete Strom und Sicherungen aus und fesselte seine Frau an den Handgelenken und an den Beinen und band sie gewaltsam an einem Fauteuil fest. Die Frau leistete ihren Angaben zufolge zwar Widerstand, konnte sich jedoch nicht befreien. Nun schlug der Ehemann mit einem von ihm bereits vorbereiteten Hammer eine Maurerklampfe in einer Höhe von 185 cm über dem Boden in die Wand, schnitt einen Beleuchtungskörper ab, machte aus dem Elektrokabel eine Schlinge und ließ sich in diese hineinfallen.

Die Frau saß ca. 2 m von ihrem Mann entfernt, schrie erfolglos um Hilfe, konnte sich erst nach 20 min von ihrer Fesselung befreien.

Aus Erhebungen der Autoren und den Polizeiakten geht hervor, daß der Selbstmörder seit längerer Zeit immer wieder über Potenzschwierigkeiten geklagt hat, nämlich über eine passagere Impotentia coeundi mit Ejaculatio präcox. Er habe sogar erwogen, sich einer penisversteifenden Operation zu unterziehen und die Impotenz für seine Unlust am Leben verantwortlich gemacht. Mit Selbstmordandrohungen habe er seine Frau zu erpressen und zu zwingen versucht, mit ihm in Anwesenheit eines anderen Mannes sexuell zu verkehren, was sie immer abgelehnt hätte.

Die Alkoholisierung betrug zum Todeszeitpunkt 1,2‰.

Fall 2: Der zweite Selbstmordfall wurde den Autoren von Reiter zugeführt, er fand im Frühjahr 1979 statt.

Ein 67jähriger pensionierter Kunstflieger und Maler bereitete seiner seit ca. 20 Jahren an multipler Sklerose leidender, fast vollständig gelähmten Ehefrau, das Mittagessen. Er hatte sie – wie jedes Wochenende – aus dem Spital zu sich nach Hause genommen. Auf die angeblich im Scherz gestellte Frage der Frau, ob er eine Freundin habe, erfolgte ein Zornausbruch und er verließ die Wohnung. Er kehrte erst gegen 22 Uhr alkoholisiert zurück, entkleidete sich im Schlafzimmer vor der im Ehebett liegenden Frau und sagte zu ihr, daß sie „jetzt einen hängen sehen werde“. Er holte sich einen Lederleibriemen und knotete diesen an der Verriegelung des Schlafzimmerfensters fest. Danach ließ er sich in die Schlinge, mit dem Gesicht zum Fenster, hineinfallen. Die Ehefrau mußte vom Bett aus tatenlos zusehen.

Den Erhebungen nach war er als lebenslustiger Mann bekannt, der sich regelmäßig um seine kranke Frau kümmerte. Er soll sich nie über sein Schicksal beschwert haben.

Der ermittelte Blutalkohol betrug 1,7‰.

10. Todesfälle durch atypisches Erhängen

Todesfälle durch atypisches Erhängen – das Strangwerkzeug liegt nicht um den Hals, sondern im Gesichtsbereich – wurden im Schrifttum selten beschrieben (von Hofmann 1886; Keferstein 1915; Langermann 1916; Meixner 1919; Rauschke 1957).

Reiter (1982) berichtete über ein atypisches Erhängen:

Vorgeschichte: Der seit einem Jahr arbeitslose und stark verschuldete J. M. hatte durch Pfändung seinen PKW verloren. An seinem 56. Geburtstag verließ er in stark deprimiertem Gemütszustand die Wohnung, nachdem er in Gegenwart seiner Lebensgefährtin Selbstmordabsichten geäußert hatte. Gegen 22.00 Uhr soll er in seinem Stammlokal alkoholische Getränke konsumiert haben. Am Tag darauf wurde er um ca. 8.00 Uhr von seiner Lebensgefährtin im Kellerabteil des gemeinsamen Haushaltes erhängt aufgefunden.

Lokalaugenschein der Polizei und polizeiamtsärztliches Gutachten: Nach der Beschreibung des Polizeiamtsarztes hing der Leichnam etwa in der Mitte des unversperrten Kellerabteiles in aufrechter Körperhaltung mit dem Rücken zur Eingangstüre. Die Beine waren leicht angewinkelt und die Füße berührten mit den Fußballen den Boden. Das Strangwerkzeug, ein 5 mm dickes Hanfseil, war um ein Wasserleitungsrohr geknotet, welches etwa in 2 m Höhe unterhalb der Decke den Raum durchquerte. Das andere Ende des Seiles war um den Kopf des J. M. geschlungen. Unmittelbar vor den Knien des Erhängten befand sich eine leere, 40 cm hohe, umgestürzte Mineralwasserkiste.

Die Vorder- und Innenseiten beider Unterschenkel berührten die nach oben gerichteten Kanten dieser Kiste. Die linke Hand ruhte auf einem links neben dem Toten stehenden Schrank. Hinter der linken Ferse des J. M. fand sich am Kellerboden ein zerbrochenes großes Gurkenglas, welches vermutlich von dem Schrank heruntergestoßen worden war. Nach Bergung der Leiche wurde eine horizontal über das Gesicht verlaufende und quer über die Nase ziehende Strangfurche festgestellt.

Die abnorme Stranglage führte die Behörde und den beschauenden Polizeiamtsarzt zu der Annahme, daß ein natürlicher Tod vorliegen müsse, da man sich nicht vorstellen konnte, daß ein derart verlaufendes Strangwerkzeug einen gewaltsamen Tod herbeiführen könnte.

Leichenuntersuchung: Die Leiche des 165 cm großen, 69 kg schweren, kräftig gebauten Mannes zeigte 4 cm unterhalb der Nasenwurzel eine quer über den Nasenrücken verlaufende Strangfurche. Die Haut des plattgedrückten Nasenrückens wies eine braunrot vertrocknete Schürfung auf. Blut, welches aus Nase und Mund herausgetreten war, hatte eine Abrinnspur an der Knopfleiste des Hemdes hinterlassen. Seitwärts der Nase verlief die 5–8 mm breite Strangfurche beidseits horizontal unterhalb der Jochbeine quer über die Wangen. Auf der linken Seite lag das Strangwerkzeug unterhalb des Ohrläppchens, hatte den Ansatz des Musc. sternocleidomastoideus gequert und 50 mm hinter dem linken Ohrläppchen den Abdruck eines Knotens hinterlassen. Die anschließend medial aufsteigende Strangfurche verlief doppelläufig und zeigte eine zarte, blutig unterlaufene Kammbildung. 25 mm linksseitig der Mittellinie verlor sich die Strangfurche in der Kopfbehaarung.

Auf der rechten Seite zog das Strangwerkzeug über das Ohrläppchen und ließ dieses wie abgeklemmt erscheinen. Nach dorsal aufsteigend, querte die einfach verlaufende Strangfurche den Processus mastoideus und verlief sich dann 50 mm rechts von der Mittellinie in der Kopfbehaarung.

Zusammenfassende Beurteilung: Die Ergebnisse der Leichenöffnung und des Lokalaugenscheines sprechen somit dafür, daß der erheblich alkoholisiert gewesene J. M. beim Versuch, die Laufschlinge in suizidaler Absicht über den Kopf herabzuziehen, von der instabilen Mineralwasserkiste abgerutscht war. Dabei kam es zur Ausbildung der ungewöhnlich gelagerten Strangfurche.

Im Widerspruch zu dem bisher Ausgeführten scheinen dem Autor jene Beobachtungen zu stehen, die man als Zirkusbesucher bei dem äußerst publikumswirksamen „Nackenhang"-Kunststück machen kann.

Dabei legt der Artist eine, im Aufhängepunkt drehbare, ca. 3 cm dicke Schlaufe in den Nacken, so daß die Schlinge beidseits unterhalb der Ohrläppchen laufend über die Wange zum Aufhängepunkt im Bereich der Nasenwurzeln aufsteigt. Der in dieser Schlinge freihändig mit nach hinten überstrecktem Kopf hängende Artist wird anschließend meist in Drehung versetzt, ohne jedoch – auch noch nach Minuten – bewußtlos zu werden, oder gar infolge Erhängens zu sterben.

Nach Auskunft von Artisten ist zum Erlernen dieser Darbietung monatelanges, schmerzhaftes Training der Nackenmuskulatur, vor allem aber der Musculi sternocleidomastoidei erforderlich. Bei der zur Ausführung des Kunststückes erforderlichen Streckhaltung des Kopfes befinden sich diese Muskeln in stark gespanntem Zustand. Kommt es zum Beispiel infolge Übermüdung zum Nachlassen des Muskeltonus, so tritt auch bei Geübten rasch Bewußtlosigkeit ein.

Petersen (1982) wertete die Protokolle von 821 Sektionen erhängter Menschen aus den Jahren 1971 bis November 1981 aus. Dabei handelte es sich etwa um die Hälfte aller in diesem Zeitraum zur Aufnahme gelangten Todesfälle durch Erhängen. In dieser Zeit wurden im Institut für Rechtsmedizin der Universität Hamburg 16118 Sektionen durchgeführt. Bei den Erhängten wurden in 6 Fällen (0,73%) Frakturen der Wirbelsäule festgestellt. In dieser Untersuchung geht es nicht um die sog. Henkersfrakturen.

Fall 1: 41 Jahre alte Frau, in Hockstellung an einer Heizung mit einer 0,3 cm Plastikwäscheleine erhängt.

Zirkuläre, annähernd symmetrische, zum Nacken hin ansteigende Strangmarke mit angrenzenden Hautblutungen. Punktblutung in Augenbindehäuten, Lidhäuten, Gesichtshaut und Mundschleimhaut. Geringe Ursprungsblutungen des Musc. sternocleidomastoideus beiderseits. Fraktur der Wirbelsäule in Höhe des 6./7. HWK und 4./5. BWK mit geringgradigen Einblutungen in die angrenzende Muskulatur. Weitgehende Verknöcherung und Versteifung der gesamten Wirbelsäule durch Morbus Bechterew (aus der Vorgeschichte bekannt).

Fall 2: 84 Jahre alter Mann, mit eingeknickten Beinen, teils kniend, am Türpfosten in 1,70 m Höhe mit einem Verlängerungskabel erhängt.

Annähernd horizontale, zum Nacken hin schwächer werdende, ca. 1 cm breite Strangmarke. Aufhängepunkt hinten. Punktförmige Blutungen in Binde- und Lidhäuten der Augen, der Gesichtshaut und Mundschleimhaut; Simon-Blutungen; Abriß der Grundplatte des 3. Halswirbels mit ausgedehnten Weichteilblutungen und Blut im Rachen.

Fall 3: 87 Jahre alter Mann, mit einem Bademantelgürtel am Treppengeländer erhängt.

Ca. 1 cm breite, abgeblaßte, schräg von rechts oben nach links unten verlaufende Strangmarke. Auf der linken Halsseite eine zweite Strangmarke, 4 cm unterhalb der Kinnspitze beginnend und sich im Nacken mit der ersten treffend. Punktförmige Blutungen in den Augenbindehäuten und den Lidhäuten. Ursprungsblutungen des Musc. sternocleidomastoideus rechts; Simon-Blutungen; Fraktur des 6. HWK mit prävertebraler Unterblutung; hochgradige Osteoporose der Wirbelsäule.

Fall 4: 60 Jahre alter Mann, an einem Dachbalken in 2 m Höhe erhängt. Strangwerkzeug in 1,50 m Höhe durchgerissen.

Bis 1 cm breite, braun getrocknete, an beiden Halsseiten und im Nacken zirkulär verlaufende, unter dem Kinn ansteigende, strangmarkenähnliche Abdrücke. Deutliche Blutgefäßzeichnung der Bindehäute. Geringe Ursprungsblutungen des Musc. sternocleidomastoideus rechts. Fraktur des 6. HWK mit kräftiger Unterblutung des Bindegewebes zwischen Ösophagus und Wirbelsäule, vorn 0,5 cm weit klaffend. Darunter das Rückenmark nicht verletzt und nicht unterblutet.

Fall 5: 68 Jahre alter Mann. Tod durch Erhängen.

Wirbelsäulenfraktur in Höhe des 6./7. HWK. Histologisch gesichertes metastasierendes Prostatakarzinom.

Fall 6: 69 Jahre alter Mann, mit einer Hanfwäscheleine erhängt.

Am Hals eine 2 cm breite, eingezogene, lederartige, links zirkulär verlaufende, rechts ansteigende Strangmarke. Ursprungsblutungen des Musc. sternocleidomastoideus. Bruch des rechten Zungenbeinhornes mit Umgebungsunterblutung. Bruch einer rechtsseitigen spondylotischen Randzacke zwischen 5. und 6. HWK mit Lösung der Bandscheibe. Schilddrüsenkarzinom.

Bei den 6 von Petersen beschriebenen suizidal Erhängten mit Wirbelsäulenfrakturen handelt es sich um eine Frau und 5 Männer. Mit Ausnahme der Frau (41 Jahre alt) waren alle über 60 Jahre alt.

Lediglich von einem Fall ließ sich die Verletzung auf erhöhte äußere Krafteinwirkung zurückführen (Fall 4). Die Umstände lassen den Schluß zu, daß der Betreffende sich aus großer Höhe hatte herabstürzen lassen. In 2 Fällen (Fall 1 und 2) wurde eine hockende bzw. knieende Stellung der Erhängten beschrieben, so daß von einer erhöhten äußeren Krafteinwirkung nicht die Rede sein kann.

Bei den von Petersen festgestellten Wirbelsäulenfrakturen waren *folgende Vorerkrankungen wesentliche Verletzungsursache: Morbus Bechterew* (Fall 1), ein *metastasierendes Carcinoma simplex solidum* der *Prostata* (Fall 5). Verdacht auf ein *metastasierendes Schilddrüsenkarzinom* (Fall 6), *hochgradige Osteoporose der Wirbelsäule* (Fall 3). Bei einem 84 Jahre alten Mann kann man aufgrund des Alters ebenfalls von einer osteoporotischen Umwandlung der Wirbelsäule ausgehen, obwohl sie im Sektionsprotokoll nicht erwähnt ist.

11. Tötung durch Erhängen

Fälle von Tötung durch Erhängen wurden in der Literatur mitgeteilt. Tötung durch Erhängen ohne Mitwirkung anderer Gewalt ist aber ein relativ seltenes Ereignis. Das mag daran liegen, daß es nicht leicht ist und nur unter besonders günstigen Umständen gelingen kann, einen Erwachsenen so zu überraschen, daß er ohne erhebliche Gegenwehr, die wiederum andersartige Einwirkungen von Seiten des Täters zu bedingen pflegt, erhängt werden kann. Reines Erhängen kann daher in erster Linie bei berauschten oder bewußtlosen Personen oder auch bei Kindern gelingen. Es wurden Kinder in gefesseltem Zustand und auch nach Zureden in eine Schlinge gehängt und so getötet (Böhmer 1939/1940; Polson 1955).

Fall 1: Eine Ehefrau tötete ihren Mann, der spät abends in angetrunkenem Zustand nach Hause kam und sich ins Bett gelegt hatte, indem sie ihm eine bereitgehaltene Wäscheleine um den Hals warf, die Leine nach hinten oben um den Bettpfosten führte und dann die Schlinge zuzog. Dabei kam es zu einer Strangnarbe, die nach hinten oben anstieg und völlig glatt verlief. Als der Mann tot war, drehte sie ihn mit dem Unterkörper aus dem Bett und ließ ihn am Bettpfosten hängen. Bei der *gerichtlichen Obduktion* ergab sich kein Verdacht auf die Mitwirkung einer fremden Person, so daß die Frau sogar eine Lebensversicherung ausgezahlt bekam. Erst nach mehreren Jahren kam die Tat heraus. Der inzwischen herangewachsene Sohn erstattete Anzeige. Er hatte sich schlafend gestellt und den ganzen Vorgang von seinem Bett aus beobachtet.

Fall 2: Eine Ladeninhaberin wurde in ihrer hinter dem Laden gelegenen Stube mit typischer nach hinten ansteigender Strangmarke ohne jegliche Nebenverletzung erhängt aufgefunden. Auffällig war nur, daß der Strick mit einem Schifferknoten an einem Nagel befestigt war. Im Vorderraum standen drei leere Süßweinflaschen auf dem Tisch. Die später ermittelten beiden Täter hatten die Frau betrunken gemacht und sie ohne Gegenwehr überraschend aufgehängt.

Fall 3: Eine ältere Frau gab an, sie habe ihren Ehemann vor dem Hause erhängt aufgefunden und blieb dabei, der Strick habe einfach um den Hals gelegen und sei vor oberen Ohranteilen fast senkrecht auf den Aufhängepunkt verlaufen. An der Leiche fand sich aber eine an allen Stellen geschlossene zirkuläre tiefliegende Strangfurche, deren Verlauf auf einen Drosselungvorgang deutete, der offenbar dem Erhängen vorausgegangen war. Es wurde angenommen, daß die Täterin ihren mehrere Jahre älteren und wegen einer Beinamputation hilflosen Mann, als er nahe der Tür auf einem Sofa lag, erdrosselt, dann durch die Tür nach außen gezogen und dort erhängt hatte. Nur so konnte der Widerspruch zwischen Angaben und Befund erklärt werden. Die Beschuldigte wurde aber außer Verfolgung gesetzt.

Fall 4: Nicht immer ist eine Häufung von Nebenverletzungen beweisend für fremde Hand. Ein Bankbeamter hatte Selbstmord begangen, so daß bei der Fülle der Verletzungen zunächst der Eindruck einer Tötung durch fremde Hand hervorgerufen wurde. Der Mann hatte sich an der Brust, am Hals und an beiden Armen ungewöhnlich zahlreiche, mindestens 40 durchwegs parallel verlaufende Schnittverletzungen beigebracht, die aber nicht zur Öffnung größerer Gefäße führten, hatte sich dann an einem Fernsprechdraht, der beim ersten Male riß, ein zweites Mal erhängt und, als der Draht wieder riß, sich schließlich durch zwei Schüsse in die Brust und in die rechte Schläfe getötet.

Fall 5: Der Ehemann tötete seine Frau, indem er ihr in der Küche eine bereitgehaltene Wäscheleine um den Hals legte, die Leine über die Küchentür warf und sie an der äußeren Klinke befestigte. In halbunterstützter Stellung fand eine Nachbarin die Getötete vor. Als nach einer viertel Stunde mehrere Personen aus dem Haus an den Tatort kamen, hing die Leiche ein Stück höher, so daß nur noch die Fußspitzen den Boden berührten. Der Täter hatte sie inzwischen hochgezogen, wie sich an Schleifspuren am Oberrand der Küchentür gut nachweisen ließ. Da die Frau außerdem zahlreiche Nebenverletzungen im Gesicht wie von Fausthieben und Kratzspuren an den Händen aufwies, war der Verdacht der Täterschaft des Ehemannes begründet. Dieser erhängte sich in der Nacht nach erfolgter Obduktion, bei der er der Leiche gegenübergestellt worden war, wobei er erklärt hatte, er habe „einen eisernen Willen".

Fall 6: Die Ehefrau wurde mit vorübergeneigtem Kopf, mit gespreizten Beinen in einer wenig ansteigenden Schlinge aufgefunden, die an einem Fenstergriff befestigt war. Der Täter hatte den Strick nur mehrere Male um den Griff geschlungen und das freie Ende um die hocherhobene linke Hand seiner Frau gewickelt. Dies erweckte den Verdacht des Gendarmeriebeamten, der die Mordkommission benachrichtigte. Der Täter legte auf Vorhalt ein Geständnis ab, er habe seine Frau, der er vorher reichlich zu trinken gegeben hatte, unter einem Vorwand aus dem Bett gelockt, ihr eine bereitgehaltene Schlinge um den Hals gelegt, sie gegen das Fenster gedrängt und schnell den Strick am Fenstergriff hochgezogen. Sie habe kaum Gegenwehr geleistet.

12. Dekapitationen bei Erhängen

In einem vorhergehenden Abschnitt über Erhängen bei Justifikation mit langer Schlinge und freiem Fall („long drop") wurde über das Vorkommen von Dekapitationen berichtet. Solche Dekapitationen wurden auch nach suizidalem Erhängen beschrieben, nach Sprung mit angelegter Schlinge aus großer Höhe.

Weimann u. Prokop (1963) beschrieben eine Dekapitation bei Verwendung eines 5 mm dünnen Drahtseiles nach Sprung aus großer Höhe.

Pankratz et al. (1986) berichteten über eine Dekapitation beim Erhängen:

In dem von ihnen beobachteten Fall eines Suizids durch Erhängen kam es zu einer Enthauptung durch das Strangwerkzeug. Der Suizidant, ein 46jähriger Mann, der wegen Schizophrenie in einem Bezirkskrankenhaus untergebracht war, hatte seinen Selbstmord von langer Hand und mit Akribie vorbereitet.

Wie aus sichergestellten Aufzeichnungen hervorging, hatte er schon Monate vorher für sein Verhalten geeignete Eisenbahn- und Autobrücken sowie andere Objekte ausgekundschaftet und Adressen von Seilereien zum Erwerb eines Strangwerkzeuges beschafft.

Nachdem er von einem Urlaub nicht mehr ins Krankenhaus zurückgekehrt war, wählte er schließlich ein Gebäude mit zugänglichem Balkon im 1. Stock. Er befestigte ein 2,70 m langes Seil am Geländer und sprang aus ca. 5 m Höhe in die Tiefe. Die Schlinge zog sich mit solcher Gewalt zu, daß der Kopf abgetrennt wurde.

Der Kopf des Mannes lag in einer Blutlache ca. 3,3 m vom Rumpf entfernt. Zu erkennen war ein breiter Schürfsaum im Bereich der Haut des Nackens und der seitlichen Halspartien.

Bei der *Sektion* fand sich eine Durchtrennung der Halswirbelsäule zwischen dem 1. und 2. Halswirbel. Sämtliche Halsweichteile waren in einer Ebene knapp oberhalb des Kehlkopfes durchtrennt, die Halsorgane vor der Wirbelsäule teilweise in den Mittelfellraum eingetreten. Das Zungenbein, dessen linkes Horn gebrochen war, sowie der Kehldeckel waren am Kopf verblieben. Die Halshaut war in vorderen Anteilen nahezu scharfrandig durchtrennt, rechtsseitig war ebenfalls eine Schürfung festzustellen.

Die Halsschlagadern zeigten im Bereich der Abrißstellen zahlreiche querverlaufende Innenhauteinrisse. Der Schildknorpel war in der Mittellinie breitklaffend gesprengt.

Das Schädeldach zeigte eine über die gesamte Schädelmittellinie und teilweise im Bereich der Pfeilnaht verlaufende Bruchlinie, die sich in beide hinteren Schädelgruben aufzweigte. Diese Verletzung muß als Folge des Aufpralles des Kopfes auf den Boden angesehen werden und ist nicht zu vergleichen mit den von Wood-Jones (1913) beschriebenen Schädel-Basisbrüchen bei Justifikation durch den Strang.

Bei der rekonstruierbaren Fallhöhe von etwa 3,5 m und 76 kg Körpergewicht wurde eine maximale Zugkraft in der Größenordnung von 13 500 Newton wirksam.

Sances et al. (1982) hatten komplette Abrisse der Halswirbelsäule bei Leichenversuchen bei einer Zugbelastung von etwa 4000 Newton beobachtet.

13. Hirnschäden nach Strangtodesfällen

Eine systematische und ausgezeichnete Besprechung der Hirnschäden nach Strangtodesfällen – es ist übrigens die einzige wesentliche zusammenfassende Arbeit, die zu diesem Thema vorliegt – wurde von Hans JACOB (1957) vorgelegt. Tabelle 25 zeigt eine Zusammenstellung von Strangulationsschäden und solchen nach vorübergehendem Herz- und Atemstillstand unter dem Gesichtspunkt des zeitlichen Ablaufes des neuropathologischen Prozesses.

Ich folge seiner Einteilung nach Strangtod, nämlich (1) *Hirnschäden* durch *Tod nach Strang* (*Strangtodesfälle*), (2) *Hirnschäden* bei *Spättod nach unterbrochener Strangulation* (*Spättodesfälle*) und (3) *Dauerschäden nach mißlungener Strangulation.*

Mit Recht macht JACOB (1957) darauf aufmerksam, daß es aufgrund der bisher vorliegenden Kasuistiken zunächst schlüssig erscheint, daß es nicht nur einer gewissen Strangulationsdauer, sondern auch einer geraumen „*Weiterlebenszeit*" nach Unterbrechung der Suspension bedürfe, damit Ganglienzellschäden mit den uns zur Verfügung stehenden Methoden überhaupt morphologisch sichtbar gemacht werden können.

Dies trifft für die von SCHOLZ (1933), BINGEL u. HAMPEL (1934) sowie DÖRING (1936) beschriebenen Spättodesfälle nach unterbrochener Strangulation zu. Mit anderen Worten, die Lösung des Strangwerkzeuges geschah hier noch innerhalb der Wiederbelebenszeit, jedoch war es zu irreversiblen Schäden am ZNS gekommen.

a) Hirnschäden nach Tod am Strang (Strangtodesfälle)

Histologisch untersuchte Hirnschäden bei Strangtod wurden lediglich von JACOB u. PYRKOSCH (1951) vorgelegt.

40jähriger Patient wurde von der Ehefrau an einem Dachsparren erhängt aufgefunden. Abschiedsbrief hinterlassen. Selbstmord infolge wirtschaftlicher Notlage. *Hangdauer* unbekannt. *Sektion* 26 h nach der Auffindung. Totenstarre in allen Gliedern. An Rücken und Unterflächen der Gliedmaßen mit Ausnahme der aufliegenden Stellen blaurote Totenflecken. In den Augenbindehäuten stecknadelkopfgroße Einblutungen, besonders hinter den Umschlagfalten. Gesichtshaut fahl, gelblich. Im Bereich des Halses unterhalb des Kehlkopfes 15 mm breite, gleichmäßig nach den äußeren Hinterhauptshöckern zu ansteigende, gelblich-braun-rote, scharf begrenzte Hauteintrocknungen. Im Verlauf derselben 2 je 5 mm vom Rand entfernt gelegene, mit feinsten Blutungen versehene Hautkämme. Rechtes Zungenbeinhorn nach der Spitze zu zweimal durchgebrochen. Pleura und Perikard: Vereinzelte kleinste Blutaustritte, ebenso in den Nierenkelchen.

Gehirn: Prallgefüllte Pialgefäße. Hirngefäße nicht sonderlich gestaut. Kein Ödem, keine Schwellung. Nach Zelloidineinbettung Färbung mit Toluidin, Kresylviolett und Hämatoxylin-Eosin.

Ischämische Ganglienzellveränderungen mit dreieckiger oder spindeliger Verformung und Schrumpfung des Kerns. Kernhyperchromatose, Totalschwund der Nissl-Schollen und Schrumpfung des Protoplasmaleibes, der weitgehend homogen und im Hämatoxylin-Eosin-Präparat gegenüber den nicht erkrankten Zellen eine andere Eosintönung zeigt. So veränderte Zellen finden sich in Gruppen oder vereinzelt in den unteren Schichten des Sommer-Sektors des Ammonshornes, vorwiegend in der 3., aber mitunter auch in der 5. Schicht der Frontal- und Okzipitalrinde, der Inselrinde und seltener in der Zentralregion, im Putamen (vorwiegend große Zellen), vereinzelt im Pallidum, vermehrt im lateralen Thalamuskern. Auch in den Purkinjezellen finden sich vereinzelt ischämische Veränderungen. Seltener trifft man hypochromatische Elemente von sonst gut erhaltener Zellstruktur.

Tabelle 25. Zusammenstellung von Strangulationsschäden und Schäden des Zentralnervensystems nach vorübergehendem Herz- und Atemstillstand unter dem Gesichtspunkt des zeitlichen Ablaufs des neuropathologischen Prozesses. (Aus JACOB 1957)

JACOB u. PYRKOSCH (1951)	*Strangtod*	etwa 30 min ÜLZ unter unvollständiger Drosselung	40♂	Verminderte Anfärbbarkeit der Nervenzellen, disseminierte ischämische Ganglienzellveränderungen, gelegentlich Kernschwund; zerebrale Gefäßstörungen und Transsudationen
NEUBUERGER (1954) Fall I	H. und A. St. 1–3 min	2 Std ÜLZ unter Herzmassage	38♂	
HELWIG (1937)	*Str.-D.* 10 min	2¾ Std WLZ	?	
SCHOLZ (1941)	H.-St. 20 min	8 Std WLZ	?	Generalisierte Ganglienzellschäden (ischämische, homogenisierende und schwere Zellerkrankungen, Zellschwellungen, ghost-cells). Diskrete Makro- und Mikrogliawucherungen, Glia- und Gefäßwandzellverfettung. Laminäre und fleckförmige Parenchymnekrosen
LAHCY u. RUZICKA (1950)	H.-St. 5 min	10 Std WLZ	7♂	
BODECHTEL (1928)	H.-St. 10–15 min A.-St. 25–30 min	14–15 Std WLZ	60♂	
SCHOLZ (1931)	*Str.-D.* unbekannt	18 Std WLZ	37♀	
NEUBUERGER (1954) Fall II	H.-St. 10 min	18 Std WLZ	12♀	
WUSTMANN u. HALLERVORDEN (1935)	H.-St. 6 min A. St. 16 min	23 Std WLZ	53♂	Ähnliche Nervenzellschäden und Parenchymnekrosen mit stärkerer Gliaaktivität (Gliarosetten und Klasmato- -dendose)
NEUBUERGER (1954) Fall III	H.-St. 5–8 min	36 Std WLZ	65♀	
BINGEL u. HAMPEL (1934)	*Str.-D.* 10–15 min	70 Std WLZ	25♀	
NEUBUERGER (1954) Fall IV	H.-St. eine bis mehrere Minuten	3 Tage WLZ	23♀	Schwere Parenchymnekrosen meist in grauer, aber auch weißer Substanz. Erhebliche Gliazellproliferationen, Endothelzell- und Gefäßwucherungen, Körnchenzellabbau. Mitunter Vorgänge nach Art des WERNICKE-Komplexes (NEUBUERGER, Fall VI) oder Überwiegen der Gefäßwucherungen gegenüber dem Parenchymabbau (1950)
SCHOLZ (1941)	*Str.-D.* unbekannt	3 Tage WLZ	40♀	
DÖRING (1936)	*Str.-D.* unbekannt	4 Tage WLZ	19♂	
NEUBUERGER (1954) Fall V	H.-St. 2mal 2–3 min	7 Tage WLZ	19♀	

Tabelle 25 (Fortsetzung)

NEUBUERGER (1954) Fall VI	H.-St. 8 min, A.-St. 18 min	7 Tage WLZ	72♀	
JACOB (1950)	*Str.-D.* unbekannt	8 Tage WLZ	1,1♀	
SCHOLZ (1949)	*Str.-D.* 10 min	9 Tage WLZ	1,2♀	
LENAHAN (1943)	H.-St. 1 min, A.-St. 2 min	10 Tage WLZ	15♂	
LOKEN (1953)	*Str.-D.* unbekannt	14 Tage WLZ	26♀	
NEUBUERGER (1954) Fall VII	H.-St. 5 min	14 Tage WLZ	20♀	
HOWKINS et al. (1946)	H.-St. 10–11 min	26 Tage WLZ	32♀	Leichte kortikale Atrophien bei fokalen Nekrosen im Körnchenzellstadium, verbunden mit Glia- und Gefäßwucherungen

Erläuterungen: Herzstillstand: H.-St.; Atemstillstand: A.-St.; Strangulationsdauer: *Str.-D.*; Überlebenszeit: ÜLZ; Weiterlebenszeit: WLZ.

Nur in der Subikulumrinde zeigen zahlreiche Ganglienzellen bei sonst gut gezeichneter Zellstruktur größere Vakuolenbildungen im Zelleib, ähnlich den Schäden, wie sie ALTMANN u. SCHUBOTHE (1942) im Hypoxydoseexperiment am Katzenhirn und BÜCHNER (1948) sowie SCHOLZ (1933) beim Höhentod sahen.

Unter 20 Strangtodesfällen sah JACOB (1957) die ischämische Form der Ganglienzellveränderung vereinzelt mit leichten Hyperchromatosen in 5 Beobachtungen. Hans JACOB hebt hervor, daß nicht nur die Form der Zellveränderung, sondern auch die individuell wechselnde Verteilung an den bekannten Prädilektionsorten innerhalb des Großhirns, der Stammganglien und des Kleinhirns die Schädigung als vitale Reaktion kennzeichnen. Allerdings lagen in keinem der untersuchten Fälle Inkrustationen vor. Die Erklärung liegt wohl darin, daß es sich um ein sehr frühes Stadium hypoxidotisch bewirkten Gewebeschadens handelt. Nur in der ausführlich mitgeteilten Kasuistik lagen außerdem Vakuolenbildungen im Zytoplasma vor. Aus den Befunden von JACOB ergibt sich eindeutig, daß unter den Bedingungen zeitlich und örtlich atypischer Strangulationsvorgänge ischämische Ganglienzellschäden selbst dann sichtbar werden können, wenn der Tod am Strang erfolgt. Eine verzögerte Agonie (verlängerte Überlebenszeit unter der atypischen Strangulation) ist für die Entwicklung ischämischer Ganglienzellschäden ausreichend. Nach Meinung von JACOB wird man für die Strangtodesfälle des Menschen die erforderliche Manifestationszeit wohl auf unter 30 min festsetzen müssen. WEINBERGER et al. (1940) sind der Meinung, daß intravital entstandene

Hirnschäden nur dann vorliegen, wenn eine Mindestzeit des Sauerstoffverlustes von etwa 3 min und ein Minimum des Weiterlebens von etwa 2 h bestanden haben.

b) Hirnschäden bei Spättod nach unterbrochener Strangulation (Spättodesfälle)

Die Zahl der morphologisch gut untersuchten Spättodesfälle ist gering. Bei den ersten Mitteilungen fehlten pathomorphologische Befunde, etwa bei denen von TAYLOR (1908) und PUPPE (1908), VON HOFMANN, 2 Fälle (1881). In der von MARESCH (1903) beschriebenen Kasuistik eines 58jährigen Patienten, der in den Morgenstunden vom Strang gelöst wurde und am Nachmittag verstarb, fand sich eine frische Blutung in der inneren Kapsel, dem Hirnschenkel und der Haube. Es lagen allerdings eine generalisierte Gefäßsklerose, Linkshypertrophie des Herzens, Leberzirrhose und ältere Nekroseherdchen im Hirnmark vor.

Als sorgfältig untersuchte Beobachtungen muß man die von SCHOLZ (1933, 1938), BINGEL u. HAMPEL (1934), DÖRING (1936) sowie LOKEN (1935) bezeichnen.

c) Tod unter anhaltender Bewußtlosigkeit und fortschreitendem Funktionsverlust (bzw. frustranen Ansätzen zur Funktionswiederkehr)

Fall von SCHOLZ (1933): 37jähriger Mann, *Hangdauer* unbekannt. *Exitus* 18 h nach der Stranglösung. Anhaltende Bewußtlosigkeit, verkrampfte Gliedmaßen, zeitweise epileptische Zuckungen, starke Schweißsekretion und Zyanose. Blutungen in den Konjunktiven und Skleren.

Blutung in der Hypophysenkapsel. In der Großhirnrinde schwer erkrankte Zellen mit ausgeprägter Tigrolyse, geblähtem Protoplasma und an die Peripherie gerücktem hyperchromatischen geschrumpften Kern (atypische homogenisierende Ganglienzellerkrankung?). Homogenisierende Purkinje-Zellerkrankung im Zelluntergang. Starke Ganglienzellverfettung in der Rinde mit besonderer Betonung des Ammonshornes. Lipoidspeicherung in Glia und Gefäßwandzellen.

Fall von BINGEL u. HAMPEL (1934): 25jährige Hilfslehrerin. Suizid bei endogener Depression. *Hangdauer* 10–15 min. Nach 5 min Nachlassen der Gesichtszyanose, leise Herztöne; nach 12 min künstlicher Beatmung einsetzende Spontanatmung. *Exitus* 70 h nach Strangulationslösung. Während dieser Zeit tiefe Bewußtlosigkeit, Streckkrämpfe, Nackensteife und Pyramidensymptomatik. Liquor o. B.

Bei generalisierter Gefäßstauung mit kleinen Blutaustritten in den weichen Häuten fanden sich innerhalb der grauen Substanz ischämische Ganglienzellerkrankungen und andere Zelluntergangsformen bis zum völligen Ganglienzellschwund. Am schwersten verändert erschienen die Windungstäler, Striatum, Thalamus und Purkinje-Zellschicht. In der Hirnrinde war der Ausfall vorwiegend fleck- und schichtförmig unter Bevorzugung der 3. Schicht; doch war mitunter auch die 5. Schicht merklich betroffen. Nur vereinzelt Gliarosetten und Vermehrung der Trabantzellen. Ausgesprochene und ausgedehnte Neuronophagien fanden sich im schwer veränderten N. paraventricularis. In den kaudalen Abschnitten des Hirnstammes nur geringfügige Ganglienzellveränderungen.

Fall von DÖRING (1936): 19jähriger Mann, unbekannte *Hangdauer;* nach halbstündigen Wiederbelebungsversuchen spontane Atmung und Nachlassen der Gesichtszyanose, anhaltende Bewußtlosigkeit, lediglich am 2. Tag Reaktion mit einem eben verständlichen „Ja" oder „Nein". Liquor „Eiweißvermehrung". *Exitus* 96 h nach Stranglösung.

Tiefgreifende Schäden in beiden Großhirnhemisphären und im Kleinhirnmark. Schwerpunkt „in einer Ausdehnung, wie sie etwa einem Sylvi-Erweichungsfeld entspricht". Vorwiegend im Mark und in den Stammganglien „zerfallende schollige Substanzen". Während in der Großhirnrinde unter auffallender Bevorzugung der 3. Schicht (daneben 2. und 5.) und der Windungstäler ischämische und „schwere" Zellerkrankungen (letztere mit

Kernvergrößerung) konstatiert wurden, erschien die Glia regressiv verändert. Am Gefäßapparat lediglich Schwellung der Endothelien. Ischämische Purkinjezellen. Vereinzelte ischämische Zellen in der Vierhügelplatte.

Fall von SCHOLZ (1941): 41jährige Patientin mit reaktiver Depression. Unbekannte *Hangdauer*. *Exitus* 3 Tage nach Stranglösung.

Gehirngewicht 1420 g. Innerhalb der verschiedenen Regionen der grauen Substanz ausgedehnte frische Ausfälle, die in der Rinde vielfach laminären Charakter tragen, teils auch den ganzen Rindenquerschnitt einnehmen. Hier und da frische Blutungen. Stellenweise Gefäßproliferationen. Schwerste homogenisierende Erkrankung der Purkinjezellen. Neben regressiven Veränderungen finden sich sowohl in der Großhirnrinde als auch besonders im Kleinhirn Progressiverscheinungen und teilweise erhebliche Proliferationen der gliösen Elemente. Besonders auffällig eine Vermehrung der Trabantzellen innerhalb der tiefen Schichten des Subiculum und diffuse Wucherungen bzw. Gliastrauchwerkbildungen in der Molekularschicht des Kleinhirns.

Fall von SCHOLZ (1949): 14 Monate altes Kind, wegen Durchfall und Erbrechen *Krankenhausaufnahme*. Nach Besserung der Beschwerden wurde das Kind von der Schwester aufgefunden. Es hatte versucht, das Bett durch die Bettgitterlücken zu verlassen, war dabei steckengeblieben. Rumpf und Gliedmaßen außerhalb des Gitterbettes. Kopf mit dem Kinn auf der Matratze innerhalb des Bettes, stark nach hinten überstreckt; Hals durch die Gitterstäbe eingeengt. *Vermutliche Einklemmdauer* 10 min. Gesichtszyanose, Sistierung von Atmung und Puls, erschlaffte Muskulatur. Wiedereinsetzen nach Therapie. Unter anhaltender Bewußtlosigkeit Krämpfe in Abständen von 2–3 h, Erbrechen und Temperaturanstieg, *Exitus* 9 Tage nach Einklemmungslösung. Zwei Tage ante exitum generalisierte Ödeme, Urin reichlich Albumin, granulierte Zylinder, einige Erythrozyten.

Gehirngewicht 960 g, geringe Hirndruckzeichen. Schwerste Schäden innerhalb der Großhirn- und Kleinhirnrinde sowie der Stammganglien. Ischämische Ganglienzellerkrankungen, Achromatosen, „schwere" Erkrankungen sowie Zellverflüssigungen kennzeichnen das Bild. Dabei ausgeprägte gliöse Wucherungen mit Bildung von Körnchenzellen, Rasenglia sowie lebhafte Gefäßproliferation. Daneben besteht – das Bild überlagernd – ein meningoencephalitischer Prozeß mit Mikroabszeßbildungen im Thalamus.

Fall von JACOB (1952): 13monatiges Kind wurde mittags bewußtlos und blau verfärbt angetroffen, am Hals querverlaufender Strangulationsstreifen, Blutpunkte in der Gesichtshaut (vermutlich beim Drehen in der Bauchlage am Bettgurt erdrosselt). Atemstillstand löste sich nach Kreislaufmitteln und warmem Bad. Unter bleibender Bewußtlosigkeit, Krampfzustände vorwiegend im Gesicht und oberen Extremitäten, Kollapsneigung, allgemeine Muskelschlaffe, Erbrechen und vermutlich Parese des rechten Armes, schließlich Temperaturanstieg. *Exitus* 8 Tage nach der Selbstdrosselung mit dem Bettgurt.

Gehirn: Windungen geschwollen, Furchen verstrichen, generalisierte Gefäßstauung. Diffuse Marknekrose im Bereich des gesamten Großhirns unter Bevorzugung der Windungskegel, aber auch in den Markkegeln des Kleinhirns. Dabei ausgeprägte Gefäßwucherungen mit zunehmenden Gefäßbildungen, hochgradige gliöszellige Proliferationen mit erheblicher Körnerzellbildung (reich an Neutralfetten) und lebhaften Mitosen. Die betroffenen Gebiete deutlich entmarkt, doch scheint ein gewisses Mißverhältnis zwischen Ausmaß der gliösen und vasalen Proliferationen und der Intensität der Nekrose zu bestehen. Auch die graue Substanz ist stellenweise mehr betroffen, wenn auch der Markschaden bei weitem im Vordergrund steht. So finden sich herdförmig im Ammonshorn, Pallidum und in der Hirnrinde meist in den Windungstälern und streifenförmig schwere, ischämische oder inkrustierte Ganglienzellen. Dabei Glia- und Gefäßwucherungen besonders im Ammonshorn und Pallidum. Schwerste Schäden zeigt die Kleinhirnrinde: Körnerzellschicht mottenfraßartig oder diffus gelichtet. Purkinjezellen zum größten Teil vollständig untergegangen. In Molekular- und Körnerschicht hochgradige Gliazell- und Gefäßproliferationen mit Sprossenbildung, Körnerzellentwicklung und Mitosen. *Zahnkern:* Am Ort der untergegangenen Ganglienzellen ausgeprägte Neuronophagien. Mittelhirn bis zum Rückenmarksbeginn frei von pathologischen Veränderungen.

Fall von LOKEN (1953): 26jährige Frau wurde nach Strangulation bewußtlos im Wald aufgefunden; Strangulationsdauer unbekannt. Sie war im Anschluß daran 14 Tage bewußtlos und *verstarb*. Die neurologische Untersuchung am 12. Tag ergab bei tiefem Koma erhaltene Lichtreaktionen der Pupillen, die Augäpfel schwammen wechselnd von einer Seite zur anderen. Lidbewegungen auf starke akustische Reize. Total paralytisch, auf Hautreize keine Reaktionen.

Gehirnbefund: Ausgeprägte Schäden in der grauen Substanz des Kortex (frontal, präzentral, postzentral, parietal und Lingularegion); präzentral am stärksten, temporal nur einzelne Herde mit okzipital unbedeutenden Veränderungen. Vorwiegend 3. und 5. Rindenschichten betroffen, aber auch andere Schichten einbezogen. *Caudatum* und *Putamen:* Zellverlust, Mikroglia- und Gefäßwucherung. Ähnlich in einigen Thalamuskernen, subthalamische Kerne o. B. *Kleinhirn* meist intakt, mitunter leichter Purkinjezellverlust. Weiße Substanz bis auf einen Herd in der inneren Kapsel ohne Entmarkung. *Corpora quadrigemina:* Zellverlust mit Gliazellwucherung. *Substantia nigra:* Herdförmige Gliawucherung. *Brückenkerne:* Unspezifisch verändert.

d) Intravallärer Verlauf mit tödlicher Endphase

Fall von DEUTSCH (1917): 35jährige Frau, die mit Strick am Hals durch Hand gewürgt worden war, fand noch die Zeit, die Tür zu verschließen, danach für 3 h bewußtlos. Drei Tage nach der Drosselung aus dem Krankenhaus als unauffällig entlassen. Zwei Tage später Einsetzen von Krampfanfällen. *Exitus* 3 Monate nach der Drosselung unter zunehmender Bewußtseinstrübung („halbstuporöse Zustände") und fortschreitende Beugekontrakturen.

Sektionsbefund: Embolische Schrumpfniere, Infarktniere, Leber- und Milzatrophie. *Hirnbefund:* Caudatum- und Linsenkernerweichung mit gliafaseriger und mesenchymaler Organisation sowie Abbau durch Marchipositive Körnchenzellen. Die Herdbildung schien zur weißen Substanz hin ziemlich scharf abgegrenzt. Hirnrinde und Thalamus zeigten „mikroskopisch normale Struktur".

Fall von GAMPER u. STIEFLER (1937): 16jähriger Junge wurde beim Spiel mit einer Lassoschlinge 20 s gedrosselt und brach mit einem Aufschrei zusammen. Danach Schnur gelockert. Nach 5 h zunehmende Aufhellung des Bewußtseins; Auftreten extrapyramidaler Hyperkinesen, verbunden mit Hyperreflexie. Allmähliches Abklingen am 2. Tag. Am 3. Tag psychisch und körperlich beschwerdefrei und ohne Störung. Am 4. Tag Unwohlsein, zunehmende extrapyramidale Unruhe bis zu universeller Chorea; dabei zunehmende Bewußtseinstrübung. Am 5. und 6. Tag delirant, Wälzbewegungen, Schreianfälle, Jaktationen. Am 8. Tag *Exitus.*

Diffuse Stauungshyperämie. Schwerste Schäden mit Neigung zu krümeligem Zerfall vorwiegend im Bereich des Striatum und innerhalb der mittleren Rindenschichten der motorischen Präfrontalregion. Protoplasmazerfall mit wabiger Strukturänderung bis zu Zellschattenbildung bei etwas vergrößertem Zellkern. Regressiverscheinungen und Proliferationen der Gefäßwandelemente, mitunter aber auch Gefäßneubildung.

JACOB et al. (1962) berichteten über einen Patienten, der mit 42 Jahren Selbstmord durch Erhängen beging. Die Strangulation dürfte etwa 5–10 min gedauert haben. Nach Entfernung der zur Strangulation benutzten Wäscheleine gab der Patient „noch schwach Lebenszeichen" von sich. Sofortiger Transport ins Krankenhaus.

Der *neurologische Befund* wechselte außerordentlich mit ständig tiefer Bewußtlosigkeit. Der Patient verstarb nach etwa 24 h unter den Zeichen der Atemlähmung.

Neuropathologisch fanden sich neben einer allgemeinen Verletzung der Nervenzellen ubiquitär ischämisch geschädigte Nervenzellen in der Hirnrinde, im Striatum und in der Purkinje-Zellschicht. Das Schwergewicht des Sauerstoffmangelschadens lag jedoch im lockeren Großhirn- und Kleinhirnmark, wo es zu einer diffusen kleinfleckig-konfluierenden Entmarkung mit begleitender diskreter fleckförmiger Cajal-Gliose gekommen war. Hier und innerhalb der weichen Häute war die allgemeine Gefäßstauung mit ausgeprägten Sero- und Erythrodiapedesen verbunden.

Diese Beobachtung ist in mehrfacher Beziehung bemerkenswert. Strangulationsvorgänge können nicht nur zu frühzeitigen Sauerstoffmangelschäden der grauen Substanz führen, sondern auch zu diffusen Markschäden im Groß- und Kleinhirn.

Nach atmosphärischer Hypoxydose wurden nach einer Weiterlebenszeit zwischen 8 und 17 ½ h herdförmige Markschäden von HAYMAKER u. STRUGHOLD (1957) beschrieben.

DOOLING u. RICHARDSON (1976) veröffentlichten die Kasuistik eines 11jährigen Jungen, der nach einem Strangulationsversuch für eine Woche asymptomatisch war, bei dem sich danach unwillkürliche Bewegungen an Stamm und Extremitäten entwickelten, verbunden mit sich wiederholenden Episoden von Opisthotonus und Dysfunktion des autonomen Nervensystems. Er blieb alert und schien mental unauffällig, ein *EEG* war unauffällig. Er starb 13 Wochen nach Beginn der neurologischen Befunde.

Die *neuropathologische Untersuchung* deckte beidseitig zystische Defekte im Nucleus caudatus, Putamen und Globus pallidus auf, ohne Beteiligung der weißen Substanz.

Es handelte sich um ein verspätetes Einsetzen der neurologischen Befunde, wie er auch bei hypoxisch-ischämischen Insulten und bereits vorher in der Literatur mitgeteilten Fällen von Strangulation mitgeteilt worden war.

Faßt man die feingeweblichen Befunde der vorhergehend angeführten Kasuistiken zusammen, so bestehen die wesentlichen Befunde in hypoxidotischen Parenchymschäden. Es finden sich im einzelnen ischämische Nervenzellveränderungen, schwere Zellerkrankungen, homogenisierende Nervenzellerkrankungen, Zellverblassung mit Zellschwund. Das untergehende Nervenzellmaterial ist durch gliöse Zellelemente ersetzt, es handelt sich um Zunahme der Trabantzellen, Neuronophagien, Kleinhirnstrauchwerk. Die gliösen Zellelemente zeigen sowohl progressive als auch regressive Veränderungen. Gefäßproliferationen stehen in Abhängigkeit von dem Zeitraum des Überlebens nach der Stranglösung. JACOB (1957) hob hervor, daß von einem speziellen bzw. einheitlichen Befallsmuster in der Verteilung von Gewebeschäden in der grauen Substanz nicht die Rede sein kann. Allen Beobachtungen ist gemeinsam, daß in verschiedenen Kombinationen Großhirnrinde, Stammganglien und Kleinhirn befallen sind, während andererseits die Anteile des Hirnstammes vom Mittelhirn abwärts übereinstimmend keine oder nur vereinzelte Gewebeschäden aufweisen.

Völlig aus dem Rahmen der mitgeteilten Beobachtungen fällt der Befund eines Patienten von JACOB, bei dem eine diffuse Markschädigung von Groß- und Kleinhirn ganz im Vordergrund stand, während die Gewebeschäden in der grauen Substanz – abgesehen von den schweren Alterationen in der Kleinhirnrinde, im Ammonshorn und kleinere Herde im Linsenkern – im Vergleich zu allen anderen Fällen zurücktreten. Es liegt hier eine schwere Myelopathie (*Drosselungsmyelopathie*) mit mobilem Abbau aus umfangreicher Proliferation von Gefäßen vor. Solche Gewebsbilder sind nicht beschrieben im Rahmen von Kreislaufstörungen des ZNS. JACOB (1957) erwähnte, daß sie in gewissem Sinne an ähnliche diffuse Schäden der Marksubstanz nach *Leuchtgasvergiftung* (JACOB 1939), *Zwischenfällen bei Stickoxydulnarkose* (STEEGMANN 1939) erinnern.

JACOB (1957) schrieb weiter, daß ein Vergleich mit dem Prozeßverlauf zentralnervöser Gewebsveränderungen nach vorübergehendem Herz- und Atemstillstand aus anderen Ursachen weitgehende Übereinstimmungen im Hinblick auf ein durchschnittliches Prozeßtempo erkennen lasse. JACOB erfaßte das erreichbare Beobachtungsgut von Strangulationsschäden und Schädigungen am Zentralnervensystem nach vorübergehendem Herz- und Atemstillstand unter dem Gesichtspunkt des zeitlichen Ablaufes der Prozesse zusammen.

e) Dauerschäden nach mißlungener Strangulation

Vorübergehende Strangulationen führen zu *mehr* oder *minder ausgeprägten hirnorganischen Zustandsbildern*, bei denen ein unterschiedlich ausgeprägtes *Korsakow-Syndrom* am häufigsten vorkommt. Im allgemeinen klingen diese klinischen Befunde jedoch nach verschieden langen Zeiträumen ab. Es scheint sich also klinisch gesehen um reversible Störungen zu handeln. „Im Hinblick auf eine sehr reichhaltige Kasuistik über überlebende Strangulationsfälle ohne bleibende hirnorganische Defekte wird man wohl annehmen dürfen, daß unter klinischem Aspekt der Ablauf unterbrochener Strangulationen gewissermaßen unter dem Alles-oder-Nichts-Gesetz steht. Ob das allerdings für die morphologischen Vorgänge gilt, wird sich nur aufgrund hirnpathologischer Untersuchungen jener Fälle entscheiden lassen, die einen hinreichend schweren Strangulationsversuch ohne bleibende hirnorganische Ausfälle überlebten und späterhin an anderer Krankheit starben" (JACOB 1973). Leider liegen solche Beobachtungen, worauf bereits JACOB hinwies, nicht vor.

f) Luftembolie des Gehirns beim Strangulationstod

In Lehrbüchern der Gerichtsmedizin wird die Auffassung vertreten sowohl beim Erhängen als auch beim Ertrinken komme es zu einer Luftembolie im großen Kreislauf (PROKOP u. GÖHLER 1976). GRUNERT u. MALLACH (1968) gingen dieser Frage nach. Unter 4291 gerichtlichen Leichenöffnungen in der Zeit von 1973–1985 fanden sich 151 Strangulationsfälle, die auf Luft- bzw. Gasembolie geprüft worden waren. Nur in einem Erhängungsfall ließen sich 25 ml Luft im rechten, nicht aber im linken Herzen nachweisen. Die Autoren kamen zu dem Ergebnis, daß ein positiver Luftemboliebefund beim Strangulationstod ein ausgesprochen seltenes Ereignis ist.

I. Die verschiedenen Syndrome der gekreuzten Lähmung (Hemiplegia cruciata)

I. Einführung

Es gibt mehrere *klinische Syndrome*, die auf eine *Schädigung* der *Pyramidenbahnkreuzung* zu beziehen sind. Die Nomenklatur ist leider verworren und irreführend, wie die folgenden Ausführungen zeigen werden.

Schädigungen der *Pyramidenbahnkreuzung* können eine *Reihe* von *klinischen Syndromen* hervorrufen, je nach der *Höhe* der *Läsion* und *Lage* zur *Mittellinie* (Abb. 98). Innerhalb der in vorderen Anteilen der unteren Medulla oblongata gelegenen Pyramidenkreuzung kreuzen die Fasern, die die Innervation der Arme übernehmen, rostral von denen der Beine (DE JONG 1958).

II. Das Syndrom der gekreuzten Lähmung (cruciate paralysis)

Das Syndrom der *Hemiplegia cruciata* besteht in einer Lähmung des *ipsilateralen Armes* und des *kontralateralen Beines;* es wurde zuerst von WALLENBERG (1911) beschrieben. Dieses Syndrom ist die Folge einer Beteiligung der kreuzenden Arm- und nichtkreuzenden Beinfasern der Pyramidenbahn (NIELSEN 1941; DE JONG 1958) im Bereich lateraler Anteile der Pyramidenbahnkreuzung.

Ein weiteres Krankheitsbild der *gekreuzten Lähmung* (*cruciate paralysis*) wurde von Herbert BELL (1970) beschrieben. Es liegen Lähmungen beider Arme ohne Beteiligung der Beine vor; dieses Syndrom ist die Folge einer traumatischen Schädigung oberer Anteile der Pyramidenbahnkreuzung (Decussatio pyramidorum).

Während im ersten Syndrom eine Lähmung der ipsilateralen oberen Extremitäten mit der kontralateralen unteren Extremität vorliegt, besteht beim 2. Syndrom eine Paraparese der Arme ohne Beteiligung der Beine. Unglücklicherweise wählte BELL (1970) einen Terminus für sein neues Syndrom, der bereits für ein bestehendes, von WALLENBERG (1911) beschriebenes, benutzt wurde.

Bei beiden Syndromen liegen weder Frakturen des Schädelknochens noch der Halswirbelsäule vor.

BERGER (1977) berichtete über 14 Patienten mit neurologischen Befunden bei stationärer Aufnahme, die eine Verletzung der HWS erlitten hatten und bei denen radiologisch kein Hinweis auf das Vorliegen von Frakturen oder Subluxationen bestanden. Die meisten dieser Patienten hatten Flexions-/Extensionsverletzungen in Kraftfahrzeugunfällen erlitten.

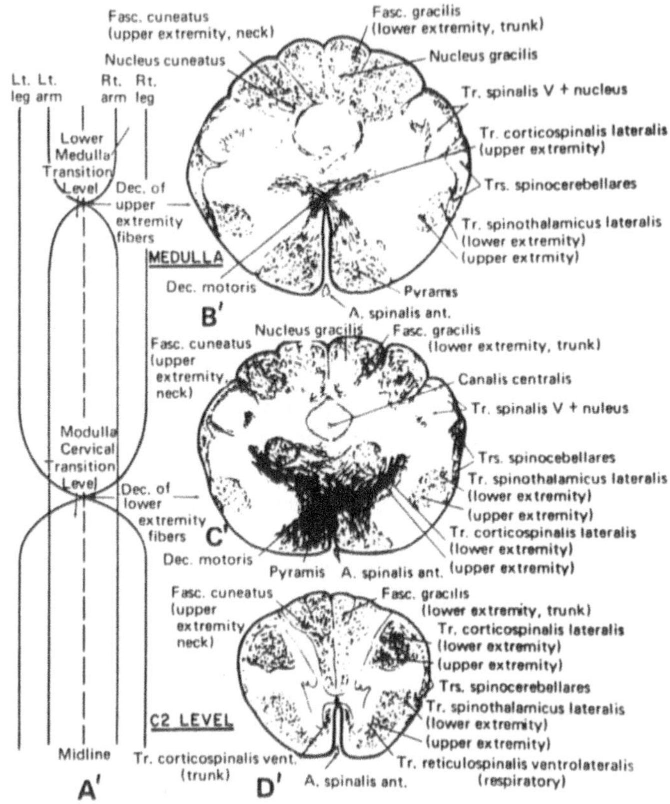

Abb. 98. Die neuroanatomischen Bahnen, die für die gekreuzte Lähmung nach zervikomedullären Verletzungen von Bedeutung sind. *A'* Die schematische Darstellung im Längsschnitt zeigt die relative Lage von Anteilen der Pyramidenbahnen und die Areale, wo sie auf die Gegenseite kreuzen. Die schematischen Darstellungen der Horizontalschnitte (*B'*–*D'*) zeigen die anatomischen Beziehungen besser. *B'* In Höhe der Medulla oblongata beginnen die Fasern der lateralen Pyramidenbahnen für die oberen Extremitäten auf die kontralaterale Seite zu kreuzen. *C'* In Höhe zwischen Medulla oblongata und C2 kreuzen die Fasern für die oberen Extremitäten höher im Zervikalmark und nehmen eine mehr mediane Lage in den Pyramidenseitensträngen ein. *D'* In Höhe von C2, mehr kaudal gelegen, ist die Kreuzung der Pyramidenbahnen vollendet; sie verlaufen in posterolateralen Anteilen der Pyramidenseitenstränge. Man beachte die wenigen Fasern der vorderen Pyramidenbahnen, die nicht auf die Gegenseite kreuzen. (Die wichtige Beziehung zwischen der spinalen Säule des V. Hirnnerven und seiner Bahn sind in den oberen Bereichen dargestellt, nicht aber in den unteren Bereichen. Sie erstrecken sich bis zur Höhe von C4). (Aus R. C. Schneider et al. 1973)

Einer der Patienten, 19jährig, berichtete lediglich über eine Hyperextension der HWS während der Arbeit an einer Telefonsäule ohne jegliche Gewalteinwirkung. Er hatte eine Tetraparese infolge eines zervikalen epiduralen Hämatoms, das operativ entfernt wurde. Postoperativ verschwand der klinische Befund. Hervorzuheben ist, daß dieser Patient keine Antikoagulantien erhielt und auch sonst keinerlei auffälligen hämatologischen Befund hatte.

Im allgemeinen ist der neurologische Befund in diesen Fällen mit unauffälligem radiologischen Befund nur leicht und bildet sich meist in kurzer Zeit zurück. Jedoch gibt es eine Gruppe, bei der der neurologische Befund sich nicht zurückbildet. In der Serie von BERGER (1977) von 14 Patienten trat das bei 3 Patienten ein.

Es besteht aber noch ein *weiteres Syndrom*, bei dem es nach *Läsionen* der *Pyramidenbahnkreuzung* in der *Mittellinie* zu einer *schlaffen Quadriplegie* kommt (CROSBY et al. 1962; GARDNER 1965).

Die oben beschriebenen Syndrome sind die Folge von umschriebenen und oberflächlichen Läsionen ventraler Anteile der unteren Medulla oblongata. In den mitgeteilten Fällen war die *Läsion die Folge einer Fraktur des Zahnfortsatzes mit Rückwärtsverlagerung des Bruchstückes* (NIELSEN 1941; BELL 1970), *Tuberkulome des Processus odontoideus mit Kompression der Medulla oblongata* (NIELSEN 1941), *Schädelhirnverletzungen bei einem Fall von Syringomyelie mit basilärer Impression und Arnold-Chiari-Syndrom* (BELL 1970) und *akute hydrocephale Krise nach Tumoroperation im Bereich der hinteren Schädelgrube* (BELL 1970).

MARANO et al. (1986) berichteten über eine Beobachtung von gekreuzter Bell-Lähmung durch eine Schußverletzung am kraniozervikalen Übergang.

III. Syndrome der Pyramidenkreuzung (Hemiplegia cruciata oder Hemiplegia alternans intima)

Das Syndrom der Hemiplegia cruciata oder der Hemiplegia alternans intima ist wahrscheinlich das seltenste Oblongata-Syndrom (DORNDORF u. GÄNSHIRT 1972). *Morphologisch* liegt eine kleine umschriebene Läsion in der Pyramidenkreuzung vor, die von kleinen Ästen der A. spinalis ant. versorgt wird. Der *klinische Befund* zeigt eine Lähmung des herseitigen Armes und des kontralateralen Beines, die in der Regel schlaff ist. Störungen der Sensibilität liegen nicht vor. Dieses Syndrom ist wohl mit dem auf S. 223 beschriebenen ersten Syndrom identisch.

IV. Syndrom der brachialen Diplegie

VIGOUROUX et al. (1977) berichteten über eine besondere Gruppe von Patienten mit *posttraumatischen neurologischen Befunden* nur der *oberen Extremitäten* (*brachiale Diplegie*), ohne daß traumatische Veränderungen an der HWS nachweisbar waren, jedoch mit ausgeprägten arthrotischen Veränderungen im Röntgenbild. Dieser Typ von traumatischen Schäden wurde lediglich bei Patienten beobachtet, die älter als 45 Jahre waren. Fast alle Patienten waren in Verkehrsunfälle verwickelt und hatten *Verletzungen* vom *Whiplashtyp* erlitten. Diese Patienten zeigen fast alle eine völlige Rückbildung der neurologischen Symptomatologie ohne operative Eingriffe, nur sehr wenige starben.

Sowohl die Unfallmechanismen als auch die klinischen und morphologischen Befunde sind recht uneinheitlich.

V. Bulbäres-zervikales Dissoziationssyndrom

R. C. SCHNEIDER et al. (1977) beschreiben Patienten mit traumatischen hohen Halsmarkschäden ohne jeden nachweisbaren röntgenologischen Befund als Folge von Gewalteinwirkung gegen den Vertex des Kopfes. Dabei kommt es zu einer Fortleitung der einwirkenden Gewalt über den in neutraler Stellung gehaltenen Kopf und die HWS mit dem Ergebnis einer zentral gelegenen hämorrhagischen Nekrose im Bereich von C2. R. C. SCHNEIDER et al. heben hervor, daß dies die Stelle der Befestigung des ersten Paares von Ligg. dentata ist. Es handelt sich um das *bulbäre-zervikale Dissoziationssyndrom* („*bulbar-cervical dissociation syndrome*") mit klinisch faßbarer Tetraplegie.

VI. Differentialdiagnose

Differentialdiagnostisch muß dieses Syndrom von dem *Syndrom* der *medialen Medulla oblongata* unterschieden werden. Dieses ebenfalls seltene Syndrom ist die Folge eines Infarktes im Versorgungsgebiet von paramedianen Ästen der oralen A. spinalis ant., der A. vertebralis und kaudaler Zweige der A. basilaris (BAKER 1961; DORNDORF u. GÄNSHIRT 1972). Der *klinische Befund* zeigt eine ipsilaterale Parese und Atrophie der Zunge und eine kontralaterale Hemiparese, die zunächst auch schlaff ist und erst später spastisch wird. Der N. facialis ist nicht beteiligt. Kontralateral liegt auch eine epikritische Störung der Sensibilität vor. Dieses Syndrom kann doppelseitig vorkommen. Zum *medialen Oblongata-syndrom* werden auch das *Jackson-Syndrom* (JACKSON 1864, 1872, 1886), dessen klinische Befunde eine homolaterale Augenlähmung, eine fakultative Parese des N. accessorius sowie eine kontralaterale Hemiparese zeigen, und das *Syndrom von* DÉJÉRINE (1914), dessen klinische Befunde eine ipsilaterale Zungenlähmung und kontralaterale sensomotorische Hemiplegie bei erhaltener Schmerz- und Temperaturempfindung aufweisen, gerechnet. Das *Syndrom* der *lateralen Medulla oblongata* (auch als *Syndrom* der *A. cerebelli inf. post.* oder *Wallenberg-Syndrom* genannt) ist an anderer Stelle ausführlich besprochen worden, worauf ich verweise, vgl. Bd. 13/VI. B.

J. Die indirekten Verletzungen von Kopf und Hals/Nacken (Whiplash-, Schleuder- oder Peitschenschlagverletzungen) bei verschiedenen Vektorrichtungen der einwirkenden Gewalt

I. Einführung

Harold E. CROWE, ein Orthopäde aus Los Angeles, gebrauchte als Erster den Terminus „whiplash" anläßlich eines Referates, das er 1928 vor der *Western Orthopedic Association* in San Francisco hielt. Er berichtete über 8 Patienten, die indirekte Verletzungen von Kopf und Hals/Nacken nach heftiger Extension und Flexion der Halswirbelsäule bei Kraftfahrzeugunfällen mit starker Schleuderung von Kopf und Nacken erlitten hatten.

ASHE wird in dem Buch „*Trauma and the Automobile*", 1966 von CURRAN u. CHAYET veröffentlicht, zitiert, daß CROWE anläßlich einer Versammlung der *American Academy of Orthopedic Surgeons* im Jahre 1966 folgendes mitteilte: „Wie die meisten der American Academy of Orthopedic Surgeons wissen, stellte ich 8 Beobachtungen von Patienten, die nach Kraftfahrzeugunfällen Hals-/Nackenverletzungen erlitten hatten, vor der *Western Orthopedic Association* in San Francisco vor. Während des Vortrages brauchte ich den unglücklichen Terminus ‚whiplash'. Der Ausdruck war von mir als eine Beschreibung des Bewegungsablaufes gedacht. Er sollte nicht den Namen für eine Erkrankung hergeben." Der Ausdruck „whiplash" wurde jedoch von Ärzten, Patienten und Rechtsanwälten als ein Syndrom oder eine Erkrankung angewandt und ist in der Folgezeit von vielen Ärzten benutzt worden, die dieses verhängnisvolle Wort mißverstanden. Später gebrauchte CROWE die sarkastische Definition „a sprain of the cervical spine which cannot be completely relieved of symptoms until all litigation is completed".

Der Ausdruck „whiplash" ist demnach nicht von GAY u. ABBOTT (1953) in die medizinische Literatur eingeführt worden, wie fast überall angegeben wird. In der deutschsprachigen Literatur wird auch der Terminus „*Schleuderverletzung*", „*Peitschenschlagverletzung*" oder „*Peitschenhiebverletzung*" verwendet.

II. Herkunft des Terminus „Whip"

Die *Whip* ist eine *indische Peitsche*. Sie besteht aus *geflochtenen Lederriemen*, die am Handgriff dicker und damit weniger flexibel sind als an deren Spitze, die nur aus einem relativ dünnen Lederriemen besteht. Es handelt sich bei ihr also nicht um einen Peitschentyp, der aus einer mehr oder minder starren Stange besteht, an deren Spitze sich ein Lederriemen oder eine geflochtene Schnur befindet. Die Whip läßt sich mit Hilfe entsprechender gegenläufiger Bewegungen in bogenförmige Schwingungen versetzen, wie etwa ein Gartenschlauch aus

Gummi oder plastischem Material. Dabei kommt es zu gegenläufigen, phasenhaften, schnappenden, sinusartigen Schwingungen.

Diese recht komplexen Bewegungsabläufe wurden auch *Schleuderverletzungen* (VOLLMAR 1957), *Peitschenhiebverletzungen* oder *Halsschleudertraumen* genannt, ebenso wurden im angelsächsischen Sprachraum die Bezeichnungen „*Sprains*" oder „*Strains*" mit gleichzeitiger ausgeprägter Überstreckung der Halswirbelsäule genannt. Man spricht auch vom *zervikalen Hyperextensions-/Hyperflexionssyndrom* oder *Verletzung*. Von einigen Autoren wird die Bezeichnung Whiplash-Verletzung durch „*neck sprain syndrome*" ersetzt.

Von vielen Autoren ist der Begriff Whiplash zu Recht kritisiert worden, er sei einer jener gefälligen und gleichzeitig heiklen Begriffe, die einen Symptomenkomplex mit vager Pathologie beschreiben würden. HAWKINS (1962) bemerkte: „Wenn der gleiche Typ von Auffahrunfall eine traumatische Verletzung von anatomischen Strukturen des Halses, etwa eine Fraktur oder Dislokation verursacht, dann wird die Diagnose ‚Whiplash' nicht benutzt, stattdessen wird eine genaue Diagnose der Verletzung angegeben. Der Ausdruck Whiplash wird angewandt in jener Gruppe von Verletzungen des Halses nach Auffahrunfällen, in der röntgenologische Untersuchungen häufig unauffällig sind. ‚Whiplash' ist daher synonym für ‚*sprains*' (‚*Verrenkungen*') oder ‚*strains*' (‚*Zerrungen*') der *Halswirbelsäule*." HAWKINS fragte deshalb mit Recht, weshalb man diese Verletzung nicht besser mit ihrem richtigen Namen, nämlich ‚*zervikalen*' oder ‚*zervikookzipitalen Sprains*' oder ‚*Strains*' benennen sollte. Auf diese Bemerkung komme ich später noch zurück.

III. Darstellung der Stoßabläufe bei Kollisionen aus verschiedenen Richtungen

Die wesentliche physikalische Größe beim Auffahren auf ein anderes Kfz ist die ruckartige Beschleunigung des gestoßenen Fahrzeuges. Die *Stoßdauer* bei einer solchen Kollision liegt bei etwa 100–200 ms. Die Stoßzeit des Schädels bei einer direkten Gewalteinwirkung gegen einen Teil der Fahrgastzelle liegt dagegen bei nur etwa 10 ms.

Die Wahrscheinlichkeit im Bereich der HWS bei einer indirekten Gewalteinwirkung verletzt zu werden, steigt mit zunehmender Körpergröße. Kleine Personen (unter 1,52 m) oder Kinder haben eine 40% geringere Verletzungswahrscheinlichkeit (WIELKE 1989). Es heißt bei diesem Autor weiter: „Das überrascht nicht, da einerseits die biomechanische Widerstandsfähigkeit auf Grund des günstigeren Verhältnisses der Lineardimensionen zum Massenverhältnis zunimmt, andererseits die Einbettung in die Sitzlehne, die für Durchschnittsmenschen dimensioniert ist, günstigere Bedingungen schafft."

Der Beschreibung der komplizierten Bewegungsabläufe bei indirekten Beschleunigungen und Verzögerungen von Kopf und Hals in verschiedenen Vektorrichtungen wird eine zusammenfassende Darstellung der Stoßabläufe bei Kollisionen aus verschiedenen Richtungen vorangestellt. Im einzelnen werden folgende Kollisionen besprochen werden: (1) Stoß von vorn, (2) Stoß von rechts seitlich, (3) Stoß von links seitlich, (4) exzentrisch erfolgende seitliche Stöße und (5) Stoß von hinten.

1. Stoß von vorn

Bei einer Frontalkollision werden vordere Wagenanteile plötzlich verzögert. Der Körper des links sitzenden Wagenlenkers und des rechts sitzenden Beifahrers bewegen sich zunächst noch in Fahrtrichtung, werden dann aber durch den Dreipunktgurt aufgefangen und plötzlich verzögert. Die Verzögerung betrifft nur den auf dem Fahrzeugsitz fixierten Torso. Der frei bewegliche Kopf und Hals gehen zunächst eine Hyperflexion mit Zerrung der HWS in der Waagerechten ein, ehe die Hyperextensionsphase der HWS einsetzt. Wir gehen in diesem Falle davon aus, daß Kopf und Hals lediglich eine indirekte Beschleunigung erleiden, daß es nicht zu einem zusätzlichen direkten Aufschlag dieser Körperregionen auf die Steuersäule beim Fahrer und das Armaturenbrett oder die Windschutzscheibe beim Beifahrer kommt. Die Vektorrichtung ist hier – Gx.

2. Stoß von rechts seitlich

Bei der Analyse der Körperschäden bei dieser Stoßrichtung müssen diejenigen der in den meisten Ländern (mit Rechtsfahren) links sitzende Fahrzeuglenker und der rechtssitzende Beifahrer auf dem Vordersitz getrennt besprochen werden. Denn bei Anprall von rechts seitlich besteht für den links sitzenden Lenker kaum die Gefahr, eine direkte Gewalteinwirkung zu erleiden, sondern es kommt zunächst zu einer Lateralflexion der HWS nach rechts. Das Verletzungsmuster dieser indirekten Verletzungen von Kopf und Hals ist uns weder aus der menschlichen Pathologie noch aus Tiermodellen bekannt. Von mir durchgeführte Vorversuche lieferten keine schlüssigen Befunde. Dem rechts sitzenden Beifahrer wird der Fahrzeugsitz unter seinem Gesäß nach links weggedrückt. Er wird innerhalb der Fahrgastzelle nach rechts beschleunigt, stößt dabei mit seiner Schulter abrupt gegen die rechte Tür bzw. die rechte Seitenscheibe. Die Bewegung seines Torsos wird dadurch ruckartig verzögert. Die Schulter erleidet also einen direkten Aufschlag auf die Tür. Sein Kopf mit dem Hals fliegt wie ein Pendel zur rechten Seite, es liegt also das vor, was mit dem unglücklich gewählten Wort „*sidelash*" bezeichnet wird. Zusätzlich zur indirekten wird es dabei wohl in den meisten Fällen zu einer direkten Gewalteinwirkung von Kopf und/oder Hals gegen rechtsseitige Anteile der Fahrgastzelle kommen. Das Risiko einer Verletzung bei dieser Mischform oder Kombination von indirekter und direkter Gewalteinwirkung ist recht groß.

Sowohl für den links sitzenden Wagenlenker als auch den rechts sitzenden Beifahrer bietet weder der Sicherheitsgurt noch die Kopfstütze bei dieser Vektorrichtung einen Schutz.

3. Stoß von links seitlich

Auch bei dieser Stoßrichtung müssen wir bei der Analyse der Körperschäden von der Situation in Ländern ausgehen, in denen rechts gefahren wird.

Dem links sitzenden Fahrzeuglenker wird bei einer Kollision von links seitlich der Sitz unter seinem Gesäß ruckartig nach rechts weggestoßen. In Beziehung zur Fahrgastzelle wird der Lenker nach links beschleunigt. Er stößt mit seiner linken Schulter heftig gegen die linke Tür und die linke Seitenscheibe. Dadurch wird sein Torso ruckartig verzögert. Kopf und Hals bewegen sich wie ein Pendel zur linken Seite (*sidelash*). Neben der indirekten Gewalteinwirkung gegen Kopf und Hals tritt noch eine direkte Gewalteinwirkung durch Anschlag des Kopfes gegen linke Anteile der Fahrgastzelle auf. Das zu erwartende Verletzungsmuster ist mit dem des Beifahrers bei einer Kollision von rechts seitlich identisch.

Der rechts sitzende Beifahrer ist einer Situation ausgesetzt wie der Fahrzeuglenker bei einer Kollision von rechts seitlich, die bereits besprochen wurde.

4. Exzentrisch erfolgende seitliche Stöße

Kommt es zu einer Kollision gegen das gestoßene Fahrzeug vorn oder hinten aus einer annähernd rechtwinkeligen Stoßrichtung, kommt es zu Drehungen und Schleuderungen des gestoßenen Fahrzeuges um eine vertikale Achse. Sowohl das Verletzungsrisiko als auch das Verletzungsmuster ist bisher nur ungenügend erarbeitet worden.

5. Stoß von hinten

Bei einem Auffahrunfall auf ein stehendes Fahrzeug durch ein anderes von hinten, werden hintere Wagenanteile des gestoßenen Fahrzeugs plötzlich beschleunigt. Dieselbe teilt sich auch den in der Fahrgastzelle verankerten Sitzen mit. Die Beschleunigungskräfte werden damit direkt auf Torso und Unterschenkel des mit einem Dreipunktgurt angeschnallten Fahrzeuglenkers oder Beifahrers weitergeleitet. Der Torso wird direkt nach vorn beschleunigt.

Findet sich am Fahrzeugsitz keine Kopfstütze – was bei heute im Verkehr befindlichen PKWs kaum noch vorkommt – so erleiden Kopf und Hals zunächst eine erhebliche Hyperextension, die Kraft wird auf diese Strukturen also indirekt weitergeleitet; diesem Bewegungsablauf folgt eine gegenläufige Bewegung, bei der eine Hyperflexion von Kopf und Hals auftritt, auch dabei handelt es sich um einen indirekten Bewegungsablauf. Ist die Intensität der einwirkenden Gewalt groß genug und werden Toleranzen oder Schwellenwerte für bestimmte Körpergewebe überschritten, so kann es zu indirekten Verletzungen von Kopf und Hals des Fahrzeuginsassen kommen. Die nach indirekten Bewegungsabläufen auftretenden Schadensmuster sind abhängig von der Größe der Beschleunigung und der Vektorrichtung.

Ist der Fahrzeugsitz jedoch mit einer Kopfstütze ausgerüstet – das ist seit vielen Jahren beim Kraftfahrzeugbau gesetzlich verankert – dann wird die dem Fahrzeug erteilte Beschleunigung sowohl auf den Torso als auch auf Kopf und Hals des Fahrzeuginsassen direkt weitergeleitet. Es unterbleibt also die jähe indirekte Hyperextension von Kopf und Hals. Allerdings kommt es dann in der zweiten Phase des Beschleunigungsablaufes zu einer Hyperflexion von Kopf und Hals, deren Radius vom Dreipunktgurt bestimmt wird. Bei lege artis angeschnallten Fahrzeuginsassen und bei Vorliegen von Beschleunigungen, die nicht exzessiv sind, erfolgt kein direkter Anprall gegen vordere Anteile der Fahrgastzelle. Mit anderen Worten, ein Bewegungsablauf, wie er dem klassischen sog. Whiplash, oder einer Schleuder-, Peitschenschlag- oder Peitschenhiebverletzung entspricht, liegt gar nicht vor, weil der initiale Bewegungsablauf fehlt. Die Komponente, die als + Gx Vektorrichtung bezeichnet wird, fehlt, es kommt sofort zu einer Bewegung in der – Gx Vektorrichtung, wie sie bei einer Kollision mit dem eigenen Fahrzeug auf ein anderes oder gegen eine Barriere vorkommen. Es handelt sich also – man könnte es so nennen – um eine *abortive Whiplashform* – da ja der erste Bewegungsablauf fehlt.

Bei jedem Patienten, und ganz besonders bei jedem zu begutachtenden Patienten mit einem indirekten Bewegungsablauf von Hals und Kopf vom Whiplashtyp, sind die Vektorrichtungen eindeutig zu erheben und zu analysieren.

6. Kollisionsgeschwindigkeiten und Masse der beteiligten Kraftfahrzeuge

Bei der Angabe von Geschwindigkeitswerten wird nach Ansicht von WIELKE (1989) leider allzuoft nicht unterschieden, ob von der Kollisionsgeschwindigkeit des Auffahrenden oder kollisionsbedingten Geschwindigkeitsänderung des Gestoßenen die Rede ist. Beide Zahlenwerte müssen streng unterschieden werden, um falsche Schlußfolgerungen zu vermeiden.

Unbedingt zu berücksichtigen sind bei Kollisionen auch die Gewichte der beteiligten Fahrzeuge. Zur Verdeutlichung gab WIELKE (1989) eine Stoßanalyse für verschieden schwere Fahrzeuge. Der Verfasser geht davon aus, daß das gestoßene Fahrzeug immer ein Mercedes 200 sei. Das Massenverhältnis zum gestoßenen Fahrzeug beträgt einerseits 1:2, andererseits 10:1.

Citroën 2 CV, Masse (Gewicht) mit Lenker	650 kg
Mercedes 200	1 300 kg
LKW	13 000 kg

(1) In der ersten Analyse soll jeweils ein Citroën 2 CV, ein Mercedes 200 und ein LKW (13 t) mit 20 km/h auf einen stillstehenden Mercedes 200 auffahren.

(2) Um die Insassen des gestoßenen Mercedes zu verletzen, reicht beim LKW selbstverständlich eine viel kleinere Geschwindigkeit als beim gleich schweren Mercedes oder gar beim leichten Citroën.

Mir ist ein Vorfall bekannt, bei dem eine mäßig schnell fahrende Radfahrerin gegen die plötzlich sich öffnende linke Fahrzeugtür eines stehenden PKW der Mittelklasse fuhr. Die Radfahrerin landete ohne jegliche Verletzung nach einem nach vorn erfolgenden Körperüberschlag von 360° wieder auf ihren Füßen bzw. ihrem Gesäß. Die Fahrerin des mit angezogener Handbremse stehenden PKW gab an, einen „Whiplash“ erlitten zu haben! Eine Belehrung über die Massenverhältnisse Fahrrad vs. Fahrzeug – überzeugte die Fahrerin, daß eine Beschleunigung des Kraftfahrzeuges, die Voraussetzung für eine indirekte Verletzung von Hals und Kopf – in diesem Fall nicht eintreten konnte.

7. Beschreibung des Bewegungsablaufes bei indirekten Verletzungen von Hals und Kopf

Der *komplizierte Bewegungsablauf* beim Auffahrunfall von hinten (+ Gx) besteht im wesentlichen in einer Hyperextension der Halswirbelsäule mit Rotation des Kopfes nach rückwärts und Überstreckung der Halswirbelsäule in ihrer Längsrichtung, gefolgt von einer Flexion der Halswirbelsäule mit erneuter Rotation des Kopfes, jetzt nach vorn, und erneuter Überstreckung der Halswirbelsäule in ihrer Längsrichtung (s. Abb. 99). Beide Komponenten, die primäre Hyperextension und die nachfolgende Hyperflexion der Halswirbelsäule, sind mit erheblichen Rotationsbeschleunigungen des Kopfes verbunden. Bei dieser indirekten Kraftübertragung vom durch Gurte fixierten Torso auf den frei beweglichen Hals und Kopf tritt auch jeweils eine erhebliche Streckung der Halswirbelsäule in der Längsrichtung während der jeweiligen Hyperextension und Hyperflexion ein. Daher auch der Vergleich mit einem Peitschenschlag.

Der komplizierte Bewegungsablauf ist besser charakterisiert, wenn man von einer Beschleunigung oder Verzögerung des mehr oder minder fixierten Körpertorsos bei frei beweglichem Hals und Kopf spricht; mit anderen Worten: Der Torso wird direkt beschleunigt oder verzögert, während die auftretenden Kräfte *indirekt* über den Hals auf den Kopf weitergeleitet werden. Die einwirkende Gewalt wird bei einem Auffahrunfall also *direkt* vom Fahrzeug auf den Sitz, dann auf den fixierten Torso des Fahrzeuginsassen und dann *indirekt* über den Hals auf den Kopf weitergeleitet. Die Vektorrichtung der einwirkenden Kraft ist in diesem Falle + Gx (vgl. die Ausführungen über die verschiedenen Vektorrichtungen in Bd. 13/VI. A).

Es ist durchaus möglich, daß bei einem solchen Bewegungsablauf im + Gx Vektor, vor allem, wenn der Fahrzeuginsasse bei einem Auffahrunfall von hinten gar nicht oder unzureichend durch Gurte mit dem Fahrzeugsitz verbunden ist, es noch zusätzlich zu einem *direkten Aufschlag des Kopfes* zunächst auf hintere und dann auf vordere Fahrzeugteile, etwa Armaturenbrett oder Windschutzscheibe, kommt. Es handelt sich also dann um die *Kombination* einer *indirekten* mit einer *direkten Gewalteinwirkung. Aber wie bereits oben ausgeführt, das ist nicht die Whiplashverletzung sui generis. Im engeren Sinne wird damit nur das Syndrom mit indirekter Übertragung* der Kraft vom Torso über den Hals auf den Kopf *ohne direkten Anprall von Kopf oder Hals auf Fahrzeugteile* verstanden. Diese sehr wichtige *Unterscheidung* von *indirekter* oder *direkter Übertragung der Kraft* oder aber die *Kombination beider Typen* muß in jedem Fall eindeutig und präzise getroffen werden.

Verschiedentlich werden auch *andere Schleudermechanismen* unter dem *Begriff Whiplashverletzungen* zusammengefaßt, z. B. *Bewegungsabläufe* bei *Auffahrunfällen* von *Kraftfahrzeugen* auf *andere Fahrzeuge* oder gegen *Barrieren* (Barriere bedeutet hier, daß es sich um ein praktisch undeformierbares Objekt handelt, etwa eine Betonmauer), die mit starker Verzögerung in sehr kurzer Zeit verbunden sind. Dabei kommt es zunächst zu einer *starken Hyperflexion* der *Halswirbelsäule* mit starker Streckung der Halswirbelsäule in der Längsrichtung verbunden mit Rotation des Schädels, gefolgt von einer Hyperextension der Halswirbelsäule. Die Bewegungsrichtung verläuft also *gegenläufig zu der des klassischen*

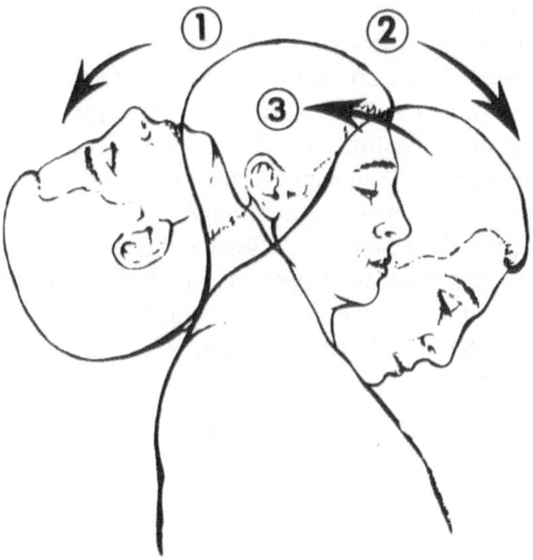

Abb. 99. Schematische Darstellung von Kopf und Halswirbelsäule bei indirekter Gewalteinwirkung in der + G Vektorrichtung (Whiplash). (*1*) Extension der HWS gefolgt (*2*) von Flexion der HWS, bevor eine neutrale Position (*3*) wieder eingenommen wird. Ich habe lange gezögert, ob ich eine dieser vereinfachten schematischen Abbildungen des doch so komplizierten Bewegungsablaufes einer indirekten Verletzung von Kopf und Hals/Nacken in der + Gx Vektorrichtung (sog. Whiplashverletzung) zeigen sollte. Die Sichtbarmachung des mit bloßem Auge nicht erfaßbaren komplizierten Bewegungsablaufes erfordert Aufzeichnungen mit einer Schnellbildkamera, die etwa 1000 bis 2000 Bilder/s fotografiert. Diese schematische Zeichnung ist nur brauchbar, um die Richtung der einwirkenden Gewalt und die ungefähre Richtung der ersten Phase des folgenden Bewegungsablaufes zu erfassen. Sie zeigt nicht die Überstreckung des Halses in der Horizontalen. (Aus SANCES et al. 1984)

Whiplash; wir sprechen von – *Gx Vektorrichtung:* Diese Vektorrichtung hat in der Luftfahrt große Bedeutung, etwa bei Notlandungen von Flugzeugen auf Land und Wasser („ditching"), ebenso bei Auffahrunfällen von Kfz auf Hindernisse.

Ob es hierbei lediglich zu *indirekter* Übertragung der Kraft vom fixierten Torso über den Hals auf den Kopf ohne Anprall an Fahrzeugteile kommt, hängt von verschiedenen Faktoren ab, wie Geschwindigkeit, Größe und „Qualität" des Fahrzeuges im Hinblick auf sein Gewicht und seine strukturellen Eigenschaften und „innere Sicherheit", wie Größe und Form des Fahrzeuginnenraumes, Kopfstützen am Fahrzeugsitz, Drei- oder Vierpunktgurte, entsprechende Konstruktion des Fahrzeuginnenraumes, die bei richtigem Anschnallen des Fahrzeuginsassen einen direkten Anprall auf Fahrzeugteile unmöglich macht, Anwendung von energieabsorbierenden, anpralldämpfenden Materialien, wie deformierbaren Lenkrädern und -säulen, deformierbaren Armaturenbrettkonstruktionen oder nachgebenden Windschutzscheiben, Knautschzonen im Vorderteil des Fahrzeuges u. a. Weiterhin spielt eine entscheidende Rolle die materielle Beschaffenheit des anderen Objektes, die Masse des anderen Fahrzeuges, das etwa mit geringerer Geschwindigkeit in der gleichen Fahrtrichtung wie der aufprallende Wagen fährt, oder Anprall gegen einen stehenden oder entgegenkommenden Wagen oder einen Baum oder plötzliche Verzögerung durch eine Betonmauer (Barriere) u. a.

Kopf und *Halswirbelsäule* erfahren eine erhebliche Rotation (Drehmoment); sowohl bei der Flexion als auch der folgenden Hyperextension der Halswirbelsäule kommt es in einer bestimmten Phase zu *starken Zugspannungen in der Längsrichtung*. Das ganze Geschehen ist ein solch komplexer Bewegungsablauf, daß er nicht mit einer Serie von 4–6 Zeichnungen erfaßt werden kann, wie es in der Literatur immer wieder dargestellt wird. Solche simplen Zeichnungen werden dem komplexen Bewegungsablauf nicht gerecht. Zur Erfassung dieser komplizierten Bewegungsabläufe sind kinematographische Aufzeichnungen in 3 Ebenen mit am Beschleunigungsschlitten in 3 Ebenen montierten Schnellbildkameras mit 1000–3000 Bildern/s notwendig.

Eine grobe Analyse der Beziehungen der Bewegungszeiten in einem konstruierten Auffahrunfall zeigt etwa folgendes: Die *Verzögerungskurve* für *vordere Fahrzeugteile* weist eine *relativ lange Verzögerungszeit* von etwa 200 ms bei *niedriger Maximalverzögerung* von nur 2 g bei einem Zusammenstoß von 13 km/h aus. Die *Kurvenverläufe für Schulter, Hals und Kopf* dagegen verraten einen *erheblichen Zeitabstand* als *Folge der Deformation von Körperteilen* und *Ausweichen des Sitzes* sowie *spätere Maximalbeschleunigung*. In dem *Einholvorgang aber erfahren die Schultern, der Hals und besonders der Kopf Beschleunigungen, die auch nicht annähernd vom Fahrzeug selbst erreicht worden sind.*

Die Schwere einer Whiplashverletzung beim verunfallten Menschen ist offensichtlich nicht immer proportional der Geschwindigkeitsänderung des getroffenen Fahrzeuges, sondern von anderen Faktoren, wie Kopfstütze, Stellung von Kopf und Torso im Augenblick der Gewalteinwirkung, Orientation zur einwirkenden Gewalt usw. beeinflußt. Ich verweise in diesem Zusammenhang auf den Abschnitt über die „Bedeutung der Ausgangslage des Tieres“, S. 290. Beispielsweise erhielt ein Fahrzeuginsasse, der in einen Auffahrunfall verwickelt war, für seine Verletzungen 1973 in einem Gerichtsverfahren eine Kompensation von US $ 452000, während der Sachschaden an seinem Fahrzeug nur gering war. Andererseits berichtet SNYDER (1958), daß er 1955 als Fahrer bei einer Fahrt auf einer amerikanischen Autobahn bei 55 mph (88 km/h) in einen Auffahrunfall durch ein zweites Fahrzeug, das von der Polizei verfolgt wurde und beim Aufprall eine Geschwindigkeit von 90 mph (145 km/h) aufwies, verwickelt wurde. Obwohl beide Wagen Totalschaden hatten, erlitt SNYDER trotz der 45 mph (72 km/h) Geschwindigkeitsdifferenz keine Verletzungen.

Die moderne Literatur über Whiplashverletzungen enthält noch zahlreiche Referenzen zu heute falschen, längst überholten Konzepten der 50er Jahre. VAN ECK et al. (1975) stellten eine Bibliographie über Whiplash und Meßtechnik der Kinetik der Halsregion zusammen, die 2326 Referenzen enthält.

8. Die „überlagerten“ („superimposed“) Whiplashverletzungen

Man findet in der Literatur keine Angaben über, wie ich es zunächst beschreibend nennen möchte, überlagerte (superimposed) Whiplashverletzungen mit jeweils verschiedenen Vektorrichtungen. Beispielsweise kann ein stehender oder langsam fahrender PKW von hinten angefahren und beschleunigt werden (+ Gx Vektorrichtung) und dann, etwa bevor der Ablauf der Kopf- und

Halsbewegung vorüber ist, gegen ein vor ihm fahrendes oder stehendes Fahrzeug oder eine Barriere geschleudert und verzögert werden (– Gx Vektorrichtung).

Die Problematik dieses doppelten Whiplash, zunächst also im + Gx und dann im – Gx Vektor, wurde mir dadurch sehr schmerzlich bekannt, als ich selbst in einem solchen Unfall verwickelt war. Ich saß mit einem Dreipunktgurt angeschnallt auf dem Beifahrersitz eines PKW (BMW) während einer Fahrt im Stadtbereich. Unser Wagen war der letzte von 5 Wagen, die an einer Straßenkreuzung vor einer auf rot stehenden Ampel verzögerten. Die ersten der 4 Wagen hatten vor der Ampel bereits völlig angehalten, während unser PKW noch abbremsend eine Geschwindigkeit von maximal etwa 5 Meilen/h hatte. Ein sechster Wagen (Volvo) fuhr von hinten auf unseren ausrollenden PKW mit einer geschätzten Geschwindigkeit von etwa 30 Meilen/h auf und beschleunigte ihn nach vorwärts. Der Fahrer und ich als Beifahrer erlitten beim ersten Aufprall eine plötzliche indirekte Beschleunigung der Hals- und Nackenstrukturen sowie des Kopfes in der + Gx Vektorrichtung, mit anderen Worten eine indirekte Beschleunigung mit Hyperextension des Halses. Die abrupte, äußerst heftige Hals-Nacken-Kopfbewegung erfolgte nach hinten. Die Rückenlehne und Kopfstütze des Sitzes „fingen diese Bewegung auf“. Während sich meine Hals-/Nackenstrukturen und mein Kopf mit der nachfolgenden Flexionsbewegung befanden, erfolgte eine abrupte Verzögerung unseres PKW durch den vor uns bereits stehenden Wagen, der wiederum in den vor ihm stehenden PKW beschleunigt wurde. Jeder der noch an der Ampel stehenden Wagen wurde in den vor ihm stehenden katapultiert. Der erste Wagen dieses sog. „pile-up“ wurde auf die Straßenkreuzung geschoben, ein aus einer Seitenstraße bei „grün“ kommender PKW konnte aber durch geschicktes Steuern eine Seitenkollision mit diesem Wagen verhindern. Die plötzliche Verzögerung unseres PKW bei der Auffahrt auf das vor uns schon stehende Kraftfahrzeug führte zu einer Verstärkung des sich bereits in der Flexionsphase befindlichen Whiplashablaufes von der ersten indirekten + Gx Beschleunigung durch die jetzt in der – Gx Vektorrichtung erfolgenden Verzögerung. Die Flexionsbewegung der Hals-/Nackenstrukturen mit dem Kopf wurde durch den Anprall ans vordere Fahrzeug verstärkt. Ich verspürte einen stechend-brennenden schwer lokalisierbaren Schmerz im unteren Nackenbereich. Der Dreipunktgurt verhinderte einen direkten Kontakt meines Körpers mit vorderen Anteilen des Fahrzeuginnenraumes, er erwies sich in dieser Hinsicht als sehr wirksam. Die Druckwirkung des über der rechten Schulter liegenden Gurtes war, obwohl ich wegen des sehr warmen Wetters nur ein Polohemd trug, fühlbar, jedoch nicht schmerzhaft. Die Druckwirkung des Bauchgurtes fühlte ich nicht.

Es unterliegt keinem Zweifel, daß die zweite Phase des Whiplashablaufes infolge der + Gx Beschleunigung durch die Auffahrt des PKW von hinten, die zu einer Beschleunigung unseres Wagens führte, durch die Verzögerung unseres Wagens durch das Auffahren unseres PKW auf das vor uns stehende Fahrzeug zu einer erheblichen Verstärkung dieser in der – Gx Vektorrichtung erfolgenden Flexion führte.

Es sollte andererseits aber auch in jedem Fall berücksichtigt werden, daß das erste indirekte Whiplashphänomen in der + Gx Vektorrichtung ganz abgeschlossen sein kann, ehe ein möglicher zweiter Aufprall auf ein anderes Objekt in der – Gx Vektorrichtung erfolgt. Derartige Angaben sollten schon bei Rekonstruktion des Unfallablaufes erfaßt und schriftlich niedergelegt werden. Fotos der beteiligten Kraftfahrzeuge und Objekte sollten hierbei mitverwertet werden.

IV. Kombinierte indirekte und direkte Verletzungen

Es kann nicht eindringlich genug betont werden, daß bei der Auswertung von indirekten Verletzungen vom Whiplashtyp diejenigen herausgelassen werden müssen, bei denen infolge der Wucht des Aufpralles der Fahrzeugsitz aus der Verankerung am Fahrzeugboden herausgebrochen wird, oder ein direkter Anprall des Fahrzeuginsassen gegen Teile des Fahrzeuginnenraumes erfolgt. Bei diesen Verletzten muß angenommen werden, daß *zusätzlich* zu den *indirekten Verletzungen der Kopf-* und *Hals-/Nackenregion noch andere, auch direkte Verletzungen*, vorliegen können. Man darf diese Patienten, die mit ihrem Kopf direkt gegen vordere Anteile der Fahrgastzelle anschlagen, nicht als solche bezeichnen, die eine indirekte Schleuderverletzung erlitten haben, wie das Emminger (1966) sowie Hinz (1970) in ihren sonst verdienstvollen Arbeiten getan haben.

Direkte Verletzungen erzeugen oft an der Stelle der Gewalteinwirkung eine sichtbare Verletzungsfolge, die einen Hinweis auf weitere tiefer gelegene Läsionen, Gewebe- oder Organschäden liefern. Bei indirekten Gewalteinwirkungen fehlen diese äußeren Verletzungsfolgen und erst weitere klinische bzw. morphologische Untersuchungen decken äußerlich nicht sichtbare Körperschäden auf.

V. Häufigkeit von sogenannten Whiplashverletzungen

Indirekte Verletzungen vom Whiplashtyp sind nicht immer Folge eines Auffahrunfalles auf ein stehendes Fahrzeug von hinten. Lipow (1955) fand jedoch bei 50 aufeinanderfolgenden Beobachtungen in 78 %, daß ein stehendes Kfz von hinten getroffen und beschleunigt worden war. In der Serie von 50 Fällen von „Whiplashsyndrom" über die Cammack (1957) berichtete, waren in 92 % die Kraftfahrzeuge von hinten getroffen und beschleunigt worden. In der Serie von Worsham (1963) erfolgten in 70 % die Auffahrunfälle von hinten gegen stehende Kraftfahrzeuge, während in 30 % langsamer fahrende PKWs von hinten getroffen und beschleunigt wurden. Jackson (1966) schätzte, daß 85 % der bei Kraftfahrzeugunfällen erlittenen Halsverletzungen die Folge von Auffahrunfällen von hinten seien. Diese Angabe wurde von States et al. (1969) bestätigt, die Fahrzeugunfälle in den USA auswerteten. In 78 % handelte es sich um eine Kollision von Fahrzeugen, und in 62 % um einen Auffahrunfall von hinten. Neuere Zusammenstellungen ergeben, daß sich 1973 in den USA 4300000 Auffahrunfälle von hinten ereigneten (National Safety Council, 1974), wovon 2300 tödlich verliefen. In einer Serie von 691 aufeinanderfolgenden Auffahrunfällen fanden States et al. (1972) eine Häufigkeit von sog. Whiplashverletzungen in 38 %.

VI. Zunahme der sogenannten Schleuderverletzungen

Die Zahl der gestellten Diagnosen eines Schleudertraumas hat wesentlich stärker zugenommen als die Zahl der Autounfälle an sich und dies, trotz der in den letzten Jahren fast allgemein erfolgten Ausrüstung der PKWs mit Kopfstützen, die eigentlich diese Verletzungsart vermindern oder verringern sollte (Krösl 1987).

Der prozentuale Anteil der sog. Schleuderverletzungen bei Verkehrsunfällen in den Jahren 1970 bis 1985 betrug in den 7 Unfallkrankenhäusern der AUVA nach den Angaben von Krösl (1987): 1970 8892 Verkehrsunfälle, davon 5% sog. Schleuderverletzungen, 1975 10500 Verkehrsunfälle, davon 15% sog. Schleuderverletzungen, 1980 12741 Verkehrsunfälle, davon 24% sog. Schleuderverletzungen und 1985 19517 Verkehrsunfälle, davon 32% sog. Schleuderverletzungen.

Wir verdanken Wielke (1989) den interessanten Hinweis, daß einer stetigen Verbesserung der Sicherheitseinrichtungen im Kraftfahrzeug eine damit in Widerspruch stehende Zunahme gewisser Verletzungstypen gegenübersteht, zumindest, wenn man den statistischen Daten glaubt. Dieser Autor verweist darauf, daß, obwohl die Anzahl der Fahrzeuge, die an den Vordersitzen keine Kopfstützen haben, auf Grund des natürlichen Ausscheidens sehr alter Modelle schon minimale Werte erreicht hat, die Anzahl der erlittenen bzw. behaupteten Verletzungen im Bereich der Halswirbelsäule – gemeint sind die indirekten – in den letzten Jahren so stark anstieg, daß sich die Forschung diesem Thema besonders widmete.

VII. Zunahme der Rentenbegehren

Es fällt auf, daß die Häufigkeit des Vorkommens von sog. Whiplashverletzungen in verschiedenen Ländern sehr unterschiedlich ist. Die Zahl von Rentenbegehren nach angeblichen Schädigungen durch Whiplashverletzungsfolgen von Bewohnern des Bundesstaates Victoria (Sidney), Australien, ist seit einigen Jahrzehnten außerordentlich hoch. Die staatlichen Gesundheitsbehörden mußten Kommissionen zum Studium dieses Problems gründen, da die für das Gesundheitswesen bereitgestellten Geldmengen durch die finanziellen Forderungen von Personen mit einer angeblichen Verletzung vom Whiplashtyp derartig reduziert wurden, daß für Ausgaben im Gesundheitssektor nur mehr sehr geringe Mittel zur Verfügung standen.

Mir fällt ein Trend auf, daß auch in einigen europäischen Ländern die Zahl der angeblich durch Verletzungen vom Whiplashtyp geschädigten Personen zugenommen hat und anscheinend weiter zunimmt. So war ich nicht überrascht, als ich bei Nachfragen in Wien erfuhr, daß die Zahl der Peitschenschlagverletzungen in Österreich im Ansteigen begriffen ist (vgl. oben). Es wurde mir mitgeteilt, daß es auch in Wien ein „Schulungszentrum" für angeblich „Peitschenschlaggeschädigte" gegeben habe. Wie mir glaubhaft geschildert wurde, bestehen oder bestanden in verschiedenen Ländern und Kontinenten „Schulungszentren", die von gewissenlosen Elementen betrieben werden, in denen die „Geschädigten" regelrecht in eine „klinische Symptomatik" eingewiesen und in ihren „subjektiven Beschwerden geschult" werden. Das ist nichts neues, denn wie ich im historischen Teil ausführen werde, bestanden diese Tendenzen schon in England im letzten Jahrhundert bei einigen Patienten mit einer sog. „Railwayspine" nach damals häufigen Eisenbahnunfällen.

Mir ist eine amerikanische Stadt bekannt, in der täglich mehrere Passagiere, die öffentliche Busse benützen, der Verwaltung der Busgesellschaft gegenüber Schadensforderungen stellen für angebliche Verletzungen vom Whiplashtyp, die sie beim Anfahren und Stoppen der Busse erlitten haben. Man kann das mit Betrug gleichsetzen. Ich benutze diese Busse häufig und habe daher an meinem eigenen Körper diese Bewegungen beim Anfahren (Beschleunigung) des Busses und beim Bremsen (Verzögerung) erfahren. Sie sind harmlos, weder schmerzhaft, noch führen sie zu irgendwelchen Beschwerden oder Körperschäden.

VIII. Geschlechtsverteilung

Die Häufigkeit von sog. Whiplashverletzungen bei Unfällen in Stadtgebieten wird bei Frauen als 4,8mal häufiger angegeben als bei Männern. Entsprechende Zahlen bei Unfällen in ländlichen Gebieten betrugen 1,7:1 (Schutt u. Dohan 1968). Auch Kihlberg (1969) wies auf die größere Zahl von Frauen hin, die Symptome eines Whiplash-Syndroms aufweisen, nämlich doppelt so häufig wie bei Männern. Gurdjian et al. (1970) fanden unter 207 Beobachtungen von Hyperextensions-/Hyperflexionsverletzungen, die sie über einen Zeitraum von 3 Jahren beobachteten, 129 Frauen und 75 Männer.

IX. Indirekte Verletzungen von Hals und Kopf bei seitlicher Gewalteinwirkung gegen den Torso in der Gy-Achse (Sidelash)

Bei Gewalteinwirkung von der Seite (es handelt sich um die y-Achse) und den daraus erfolgenden Lateralbewegungen wurde von Jackson der nicht glückliche Ausdruck „*Sidelash*" eingeführt. Solch ein Mechanismus tritt auch auf, wenn der Hals eines Fahrzeuginsassen bei von rückwärts erfolgenden Auffahrunfällen im Augenblick der Gewalteinwirkung seitwärts gedreht war.

In der Literatur gibt es wenige Mitteilungen, die sich mit indirekter Gewalteinwirkung von der Seite (y-Achse) befassen.

Dirnhofer u. Sigrist (1977) teilten die Krankengeschichte einer 74jährigen Patientin mit, die angegurtet auf dem rechten Vordersitz eines PKW saß, der seitlich (Winkel von ca. 90°) bei einer Geschwindigkeit von weniger als 70 km/h gegen einen Eisenbahnzug stieß. Unmittelbar danach Klagen über heftige Kopf- und Nacken- sowie linksseitige Thoraxschmerzen. Keinerlei Zeichen für eine direkte Gewalteinwirkung oder neurologische Befunde. Die Patientin suchte 7 Tage später wegen anhaltender Kopf- und Nackenschmerzen einen Arzt auf, sie kollabierte während der Untersuchung, *Krankenhauseinweisung*. Zunächst bestand nur leichte Bewußtseinstrübung, am 4. Tag kommt es zu Abschwächung der physiologischen Eigenreflexe, die grobe Kraft an den linksseitigen Gliedmaßen ist herabgesetzt, Schluckstörungen treten auf. Am 8. Tag wird die Patientin komatös.

Die *Karotisangiographie* zeigt ein *rechtsseitiges subdurales Hämatom*, sofort Besserung der neurologischen Symptomatik und Bewußtseinsaufhellung. Am folgenden Tag *plötzlicher Tod* infolge einer Lungenembolie. Bei der *Autopsie* ergab sich, daß das subdurale Hämatom die Folge von Rupturen rindennaher Äste der A. cerebri med. war, es bestand also eine isolierte Schlagaderverletzung der Hirnoberfläche.

Da ein Rotationstrauma nach Ansicht der Autoren vorlag (in der eigenen Nomenklatur eine indirekte Gewalteinwirkung auf Kopf und Hals bei fixiertem Torso in der Gy Vektorrichtung, wobei die Auswertung von Schnellbildfilmen von Rhesusaffen und Schimpansen bei Beschleunigung in der $-$Gx und $+$Gx Vektorrichtung eine, ganz im Sinne von Dirnhofer u. Sigrist, erhebliche rotatorische Komponente des Kopfes erkennen läßt), dürfte die Verletzung durch eine Verschiebung von Hirnwindungen gegeneinander und gegen die Dura mater mit Schädelknochen entstanden sein.

Bei *Vektorrichtungen* der *einwirkenden Kraft* mit *Kollisionswinkeln zwischen 2:00 und 4:00* bzw. *8:00 und 10:00 Uhr* – sie machen 35% der PKW/Kollisionen aus – ist die Schutzwirkung des Sicherheitsgurtes von begrenztem Wert. Sowohl die Klinik als auch Pathologie bei diesen Vektorrichtungen der einwirkenden Gewalt ist noch weitgehend unbekannt. Bei einer Kollision des frontal auffahrenden Fahrzeugs gegen ein anderes gegen die Seite mit einem Auftreffwinkel von 90° besteht im *Verletzungsrisiko für den angeschnallten und nichtangeschnallten Fahrzeuginsassen im PKW, der bei 09:00 und 03:00 Uhr getroffen wird, kein Unterschied* (BMFT, Entwicklung kompatibler Fahrzeuge, Schlußbericht 1980).

Fahrzeuginsassen, besonders die kollisionsnah sitzenden, sind bei 90° Seitenkollisionen relativ ungeschützt. Die 90 Grad-Seitenkollision entspricht der y-Vektorrichtung der einwirkenden Gewalt. Untersuchungen bei Seitenkollisionen wurden bisher durchgeführt von Eppinger et al. (1978), Monk et al. (1980), Tarriere et al. (1982), Otte et al. (1982), Markus et al. (1983) sowie Rouhana u. Forster (1985). Kallieris et al. (1986) analysierten die Zusammenhänge zwischen mechanischer Einwirkung bei der 90° PKW/PKW-Seitenkollision und der Verletzungsschwere am gurtgeschützten, stoßnahen Fahrzeuginsassen. Es wurden Belastungsgrenzen als Beitrag zur Definition von Schutzkriterien ermittelt, weiterhin waren Meßdaten an postmortalen Testobjekten (PMTO) und Dummies an anatomisch korrespondierenden Stellen miteinander zu vergleichen, um die *„Biofidelity" der Dummies* zu überprüfen. Insgesamt wurden 58 Versuche mit PMTO bei Kollisionsgeschwindigkeiten von 40–60 km/h durchgeführt. Hinzu kamen zum Vergleich 15 Dummy-Versuche (je 5 mit HSRI-SID, HYBRID II, APROD) bei einer Kollisionsgeschwindigkeit von 50 km/h.

Bei den 58 PMTO-Tests wurden in *8 Fällen Kopfverletzungen* beobachtet, die erst bei einer Geschwindigkeit *über 45 km/h auftraten.* Als Verletzungsmechanismen sind aus der Verletzungsart – Querbrüche der Hinterhauptsgelenkhöcker – Scherbelastungen am Kopf-/Halswirbelsäulenübergang abzuleiten. Die Frakturen ohne erkennbare Beteiligung von Gehirn, Rückenmark oder großen Blutgefäßen sind als Verletzungen des Schweregrades AIS 3 zu klassifizieren (Schädelbasisfraktur). Wichtig ist der Hinweis der Autoren, daß bei der Frakturentstehung jedoch mit dem Auftreten von Deformation der betroffenen Schädelteile zu rechnen ist, die Gehirn oder auch Blutgefäße verletzen können. Bei postmortalen Belastungen des Gehirns sind allerdings erst ausgesprochene Hirnsubstanzdefekte sicher zu erfassen, Quetschungen ohne Zerreißung können unerkannt bleiben. „Die Einordnung der beschriebenen Schädelfrakturen als AIS 3-Verletzungen stellt daher möglicherweise eine Unterschätzung der Verletzungsschwere dar." Man kann dem voll zustimmen.

Wirbelsäulenverletzungen kamen bei 43 der 58 Testobjekte vor, es handelte sich bis auf 3 Fälle um relativ leichte Verletzungen (Abbreviated Scale I AS 1 und 2), die vorwiegend im Bereich der Halswirbelsäule und der oberen Brustwirbelsäule lagen. Das Verletzungsmuster erlaubte nur in wenigen Fällen eine Rekonstruktion des Mechanismus; unter Berücksichtigung der kinematischen Analyse ist jedoch davon auszugehen, daß in der Belastungsphase der Wirbelsäule stoßfern eine Zugbeanspruchung, stoßnah eine Streckung vorliegt. Auf die Rippen-/Abdominalverletzungen, Beckenfrakturen und Verletzungen der oberen Extremitäten wird hier nicht eingegangen.

Als leichte Verletzungen wurden Zerrungen vorwiegend der HWS festgestellt, die sich postmortal als Blutungen darstellen, ohne daß die betroffenen Strukturen eine Kontinuitätsdurchtrennung aufweisen.

Dazu gehören Blutungen in die Längsbänder, in die Bandscheiben, in den interspinalen Muskel- und Bandapparat oder in die Seitengelenke. Dabei war eine Seitenbetonung des Verletzungsmusters in Abhängigkeit zur Stoßrichtung nur in einzelnen Fällen erkennbar.

Die 15 Testobjekte mit mittelschweren Wirbelsäulenverletzungen (AIS 2) wiesen Risse der Längsbänder und Bandscheiben, manchmal in zwei, selten in mehreren Segmenten auf, in Einzelfällen auch kleine Brüche der knöchernen Strukturen, jeweils aber ohne stärkere Kompression der Wirbelsäule und ohne erkennbare Rückenmarksbeteiligung.

Die Fälle mit Wirbelsäulenverletzungen AIS 3 (schwere, nicht lebensbedrohliche Verletzungen) und der AIS 5 (schwere, lebensgefährliche, wahrscheinlich tödlich verlaufende Verletzungen) werden im folgenden detailliert zusammengefaßt.

V 8434 (Wirbelsäulen-AIS 3) 45 km/h-Aufprall von rechts, Testobjekt männlich, 59 Jahre, MAIS 6 (*Teilriß* des *Hirnstammes* von der *Brücke*), Thorax-AIS 4, Abdomen-AIS 0.

Instabile Wirbelsäulenverletzung zwischen dem *6. und 7. Halswirbelsegment* mit Riß des vorderen und hinteren Längsbandes, Bandscheibendurchtrennung und Riß des interspinalen Muskel- und Bandapparates, Einblutung des rechten Seitengelenkes, Aufsprengung des linken Seitengelenkes. Weitere Zerrungen (Blutungen bei C4/C5 und Th2/Th3). Stärkere degenerative Veränderungen der Bandscheiben und Wirbelkörper (Osteoporose), vor allem in der Lendenwirbelsäule.

Dieses Verletzungsmuster spricht für eine Zugbelastung auf der stoßfernen Seite der Wirbelsäule, die sich der Scher- und Biegebelastung anschließt.

V 8503 (Wirbelsäulen-AIS 3) 45 km/h-Aufprall von links, Testobjekt männlich, 47 Jahre, MAIS 4, Thorax-AIS 4, Abdomen-AIS 4.

Horizontalbruch der *Spitze* des *Zahnfortsatzes* des *2. Halswirbels ohne (erkennbare) Rückenmarksbeteiligung*. Risse des Lig. flavum zwischen dem 1. und 2. sowie 2. und 3. Halssegment mit ausgedehnteren Zerrungen rechts > als links, Bandscheibenablösung und Längsbandzerreißung zwischen 2. und 3. Halssegment. Weitere Zerrungen bei C6/C7 und Th4/Th5.

V 8319 (Wirbelsäulen-AIS 5) 60 km/h-Aufprall von links, Testobjekt männlich, 40 Jahre, MAIS 5, Thorax-AIS 4, Abdomen-AIS 5, Kopf AIS 3.

Vollständige Segmenttrennung zwischen dem *4. und 5. Halssegment mit Zerreißung* der *Längsbänder*, der *Bandscheibe* und *Luxation* der *Seitengelenke* und Verschiebung um Wirbelkörperbreite mit *Zerquetschung* des *Rückenmarks*. Riß des Lig. flavum C7/Th1 und Th2/Th3, keine knöchernen Verletzungen.

Der von KALLIERIS et al. (1986) untersuchte Geschwindigkeitsbereich entspricht im Hinblick auf das reale Unfallgeschehen schweren PKW/PKW-Seitenkollisionen. Die Aufprallgeschwindigkeit von 60 km/h wird im realen Unfallgeschehen nur in etwa 5% überschritten, die meisten Seitenkollisionen (ca. 86%) ereignen sich bei einer geringeren Aufprallgeschwindigkeit als 40 km/h (SCHIMKAT 1979), so daß der gewählte Geschwindigkeitsbereich etwa 10% realer PKW/PKW-Seitenkollison abdeckt.

X. Vorkommen von Verletzungen vom sogenannten Whiplashtyp

Diese Verletzungen sind nicht erst in diesem Jahrhundert beschrieben worden, sie stehen in historischem Zusammenhang mit der *Einführung neuer Technologien:* (1) Im 19. Jahrhundert bei einigen *Eisenbahnunfällen* (manche Fälle von „*Railway spine*“ gehören hierher), (2) nach *Einführung* der *Schleuderstarthilfen* (*Katapulte*) für *Flugzeuge* von *Schiffsdecks*, bei *Landungen* auf *Flugzeugträgern* wenn „*hitting the cables*“, bei *Bruchlandungen* auf *Land* und *Wasser* („*ditching*“), (3) bei *Verkehrsunfällen* und (4) im sog. „*Whiplash-Shaken-Infant-Syndrome*“.

1. Verletzungen vom Whiplashtyp bei Eisenbahnunfällen im 19. Jahrhundert

Eric ERICHSEN veröffentlichte 1882 eine Serie von 6 Vorlesungen, die erheblichen Einfluß auf die damaligen gerichtsmedizinischen Vorstellungen ausübten (TRIMBLE 1981), *„On Concussion of the Spine: Nervous Shock and Other Obscure Injuries of the Nervous System in their Clinical and Medico-Legal Aspects“*. Das Buch enthält 53 Beobachtungen von Patienten, die bei Eisenbahnunfällen verletzt wurden. Es war ERICHSENS Absicht „to direct attention to certain injuries of the spine that may arise from accidents that are apparently slight, from shocks to the body generally as well as from blows inflicted directly upon the back“.

Ein Kapitel des Buches handelte solche Verletzungen als „sprains, twists and wrenches upon the neck“ ab. ERICHSEN fuhr fort: „They may be followed by every possible kind of mischief... which appears to be expended on the spine itself independently of its contents, which escape uninjured.“ ERICHSEN beobachtete einen Vorgang, der dem Mechanismus der Whiplashverletzungen entspricht: „In railway collisions, when a person is violently and suddenly jolted from one side of the carriage to the other, the head is frequently forcibly thrown forwards and backwards, moving as it were by its own weight, the patient having momentarily lost control over the muscular structures of the neck...“ Dieses Buch hinterließ, wie TRIMBLE (1981) mit Recht bemerkte, einen bedeutenden Einfluß auf das damalige medizinisch-juristische Denken.

CLEVENGER (1899) veröffentlichte ein Buch mit dem Titel *„Spinal Concussion: Surgically considered as a Cause of Spinal Injury and Neurologically Restricted to a Certain Symptom Group, for which is Suggested the Designation of Erichsen's Disease as one Form of the Traumatic Neurosis“*. Das Whiplash-Syndrom und seine begleitende Pathologie „were appraised of clinical and pathological possibilities that were before undreamed of...“

ERICHSENS kurzes Buch wurde ein wegweisender Leitfaden „that might lead the dishonest plaintiff, if he felt so disposed, to set out upon a broad road of imposture and dissimulation with the expectation of getting a heavy verdict“ (HAMILTON 1906). Wenige Klagen, schrieb TRIMBLE (1981), „were taken to court without the book appearing and being quoted. The tone of litigation claims changed“.

Der Chirurg für die *London and Northwest Railway*, Herbert PAGE, suchte ERICHSEN mit seinem Buch *„Injuries of the Spine and Spinal Cord with Apparent Mechanical Lesion“* (1885) zu widerlegen. PAGE kritisierte insbesonders die geringe Zahl von Autopsien, die ERICHSEN selbst zugegeben hatte. Er besprach 234 eigene Beobachtungen anhand kurzer Zusammenfassungen des Unfallherganges und der Gerichtsentscheidungen. PAGE räumte ein, daß auch die knöchernen Elemente und Ligamente der Wirbelsäule als Ursache für Beschwerden und Symptome unbedingt zu erwägen seien, doch hielt er sie von beschränkter Bedeutung. Er ließ die Vorstellung des sog. *„Railway spine“* Syndroms nicht gelten, sondern betonte, zu Unrecht wie wir heute wissen, die große Seltenheit einer traumatischen Rückenmarksschädigung ohne gleichzeitige Verletzung der Wirbelsäule. TRIMBLE (1981) bemerkte dazu: „The views of PAGE must have been welcomed by the legal councels of railway companies and presumably Mr. Page's book like that of Mr. Erichsen before, was soon a familiar sight in courtroom trials.“

2. Verletzungen vom Whiplashtyp bei Schleuderstarthilfe von Flugzeugen auf Schiffen, bei Starts und Landungen auf Flugzeugträgern und bei Bruchlandungen

Am 14. November 1910 unternahm Eugene ELY einen erfolgreichen Start mit einem Curtiss Doppeldecker von einem hölzernen Deck, das auf dem amerikanischen Kreuzer Birmingham gebaut worden war. Der gleiche Pilot landete am 18. Januar 1911 sein

Flugzeug auf einem hölzernen Deck, das auf dem amerikanischen Kreuzer Pennsylvania gebaut worden war. Der Pilot drehte sein Flugzeug herum, startete und landete auf einem Flughafen auf dem Festland. Bei der Landung auf dem Deck wurde das Flugzeug durch in Querrichtung angebrachte Kabel verzögert.

Indirekte Verletzungen von *Kopf* und *Hals* in der + *Gx Vektorrichtung* (*indirect acceleration injuries*) wurden zuerst während des 1. Weltkrieges nach Einführung von Flugzeugstarts mit Schleuderstarthilfen von Kreuzern und Schlachtschiffen gesehen. Die physikalischen Auswirkungen auf den Körper wurden damals nicht verstanden, so daß Unfallverletzungen unvermeidlich waren. Die plötzliche und erhebliche Hyperextension der HWS bei Flugzeugstarts mit Schleuderstarthilfe war heftig genug, um als Folge des Whiplasheffektes Bewußtlosigkeiten von einigen Sekunden Dauer zu verursachen, die auch zu Unfällen führten. Neue Sitzkonstruktionen mit Kopfstütze, Einführung von Schutzhelmen und adäquate Gurtsysteme verhinderten die Hyperextension der HWS und damit entsprechende Symptome (McIntire 1956). Nach Einführung der Schleuderstarthilfe von Jets dienten die neuen Sitzkonfigurationen auch als Schleudersitze.

Indirekte Verletzungen von *Kopf* und *Hals* in der – *Gx Vektorrichtung* (*indirect deceleration flexion injuries*) treten vor allem auf, wenn die Jets bei der Landung auf Flugzeugträgern durch die Haltekabel in wenigen Sekunden plötzlich verzögert werden („hitting the cables"). Eine brüske Flexion der HWS mit Vorwärtsbewegung des Kopfes ist die Folge. Diese Vektorrichtung tritt auch häufig bei Notlandungen auf Land und Wasser auf. Gleichzeitig enthält die – Gx Vektorrichtung eine – Gz Komponente (vergleichbar einer Streckung von Torso und Wirbelsäule).

3. Verletzungen des Whiplashtyps bei Kraftfahrzeugunfällen

a) Zusammenfassende Darstellung ausgewählter Literatur

Im folgenden wird zunächst eine *kurze Zusammenfassung* ausgewählter *Literatur* über *Whiplashverletzungen infolge von Kraftfahrzeugunfällen* vorgelegt. Die Meinungen der zitierten Autoren gehen weit auseinander. Die Darstellungen umfassen Beschreibungen von *organischen Schäden* und Diagnosen wie „*Psychoneurosen*" oder „*Aggravationen*". Die kurzen Auszüge aus der Literatur über Whiplashverletzungen als Folge von Kraftfahrzeugverletzungen zeigen, wie unterschiedlich die Ansichten verschiedener Autoren zu diesem umstrittenen Gebiet sind, bei denen Beschreibungen von organischen Schäden bis zu Diagnosen, wie psychoneurotische Verhaltensweisen oder Simulieren und rentenneurotische Verhaltensweisen reichen. Mit Absicht habe ich einige der englischen Zitate in der Originalsprache belassen, weil eine Übersetzung ins deutsche ihre Prägnanz verändert hätte.

Schaefer (1953) verärgerte die Tendenz, jene Symptomenkomplexe als „psychoneurotisch" zu bezeichnen, für die der Beweis einer organischen Verursachung ausstand. Unter seinen gerichtsmedizinischen Autopsien fanden sich Patienten, die nach schwersten Whiplashverletzungen mit „*gebrochenem Hals*" verstorben waren. Nach seiner Erinnerung fand er in mindestens einem Dutzend Autopsien den Kopf völlig von der Halswirbelsäule gelöst (*Dekapitation*).

Der Herausgeber eines Symposiums unter dem Titel „*The Whip and the Man*" bedauerte, daß „while modern automobiles have increased enormously in power in recent years, nature has done nothing to increase the strength of man's cervical spine. The result is that when a 200 horsepower vehicle encounters an unmovable object, it is thunderously struck from behind by another modified tank, the seven or eight vertebrae that compose the neck are lamentably mishandled".

BILLIG (1956) wies auf den „whip backward" des Kopfes in bezug auf den Körper hin, nachdem er bei einem Auffahrunfall von hinten oder bei Schleuderstarthilfe von Flugzeugen auf Schiffen beschleunigt werde. Das verursache einen „abnormal backward thrust to the neck". Danach schwinge der Kopf in entgegengesetzter Richtung nach vorn. Der Autor nennt als die verschiedenen Kräfte, die dabei auf die Hals-/Nackenstrukturen übertragen werden Kompression, Extension, Beugung, Scherkräfte und Torsionen.

FIELDS (1956) bedauerte, daß Rechtsanwälte, Versicherungsträger und Gerichtshöfe dem röntgenologischen Nachweis von Frakturen oder Luxationen unverhältnismäßige Bedeutung als Kriterium für die Schwere einer Verletzung beimessen.

In seiner Auswertung des Arbeitsverhaltens von 100 Patienten mit Whiplashverletzungen zog GOTTEN (1956) den Schluß, daß „the injury was being used by the patient as a convenient lever for personal gain, so to speak, though not necessarily at a conscious level. These instances were the forcing of a reluctant spouse to pay for household help, or insistence on an air conditioner, a new car, a new house or a vacation in Florida".

JACKSON (1956) fand die Beschreibung des Verletzungsmechanismus mit dem Terminus Whiplash unzulänglich, da eine Peitsche an ihrer Spitze keine 7 Pfund schwere Masse habe.

PURVIANCE (1957) führte interessante Untersuchungen bei Auffahrunfällen von hinten durch. Der hintere PKW wurde von einem Kraftfahrer gefahren. In dem Auffahrwagen befand sich ein Dummy, dessen Kopf mit dem Torso durch eine Feder verbunden war. Während der Kollision, der hintere PKW hatte eine Geschwindigkeit von 10 Meilen, wurden Filmaufnahmen durchgeführt, die später analysiert wurden. Es findet sich folgende Beschreibung des Unfallmechanismus: „At the time of impact the rearward car decelerates and the forward car accelerates at a rapid rate. As the struck car moves forward, the body of the forward driver tends to remain stationary in space since he is not in motion at the time of impact. The effect of this is that he is thrust backward against the seat of the car and his body, not being supported by the seat from the shoulder abward, acts and conforms as an inverted pendulum pivoting about the sacral area. The maximal degree of momentum is received by the head pivoting backward on the neck causing it to continue its motion even after the initial or original impulse has terminated. There occurs a tendency toward an elongation of the neck and subsequent protective reflex contraction of the musculature of the neck. After the initial acceleration, which is momentary, of the front car, deceleration begins, at which time the body of the passenger in the forward car is still in the thrust backward position in the seat, his head possibly not even having reached its maximal backward motion at the time the front car begins to decelerate. In a small fraction of a second the passenger experiences the same deceleration as the car, causing his body to swing forward which is further aided by his normal reflex action. The forces by this time are much less than those obtaining at the instant of impact. The speed of the forward motion of his body is considered due to, and dependent on, the resilience of the seat, the acquired movement of his body, and the person's reflex protective action."

HAWKES (1957) wies darauf hin, daß der Ausdruck Whiplash für diesen Typ von Verletzungen ihn nicht nur für die Damen und Herren Geschworenen vor Gerichten, die über Personenschäden in Zivilfällen nach Unfällen zu entscheiden haben, traumatisch gemacht habe im Hinblick auf die hohen Geldsummen, die den Klägern zugesprochen wurden, sondern auch für die Allgemeinheit. Der Laie müsse ja gleichsam Nackenbeschwerden erwarten, wenn er in einen Fahrzeugunfall verwickelt gewesen sei; träten sie nicht auf, sei er sogar enttäuscht. HAWKES fuhr fort, die fundamentalen Unterschiede im Denken von Ärzten und Juristen zu betonen.

MAYFIELD u. GRIFFITH (1957) schrieben: „We dislike the term ‚whiplash injury', for it has come in many circles to imply knowledge of anatomic and physiologic disorders of the human neck that are not known. It is not unusual in semantics for words to undergo mutation; for example, the word ‚pituitary', which literally means ‚slime', has come to identify the master gland. ‚Whiplash' which was introduced to describe the forces to which the neck is vulnerable, is in a sense becoming a master hoax diagnostically; it is no more definitive than is ‚headache' or ‚bellyache', yet it occurs frequently in medical histories, particularly in connection with traffic accidents, and is quoted quite commonly in the court rooms. There seems to be a popular trend to catalogue under this title all unexplainded symptoms which follow cervical trauma."

VERNON (1957) bemerkte, die Semantik habe sich zur Unfallchirurgie gesellt: „The victim of an automobile accident who has no apparent evidence of injury has at least a ‚whiplash injury'." Der Ausdruck beschreibe, wie mitnehmend solch ein Unfall gewesen sei, und es klinge auch so „technisch". Es sei andererseits durchaus möglich, daß der Kopf der Verunfallten 30 m entfernt vom Unfallort gefunden werden könne, während sich der übrige Körper noch im demolierten Fahrzeug befinde. VERNON fuhr fort: „Since the injury can range from temporary indisposition to decapitation, the use of the all-incluse term for such a wide disparity of severity is undesirable... However, the word whiplash is highly suggestive, calculated to make a jury give high award for a mild sprain of the neck. The increasing tendency toward litigation should not be stimulated by the misuse of words."

NAGLE (1957) definiert den Unfallmechanismus bei einer Whiplashverletzung folgendermaßen: „By definition a true whiplash injury consists in a hyperflexion of the neck resulting from a violent forward thrust of the head when the motion of the body has been suddenly slowed or stopped, as in head-on collision, or a recoil hyperflexion following hyperextension produced by acceleration of the body from behind. The relatively large weight of the human head, which is supported on a narrow column of bone, coupled with the extreme mobility of the cervical spine, provides the potential energy of a whiplash force."

SELETZ (1958) gebrauchte den Terminus „*Craniocervical Syndrome*", da seiner Meinung nach die Störungen nach Verletzungen vom Whiplashtyp großenteils vom Zentralnervensystem ausgehen. Aber eine solche Diagnose ist sicherlich zu ungenau um brauchbar zu sein. Daß ein großer Teil der Störungen auf solchen des Zentralnervensystems beruhe ist auch nur bedingt richtig.

WRIGHT u. BRADY (1958) beginnen ihre Arbeit mit folgender Formulierung: „The term *whiplash injury* covers a multitude of diagnostic sins, as did the term *indigestion* 30 odd years ago. However, we belive that whiplash is with us for a long time, since it has come to signify something that the patient thinks he understands, that lawyers relish and doctors have become so accustomed to that they employ the term, even though in a broad sense."

FRANKEL (1959) schrieb: „The term ‚whiplash injury' has become the darling of the plaintiff's attorneys and the bane of the defendant's attorney. A persuasive lawyer with a modicum of histrionic ability can almost make a jury follow the course of his client's head and neck as it snaps backward two or three feet and is then propelled forward." Heute würden die meisten Ärzte dieses Monster wegen der Verwirrung, die die fehlerhafte Terminologie anrichte, gern neu benennen. Rechtsanwälte könnten beim Lesen der einschlägigen medizinischen Literatur ohne Schwierigkeiten jegliche Meinung oder Auslegung finden, die am besten ihrer Zielsetzung entspreche.

BOSWORTH (1959) äußerte sich folgendermaßen: „There is no room, nor is there any reason for such a loose diagnosis as *whiplash injury of the neck*. This diagnosis is vague and thoroughly unscientific. Furthermore its use may lead to extreme injustice to those responsible for causing these injuries due to the rather dramatic implications of this phrase. There is a tendency for this terminology to be employed either through lack of sufficient knowledge to make a specific diagnosis or for the purpose of exaggerating the severity of the original injury and the possible residual disability, in order to expand the benefits to be secured in legal action. The application of the term *whiplash injury* to the cervical region, despite the lack of similarity of the cervical spine (a relatively short-jointed structure, made up of separate rigid segments, with a ten-pound weight on its end) to a whip (which is long, unjointed, evenly flexible throughout its length, and has no weight on the end) is not a rational procedure. For this reason, even changing the term to *whiplash mechanism of injury* is unacceptable. The neck is not a whip. There is no question but that injuries accruing to specific structures of the neck may be serious. The use of this term, however, has developed to such extent as to almost maliciously tend to magnify and prolong the actual effects of injury and to confuse patients, courts, and juries. While pointing out the actual and sometimes severe, injuries that involve the cervial region of the spine, we should at the same time attempt to ‚lay the ghost' of the *whiplash injury*. The term to the honest is merely a bulwalk behind which ignorance skulks; to the dishonest a mirage with which to confuse and delude."

BRAUNSTEIN u. MOORE (1959) bezeichneten das Whiplashsyndrom mit Recht als schlecht definiert, oft gebraucht und schlecht dokumentiert. Die Autoren kamen zu dem abschließenden Urteil, daß ein solch weitgefaßter Terminus wie Whiplash nicht als eine annehmbare Diagnose für Patienten, an denen der untersuchende Arzt kein Schadensmuster feststellen könne, angesehen werden dürfe.

LOTTES et al. (1959) sind der Meinung, daß „in any mechanism of sudden changes in the velocity of the body the head lags behind (primary whip component) for awhile but later executes the opposite motion (lash or rebound component)." Es heißt später weiter: „whatever may be the cause of injury, the neck is forced into extremes of movement; i.e., flexion, extension, side flexion and rotation resulting in compression, sheering, torsion, differential distention, and bending forces active in different proportions. Sometimes the head and neck are thrown into several oscillations in the course of the injury."

MILLER (1961) schrieb in diesem Zusammenhang: „To compensate a man financially because he is stated to deceiving himself as well as trying to deceive others, is strange equity and strange logic."

R. C. SCHNEIDER u. SCHEMM (1961) ziehen die Diagnose „*deceleration hyperextension cervical spine injuries*" vor; der Ausdruck Whiplash wird von ihnen nicht mehr gebraucht.

HAWKINS (1962) bemerkte mit Recht, wenn derselbe Unfallhergang eine Fraktur oder Dislokation des Halses verursacht, wird anstelle von „Whiplash" eine passende Diagnose angewandt. Der Ausdruck Whiplash werde in der großen Zahl der Fälle mit negativen Röntgenbefunden der HWS benutzt. Deshalb sei Whiplash identisch mit „sprains" oder „strains" der Halswirbelsäule und die genaue Diagnose müsse „*cervical* or *cervicocapital sprain* or *strain*" lauten.

HODGE (1964) gab eine detaillierte Beschreibung psychiatrischer Befunde bei Whiplashverletzungen. In jedem Fall sei Whiplash „typically superimposed on a *neurotic personality*, *latent neurosis*, or *preexisting neurosis*".

JAMES u. HOOSHMAND (1965) versuchten in ihrem Zugang zum Whiplashproblem der Forderung von STACK (1965) zu folgen, „to name a structure related to the spine that has been injured as well as the level... the term ‚sprain' indicated ligamentous injury".

VON WERSSOWETZ (1965) führte aus: „Though whiplash injuries usually occur in flexion and extension, they may occur in any direction, even of a thrusting character, depending on the position of the individual at the time of the impact and the angle of impressed force".

BRAAF u. ROSNER (1966) bemerkten, daß einige Autoren den Terminus Whiplash scharf kritisieren, ihn armselig und ungenau bezeichneten und ihn zu ändern suchten. Andere bezeichneten den Ausdruck als eine *klinische Monstrosität* oder hoben hervor, daß ein „*medizinischer Frankenstein*" geschaffen worden sei.

LEOPOLD u. DILLON (1968) betonten die besondere psychologische Bedeutung des traumatischen Schadens am Hals, da er die Verbindung zum Kopf, dem kortikalen Zentrum des Körpers bilde; ein Patient mit einem Whiplashsyndrom fühle instinktiv, daß seine Fähigkeit zu normalem Verhalten gefährdet sei.

DE GRAVELLES u. KELLEY (1969), denen wir eine zusammenfassende Darstellung der indirekten Verletzungen von Kfz-Insassen nach Auffahrunfällen von hinten verdanken, schreiben: „Although the authors of this book would prefer a description more scientifically and anatomically correct, time will not be spent in argument to change the term that has become a byword to many housewives and, as one psychiatrist puts it, a condition ‚in vogue'. The authors, notwithstanding, would like to suggest that the entity be simply referred to as the ‚cervical strain following rear-end collision'."

HINZ (1970) berichtete über 45 Autopsien bei Patienten mit indirekten Verletzungen von Hals und Kopf, die nach einem Verkehrsunfall verstorben waren. Er entwickelte eine spezielle Autopsietechnik, wobei die gesamte Halswirbelsäule mit der Hälfte der Schädelbasis entfernt und mittels Bandsäge in einer sagittalen Ebene zerlegt wurde.

Die *Verletzungsfolgen* faßte der Autor zusammen in: (1) *Traumatische Schäden* der *Muskulatur* und (2) *traumatische Schäden* der *Zwischenwirbelscheiben* und *Ligamente*.

(1) *Traumatische Schäden* der *Muskulatur:* In Fällen von Hyperextension der HWS wurden Blutungen an den sternalen Ursprüngen der Musc. sternocleidomastoidei gefunden. In Fällen von Hyperflexion der HWS wurden Blutungen in den tiefgelegenen dorsalen

Muskeln des Nackens und zwischen den Processus spinosus gesehen. Massive Rupturen der Muskulatur lagen nur bei 4 Patienten mit vollständiger atlantookzipitaler Zerreißung vor.

(2) *Traumatische Schäden* der *Zwischenwirbelscheiben* und der *Ligg. longitudinales:* Rupturierte Zwischenwirbelscheiben – oft in Kombination mit Rissen des Lig. longitudinale – waren ein fast regelmäßiger Autopsiebefund. Von den 45 untersuchten Patienten zeigten 41 einen traumatischen Zwischenwirbelschaden. Im allgemeinen war nur ein Segment beteiligt, in einzelnen Fällen konnten jedoch mehrere Segmente befallen sein.

Die Rupturen der Zwischenwirbelscheiben wurden in 30% bei C3/C4 gefunden, gefolgt von C5/C6 und C6/C7; es bestand keine Beziehung zum Alter des Patienten.

Lage und Form der rupturierten Zwischenwirbelscheiben konnten in den meisten Fällen aus der Vektorrichtung abgeleitet werden. In Fällen von *Hyperflexion* wurden die Blutungen in dorsalen Anteilen des Anulus fibrosus gefunden. Zusätzliche Läsionen fanden sich im Lig. longitudinale ant. und den Ligg. interspinosa. In Fällen von *Hyperextension* wurden die traumatischen Schäden in vorderen Anteilen gesehen.

HINZ (1970) hob hervor, daß Dysphagien in jedem Fall für das Vorliegen von *retropharyngealen Läsionen* sprachen.

GIBBS (1971) kommentierte, daß *Whiplash* ein *unwissenschaftlicher, aber dennoch allgemein verstandener Begriff* sei. Es sei allgemein anerkannt, daß der Hals, das obere Halsmark und das Rautenhirn befallen sein könne, aber viele sonst kenntnisreiche Ärzte hätten angenommen, daß das Großhirn selbst nicht traumatisch geschädigt werden könne, ohne daß nachweisbare strukturelle Schäden an Knochen und Ligamenten im cervicocranialen Übergangsbereich gefunden würden. Die Situation sei heute so schlecht wie im Jahre 1889, als CLEVENGER sich in Versform zur „*Railway spine*" äußerte:

„Subjective signs, if signs at all –
An open door for fraud for all,
Away with fairness, thruth and skill,
While men malinger at their will."

GARRETT u. MORRIS (1972) berichteten über 3 Patienten, die schwere Wirbelsäulen-/Rückenmarksverletzungen als Folge von Hyperextension- und/oder Hyperflexionsverletzungen der HWS erlitten hatten. Es handelte sich um Patienten, die einen Auffahrunfall mit PKWs erlitten hatten, die keine Kopfstützen hatten.

KEIM (1973) hob hervor, daß sich in der Mehrzahl der Patienten mit Whiplash eine nur geringe organische Basis für den angegebenen Schmerz finde. „Unfortunately, many accident victims have the distorted belief, enhanced by tales of enormous financial settlements, that a lawsuit can be most rewarding."

MACNAB (1973) bemerkte. „Despite the frustratingly negative examination, the patient's aches and pains respond to the Brownian movement of routine medical therapy: Pulls, pills, and the passage of time. The impression is gained, however, that the symptoms are worse after every visit to the lawyer's office... As the cost of medication rises, so does the cost of injury, and each failure of the ‚try this, try that' school of therapeutics engraves more deeply on the patient's mind the seriousness of his injury."

FLEMING (1973) braucht den Terminus Whiplash wegen seiner Kürze und mangels eines besseren Ausdrucks. Whiplash beschreibe einen „*acceleration-extension type of injury*" gefolgt von einer „*psychophysiologischen muskuloskeletären Reaktion*". Der Autor fährt fort: „Yet the landscape is obscured by a darkness of cloudy thinking that allows the physician to lead his patient off the short straight path to recovery and become lost in blind alleys of mistaken diagnoses, a morass of conjective and circuitous wanderings of prolonged and irrelevant treatment... Treating the patient... the difficulty is to recognize the end of the acute phases... there is no evidence that repeated traction, heat, massage, or local injections do any more than imprint the symptoms more firmly on the patient's mind."

Interessant ist ein Vergleich der verletzten Körperabschnitte (in %) bei ERDMANNS Begutachtungsfällen von Patienten mit sog. Schleuderverletzungen mit an Frischverletzten gewonnenen Zahlen (Abb. 100a–c).

GORMAN (1974) zufolge leiden viele Patienten mit einem Whiplashsyndrom an einer *traumatischen Neurose*.

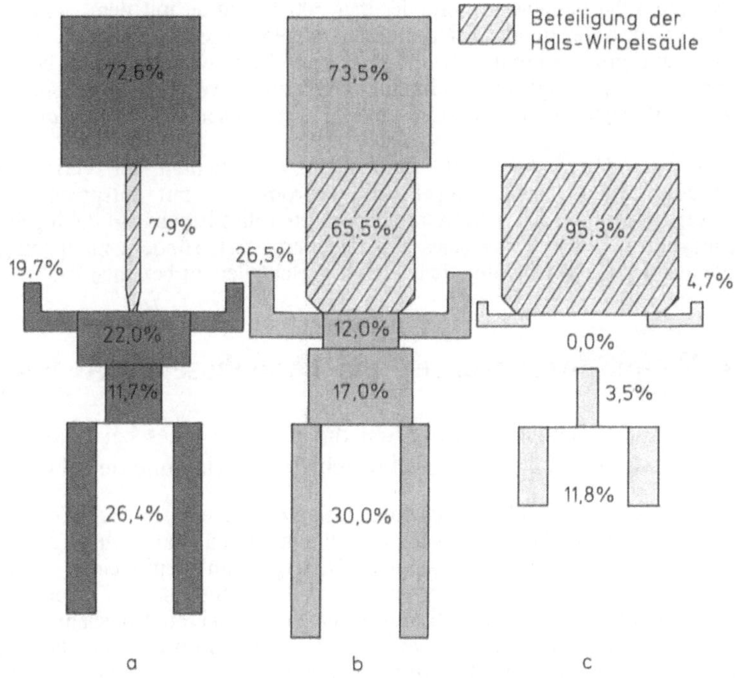

Abb. 100 a–c. Verletzte Körperabschnitte (in Prozenten) bei Erdmann's Begutachtungsfällen verglichen mit den an Frischverletzten gewonnenen Zahlen. Die prozentuale Berechnung ist auf das jeweilige Kollektiv bezogen (= 83 konventionelle Verkehrsunfälle und 85 Auffahrunfälle), nicht etwa auf die Summe der Verletzungen. (Schemata in Anlehnung an GÖGLER). Beispiele: Von 100 Opfern eines konventionellen Verkehrsunfalles hatten 30% eine Verletzung an den unteren Gliedmaßen, von 100 Whiplash Fällen nur 11,8%. Bei den extrazervikalen Verletzungen wurden die unterschiedlichen Schweregrade berücksichtigt und durch entsprechende Grautöne dargestellt. *Schwarz:* Ernstere Verletzungsformen. In der Aufstellung von GÖGLER sind nur solche Verletzungen gezählt, die für sich alleine einer stationären Behandlung bedürftig gewesen und durch mindestens einen Knochenbruch charakterisiert waren. *Dunkelgrau:* Ernstere und leichte Verletzungen gemischt. Hier entsprachen in Gruppe b nur eine Minderzahl (= 36%) den ernsteren Verletzungsformen, wie sie in der Aufstellung von GÖGLER ausgezählt sind, 64% waren geringfügige Verletzungsformen. *Hellgrau:* Auch hier wurden alle Verletzungsformen ausgezählt. Es kamen in Gruppe c allerdings nur geringfügige zur Beobachtung, ernstere überhaupt nicht. **a** Stationär behandelte Verkehrsunfälle – Verletzte nach GÖGLER (berechnet aus 3079 PKW Insassen, darunter 1,387 Mehrfachverletzten). **b** Berechnet auf 83 konventionelle Unfallereignisse (80 Personen) = entspricht der Gruppe c dieser Aufstellung. **c** Berechnet auf 85 Geradauffahrunfälle (83 Personen) = entspricht der Gruppe a dieser Aufstellung. (Aus ERDMANN 1973)

Pseudoneurasthenische Psychosyndrome nach sog. Whiplashverletzungen wurden von WIESNER u. MUMENTHALER (1975), SUTTER u. MUMENTHALER (1977), KRÄMER (1980, 1983) beschrieben.

WHITE u. PANJABI (1978) kommentieren, daß trotz der vorgeschlagenen Abschaffung des Ausdrucks Whiplash, dieses Unterfangen weder wünschenswert noch durchführbar sei: Die Bezeichnung sei vollkommen deskriptiv und allgemein akzeptiert. Die Autoren fahren fort: „However, when one attempts to define the term, this suggestion seems worth considering...“

BALLA legte 1980 detaillierte Befunde über 300 Patienten mit dem „*Late Whiplash Syndrome*" vor, die unter standardisierten Bedingungen ausgewertet worden waren. Unter dem von ihm geprägten Terminus verstand BALLA Beschwerden und Befunde bei Patienten, die noch 6 Monate oder länger nach indirekten Verletzungen von Hals und Kopf bestanden.

WILSON (1982) legte eine lesenswerte Denkschrift zum Thema „*The Whiplash Dilemma*" vor.

LAUBICHER u. SPIELMANN (1986) fanden bei 42 Patienten mit Verletzungen der Halswirbelsäule 23mal (54,7%) ein Psychosyndrom, das mit entsprechenden Tests verifiziert werden konnte. Die Autoren interpretierten ihre Ergebnisse dahingehend, daß das Psychosyndrom nicht Folge eines Schädeltraumas ist, sondern auf propriozeptive Störsignale aus der Halswirbelsäule bzw. deren Weichteilen zu beziehen ist.

XI. Whiplashverletzungen und Thrombose der A. carotis

GERCHOW u. HEBERLE (1978) teilten die Befunde eines bei Glatteis frontal aufgefahrenen 40jährigen Patienten mit Schleuderverletzung der HWS mit:

Fünf Tage nach dem Unfall entwickelte sich eine zunehmende motorische Aphasie und rechtsseitige Hemiparese. Bei dem bis dahin völlig gesunden Mann wurde ein apoplektischer Insult vermutet. Die *Karotisangiographie* ergab linksseitig einen vollständigen Verschluß der A. carotis int. am oberen Schenkel des Siphons. In einer vorläufigen Stellungnahme der Klinik wurde ein Zusammenhang mit dem Unfall abgelehnt. Der Patient erholte sich recht gut, mußte aber wegen hartnäckiger Stuhlträgheit Einläufe erhalten. Dabei wurde das Sigma perforiert. Peritonitis, Pleuritis, akute Blutung aus dem frischen Ulkus führten schließlich zum Tod. Die *Obduktion* ergab einen organisierten Thrombus der A. cerebri med. links bei völlig zarten Gefäßen und eine frischere Medianekrose der A. carotis int., wobei nicht vermerkt wurde, ob die darüber gelegenen Gefäßwandschichten vernarbt waren. Die Verfasser haben in einem *Gutachten* für den Sozialversicherungsträger den Zusammenhang für zumindest wahrscheinlich gehalten und darauf hingewiesen, daß durch den Unfall und seine Folgen das Leben um mindestens 1 Jahr verkürzt wurde, wegen des wahrscheinlich erforderlichen Regreßverfahrens wurde aber gleichzeitig betont, daß der Mann ohne die Perforation, also lediglich an den Folgen der wahrscheinlich unfallbedingten Karotisthrombose, nicht gestorben wäre.

Es handelt sich um eine interessante Falldarstellung. Leider fehlen aber genauere Angaben zum Unfallhergang. Es ist nicht gesichert, daß es sich bei dieser Beobachtung um eine traumatische Karotisthrombose nach einer direkten Verletzung von Kopf und Hals-/Nackenregion handelt. Ein direkter Aufschlag von Kopf und/oder Hals auf vordere Strukturen des Fahrzeuginnenraumes ist explicite nicht ausgeschlossen worden. Auch fehlen Angaben darüber, ob ein Sicherheitsgurt getragen wurde, denn Beobachtungen von traumatischer Karotisthrombose durch den Schultergurt wurden in der Literatur mitgeteilt.

Bevor ich auf die im vorhergehenden zitierten Autoren eingehe, scheint es mir angebracht, zunächst die in der Literatur mitgeteilten pathomorphologischen Befunde darzustellen.

XII. Pathologische Befunde

Worin bestehen die pathologischen Befunde beim Whiplashsyndrom? Eine erste Zusammenfassung der pathologischen Befunde gaben DE GRAVELLES u. KELLEY (1969). Sie kommen nach Auswertung der Literatur zu dem Ergebnis, daß die Verletzungen im wesentlichen die Weichteile der Nackenregion betreffen. AUFDERMAUR (1984) schrieb: „Eine Beschreibung von pathologisch-anatomischen Befunden beim Menschen nach einer Schleuderverletzung kann ich im Schrifttum nicht finden." Ich verweise hier noch einmal auf De Gravelles u. Kelley (1969), die einen Überblick über die klinischen und pathologischen Befunde beim Whiplash gaben. Es unterliegt keinem Zweifel, daß in der Literatur Beobachtungen mitgeteilt wurden, bei denen nach indirekten Verletzungen bei Kraftfahrzeug- und Flugzeugunfällen Dekapitationen auftraten (Schaefer 1953; Vernon 1957; Mc Keever 1960). Die Dekapitation stellt den morphologischen Endpunkt einer indirekten Verletzung von Kopf und Hals dar. Es erübrigt sich der Hinweis, daß nicht jede Dekapitation den morphologischen Endpunkt einer indirekten Verletzung von Kopf und Hals darstellt. Ich gebe aber zu, daß es aus der bisherigen Literatur über die indirekten Verletzungen vom Whiplashtyp nicht möglich ist, ein klassisches Syndrom der pathologischen Gewebeschäden zu extrahieren. Nachstehend versuche ich die Gewebeschäden in folgenden Gruppen zu besprechen: (1) *Verletzungen* der *knöchernen Strukturen*, (2) *Verletzungen* der *Zwischenwirbelscheiben*, (3) *atlanto-occipitale Zerreißungen* und *Dislokationen*, (4) *Gewebeschäden* an den *Ligamenten* und der *Muskulatur*, (5) *Verletzungen* der zum *Gehirn ziehenden Gefäße*, (6) *traumatische Gewebeschäden* an *Rückenmark* und *Gehirn* und deren *Umhüllungen* und (7) *Verletzungen* des *Sehorgans*.

1. Verletzungen des Knochengewebes

Die Auswertung der Literatur ist deshalb so schwierig und kaum durchführbar, weil die meisten Arbeiten über sog. „Whiplash"verletzungen auch direkte Gewalteinwirkungen gegen die Hals-/Nackenregion und/oder den Kopf enthalten, die mit ausgewertet werden. Es ist daher nicht sicher abzuleiten, ob Verletzungen der Knochenstrukturen Folgen nur indirekter oder auch direkter Gewalteinwirkung sind.

In der Phase der Hyperextension wurden Risse des Lig. longitudinale ant. mit Ausrissen von randnahen Anteilen der Wirbelkörper beschrieben (Jackson 1965). Die gleiche Autorin glaubt, daß in der Hyperflexionsphase Abrisse von Dornfortsätzen an der HWS vorkommen, dann, wenn das Lig. intraspinosus und das Lig. supraspinosus überdehnt werden und dabei reißen.

In der Serie von 50 Patienten von Cammack (1957) mit Whiplashverletzungen lagen 11 Kompressionsfrakturen vor. Neun dieser Patienten hatten die Frakturen entweder im 5. oder 6. Halswirbelkörper. Lottes et al. (1959) beobachteten ebenfalls Kompressionsfrakturen und Dislokationen. Bei den Patienten mit Kompressionsfrakturen ist nicht sicher, ob sie nicht doch Folge direkter Gewalteinwirkung waren.

Lipow (1955) berichtet über Abrißfrakturen von Dornfortsätzen, Frakturen der Gelenkfazetten und Dislokationen von Wirbelkörpern.

2. Verletzungen der Zwischenwirbelscheiben

Bei Verletzungen der Ligg. longitudinalia sind auch die Zwischenwirbelscheiben verletzt (Jackson 1965; Nicholson u. Armour 1951, 1953). Russell (1957) fand in seiner Serie von 150 Patienten, viermal Diskushernien, alle in der unteren

Lumbalregion, jedoch keine im Zervikalbereich. GOTTEN (1956) sah in einigen Fällen Verletzungen der Bandscheiben mit Einengungen des Foramens.

3. Atlantookzipitale Zerreißungen und Dislokationen

SCHAEFER (1956) berichtete über eine Serie von 10 Beobachtungen, bei denen vollständige Dislokationen zwischen Schädel und HWS auftraten. Er schrieb: „in other words, the automobile in which the victim was riding had been hit from behind, and the body and neck has simply been pushed out from under the skull." Der gleiche Autor sprach auch von Autopsien von Patienten mit tödlichen indirekten Verletzungen vom Whiplashtyp, bei denen Frakturen der HWS und Durchtrennung des Halsmarkes vorlagen. Von RUSSELL (1957) erfolgte der Hinweis, das Frakturen von Halswirbelkörpern gelegentlich zwar vorkommen, daß sie jedoch eher die Ausnahme bilden.

4. Gewebeschäden an den Ligamenten und der Muskulatur

Risse der Ligamente der wirbelsäule kommen nach den Angaben von VON WERSSOWETZ (1965) nicht nur im okzipitozervikalen Übergangsbereich, sondern auch im gesamten Wirbelsäulenbereich vor. Risse der Ligg. longitudinales führen zu Hämatomen an der Verletzungsstelle (COMPERE). Risse des Lig. longitudinale post. wurden beschrieben (NICHOLSON u. ARMOUR (1951, 1953). FRANKEL (1959) berichtete über ausgeprägte Risse von Ligamenten der HWS, die zu einer nach anterior oder posterior gerichteten Dislokation der Wirbelkörper führe. GOTTEN (1956) berichtete über einen Patienten, der eine Blutung zwischen Pharynx und der Vorderfläche eines Halswirbelkörpers hatte; es bestand eine pharyngeale Vorwölbung. Neben Blutungen wies er auf Ödem hin. *Retropharyngeale Hämatome* wurden auch von LOTTES et al. (1959) beschrieben. JAMES u. HAMEL (1955) weisen auf die Verletzungen der Weichteile im Hals-/Nackenbereich hin. Sie fanden sich neben Rissen des Lig. longitudinale ant. und post. Blutungen in der Hals-/Nackenmuskulatur wurden von WRIGHT u. BRADY (1958) angegeben, vergl. auch HINZ (1970).

5. Verletzungen der zum Gehirn ziehenden Arterien

Bei diesen Verletzungen müssen besonders solche der A. carotis und Aa. vertebrales berücksichtigt werden, vergl. S. 248.

6. Traumatische Gewebeschäden an Rückenmark und Gehirn und deren Umhüllungen

Durchtrennungen des Halsmarkes wurden von SCHAEFER (1956) berichtet. Kompressionen von spinalen Nervenwurzeln durch Ligamente, Blutungen, Osteophyten und Adhäsionen wurden von FRANKEL (1959) beschrieben. BRAAF u. ROSNER (1955) vertraten die Auffassung, daß die Schäden an den spinalen

Nervenwurzeln Folgen von Verletzungen der Zwischenwirbelscheiben waren. Nach HUDDLESTON (1958) sind die traumatischen Verletzungen der spinalen Nervenwurzeln Folge einer Kompression als Folge der Subluxation von Wirbelkörpern im Augenblick des Unfallherganges. BARNETT u. MOSS (1957) sind der Meinung, daß die spinalen Nervenwurzeln in den Foramina intervertebralia Kompressionen erleiden. MAYFIELD u. GRIFFITH (1957) heben besonders die Beteiligung der 2. zervikalen Nervenwurzeln und die des N. occipitalis hervor.

Die Frage, ob eine Gehirnerschütterung (die Autoren sprechen von cerebral concussion) vorgelegen habe, wird von einigen Autoren, wie GAY u. ABBOTT (1953), PURVIANCE (1957), FRANKEL (1959) sowie WORSHAM (1963) bejaht. Wiederum muß daran erinnert werden, daß fast alle Serien neben indirekten Verletzungen von Kopf und Hals/Nacken auch solche Fälle von direkter Gewalteinwirkung enthalten, so daß die Möglichkeit besteht, daß die Hirnerschütterung die Folge einer direkten Gewalt gegen den Kopf ist.

SCHERZER (1987) schrieb: „Kontusionelle Hirnschädigungen erklären sich durch die plötzliche Relativverschiebung des Gehirns innerhalb der Schädelkapsel nach dem Anschlag- und Gegenschlagmechanismus, so daß die Prellungsherde vor allem frontal, temporobasal, occipital und zerebellär lokalisiert sind. Das Schleudertrauma muß in diesen Fällen besonders vehement gewesen sein und die Akutphase ist durch die Zeichen der zerebralen Läsion geprägt, so daß die Symptomatik des Peitschenschlagsyndroms mitunter klinisch gar nicht erfaßt werden kann."

Bei indirekten Gewalteinwirkungen von Kopf und Hals können kontusionelle Hirnschädigungen nicht auftreten, sie wurden von mir im Tiermodell selbst bei den höchsten Maximalbeschleunigungen des Schlittens niemals gesehen. Liegen sog. Rindenprellungsherde vor, so kann daraus geschlossen werden, daß zusätzlich zur indirekten Gewalteinwirkung von Kopf und Hals in jedem Falle eine direkte Gewalteinwirkung auf den Kopf vorgelegen haben muß. Man sollte sich vergegenwertigen, daß der zeitliche Ablauf einer sog. Schleuderverletzung von Kopf und Hals bei etwa 100–200 ms liegt, daß die Stoßzeiten bei direkter Gewalteinwirkung gegen den Kopf jedoch nur zwischen 5 und 10 ms liegen.

XIII. Klinische Befunde

Eine Einteilung der klinischen Symptome kann einmal nach ihrer Schwere und zum anderen nach ihrem zeitlichen Auftreten nach dem Unfallereignis erfolgen.

HARTLEY (1958) sowie WORSHAM (1963) teilten die *klinischen Symptome* in: (1) *Leichte*, (2) *mäßig schwere* und (3) *schwere* ein. STUCK (1962) fügte dieser Einteilung noch an: (4) *sehr schwer*, (5) *extrem*, (6) *hoffnungslos* und (7) *terminal*; die letztgenannte Gruppe betraf *Dekapitationen*. Die letztgenannte Einteilung ist m.E. nicht gerechtfertigt, da die verschiedenen Kategorien sich überschneiden und kaum zu definieren sind. Gerechtfertigt ist m.E. eine gesonderte Gruppe von Verletzten, die unmittelbar oder kurze Zeit nach einer indirekten Verletzung von Whiplashtyp verstarben.

Im Hinblick auf das zeitliche Auftreten der Symptome nach dem Unfallereignis unterteilten BRAAF u. ROSNER (1958) die Symptome in 3 Gruppen: (1) *Unmittelbare*, die gleich nach dem Unfallereignis vorhanden waren, (2) *frühzeitige*, aber nicht *unmittelbar auftretende*, die nach einigen Stunden, oder am nächsten Tag, oder 2 Tage später auftraten, und (3) *Spätsymptome*, die Wochen, Monate oder Jahre später auftraten.

Versucht man sowohl die *geklagten subjektiven Beschwerden* als auch die *klinischen Befunde* nach indirekten Gewalteinwirkungen auf die Halswirbelsäule aufzuzeichnen, so erkennt man bald, daß es ein *typisches klinisches Syndrom nicht gibt*, stattdessen eine Fülle von allgemeinen Befunden, die sich nicht recht miteinander in Beziehung setzen lassen, wie die Ausführungen bei DE GRAVELLES u. KELLEY (1969) zeigen.

Bei *indirekter Gewalteinwirkung* auf die *Wirbelsäule* können nach AUFDERMAUR (1984) 5 Folgezustände auftreten:

(1) Die reine Flexion kann eine Fraktur mit Stauchung von ventraler Kortikalis und Spongiosa des Wirbelkörpers zur Folge haben. Der Wirbelkörper ist keilförmig, d.h. ventral niedriger als dorsal (Kompressionsfraktur). Der dorsale Ligamentkomplex ist intakt, die Stabilität erhalten.
(2) Die Flexion kombiniert mit Rotation hat eine Zerreißung von Bandscheibe und Bandapparat, insbesondere auch des dorsalen Ligamentkomplexes zur Folge. Die verletzte WS-Stelle ist unstabil. Im Halsabschnitt gleitet wegen der fast horizontalen Lage und der flachen Form der Wirbelbogengelenke der kraniale Wirbel nach ventral. In der LWS ist dieser Befund überaus selten, weil sich die Gelenkfortsätze nur bei maximaler Flexion voneinander abheben können ohne zu brechen. Häufiger sind ein oder beide Gelenkfortsätze frakturiert. In der BWS ist die Fraktur der Gelenkfortsätze bei Wirbelluxation die Regel.
(3) Die Hyperextension wird vor allem in der HWS, selten in der LWS beobachtet. Sie führt zu einer Durchtrennung von Bandscheibe und vorderem Längsligament. Der dorsale Ligamentkomplex ist nicht betroffen. Die verletzte Stelle ist stabil.
(4) Die vertikale Kompressionsverletzung wird nur in der HWS und der LWS festgestellt, die gestreckt verlaufen können, was bei leichter Flexion dieser WS-Abschnitte der Fall ist. Die Gewalteinwirkung auf den Scheitel oder das Gesäß kann dabei eine Berstungsfraktur mit Einbruch des Nucleus pulposus in das Wirbelmark auslösen. Die Ligamente bleiben intakt, die Frakturstelle ist stabil.
(5) Eine *Abscherung* kann bei rechtwinkeliger Gewalteinwirkung auf die WS zustande kommen. Die verletzte Stelle ist stabil oder unstabil.

Ich bezweifle, daß einige der von AUFDERMAUR (1984) *ausschließlich* als *Folgezustände indirekter Gewalteinwirkung auf die Wirbelsäule beschriebenen Schäden Folgen indirekter Gewalteinwirkung sind.* Die einzige prospektive Serie, die die Schadensmuster eingehend und detailliert bespricht, ist die von SATERNUS (1979).

Ein Vergleich der Schadensmuster am Menschen, der von AUFDERMAUR (1984), im vorhergehenden zitiert, gebracht wurde mit denen von Versuchen am Affen, die unter standarisierten Bedingungen durchgeführt wurden (UNTERHARNSCHEIDT 1983, 1985, 1986) scheint mir hier angebracht.

Zu 1: Die von AUFDERMAUR (1984) beim Menschen genannte Fraktur nach reiner Flexion bei indirekter Gewalteinwirkung, die eine Stauchung von ventraler Kortikalis und Spongiosa des Wirbelkörpers zur Folge hat, also zu einer keilförmigen Kompressionsfraktur des Wirbelkörpers führt, habe ich am Affenmodell mit indirekter Gewalteinwirkung in der +Gx und −Gx Vektorrichtung nicht gesehen. Es kam dabei immer zu atlantookzipitalen und zu atlantoaxialen Separationen, die im Zwischenwirbelbereich erfolgten. Je nach der Intensität der Maximalbeschleunigung des Schlittens kam es dabei weiterhin zu partiellen oder totalen Durchtrennungen des Rückenmarks zwischen unterer Medulla oblongata und oberstem Zervikalmark und Riß der Aa. vertebrales. Die von AUFDERMAUR

(1984) beim Menschen beschriebene keilförmige Kompressionsfraktur habe ich im Tiermodel nicht beobachten können. Auch blieb der dorsale Ligamentenkomplex nicht intakt, so daß Stabilität nicht erhalten war. Es ist in der Literatur der Whiplashverletzungen beim Menschen immer wieder hervorgehoben worden, daß sich bei Röntgenuntersuchungen keine pathologischen Befunde an den Wirbelkörpern nachweisen ließen (ZUKSCHWERDT 1962; ERDMANN 1967, 1968; MAURER u. SCHWARZHOFF 1971; HINZ u. PLAUE 1972).

Zu 2: Die von AUFDERMAUR (1984) geschilderten Folgezustände von Flexion kombiniert mit Rotation glichen den Ergebnissen, die wir bei Rhesusaffen bei reiner axial erfolgender indirekter −Gx Beschleunigung in Abschnitt XVI.2.a, S. 256 beschrieben. Die Verletzungen im Bereich der BWS und LWS können nicht indirekter Beschleunigung zugeschrieben werden. Diese Regionen waren im Tierversuch nur dadurch verletzt, daß Blut subarachnoidal und subdural von den gerissenen Vertebralarterien nach unten lief.

Zu 3: Bei *indirekter Beschleunigung von Rhesusaffen in der +Gx Vektorrichtung*, die zunächst zu einer Hyperextension der HWS führt, kam es zu einem identischen Verletzungsmuster, allerdings bei zu −Gx verschiedenen Werten der Maximalbeschleunigung des Schlittens. Sehr entscheidend ist bei dieser Vektorrichtung die Ausgangslage (initial position) von Kopf und HWS. Wird der Kopf nach vorn rotiert gehalten und die HWS bei Beginn des Beschleunigungsversuches beim Affen gebeugt, so tritt zunächst eine Stauchung ein. Ich habe das mit dem englischen Ausdruck *Concertina-Effekt* bezeichnet, den ich eingehend auf S. 284 erläutert habe. Die initale Kompression der HWS absorbiert viel Energie, ohne daß die eigentliche Hyperextensions-/Flexionsbewegung (der Whiplash) zunächst zustande kommt. Verletzungen in der LWS-Region nach indirekter Gewalteinwirkung im Tierversuch konnte ich nicht beobachten (UNTERHARNSCHEIDT 1983, 1985, 1986).

Zu 4: Vertikale Kompressionsverletzungen wurden von mir im Tierversuch nicht untersucht. Bei diesen Verletzungsmustern spielt die Ausgangslage von Kopf und gesamter Wirbelsäule ebenfalls eine entscheidende Rolle. Diese Vektorrichtung spielt bei der Schleudersitzrettung von Besatzungsmitgliedern aus Militärjets eine bedeutende Rolle, Befunde, die in einem eigenen Kapitel abgehandelt wurden, vergl. S. 315. Auch hier ist wieder streng zwischen direkter und indirekter Einwirkung der Kraft zu unterscheiden.

In der von AUFDERMAUR (1984) gebrauchten Nomenklatur ist die vertikale Kompressionsverletzung ohne Zweifel, wie er ausführt, indirekt. Es handelt sich um die +Gz Vektorrichtung. Die Gewalteinwirkung erfolgt ja zunächst direkt auf das Gesäß oder den Scheitel. In der von mir gebrauchten Nomenklatur habe ich den Ausruck indirekte Verletzungen für die horizontal verlaufenden Vektorrichtungen, wie +Gx, −Gx, und + und −Gy vorbehalten. Hier wird der angeschnallte Torso direkt beschleunigt, während Hals und Kopf frei beweglich sind und indirekt beschleunigt werden.

Bei *vertikaler Kompressionsverletzung* verläuft der Vektor der einwirkenden Gewalt parallel zur Wirbelsäule. Die einwirkende Gewalt wird also hier in Richtung der Stoßachse weitergeleitet. Bei *indirekter Gewalteinwirkung* gegen den *fixierten Torso* wirkt die Gewalt in einer horizontalen Vektorrichtung ein. Zunächst wird der Torso beschleunigt, erst dann folgen Hals und Kopf

(Whiplash). Die primäre Gewalt wirkt also in einem rechten Winkel zur Ausgangslage der HWS und des Kopfes ein. Zugegeben in beiden Fällen handelt es sich um indirekte Gewalteinwirkungen, im ersten Fall setzt sie sich vertikal, allerdings dann direkt, auf die Wirbelsäule fort, während sie beim letztgenannten Fall in horizontaler Vektorrichtung auf das in der Ausgangslage vertikal gehaltene System einwirkt.

Ich besitze nur vorläufige Befunde über indirekte Gewalteinwirkungen auf die Wirbelsäule von der Seite her, also im + oder −Gy Vektor; sie erlauben noch keine genauen Aussagen. Meine Vermutung ist aber, daß sich die Verletzungsmuster bei indirekter seitlicher Gewalteinwirkung sowohl in ihrer Qualität als auch Höhe von den beiden vorhergenannten −Gx und +Gx erheblich unterscheiden.

Die im vorhergehenden geführten Erörterungen zeigen noch einmal wie wesentlich es für weitere Untersuchungen ist, streng zwischen indirekter und direkter Gewalteinwirkung und deren Mischformen zu unterscheiden. Erst dann kann das dem Unfallhergang typische Verletzungsmuster erarbeitet werden. Wer mit den bisherigen morphologischen Arbeiten vertraut ist, weiß, wieviel Arbeit da noch vonnöten ist.

Zu 5: Eine echte Abscherung kann bei rechtwinkeliger Gewalteinwirkung auf die Wirbelsäule durchaus zustande kommen, aber diese Verletzungsformen sind die Folgen von direkten und nicht indirekten Gewalteinwirkungen. Sie gehören nicht in diese Gruppe, in der die indirekten Verletzungen besprochen werden.

Einige Worte noch zur Übertragbarkeit von Tierversuchen auf den Menschen. Sicherlich ist große Vorsicht am Platze, die physikalischen Größen, bei denen am Tier bestimmte Verletzungsmuster auftreten, auf den Menschen direkt zu übertragen. Die Verletzungsmuster dagegen, die beim Rhesusaffen auftreten, können m.E. ohne weiteres auf den Menschen übertragen werden. Die Schadensmuster am Rhesusaffen sind m.E. besser geeignet auf den Menschen übertragen zu werden als die des Pavians mit seiner ausgeprägten Halsmuskulatur und kürzerem Nacken.

Als physikalische Größe, die ich wählte, um die jeweiligen bei indirekter Gewalteinwirkungen angewandten Intensitäten zu beschreiben und mit den Schadensmustern zu vergleichen, wählte ich die Maximalbeschleunigung des Schlittens. Das ist zunächst eine gefällige physikalische Größe. Man muß sich aber darüber klar sein, daß nicht die am Schlitten einwirkenden physikalischen Größen ein wahres Bild darüber abgeben, was am Kopf geschieht. Die auftretenden Körperschäden stehen in direkter Abhängigkeit zu den am Körper selbst, vor allem an Kopf und Hals auftretenden physikalischen Größen, die naturgemäß von der Schlittenbeschleunigung abhängig sind. Die mathematische Auswertung der beim Beschleunigungsablauf gemessenen physikalischen Größen am Kopf ist noch nicht abgeschlossen, so daß ich zunächst die Maximalbeschleunigung des Schlittens wählte, um die dabei auftretenden verschiedenen Schadensmuster zu beschreiben.

XIV. Zur Frage der Hirnleistungsschwäche nach indirekten Beschleunigungen von Hals und Kopf

Strickner et al. (1987) legten die Ergebnisse der Auswertung ihres Patientengutes (n = 84) mit einem erlittenen Schleudertrauma der Halswirbelsäule vor. Es ließen sich keine Ausfälle der höchsten Hirnleistungen objektivieren. Der neuropsychologische Status war in allen Fällen regelrecht, insbesondere konnten keine Aphasie, Apraxien und Agnosien beobachtet werden. Darüber hinausgehend waren keine Persönlichkeitsveränderungen und damit im Zusammenhang stehende Leistungsdefizite im Sinne des posttraumatischen organischen Psychosyndroms zu objektivieren. Bei annähernd einem Drittel der Patienten ließen sich jedoch reversible Hirnleistungsstörungen in dem Bereich des verbalen und visuellen Gedächtnisses sowie der Vigilanz und der Konzentration nachweisen. Es handelte sich um eine flüchtige Hirnleistungsschwäche, die sich in den meisten Fällen bereits wenige Tage nach dem Unfall wieder zurückgebildet hatte.

Nach Ansicht dieser Autoren kommt großes Augenmerk den psychodiagnostischen Persönlichkeitsprofilen zu. Immerhin zeigten mehr als zwei Drittel aller Patienten von der Norm abweichende Persönlichkeitsbilder, einerseits im Sinne einer konversionshysterischen Persönlichkeitsreaktion und andererseits im Sinne eines depressiv-dysphorischen Verstimmungsbildes.

XV. Über den Wert einer computertomographischen Untersuchung

Tipold (1987) vertritt die Meinung, daß die Computertomographie der HWS nach Distorsion (wir würden es eine indirekte Verletzung von Kopf und Hals nennen) bei konventionell negativem Befund eine Ergänzung der diagnostischen Möglichkeiten darstellt. Ein psychologischer Effekt wurde nur am Rande gestreift: „Das den Patienten mitgeteilte negative Computertomogramm brachte die sonst ‚unerklärlichen Beschwerden' raschest zum Verschwinden."

Bei einer geringen Zahl der Patienten konnte der Autor Weichteilbeteiligungen nachweisen, ein Befund der dazu veranlassen sollte, die Indikation zu einer Computertomographie bei negativem Röntgenbefund großzügiger zu stellen. „Dies umso mehr, als nicht selten so manche vorbestehende Schädigung ans Tageslicht kommt. Gerade diesen Vorschaden aber genau zu kennen, ist nicht nur für den behandelnden Arzt von Wichtigkeit" (Tipold 1987). Voll zuzustimmen ist der Feststellung des Autors, daß der Gutachter auf die Kenntnis des Vorschadens ebenso angewiesen ist, wie auf jeden objektiv faßbaren Parameter, der den primären Verletzungserfolg festhält. So besehen, könne die Computertomographie doch einen kleinen aber wichtigen Beitrag leisten.

XVI. Methoden und Modelle zur Untersuchung von indirekten Verletzungen von Hals und Kopf

Die indirekten Verletzungen von Hals und Kopf können mit folgenden Methoden und Modellen untersucht werden: (1) *Mathematische Modelle*, (2) *Primatenmodelle*, (3) *Leichenversuche*, (4) *anthropometrische Dummies* und (5) *Freiwilligenversuche*.

1. Mathematische Modelle

Mathematische Modelle von Fahrzeuginsassen wurden eingeführt von McHenry (1963), McHenry u. Naab (1966), weiterentwickelt von Garcia (1966) sowie von Martinez u. Garcia (1968) und McKenzie u. Williams (1971). Das letztgenannte Modell beschreibt die *Schädelbewegung* in ihren *zwei wesentlichen Elementen*, nämlich *Translation* relativ zu den Schultern, die Scherkräfte an Hals und Halswirbelsäule erzeugt, und *Winkelbeschleunigung* des *Schädels* um einen *okzipitozervikalen Drehpunkt*.

2. Primatenmodelle

Tierversuche in der – Gx Vektorrichtung wurden von Garcia (1966), Wickstrom et al. (1967), Clarke et al. (1970, 1971, 1972) und Unterharnscheidt (1982, 1983, 1984, 1985, 1986) durchgeführt.

Garcia (1966) sowie Wickstrom et al. (1967) zeigten, daß traumatische Schäden am ZNS als Folge indirekter, vom Torso auf Hals und Kopf fortgeleiteter Beschleunigung auftreten können, ohne daß die Gewalteinwirkung den Kopf selbst trifft. Kaninchen und Affen wurden verschiedenen Beschleunigungsimpulsen ausgesetzt, wie sie in Auffahrunfällen von hinten auftreten. Der Bereich der angewandten Intensitäten erzeugte ein Kontinuum von geringfügigen bis tödlichen Verletzungen. Die Tiere, deren Kopf und Hals nicht fixiert waren, wurden in aufrechter Sitzhaltung in Vorwärts- und Rückwärtsdisposition in einem kleinen Wagen durch ein pneumatisches System beschleunigt. Die Beschleunigungskurven hatten sinusoidale Form, bei Kaninchen mit Maximalwerten von 30 G und 100 m/s Dauer. Die Autoren nahmen an, daß die angewandten Beschleunigungen um den Faktor 10 größer sind, und der Zeitraum von 100 m/s um die Hälfte kleiner ist, als in typischen Auffahrunfällen.

Clarke et al. (1970, 1971, 1972) untersuchten in einer Reihe von Versuchen die Toleranzgrenzen von Pavianen bei linearer Verzögerung, wenn Hals und Kopf frei beweglich sind; es wurden *verschiedene Gurtsysteme* gebraucht. Allerdings wurden Gehirn und Rückenmark makroskopisch nur beschränkt und histologisch gar nicht untersucht.

a) Traumatische Gewebeschäden bei Rhesusaffen bei indirekter Beschleunigung in der – Gx Vektorrichtung

Der Rhesusaffe wird in der – Gx Vektorrichtung nach rückwärts beschleunigt, zunächst kommt es zu einer Flexion der HWS. Die direkte Gewalteinwirkung wird vom Beschleunigungsschlitten auf den gurtgeschützten Torso des Versuchstieres und dann direkt über den Hals auf den Schädel weitergeleitet.

Unsere eigenen Versuche erfolgten an 44 Rhesusaffen, bei denen 93 Beschleunigungsversuche in der *– Gx Vektorrichtung* durchgeführt wurden; die *maximalen Beschleunigungen* des *Schlittens* betrugen von *5,2 g* bis zu *162,8 g* (Unterharnscheidt 1982, 1983, 1985, 1986). Weitere Versuche mit 15 Rhesusaffen wurden in der *+ Gx Vektorrichtung* durchgeführt (Unterharnscheidt 1984, 1986), über die im nächsten Abschnitt berichtet wird.

Es wurde ein *horizontaler Leichtgewicht-Beschleunigungsschlitten* für *Primaten*, mit *225 000 Pfund Schubkraft*, einer *Kontrollkonsole* und einer *230 m langen Bahn* benutzt. Diese Anlage im Naval Biodynamics Laboratory (NBDL) in New Orleans, Louisiana (USA), kann einen Primaten bis zu 200 g beschleunigen.

Ein *Datensammelsystem* für die *physikalischen Werte* registriert auf *24 Kanälen 2000 Daten pro Sekunde und pro Kanal* und speichert die Daten auf Magnetbändern. Ein *Datensammelsystem* für die *physiologischen Daten* zeichnet *EEG, EKG, sensorische evozierte Potentiale* und *Atmung* auf *16 Kanälen* mit Hilfe *telemetrischer Übertragung* auf.

Ein *photographisches Datensammelsystem* umfaßt *Schnellbildkameras* am *Schlitten* in *3 Ebenen* und *im Labor*, mit *Beleuchtungseinrichtung* und *Kontrollkonsole* und einem *Fotozielsystem*, das genaue Aufzeichnungen der beschleunigungsbedingten Bewegungsabläufe der Primaten erlaubt. Es wurde ein *Aufzeichnungssystem für die Primaten* entwickelt, das eine *genaue Festlegung von Beschleunigung, Geschwindigkeit und Verlagerung des Fotozielsystems gestattet* (BECKER 1975, 1977; BECKER u. WILLEMS 1975; WILLEMS 1977). *Während und nach der Beschleunigung* wurde ein *epidurales EEG* mit *somatosensorischen evozierten Potentialen* sowie ein *EKG* abgeleitet. *Vor und nach dem Beschleunigungsversuch* wurden *Röntgenaufnahmen der gesamten Wirbelsäule in mehreren Ebenen durchgeführt*. Eine *standarisierte Autopsietechnik* wurde entwickelt und angewandt. Ein *Spielmeyer-Sortiment von Gewebeblöcken* für die *histologische Untersuchung* wurde untersucht.

Zwei verschiedene Typen von Halterungssystemen wurden verwandt: Eine *rigide, speziell jedem einzelnen Tierkörper angemessene Gußform* und eine jeweils *individuell geschneiderte harnischartige Weste*. Es bestand kein Unterschied in den auftretenden Läsionen bei beiden Halterungssystemen, da sie die kinematische Reaktion von Kopf und Hals-/Nackenregion offensichtlich nicht änderten.

Maximalbeschleunigungen des *Beschleunigungsschlittens* zwischen 5,2 g und 63,7 g erzeugten weder klinische noch pathomorphologische Alterationen bei Anwendung der gebräuchlichen lichtmikroskopischen Untersuchungsmethoden.

Die *niedrigste Schlittenbeschleunigung*, bei der ein Gewebeschaden auftrat, war 74,0 g: Interessante Befunde lagen bei zwei Affen mit Überlebenszeiten von je 10 Tagen vor. Bei beiden Tieren mit Maximalbeschleunigung des Schlittens von je 74,0 g und 75,0 g lagen makroskopische und mikroskopische Läsionen in der Region zwischen unterer Medulla oblongata und oberstem Halsmark vor (Abb. 101 a–c; 102).

Ein Affe mit einer Schlittenbeschleunigung von 78,3 g zeigte keinen auffälligen röntgenologischen Befund, hatte jedoch subarachnoidale Blutungen in der Umgebung der A. basilaris und den Aa. vertebrales. Es fand sich eine lokale Eindellung und Braunverfärbung des Gewebes im Bereich der Fissura ventralis zwischen unterer Medulla oblongata und C1.

Bei *Maximalbeschleunigung* des Schlittens von *78,3–123,0 g* wurden *lokale Eindellungen*, manchmal auch *Abflachungen im anteroposterioren Durchmesser des Rückenmarks im Bereich der ventralen Fissur zwischen unterer Medulla oblongata und oberem Halsmark beobachtet* (Abb. 103 a, b; 104 a, b). Diese lokale ventral gelegene Eindellung, manchmal mit braunroter Verfärbung des Gewebes verbunden, war ohne Zweifel von der Spitze des Zahnfortsatzes des Epistropheus (Axis) verursacht (Abb. 105 a, b). Die Eindellung des Rückenmarks führte im allgemeinen *manchmal* zu *geringgradigen primärtraumatischen Gewebeschäden* in *vorderen Anteilen der* (*weißen*) *Vorderstränge* (Abb. 106, 107). Außer diesen unmittelbar nach der Gewalteinwirkung durch die Spitze des Zahnfortsatzes nachweisbaren Schäden fand sich *nach einem freien Intervall* von Minuten bis Stunden regelmäßig noch ein anderer *massiver Gewebeschaden*, der ebenfalls durch die stumpfe lokale Einwirkung des Zahnfortsatzes zu erklären war. Diese Spätveränderung des Gewebes ist also *sekundärtraumatischer Natur*. Sie fand sich hauptsächlich in der *grauen Substanz des Rückenmarks* und kann als *progressive zentrale hämorrhagische Nekrose* bezeichnet werden (vergl. Abb. 103 a, b; 104 a, b). Wir heben noch einmal hervor, daß die selbe lokale mechanische Einwirkung des Zahnfortsatzes

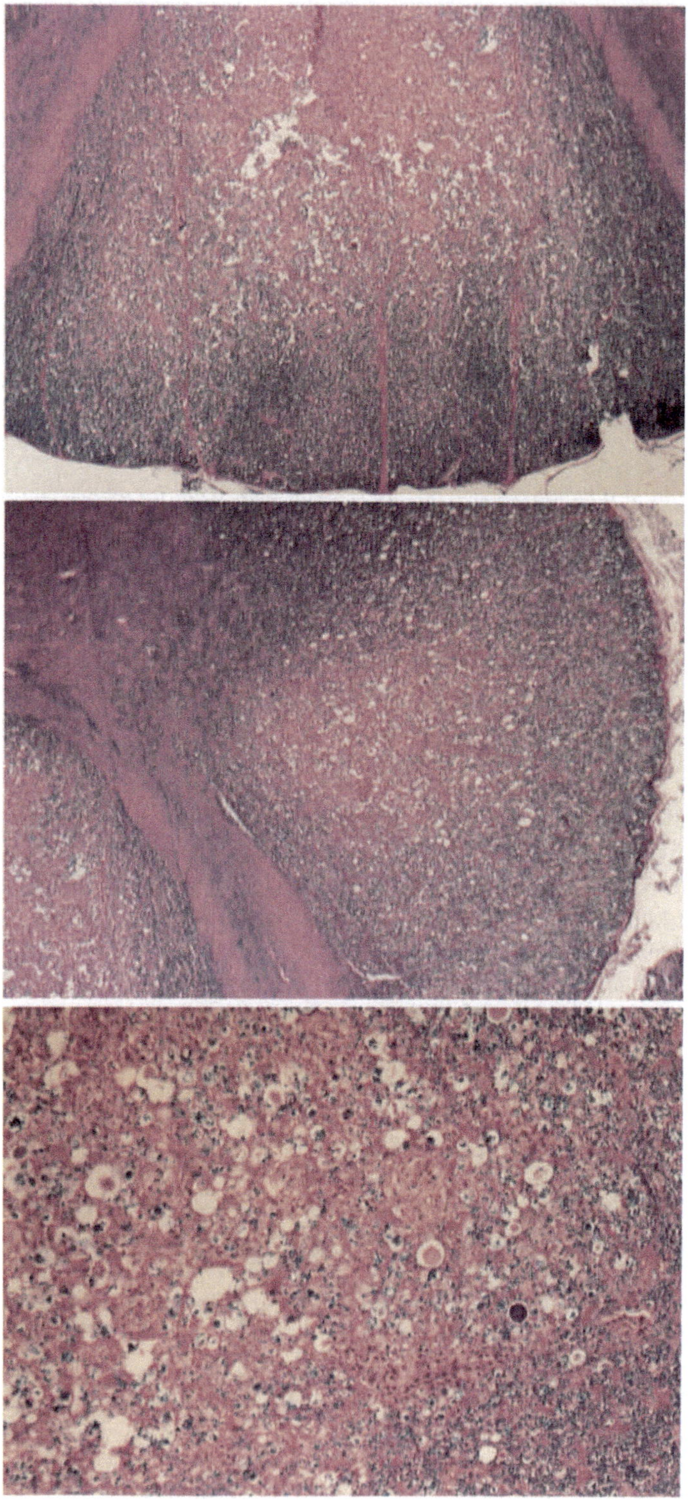

a

b

c

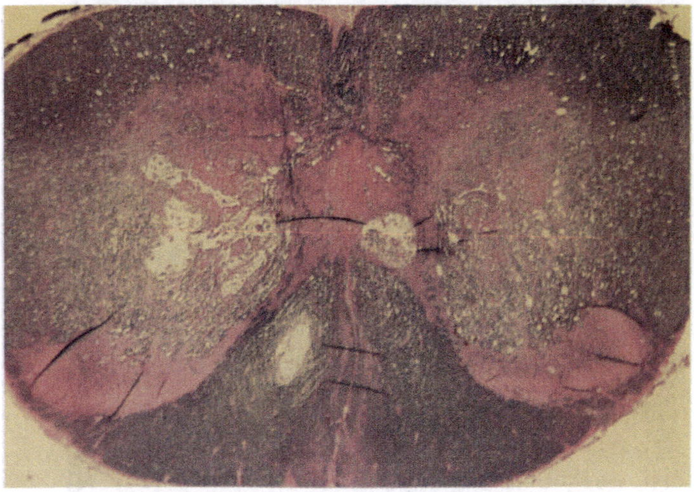

Abb. 102. Indirekte Gewalteinwirkung auf Kopf und Hals in der −Gx Vektorrichtung, Tier Nr. 8858, Rhesusaffe. Maximalbeschleunigung des Schlittens 75,0 g, am 10. Tage nach Versuch getötet. Makroskopisch findet sich eine ausgeprägte Nekrose zwischen unterer Medulla oblongata und C1. Ausgeprägte partielle Nekrose im 2. Stadium in beiden Seitensträngen. Zystische Degeneration des Gewebes im linken Seitenstrang, in der Basis des rechten Hinterhorns und im linken Hinterstrang. Ausgeprägte Entmarkung und mobiler Abbau des Gewebes. Kluever-Barrera, 1, ×10

auf das Rückenmarksgewebe gleichzeitig sowohl den *primär-* als auch den *sekundärtraumatischen Gewebeschaden* verursachte.

Ich verweise auf ähnliche Befunde von OSTERHOLM (1978), der die Methode von ALLEN (1914) benutzte, ein Gewicht in einer reibungsarmen Röhre auf die freigelegten Hinterstränge des Rückenmarks von Hunden herabfallen zu lassen. OSTERHOLM beschrieb progressive zentrale hämorrhagische Nekrosen hauptsächlich in der grauen Substanz. In unseren Versuchen hatte der auf die Vorderstränge des Rückemarks einwirkende Zahnfortsatz die gleiche Wirkung auf das Gewebe wie das auf die Hinterstränge der Thorakalregion von Hunden herabfallende Gewicht in den Versuchsanordnungen von ALLEN und von OSTERHOLM.

Die progressive zentrale hämorrhagische Nekrose des Rückenmarks kommt, wie ich bereits ausgeführt habe, auch beim Menschen vor. Abbildung 108 zeigt ein frühes Stadium einer solchen Läsion nach einer Hyperflexionsfraktur mit einer Luxationstyp Verletzung und Zwischenwirbelprolaps bei C4/C5, der übrigens den

Abb. 101 a–c. Indirekte Gewalteinwirkung auf Kopf und Hals in der −Gx Vektorrichtung, Affe Nr. 8845, Rhesusaffe. Maximalbeschleunigung des Schlittens 74,0 g, 10 Tage nach Versuch getötet. **a** C2/C3 Hinterstränge, mäßiggradige Entmarkung, Veränderungen der Achsenzylinder in der gleichen Region, in der Gegend der maximalen Überstreckung. Kluever-Barrera, ×80. **b** Seitenstrang, mäßiggradige Entmarkung und Achsenzylinderveränderungen. Kluever-Barrera, ×80. **c** Seitenstrang, mäßiggradige Entmarkung mit Formation von axonalen Schwellungen, Vakuolenbildung im Gewebe als Folge einer partiellen Nekrose, beginnende astro- und mikrogliöse Reaktion. Kluever-Barrera, ×160

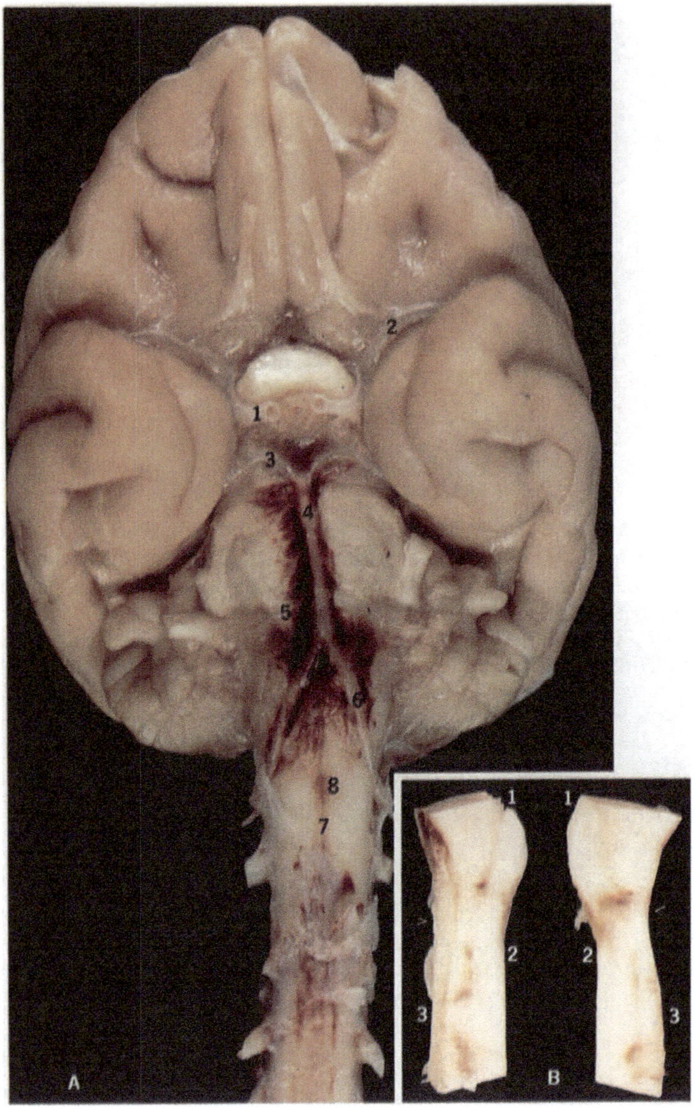

Abb. 103 A, B. Indirekte Gewalteinwirkung auf Kopf und Hals in der −Gx Vektorrichtung, Tier Nr. 0012, Rhesusaffe. Die letzten beiden Versuche erfolgten am gleichen Tag, Maximalbeschleunigung des Schlittens jeweils 74,2 g und 78,3 g, unauffällige röntgenologische Befunde, das Tier wird am 7. Tag nach dem letzten Versuch getötet. **A** Gehirnbasis und ventrale Aspekte des Rückenmarks. Subarachnoidale Blutung in der Umgebung der A. basilaris und beider Vertebralarterien. *1* A. carotis int., *2* A. cerebri med., *3* A. cerebri post., *4* A. basilaris, *5* A. cerebellaris inf. ant., *6* A. vertebralis, *7* A. spinalis ant., *8* Delle und Verfärbung im Bereich der ventralen Fissur. Makrofoto. **B** Mittelliniensagittalschnitt durch die untere Medulla oblongata, der sich von hinteren Anteilen des 4. Ventrikels bis C2 erstreckt. *1* Posteriorer Anteil des 4. Ventrikels bis C2, *2* dorsale Fläche, *3* ventrale Fläche. Die Pfeile weisen auf die Region, in der die Spitze des Zahnfortsatzes des Axis die lokale Eindellung des Gewebes und eine progressive zentrale hämorrhagische Nekrose verursachte. Makrofoto

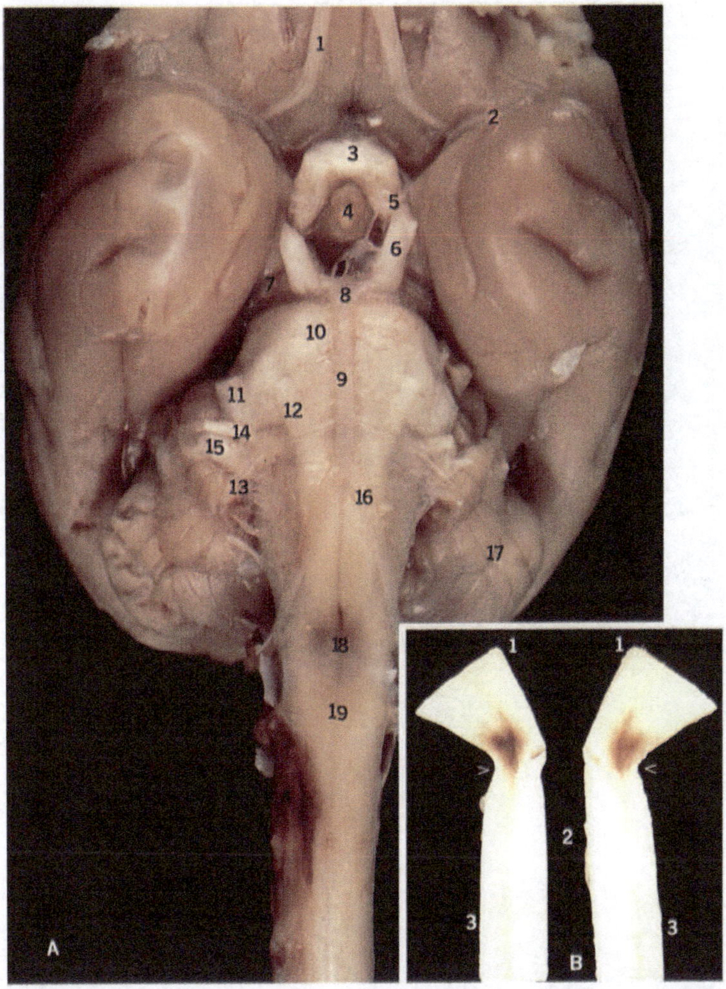

Abb. 104 A, B. Indirekte Gewalteinwirkung auf Kopf und Hals in der $-Gx$ Vektorrichtung, Tier Nr. 8790, Rhesusaffe. Maximalbeschleunigung des Schlittens 87,9 g unmittelbar tödlicher Versuch. Inkomplette traumatische Separierung von C1/C2, keine traumatische Durchtrennung des Rückenmarks, aber Eindellung, Abflachung und Verfärbung von ventralen Anteilen zwischen unterer Medulla oblongata und oberstem Halsmark. **A** Hirnbasis und ventrale Aspekte des Halsmarks. *1* Tractus olfactorius, *2* A. cerebri med., *3* Chiasma opticum, *4* Infundibulum, *5* A. carotis int., *6* N. oculomotorius, *7* A. cerebri post., *8* Mittelhirn, *9* A. basilaris, *10* Rami ad pontem, *11* N. trigeminus, *12* N. abducens, *13* A. cerebellaris inf. ant., *14* N. facialis, *15* Nn. glossopharyngeus und vagus, *16* A. vertebralis, 17 *Kleinhirnhemisphäre*, *18* Eindellung, Abflachung und Verfärbung von ventralen Anteilen der unteren Medulla oblongata im Bereich der atlantookzipitalen Verbindung, *19* obere Anteile des Halsmarks. Makrofoto. **B** *1* Mittelliniensagittalschnitt durch die untere Medulla oblongata, ausgehend von hinteren Anteilen des 4. Ventrikels, *2* dorsale Ebene, *3* vordere Ebene. Die *Pfeile* deuten auf das Areal, in dem die Spitze des Zahnfortsatzes des Axis eine umschriebene Eindellung des Gewebes und eine progressive zentrale hämorrhagische Erweichung verursachte. Makrofoto

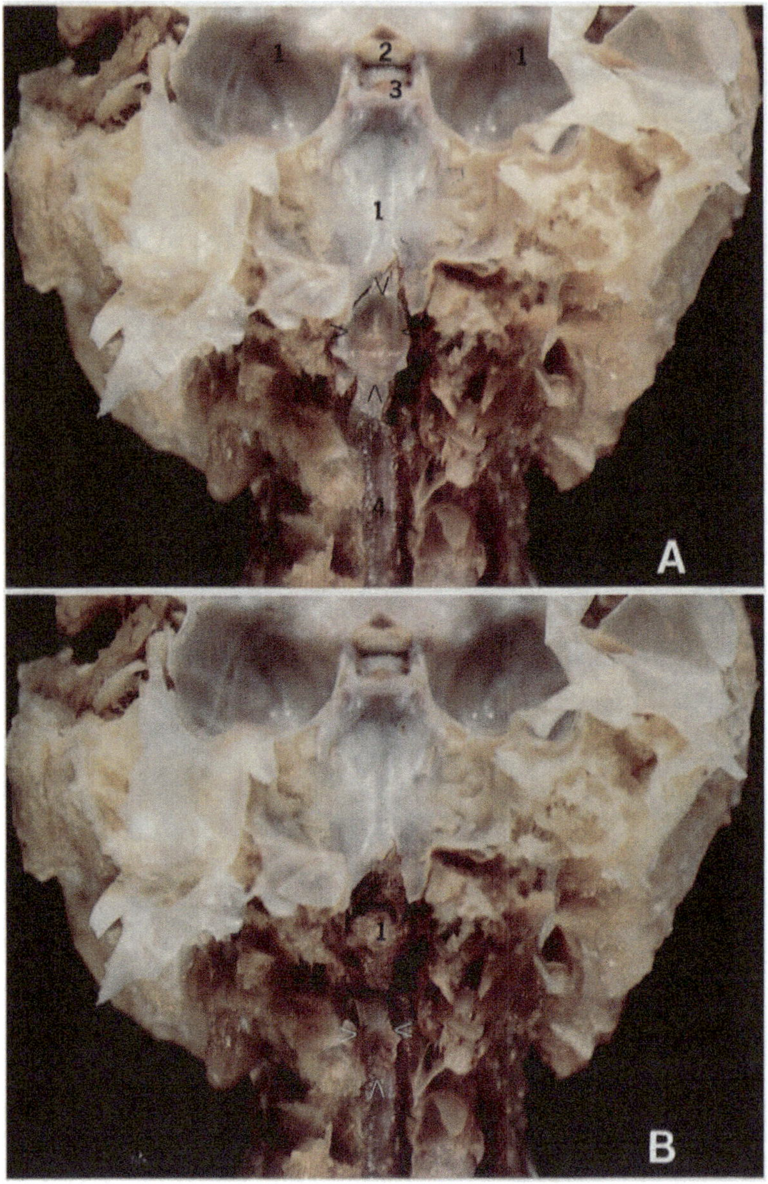

Abb. 105 A, B. Indirekte Gewalteinwirkung auf Kopf und Hals in der –Gx Vektorrichtung, Tier Nr. 8790, Rhesusaffe. Maximalbeschleunigung des Schlittens 87,9 g, unmittelbar tödlicher Versuch. Inkomplette traumatische Separierung C1/C2, kein traumatisches Durchreißen des Rückenmarks, jedoch Eindellung, Abflachung und Verfärbung von ventralen Anteilen desselben zwischen unterer Medulla oblongata und oberem Halsmark. Schädelbasis nachdem das Hirn mit Hilfe eine Rongeurs entfernt wurde. Das Rückenmark mit der Dura mater ist entfernt durch Öffnung des Spinalkanals durch eine Laminektomie. **A** Die zerebrale Dura mater ist sichtbar, sie bedeckt als Endost das Innere der Schädelbasis. Im Spinalkanal kann die Mebrana tectoria und das Lig. longitudinale post. gesehen werden. Im obersten Anteil existiert eine umschriebene zahnähnliche Protrusion, die dorsalwärts in den Spinalkanal reicht, die nach Innen eindrückt, aber das Ligament nicht rupturiert; es liegen keine Risse vor. Es wurde ein keilförmiger Einschnitt vorgenommen, um die darunterliegenden Strukturen zu untersuchen. Die beschriebene Protrusion befindet sich

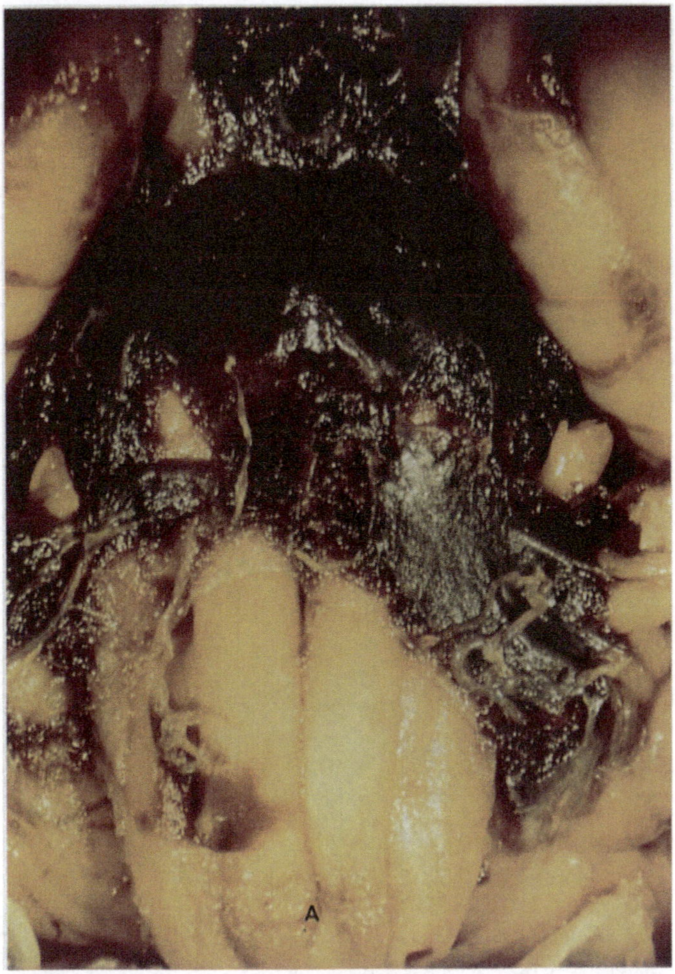

Abb. 106. Indirekte Gewalteinwirkung auf Kopf und Hals in der –Gx Vektorrichtung, Tier Nr. 3146, Rhesusaffe. Maximalbeschleunigung des Schlittens 158,4 g, unmittelbar tödlicher Versuch. Ventrale Anteile des Hirnstammes (Mittelhirn, Pons und Medulla oblongata). Atlantookzipitale Separation, vollständiger traumatischer Durchriß des Rükkenmarks zwischen unterer Medulla oblongata und C1. Massive subarachnoidale und subdurale Blutung an der Hirnbasis. Beide Aa. vertebrales sind vom Spezimen abgerissen. Die Hirnnerven sind von der Blutung eingemauert. Es findet sich eine umschriebene Eindellung und Verfärbung des Gewebes der Ventralfläche der unteren Medulla oblongata infolge eines früheren Versuches bei (*A*). Makrofoto

unmittelbar ventral der 3 *Pfeile*. *1* Zerebrale Dura mater, die das Endost des Inneren der Schädelbasis bildet, *2* Chiasma opticum, *3* Stiel der Hypophyse, *4* Lig. longitudinale post. Maktrofoto. **B** Die eingeschnittene Membrana tectoria und das Lig. longitudinale post. sind nach rückwärts geschlagen. Die umschriebene zahnähnliche knöcherne Struktur kann jetzt als der Zahnfortsatz des Axis identifiziert werden; der Zahnkern zeigt keine Fraktur. Der obere Anteil des Lig. cruciforme, das Lig. transversum atlantis und das Lig. apicis dentis sind gerissen, ebenso die Ligg. alaria. *1* Zahnfortsatz des Axis, *2* die nach rückwärts geschlagene Membrana tectoria ist durch weiße *Pfeile* bezeichnet. Makrofoto

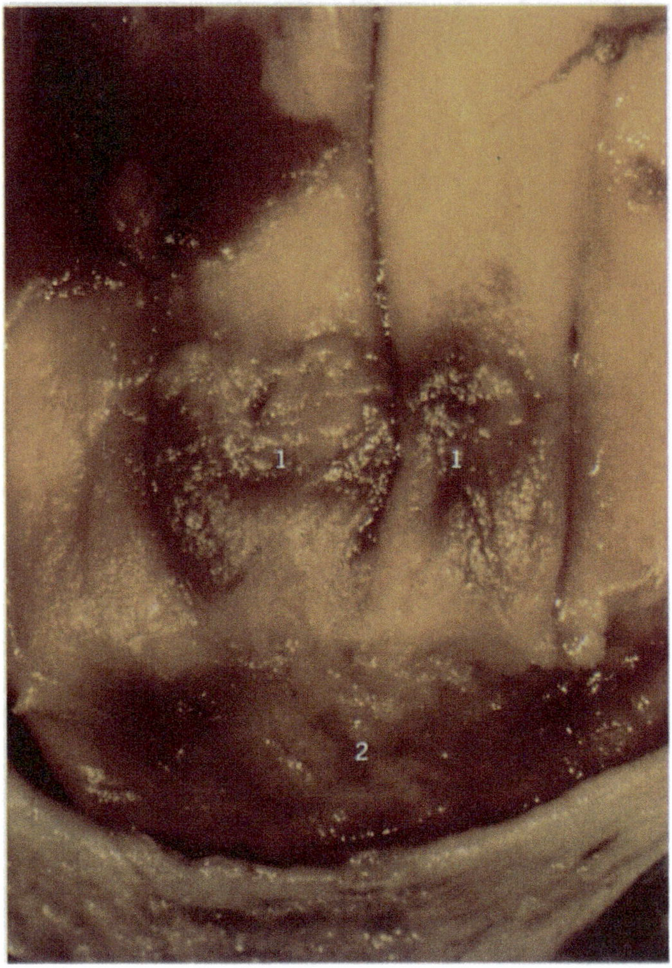

Abb. 107. Indirekte Gewalteinwirkung auf Kopf und Hals in der −Gx Vektorrichtung, Tier Nr. 3246, Rhesusaffe. Ventrale Aspekte der unteren Medulla oblongata, Ausschnittvergrößerung von C1 aus Abb. 106, vollständige traumatische Zerreißung zwischen unterer Medulla oblongata und oberem Halsmark. Die Oberfläche der abgerissenen Medulla oblongata ist uneben und zerfranzt. *1* Umschriebene Eindellung und Verfärbung der unteren Medulla oblongata, *2* Oberfläche der durchgerissenen Medulla oblongata. Makrofoto

Wirbelkanal nicht einengt. Wie ich bei den entsprechenden durch die Spitze des Dens axis ausgelösten Läsionen im Tiermodell zeigen konnte – vergl. S. 262 –, genügt eine einmalige kurzfristige mechanische Gewalteinwirkung im Sinne einer Kontusion, ohne daß eine längere Druckwirkung durch das verletzende Agens – bei den Experimenten mit der Allen-Methode handelt es sich um den kurzfristig einwirkenden Impaktor – bestehen muß.

Auf einem Mittelliniensagittalschnitt durch das Kleinhirn, Mittelhirn, Pons, Medulla oblongata und Halsmark (Abb. 109) sieht man im Segment von C2 und

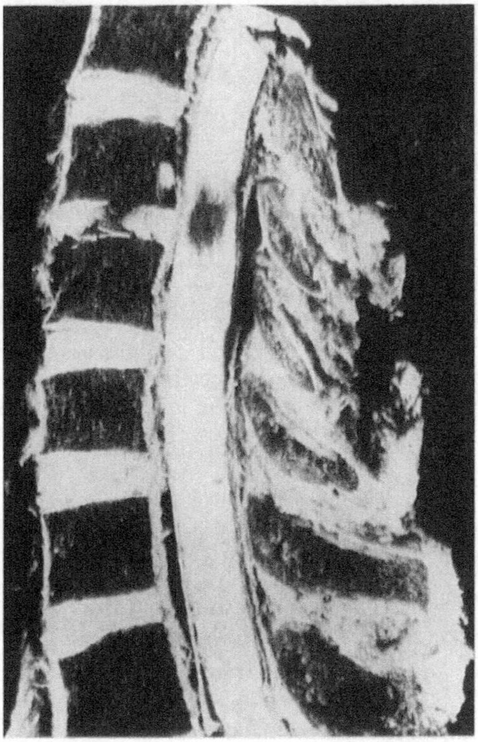

Abb. 108. Anatomisches Präparat einer frakturierten Halswirbelsäule mit in der Mittelsagittalebene durchschnittenem Rückenmark, das eine progressive zentrale hämorrhagische Nekrose zeigt. Es liegen keine klinischen Daten vor. Der Sagittalschnitt durch Halswirbelsäule und Halsmark reicht von C3–Th1. Die Zwischenwirbelscheibe zwischen C4/C5 ist gerissen, ein Teil von ihr ist sequestriert in die Region zwischen dem Hinterrand des Wirbelkörpers von C4 und das Lig. longitudinale post. eingedrungen. Der anterosuperiore Anteil des Wirbelkörpers von C5 ist komprimiert, das Lig. longitudinale ant. ist hier abgelöst. Der Wirbelkörper von C6 zeigt eine geringgradige keilförmige Kompression. Die Ligamente zwischen den Dornfortsätzen von C4 und C5 sind gerissen. Es liegt eine progressive zentrale hämorrhagische Nekrose in Höhe von C4/C5 vor. Einige Retrolisthesis von C4/C5. Der Patient muß jünger sein, die Zwischenwirbelscheiben sind normal und es liegt keine zervikale Spondylosis vor. Diagnose: Hyperflexionsfraktur mit einer Verletzung vom Luxationstyp. Zwischenwirbelscheibenprolaps bei C4/C5, den Wirbelkanal nicht einengend. Schwerer Gewebeschaden des Rückenmarks in Höhe der Zwischenwirbelscheibe C4/C5. (Aus Braakmann u. Penning 1971)

zystischen Defekt (totale Nekrose im 3. Stadium). Interessant ist, daß sonst keinerlei andere makroskopische Alterationen vorlagen.

Ein Tier, das einer Maximalbeschleunigung des Schlittens von 123,0 g ausgesetzt war, wurde 90 h nach dem Versuch moribund und getötet. Es lagen keine radiologischen Befunde vor, es bestand keine traumatische Zerreißung zwischen unterer Medulla oblongata und oberstem Zervikalmark, es fand sich im abgeplatteten und bei Betastung sich weich anfühlenden Gewebe (Abb. 110) eine zentrale hämorrhagische Nekrose mit bereits beginnender zystischer Erweichung (Abb. 111). Es handelt sich um Veränderungen im Sinne eines Wallenberg-

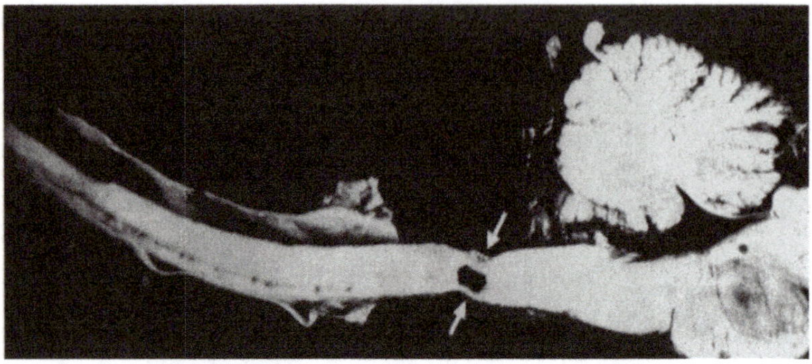

Abb. 109. Fall 23. Das Sektionspräparat des in der Mittelsagittalebene zerlegten Kleinhirns, Mittelhirns, des Pons, der Medulla oblongata und des Halsmarkes zeigt im Segment von C2 einen zystischen Defekt (totale Nekrose im 3. Stadium). Es lagen keine anderen makroskopischen Veränderungen vor. (R. C. Schneider et al. 1970)

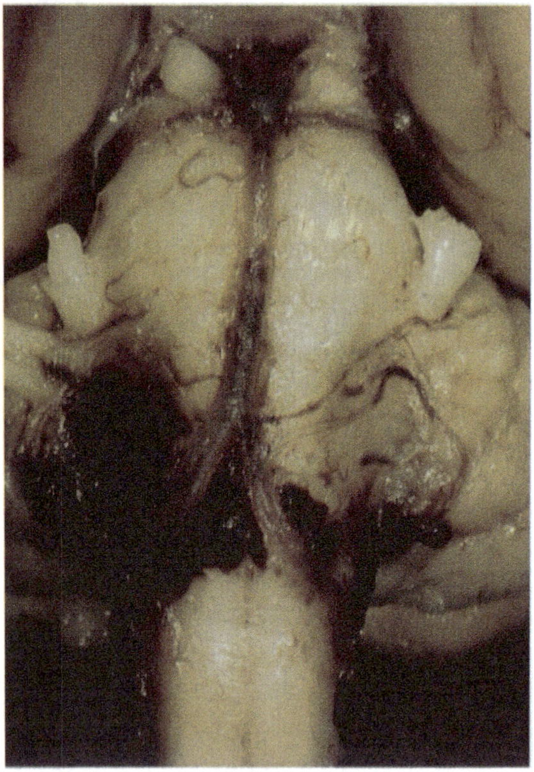

Abb. 110. Indirekte Gewalteinwirkung auf Kopf und Hals in der $-Gx$ Vektorrichtung, Tier Nr. 3935, Rhesusaffe. Basis des Hirnstammes und ventrale Aspekte des oberen Halsmarkes. Maximalbeschleunigung des Schlittens 123,0 g, das Tier wurde moribund und nach 90 h getötet. Normale röntgenologische Befunde, keine traumatische Durchtrennung zwischen unterer Medulla oblongata und C1, jedoch progressive zentrale hämorrhagische Nekrose zwischen unterer Medulla oblongata und C1. Erweichung des Gewebes im Bereich der atlantookzipitalen Verbindung. Traumatisches Wallenberg Syndrom. Makrofoto

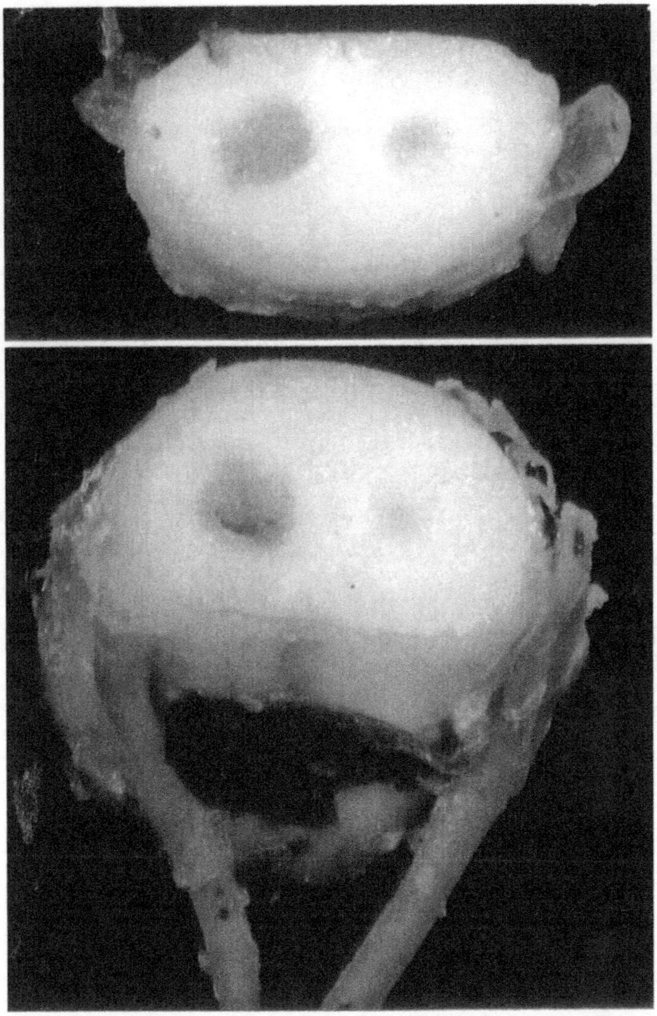

Abb. 111. Indirekte Gewalteinwirkung auf Kopf und Hals in der –Gx Vektorrichtung, Tier Nr. 3935, Rhesusaffe. 2 Versuche am gleichen Tag mit hoher Beschleunigung, die Maximalbeschleunigung des Schlittens des 1. Versuches betrug 105,5 g und die des 2. Versuches 123,0 g. Das Tier wurde moribund und wurde 90 h nach dem Versuch getötet. Normale röntgenologische Befunde, keine traumatische Durchtrennung des Rückenmarks zwischen unterer Medulla oblongata und C1, jedoch progressive zentrale hämorrhagische Nekrose zwischen unterer Medulla oblongata und C1, thrombotischer Verschluß der rechten A. vertebralis und der rechten A. verebellaris inf. post., Nekrose von ventralen Anteilen des unteren Hirnstammes und Teilen der rechten Kleinhirnhemisphäre, traumatisches Wallenberg-Syndrom. Region zwischen unterer Medulla oblongata und C1. Beide Vertebralarterien sind sichtbar und finden sich am Spezimen. Beidseitige zentrale hämorrhagische Nekrose, hauptsächlich in der grauen Substanz. Makrofoto

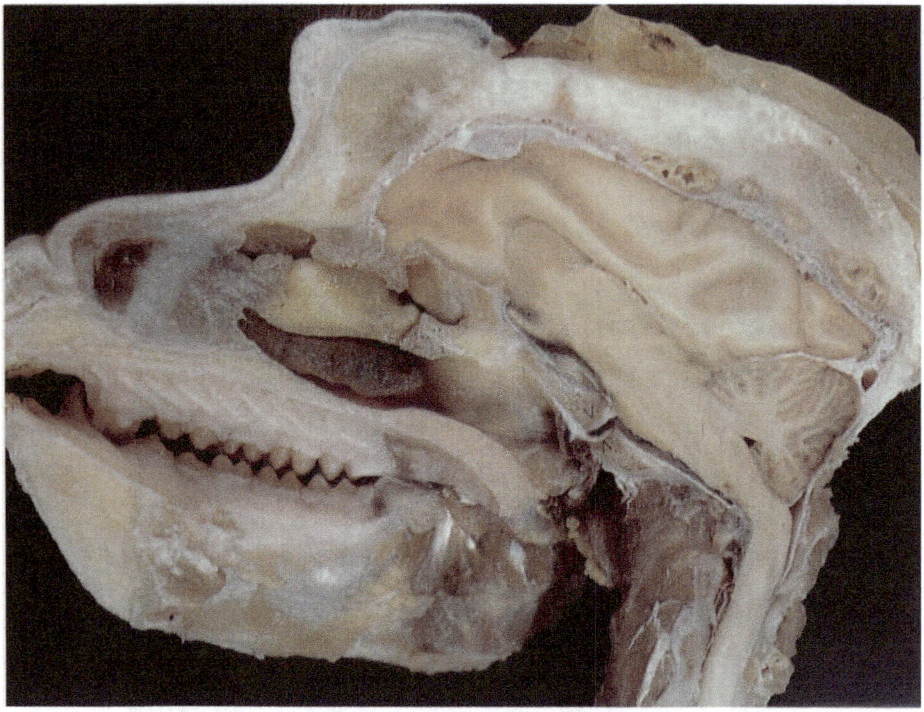

Abb. 112. Indirekte Gewalteinwirkung auf Kopf und Hals in der –Gx Vektorrichtung, Tier Nr. 4115, Rhesusaffe. Mittelliniensagittalschnitt durch den formalinfixierten Kopf, das Gehirn, die zervikale Wirbelsäule und das Halsmark. Maximalbeschleunigung des Schlittens 127,3 g, unmittelbar tödlicher Versuch. Schädelbasisfraktur, keine traumatische Durchtrennung zwischen unterer Medulla oblongata und C1. Das Foto zeigt Beteiligung der Sutura basisphenoidales in der Schädelbasisfraktur. Makrofoto

Syndrom bei diesem Affen, ein Syndrom, das bisher am Tier noch nicht beschrieben wurde.

Unvollständige traumatische Durchtrennung des Rückenmarks zwischen *unterer Medulla oblongata* und *oberem Halsmark* trat ab *105,3 g* und *vollständige traumatische Durchtrennung ab 108,7 g* auf. *Beide Vertebralarterien* und die *vordere Spinalarterie* waren ebenfalls durchtrennt.

Bei 4 Affen fanden sich *inkomplette traumatische Durchtrennungen des Rückenmarks* zwischen unterer Medulla oblongata und C1, sie traten bei Schlittenbeschleunigungen bei 105,3 g, 124,2 g, 126,4 g und 130,7 g auf. Bei 6 Affen lagen *vollständige Durchtrennungen des Rückenmarks* zwischen unterer Medulla oblongata und C1 vor, sie traten auf bei Schlittenbeschleunigungen bei 108,7 g, 128,2 g, 131,4 g, 158,4 g und 162,8 g auf (Abb. 113, 114). Damit wurden inkomplette und komplette Durchtrennungen des Rückenmarks bei 10 Affen gefunden, bei Maximalbeschleunigungen des Schlittens zwischen 105,3 g und 162,8 g. Von den 15 Tieren, die einer Schlittenbeschleunigung von mehr als 100 g ausgesetzt waren, hatten 12 schwere traumatische Gewebeschäden.

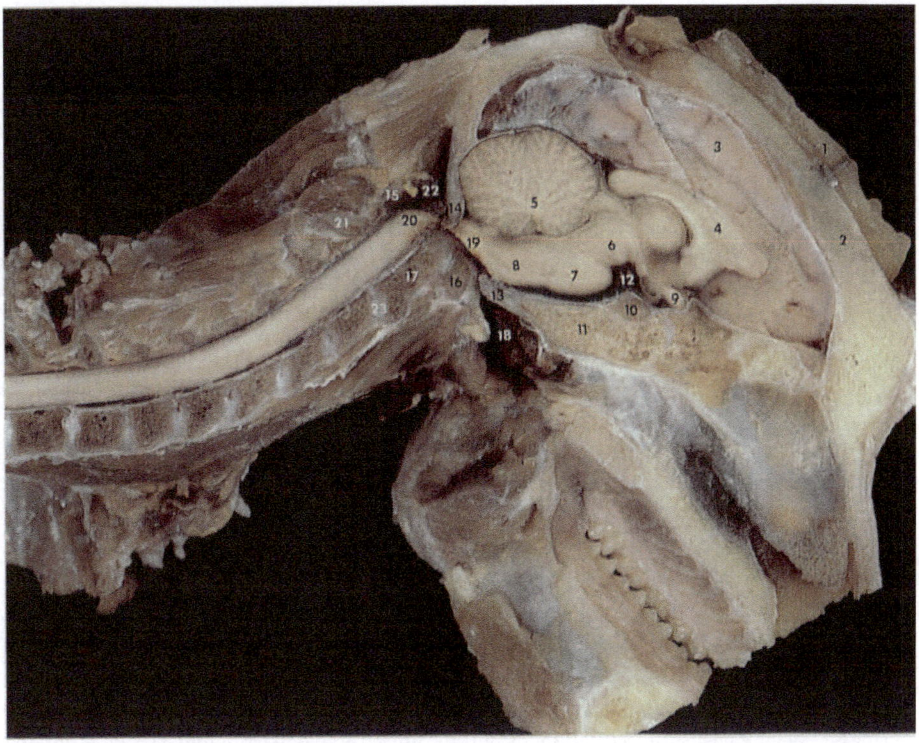

Abb. 113. Indirekte Gewalteinwirkung auf Kopf und Hals in der –Gx Vektorrichtung, Tier Nr. 3936, Rhesusaffe. Mittelliniensagittalschnitt durch den formalinfixierten Kopf, das Gehirn, die Halswirbelsäule und das Halsmark. Maximalbeschleunigung des Schlittens 162,8 g, unmittelbar tödlicher Versuch. Atlantookzipitale Separierung, vollständige traumatische Durchtrennung zwischen unterer Medulla oblongata und C1. *1* Pedestal für die Befestigung der Beschleunigungsgeber und der Kabel für die EEG-Ableitung, *2* Schädel, *3* Falx cerebri, *4* Corpus callosum, *5* Kleinhirn, *6* Mittelhirn, *7* Pons, *8* Medulla oblongata, *9* Chiasma opticum, *10* Hypophyse, *11* Schädelbasis, *12* subdurale Blutung an der Hirnbasis infolge gerissener Vertebralarterien, *13* Vorderrand des Foramen occipitale magnum, *14* Hinterrand des Foramen occipitale magnum, *15* hinterer Bogen des Atlas, *16* vorderer Bogen des Atlas, *17* Zahnfortsatz des Axis, *18* Blutung, die sich in den retropharyngealen Raum erstreckt, *19* traumatisch durchtrennte Medulla oblongata, *20* traumatisch durchtrenntes oberes Halsmark, *21* Dornfortsatz des Axis, *22* Blutung, die sich in die Nackenmuskulatur ausdehnt, *23* Zwischenwirbelscheibe zwischen Axis und 3. Halswirbelkörper. Makrofoto.

Maximalbeschleunigungen des Schlittens von 105 g und 110 g stellen den Schwellenbereich dar, bei dem Gewebeschäden auftreten oder fehlen können. Maximalbeschleunigungen des Schlittens mit mehr als 110,4 g waren, mit einer Ausnahme, immer akut tödlich und führten zu teilweisen oder vollständigen traumatischen Durchtrennungen des Rückenmarks zwischen unterer Medulla oblongata und oberstem Zervikalmark.

Die *subarachnoidalen* und *subduralen* Blutungen, die bei diesen Affen gesehen wurden, waren ausgedehnt und fanden sich sowohl auf ventralen als auch dorsalen Aspekten des gesamten Rückenmarks und reichten in einigen Fällen bis

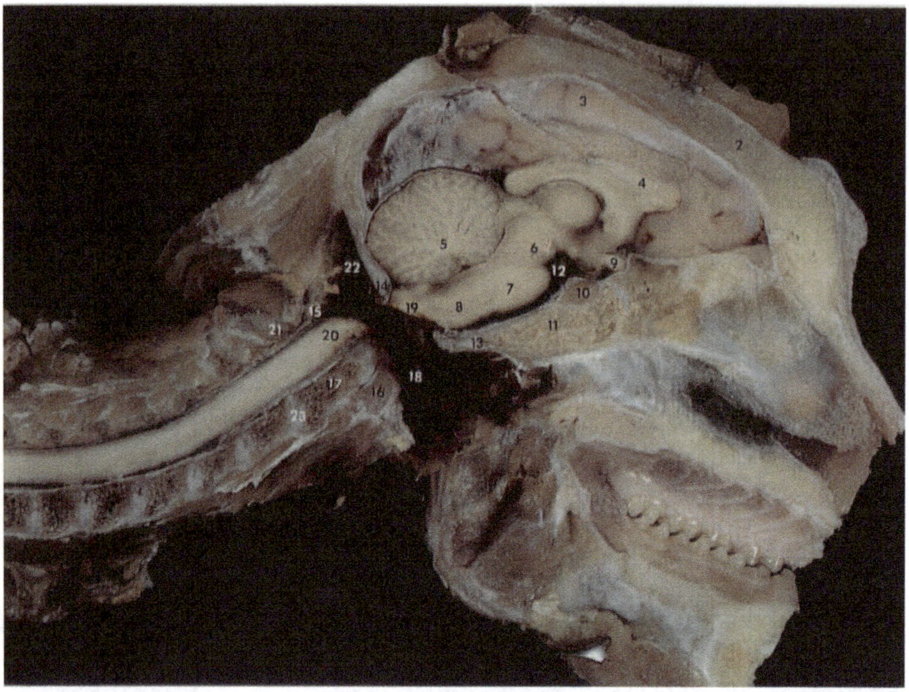

Abb. 114. Indirekte Gewalteinwirkung auf Kopf und Hals in der –Gx Vektorrichtung, Tier Nr. 3936, Rhesusaffe, Mittelliniensagittalschnitt durch den formalinfixierten Kopf, das Gehirn, die Halswirbelsäule und das Halsmark. Gleiches Tier wie in Abb. 113, jedoch wurde hier das Spezimen auseinandergezogen, um Qualität und Ausmaß der Läsion zu zeigen. Maximalbeschleunigung des Schlittens 162,8 g, unmittelbar tödlicher Versuch. Atlanto-okzipitale Separierung, vollständige traumatische Durchtrennung zwischen unterer Medulla oblongata und C1. *1* Pedestal für die Befestigung der Beschleunigungsgeber und Kabel für die EEG-Abteilung, *2* Schädel, *3* Falx cerebri, *4* Corpus callosum, *5* Kleinhirn, *6* Mittelhirn, *7* Pons, *8* Medulla oblongata, *9* Chiasma opticum, *10* Hypophyse, *11* Schädelbasis, *12* subdurale Blutung an der Hirnbasis infolge durchgerissener Vertebralarterien, *13* Vorderrand des Foramen occipitale magnum, *14* Hinterrand des Foramen occipitale magnum, *15* hinterer Bogen des Atlas, *16* vorderer Bogen des Atlas, *17* Zahnfortsatz des Axis, *18* Blutung, die sich in den retropharyngealen Raum ausdehnt, *19* traumatisch durchtrennte Medulla oblongata, *20* traumatisch durchtrenntes oberes Halsmark, *21* Dornfortsatz des Axis, *22* Blutung, die sich in die Nackenmuskeln ausdehnt, *23* Zwischenwirbelscheibe zwischen Axis und 3. Halswirbelkörper. Makrofoto

an die Cauda equina. Sie waren die Folge des Zerreißens beider Aa. vertebrales und der A. spinalis ant.

Ebenso wurden massive subarachnoidale und subdurale Blutungen an der Hirnbasis gefunden, die aus derselben Blutungsquelle stammten.

Obwohl Maximalbeschleunigungen des Schlittens von bis zu 162,8 g angewandt wurden, fand sich *keine traumatische Zerreißung einer A. carotis*. Die Tatsache, daß die Aa. carotides durchgängig bleiben, konnte auch aus der Tatsache geschlossen werden, daß sich bei einigen Affen subdurale Blutungen über beiden Großhirnhemisphären als Folge von Rissen von Brückenvenen fanden.

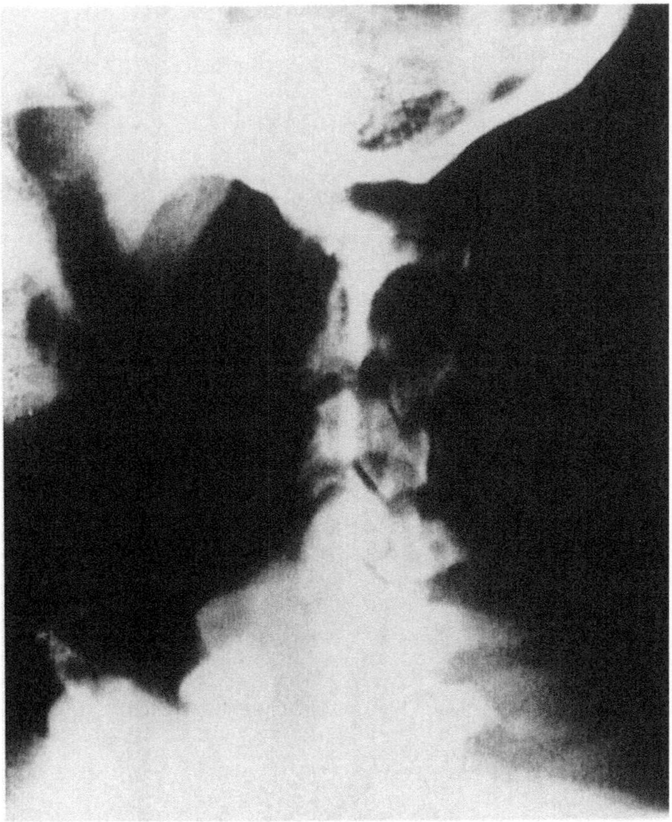

Abb. 115. Tier Nr. 4101, Rhesusaffe, indirekte Gewalteinwirkung auf Kopf und Hals in der – Gx Vektorrichtung, maximale Schlittenbeschleunigung 126,4 g, unmittelbar tödlicher Versuch. Postmortale Röntgenaufnahme der Halswirbelsäule im seitlichen Strahlengang. Atlantookzipitale Separation, unvollständige Durchtrennung des Halsmarkes zwischen unterer Medulla oblongata und C1. (Aus Thomas u. Jessop 1986)

Bei *Maximalbeschleunigungen des Schlittens von mehr als 124,2 g* traten *atlantookzipitale Zerreißungen, Frakturen der Schädelbasis im Bereich von Suturen* (vgl. Abb. 112) und *atlantoaxiale Zerreißungen* (Abb. 115) auf. *Alle diese Versuche waren akut tödlich.*

Der traumatsche Gewebeschaden bei indirekter Beschleunigung von Hals und Kopf in der – Gx Vektorrichtung bei den obengenannten Maximalbeschleunigungen des Schlittens besteht in Verletzungen im Bereich der maximalen Belastung an der zervikookzipitalen Übergangsregion und gleichzeitig vorliegenden teilweisen oder vollständigen traumatischen Durchtrennungen des Rückenmarks zwischen unterer Medulla oblongata und oberstem Zervikalmark mit vollständiger Zerreißung beider Aa. vertebrales und damit verbundenen subarachnoidalen und subduralen Blutungen im Rückenmarksbereich und an der Hirnbasis.

Die Untersuchung dieser *lokalen Gewebeschäden im atlantookzipitalen Übergangsbereich* läßt *3 Mechanismen* erkennen, die während des Beschleunigungsab-

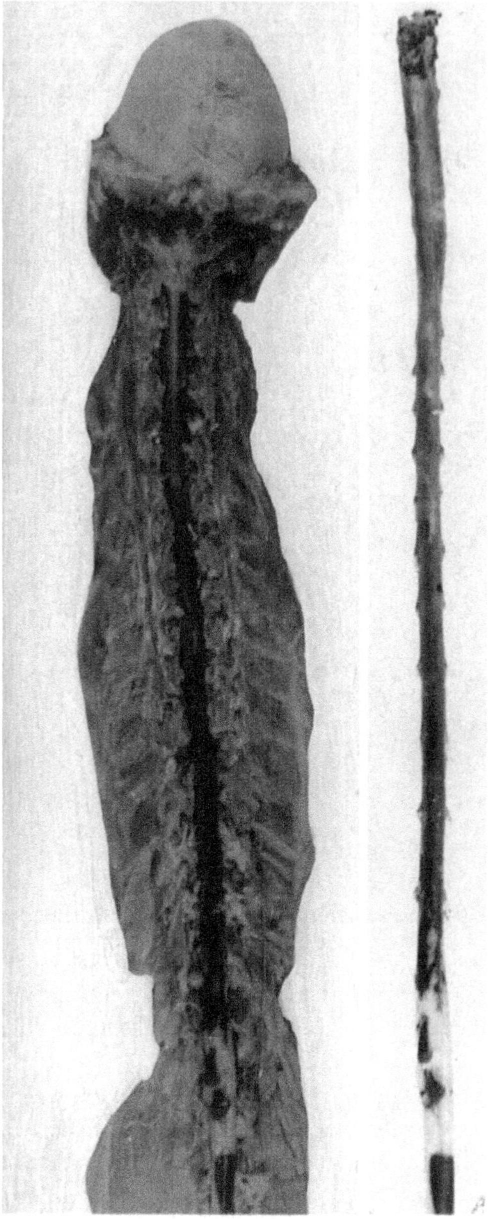

a b

Abb. 116a, b. Indirekte Gewalteinwirkung auf Kopf und Hals in der −Gx Vektorrichtung, Tier Nr. 3946, Rhesusaffe. Maximale Schlittenbeschleunigung 131,4 g, unmittelbar tödlicher Versuch. **a** Dorsaler Aspekt des Rückenmarks nach Laminektomie mit massiver spinaler subarachnoidaler and subduraler Blutung. Atlantookzipitale Separation, vollständige traumatische Durchtrennung zwischen unterer Medulla oblongata und C1. Der Schädel über dem Großhirn ist entfernt. Lediglich ein kleiner Knochenanteil zwischen Okziput und C2 wurde intakt gelassen. In diesem Stadium wurde die Präparierung des Spezimen unterbrochen für eine Fixierung in 10%igem Formalin. Makrofoto. **b** Dorsaler Aspekt des Rückenmarks. Atlantookzipitale Subluxation, vollständige traumatische Durchtrennung zwischen unterer Medulla oblongata und C1 mit Ruptur beider Vertebralarterien. Das Spezimen, das aus Hals-, Brust-, und Lendenmark besteht, wurde nach Entfernung aus dem Spinalkanal fotografiert. Subarachnoidale und subdurale Blutungen dehnen sich bis in das obere Lendenmark aus. Makrofoto

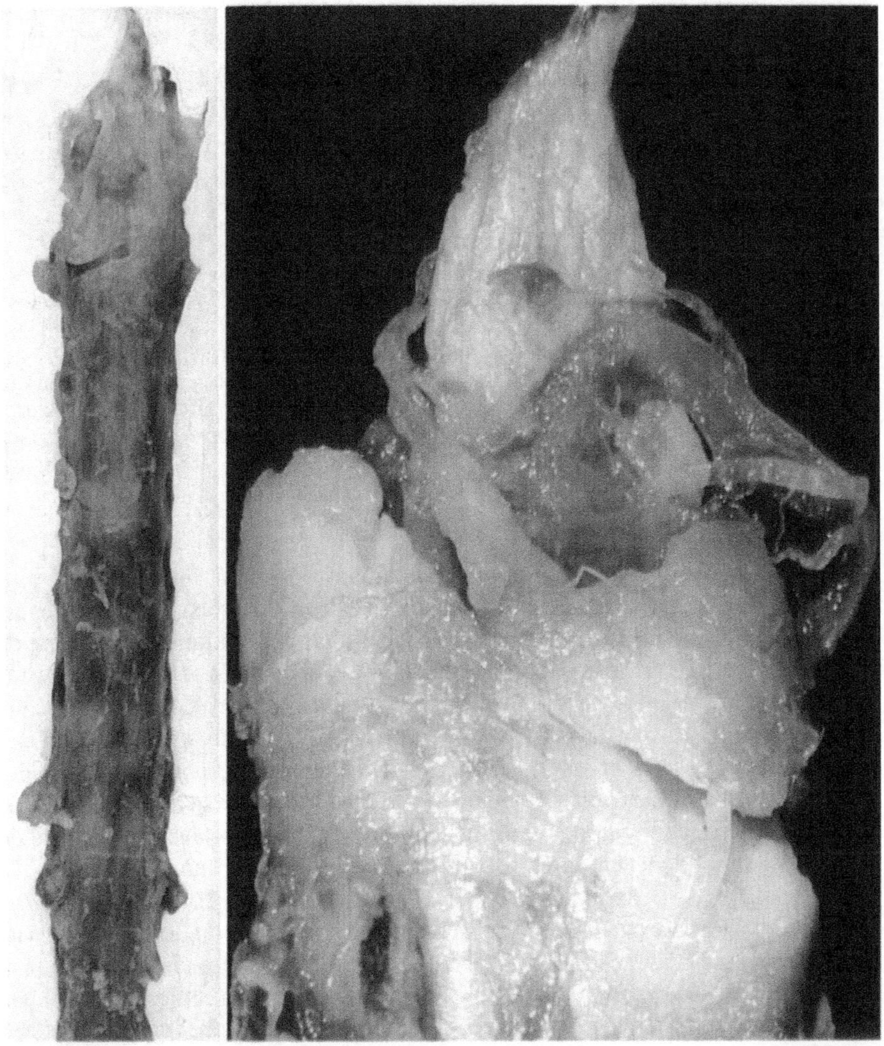

a b

Abb. 117 a, b. Indirekte Gewalteinwirkung auf Kopf und Hals in der −Gx Vektorrichtung, Tier Nr. 3921, Rhesusaffe. Maximale Schlittenbeschleunigung 108,7 g, unmittelbar tödlicher Versuch. **a** Dorsaler Aspekt des Halsmarkes bis in die obere Brustwirbelregion reichend. Atlantookzipitale Separation, vollständige traumatische Durchtrennung zwischen unterer Medulla oblongata und C1 mit Riß beider Vertebralarterien und der A. spinalis ant. und post. Makrofoto. **b** Dorsaler Aspekt des oberen zervikalen Halsmarkes mit dem Areal des Durchrisses. Detail von a. Die Oberfläche des durchgerissenen Gewebes ist uneben und zerfranzt. Ein zungenförmiges Stück des ventralen Aspektes der unteren Medulla oblongata ist ausgerissen und findet sich am distalen Teil. Abgerissene Segmente der Vertebralarterien sind sichtbar. Makrofoto

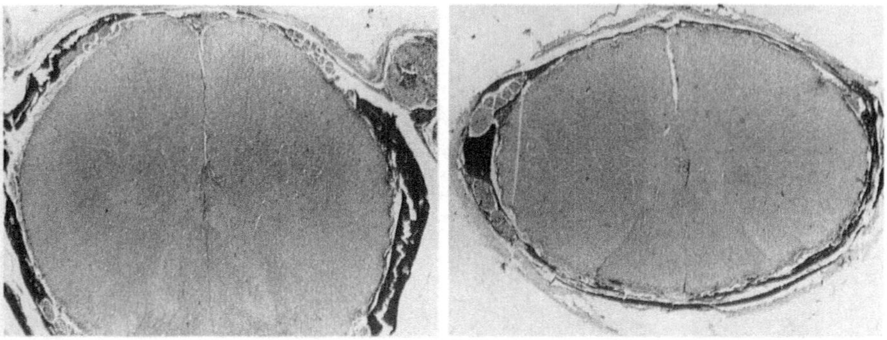

a b

Abb. 118a, b. Indirekte Gewalteinwirkung auf Kopf und Hals in der −Gx Vektorrichtung, Tier Nr. 3921, Rhesusaffe. Maximalbeschleunigung des Schlittens 108,7 g, unmittelbar tödlicher Versuch. Atlantookzipitale Separation, komplette traumatische Durchtrennung zwischen unterer Medulla oblongata und C1. **a** Unteres Halsmark, spinale subarachnoidale und subdurale Blutung. Hämatoxylin-Eosin, ×12. **b** Th3. Spinale subarachnoidale und subdurale Blutung. Hämatoxylin-Eosin, ×12

laufes entweder gleichzeitig oder nacheinander auftreten, nämlich: (1) Eine *Kompression des Rückenmarks* im ventralen Bereich zwischen unterer Medulla oblongata und C1, die in einigen Fällen Eindellung und Braunrotverfärbung des Gewebes erzeugte, wenn die Verletzungsschwelle erreicht war. Dieser Gewebeschaden liegt im Rückenmarksgewebe in Höhe der Spitze des Zahnfortsatzes und ist ohne Zweifel durch diese Struktur verursacht (*Contusio spinalis*); (2) *Überstreckung von unterer Medulla oblongata und oberem Halsmark entlang ihrer Längsachse* kombiniert mit (3) einem *Guillotine Effekt* zwischen der vorderen und/oder hinteren knöchernen Wandung des Foramen occipitale magnum auf der einen Seite und dem vorderen Bogen des Atlas auf der anderen Seite. Der Guillotine Effekt tritt auf, wenn sich der Kopf vom Hals entfernt und relativ zum Hals rotiert. Das führt zu einer *Abfolge* von *Überstreckungs-* und *Scherkräften* am *atlantookzipitalen Übergangsgebiet.* Risse oder Subluxationen der Gewebestrukturen in diesem Übergangsgebiet erzeugen dann die oben genannten *partiellen* und *totalen Rückenmarksdurchtrennungen.* Die letztgenannten Schäden treten jedoch, wie schon ausgeführt, nur bei höheren Maximalbeschleunigungen des Schlittens auf.

Als Folge der traumatischen Durchtrennungen des Rückenmarks mit Zerreißung der Vertebralarterien traten subarachnoidale und subdurale Blutungen an der Hirnbasis sowie subarachnoidal und subdural am Rückenmark auf, die in verschiedene tiefergelegene Segmente, manchmal bis in die Cauda equina, reichten (Abb. 116a, b; 117a, b; 118a, b).

Die *direkte Umgebung der gerissenen Stumpfenden* zeigten sowohl rostral als auch distal traumatische Läsionen in den angrenzenden Segmenten der unteren Medulla oblongata sowie des obersten Halsmarkes wie Abb. 119a–c und Abb. 120a, b zeigen.

Zwei Untertypen von Abrissen der Vertebralartieren traten auf: (1) Bei dem häufigeren Verletzungstyp waren *beide Vertebralarterien* und in einigen Fällen auch die *Basilararterie aus dem Hirnstamm vollständig herausgerissen* (Abb. 121 b),

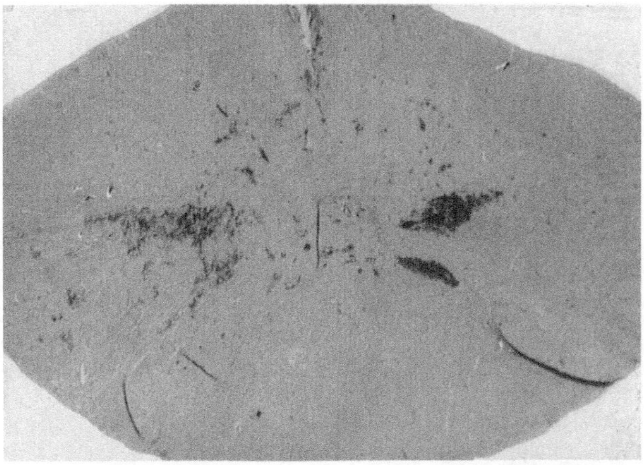

a

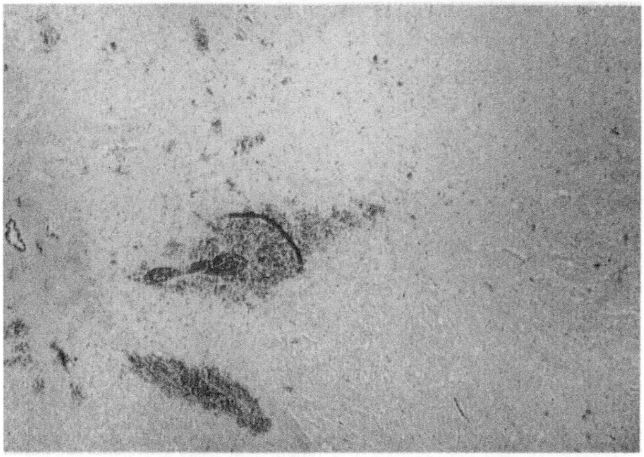

b

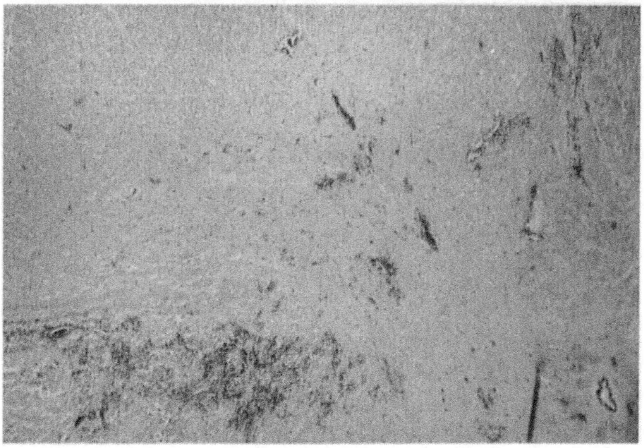

c

Abb. 119a–c. Indirekte Gewalteinwirkung auf Kopf und Hals in der –Gx Vektorrichtung, Tier Nr. 3146, Rhesusaffe. Maximalbeschleunigung des Schlittens 158,4 g, unmittelbar tödlicher Versuch. Atlantookzipitale Separation, vollständige Durchtrennung zwischen unterer Medulla oblongata und C1. **a** C1. Multiple rhektische Blutungen, die sich hauptsächlich in der grauen Substanz finden. Hämatoxylin-Eosin, ×12. **b** Vergrößerung von a. Kleine rhektische Blutungen im rechten Vorderhorn, massive rhektische Blutung im rechten Hinterhorn. Hämatoxylin-Eosin, ×30. **c** Ausschnittvergrößerung von **a**. Kleine rhektische Blutungen im linken Vorderhorn, ebenso rhektische Blutungen in den Vorder- und Seitensträngen. Hämatoxylin-Eosin, ×30

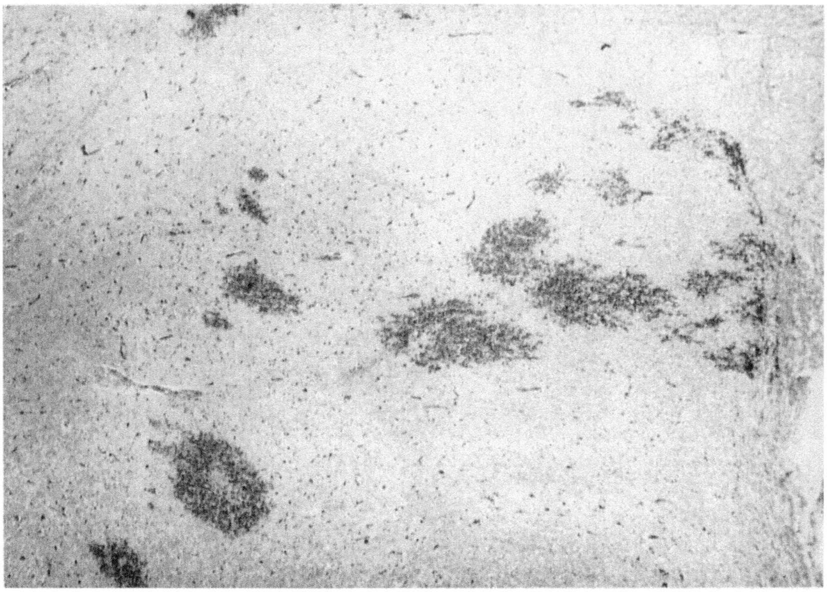

a

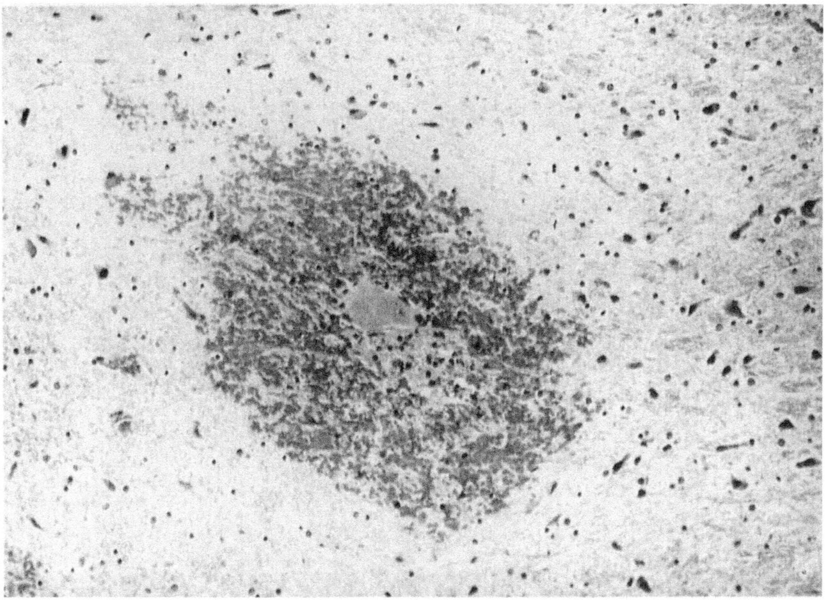

b

Abb. 120 a, b. Indirekte Gewalteinwirkung auf Kopf und Hals in der −Gx Vektorrichtung, Tier Nr. 3946, Rhesusaffe. Maximalbeschleunigung des Schlittens 131,4 g, unmittelbar tödlicher Versuch. Atlantookzipitale Separation, vollständige traumatische Durchtrennung zwischen unterer Medulla oblongata und C1. **a** Medulla oblongata nahe der Durchtrennung. Hämatoxylin-Eosin, ×70. **b** Multiple rhektische Blutungen. Hämatoxylin-Eosin, ×120

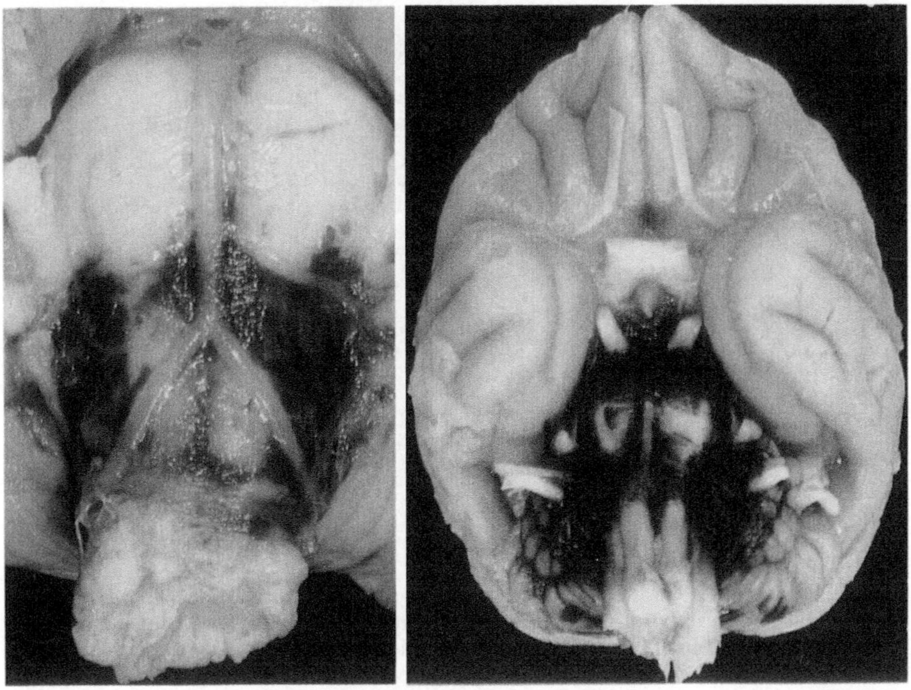

a b

Abb. 121. a Indirekte Gewalteinwirkung auf Kopf und Hals in der −Gx Vektorrichtung, unmittelbar tödlicher Versuch, maximale Schlittenbeschleunigung 128,1 g. Subluxation der Halswirbelsäule bei C1/C2, vollständige traumatische Durchtrennung des Rückenmarks zwischen unterer Medulla oblongata und C1 mit Abriß beider Aa. vertebrales in der Gegend des Foramen occipitale magnum. Die abgerissene Fläche der unteren Medulla oblongata zeigt eine unebene und zerrissene Oberfläche. Beide Aa. vertebrales sind in der Gegend abgerissen, in der sie die Dura mater penetrieren und ins Foramen occipitale magnum weiterziehen. Beide Aa. vertebrales sind am Spezimen sichtbar. Subtyp 2). Makrofoto. **b** Indirekte Gewalteinwirkung auf Kopf und Hals in der −Gx Vektorrichtung, Rhesusaffe. Basis des Gehirns, maximale Schlittenbeschleunigung 108,6 g. Atlantookzipitaler Abriß, vollständige Durchtrennung des Rückenmarks zwischen Medulla oblongata und C1, massive basale subdurale und subarachnoidale Blutungen, die die Hirnnerven einmauern. Beide Aa. vertebrales sind vollständig weggerissen und finden sich nicht mehr am Spezimen. (Subtyp 1). Auch hier ist die Rißstelle uneben. Makrofoto

(2) bei dem weniger häufigen Verletzungstyp trat der Abriß *beider Vertebralarterien unmittelbar am Foramen occipitale magnum beim Durchtritt durch die Dura mater auf*, so daß diese Gefäße dann völlig intakt an der Unterfläche der Medulla oblongata erhalten blieben (Abb. 121 a). Abb. 122 zeigt das abgerissene Ende der Medulla oblongata von dorsal.

Ein anderer bemerkenswerter Befund bestand in dem *Auftreten* von *subduralen Blutungen über beiden Großhirnhemisphären* infolge *gerissener Brückenvenen* (Abb. 125a, b). Aus den EEG- und EKG-Ableitungen ergaben sich interessante Einblicke in die neurophysiologischen Vorgänge während der Entstehung dieser Blutungen (unveröffentlichte Befunde).

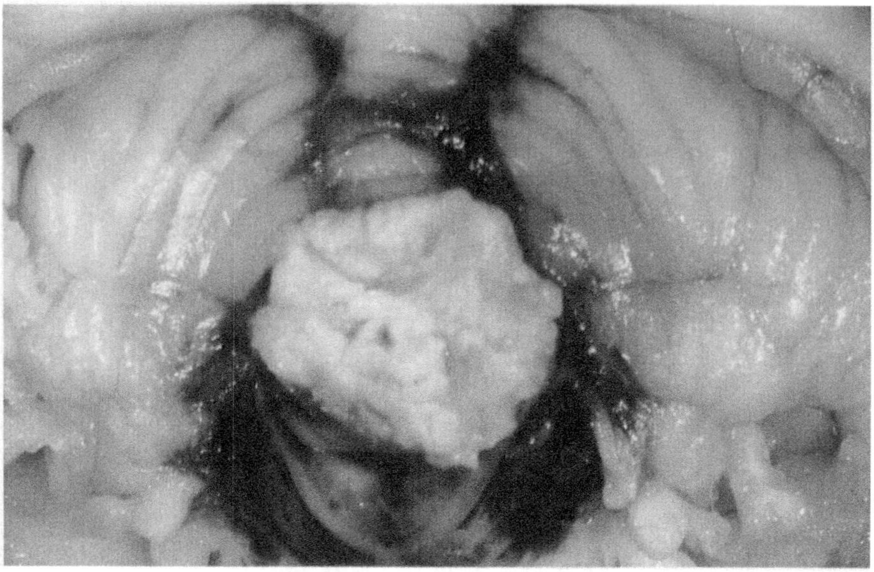

Abb. 122. Indirekte Gewalteinwirkung auf Kopf und Hals in der −Gx Vektorrichtung, Tier Nr. 4099, Rhesusaffe. Maximalbeschleunigung des Schlittens 128,1 g, unmittelbar tödlicher Versuch. Blick von dorsal auf die durchtrennte untere Medulla oblongata, Subluxation von C1/C2, vollständige traumatische Durchtrennung zwischen unterer Medulla oblongata und C1. Das Gewebe an der durchtrennten Stelle ist uneben und zerrissen. An der Basis des Hirnstammes können beide Vertebralarterien und der Anfangsteil der A. basilaris wahrgenommen werden. Makrofoto

Da die *Herztätigkeit* dieser Tiere nach der *vollständigen traumatischen Durchtrennung* zwischen unterer *Medulla oblongata* und *C1 bis zu 30 min anhielt*, entwickelten sich bei einzelnen Tieren relativ große *traumatische Blutungen*, die sich in Einzelfällen zu raumfordernden Prozessen ausbildeten und deshalb Hämatome genannt werden müssen. In keinem dieser Versuche kam es zu traumatischen Durchtrennungen der Aa. carotides.

Zwei Untertypen von Verletzungen der Wirbelsäule traten auf: (1) *Atlantookzipitale Luxation* mit *massiver Dislokation der Segmente* (vergl. Abb. 115) und (2) in zwei Fällen eine *atlantoaxiale Subluxation.*

Eine genaue *Analyse des Status der zerissenen Ligamente* am *atlantookzipitalen Übergangsbereich des Rhesusaffen* ist wegen der kleinen anatomischen Proportionen beim Affen schwierig. Jedoch wurde durch sorgfältige Zerlegung mit verschiedenen Autopsietechniken eine gewisse Beschreibung und Quantifizierung der traumatischen Schäden an den Ligamenten erzielt. Die Dura mater war im Bereich des Foramen occipitale magnum (wo die enzephale Dura mater in die spinale übergeht) teilweise oder ganz zerrissen. Das hintere longitudinale Längsband blieb gewöhnlich intakt, war aber in einigen Fällen vollständig gerissen. Nach Abpräparieren dieser Strukturen ließ sich zeigen, daß das Lig. transversum atlantis sowie proximale Anteile des Lig. cruciatum vollständig gerissen waren. Dieser Umstand schien zu ermöglichen, daß sich der Zahnfortsatz in das Rückenmark eindrückte. Diese Verletzung kann überlebt werden, wie sich an mehreren Affen zeigen ließ. Frakturen des Zahnfortsatzes traten nicht auf.

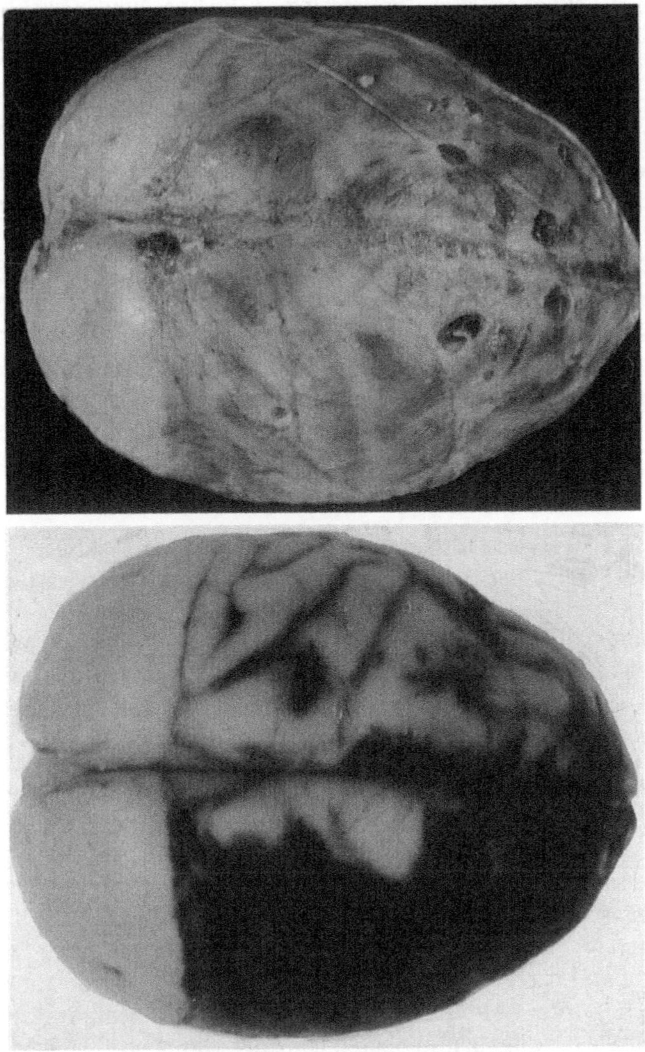

a

b

Abb. 123 a, b. Indirekte Gewalteinwirkung auf Kopf und Hals in der −Gx Vektorrichtung, Tier Nr. 4099, Rhesusaffe. Maximalbeschleunigung des Schlittens 128,1 g, unmittelbar tödlicher Versuch. Großhirnhemisphären. Vollständige traumatische Durchtrennung des Rückenmarks zwischen unterer Medulla oblongata und oberem Halsmark, subdurale und subarachnoidale Blutungen über beiden Großhirnhemisphären, mit Ausnahme der Okzipitallappen, rechts ausgeprägter als links. **a** Die subdurale Blutung kann durch die zerebrale Dura mater hindurch gesehen werden. Die kreisförmigen Eindellungen in der Dura mater sind durch die EEG-Elektroden verursacht, die auf beiden Seiten im Epiduralraum liegen. **b** Großhirnhemisphären nach Entfernung der zerebralen Dura mater, außer der subduralen Blutung liegen fleckförmige subarachnoidale Blutungen vor. Die Blutungen dehnen sich nicht in beide Okzipitallappen aus, die Fissura parietooccipitalis (Affenfissur) stellt die Grenzline dar. Der Okzipitallappen des Rhesusaffen zeigt praktisch keine Sulci. Makrofoto

Auf die Wichtigkeit der Ausgangslage von Kopf und Hals bei indirekter Gewalteinwirkung auf Rhesusaffen in der −Gx und +Gx Vektorrichtung im Augenblick des Versuchsbeginns hat UNTERHARNSCHEIDT (1982, 1983, 1986) *ausführlich hingewiesen*, vergl. auch Einzelheiten S. 290.

Bei der −Gx Vektorrichtung (Hyperflexion-Hyperextensionsverletzung) – das entspricht bei Unfällen ein Auffahren auf andere Objekte – veränderte vor allem eine Drehung des Kopfes des Versuchstieres zur Seite die Ausgangslage. Je mehr der Kopf zur Seite gedreht war, desto größer war der Einfluß der Ausgangslage auf die Schwellenwerte für bestimmte vektortypische Gewebeschadensmuster. Interessant war, daß sich das Schadensmuster bei nicht idealer Ausgangslage des Kopfes bei Versuchsbeginn in der −Gx Vektorrichtung nicht änderte, dagegen die Schwellenwerte, bei denen bestimmte intensitätsabhängige Gewebeschäden auftraten. Je mehr der Kopf bei Versuchsbeginn zur Seite gedreht war, desto geringere Maximalbeschleunigung des Beschleunigungsschlittens war notwendig, um den entsprechenden Gewebeschaden zu erzeugen.

b) Traumatische Gewebeschäden bei Rhesusaffen bei indirekter Beschleunigung in der +Gx Vektorrichtung

Der Rhesusaffe wird *nach vorwärts beschleunigt*, zunächst kommt es zu einer Hyperextension der HWS. Die direkte Gewalteinwirkung wird vom Beschleunigungsschlitten auf den gurtgeschützten Torso des Versuchstieres und dann indirekt über den Hals auf den Schädel weitergeleitet.

Der horizontale Leichtgewicht-Beschleunigungsschlitten wurde bereits weiter oben beschrieben, die Tiere wurden in Fahrtrichtung beschleunigt (vgl. S. 256).

15 Rhesusaffen wurden in 34 Versuchen auf Maximalbeschleunigungen des Schlittens zwischen 5,0 g und 141,0 g beschleunigt.

Ein Affe, Nr. 8830, mit einer Maximalbeschleunigung des Schlittens von 100,0 g hatte ataktische Arm- und Beinbewegungen, er wurde am 17. Tag nach dem Versuch getötet. Abbildung 124a, b zeigen im Übergangsgebiet zwischen unterer Medulla oblongata und oberen Halsmark bis etwa C3 reichend eine Zone totaler Nekrose im 2. bis 3. Stadium, die von partiellen Nekrosen umgeben ist. Es handelt sich hier um spätere Stadien der bereits genannten progressiven zentralen hämorrhagischen Nekrosen. Abbildung 125a, b und 126a, b zeigen Details des Gewebsunterganges in der direkten Umgebung der totalen Nekrosen mit Methoden zur Darstellung der Achsenzylinder und Markscheiden.

Zwei Affen mit Maximalbeschleunigungen des Schlittens von 140,0 g und 141,0 g hatten eine vollständige Durchtrennung des Rückenmarks zwischen unterer Medulla oblongata und oberstem Zervikalmark und vollständige Zerreißung beider Aa. vertebrales (Abb. 127, 128). Beide Tiere zeigten massive atlantookzipitale Zerreißungen. Diese Gewebeschäden waren identisch mit denen bei den Tieren, die einer Beschleunigung in der −Gx Vektorrichtung ausgesetzt waren; die letztgenannten traten jedoch bereits bei 105,0–110,0 g auf. Die Schwelle für das Auftreten von atlantookzipitalen Zerreißungen ist in der +Gx Vektorrichtung etwa 34–40 g höher als in der −Gx Vektorrichtung.

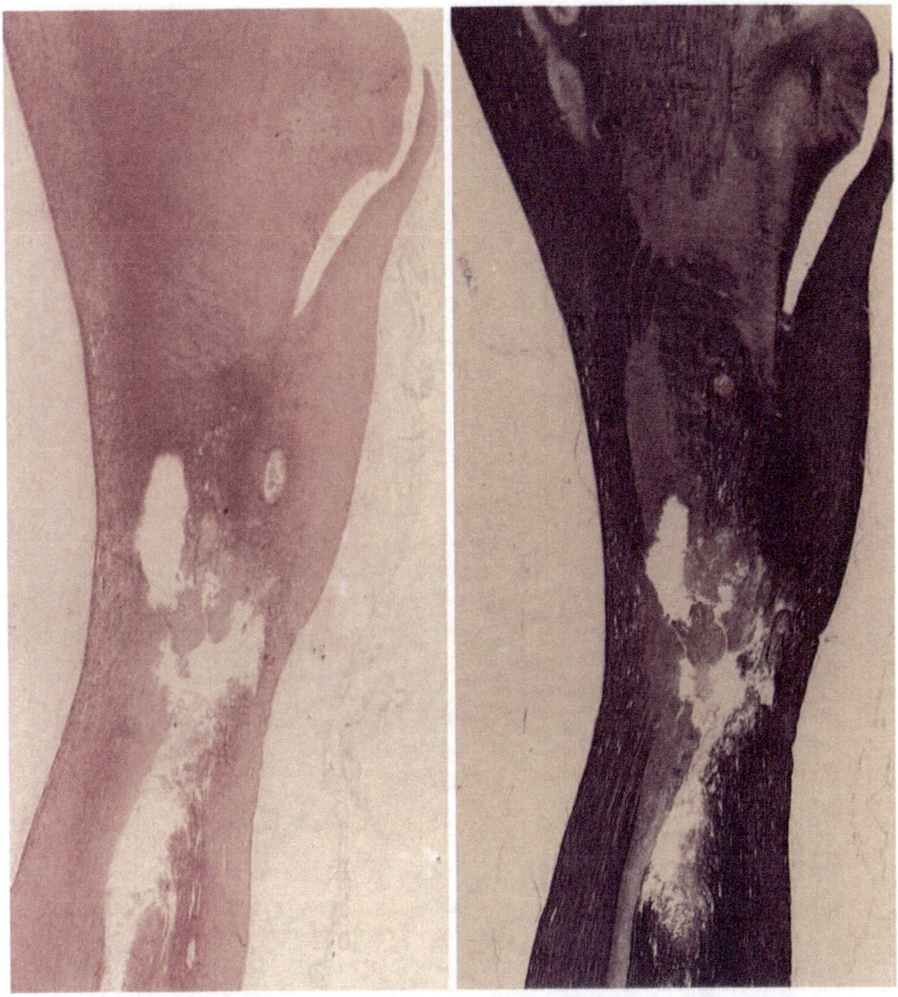

a b

Abb. 124a, b. Indirekte Gewalteinwirkung auf Kopf und Hals in der + Gx Vektorrichtung, Tier Nr. 8830, Rhesusaffe. Maximale Beschleunigung des Schlittens 100,0 g, das Tier wurde am 17. Tag nach dem Versuch getötet. An klinischen Befunden bestand eine Ataxie der Arme und Beine. **a** Partielle und totale Nekrosen im 2. bis 3. Stadium im Bereich zwischen unterer Medulla oblongata und oberem Halsmark. Die graue Substanz ist stärker beteiligt als die weiße. Die Gewebsläsion erstreckt sich von der Pyramidenkreuzung bis C3, mit dem Maximum der partiell- und totalnekrotischen Zonen bei C1. Hämatoxylin-Eosin, ×12 **b** Gleiches Areal wie in a. Partielle und totale Nekrosen mit Entmarkung. Kluever-Barrera, ×12

Im folgenden wird das Rückenmark eines Affen, Nr. 8850, gezeigt, der eine völlige Dislokation der Wirbelsäule bei Th11/Th12 und Frakturen der Dornfortsätze von C7–Th2 erlitt. Die Herzaktionen sistierten nach 25 min. Diese Verletzung ist nicht als eine indirekte zu bezeichnen, sondern es handelt sich um eine der an sich seltenen Verletzungen durch den Sitz. Hier wurden das proximale und distale Rückenmark in Längsrichtung eingebettet und gefärbt. Abbildungen

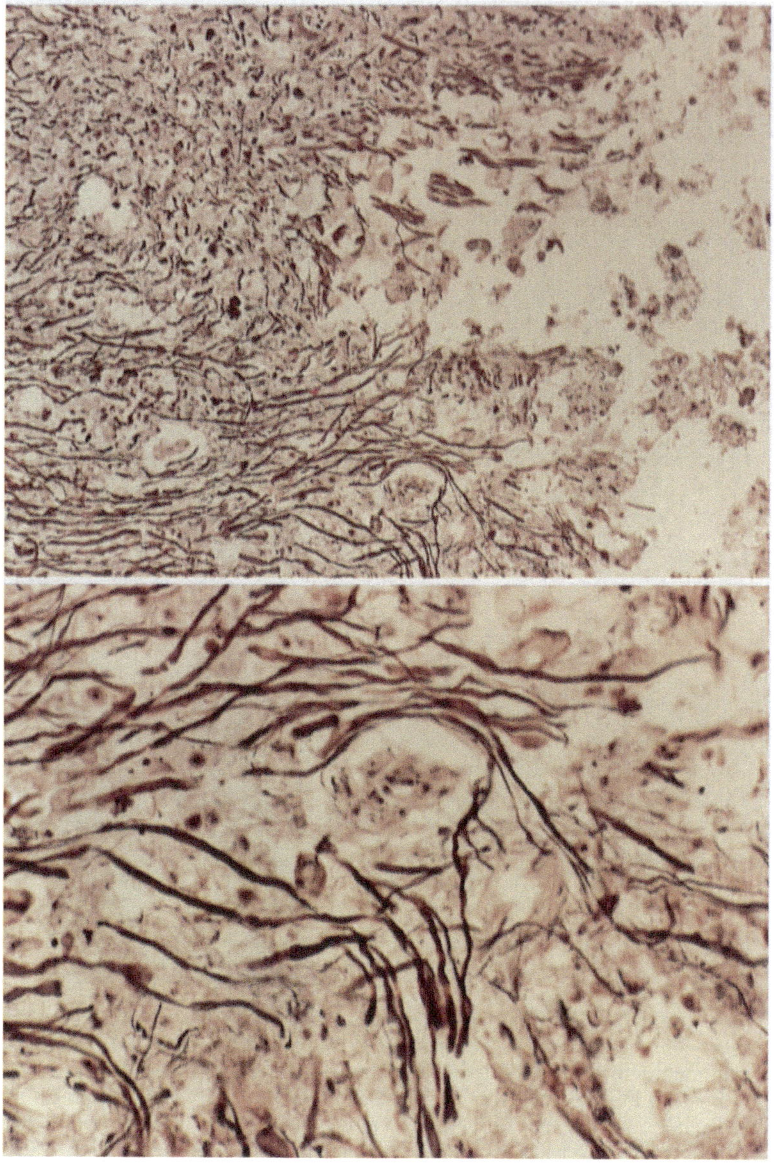

a

b

Abb. 125 a, b. Indirekte Gewalteinwirkung auf Kopf und Hals in der + Gx Vektorrichtung, Tier Nr. 8830, Rhesusaffe. Maximale Beschleunigung des Schlittens 100,0 g. Im Hinblick auf klinische und morphologische Details vergleiche Abb. 124 a, b. Fragmentation von Achsenzylindern in der Umgebung einer partiellen Nekrose. Gewebsdebris mit Phaogzytose und mobilem Abbau des Gewebes. Naoumenko-Feigin ×12,5. **b** Ausschnittvergrößerung von a. Schwellung der Achsenzylinder mit Unterbrechungen derselben umgeben von Gewebsdebris. Naoumenko-Feigin ×30

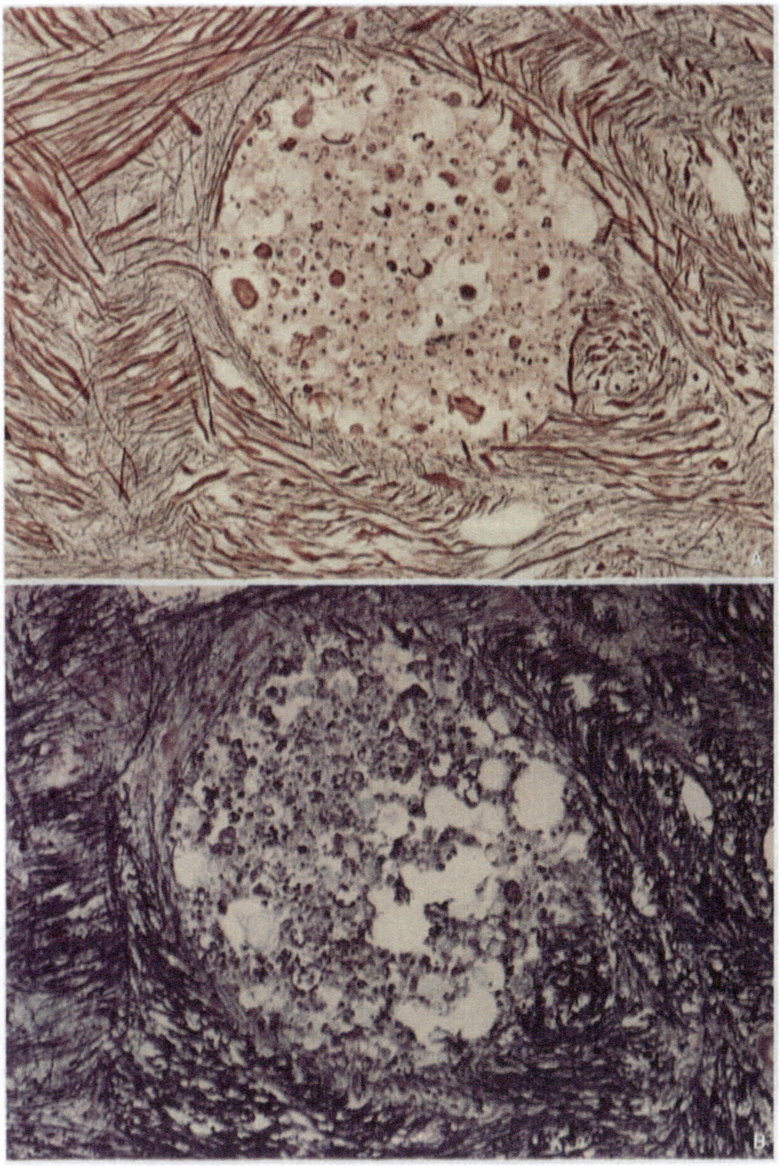

a

b

Abb. 126 a, b. Indirekte Gewalteinwirkung auf Kopf und Hals in der + Gx Vektorrichtung, Tier Nr. 8830, Rhesusaffe. Maximalbeschleunigung des Schlittens 100,0 g. Hinsichtlich klinischer und morphologischer Details vergleiche Abb. 124 a, b und 125 a, b. **a** Zone einer partiellen Nekrose im 2. Stadium, die Gewebsdebris (Myelin-Axonen Fragmente) enthällt. Mobiler Abbau des Gewebes mit Makrophagen und Gitterzellen. Die Achsenzylinder des umgebenden Gewebes zeigen Anschwellungen. Naoumenko-Feigin × 12,5. **b** Gleiches Areal wie in a. Umschriebene partielle Nekrose im 2. Stadium. Nekrotisches Gewebe mit Myelinfragmenten und mobiler Abbau des Gewebes mit Makrophagen. Kluever-Barrera, × 12,5

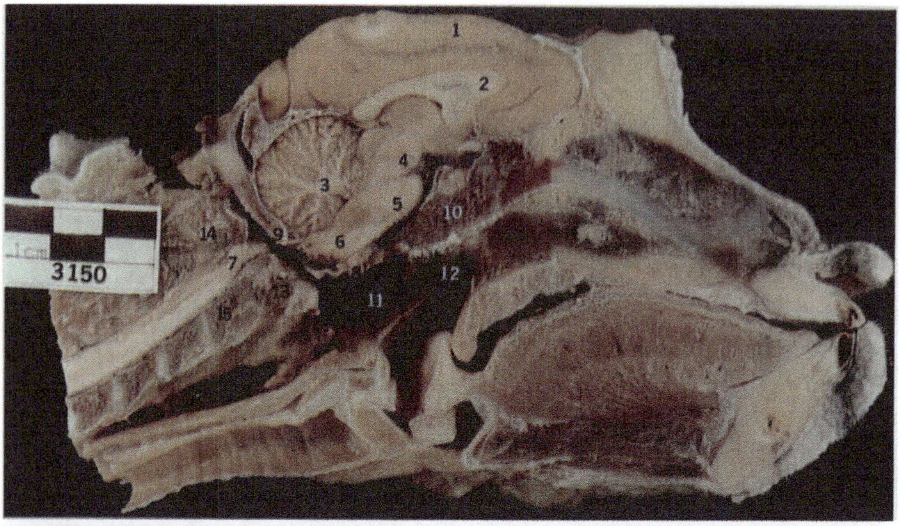

127

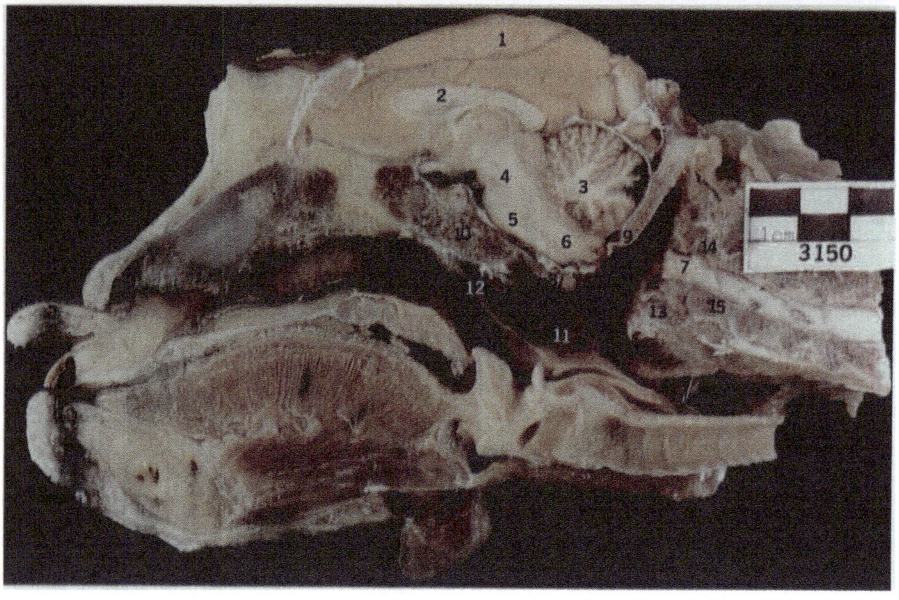

128

129a–c und 130a, b zeigt die auseinandergerissenen proximalen und distalen Stumpfenden in verschiedener Vergrößerung unter Verwendung unterschiedlicher Färbetechniken.

Auch in der +Gx Vektorrichtung der einwirkenden Gewalt ist die Ausgangslage, in der sich das Tier bei Beginn des Versuches befindet, von großer Wichtigkeit, wie die folgenden Ausführungen belegen werden.

Die Untersuchung der Hochgeschwindigkeitsfilme zeigte bei Versuchen in der +Gx Vektorrichtung ein interessantes Phänomen, das ich den „*Concertinaeffect*“

Abb. 127. Indirekte Gewalteinwirkung auf Kopf und Hals in der + Gx Vektorrichtung, Tier Nr. 3150, Rhesusaffe. Maximalbeschleunigung des Schlittens 141,0 g, unmittelbar tödlicher Versuch, 7 Minuten. Mittelliniensagittalschnitt durch den formalinfixierten Kopf, das Gehirn, die Halswirbelsäule und das Halsmark. Atlantookzipitale Separation, vollständige traumatische Durchtrennung des Rückenmarks zwischen unterer Medulla oblongata und C1. *1* Großhirn, *2* Corpus callosum, *3* Kleinhirn, *4* Mittelhirn, *5* Pons, *6* Medulla oblongata, *7* oberes Halsmark, *8* Vorderrand des Foramen occipitale magnum, *9* Hinterrand des Foramen occipitale magnum, *10* Schädelbasis, *11* retropharyngeale Blutung, *12* Einbruch der retropharyngealen Blutung in den Nasopharynx, *13* vorderer Bogen des Atlas, *14* hinterer Bogen des Atlas, *15* Dornfortsatz des Axis. Makrofoto

Abb. 128. Indirekte Gewalteinwirkung auf Kopf und Hals in der + Gx Vektorrichtung, Tier Nr. 3150, Rhesusaffe. Maximalbeschleunigung des Schlittens 141,0 g, unmittelbar tödlicher Versuch, 7 Min. Mittelliniensagittalschnitt durch den formalinfixierten Kopf, das Gehirn, die Halswirbelsäule und das Halsmark. Atlantookzipitale Separation, vollständige Durchtrennung des Rückenmarks zwischen unterer Medulla oblongata und C1. Gleiches Tier wie in Abb. 127, aber das Spezimen ist auseinandergezogen, um die Qualität der Läsionen, insbesondere die extreme Dislokation zu zeigen. *1* Großhirn, *2* Corpus callosum, *3* Kleinhirn, *4* Mittelhirn, *5* Pons, *6* Medulla oblongata, *7* oberes Halsmark, *8* Vorderrand des Foramen occipitale magnum, *9* Hinterrand des Foramen occipitale magnum, *10* Schädelbasis, *11* retropharyngeale Blutung, *12* Einbruch der retropharyngealen Blutung in den Nasopharynx, *13* vorderer Bogen des Atlas, *14* hinterer Bogen des Atlas, *15* Zahnfortsatz des Axis. Makrofoto

---

(*Quetschkommoden-Effekt*) nannte. Bei den Tieren, bei denen die Ausgangslage des Kopfes bei Beginn des Versuches („*initial position*") nicht „*ideal*" oder „*rein*" war, entwickelte sich ein *Subtyp des Bewegungsablaufes. Zunächst trat im Beginn des Ablaufes wegen der Flexion der HWS und Beugung des Kopfes eine mehr oder minder ausgeprägte Kompression der HWS auf, bevor die Hyperextension der HWS mit der Rückwärtsrotation des Kopfes begann.* Bei *idealer Ausgangslage* des Kopfes zu Beginn des Versuches („*initial position*") beginnt die Hyperextension der HWS mit Rückwärtsrotation des Kopfes sofort.

Es traten bei einigen Tieren infolge des Concertinaeffektes komplizierte Kompressionsfakturen der Wirbelsäule mit Einrissen von Bandscheiben auf. Blutungen drangen durch Einrisse des retropharyngealen Raumes (Abb. 131) in das Mediastinum ein. Die anatomischen Beziehungen im Mediastinum sind in Abb. 132, 133 und 134a, b dargestellt. Wie sich aus Abb. 135 entnehmen läßt, bildeten sich ausgedehnte Blutungen in das Mediastinum und das Perikardium, Verletzungen, die die Todesursache darstellten.

Die Übersetzung des englischen Wortes „concertina" ins Deutsche ist „Quetschkasten". Was ich mit dem englischen Terminus „concertina" ausdrücken wollte, ist die Stauchung der HWS bei einer bestimmten Ausgangslage bei Beschleunigung in der + Gx Vektorrichtung. Der englische Ausdruck „concertina effect" ist sehr treffend in der Beschreibung der primären Stauchung der HWS. Die Concertina als Musikinstrument ist spielbar sowohl beim Zusammen „drücken" als auch Auseinanderziehen des Balges. Die deutsche Übersetzung „Ziehharmonika" ist vom sprachlichen her korrekt, beschreibt aber vom sachlichen her nicht den Verletzungsmechanismus. Die Ziehharmonika spielt sowohl beim Auseinander „ziehen" als auch beim Zusammendrücken. Die korrekte sachlich richtige

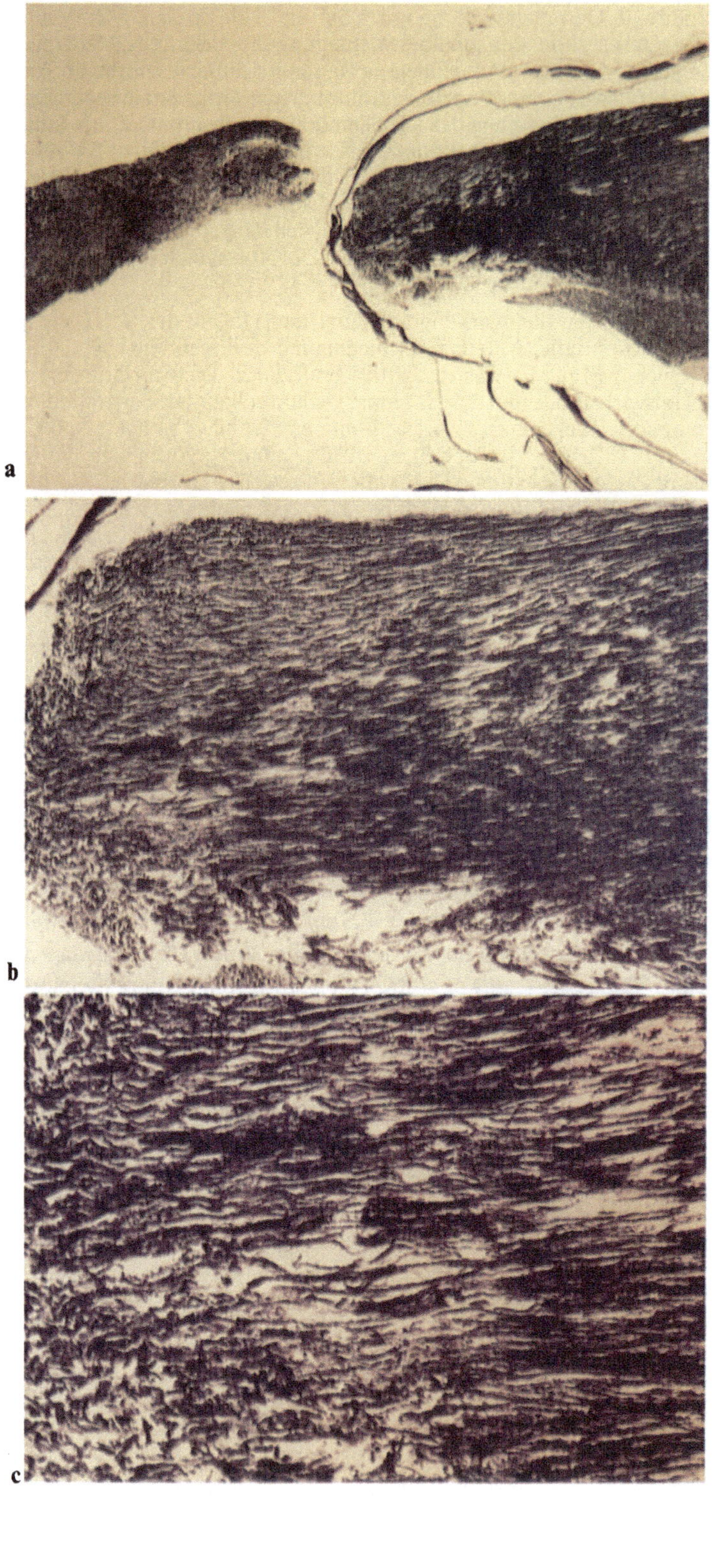
a
b
c

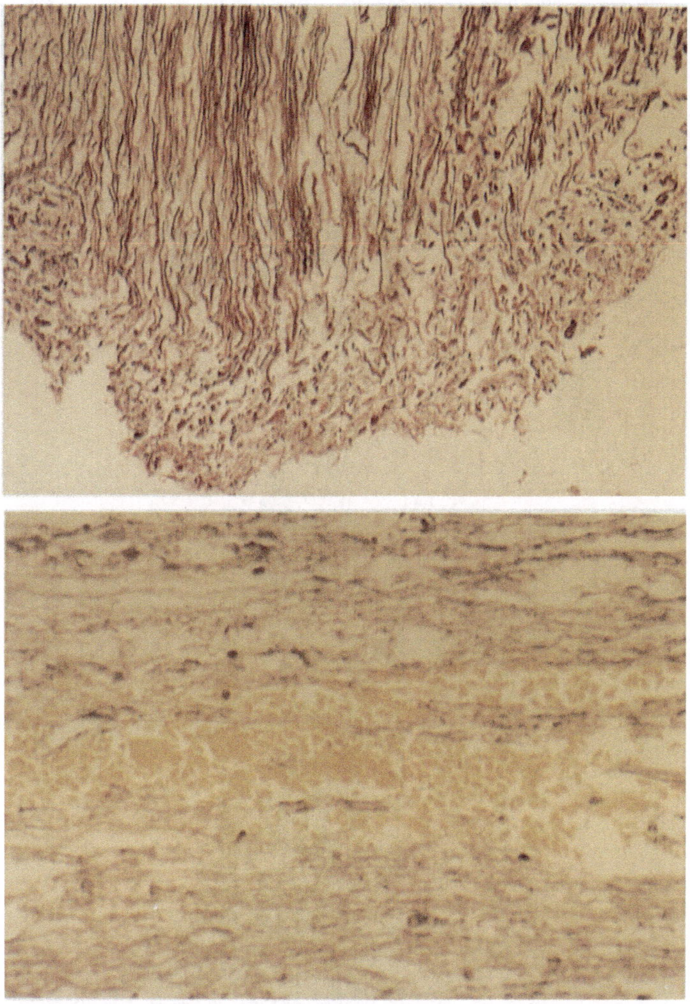

a

b

Abb. 130 a, b. Indirekte Gewalteinwirkung auf Kopf und Hals in der + Gx Vektorrichtung, Tier Nr. 8850, Rhesusaffe. Maximalbeschleunigung des Schlittens 97,0 g, unmittelbar tödlicher Versuch, 25 min. **a** Abgerissenes Rückenmark im Bereich der durchtrennten Zone, schwere Fragmentation der Achsenzylinder in diesem Bereich und Separation der Achsenzylinder. Naoumenko-Feigin, × 10. **b** Petechiale Blutungen im verletzten Gewebe nahe dem Stumpf, keine gliöse Reaktion wegen der kurzen Überlebenszeit. Van Gieson, × 30

←

Abb. 129 a–c. Indirekte Gewalteinwirkung auf Kopf und Hals in der + Gx Vektorrichtung, Tier Nr. 8850, Rhesusaffe. Maximalbeschleunigung des Schlittens 97,0 g, unmittelbar tödlicher Versuch, 25 Minuten. **a** Die Ebene in diesem Foto zeigt eine vollständige Unterbrechung des Rückenmarks, Kluever-Barrera, × 1,25. **b** Schwere Fragmentation des Gewebes im Bereich des durchtrennten Areals, die Markscheiden sind fragmentiert und sporadisch unterbrochen. Kluever-Barrera, × 5. **c** Fragmentation des Gewebes, besonders der Markscheiden. Kluever-Barrera, × 12,5

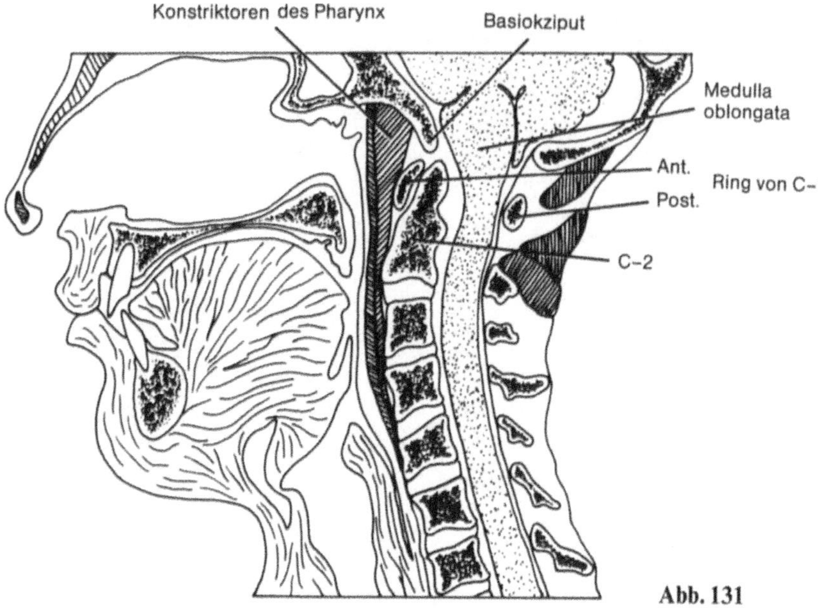

Abb. 131

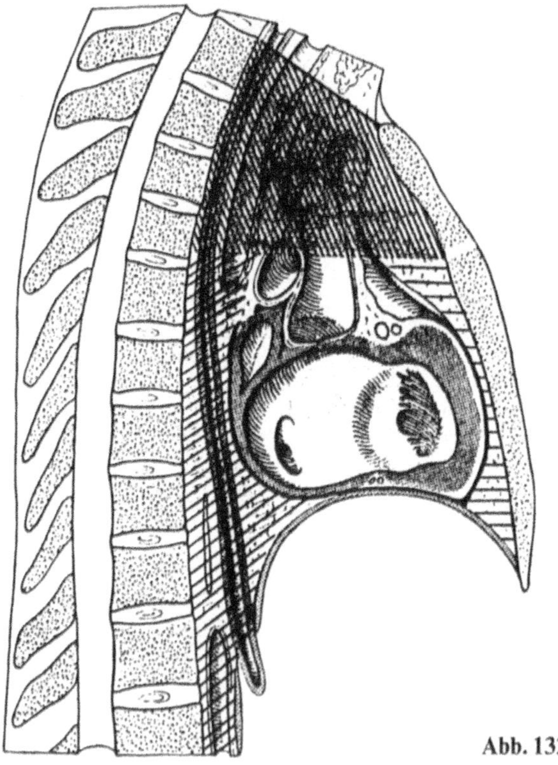

Abb. 132

Abb. 131. Mittelliniensaggitalschnitt durch Schädelbasis und Halswirbelsäule. Die oberen 3 Halswirbel sind von hinteren Pharynxanteilen durch 4 dünne Gewebelamellen getrennt: Die Mukosa des Pharynx, der Musc. constrictor pharyngis, die Fascia buccopharyngica und das Lig. longitudinale ant. der Wirbelsäule. Man beachte die enge Nachbarschaft zwischen Medulla oblongata und Basiokziput zu den oberen Halswirbeln. (Aus JOHNSON u. SOUTHWICK 1982)

Abb. 132. Schematische Darstellung der medianen Ebene durch den Thorax, das Mediastinum zeigend. Die schräggestrichelte Region im oberen Teil der Abbildung ist das obere Mediastinum. Alle anatomischen Strukturen unter der *schräggestrichelten Zone* gehören zum unteren Mediastinum. *Horizontalgestrichelte Zone:* Vorderes Mediastinum, homogene Zone: Mittleres Mediastinum, *schräggestrichelte Zone:* Hinteres Mediastinum. Grenzen des oberen Mediastinum: Obere Apertur des Thorax (kranial), Manubrium sterni (ventral), Horizontalebene durch den Angulus sterni (kaudal) und obere Brustwirbelsäule (dorsal). Unteres Mediastinum: Horizontalebene durch den Angulus sterni (kranial), Corpus sterni (ventral), Diaphragma (kaudal) und untere Brustwirbelsäule (dorsal). Das untere Mediastinum durch die Vorder- und Hinterwand des Perikardium in das vordere, mittlere und hintere Mediastinum getrennt. (Aus W. KAHLE et al. 1986)

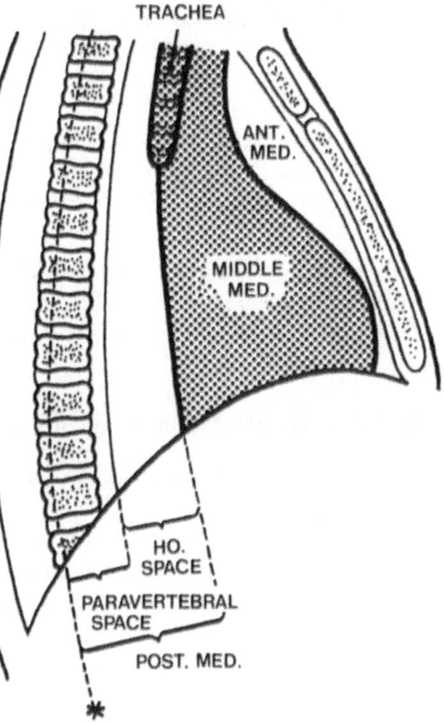

Abb. 133. Schematische Darstellung der 3 Regionen des Mediastinum in der Mittellinie. * bedeutet die Line der kostovertebralen Gelenke. *Ho* = der sog. Holzknecht (prävertebraler Raum), auch das hintere Mediastinum im eigentlichen Sinn genannt. Die paravertebrale Region des hinteren Mediastinum dehnt sich bilateral bis in die kostovertebralen Gelenke aus. (Aus C. FROBOESE 1969)

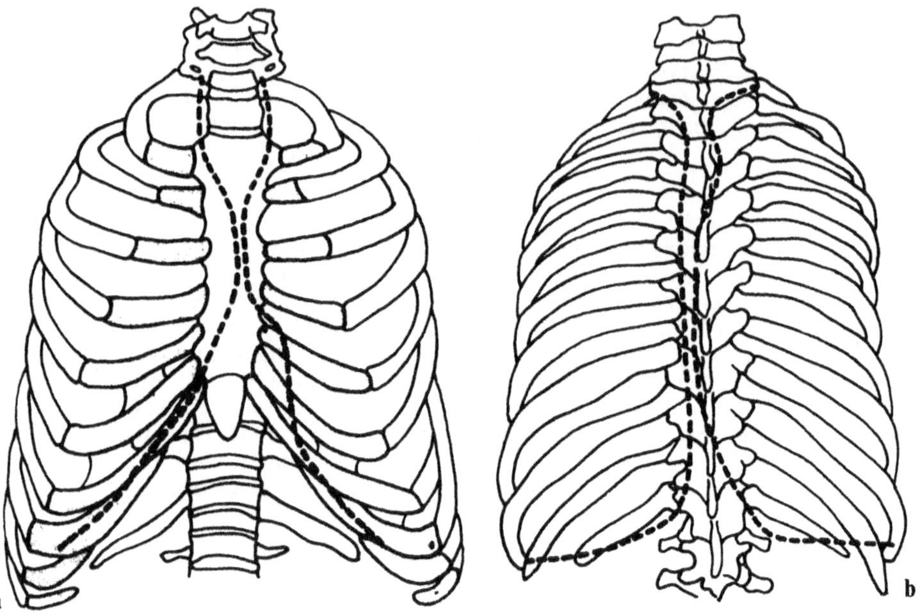

a b

Abb. 134. Vordere und hintere Befestigung der linken und rechten mediastinalen Pleura am Sternum (**a**) und an der Wirbelsäule (**b**). Zu beachten ist die Verlagerung nach links! *A* Kraniales Trigonum thymicum. *B* Trigonum pericardium. (Aus FROBOESE 1969)

Übersetzung von „concertina effect" wäre demnach richtig Effekt des „Zusammendrükkens der Ziehharmonika", korrekt sind die deutschen Slangausdrücke *„Quetschkasteneffekt"*, *„Quetschkommodeneffekt"*, *„Quetsche"* (*Schifferklavier*); die englischen Slangausdrücke sind *„squeeze box"* oder *„squiffer"*.

In der +Gx Vektorrichtung fehlen erwartungsgemäß die Eindellungen im Bereich der Fissura ventralis zwischen unterer Medulla oblongata und oberstem Halsmark, da die Spitze des Os odontoideum axis in dieser Vektorrichtung nicht wirksam wird.

c) Bedeutung der Ausgangslage des Tieres

Während es sich bei nichtidealer Ausgangslage in der −Gx Vektorrichtung um einen quantitativen Vorgang handelte – geringere Maximalbeschleunigung des Beschleunigungsschlittens führte bereits zu traumatischen Gewebeschäden – dessen Verletzungsmuster mit denen bei den Tieren mit idealer Ausgangslage identisch war – kam es bei nichtidealer Ausgangslage in der +Gx Vektorrichtung zu qualitativ unterschiedlichen Gewebeschäden, nämlich zusätzlich zu den vektorspezifischen Schäden, zu einem Subtyp des Gewebeschadens, den ich mit dem Auftreten des sog. „Concertinaeffektes" erklären konnte. Es trat wegen der Flexion der HWS und der Beugung des Kopfes zunächst eine Stauchung derselben auf, ehe die eigentliche Extension der HWS einsetzte.

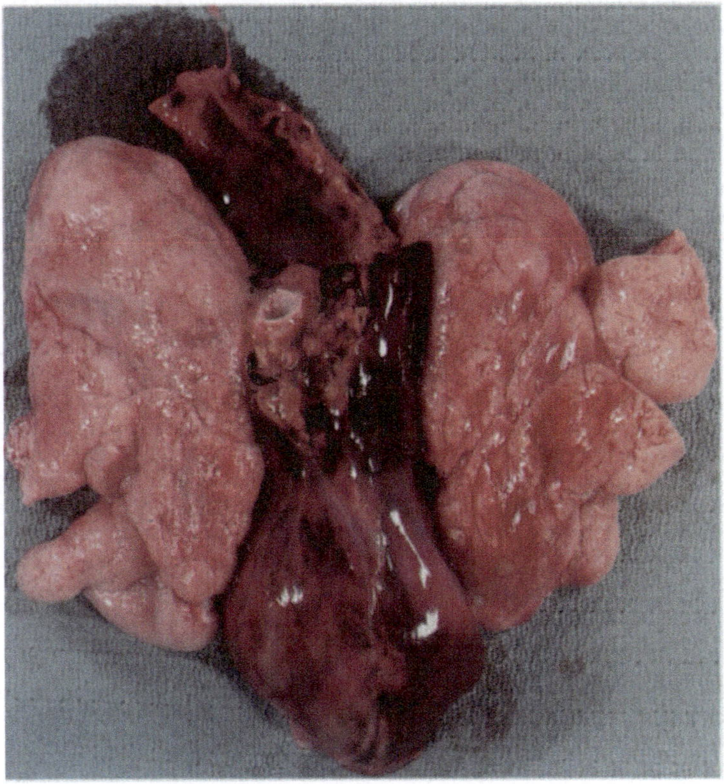

Abb. 135. Indirekte Gewalteinwirkung auf Kopf und Hals in der + GX Vektorrichtung, Tier Nr. 8754. Rhesusaffe. Maximalbeschleunigung des Schlittens 101,0 g, unmittelbar tödlicher Versuch, 60 Minuten. Herz und Perikardium mit beiden Lungen bei Ansicht von vorn. Fraktur der Dornfortsätze von C3 und C4, Dislokation im Bereich der Zwischenwirbelscheibe C4/C5, große Blutung im oberen Mediastinum, die sich in das Perikardium ausdehnt. Kardialer Tod! Makrofoto

3. Leichenversuche

Simulation von Whiplashverletzungen mit menschlichen Leichen wurden von Gershon-Cohen et al. (1954) sowie Abel (1958) durchgeführt. Hinz et al. (1969) versuchten im Leichenversuch mittels einer horizontalen Katapultanlage das Verhalten der Halswirbelsäule bei Auffahrunfällen nachzuahmen. Der Bewegungsablauf der Halswirbelsäule wurde von einer Schnellbildkamera aufgenommen.

Diese Untersuchungen galten der Belastbarkeit der Halswirbelsäule bei Schleuderverletzungen. Insbesondere sollte überprüft werden, ob degenerative Vorschäden an der HWS das Auftreten von traumatischen Schäden bei Schleuderverletzungen beeinflussen. Es zeigte sich, daß die Belastbarkeit röntgenologisch erkennbar vorgeschädigter Wirbelsäulen stark eingeschränkt war. Mit der benutzten Anlage war es nicht möglich, selbst bei Maximalbeschleunigung des Sitzes, traumatische Schäden an nicht degenerativ veränderten Halswirbelsäulen zu erzeugen. Andererseits zeigten nur mäßig vorgeschädigte Halswirbelsäulen bei niedrigsten Maximalbeschleunigungen (innerhalb einzelner Versuchsserien) bereits massive Zerreißungen in den degenerativ umgestalteten Bewegungssegmenten. Entsprechend waren die unteren Segmente C5/C6 und C6/C7 parallel zur Vorschädigung der Segmentabschnitte am häufigsten befallen. Die Gewebeschäden bestanden in Zerreißungen des vorderen Längsbandes und von Bandscheiben sowie in Kompression des Halsmarkes und Abknicken von Anteilen der Wirbelsäule.

Versuche am Beschleunigungsschlitten mit vorwärts (+Gx) und rückwärts (−Gx) beschleunigten menschlichen Leichen führten zu Frakturen und Frakturen mit Dislokation im Bereich der HWS (Georg SCHMIDT et al. 1974). Weitere Leichenversuche, bei denen keine direkten Gewalteinwirkungen gegen den Kopf erfolgten, führten bei solchen mit Dreipunktgurten bei Beschleunigungen nach vorn (+Gx) zu HWS-Frakturen (CROMAK u. ZIPERMAN 1975; PATRICK u. LEVINE 1975).

4. Anthropometrische Dummies

Die erste Analyse der Mechanogenese der Whiplash-Verletzungen unternahmen SEVERY et al. (1955), indem sie Auffahrunfälle mit anthropometrischen Dummies und, bei sehr niedrigen Geschwindigkeiten, auch mit Freiwilligen nachahmten. Die Kraft wurde von einem Beschleunigungsschlitten indirekt auf Hals und Kopf übertragen. Es erübrigt sich der Hinweis, daß die angewandten Beschleunigungen oder Verzögerungen so gering waren und die Versuchsanordnung so geplant war, daß ein direkter Aufprall der Freiwilligen gegen Teile der Anlage unmöglich war. Diese Versuche lieferten *Beschleunigungs- und Bewegungsprofile für Fahrzeug* und *Insassen*, die den Bewegungsablauf des Unfalles beschrieben. Weitere Studien stammen von MATHEWSON (1956).

5. Freiwilligenversuche

Experimente mit *indirekten Beschleunigungen von Kopf und Hals* wurden eingeführt und weiterentwickelt von Oberst John Paul STAPP und seinen Mitarbeitern in den Jahren 1946 bis 1965.

Bei den von STAPP (1951) durchgeführten historischen Schlittenversuchen wurde im Versuch Nr. 135 eine Schlittenverzögerung in der −Gx Vektorrichtung von 38,1 g gemessen. Es enstanden reversible Verletzungen sowie eine ausgeprägte vasomotorische Reaktion, offensichtlich Verletzungen der Retina beider Augen und andere Symptome, die fast ausschließlich auf Kopf und Hals bezogen werden konnten. Der *am Schlitten gemessene Wert von 38,1 g* wurde bisher als *äußerster Toleranzwert* für den *Menschen* angesehen.

In den gemeinsam von der US Navy, Army und Wayne State Universität (EWING et al. 1969) sowie von der US Navy (EWING u. THOMAS 1972) durchgeführten Untersuchungen an instrumentierten Freiwilligen wurde die Schlittenbeschleunigung im −Gx Vektor gemessen, so auch im Fall Nr. 013. Aus der abgebildeten Tabelle ergibt sich, daß in dem historischen Versuch Nr. 135 von STAPP im −Gx Vektor bei der *Schlittenverzögerung von 38,1 g* die *wirkliche Maximalverzögerung des Kopfes* (am Mund gemessen) in der Größenordnung von *etwa 200 g* lag. Dieser Wert hat wohl schon die menschliche Toleranzgrenze für Beschleunigung mit frei beweglichem Kopf und Hals, aber am Schlittensitz mit Vierpunkt-Gurtsystemen angeschnalltem Torso nicht etwa nur erreicht sondern bereits überschritten.

Bei den in Tabelle 26 genannten *indirekten Verletzungen* von Kopf und Hals hat keine direkte Gewalteinwirkung gegen die genannten Strukturen eingewirkt. Die einwirkende Gewalt wurde vom fixierten (meist mit Dreipunktgurt angeschnallten) Torso via Hals und Halswirbelsäule auf den Kopf weitergeleitet. Bei Unfällen in die Fahrzeuginsassen verwickelt sind, die einen Dreipunktgurt (Bauchschultergurt) tragen, kann eine direkte Gewalteinwirkung gegen den Hals und Kopf durchaus fehlen, es handelt sich dabei um die indirekten Verletzungen sui generis.

Von den *indirekten Verletzungen* von Hals und Kopf im eigentlichen Sinne müssen diejenigen abgesondert werden, bei denen es neben den indirekten Verletzungen auch zu *zusätzlichen direkten Verletzungen von Hals und Kopf kommt.* Das ist dann der Fall, wenn beispielsweise bei einer Verzögerung des

Tabelle 26. Unfallmechanismen, Vektorrichtung der einwirkenden Gewalt und Bewegungsrichtung von Kopf, Hals und HWS bei indirekten Beschleunigungen, nach direkter Beschleunigung oder Verzögerung des fixierten Torsos. Bei idealer Ausgangslage (ideal or pure initial position) von Kopf und HWS. Kopf und HWS werden in neutraler Position gehalten

Unfallmechanismus	Vektorrichtung der einwirkenden Gewalt	Bewegungsrichtung von Hals und HWS
Auffahrunfall: Stehender Wagen wird von einem von hinten auffahrenden Wagen beschleunigt	+ Gx	Zunächst Hyperextension, dann Hyperflexion von Hals und HWS, Verletzung vom „klassischen" Whiplashtyp
Auffahrunfall: Fahrender Wagen wird von einem von hinten auffahrenden schneller fahrenden Wagen beschleunigt	+ Gx	Zunächst Hyperextension, dann Hyperflexion von Hals und HWS, Verletzung vom „klassischen" Whiplashtyp
Bei nicht-idealer (nicht „reiner") Ausgangslage (non-ideal or non-pure initial position) von Kopf und HWS. Der Fahrer oder Kfz-Insasse hält im Augenblick der Gewalteinwirkung seinen Kopf nach vorn gebeugt und die HWS in mehr oder minder gebeugter Haltung, beispielsweise bei Änderung des Programmes in seinem Autoradio, oder um etwas vom Boden des Fahrzeuginnenraumes aufzuheben		
Auffahrunfall: Stehender oder fahrender Wagen wird von einem von hinten auffahrenden schneller fahrenden Wagen beschleunigt	Zunächst + Gz (Stauchung) mit geringer − Gx Komponente, dann + Gx und schließlich − Gx	Zunächst Kompression und Flexion von Hals und HWS mit Vorwärtsneigung des Kopfes, ehe die Hyperextension von Hals und HWS mit nachfolgender Flexion einsetzt. Der sog. „Concertina-Effekt" tritt auf, das Schadensmuster ist von dem bei idealer Ausgangslage verschieden
Auffahrunfall: Wagen fährt gegen eine Barriere (stehendes Objekt mit höchstens geringer Deformation) oder gegen einen in gleicher Richtung langsamer fahrenden Wagen	− Gx	Hyperflexion/Hyperextension, Verletzung vom „umgekehrten" Whiplashtyp

Fahrzeuges der angeschnallte Fahrer oder Fahrgast bei einer − Gx Vektorrichtung noch gegen Komponenten des vorderen Fahrzeuginnenraumes anstößt oder aufschlägt, wie Windschutzscheibe, Armaturenbrett, Lenkrad oder Steuersäule etc. Dann liegt eine *kombinierte Form* von *indirekter* und *direkter Gewalteinwirkung* vor. *In der bisher vorliegenden Literatur wird eine solche Trennung der traumatischen Gewebeschäden nach indirekter, direkter und kombinierter direkter und indirekter Gewalteinwirkung leider nicht vorgenommen.* Um eine genaue Kenntnis der typischen Schadensmuster zu erarbeiten, wird man in künftigen Serien diese Verletzungen in der oben genannten Weise aufgliedern müssen.

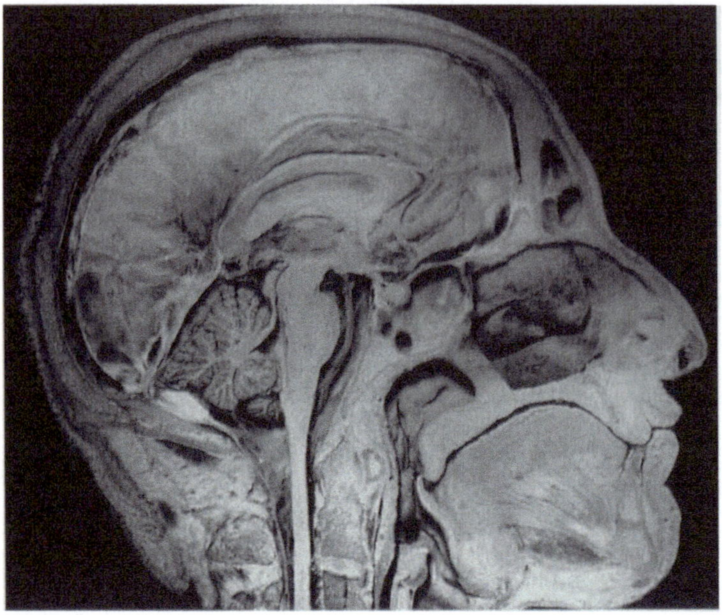

Abb. 136. Mittelliniensagittalschnitt durch den menschlichen Kopf und das Gehirn. Das Foto zeigt die verschiedenen anatomischen Strukturen und ihre Lage zueinander, vor allem den Hirnstamm und die kraniozervikale Übergangsregion. Makrofoto

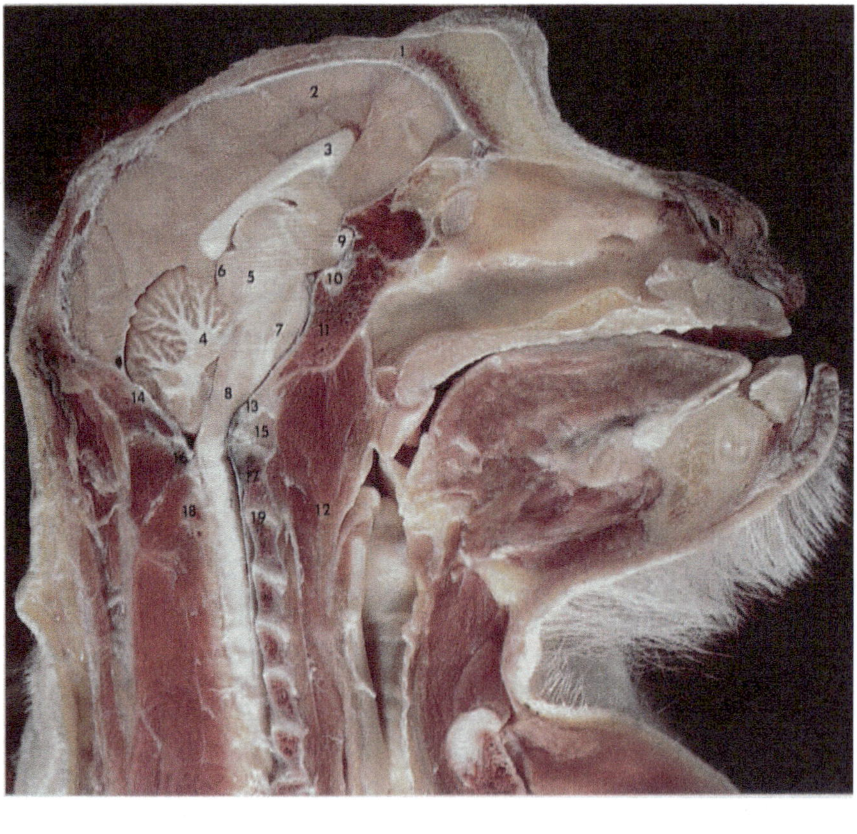

Mittelliniensagittalschnitte durch ein menschliches Gehirn (Abb. 136) und das eines Rhesusaffen (Abb. 137) zeigen die anatomischen Strukturen in dieser Region. Von Bedeutung für die im vorhergehenden experimentellen Untersuchungen ist insbesondere die jeweilige Lage des Hirnstammes und des kraniozervikalen Überganges.

XVII. Zusammenfassung und kritische Stellungnahme zum Begriff Whiplash

Der Begriff Whiplash oder Schleudertrauma beinhaltet also ein weites Gebiet von subjektiven Beschwerden, reversiblen und irreversiblen klinischen Symptomen und morphologischen Befunden, die von einer Zerrung oder Distorsion der Halswirbelsäule bis zu schweren Gewebeschäden mit Dislokationen und möglicher Mitbeteiligung sogar Durchtrennung des Rückenmarks, Zerreißung der Vertebralarterien und schließlich Dekapitation reichen. Weichteil- und Muskelverletzungen sind eine wichtige Komplikation. Zusätzlich kann es infolge Rotationswirkung am Gehirn zu Abrissen von Brückenvenen und damit subduralen Blutungen kommen.

Der Terminus Whiplash ist, zugegeben, unwissenschaftlich, ungenau und ärmlich. Da er aber in der medizinischen Literatur über einen Zeitraum von 60 Jahren benutzt wurde, halte ich es für fast ausgeschlossen, ihn aufzugeben, um ihn durch einen genaueren wissenschaftlichen Terminus zu ersetzen.

Die *beste klinische und morphologische Diagnose* würde lauten: *Syndrome infolge indirekter Beschleunigung des Kopfes mit extremer Überstreckung und Zerrung der Hals/Nackenregion nach direkter Beschleunigung des angeschnallten Torsos aber frei beweglichen Kopf und Hals.* Das heißt, die Beschleunigung wird vom Sitz über das Gurtsystem auf den Torso direkt und dann via Hals/Nacken *indirekt* auf den Kopf forgeleitet. Die im vorhergehenden genannte Diagnose ist zwar genau, aber viel zu lang um gebraucht zu werden. Die genannte Diagnose ist beschreibend, es könnte jedoch eine kürzere gebraucht werden, nämlich „indirekte Beschleunigung von Kopf und Hals" oder „*akute indirekte zervikale Hyperextensions-Hyperflexionsverletzung*". Die Vektorrichtung beim Whiplash ist +Gx, beim Auffahrunfall des eigenen Wagens auf ein anderes Objekt −Gx, dabei handelt es sich um eine „*akute indirekte zervikale Hyperflexions-Hyperextensionsverletzung*".

←

Abb. 137. Mittelliniensagittalschnitt durch den Kopf und das Gehirn eines Rhesusaffen (Kontrolltier). Die wesentlichen anatomischen Strukturen, vor allem im Hirnstamm und im kraniozervikalen Übergang sind hervorgehoben. *1* Schädelknochen, *2* Falx cerebri, *3* Corpus callosum, *4* Kleinhirn, *5* Mittelhirn, *6* Lamina quadrigemina, *7* Pons, *8* Medulla oblongata, *9* Chiasma opticum, *10* Hypophyse, *11* Schädelbasis, *12* Retropharyngealer Raum, *13* Vorderrand des Foramen occipitale magnum, *14* Hinterrand des Foramen occipitale magnum, *15* vorderer Atlasbogen, *16* hinterer Atlasbogen, *17* Processus odontoideus axis, *18* Dornfortsatz des Axis, *19* Zwischenwirbelscheibe zwischen Axis und 3. Halswirbelkörper. Makrofoto

Frankel hatte 1959 die Frage gestellt: „Why not call a sprain a sprain, a concussion a concussion, and fracture exactly what it is?" Warum sollte man nicht Hawkins (1962) folgen: „When the same type of collision causes an injury to the neck which turns out to be a fracture or a dislocation, the term ‚whiplash' is not used; instead, a proper diagnosis is given the injury... Therefore, ‚whiplash' is synonymous with sprains and strains of the cervical vertebra. Why not call them by their proper name or cervical or cervicooccipital sprain of strain?"

Ein wesentliches Argument gegen Frankels Vorstellung ist, daß eine Verrenkung, eine Concussion (hier wohl im Sinne eines Kommotionssyndroms gemeint, Verf.) und eine Fraktur die Folge der verschiedensten Verletzungsmechanismen, beispielsweise durch direkte Gewalteinwirkung sein kann. Es würde, folgte man Frankels Vorstellungen mit derartigen Diagnosen, nicht evident sein, daß es sich um indirekte Verletzungsfolgen aus einer bestimmten (nämlich + Gx) Vektorrichtung handelt. Dasselbe läßt sich gegen die Argumentation von Hawkins (1962) vorbringen. Aus den von mir durchgeführten Tierversuchen geht ja eindeutig hervor, daß ein Kontinuum von keinen Befunden zu reversiblen und irreversiblen klinischen Befunden und dann zu verschiedenen morphologischen Schadensmustern und schließlich zum Tod führte, was abhängig von der Intensität der einwirkenden Gewalt und auch deren Vektorrichtung ist. Mit zunehmender Maximalbeschleunigung des Schlittens und damit auch der am Hals und Kopf wirksam werdenden Kräfte traten verschiedene Verletzungsschwellen auf, bei denen bestimmte Körpergewebe verletzt und zerstört wurden. Der Endpunkt in diesem Kontinuum würde die Dekapitation darstellen, die, wären die höchsten Maximalbeschleunigungen am Leichtgewicht-Tierschlitten angewandt worden – wir haben bewußt davon abgesehen – sicherlich aufgetreten wäre. Analoge Fälle sind aus der menschlichen Pathologie bei schwersten Kraftfahrzeug- und Flugzeugunfällen beschrieben worden. Mit zunehmender Intensität der Schlittenbeschleunigung traten bei Erreichen bestimmter Verletzungsschwellen besondere typische wiederkehrende reproduzierbare Schadensmuster oder morphologische Endpunkte auf. Das Kontinuum bei indirekter – Gx Beschleunigung würde bei Anwendung von niedrigsten bis zu höchsten Maximalbeschleunigungen von reversiblen Störungen bis sofortigem Tod reichen: Bei geringer indirekter Beschleunigung treten keine faßbaren Befunde auf, dann reversible und irreversible Befunde in den evozierten Potentialen ohne morphologische Befunde (bei Anwendung der heute gebräuchlichen lichtmikroskopischen Verfahren), dann Eindellungen der ventralen Rückenmarksfläche durch die Spitze des Zahnfortsatzes des Epistropheus mit progredienter zentraler hämorrhagischer Nekrose, danach auch Läsionen des ventralen Marklagers des Rückenmarks, also ein Syndrom das R. C. Schneider das *Syndrom der akuten zentralen Rückenmarksverletzung* („*syndrome of acute central spinal cord injury*") nannte, dann partielle, dann totale Durchtrennung des Rückenmarks bei C1 mit Riß der Aa. vertebrales, atlantookzipitale und atlantoaxiale Separationen der HWS und schließlich Dekapitation. Wir haben es hier also nacheinander mit reversiblen und irreversiblen funktionellen Störungen, Gewebsalterationen verschiedenen Typs bis zu tödlichem Ausgang und letztlich Dekapitation als morphologischem Endpunkt zu tun. Es handelt sich hierbei um ein einzelnes Syndrom, das man nicht in verschiedene andere Syndrome aufteilen kann, die auch noch bei anderen Formen und Typen der Gewalteinwirkung auftreten können. Das Syndrom, das hier in einem Kontinuum beschrieben wurde, ist eine Entität, die nicht aufgetrennt werden sollte. Die nacheinander auftretenden Schadensmuster sind von der Intensität der einwirkenden Gewalt – hier Beschleunigung – abhängig.

XVIII. Dekapitationen

In diesem Zusammenhang halte ich den Hinweis für angebracht, daß Dekapitationen nicht nur die Endstadien von indirekten Beschleunigungen von Kopf und Hals in der +Gx und −Gx Vektorrichtung darstellen, sondern auch bei anderen Syndromen vorkommen.

Dekapitationen können die *Folge verschiedener Unfallmechanismen* sein: (1) *Morphologisches Endstadium* von *indirekter Beschleunigung* von *Kopf* und *Hals* in der *+Gx Vektorrichtung* (*Verletzungen vom sog. Whiplashtyp*) und *−Gx* (*umgekehrter Whiplash*), auch bei *seitlicher indirekter Beschleunigung* in der *+ oder −Gy Vektorrichtung*. Diese Unfallmechanismen kommen im wesentlichen bei *Kraftfahrzeug-* und *Flugzeugunfällen* vor, bei denen erhebliche abrupte Verzögerungen und Beschleunigungen auftreten können. Dekapitation als Folge eines Auffahrunfalles von hinten (+Gx) wurde von McKeever (1960) berichtet. Die Dekapitation erfolgte in der kraniozervikalen Übergangsregion. Weitere Falldarstellungen stammen von Schaefer (1953) sowie Vernon (1957). (2) *Morphologische Endstadien* von *atlantookzipitalen Abrissen* infolge *direkter Gewalteinwirkung*, (3) *Folge* von *Erhängen* bei *Sturz aus relativ großer Höhe* („*long drop*") bei in der Vergangenheit durchgeführten *Justifikationen* und einigen *Suiziden*, (4) Folge von *Justifikation* durch *Enthauptung* mittels einer *Guillotine* und *selbstgebauter Guillotine* bei *Suizid* oder durch *Papierschneidemaschine* bei *Unglücksfall* oder *Suizid*. Bei einem Buchdrucker wurde der Kopf durch eine große automatische Papierschneidemaschine abgetrennt; nach Abwägen der Umstände schien ein Unglücksfall wahrscheinlicher zu sein als ein Suizid (Marcialis u. Boccia 1961, zit. nach Sellier 1969). Ein Selbstmord durch eine selbstgebaute Guillotine wurde beschrieben (Breitenecker 1955). (5) *Dekapitation* durch einen *Sicherheitsgurt* (Bierwag 1970).

XIX. Begutachtung

Bevor weiterhin zu den Problemen der Begutachtung Stellung genommen wird, erfolgt noch einmal eine kurze Zusammenfassung von Meinungen verschiedener Autoren, die recht gegensätzliche Auffassungen vertreten, die geeignet sind, die widersprüchlichen Stellungnahmen verschiedener Autoren aufzuzeigen.

Ashe zit. nach Curran u. Chayet (1966) schrieb, „that these injuries have been condemned by persons who feel that the complaints of the victim are not justified, and he discredits a Washington, D.C., surgeon's idea that ‚The term whiplash is usually a synonyme for malingering and self-delusion; as being a sardonic conclusion'". Bei diesem Autor heißt es weiter, daß condemnation of a class of claimants by declaring their ills to be nonexistent through a process of ridiculing the injury producing factor as of no significance is, in a sense, to obstruct justice itself and father a philosophy which would cast out the injuried human as unworthy of consideration, evil in purpose, corrupt in his aims, and *expendable*.

FOUGNER (der Präsident einer Versicherung) zit. nach CURRAN u. CHAYET (1966) äußerte sich: „We must develop the habit (of accepting) injuries as problems to solve, not as troubles to escape. Medicine offers talent and tools better than legal tricks and clever arguments."

CASEY, ein Rechtsanwalt, zit. nach CURRAN u. CHAYET (1966) äußerte, daß in Argumenten der Verteidigung bei Whiplashfällen: „The attorney must point out to the jurors that ‚whiplash' is a misnomer and a myth vised to appeal to their sympathy and not to describe any medically recognized injury, for which the plaintiff is entitled to damages. The plaintiff's claim must be reduced to what it really is." Dieser Rechtsanwalt bezweifelt nicht die Tatsache, daß es bei einigen Fällen durchaus zu Verletzungen verschiedener Muskeln und Ligamente der Hals-/Nackenregion, auch Dislokationen von Wirbelkörpern und auch frakturierten Wirbeln kommen kann „on rare occasions". Er fährt aber fort, daß „genuine injuries" mit adäquaten objektiven Symptomen einhergehen, die sich weitgehend unterscheiden von denen, die beim „Whiplash" geschildert werden, bei denen objektive Symptome von einem qualifiziertem Arzt nicht aufgedeckt werden können. Es heißt bei ihm weiter, Whiplash habe dem Patienten ein „fool proof gimmick" gegeben und daß der Patient oder Klient sich dem Gedanken hingegeben habe, er habe eine „Whiplashverletzung". Ein solcher Patient glaubt sich „verletzt", er kann ein „stylish Thomas collar" tragen, kann einer Traktionsbehandlung ausgesetzt werden und schließlich kann er an Krücken gehen.

In der Medizin gilt, daß eine gute Vorgeschichte bereits eine halbe Diagnose ergibt. Das gilt in besonderem Maße für den Patienten mit einer Verletzung vom Whiplashtyp. Er müßte unmittelbar nach dem Unfallereignis neurologisch untersucht werden. Obwohl bekannt ist, daß Röntgenaufnahmen der HWS durchwegs unauffällig sind, können sie doch Hinweise auf das Vorliegen von degenerativen Veränderungen liefern, die für die Beurteilung von Wichtigkeit sein können.

Detaillierte Daten über den Unfallablauf müssen in der Vorgesichte erfaßt sein. Zur Analyse des Unfallablaufes müssen dem Gutachter Fotos beider am Unfall beteiligten Kraftfahrzeuge, möglichst aus verschiedenen Richtungen aufgenommen, vorliegen.

Die Schwierigkeiten bei der Begutachtung sog. Whiplashverletzungen liegen darin, daß dieselben erst spät nach dem angegebenen Unfallereignis erfolgt und daß die erstbehandelnden Ärzte nur mangelhafte und unvollständige Befunde erhoben haben, so daß dem begutachtenden Arzt keine solide Basis für eine gutachterliche Stellungnahme und Beurteilung vorliegt.

Bei 100 unselektierten Begutachtungen mit Zerrung der Halswirbelsäule erfolgte dieselbe nach den Angaben von MISSLIWETZ u. MORTINGER (1987) erst durchschnittlich 5 Monate nach dem Verkehrsunfall. In einzelnen erfolgten die Untersuchungen in 6% innerhalb von 3 Monaten nach dem Unfall, in 53% zwischen 3 und 6 Monaten nach dem Unfall, in 35% zwischen 6 und 12 Monaten nach dem Unfall und in 6% mehr als ein Jahr später. Bei diesen 100 Fällen lagen bei 33% keinerlei Vorbefunde bezüglich klinischer Funktionsprüfung der Halswirbelsäule („Beweglichkeit") vor, bei 17% war keine röntgenologische Untersuchung durchgeführt worden. Lediglich bei 15% lagen Röntgenfunktionsaufnahmen sowie fachärztliche neurologische Untersuchungen vor.

Es sollte sich eigentlich der Hinweis erübrigen, daß bei der Begutachtung eines Patienten, der angibt, eine indirekte Verletzung am Kopf und Hals erlitten zu haben, eindeutig zwischen bereits bestehenden degenerativen Veränderungen und einem traumatischen Gewebeschaden abgegrenzt wird. Während der Röntgenbefund bei den indirekten Verletzungen von Kopf und Hals im allgemeinen – es gibt Ausnahmen davon – unauffällig ist, zeigt er sich doch bei den degenerativen Gewebeschäden als äußerst ergiebig. Aber auch hier ist der Hinweis von Bedeutung, daß sich schwere Veränderungen an der HWS finden können, während der Betreffende keinerlei subjektive Beschwerden vorbringt. Morphologische Gewebeschäden und subjektive Beschwerden müssen einander nicht entsprechen.

Eine richtungsgebende Verschlimmerung einer bereits vorbestehenden degenerativen Erkrankungen durch eine leichte indirekte Gewalteinwirkung, die Hals und Kopf betrifft, muß verneint werden.

In gleicher Weise sollte man bei Begutachtungen von Patienten, die angeben, eine indirekte Verletzung von Kopf und Hals erlitten zu haben, durch Rückfragen beim vorbehandelnden Arzt in Erfahrung bringen, welche subjektiven Beschwerden bereits vor dem angeblichen Unfall bestanden hatten.

Im Hinblick auf EEG-Befunde sollte daran erinnert werden, daß in etwas mehr als 10% der Bevölkerung, die über keinerlei subjektive Beschwerden zu klagen haben und bei denen ein völlig unauffälliger neurologischer Befund vorliegt, pathologische Kurvenverläufe bestehen. Auch sollte generell nach schon früher vorgenommenen EEG-Ableitungen gefragt werden.

Missliwetz u. Mortinger (1987) legten sehr interessante Befunde vor, die für jeden, der Patienten mit indirekten Verletzungen von Kopf und Hals zu behandeln und zu begutachten hat, von großem Interesse sind. Die Autoren analysierten 100 unselektierte Fälle des Grades Erdmann I in Strafverfahren.

Bei 33% der Untersuchten lagen keinerlei Befunde vor, da sie entweder nicht untersucht worden oder diese Untersuchungsbefunde nicht dokumentiert worden waren.

Bei 27% bestand eine pauschale Angabe „frei oder Beweglichkeit eingeschränkt".

Bei 40% wurde bei der Funktionsprüfung eine Angabe in Zentimetern und Winkelgraden vermerkt oder zumindest „ein Halb bis ein Drittel endgradig eingeschränkt."

Bei 17% wurden keine röntgenologischen Untersuchungen durchgeführt. Bei 68% der Röntgenbefunde lagen lediglich a.p. und seitliche und nur bei 15% zusätzliche Röntgenfunktionsaufnahmen vor.

Neurologische Befunde waren bei 40% nicht erhoben oder nicht dokumentiert worden, bei 45% waren pauschale Angaben (z.B. „grob neurologisch o.B.") zu finden, bei 15% war eine fachärztliche neurologische Untersuchung durchgeführt worden.

Diese Autoren folgerten daraus, daß von den behandelnden Ärzten nicht einmal annähernd die konventionellen diagnostischen Maßnahmen ausgeschöpft worden waren.

Hinsichtlich von Simulation wurde von diesen Autoren der Versuch unternommen, diese Frage „von der anderen Seite her aufzurollen", also vom Patientenkollektiv bzw. möglichem Patientenkollektiv. 200 Versuchspersonen (100 Medizinstudenten, 100 Gendarmeriebeamte) erhielten einen Fragebogen mit einer Fallschilderung der Zerrung der Halswirbelsäule.

Im Anschluß daran wurden Fragen nach dem Multiple-choice-System ausgefüllt, wobei strenge Anonymität der Befragten bewahrt wurde. 16% der Medizinstudenten und 8% der Gendarmeriebeamten gaben an, bereits einmal eine Zerrung der Halswirbelsäule erlitten zu haben.

Auf die Frage „haben Sie jemals eine Zerrung der Halswirbelsäule vorgetäuscht um Schmerzensgeld zu erhalten oder kennen Sie irgend jemanden, der das getan hat?" antworteten auch 16% der Medizinstudenten und weitere 6% der Gendarmen mit ja! Das heißt nach MISSLIWETZ u. MORTINGER (1987) mit anderen Worten, daß auf jeden tatsächlichen Verletzten bereits ein Simulant im Bekanntenkreis des Verletzten kommt. Die Schlußfolgerungen von MISSLIWETZ u. MORTINGER (1987) lauten, daß die Simulation beim sog. Schleudertrauma der HWS so häufig sei, daß es sich nicht mehr um ein rein medizinisches, sondern schon um ein gesellschaftliches Problem handele." Gesellschaftliche Mißstände erfordern zur Bekämpfung jedoch nicht nur rein medizinische Maßnahmen, sondern auch flankierende nichtmedizinische Maßnahmen. Dem kann man voll zustimmen!

ERDMANN (1973) hat eine Einstufung des klinischen Bildes der frischen Verletzungen nach 3 Schweregraden vorgenommen, dazu hat er in tabellarischer Form *Einstufungsmerkmale* definiert:

Schweregrad I: Es bestehen Nacken- und Hinterkopfschmerzen sowie leichte Bewegungseinschränkungen der HWS. Sowohl röntgenologisch als auch neurologisch liegt ein normaler Befund vor.

Schweregrad II: Es bestehen Risse von Gelenkkapseln, jedoch ohne Zerreißungen von Bandscheiben, weiter liegen Muskelzerrungen vor, manchmal auch ein retropharyngeales Hämatom, das klinisch Schluckstörungen zur Folge hat. Es bestehen eine reflektorische Nackensteife sowie ausgeprägte Nacken- und Kopfschmerzen. Neurologische Befunde liegen, abgesehen von Parästhesien der Hände und Arme nicht vor. Röntgenologisch ist die übliche Halslordose aufgehoben, es liegt eine Streckstellung der HWS vor.

Schweregrad III: Es liegt eine isolierte Bandscheibenzerreißung vor, es bestehen Rupturen besonders dorsaler Anteile der Bänder und angeblich auch Frakturen und Luxationen der HWS.

Man kann ERDMANN durchaus nachfühlen, wenn er schreibt: „Der wesentliche Sinn dieser ganzen Studie liegt in dem Streben, den nebelhaften Dunst von Unsicherheit entschlossen aufzulösen, der sich um die spezielle Verletzungsform des Schleudertrauma in den letzten Jahren angesammelt hat. Dementsprechend müssen wir eben da *Richtlinien aufstellen*, wo sie im Hinblick auf das Ziel der Wahrheitsfindung angezeigt und beispielsweise auch auf dem Sektor der Begutachtung praktisch unerläßlich sind." Der Autor selbst hat auf „Gefahrenmomente" aufmerksam gemacht: „Wie immer bei solchen Projekten, so liegen auch bei der Offenlegung dieser Tabelle gewisse Gefahrenmomente auf der Lauer: Vor allem das Risiko, daß die Tabelle in einer grob-schematisierenden oder gar bewußt sinnwidrigen Weise mißbraucht wird... Dem eben geschilderten Risiko gegenüber scheint mir aber die andere Alternative vergleichsweise sehr viel gefahrvoller, diejenige nämlich, daß wir *auf die Einstufung des Schweregrades ganz verzichten.*" Ich sehe die Gefahr eines sinnwidrigen Mißbrauches, den ERDMANN fürchtet, nicht, dagegen stelle ich die Frage nach der Wertigkeit seiner Einstufungsmerkmale. Die genannten Einstufungsmerkmale vermögen m.E. „nicht den nebelhaften Dunst von Unsicherheit entschlossen aufzulösen", weil sie selbst viel zu unscharf sind, um eine Einstufung vorzunehmen. Die Kenntnis der am Tiermodell erarbeiteten Schadensmuster richtet unsere diagnostischen Bemühungen jetzt viel gezielter auf die Körperregionen und Körpergewebe an denen Gewebeschäden zu erwarten sind.

Hier besteht noch ein weiteres Problem, das bisher in der Literatur nicht beachtet wurde. Die Analyse der Verletzungsmuster bei indirekten Beschleunigungen von Hals und Kopf ergibt, daß dieselben von der Vektorrichtung der einwirkenden Gewalt abhängig sind. Das Schadensmuster ist nicht nur abhängig von der Intensität der einwirkenden Gewalt – es besteht ja ein Kontinuum von keinerlei subjektiven Beschwerden über reversible und irreversible Körperschäden bis zum Tod durch Dekapitation – sondern auch vom Vektor der einwirkenden Gewalt. Die Einstufung von ERDMANN nimmt keine Rücksicht auf die verschiedenen Vektorrichtungen und die damit zu erwartenden Schadens- und Verletzungsmuster, die ja, wie ich bereits gezeigt habe, erhebliche Unterschiede ausmachen.

Interessant ist ein Vergleich der verletzten Körperabschnitte (in %) bei ERDMANN's Begutachtungsfällen von Patienten mit sog. Schleuderverletzungen mit an Frischverletzten gewonnenen Zahlen vgl. Abb. 247.

WIESNER u. MUMENTHALER (1975) führten aus, daß sie keine wesentlichen Unterschiede im Hinblick auf die Unfallfolgen nach einer Hyperflexions-Hyperextensionsbeschleunigung (−Gx Vektorrichtung) und einer Hyperextensions-Hyperflexionsbeschleunigung (+Gx Vektorrichtung) wahrnehmen konnten. SUTTER u. MUMENTHALER (1977) unterschieden daher bei Begutachtungen nicht mehr zwischen einem Auffahrunfall und einer Frontalkollision. Dem muß widersprochen werden, denn die Schadensmuster können, vor allem bei nicht idealer Ausgangslage recht unterschiedlich sein. Zum anderen treten bei den Vektorrichtungen die Gewebeschäden bei verschiedenen Intensitäten der einwirkenden Gewalt (im Tiermodell Maximalbeschleunigung des Schlittens) auf. Die Schadensmuster bei −Gx und +Gx Vektorrichtung der einwirkenden Gewalt wurden detailliert auf S. 256 u. 280 besprochen, auf die verwiesen wird.

XX. Zu den Begriffen traumatische Neurosen, Unfallneurosen, Begehrensneurosen, abnorme Erlebnisrekationen, psychotische Persönlichkeiten, Simulation und Aggravation

Bei Begutachtungen sind Begriffe wie traumatische Neurosen, Unfallneurosen oder Begehrensneurosen unbedingt zu vermeiden. Es handelt sich dabei nicht um Neurosen. Was verschiedene Autoren mit diesen Begriffen auszudrücken versuchen, sind *keine echten Neurosen*, sondern man sollte korrekter von abnormen Verhaltensweisen, Erlebnisreaktionen oder psychogenen Reaktionen sprechen. Man hat auch zu prüfen, ob die geklagten Beschwerden nicht von einer psychopathischen Persönlichkeit – im angelsächsischen Sprachgebrauch würde man von einem *Soziopathen* sprechen – vorgebracht werden.

Unter *Simulation* versteht man eine bewußte Vortäuschung von Befunden durch Angabe angeblicher nichtexistierender subjektiver Beschwerden. Eine *Aggravation* würde beinhalten, daß bestehende organische Beschwerden vom Patienten bewußt in übertriebener und ausschmückender Weise dargestellt werden.

Bewußte Simulation ist Betrug und *bewußte Simulation bei einer angeblichen indirekten Verletzung von Hals und Kopf bei einem Entschädigungsbegehren ist*

Versicherungsbetrug. Ärzte und Rechtsanwälte, die jemanden bewußt dabei unterstützen, machen sich der *Beihilfe zum Betrug bzw. Versicherungsbetrug* schuldig. MISSLIWETZ u. MORTINGER (1987) halten die „Simulation bei sog. Schleudertrauma der Halswirbelsäule für so häufig, daß es sich nicht mehr um ein rein medizinisches, sondern schon um ein gesellschaftliches Problem handelt." Weiter heißt es, daß „*Versicherungsbetrug Volkssport*" geworden ist und ein Peitschenschlagsyndrom sei das „*Eldorado der Simulanten.*" Bei SCHERZER (1987) heißt es weiter ... „so läßt sich doch eines nicht verhehlen: „Viele Umstände sprechen dafür, daß aus dem Peitschenschlagtrauma, um diesen recht modischen Ausdruck zu verwenden, unrechtmäßig viel Geld zu schlagen versucht wird."

XXI. Zusammenfassende Beurteilung

Es unterliegt jedoch keinem Zweifel, daß in einzelnen Fällen auch leichte bis mittelschwere Beschleunigungen von Hals und Kopf zu subjektiven Beschwerden und zu Körperschäden führen können. Daß die Röntgenbefunde im Stich lassen, ist Allgemeingut geworden. Was die Diagnose, Therapie und vor allem die Begutachtung dieser Patienten so schwierig macht, liegt einmal daran, daß uns oft verläßliche Angaben zum Unfallablauf und zum neurologischen Erstbefund fehlen. Ein weiteres Problem besteht darin, daß Patienten wegen eines Rentenbegehrens den behandelnden und begutachtenden Arzt vorsätzlich täuschen, ihn bei der Erhebung der Vorgeschichte und subjektiven Beschwerden bewußt belügen. Ein auf diese Weise erhaltenes Bild der subjektiven Beschwerden muß daher falsch sein, es ist verwässert durch falsche Angaben. Es muß daher das Beschwerdebild des durch eine indirekte Beschleunigung von Hals und Kopf geschädigten Patienten erst noch erarbeitet werden, dadurch nämlich, daß alle zweifelhaften Angaben oder Falldarstellungen bei der Erarbeitung nicht berücksichtigt werden. Die Auswertungen und Veröffentlichungen von Kasuistiken von solchen Patienten, die eine direkte Beschleunigung von Hals und Kopf erlitten haben, ohne daß noch direkte Gewebeschäden vorliegen, und die frei von psychogenen Überlagerungen sind, wird helfen, das durch Simulanten und Betrüger verwässerte Bild der subjektiven Beschwerden und objektiven Befunde zu präzisieren. Ebenso müssen, wie bereits mehrfach betont, die Folgen direkter Verletzungen ausgeklammert werden.

Der behandelnde und begutachtende Arzt oder besser eine Gruppe von Fachärzten, hat für jeden einzelnen Patienten mit einer indirekten Verletzung von Hals und Kopf, genauso wie in anderen Gebieten der Medizin, zu entscheiden, ob der Schwellenwert so gering war, daß keine Schäden auftraten, ob reversible oder irreversible Schäden, also im letztgenannten Fall Dauerschäden auftraten. Eine Folgerung kann aus den Tiermodellen gezogen werden, nämlich, daß ein negativer Röntgenbefund nicht so interpretiert werden darf, daß keine pathologischen Schäden vorliegen. *Weiterhin haben uns diese Tiermodelle eine genaue Kenntnis von Qualität und Ausbreitung des Gewebeschadens gegeben.* Wenn das Schadensmuster bekannt ist, weiß man, in welchen Regionen und Geweben auch beim Menschen Schäden zu erwarten sind. Der Arzt, der in Zukunft Patienten mit Whiplashverletzungen zu untersuchen hat, kann seine besondere Aufmerksamkeit auf die

Prädilektionsstellen richten, dort wo traumatische Schäden zu erwarten sind. Angaben von Simulanten, die eine ungewöhnliche Kombination von subjektiven Beschwerden und klinischen Symptomen angeben, können dadurch als solche besser erkannt werden.

Es unterliegt keinem Zweifel, daß bei schweren und schwersten indirekten Verletzungen von Hals und Kopf schwere Gewebeschäden an der kraniozervikalen Übergangsregion, einschließlich der Dekapitation auftreten können. Auch sind in einigen Fällen subdurale Blutungen und Hämatome infolge Abrisses von Brückenvenen auf diesen Mechanismus zu beziehen. Subdurale Blutungen als Folge indirekter Gewalteinwirkungen sind sicherlich sehr viel häufiger als sich aus der spärlichen Literatur annehmen läßt. Das Wissen um diese indirekt entstandenen subduralen Hämatome wird sicherlich in Zukunft dazu führen, daß dieselben häufiger mitgeteilt werden.

Bei der ganz großen Mehrzahl der Patienten, die eine indirekte Beschleunigung oder Verzögerung von Hals und Kopf in der $-Gx$ oder $+Gx$ Vektorrichtung, oder auch $+Gy$ oder $-Gy$ Vektorrichtung erleiden, finden sich jedoch nur kurzdauernde Schmerzen in der Hals-Nackenregion, die sich nach wenigen Tagen zurückbilden.

Stellen wir abschließend die Frage, wie sie schon bei Besprechung der Literaturauszüge auf den vorherigen Seiten in solcher Vielfalt aufgeworfen worden war: Sind Patienten mit einer indirekten Verletzung von Hals oder Kopf nun organisch Kranke, Psychopathen, Rentenneurotiker auch solche mit massiver Aggravation, so ergibt sich wie überall in der Medizin: Einige Patienten haben ohne Zweifel organische Befunde, viele sind Rentenneurotiker und sehr viele täuschen die behandelnden und begutachtenden Ärzte in gröbster Weise.

XXII. Juristische Aspekte zur Begutachtung eines Verunfallten mit einer direkten Beschleunigung von Kopf und Hals im österreichischen Zivil- und Strafrecht

Mit den Problemen der Schleuderverletzung der Halswirbelsäule aus der Sicht des Juristen setzte sich RUDECK (1987) auseinander. Das ursprüngliche Problem bestand darin, daß man sich nachträglich mit einer Verletzung konfrontiert sehe, die von einer Person geltend gemacht werde, die am Unfallort unverletzt erschien, die sogar nachdrücklich auf Befragen, auch gegenüber Polizeibeamten erklärten, nicht verletzt zu sein.

Im *österreichischen Zivilrecht* muß der Gutachter zur Dauer und dem Ausmaß der Schmerzperioden und zu eventuellen Dauer- oder Spätschäden Stellung nehmen.

Im *österreichischen Strafrecht* muß die Frage geklärt werden, ob die Verletzung schwer war (§84 StGB) oder ob eine Berufsunfähigkeit oder Gesundheitsschädigung von mehr als 3 Tagen oder nicht mehr als 24 Tagen im Sinne des §84, 88 StGB vorlag, eventuell für eine Beurteilung nach §42 StGB.

RUDECK (1987) hebt zu Recht besonders hervor, daß die Fragestellung und Fragebeantwortung in beiden Bereichen (Zivil- und Strafrecht) inhaltlich verschieden sein sollte: Für den Bereich des Strafrechtes sollen nur solche Aussagen getroffen werden, die mit der für das Strafverfahren erforderlichen Sicherheit gemacht werden können („in dubiis pro reo"), ein Grundsatz, der auf das Zivilrecht nicht übertragen werden könne. „In der Praxis ist daher für einen Anspruchswerber die Frage, ob der Schuldtragende strafrechtlich verurteilt wird, für die Durchsetzung seiner eigenen Schadensersatzansprüche von großer Bedeutung, weil auf der Basis einer strafgerichtlichen Verurteilung des Unfallgegners die eigene Schadensersatzforderung sicherlich einfacher durchzusetzen ist (RUDECK 1987).

XXIII. Gerichtsmedizinische Gutachten für Strafverfahren bei der Feststellung des Verletzungsgrades für ein mögliches Strafverfahren

Bei den gerichtsmedizinischen Gutachten für Strafverfahren bei der Feststellung des Verletzungsgrades für ein mögliches Strafverfahren stellen sog. Schleudertraumen der Halswirbelsäule die häufigste Einzelverletzung dar (MISSLIWETZ u. DEPASTAS 1985). Nach Angaben dieser Autoren sind die bei diesen Verkehrsunfällen anhängigen Gerichtsverfahren nicht nur oftmals mit strafrechtlichen Verurteilungen, sondern auch mit erheblichen zivilrechtlichen Forderungen verknüpft. Im Jahre 1987 betrug nach den Angaben von MISSLIWETZ u. MORTINGER (1987) das in der Regel zu erzielende Schmerzensgeld bei Zerrung der Halswirbelsäule (Erdmann I) ca. ÖS 25000–40000 (DM 3500–5700). Es ist nach Ansicht dieser Autoren, der zugestimmt werden kann, naheliegend, daß der Anstieg der Verletzungshäufigkeit auch damit zusammenhängt, daß es relativ problemlos ist, bei einem Verkehrsunfall unter der Diagnose „Zerrung der Halswirbelsäule" zu Schmerzensgeld zu gelangen, wobei nach Ansicht dieser Autoren hierbei oftmals auch Aggravation und Simulation eine Rolle spielen.

Der Gerichtsmediziner sollte m. E. sehr zurückhaltend sein, sich über *Schmerzzustände* bei Patienten, die er nicht gesehen hat, zu äußern. Er sollte es einfach ablehnen zu dieser Frage Stellung zu nehmen, mit dem Hinweis, darüber zu urteilen stehe *dem* Facharzt zu, der entsprechende Patienten am Krankenbett gesehen hat.

XXIV. Einholung eines biomechanischen Gutachtens

Es empfiehlt sich, daß bei Begutachtungen von angeblichen Verletzungen vom Whiplashtyp, die sich in einem geringen Geschwindigkeitsbereich abgespielt haben, zunächst ein „biomechanisches Gutachten" einzuholen, das zweckmäßigerweise vor dem medizinischen erfolgen sollte. Einige rechtsmedizinische Institute haben Physiker und Ingenieure als Mitarbeiter, Wissenschaftler, die ein solches Gutachten erstellen können.

XXV. Kollektive und Individuen, bei denen häufig indirekte Beschleunigungen von Hals und Kopf ohne jegliche Körperschäden vorkommen

Es gibt große Kollektive von Individuen, bei denen häufig indirekte Beschleunigungen von Kopf und Hals ohne jegliche Körperschäden vorkommen. Es handelt sich dabei im wesentlichen um die folgenden Gruppen: (1) Militärpiloten, die ihre Jets häufig auf Flugzeugträgern starten und landen, (2) junge Freiwillige, die an einem Forschungsprogramm der US Navy über die Folgen von indirekten Beschleunigungen von Hals und Kopf in verschiedenen Vektorrichtungen teilnahmen, (3) Teilnehmer an Fahrten in Autodromen von Vergnügungsparks und (4) Fallschirmspringer, die beim Fallschirmöffnungsschock erheblichen abrupten Beschleunigungen von Hals und Kopf ausgesetzt sind.

1. Militärpiloten, die ihre Jets häufig auf Flugzeugträgern starten und landen

Die Starts und Landungen von Besatzungsmitgliedern, die ihre Jets häufig auf Flugzeugträgern landen, nehmen dieselben oft bei ungünstigen Witterungsbedingungen, auch während der Nacht vor. Beim Start des in den Wind gedrehten Flugzeugträgers sind die Jets mit Hilfe eines Katapultes in etwa 1,5 s auf ihre Startgeschwindigkeit beschleunigt. Dabei erfolgt eine erhebliche Beschleunigung des Piloten in der +Gx Vektorrichtung. Wegen der Konfiguration des Schleudersitzes treten keine indirekten Bewegungen der HWS im Sinne einer Hyperextension auf. Die auf den Thorax und dessen Inhalt einwirkenden Beschleunigungskräfte sind derartig, daß vorübergehende EKG-Veränderungen auftreten. Vor allem bei der Landung, bei der das Heck des Jets durch einen Haken in den quergestellten Kabeln auf dem Deck des Flugzeugträgers aufgefangen und damit sehr plötzlich verzögert wird („hitting the cables"), treten erhebliche indirekte Verzögerungen von Hals und Kopf der Besatzung in der −Gx Vektorrichtung auf. Die Besatzungsmitglieder sind mit umfangreichen Gurtsystemen – u.a. doppelter Schultergurt – mit dem Schleudersitz verbunden. Diese Besatzungsmitglieder haben in ihrer aktiven Laufbahn, die sich über Jahre erstreckt, hunderte von Starts und Landungen, also wiederholte Beschleunigungen und Verzögerungen in der +Gx und −Gx Vektorrichtung erlitten. Es sind keine dauernden Körperschäden aus diesen Aktivitäten bekannt geworden.

2. Junge männliche Freiwillige

Junge männliche Freiwillige, die an einem Forschungsprogramm der US Navy über die Folgen von indirekten Beschleunigungen von Hals und Kopf in verschiedenen Vektorrichtungen teilnahmen, stellen eine weitere Gruppe dar. An dem Forschungsinstitut, an dem ich die Schadensmuster von indirekten Verletzungen am Tiermodell erarbeitete, wurden auch junge männliche Freiwillige (Seeleute der US Navy) in gleicher Weise Beschleunigungen in verschiedenen Vektorrichtungen ausgesetzt, die sich in Bereichen abspielten, in denen keine

Verletzungen auftraten. Von der jeweiligen Vektorrichtung abhängig wurden Schlittenbeschleunigungen von bis zu 15 G vorgenommen. Diese Freiwilligen nahmen an Dutzenden von Schlittenversuchen mit verschiedenen Beschleunigungswerten und Vektorrichtungen teil. Die Freiwilligen, die jeweils für ein bis zwei Jahre an diesem Programm teilnahmen, wurden regelmäßig intensiv nachuntersucht. So wurden kürzlich erneut die ersten Freiwilligen aus den Jahren 1971 – also 20 Jahre nach Beginn des Programmes – nachuntersucht. Es fanden sich keinerlei Befunde, die durch diese wiederholten Schlittenbeschleunigungen in verschiedenen Vektorrichtungen hervorgerufen worden sein konnten.

3. Teilnehmer an Fahrten in Autodromen von Vergnügungsparks

Krösl (1987) hat darauf verwiesen, daß jeder, der den Prater oder ähnliche Vergnügungsetablissements schon einmal besucht hat, weiß, daß dort in Autodromen Auffahrunfälle en masse produziert werden, Auffahrunfälle, die beileibe nicht immer vorgesehen, beziehungsweise erwartet werden, aber kein einziger Fall sei zur Begutachtung gekommen, bei dem eine indirekte Verletzung von Hals, Halswirbelsäule oder Kopf bei dieser Gelegenheit erfolgt wäre.

4. Fallschirmspringer beim Fallschirmöffnungsschock

Fallschirmspringer sind beim Fallschirmöffnungsschock erheblichen abrupten indirekten Beschleunigungen von Hals und Kopf im Sinne einer Hyperflexion der HWS ausgesetzt. Hinsichtlich Einzelheiten verweise ich auf Bd. 13/VI.C. Es ist hier aber noch der Hinweis angebracht, daß es in vielen Fällen neben den als indirekt zu bezeichnenden Beschleunigungen von Hals und Kopf auch noch zu einem direkten Aufschlag des Kinns auf die Brust des Springers kommen kann.

Alle genannten Aktivitäten hinterlassen keine Verletzungen, mit Ausnahme der Fallschirmspringer, die sich beim Öffnen des Schirmes in einer ungünstigen Position befinden, etwa mit dem Kopf nach unten, wobei durch den Öffnungsschock Verletzungen auftreten können, die aber durch die ungünstige Körperlage zu erklären sind.

XXVI. Whiplash-Schüttelverletzungen des Kleinkindes und Kindes (Whiplash-Shaken-Infant-Syndrome)

1. Einführung

Bei Whiplash-Schüttelverletzungen des Kleinkindes und Kindes (Whiplash-Shaken-Infant Syndrome) (Caffey 1974) liegen im allgemeinen keine äußerlich sichtbaren Verletzungsfolgen an der Haut des Gesichts- und Gehirnschädels sowie an der Hals-/Nackenregion vor, jedoch bestehen massive intrakranielle und intraokuläre Blutungen.

2. Historisches

Die ersten Beobachtungen des „Whiplash-Shaken-Baby-“ oder „Whiplash-Shaken-Infant-Syndrome“ wurden von GUTHKELCH (1971) sowie CAFFEY (1972) mitgeteilt. Es unterliegt keinem Zweifel, daß die Diagnose dieses Syndroms – sie war deshalb schwierig, weil äußerliche Verletzungsfolgen völlig fehlen können – durch die Einführung der Computertomographie und der Kernspintomographie (MRI) jetzt sehr viel häufiger gestellt wird (ALEXANDER et al. 1986; SPAIDE 1987). Zunehmendes Wissen um dieses Syndrom in der Ärzteschaft hat ebenfalls zur häufigeren Diagnose beigetragen.

3. Schilderung des Syndromes

CAFFEY (1974) faßte die wesentlichen Befunde des sog. Whiplash-Shaken-Infant-Syndrome zusammen: (1) Es liegt ein *typisches klinisches Syndrom* vor, (2) es zeigt, daß viele *mißhandelte Kleinkinder* in *Wirklichkeit „geschüttelte“ Kinder* sind, (3) es demonstriert die *große Verletzlichkeit* des *kindlichen Kopfes, Gehirns, der Wirbelsäule* und der *Augen*, wenn *Kleinkinder manuell* an *ihren Extremitäten geschüttelt* werden, und (4) es *unterstützt* die *Hypothese*, daß *manuelles Schütteln* ein *primärer* und *häufiger Grund* für einen *Hirndauerschaden* und *mentale Retardierung* darstellt. Ich möchte die Befunde von CAFFEY erweitern, nämlich, daß nicht nur ein *typisches klinisches Syndrom*, sondern auch ein *typisches pathomorphologisches Syndrom* vorliegt.

4. Mitgeteilte Kasuistiken

Whiplash-Schüttelverletzungen von Kleinkindern und Kindern wurden mitgeteilt von WESTON (1974), SWISCHUK (1969), GUTHKELCH (1971), MUSHIN u. MORGAN (1971), CAFFEY (1972), FERRY et al. (1974), Volkmar SCHNEIDER et al. (1979), LUDWIG (1984), FRANK et al. (1985), COHEN et al. (1986), SPAIDE (1987).

5. Klinische Befunde

An ein „Whiplash-Shaken-Baby-Syndrome“ oder „Whiplash-Shaken-Infant-Syndrome“ muß dann gedacht werden, wenn unerklärliche zerebrale Anfälle, Erbrechen verbunden mit Verlust der Helligkeit des Bewußtseins, Störungen in der Entwicklung, subdurale Hämatome, Blutungen der Retina und Zeichen, die auf eine Mißhandlung hindeuten, wahrgenommen werden.

Die Diagnose kann durch die folgenden Befunde gesichert werden: (1) Das Kind hat Befunde, die auf eine Schädelhirnverletzung, etwa subdurale und subarachnoidale Blutungen, Hirnödem oder Schädelfrakturen hinweisen und (2) Blutungen der Retina.

6. Häufigkeit

Es wird angenommen, daß in den USA jährlich 2068000 Kinder Opfer von Kindesmißhandlung und Kindesverwahrlosung sind (American Human Association, Child Protection Division, 1986). Im Jahre 1988 starben in den USA 1225 Kinder an den Folgen von Mißhandlungen (DARO u. MITCHELL 1989). Es kann angenommen werden, daß die Dunkelziffer sehr hoch ist, daß die mitgeteilten Zahlen viel zu niedrig sind.

7. Pathomorphologische Befunde

a) Subdurale Blutungen

Die subduralen Blutungen sind die Folge von Rissen von Brückenvenen, die von den Großhirnhemisphären in den Sinus sagittalis sup. ziehen. Das aus den gerissenen Venen entströmende Blut verteilt sich über die Großhirnheimisphären, in den meisten Fällen bilateral, es kann sich jedoch auch zwischen den Großhirnhemisphären als subdurale Blutung der Falx oder im Interhemisphärenspalt finden.

In der Regel finden sich klinische Befunde, die auf einen gesteigerten Hirndruck hinweisen, wie Stauungspapille, zerebrale Krampfanfälle, Erweiterung der Suturen des Schädeldaches. Lokale neurologische Befunde sind selten.

Die meisten subduralen Blutungen in dieser Altersgruppe sind die Folge von Schütteln. *Differentialdiagnostisch* können solche jedoch als Folge von Geburtsverletzungen, anderen Gewalteinwirkungen und als Folge von Meningitiden, besonders solchen von Haemophilus influencae auftreten (Behrman u. Vaughan 1983).

b) Subarachnoidale Blutungen

Subarachnoidale Blutungen beim „Whiplash-Shaken-Baby-Syndrome" sind beschrieben worden; der Liquor bei Punktionen war blutig (Apolo 1987). *Differentialdiagnostisch* müssen solche aus Aneurysmen oder arteriovenösen Mißbildungen abgegrenzt werden.

c) Schädelbrüche

In einigen Fällen von „Whiplash-Shaken-Baby-Syndrome" können Schädelbrüche vorliegen, sie finden sich im allgemeinen okzipital oder parietal.

Billmire u. Myers (1985) berichteten, daß 36% der Schädelhirnverletzungen und 95% aller schweren intrakraniellen Schäden die Folge von Mißhandlungen waren. Im Gegensatz dazu fanden Helfer et al. (1977) in einer Serie von 246 Kleinkindern die zu Hause oder in Krankenhäusern akzidentell aus Höhen von bis zu 1,5 m gefallen waren, daß nur 3 einen Schädelbruch erlitten hatten. Keine dieser Frakturen war bilateral oder kombiniert mit einer Hirnverletzung.

d) Blutungen in der Retina

Blutungen in der Retina sind eines der charakteristischen beweisenden klinischen Befunde beim „Whiplash-Shaken-Baby-Syndrome" (Harcourt u. Hopkins 1971; Mushin u. Morgan 1971; Tomasi u. Rosman 1975; Eisenberg 1979; Giangiacomo u. Beckett 1985, Spaide 1987). Sie werden oft schon wahrgenommen, ehe intrakranielle Blutungen diagnostiziert werden (Giangiacomo u. Beckett 1985). Sie können auch in jenen Fällen vorkommen, in denen intrakranielle Blutungen nicht auftreten (Bennett u. French 1980).

Die Blutungen in der Retina haben verschiedene Formen. Es können: (1) Kleine zungen- oder flammenförmig geformte Blutungen in der Schicht der

Nervenfasern vorliegen, (2) runde, intraretinale Blutungen und (3) präretinale und Glaskörperblutungen. Die rundlichen Blutungen können klein und flach sein oder es können halbkugelige Anschwellungen hervorragen. Viele der Blutungen haben ein weißliches Zentrum. Bei größeren Ansammlungen und seröser Flüssigkeit unter der Membrana limitans int. in der Region der Macula kann die Retina in zwei Schichten aufgesplittert sein; es handelt sich um eine *hämorrhagische Retinoschisis*.

Die flammen- oder zungenförmigen Blutungen bilden sich gewöhnlich in einigen Tagen zurück, während die runden halbkugeligen ein bis zwei Wochen benötigen; sie heilen sehr viel schlechter, als entsprechende bei Erwachsenen. Areale mit einer hämorrhagischen Retinoschisis benötigen zur Resorption mehrere Monate (Spaide et al. 1990). Die Endstadien bestehen in Verdünnung der Macula mit einer herdförmigen epithelialen Pigmentatrophie der Retina.

e) Zusätzliche Verletzungen

Zusätzliche Verletzungen können bei einigen Kleinkindern mit dem „Whiplash-Shaken-Baby-Syndrome“ beobachtet werden, wie Rippenbrüche oder Druckschäden der Haut an Stamm oder Armen, die durch die Daumen des Schüttlers verursacht wurden. Wichtig ist hier ein Hinweis von Feldman u. Brewer (1984), daß kardiopulmonale Wiederbelebungsversuche bei Kleinkindern *nicht* zu gebrochenen Rippen führen.

Kleinkinder, die an den Extremitäten geschüttelt wurden, können Frakturen der langen Knochen der Extremitäten und Ablösungen der Epiphyse aufweisen (Kleinman 1987).

Bei Kindern, die heftigem Schütteln ausgesetzt wurden, finden sich Abrisse der Dornfortsätze von Brust- und Lendenwirbelkörpern. Während die ersten Röntgenaufnahmen normal erscheinen, zeigen spätere Wiederholungen ausgeprägte Verknöcherungen in den umgebenden Weichteilen (Kleinman u. Zito 1984). Derartige Befunde wurden in der Literatur nur selten dargestellt, sie werden wohl häufig übersehen. Es empfiehlt sich deshalb bei Kindesmißhandlung Röntgenaufnahmen der Wirbelsäule im seitlichen Strahlengang vorzunehmen. Eine Henkersfraktur bei einem Säugling wird S. 543 dargestellt.

f) Spätschäden

Spätschäden setzen voraus, daß das geschüttelte und mißhandelte Kind einige Monate oder Jahre überlebt. Sie bestehen in mentaler Retardierung, Spastizität der Extremitäten, Tetraparesen (Frank et al. 1985), Hydrozephalus, Mikrozephalie, Erblindung (Oliver 1975; Frank et al. 1985) sowie Hörverlust (Caffey 1974).

Die Herabsetzung oder der völlige Verlust der Sehfunktion kann Folge von Schädigung der Photorezeptoren, Läsionen oder Zerreißung des Nervus opticus, Infarzierung der inneren Schicht der Retina und kortikaler Schädigung sein.

8. Mechanogenese

Die intrakraniellen und Retinaschäden beim „Whiplash-Shaken-Baby-Syndrome“ können hinsichtlich ihrer Ätiologie aus dem Verletzungsmechanismus abgeleitet werden. Die Person, die den Säugling oder das Kleinkind schüttelt, umfaßt das Opfer im allgemeinen um den Thorax. Der auf den Thorax ausgeübte Druck verlangsamt den venösen Rückfluß zum Herzen, dadurch nimmt die Blutmenge, besonders in den zerebralen Venensystemen zu. Die prall gefüllten Venen, besonders die Brückenvenen, reißen infolge Scherkräften, die die Folge von Rotationsbeschleunigungen in verschiedenen Vektorrichtungen sind. Bei den Rotationsbeschleunigungen des Kopfes wird in der Endphase eine Flüssigkeitswelle von den prall gefüllten erweiterten Venen in die Augenregion gedrückt und in der nächsten Phase der Beschleunigung in die andere Richtung aus den Venen in die Gegenrichtung bewegt. Dieser alternierende plötzliche abrupte venöse Rückstrom führt letztlich zu Gefäßrupturen. Ob diese in der Phase des positiven oder negativen Druckes auftreten, wissen wir nicht. Ich möchte aber annehmen, daß ein Gefäß durch negativen oder reduzierten Druck eher geschädigt werden kann als durch Überdruck.

Nachdem wieder ein normaler Blutstrom vorliegt, nachdem das wiederholte Schütteln vorüber ist, fließt venöses Blut aus den gerissenen Gefäßen aus.

9. Differentialdiagnose

Differentialdiagnostisch muß daran gedacht werden, daß Blutungen in der Retina auch bei Geburtsverletzungen vorkommen können, solche wurden bei 14% der Neugeborenen beschrieben. *Sie sind von solchen beim „Whiplash-Shaken-Baby-Syndrome" nicht zu unterscheiden.* Sie resorbieren sehr schnell und am 5. Lebenstag sind sie nur noch bei 2,6% der Neugeborenen nachweisbar (SEZEN 1971). Im Alter von etwa 4 Wochen sind die durch Geburtsverletzungen verursachten Blutungen der Retina resorbiert.

Erhängen und *Strangulieren* vermögen ebenfalls Blutungen in den Augen zu verursachen. Es liegen aber Strangulationsmarkierungen am Hals vor (ROY 1984). Auch bei *Infektionen*, so der bakteriellen Endokarditis, können einige wenige Blutungen in der Retina mit weißen Zentren vorliegen, sie sind aber geringer an Zahl, es fehlen Anzeichen für traumatische intrakranielle Schäden.

10. Auswahl von mitgeteilten Kasuistiken

WESTON (1968) legte die Autopsiebefunde von zwei Kindern mit subduralen Blutungen vor, die zu Tode geschüttelt worden waren.

GUTHKELCH (1971) fand bei 13 von 23 mißhandelten Kleinkindern subdurale Blutungen; 22 Kinder waren jünger als 18 Monate. Fünf der 13 Kleinkinder mit subduralen Blutungen wiesen keinerlei äußerliche Verletzungsfolgen oder Schädelbrüche auf. Ein Fall wies bei der Autopsie Blutungen über der gesamten Hirnrinde auf. In zwei weiteren, oben nicht eingeschlossenen Beobachtungen wurde nachgewiesen, daß die subduralen Blutungen die Folgen von Schütteln und nicht von Schlägen waren.

MUSHIN u. MORGAN (1971) veröffentlichten die Befunde eines 3 Monate alten Kleinkindes, das längere Zeit manuellem Whiplashschütteln ausgesetzt war. Der Vater hatte das Kind zunächst mit einer Decke zu erwürgen versucht. Als Krampfanfälle und Stupor auftraten, verbrachten die Eltern den Rest der Nacht damit, das komatöse Kind in den Armen zu „wiegen", um es zu „beleben". Das Kind wurde am nächsten Morgen mit ausgedehnten Hautwunden und Blutungen in beiden Augen stationär aufgenommen und *verstarb* nach 24 h. Die *Autopsie* zeigte *beiderseits ausgedehnte subdurale Hämatome* und *diffuse intraokuläre Blutungen* in den *Retinae.* CAFFEY vermutete, daß das *Kind* in den *Händen* der *„wiegenden" Eltern wahrscheinlich mehreren hundert whiplashartigen Bewegungen ausgesetzt war.*

HILLER (1972) hatte bei Kindern Frakturen der Dornfortsätze beschrieben, er hatte ihre Entstehung einer unbekannten Form von Knochenbrüchigkeit zugeschrieben und nicht als Folge indirekter Gewalteinwirkung erkannt. Solche Läsionen wurden auch bei Erwachsenen als sog. „Schipperkrankheit" beschrieben, vergl. S. 418.

CAFFEY (1972) äußerte sich über diese Läsionen, daß „neither their nature nor their distribution can be satisfactorily explained on the basis of direct impact stresses (blows) on the bone itself." Er fuhr richtig fort, daß die Schäden eher die Folge von Zugwirkung, Überstreckung, oder Scherkräften, Schäden als Folge von Beschleunigungs- oder Verzögerungskräften sind.

Im folgenden bringe ich zwei ausgezeichnet untersuchte Kasuistiken von Schädeltraumen in Kombination mit direkten Verletzungen, die BRATZKE (1981) veröffentlichte:

Fall 5 (L 361/75): weibl. Neugeburt, 2415 g, 48 cm, noch mit Nabelschnur.
Überlebenszeit: Minuten?
Umstände: Von der 27jährigen ledigen Mutter ca. 5 h nach der Geburt in einer Plastiktüte mehrmals auf den Steinfußboden des Kellers aufgeschlagen worden. Einige Stunden später Auffinden der Leiche in einem Müllkontainer, *Sektion* 24 h später.
Schädel- und Hirnbefund: Schädelfrakturen mit Zentrum im Scheitelbereich links, Ausläufer und einzelne Berstungsbruchspalten rechts. Dichte Blutunterlaufung in der Kopfschwarte und in den Schläfenmuskeln. Dünne subdurale und subarachnoidale Blutungen über der rechten Mantelfläche. Unvollständiger Tentoriumeinriß links.
Hirnstamm: Im Aquädukt und in der 4. Kammer haften an den Zilien zahlreiche Erythrozyten, an einzelnen Stellen ist das Ependym eingerissen, mit kleinen Blutungen in die graue Substanz. In den seitlichen Zisternen Blutungen zwischen den weichen Hirnhäuten. Am Rande der basalen Brückenhaube perivasale Blutaustritte, Randstellung von Leukozyten in einer kleinen Arterie.
Weitere Befunde: Belüftete Lungen. Magen und proximaler Dünndarm gasgefüllt. Keine Mißbildungen. Keine relevante Fruchtwasseraspiration.
Epikrise: Das Neugeborene hat nach den Befunden an Lunge, Magen und Darm zu urteilen, zweifellos einige Zeit nach der Geburt gelebt und ist dann kürzere Zeit nach den Gewalteinwirkungen verstorben. Bei dem zugrunde liegenden Sachverhalt und dem Verletzungsmuster scheidet eine geburtstraumatische Schädigung von vornherein aus, es wären dann auch ausgeprägtere Zellreaktionen zu erwarten gewesen. Allerdings spricht die Randstellung von Leukozyten dafür, daß die massiven stumpfen Gewalteinwirkungen nicht unmittelbar zum Tod geführt haben. Die Einrisse des Ependyms mit kleinen Blutungen lassen sich durch mechanische Verformung erklären, dabei kann durch die Kompression auch ein erhöhter Liquordruck das zarte Gewebe zum Zerreißen gebracht haben. Zellreaktionen waren lichtmikroskopisch im Bereich der Ependymrisse allerdings nicht festzustellen. Diese Verletzungen sind als Folgen direkter Gewalteinwirkungen aufzufassen.

Fall 6 (L 128/79): 4 Monate alter Säugling, weiblich. *Überlebenszeit*: Stunden?
Umstände: Kindesmißhandlung. Von alkoholisiertem Bekannten der Kindesmutter nach heftigem Schütteln auf ein Sofa geworfen worden, weil es nicht trinken wollte. Am nächsten Morgen tot im Bett aufgefunden.
Schädel- und Hirnbefund: Subdurale und subarachnoidale Blutung aus gezerrten und gerissenen Brückenvenen (ca. 11 ml Blut), kein Schädelbruch.
Hirnstamm: Kleine perivasale Blutung mit Einbruch in den Aquädukt, Ependymriß mit Blutung in die Substantia grisea.
Weitere Befunde: Aspiration von Mageninhalt. Halbmondförmige Hautvertrocknungen und Blutunterlaufungen an den Oberarmen (Griffspuren?).
Nebenbefund: Foramen ovale apertum.
Epikrise: Der Säugling ist offensichtlich infolge eines Schütteltraumas durch Zerrung und Riß der Brückenvenen mit subduraler Blutung sowie Ruptur kleiner Gefäße in Mittelhirn und Brücke durch Ventrikeltamponade zu Tode gekommen. Da es sich um ein Frühgeborenes handelte, sind möglicherweise die Verletzungen durch die noch nicht

vollständig ausgebildete Reife begünstigt worden. Die Hirnstammläsionen konnten erst durch die mikroskopische Untersuchung verifiziert werden, mit freiem Auge war zunächst kein auffälliger Befund festzustellen.

Das Verfahren ist eingestellt worden, da die Täterschaft nicht zu klären war.

Die wohl ausführlichste anekdotische Schilderung von pathologischem „Whiplash-Shaken-Infant-Syndrome" stammt von dem Geständnis einer Kinderschwester, die über einen Zeitraum von 9 Jahren Dutzende von Kleinkindern in brutalster Weise geschüttelt und verletzt und 9 von ihnen zu Tode geschüttelt oder „gewhiplashed" hatte. Sie gab an, daß eines der Babies starb, nachdem sie „had pounded it on the back to get a bubble up!" Anläßlich einer gerichtlichen Untersuchung brach sie zusammen und gestand, daß „baby K refused to drink her bottle so I seized her by both arms and shook her until her head bobbled and she became faint. Then I quickly put her down." Während der gerichtlichen Untersuchung legte ein Gerichtsmediziner der Kinderschwester zur Last, den Tod von Kindern während ihrer Wutattacken verursacht zu haben, durch „uncontrollable urge to grasp infants between the elbows and shoulders and shake them as long as they persisted in crying!" Zwei Jahre nach der gerichtlichen Untersuchung berichteten zwei Väter, die die gleiche Kinderschwester angestellt hatten, um für ihre Kleinkinder zu sorgen, daß beide mental retardiert seien. Nachdem der Bericht des Gerichtsmediziners in der Gemeinde bekannt geworden war, meldeten sich Dutzende von Müttern, die berichteten, daß ihre Kinder von der gleichen Kinderschwester schwer mißhandelt und verletzt worden waren. Caffey (1974), der hierüber berichtete, ist erstaunt darüber, daß eine Kinderschwester über einen Zeitraum von 9 Jahren in einer derartigen „akademisch aufgeklärten Gemeinde" ihr Unwesen treiben konnte und nicht früher entdeckt wurde. Das könnte wohl im wesentlichen darauf zurückgeführt werden, daß äußere Zeichen für Gewalteinwirkung durch das wiederholte Schütteln nicht aufgetreten waren.

Caffey teilte 1974 zwei hierhergehörende Krankengeschichten mit.

Säugling H, 12 Tage alt, Frühgeburt weiblich, war bisher in gutem Zustand gewesen. Sie wachte nachts auf und schrie, als ob sie Schmerzen habe. Es fanden sich äußerlich keine Zeichen für Gewalteinwirkungen. Guter Ernährungszustand. Tiefe und keuchende Atmung. Leichte Vorwölbung der vorderen Fontanelle. Diffuse Blutungen am Augenhintergrund bds. Tod 3 h nach stationärer Aufnahme. Kein Trauma in der Vorgeschichte, kein Schädelbruch. *Befunde* bei der *Autopsie*: Umschriebene mikroskopische Blutungen im Myokard, kleine subkapsuläre Lazeration in der Leber, die mit frischem Blut gefüllt ist. *Kopf* und *Gehirn:* Vorgewölbte vordere Fontanelle, beidseitige subdurale Hämatome, beidseitige subarachnoidale Blutungen, subpiale Blutung, Lazerationen der Gehirnsubstanz. *Histologisch* Veränderungen an Nervenzellen des Großhirns und perivaskuläre Blutungen. *Augen:* Sehnerven geschwollen und ödematös. Blutungen in der Retina.

Baby K, 11 Wochen alt. Vorwölbung der vorderen Fontanelle. Erwachte eines Morgens schreiend und lethargisch, war semikomatös bei der Aufnahme. Hyperaktives Reflexniveau. Fundus wegen Blutungen nicht sichtbar. Blutiger Liquor. *Tod* 2 h nach der Aufnahme. Keine äußerlichen Verletzungsfolgen an Gesichts- und Gehirnschädel. Kein Anhalt für Frakturen. *Gehirn:* Bilateral subdurale Hämatome mit subarachnoidalen Blutungen. Ausgedehnte Blutungen aus gerissenen Brückenvenen nahe dem Sinus sagittalis sup.

Die Gewebeschäden bei beiden Säuglingen zeigen, daß die Verletzungen die Folgen von Schütteln sind. Trotz Fehlens von äußeren Verletzungsfolgen liegen schwere traumatische Schäden an Gehirn und Augen vor. Die subduralen Hämatome sind die Folge von Einrissen von Brückenvenen infolge der gehäuften Rotationsbeschleunigungen des Kopfes infolge des Schüttelns.

Volkmar Schneider et al. (1979) fielen bei einem 8 Monate alten Säugling bei der gerichtlichen Obduktion Verletzungen an den parasagittalen Brückenvenen auf, ohne daß äußerlich Spuren einer Gewalteinwirkung festzustellen waren. Von der Kindesmutter wurde später eingeräumt, das Kind seitlich am Brustkorb ergriffen und geschüttelt zu haben. Es war dabei zu zahlreichen Rotationsbeschleunigungen des Kopfes in seiner Längsachse gekommen. Die Brückenvenen rissen vom Gehirn, das infolge Trägheit der Rotationsbeschleunigung nicht folgte, ab.

Bei einem Zwillingskind, das mit vergleichbaren Krankheitsbefunden aufgenommen wurde, entwickelte sich sehr rasch über ein akutes Hygrom eine generalisierte Hirnatrophie.

FRANK et al. (1985) berichteten über eine Serie von 4 Fällen von „Whiplash-Shaken-Infant-Syndrome". Keines der Kinder hatte Schädelfrakturen, nur eines hatte ein subdurales Hämatom. Alle hatten ausgeprägte Blutungen in der Retina und in präretinalen Augenanteilen. Wiederholte Computertomogramme zeigten schwere Hirnatrophien, multiple hypodense Areale und Ventrikelerweiterungen. Drei der Patienten hatten einen schweren Hirndauerschaden mit geistiger Retardierung, Spastik und Blindheit. Die Autoren nahmen an, daß die beim Schütteln auftretende intrathorakale Druckerhöhung in die venösen Gefäße weitergeleitet wird und dort multiple venöse Infarkte hervorruft.

SPAIDE et al. (1990) veröffentlichten zwei Kasuistiken:

Fall 1: Ein 10 Wochen altes Mädchen war wegen zerebraler Anfälle stationär eingewiesen worden. Die Kindesmutter machte ärmliche Angaben zur Vorgeschichte, gab jedoch an, daß das Kind vor etwa 6 Wochen aus der Krippe auf den Flur gefallen sei. Das Kind hatte bei der Aufnahme beidseitige subdurale Blutungen, auf der rechten Seite Kontusionen und beidseitige Blutungen in der Retina. Einen Monat später war das Kind noch in stationärer Behandlung. Zu diesem Zeitpunkt gab die Mutter zu, das Kind geschüttelt zu haben. Sie äußerte, das Kind habe den gesamten Tag über geschrien und sei dann in Schlaf gefallen. Die lokalen Kirchenglocken hätten zu läuten begonnen, ein Nachbar habe seinen jungen Sohn angeschrien, ihr anderes Kind habe eine Schachtel mit Seife umgeworfen und alles was sie wahrnahm war, daß das Kind erneut zu schreien begann. Sie habe das Kleinkind ergriffen und geschüttelt.

Das Kind wurde nach der Entlassung aus dem Krankenhaus in einem Heim untergebracht – es zeigte eine ausgeprägte Entwicklungsverzögerung.

Fall 2: Ein 3 Monate alter Junge wurde mit einem kardiorespiratorischen Stillstand in einen Notaufnahmeraum gebracht. Vater und Mutter waren mit verschiedenen Partnern verheiratet, lebten jedoch zusammen. Die Mutter gab an, daß zu dem Zeitpunkt, als sie das Haus zur Arbeit verließ, der Junge gesund gewesen sei. Der Vater, der für 2 h mit dem Kind allein war, gab an, es habe zu schreien begonnen, geröchelt und dann plötzlich aufgehört zu atmen. Weiter gab er an, er habe dann mit Wiederbelebungsversuchen begonnen.

Das Kind hatte bei der Aufnahme beidseitige Blutungen in der Retina und Glaskörperblutungen, außerdem Hirnödem, eine subarachnoidale Blutung und gebrochene Rippen.

Der Vater suchte sofort einen Rechtsanwalt auf, der ihm riet, Fragen nicht zu beantworten. Das Kind starb am nächsten Morgen und der Vater versuchte, die Autopsie zu verhindern. Das Hospital erhielt einen Gerichtsentscheid um eine Autopsie durchzuführen, die ergab, daß das Kind infolge eines „Whiplash-Shaken-Baby-Syndromes" verstorben war.

Die nachfolgende Untersuchung ergab, daß der Vater an einem anderen verdächtigen Todesfall eines anderen Kindes vor 11 Jahren beteiligt gewesen war. Er wurde wegen vorsätzlichen Totschlages verurteilt.

11. Zusammenfassung und kritische Stellungnahme

Für Gerichtsmediziner ist der Hinweis bedeutsam, daß nicht immer *vorsätzliche Kindesmißhandlung* angenommen werden muß. AMACHER u. LI (1973) teilte eine Beobachtung mit, bei dem in wohlmeinender Absicht einem Säugling zu helfen, ein subdurales Hämatom erzeugt worden war:

Ein akutes subdurales Hämatom hatte sich bei einem 2 1/2 Monate alten Mädchen, das an verlängerten Hustenattacken litt, die zu Atemnot und Zyanose führten, entwickelt. Ein Verwandter, in der wohlmeinenden Absicht zu helfen, ergriff das Kind an den Beinen, so daß es mit dem Kopf nach unten hing, und verabfolgte ihm 3 Schläge auf den mittleren Rücken. Augenzeugen berichteten, daß der Kopf des Kindes nirgendwo anschlug. Es fand sich ein akutes subdurales Hämatom.

Guthkelch (1971) hatte schon den Verdacht geäußert, daß Schütteln des Kindes, ohne daß der Kopf unterstützt wird, Anlaß zu einem akuten subduralen Hämatom sein kann. Im Falle von Amacher genügten wohl die Pendelbewegungen des Kopfes als Folge der Schläge auf den Rücken.

Kleinkinder sind häufiger von *Whiplash-Schüttelverletzungen* betroffen als Kinder. Selbst spielerisch scheinende Übungen wie Hochwerfen von Kleinkindern in die Luft, oder „Hoppe-hoppe-Reiter-Bewegungen" können durch abrupte Bewegungen mit plötzlicher Beschleunigung oder Verzögerung des nichtfixierten Halses und Kopfes indirekte Verletzungen an diesen Strukturen hervorrufen (Caffey 1974). Es muß daran gedacht werden, daß derartige Verletzungen auch unbeabsichtigt, oder beabsichtigt, bei Kleinkindern bei Transport in Kindersitzen auf dem Rücken von Erwachsenen auftreten können.

Während es bei einem *Auffahrunfall* zu einem *einzelnen*, mehr oder minder *schweren Whiplashvorgang* kommen kann, liegt dem oben beschriebenen Syndrom eine *Häufung* zugrunde, in der der *Einzelvorgang weniger schwer* als beim *Auffahrunfall* ist, aber durch die *serienmäßige Verabfolgung* sicherlich *ebenso* oder *schwerer schädigend* für *Kopf*, *Hals* und *Augen* sein kann. Caffey faßte zusammen: „The extremities of the shaker thus may become handles and levers for mishandling (whiplashing) the head; and the hands of an angry parent or jealous older sibling may become deadly weapons in other violent whiplash shaking assaults or in protracted habitual less violent casual shaking."

Auch bei den Whiplash-Schüttelverletzungen des Kleinkindes muß daran gedacht werden, daß zusätzlich auch direkte Gewalteinwirkungen stattgefunden haben können, daß also eine Kombination von indirekten und direkten Gewalteinwirkungen vorliegt. Liegen bei einem Kleinkind Schäden als Folge direkter Gewalteinwirkungen vor, so muß danach gefahndet werden, ob nicht weitere als Folge indirekter Gewalteinwirkung (infolge Schüttelns) bestehen.

K. Wirbelsäulen-/Rückenmarksverletzungen durch Flugzeugschleudersitze und Fallschirmöffnungsschock

I. Einführung

Moderne Militärjets sind mit Rettungssystemen ausgestattet, die es den Besatzungsmitgliedern, dem Flugzeugführer und Kampfbeobachter erlauben, sich mit Schleudersitzen zu retten. Seit der Einführung dieser Schleudersitzvorrichtungen in subsonischen und supersonischen Militärjets seit dem 2. Weltkrieg sind Wirbelsäulen- und Rückenmarksschäden als Folge einer Ejektion von Besatzungsmitgliedern beschrieben worden. Der Pilot löst einen kontrollierten Katapult des Sitzes aus, der ihn mit seinem Sitz aus dem Bereich des Flugzeuges katapultiert, so daß er der Gefahr einer mechanischen Verletzung durch Flugzeugteile, besonders des Leitwerkes, entgeht.

Bei *Fluggeschwindigkeiten unterhalb 270 km/h (160 Knoten)* besteht für die *Besatzung keine Schwierigkeit*, den *Windblast zu überwinden* und über die *Seite auszusteigen*. Bei Geschwindigkeiten von mehr als 270 km/h (16 Knoten) wird der Ausstieg problematisch.

Bereits zu Beginn des 2. Weltkrieges war von deutscher Seite mit der *Entwicklung von Schleudersitzen* begonnen worden. Gegen Ende des Krieges waren diese Anlagen getestet und in Flugoperationen benutzt worden. In England wurden seit 1944 in der *Martin-Baker Aircraft Company Schleudersitzsysteme* entwickelt, deren Weiterentwicklungen heute in Gebrauch sind.

II. Mechanik des Schleudersitzausschusses (Ejektion)

Bei *Schleudersitzausschuß* (*Ejektion*) eines Besatzungsmitgliedes *nach oben wird der Schleudersitz* mit Hilfe von *Antriebssystemen* aus dem Bereich des Flugzeuges, besonders des Leitwerkes, *katapultiert*. Kontrollierte Anwendung der Ladungen für den Katapultsitz verringert die Möglichkeit von Wirbelsäulenverletzungen als Folge des schnellen Anstiegs der Beschleunigung in Richtung der Körperachse. Diese Systeme wurden so weiterentwickelt, daß sie auch bei einer Geschwindigkeit von Null auf dem Boden benutzt werden konnten. Das Katapultsystem besitzt zwei Phasen: (1) Patronen produzieren eine hohe Beschleunigung des Sitzes, um das aussteigende Besatzungsmitglied vom Flugzeug freizumachen, und (2) eine zweite Raketenstufe, die eine geringere Beschleunigung ergibt, um genug Zeit und Höhe für den Piloten für die Öffnung seines Fallschirms und die Trennung von seinem Sitz zu erreichen.

Die bei der Ejektion auftretenden Beschleunigungen werden durch den Sitz auf Becken, Hüften, Sakralgegend, auf den Torso mit der Wirbelsäule und über die kraniozervikale Übergangsregion auf den Kopf übertragen (Abb. 138).

Untersuchungen von Koochembere u. Morris (1952) ergaben, daß eine Maximalbeschleunigung zwischen 17 und 21 g für die Dauer von 0,15–0,25 s notwendig ist, um vom Flugzeug freizukommen.

Bei *größeren Flugzeugen mit mehreren Insassen* wurden *Schleudersitze nach unten entwickelt*. Ein nach unten gerichteter Schleudersitz erfordert nicht solch hohe Beschleuni-

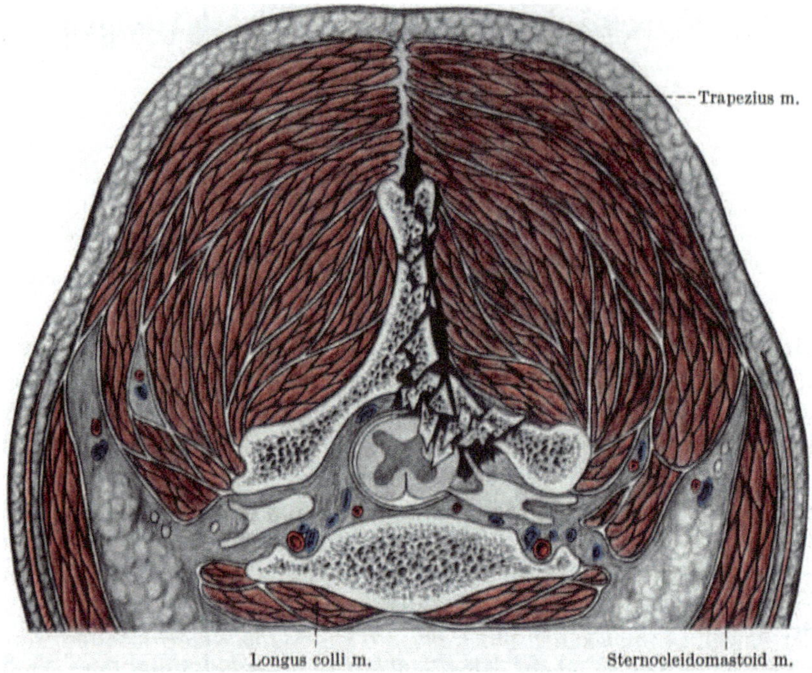

Abb. 138. Horizontalschnitt durch die Nackenregion im Bereich um C6, um die topographische Anatomie einer Berstungsfraktur der Halswirbelsäule zu zeigen. (Aus L. G. Kempe 1986)

gungen, um die Besatzung vom Leitwerk freizubekommen. Es erlaubt auch Ausstiege bei solchen Geschwindigkeiten, die eine Ejektion nach oben nicht mehr erlauben. Diese Systeme wurden jedoch nicht serienmäßig in Jets eingebaut.

Abbildung 139 stellt die *Abfolge der Ereignisse beim Gebrauch der konventionellen Schleudersitzsysteme* dar. Der Pilot setzt sich zurecht, die Hüften fest gegen die Rückenlehne des Sitzes, den Kopf gegen die Kopfstütze gelehnt, den Körper aufrecht. Die Füße ruhen fest in den Fußbügeln. Diese Position verringert weitgehend die Streßbelastung auf die vorderen Wirbelkörperanteile, wenn der Sitz herausgeschossen wird; sie vermindert auch das Flattern der Beine beim Eintritt in den Windstrom (air blast). Wenn von der Kopfstütze herab der Schutzvorhang über das Gesicht gezogen wird, betätigt die beginnende Bewegung den Auslösemechanismus für die Kanzelhaube und das Ende der Bewegung den Sitzkatapult. Ein weiterer Auslösehebel befindet sich zwischen den Beinen an der Vorderkante der Sitzschale. Sowie der Sitz die Schienen hochgleitet, schaltet sich das automatische Sitzgurtsystem ein und die Zeitautomatik beginnt. Beim Verlassen der Führungsschienen bewegt sich der Sitz nach vorne weg und beginnt sich vorwärts zu überschlagen. Art und Häufigkeit des Überrollens hängen größtenteils von der Luftgeschwindigkeit beim Austritt aus der Kabine ab. Nach 3/4 s lösen sich die Bauchgurte automatisch und der Sitz kann fortgestoßen werden. Die Trennung vom Sitz setzt den automatischen Fallschirmöffner in Bereitschaft. Bei der Ausstiegshöhe von über 3300 m verhindert der Barostat im automatischen Fallschirmöffner dessen Öffnung. Unterhalb von 3300 m betätigt er sich nach einer Verzögerung von 2 s.

Das *Martin-Baker Schleudersitzsystem* ist nach seiner britischen Herstellerfirma benannt, die mit vielen Entwicklungen auf dem Gebiet der Flugzeugnotausstiege Pionierarbeit geleistet hat. Hauptmerkmal des Martin-Baker-Systems ist die Verwendung einer Mehrfachpatrone (mit drei Elementen), die serienmäßig abgefeuert wird und eine hohe Schleudergeschwindigkeit entwickelt, aber ohne die Maximalbeschleunigung oder die Anstiegszeit der Beschleunigung heraufzusetzen, wie es mit einer großen Einfachpatrone im

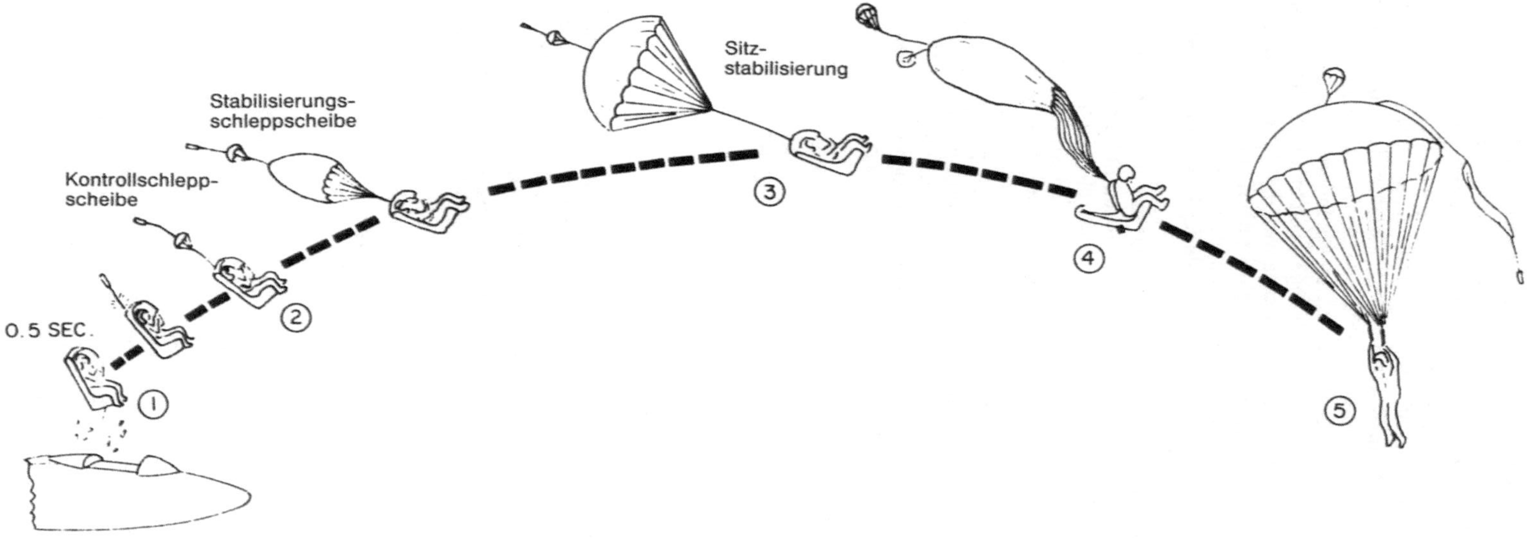

Abb. 139. Ablauf einer Ejektion mit einem Martin Baker Schleudersitz: *1* Zug am Gesichtsvorhang oder sekundärem Ejektionsauslöser: Katapultladung zündet, Sitz bewegt sich auf Schienen nach oben, Verbindung für Sauerstoff und Kommunikation werden unterbrochen, Unterbrechung der sog. G-Begrenzer (limiter) – Verbindung, Aktivierung der Notfall-Sauerstoffversorgung, Auslösung des Mechanismus für das Zurückziehen der Beine. *2* Auslösung des Windsackes (Drogue gun): Der Slug entfaltet 56 cm Fallschirm (22 in), daraus entfaltet sich der Windsackfallschirm (Drogue chute). *3* In Höhen über der Barostatenstellung (10000 ft): Freier Fall im Schleudersitz mit dem Windsack-Fallschirm geöffnet, der G-Begrenzer (G-limiter) ist „satisfied", wenn weniger als 4 G Verzögerung (300 Knoten) vorliegen, der Barostat ist zufrieden, wenn er sich unterhalb der Einstellung (10000 ft) befindet, zeitliche Verzögerung (1 3/4 s) ausgelöst. In Höhen unterhalb der Barostatstellung (10000 ft): Der Barostat ist zufrieden, der G Begrenzer ist zufrieden, wenn unterhalb von 4 G Verzögerung. Zeitliche Verzögerung (1 3/4 s) ausgelöst. *4* Zeitliche Verzögerung vollendet. Öffnung des Hauptfallschirmes eingeleitet, Gesichtsvorhang wird freigegeben, Beinsicherungsmechanismus wird freigegeben, Springer wird aus dem Sitz gezogen. *5* Der Hauptfallschirm ist offen: Radiotransmitter wird aktiviert. Manuell vorzunehmende Aufgaben: Entfernung des D-Ringes von der Tasche zur Vermeidung von Verletzungen, Abnahme der Sauerstoffmaske zur Verhinderung von Erstickung, wenn der Sauerstoff verbraucht ist; Aktivierung des Behälters mit Notfallgeräten, Auffüllen des Notraftes, Landung. (Aus US Naval Flight Surgeon's Manual 1968)

konventionellen System geschieht. Eine mechanische Vorrichtung, ein sog. Begrenzer mißt die Verzögerungskräfte an der Einheit von Mann und Sitz und verhindert die Öffnung des Fallschirms bis der Bereich der Verzögerungskräfte innerhalb der Toleranzwerte von Mensch und Fallschirm liegt. Wenn der Notausstieg beschlossen ist, setzt sich der Pilot in der beschriebenen Weise zurecht. Anders als im konventionellen System sind die Beinhalterungen hier automatisch. Die Beinmanschetten sind mit einem Kabelzugsystem im Sitz verbunden. Die Beinbewegung ist während normaler Flugaktivität unbehindert. Nach Betätigung der primären Gesichtsschutzkontrolle und der sekundären Ejektionskontrolle werden die Kabel der Beinmanschetten mechanisch angezogen und festgehalten, bis die Sitztrennung ausgelöst ist. In vielen Martin-Baker-Systemen wird die Haube der Kanzel absichtlich nicht vor Abfeuerung des Sitzes entfernt. Vielmehr ist die Kopfstütze mit einer Stoßvorrichtung versehen, die die Kanzel bei Kontakt zerschmettert. So werden zeitliche Verzögerungen wegen Fehlfunktion des Trennungsmechanismus der Kanzelhaube vermieden.

Um den Sitz zu stabilisieren, feuert unmittelbar nach Auslösung des Katapults eine kleine Treibladung aus der Kopfstütze einen Zugfallschirm, der in den Luftstrom gerissen wird. Dieser wiederum öffnet einen Stabilisierungsfallschirm von 150 cm Durchmesser. Beide sind mit dem sog. g-Limitierer verbunden. Wenn das verzögernde Feld weniger als 4 g ausmacht, erlaubt der Limitierer die Öffnung des Hauptfallschirms, vorausgesetzt die Höhe ist niedriger als die für den Barostaten gesetzte Grenze von 3300 m. Somit muß zwei Faktoren Genüge getan werden, ehe sich der Hauptfallschirm öffnet: g-Limitierer und Höhensensor. In Höhen über 3300 m und nachdem der g-Limitierer anspricht, blockiert der Barostat den Hauptfallschirm und der Pilot fällt in freiem Fall mit seinem Sitz auf 3300 m herunter. Dann spricht der Barostat an und der Hauptfallschirm öffnet sich. Bei weniger als 3300 m Ausstiegshöhe spricht der Barostat sofort an, jedoch verhindert der g-Limitierer die Öffnung bis der 4 g-Bereich registriert wird.

Die *Öffnung des Hauptfallschirms* ist noch mit weiteren Vorgängen im System verbunden. Das Sitztrennungssystem wird betätigt, der Pilot löst sich vom Sitz, die Kabelhalterungen der Beine werden gelöst und der Gesichtsvorhang freigegeben. Die Entfaltung des Hauptfallschirms liefert dann die notwendigen Kräfte, um die Einheit von Pilot und Sitz zu trennen.

III. Dynamik der Ejektion

Könnte der Entwicklungsingenieur menschliche Toleranzen für Beschleunigung ignorieren, so brauchte er nur die gesamte zu ejezierende Masse zu kalkulieren und dafür eine geeignete Treibladung zu finden, um eine geeignete Trajektionskurve zu erzielen. In Wirklichkeit sind die Anforderungen für Entwicklung von Schleudersitzsystemen: Eine Maximalbeschleunigung von 20 g nach oben (+Gz) mit einer Anstiegszeit der Geschwindigkeit (physikalisch definiert als „Ruck") von nicht mehr als 250 g/s. Die heutigen Systeme liegen innerhalb dieser Grenzen.

IV. Dynamik der Ejektionsphase

1. Einführung

Sowie der Schleudersitz das Flugzeug verläßt, werden weitere Faktoren wirksam, nämlich Windblast, Verzögerung, Temperatureffekt und Überschlagen (Rotationsstreß). Der abrupte Eintritt in die Luft bei hoher Geschwindigkeit verursacht erhebliche Krafteinwirkungen. Beispielsweise bei einer Flughöhe von 1650 m bei einer Fluggeschwindigkeit von 1012,6 km/h (600 Knoten) (0,9 Mach) beträgt der dynamische Druck (Staudruck) 240 lbt/ft2 (= 11,5 KPa (Kilopascal)). Das bedeutet, daß ein Mensch, der etwa 6 square feet Vorderfläche besitzt, einem Gesamtdruck von etwa 3 1/2 Tonnen ausgesetzt ist.

Bei Schleudersitzverletzungen bei Überschallgeschwindigkeiten ist das Besatzungsmitglied einem erheblichen Windblast ausgesetzt, der eine Funktion der Luftdichte und der Fluggeschwindigkeit ist.

Der „ram air pressure“ beträgt beispielsweise bei einer Fluggeschwindigkeit von 700 Meilen/h bei einer Flughöhe von 5000 feet 1,240 pounds per square foot. Ein sitzendes Besatzungsmitglied hat eine frontale Körperfläche von etwa 4 square feet, so beträgt der Gesamtdruck 4,960 pounds (mehr als zwei Tonnen); er wird wirksam innerhalb eines Sekundenbruchteiles.

Die *Körperschäden als Folge des Windblastes* können grob in *zwei Gruppen* eingeteilt werden, nämlich *direkte* und *indirekte*.

Die *direkten Schäden* sind die, welche durch den Windblast selbst verursacht werden. Aus wiederholten Experimenten ist bekannt, daß ein ram air pressure von 400 pounds per square foot oder größer bereits in der Lage ist, erhebliche Windmühlenbewegungen der Arme und Beine zu verursachen, die, da sie größer sind als die Muskelkraft des Besatzungsmitgliedes, zu Körperschäden führen (Sperry 1957).

In einem typischen Fall von Schleudersitzrettung bei einer Geschwindigkeit von 500 Meilen/h werden die Beine des Piloten durch den Windblast gespreizt. Sie können mehr oder minder aus den Hüftgelenken gerissen werden. Die Arme werden nach hinten unter den Sitz gerissen.

Indirekte Verletzungen durch Windblast können dann auftreten, wenn der Gesichtsschutz des Helmes verloren geht und damit Mund und Nase dem Windblast ausgesetzt sind. Der Blast kann in den Körper gelangen und Lunge und Magen aufblasen. Der Windblast kann zu einer vorzeitigen Öffnung des Fallschirms und dessen Wirksamkeit führen. Der exzessive Fallschirmöffnungsschock kann zu Wirbelsäulenverletzungen führen.

2. Einfluß der Geschwindigkeit des Flugzeuges beim Notausstieg

Die Geschwindigkeit des Flugzeuges während des Notausstiegs hat einen wesentlichen Einfluß auf das Auftreten von Verletzungen und auf das Überleben. Bei Geschwindigkeiten unter 843,9 km/h (500 Knoten) waren mehr als 75% aller Schleudersitzausstiege in dem Sinne erfolgreich, daß der Pilot überlebte. Bei mehr als 843,9 km/h (500 Knoten) Geschwindigkeit erlitten etwa 65% der Ejektierten schwere oder tödliche Verletzungen (Moseley 1957; Fryer 1962). Bei einer Flughöhe von weniger als 150 m (500 ft) waren 80% der Ejektionen tödlich, unterhalb von 300 m (1000 ft) waren 50% der Ejektionen tödlich. Vor Einführung eines verbesserten Ejektionssystems für geringe Höhen, im Jahre 1958, war jede Ejektion unterhalb von 300 m (1000 ft) Höhe tödlich. Wenn die Kanzelhaube infolge technischen Versagens nicht abgeworfen wurde, war die Häufigkeit der Wirbelsäulenverletzungen 8,5mal höher als bei Ejektion mit abgeworfener Kanzelhaube. Die Wirksamkeit des Anschnallsystems für die Beibehaltung der normalen Wirbelsäulenhaltung während der Ejektion ist ein entscheidender Faktor in der Verhütung von Wirbelsäulen- und Rückenmarksverletzungen.

Zwei Probleme der *Schleudersitzejektion* liegen darin, daß bei *Geschwindigkeiten der Maschine über 0.85 Mach* die *notwendigen Beschleunigungsprofile* die *menschliche Toleranzgrenzen überschreiten*, und auch in der *plötzlichen Einwirkung eines enormen „Windblast“*.

3. Das „nutzbare Bewußtsein“ und seine Beziehung zu der Höhe in der der Schleudersitzausschuß erfolgt

Der Ausdruck „nutzbares Bewußtsein“ („useful consciousness“ oder „time of useful consciousness“, TUC) wird in der Flugphysiologie als die Zeit zwischen Beginn des Sauerstoffmangels bis zum Einsetzen der Handlungsunfähigkeit, nicht der Bewußtlosigkeit, bezeichnet. Man bezeichnet diese Zeitspanne auch als „*Zeitreserve*“ oder „*Selbstrettungszeit*“, oder es wird der weniger gebräuchliche Ausdruck „*Zeit des nutzbaren Bewußtseins*“ verwendet.

In einer Höhe von 22500 m (75000 feet) bleibt ein Mensch etwa 12 s bei Bewußtsein (*sog. „nutzbares Bewußtsein“*). Um aber im *freien Fall auf 4200 m* (*14000 feet*) (eine Höhe, bei der das Bewußtsein erhalten bleibt) *zu fallen*, bedarf es 150 s (2 1/2 min), und mit einem *geöffneten Fallschirm* 1680 s (28 min). Im Fall aus einer Höhe von 12000 m (40000 feet) bleibt das Bewußtsein 18 s erhalten, dagegen werden 90 s (1 1/2 min) benötigt, um im freien Fall auf 4200 m (14000 feet) zu fallen und mit einem geöffneten Fallschirm 900 s (15 min). Im Fall aus einer Höhe von 9000 m (30000 feet) bleibt das Bewußtsein 75 s (1 1/4 min) erhalten, doch sind 60 s (1 min) nötig, um im freien Fall auf 4200 m (12000 feet) zu fallen, und mit einem geöffneten Fallschirm 600 s oder 10 min.

Der Fallschirm soll gewährleisten, daß der Boden mit einer sicheren vertikalen Fallgeschwindigkeit erreicht wird. Bei Fluggeschwindigkeiten von <270 km/h (160 Knoten) kann ein Besatzungsmitglied gewöhnlich ohne Schwierigkeiten den Winddruck überwinden und über die Seite zum Fallschirmabsprung „aussteigen".

4. Fallschirmöffnungsschock

Der Öffnungsschock des Fallschirms hängt im wesentlichen von der Geschwindigkeit des Flugzeugs ab. Wie die Abb. 140 zeigt, sind die schon mit Geschwindigkeiten von 506,3 km/h (300 Knoten) und mehr erreichten g Zahlen mit Toleranzwerten verbunden, bei denen bereits irreversible Körperschäden besonders an Wirbelsäule und Rückenmark auftreten. Der Öffnungsschock des Fallschirms wird verringert, wenn die Zugleine nach etwa 5–10 s gezogen wird, falls die Flughöhe es gestattet. Dadurch verringert der Fallschirmspringer sein Momentum und seine Endgeschwindigkeit vor Öffnen des Schirms erheblich.

5. Ausstiege in großen Flughöhen

Ausstiege in großen Flughöhen sind mit *zusätzlichen Gefahren verbunden.* Mit steigender Flughöhe erhöht sich die Endgeschwindigkeit des Körpers und entsprechend auch der Öffnungsschock in einem Maße, daß Schäden an der Struktur des Falschirms und/oder Körperschäden am Springer auftreten. Die *Gefahren* von *geringerem Sauerstoffpartialdruck* und *niedrigen Temperaturen* sind *Hypoxie* und *Unterkühlung.*

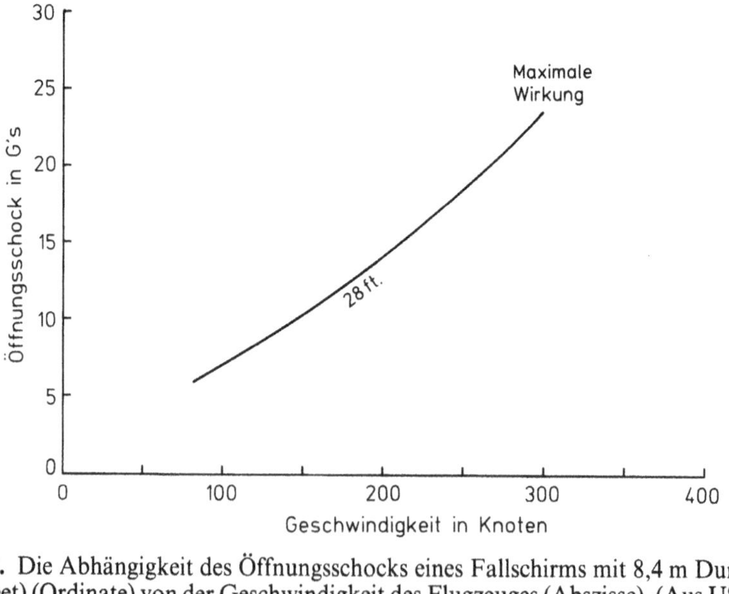

Abb. 140. Die Abhängigkeit des Öffnungsschocks eines Fallschirms mit 8,4 m Durchmesser (28 feet) (Ordinate) von der Geschwindigkeit des Flugzeuges (Abszisse). (Aus US Naval Flight Surgeon's Manual 1968)

Thermale Probleme, entweder durch *Kälte* oder *Hitze*, treten in großen Flughöhen oder bei schnellfliegenden Flugzeugen auf.

Bei Aufstieg in Flughöhen erniedrigt sich die Lufttemperatur um 2° für je 1000 feet. In der Stratosphäre, unabhängig von der Höhe, ist die Lufttemperatur recht konstant und liegt zwischen −40° bis −80 °C, abhängig vom Breitengrad.

Die *Häufigkeit von Kälteschäden* unter den Bomberbesatzungen der 8. US Air Force in England im 2. Weltkrieg betrug vom August 1942 bis Januar 1944, in einer Periode von 18 Monaten 2008 Besatzungsmitglieder. Im gleichen Zeitraum wurden lediglich 1362 Besatzungsmitglieder durch gegnerische Waffeneinwirkung verletzt (Flight Surgeon Manual 160-5).

Jets die mit großen Geschwindigkeiten von 2 oder 3 Mach fliegen – es sei denn sie fliegen so hoch, daß keine oder nur geringe Atmosphäre vorhanden ist – erleiden thermale Probleme im gegensätzlichen Bereich, nämlich durch Reibungswärme zwischen der Flugzeugoberfläche und der Luft.

Entsprechende Untersuchungen wurden mit der Bell X-2 Raketenjet vorgenommen, die eine Geschwindigkeit von 1,900 mil/h und Höhe von 126000 feet erreichte.

Bei Geschwindigkeiten von 500–600 mil/h und bei mittlerer Flughöhe ist die Luft noch in der Lage die Jet zu kühlen. Bei 1,500 mil/h wird Wärme an die Jet abgegeben, so daß Systeme für die Kühlung vorhanden sein müssen.

Ein F 104 Jagdbomber kann wahrscheinlich bei horizontalem Flug eine Spitzengeschwindigkeit von 1,500 mil/h erreichen. Unter solchen Beschleunigungen kann die Temperatur in der Flugzeugkanzel etwa 150 °F oder mehr ohne ausreichende Kühlung erreichen. Das würde für die Flugzeugbesatzung eine Hyperthermie bedeuten. Berührung irgendeines Teiles in der Kanzel würde zu einer umschriebenen Verbrennung führen.

Die beste Methode, derartige thermale Probleme, sei es exzessive Hitze oder Kälte, zu meiden, besteht in Präventivmaßnahmen.

Weitere Gefahren bestehen beim freien Fall aus großer Höhe. Dabei kann das Individuum häufige Drehungen um seine Körperachse erleiden, die insofern eine physiologische Wirkung haben, als sie Anlaß zu Panikreaktionen geben können. Drehungen können zwischen 60 und 200 pro min erfolgen. Wir kennen aus Laborversuchen mit einem Drehgerät (Victrola), daß ein Individuum, das bis zu 160 Drehungen pro min für 3–10 s ausgesetzt ist, das Bewußtsein verlieren kann.

Die Relation zwischen Höhe und Öffnungsschock des Fallschirms bei Endgeschwindigkeit des Springers zeigt Abb. 141.

Die *Fallgeschwindigkeit im Augenblick der Bodenlandung* entspricht etwa der eines Springers aus 1–3 m Höhe auf festen Boden, vergl. weitere Einzelheiten Bd 13/VI.C.

Moderne Militärjets mit hohen Operationsgeschwindigkeiten und großen Flughöhen besitzen sämtlich Schleudersitzsysteme, die es der Besatzung erlauben, in Notfallsituationen vom Flugzeug loszukommen, um nicht durch Flugzeugteile, besonders das Leitwerk, verletzt zu werden.

Ein *typischer Schleudersitz* besteht, wie zu Anfang dieses Kapitels ausführlich beschrieben wurde, aus einem Metallrahmen mit Sitz, Rückenlehne und Kopfstütze. Die Rollen der Hinterfläche des Sitzes laufen über Führungsschienen (am Flugzeugrumpf befestigt), verleihen dem Schleudersitz während der ersten Phase der Ejektion Richtungsstabilität. Mehrere Zündsätze katapultieren den Sitz mit dem Besatzungsmitglied durch den Windblast und befördern ihn vom Flugzeug weg in einen Bereich, wo der Fallschirm geöffnet werden kann.

Für *Notausstiege* bei *Überschallgeschwindigkeit* (*600 mph und höher*) und *großen Flughöhen* (*15000 m oder 50000 feet und höher*) wurden *geschlossene Ejektionssysteme vom „Kapseltyp“* entwickelt. Die Kapsel, die die Besatzung umgibt, besteht aus nach oben und unten ejektierbaren Teilen der Flugzeugkanzelstruktur.

Das Kapselsystem bietet den Vorteil, daß es die Besatzung vollständig gegen Umweltschäden, wie Windblast, Hypoxie und Kälte schützt und verhindert, daß sich der Körper im freien Fall überschlägt. Die mechanische Beanspruchung bei der Landung ist nicht nur verringert, sie ist berechenbar. Zudem ist die Kapsel schwimmfähig, enthält eine Ausrüstung für Überlebensnotlagen und bietet Schutz nach der Landung.

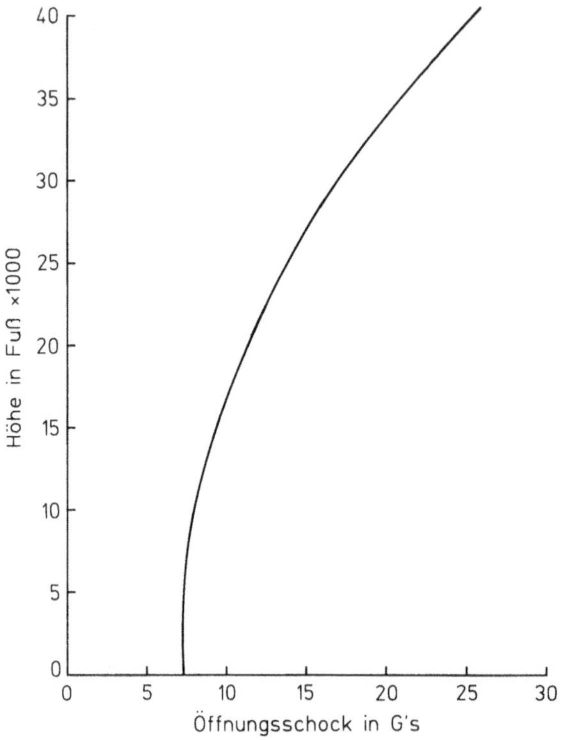

Abb. 141. Die Abhängigkeit des Fallschirmöffnungsschocks eines 28 Fuß (7 m) weiten Fallschirms (Ordinate) von der Höhe bei der Öffnung des Fallschirms (Ordinate) und der Endgeschwindigkeit eines durchschnittlichen Besatzungsmitgliedes. (Aus US Naval Flight Surgeon's Manual 1968)

Solche Systeme stellen naturgemäß erhebliche Anforderungen an Entwicklungsingenieure. Eine relativ neue technische Entwicklung, mit Hilfe eines flexiblen linearen Schweißsystems hat zu praktischen Lösungen geführt. Die Erfindung besteht in der Anwendung einer extrem schnell verbrennenden chemischen Verbindung, die sich in Metallröhren befindet, die extrem verbiegbar sind und jeder Form angepaßt werden können. Dieses System von Röhren ist in dem Teil des Flugzeuges angebracht, der als ejektierbare Kapsel benutzt werden soll. Nach Ingangsetzen der Zündung in einer Notfallsituation verbrennt das Pulver mit einer Geschwindigkeit von 7500 m/s (25000 ft/s), damit das Metall um die Kapsel in kürzester Zeit durchbrennt. Das erlaubt einer solchen Kapsel, sich augenblicklich aus dem Flugzeug herauszuschneiden („*chopping out*"). Die freigesetzte Kapsel wird dann durch ein Raketenpropulsionssystem vom Rest der Flugzeugstruktur freigeschossen und durch ein Fallschirmsystem zu Boden gebracht. Dieses System ist bekannt under dem Namen „*chock-boost-recover*". Die F-111 war das erste Flugzeug, das mit einem solch fortschrittlichen Ejektionssystem ausgerüstet war. Die Insassen, die anstelle des Fallschirms ein Gurtsystem tragen, werden in Notfällen in der unter Sauerstoffdruck stehenden Kapsel, die Teil des vorderen Rumpfes ist, vom Flugzeug katapultiert und dann durch Fallschirmsysteme schrittweise verzögert.

In dem Testflug einer F-111 am 19. Oktober 1967 wurde ein Notausstieg bei 0,87 Mach notwendig. Die einzige Verletzung entstand, als nach Verlassen der gelandeten Kapsel einer der beiden Insassen sich einen Finger beim Übersteigen eines texanischen Stacheldrahtzauns aufritzte.

Versuche mit Ejektionskapseln, die nach unten ausgeschossen wurden und in denen die Insassen zunächst verblieben, wurden nicht weitergeführt. Die Beschleunigung in kaudokranialer Richtung stellt auch heute noch ein Problem dar, das in vielen Punkten ungelöst ist. HENZEL (1967) führte aus: „Design capability continues to be limited by biologic breaking points. The challenge is to precisely define and utilize these end points to their maximum benefit."

6. Wirbelsäulen- und Rückenmarksverletzungen

Ejektionen aus schnellfliegenden Flugzeugen, durchwegs Jets, können zu traumatischen Verletzungen der Wirbelsäule und auch des Rückenmarks führen, im allgemeinen kommt es zu Kompressionen der Vorderkanten von thorakalen und lumbalen Wirbelkörpern (STAPP 1959; JONES et al. 1964; CHUBB et al. 1965; EWING 1966; COLLINS 1968; KLOPFENSTEIN 1969). Die auftretende Kompression der Wirbelsäule – im wesentlichen abhängig von der Richtung des Vektors der Beschleunigung zur Wirbelsäule – kann Frakturen der Deckplatten der Wirbelkörper und ihren anterioren Bruch sowie traumatische Hernien des Nucleus pulposus der Zwischenwirbelscheibe in den benachbarten Wirbelkörper verursachen. Die Schwere solcher Verletzungen reicht von leichten vorübergehenden subjektiven Beschwerden bis zu schweren Dauerschäden mit bleibender Invalidität und tödlichen Verletzungen. Etwa 80% aller Wirbelsäulenverletzungen treten in der Thorakalregion auf. Die hauptsächliche Lokalisation der Frakturen ist zwischen dem 2. Thorakal- und 5. Lumbalwirbel und Steißbein. Mit amerikanischen Militärjets und ihren gebräuchlichen Schleudersitzen treten die Hauptschäden zwischen Th8 und L1 auf, mit dem Maximum bei Th12. Nach verschiedenen Berichten erleiden 9–60% der auskatapultierten Insassen schnellfliegender Militärjets „Rückenverletzungen". Nach jüngsten Angaben liegt der Anteil von Wirbelsäulenfrakturen bei den nichttödlichen Verletzungen bei 25% (SNYDER 1970).

Die erreichbare Literatur bis zum Jahre 1965 über ejektionsbedingte Wirbelsäulenverletzungen wurde von HIGGINS et al. (1965) zusammengestellt und ausgewertet. Die Häufigkeit der Wirbelsäulenverletzungen und Segmenthöhe sind in Abb. 142 zusammengefaßt, die KAZARIAN (1977) aus Befunden der schwedischen Luftwaffe (HIRSCH u. NACHEMSON 1963), der US Navy (EWING 1975), der US Army (KAPLAN 1972) und aus klinischen Befunden (NICOLL 1949 sowie JEFFERSON) zusammenstellte.

HIRSCH u. NACHEMSON (1963) fanden bei Piloten der schwedischen Luftwaffe nach Notausstiegen vorzugsweise keilförmige Frakturen der Vorderwand von Wirbelkörpern in der Brustwirbelsäule.

Die Ergebnisse von EWING (1975), die auf Statistiken von Ejektionen in der US Navy beruhen, zeigen, daß die Region von Th3–L1 am häufigsten betroffen ist.

Die Zusammenstellung von KAPLAN (1972), die auf Statistiken der US Army basiert, ergibt zwei Häufigkeitsmaxima, nämlich bei Th8 und L1.

Die Ergebnisse von NICOLL (1949), die auf Auswertung von Flugunfällen beruhen, ergeben, daß 66% der Wirbelsäulenverletzungen sich in drei Segmenten finden, nämlich Th12, L1 und L2.

Die statistische Auswertung der Verteilung von klinischen Wirbelsäulenverletzungen ergibt, daß sie im wesentlichen bei C6, C7, Th1, und im Th12 und L1 Segment gefunden werden.

Die Ergebnisse von KAZARIAN (1977) beruhen auf der Auswertung von Ejektionen aus der F/FB111. Die am häufigsten befallenen Segmente sind Th5, Th6 und Th7.

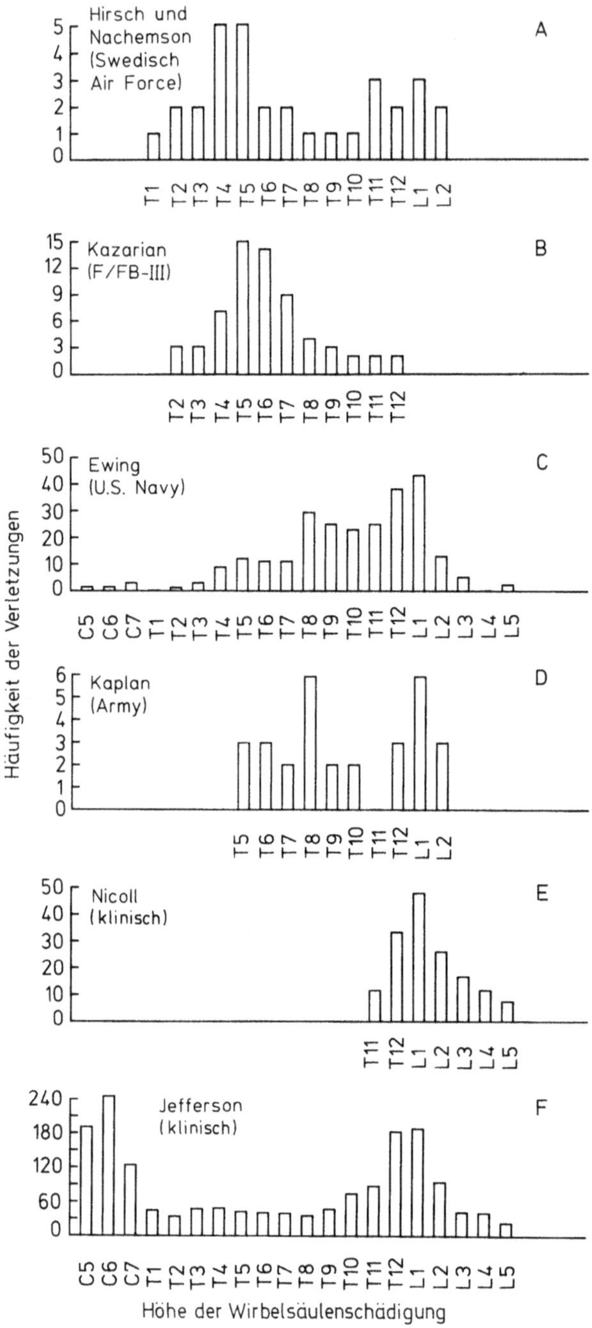

Abb. 142. Vergleich zwischen Segmenthöhe und Häufigkeit von klinischen und ejektionsbedingten Wirbelsäulenverletzungen. (Aus KAZARIAN 1977)

Analysen von Versuchen mit Belastung von Wirbelkörper- und Zwischenwirbelscheibenpräparaten ergaben, daß die Deckplatten der Wirbelkörper die zuerst nachgebenden und verletzten Strukturen der Wirbelsäule sind (Brown et al. 1957; Snyder 1958; Roaf 1960; Patrick 1961; Stech u. Payne 1966; Henzel 1967).

Weitere Arbeiten, die sich mit den Aspekten der Schleudersitzrettung befassen, wurden veröffentlicht von Sperry (1957), Mason (1962), Barwood (1976), Glaister (1976) sowie Reader (1976).

Bei experimenteller Testung einer B-58 Ejektionskapsel, bei der an einer Testperson an der Wirbelsäule 43,6 g gemessen wurden, kam es zu einer Kompressionsfraktur von Th3 (Holcomb 1961; Holcomb u. Huheery 1961).

Flugzeuginsassen im Alter von über 25 Jahren haben eine höhere Verletzungsrate für Wirbelsäulen-/Rückenmarksverletzungen als solche in der Altersgruppe zwischen 19 und 24 Jahren (Fryer 1962). Junge, gut ausgebildete Piloten tragen weniger Verletzungen bei Notausstiegen davon.

Ein *Ejektionsprofil* von 18,8 g Maximalbeschleunigung bei einer Dauer von 100 ms und einer Anstiegszeit von 420 g/s und einer Körperorientation von 34° nach rückwärts von der vertikalen Achse (+ Gz) geneigt, führte zu Kompressionsfrakturen der 4. und 5. Brustwirbelkörper bei einem Individuum. Andere Versuchspersonen, die einer Beschleunigung von 26 g in der + Gz Achse (45° rückwärts von der Vertikalen) ausgesetzt waren, klagten unter gleichen Bedingungen gelegentlich über „leichte und vorübergehende Schmerzen" in der Gegend der 2. und 5. Brustwirbelkörper (Henzel et al. 1965). Klopfenstein (1969) berichtete über einen Freiwilligen, der eine Kompressionsfraktur des 7. Brustwirbelkörpers bei 16,62 + Gz Maximalbeschleunigung (am Schlitten gemessen) mit einer Anstiegszeit von 1160 g/s erlitten hatte.

Verletzungen der Endplatten der Wirbelkörper und der Wirbelkörper selbst stellen sich bei Belastung der Wirbelsäule in axialer Richtung eher ein als Rupturen der Zwischenwirbelscheiben (Ruff 1950; Perey 1957; Roaf 1960; Henzel 1967). Die Mechanismen von Wirbelkörperverletzungen in der + Gz Achse wurden von Kazarian et al. (1968) beschrieben. Es besteht heute allgemeine Übereinstimmung darüber, daß eine Maximalbeschleunigung von 20–21 g bei einer Dauer von weniger als 0,1 s bei einer Anstiegszeit von 250–300 g/s von der menschlichen Wirbelsäule ohne Schäden überstanden werden kann, vorausgesetzt, daß eine exakte Stellung zur + Gz Beschleunigungsachse besteht (Watts et al. 1947; Beckmann et al. 1973; Jones et al. 1964).

Nach vorn keilförmige Frakturen von thorakalen und lumbalen Wirbelkörpern wurden nach Notausstiegen aus Jets berichtet (Jones et al. 1964). Diese Verletzungen sind die Folge der Belastung der Wirbelsäule durch die caudocephale Beschleunigung (+ Gz) des Ejektionssitzes. Vulcan u. King (1970) konnten zeigen, daß die Wirbelsäule während + Gz Beschleunigung sowohl einer axialen Kompression als auch einer Beugung im Sinne einer Flexion unterliegt. Diese Beugung ist erklärbar durch die exzentrische Lage des Torso im Hinblick auf die Wirbelsäule, sie wird noch vergrößert durch die Vorwärtsdrehung des Kopfes und Torsos. Weitere Untersuchungen von Ewing et al. (1972) ergaben, daß die Schwellenwerte, bei denen Wirbelsäulenverletzungen auftraten, dadurch erhöht werden konnten, wenn mit Hilfe eines Blockes bei L1 eine Hyperextension erreicht werden konnte, die zu einer Änderung der Kurvatur der Wirbelsäule führte. Durch diese Maßnahme allein konnte in Leichenexperimenten der Schwellenwert, bei denen Frakturen auftraten, von 10 auf 18 g erhöht werden. In einer Hyperextensionshaltung übernehmen die kleinen Gelenke einen Teil der Kompressionskräfte, die auf die Wirbelkörper ausgeübt werden. Es existiert also eine zweifache Belastungsachse durch die Wirbelsäule, eine durch die Körper der Wirbelsäule und eine entlang den Gelenken und damit durch hintere Strukturen.

Chubb et al. (1965) untersuchten 928 Ejektionen von Militärmaschinen von 1960 bis einschließlich 1964. Von den 44 Personen, die eine Kompressionsfraktur der Wirbelsäule erlitten hatten, wurde angenommen, daß 28 Frakturen während der Ejektionsphase und 16 während der Fallschirmlandung erlitten hatten. Der wesentliche Faktor, solche Frakturen zu vermeiden, bestand darin, vor der Ejektion aufgerichtet mit Becken, Rücken und Kopf gegen den Katapultsitz gepreßt zu sitzen. Zunehmendes Alter, Mangel an Training am vertikalen Beschleunigungsturm und Verwendung von Raketensätzen im Schleudersitz waren zusätzliche Risikofaktoren.

Ewing (1966) analysierte die auftretenden Wirbelsäulenfrakturen, die in der US Navy von 1959–1963 aufgetreten waren. Die größte Zahl trat nach Ejektionen aus Jets auf.

Italiano (1966) untersuchte die Wirbelsäulenfrakturen, die nach Hubschrauberunfällen auftraten. Sie lagen meistens im Brustwirbelbereich und waren Kompressionsfrakturen, die das Ergebnis von Vornüberbeugung im Augenblick des Aufpralls waren. Normalerweise ist der vordere Anteil des Wirbelkörpers mehr betroffen als der mittlere und hintere; daher auch die Bezeichnung keilförmige Wirbelkörperfrakturen.

Colangelo (1974) berichtete über einen Flugunfall, bei dem ein US Navy A-4 Jet beteiligt war. Der Pilot mußte den Schleudersitz betätigen, bei einer Flughöhe, Fluggeschwindigkeit und in einer Situation, die innerhalb des Operationsbereiches des Schleudersitzes waren. Obwohl der Fallschirm voll geöffnet war, erreichte der Pilot schwer verletzt den Boden und starb kurz darauf. Es bestand eine vollständige Durchtrennung des Halsmarkes. Es ließ sich zeigen, daß der untere Rand des Schutzhelmes gegen posterolaterale Nackenpartien gedrückt worden war. Es resultierte eine Dislokation bei C2/C3 mit einer vollständigen Rückenmarksdurchtrennung. Die Gewalt mußte eine Seite des Helms getroffen haben, der auf dem Kopf des Piloten so rotieren konnte, daß der untere Rand desselben auf der Gegenseite nach unten verschoben wurde und die posterolaterale Nackenregion verletzte. Es handelte sich um eine Dislokation ohne Fraktur.

Colangelo faßte zusammen, daß es sehr selten sei, nach Flugunfällen einen Autopsiebericht zu erhalten, der eine vollständige Beschreibung der pathomorphologischen Veränderungen enthalte. Dabei ist diese Information dringend notwendig, um aus der Kenntnis der Schäden Vorschläge für die Herstellung besserer Schutzhelme machen zu können.

Rotondo (1975) analysierte 100 Fälle von Schleudersitzverletzungen von italienischen Militär- und Zivilpiloten aus einer Periode von 20 Jahren. Aus dieser Gruppe konnten sich 47 mit dem Schleudersitz ohne jegliche Verletzung retten; 11 der Ejektionen gingen tödlich aus. Die restlichen 42 Piloten erlitten Verletzungen, von ihnen hatten 15 Frakturen der Wirbelsäule, während 21 traumatische

Schäden in anderen Körperregionen erlitten. Am häufigsten betroffen war der thorakolumbale Übergang. Genauere Daten über die klinischen Befunde der verletzten Piloten, die Qualität und Ausbreitung der Rückenmarksschäden, besonders am kraniozervikalen Übergang werden nicht gemacht.

Die erhebliche Beschleunigung, die zunächst dem Schleudersitz bei der Ejektion und dann dem Gesäß des Piloten durch die Sprengstoffcharge unter dem Sitz erteilt wird, ergibt bei einem Piloten von 70 kg Druckwerte bei L5 von 420–630 kg und bei Th1 von 140–210 kg.

KAZARIAN et al. (1979) untersuchte 39 Fälle aus den Jahren 1967–1977, bei denen insgesamt 78 Besatzungsmitglieder die Schleuderkapseln der F/FB111 benutzten. In 16 Fällen kam es zu tödlichen, in 25 zu schweren, in 2 zu leichten Verletzungen. 35 Besatzungsmitglieder trugen keine Verletzungen davon.

Die Verletzungen fanden sich vorwiegend im Bereich der mittleren Brustwirbelsäule (Th5–Th7). Es ließen sich zwei unterschiedliche Verletzungsformen erkennen, einmal durch eine Hyperextension der HWS, deren Gefährlichkeit durch eine geeignete Kopfstütze herabgesetzt werden konnte, und zum anderen Verletzungen durch eine Rotation des Kopfes nach vorn. In beiden Fällen ist eine Kompression der Wirbelkörper nachweisbar.

BECKMANN et al. (1983) berichteten über Rettungssysteme hochleistungsfähiger moderner Kampfflugzeuge. Im Beobachtungszeitraum 1965–1980 wurden bei 217 Schleudersitzausschüssen in der Luftwaffe und Marine der Bundeswehr 41 (18,9%) Besatzungsmitglieder (Flugzeugführer/Kampfbeobachter) tödlich verletzt. 69 blieben unverletzt und 107 trugen Verletzungen davon. Dieser Prozentsatz von tödlichen Zwischenfällen bei anderen Streitkräften ist gleich hoch (18%).

Bei den nichttödlichen Schleudersitzausschüssen sind an der Wirbelsäule typische Verletzungen im mittleren und unteren Thorakalbereich nachweisbar (10,9%). Die Wahrscheinlichkeit, eine Fraktur der Wirbelsäule zu erleiden, hängt in Übereinstimmung mit Literaturangaben entscheidend von der Sitzhaltung des Besatzungsmitgliedes ab.

KAZARIAN (1983) berichtete über 7 Beobachtungen von tödlichen Verletzungen der oberen Halswirbelsäule nach Schleudersitzbetätigung bei Hochleistungsmilitärjets. Er teilte die Verletzungsmuster in 3 Gruppen ein: (1) *Atlantookzipitale Dislokationen*, (2) *atlantoaxiale Dislokationen* und (3) *C2/C3 Dislokationen*. Bei zwei Piloten lag eine Durchtrennung der Medulla oblongata vor. Eine isolierte atlantoaxiale Dislokation lag in 3 Fällen vor. Die Röntgenaufnahmen waren von geringer Bedeutung, da die knöchernen Strukturen derselben nach Aufhören der mechanischen Belastung in ihre Ausgangslage zurückkehrten. Eine Dislokation bei C2/C3 lag bei zwei Piloten vor. Leider werden auch hier keine detaillierten Befunde oder histologische Untersuchungen vorgelegt.

ROWE u. BROOKS (1984) berichteten über Schädelhirn- und Wirbelsäulen-/Rückenmarksverletzungen in der kanadischen Luftwaffe, die von Januar 1972 bis einschließlich Juli 1982 Schleudersitze betätigten. Die Besatzungen trugen DH41-2 Helme.

7. Vibrations- und Schüttelschäden bei Besatzungsmitgliedern von Jets

SYLVESTRE et al. (1985) berichteten über die Folgen rascher Schwingungen von modernen Kampfflugzeugen, die im Ultraschallbereich auftreten und Beschleunigungen bis zu 15 g erzeugen können. Es handelt sich um Schwingungen des Flugzeuges um die Längsachse mit zusätzlichen Nickbewegungen. In der französischen Luftwaffe wurden bisher 21 derartige Beobachtungen bekannt. Fünf der Piloten erlitten Frakturen zwischen Th4 und Th12, drei einen Zwischenwirbelvorfall bei L5, die übrigen hatten Myalgien. Tödliche Verletzungen traten nicht auf. Nach Angaben der Piloten, die 4–6 Punktgurte trugen, wurde ihr Kopf bis auf die Knie gepreßt.

Der begrenzende Faktor bei Überleben von Unfällen oder in Notausstiegssituationen liegt in der Toleranz des Insassen auf Beschleunigungs- oder Verzögerungskräfte. Plötzliche Beschleunigung, Verzögerung, Anprall oder Aufschlag ist charakterisiert durch Kräfte von sehr plötzlichem Beginn, kurzer Dauer und großer Intensität. Man kann als Faustregel annehmen, daß die beim Aufprall oder Aufschlag wirksam werdenden Kräfte weniger als 0,2 s betragen (STAPP 1961; SELLIER u. UNTERHARNSCHEIDT 1963).

Der augenblickliche Stand unseres Wissens um menschliche Aufpralltoleranzen ist noch sehr unvollständig. Fast alle Studien mit menschlichen Freiwilligen wurden an jungen, gesunden männlichen Personen unter Anwendung strengster medizinischer Überwachung und Kontrolle durchgeführt, sie hielten sich in Bereichen, die weit unter Toleranzgrenzen für Verletzungen lagen. Keinerlei experimentelle Beschleunigungsdaten liegen vor für Frauen, Kinder und andere Bevölkerungsgruppen. Daraus ergibt sich, daß diese an gesunden jungen männlichen Freiwilligen gewonnenen Ergebnisse nur unter größtem Vorbehalt und äußerster Vorsicht auf andere Segmente der Bevölkerung übertragen werden dürfen.

Untersuchungen an Leichen oder Leichenteilen können die Grenzbereiche, an denen strukturelle Gewebeschäden auftreten, liefern, aber solche Untersuchungen vermögen keine Information über physiologische Abläufe und Reaktionen beizutragen, sowenig wie die morphologischen Endzustände (als Output betrachtet) an Leichen bestimmt werden können. Unfallsituationen mit freiem Fall aus größerer Höhe haben wesentliche Einsichten in die menschlichen Toleranzgrenzen bei Aufprall, die weit über den bei Freiwilligenversuchen liegen, gegeben. Weitere Schätzungen menschlicher Toleranzgrenzen können aus der Rekonstruktion von Fahrzeug- und Flugzeugunfällen gewonnen werden. Bisher haben mathematische Modelle und anthropomorphe Dummies, die in großem Maße verwandt wurden, um Unfallsituationen am Menschen zu simulieren, jedenfalls keine weiteren oder besseren Einsichten gebracht als die vorliegenden, aber noch sehr unvollständigen biologischen Methoden.

Es ist im Augenblick nicht möglich, die menschlichen Toleranzgrenzen für den Aufprall oder Beschleunigung in allgemeiner Form zu geben, sondern es ist unbedingte Voraussetzung, die besonderen spezifischen Bedingungen des Unfalltypes oder Aufpralles zu definieren.

L. Verletzungen von Wirbelsäule und/oder Rückenmark bei Fallschirmspringern

Eine relativ große Zahl von meist asymptomatischen Kompressionsfrakturen der Wirbelsäule wurden bei Fallschirmspringern gefunden; die meisten traten bei Th12 auf (Murray-Leslie et al. 1977). Die Verletzungen von Stamm und Wirbelsäule bei Fallschirmspringern der Britischen Armee wurden von Kirby (1974) veröffentlicht (Tabelle 27). Erös (1986) analysierte die Unfälle, die bei 200000 Fallschirmabsprüngen an der Luftlande-Transportschule von 1975–1985 aufgetreten waren. Die Unfallrate der Sprungdienstunfälle betrug 0,251%. Die Körperschäden nach Fallschirmspringen werden detailliert im Beitrag über die Schädelhirnverletzungen Bd 13/VI.C dargestellt.

Tabelle 27. Verletzungen von Stamm und Wirbelsäule bei Fallschirmspringern der Britischen Armee. (Aus Kirby 1974)

	Zahl der Fälle	
Stamm		
Hautwunden am Rücken	20	
Rückenzerrung	17	
Wirbelkörper		
Zervikal	2	
Thorakal 1–11	3	
Thorakal 12	4	
Thorakal 12–Lumbal 1	3	
Lumbal 1	10	20
Lumbal 1 2	1	
Lumbal 1 3	1	
Lumbal 1 4	1	
Lumbal 2	4	
Lumbal 3	5	
Lumbal 5	1	12
Sakral	1	
Kaudal	1	
Unbekannt	5	

M. Verletzungen der Wirbelsäule

I. Häufigkeit der Verletzungen von Wirbelsäule oder Rückenmark

1. Wirbelsäule

Die Häufigkeit der Verletzungen der Wirbelsäule wird in klinischen Arbeiten zwischen 0,5 und 6% aller Knochenfrakturen angegeben (STRINGA 1965; JUNGHANNS 1968; CZORNACK u. BERNHARD 1980).

Während die Zahl der Arbeiten, die sich mit klinischen Aspekten der Verletzungen der Wirbelsäule befassen, sehr groß ist, sind pathologisch-anatomische Untersuchungen sehr selten.

ALBASSIR (1979) teilte die Befunde von 28 Patienten mit, die Verletzungen der Wirbelsäule durch Verkehrsunfälle, und von 55 Patienten, die Verletzungen durch Stürze erlitten hatten.

In der Autopsieserie von HOLZER u. KLOSS (1962) von 94 Verletzungen der Wirbelsäule überwiegen die Verkehrsunfälle erheblich.

AUFDERMAUR (1984) berichtete über 246 Beobachtungen von Verletzungen der Wirbelsäule vom Neugeborenenalter bis zum 84jährigen Patienten. Bei 132 Patienten trat der Tod innerhalb der ersten 24 h nach der Gewalteinwirkung ein, bei 26 nach 2–7 Tagen, bei 21 nach 8–14 Tagen, bei 17 nach 15 Tagen bis 8 Wochen, bei 13 nach 2–6 Monaten, bei 29 nach mehr als 6 Monaten bis 47 Jahre. Bei einem Teil der Fälle wurde die eine Hälfte der sagittal aufgesägten Wirbelsäule mazeriert.

Unter den über 20jährigen Patienten in der Serie von AUFDERMAUR sind 173 Männer (84%) und 32 Frauen (16%), Prozentzahlen, die ungefähr den Angaben in der Literatur entsprechen.

In der Serie von AUFDERMAUR (1984) handelt es sich mit einer Ausnahme, einer Wirbelzertrümmerung durch Bauchschuß, stets entweder um einen Verkehrsunfall oder um ein nichtverkehrsbedingtes Sturzereignis.

Die Häufigkeit von Wirbelkörperverletzungen aus dem Unfallkrankenhaus Wien XX aufgegliedert nach den verletzten Segmenten zeigt Tabelle 28.

Die Häufigkeitsverteilung des Verletzungsniveaus und der Unfallursachen bei Patienten des *Sheffield Spinal Cord Injuries Centre* sind in Abb. 143a u. b aufgeführt.

Die Häufigkeitsverteilung über die einzelnen Wirbel bei 588 Patienten mit 644 Wirbelkörperfrakturen ist in Abb. 144 dargestellt. Es fällt der starke Befall der unteren Brustwirbelsäule sowie der Lendenwirbelsäule auf.

2. Rückenmark

Die *durchschnittliche jährliche Häufigkeit von Rückenmarksverletzungen* nach Lebensalter aufgegliedert pro einer Million männlicher Bevölkerung aus 18 nördlichen Landkreisen des amerikanischen Bundesstaates Kalifornien aus den Jahren 1970–1971 stammend, ist in Abb. 145a aufgeführt. Abbildung 145b zeigt die Häufigkeit von Rückenmarksverletzungen aus der gleichen Region für

Tabelle 28. Häufigkeit der Wirbelkörperverletzungen aufgegliedert nach den verletzten Segmenten aus dem Unfallkrankenhaus Wien XX. (Aus JONASCH 1962)

Verletzung des	Anzahl	%
1. Halswirbel	9	0,3
2. Halswirbel	45	1,6
3. Halswirbel	2	0,1
4. Halswirbel	13	0,5
5. Halswirbel	48	1,7
6. Halswirbel	44	1,6
7. Halswirbel	50	1,8
Summe	211	7,6
1. Brustwirbel	7	0,2
2. Brustwirbel	9	0,3
3. Brustwirbel	20	0,7
4. Brustwirbel	36	1,3
5. Brustwirbel	60	2,2
6. Brustwirbel	77	2,8
7. Brustwirbel	91	3,3
8. Brustwirbel	96	3,4
9. Brustwirbel	86	3,1
10. Brustwirbel	53	1,9
11. Brustwirbel	134	4,8
12. Brustwirbel	447	16,0
Summe	1116	47,6
1. Lendenwirbel	806	28,9
2. Lendenwirbel	355	12,7
3. Lendenwirbel	182	6,5
4. Lendenwirbel	91	3,3
5. Lendenwirbel	28	1,0
Summe	1461	44,8
Gesamt	2788	100,0

denselben Zeitraum für die weibliche Bevölkerung. Die verschiedenen Ursachen für die Rückenmarksverletzungen, wie Kraftfahrzeugunfälle, Schuß- und Sportverletzungen, Stürze und anderes sind getrennt aufgeführt. Bei der männlichen Bevölkerung liegt ein Häufigkeitsgipfel um das 20. Lebensjahr, wobei ein besonders steiler für Kraftfahrzeugunfälle besteht. Die Häufigkeit fällt dann ab, um zwischen dem 45.–50. Lebensjahr wieder langsam anzusteigen. Es wird dann ein erheblicher Anstieg der Kurve für Sturzverletzungen ab dem 45. Lebensjahr offensichtlich. Bei der weiblichen Bevölkerung liegt ein flacherer Häufigkeitsgipfel für alle Unfallarten zwischen dem 20. und 30. Lebensjahr vor, der dann abfällt, um für Kraftfahrzeugunfälle und Sturzverletzungen nach dem 45. Lebensjahr wieder zuzunehmen.

In den Tabellen 29 und 30 sind die traumatischen Läsionen des Rückenmarks nach ihrer verschiedenen Segmenthöhe aufgeführt, sie sind unterteilt in inkom-

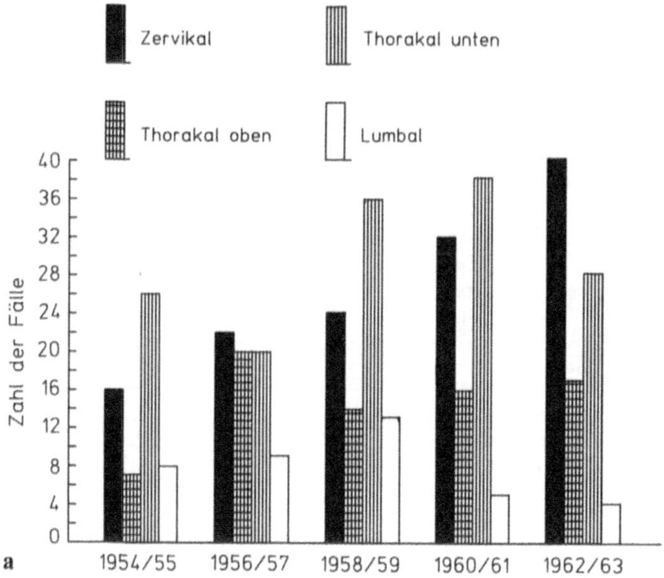

a

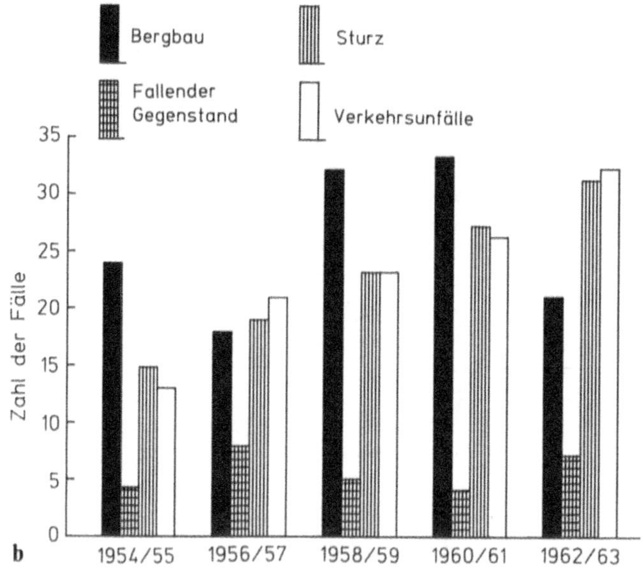

b

Abb. 143. Häufigkeitsverteilung **a** des Verletzungsniveaus, **b** der Unfallursachen bei Patienten des Sheffield Spinal Cord Injuries Centre. (Aus A. G. Hardy 1964)

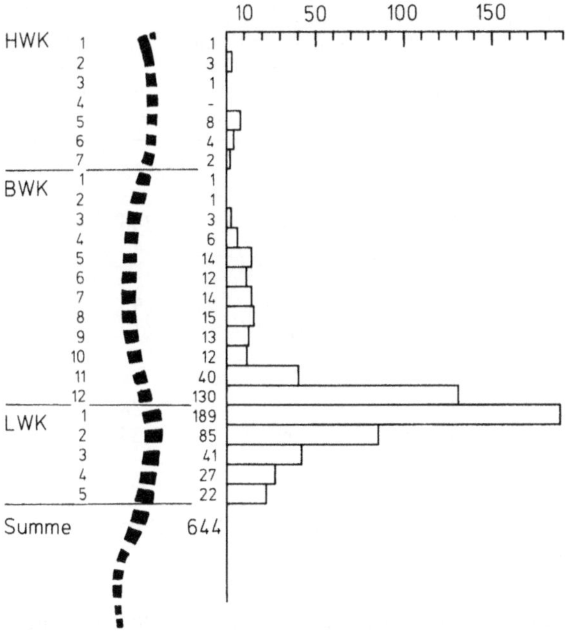

Abb. 144. Häufigkeitsverteilung über die einzelnen Wirbel bei 588 Patienten mit 644 Wirbelkörperfrakturen. (Aus KATTHAGEN u. REHN 1980)

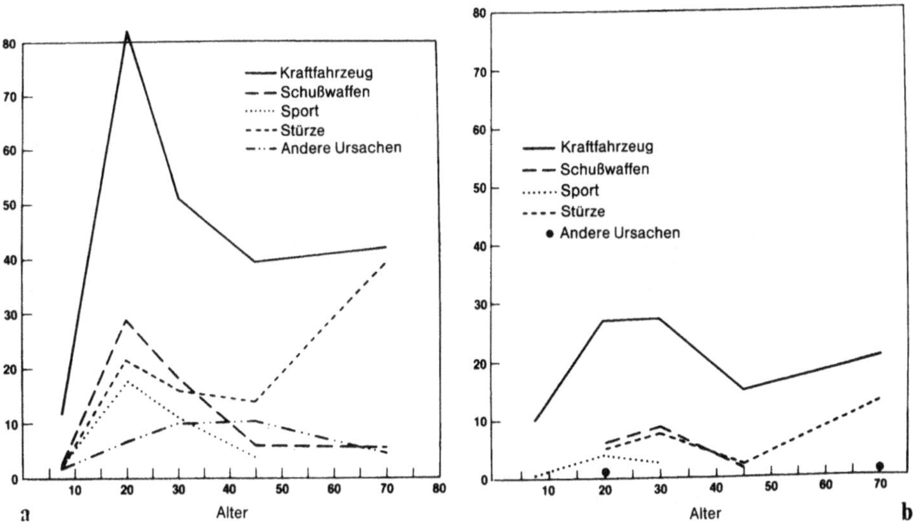

Abb. 145. **a** Durchschnittliche jährliche Häufigkeit von Rückenmarksverletzungen nach Lebensalter aufgegliedert pro einer Million männlicher Bevölkerung aus 18 nördlichen kalifornischen Landkreisen stammend, 1970–1971. **b** Durchschnittliche jährliche Häufigkeit von Rückenmarksverletzungen nach Lebensalter aufgeteilt pro einer Million weiblicher Bevölkerung aus 18 nördlichen kalifornischen Landkreisen stammend, 1970–1971. (Aus The Insurance Institute for Highway Research 1978)

Tabelle 29. Traumatische Läsionen, aufgegliedert nach inkompletten und kompletten Querschnittsyndromen und Segmenthöhe. (Aus GUTTMANN 1969)

	Soldaten u. Pensionäre	Zivilisten	Insgesamt	%	
Halsmark				23,6	
Unvollständig	86	245	331		16,8
Komplett	62	84	146		7,5
Th 1–5				9,8	
Unvollständig	18	27	45		2,3
Komplett	198	419	617		31,4
Th 6–12				43,1	
Unvollständig	113	115	228		11,7
Komplett	36	99	135		6,8
Cauda equina	240	221	461	23,5	23,5
Insgesamt	753	1210	1963	100	100

Tabelle 30. Segmenthöhe und Schwere des Rückenmarkschadens. (Aus KEY u. RETIEF 1970)

Segmenthöhe	Gesamtzahl	Vollständig	Partiell
Zervikal	135	49	86
Obere Thorakalregion Th 1–Th 6	48	14	34
Untere Thorakalregion Th 7–Th 11	46	21	25
Cauda equina	30	9	21
Gesamt	300	115	

Tabelle 31. Verteilung von 1508 Wirbelsäulen-/Rückenmarksverletzungen auf die einzelnen Wirbelsäulen- bzw. Rückenmarksabschnitte. (Aus RÖTHIG u. LEOPOLD 1985)

	Zervikal	Thorakal	Lumbal	Sakral	n
Wirbelsäulenverletzungen	393	429	138	–	960
Rückenmarksverletzungen	274	183	84	7	548

plette und komplette Querschnittssyndrome. Die Mehrzahl der traumatischen Läsionen finden sich zwar in distalen Abschnitten des Rückenmarks, so ist doch der Prozentsatz der Gewebeschäden am Halsmark mit 23,6% relativ hoch.

Die Verteilung von 1508 Wirbelsäulen-/Rückenmarksverletzungen auf die einzelnen Rückenmarksabschnitte zeigt Tabelle 31. Während das Maximum für die Wirbelsäulenverletzungen in der Brustsäulenregion liegt, mit der Halswirbelsäulenregion etwas weniger betroffen, kommen Rückenmarksverletzungen am häufigsten im Halsmark vor, der das Brustmark mit einigem Abstand und das Lendenmark mit großem Abstand folgt.

Über Häufigkeit und Verletzungsniveau von Wirbelbrüchen und den dabei auftretenden neurologischen Ausfällen aus den Serien von drei Autoren gibt Tabelle 32 Auskunft.

Die Ursachen der Querschnittslähmung (in %) bei frischen Fällen im berufsgenossenschaftlichen Unfallkrankenhaus Hamburg sind in Abb. 146 aufgeführt.

Tabelle 32. Häufigkeit und Verletzungsniveau von Wirbelbrüchen und den dabei auftretenden neurologischen Ausfällen in der Serie von WORTIS u. SHARP (1941) von 196 Fällen, in der Serie von ZILLMER (1960) von 137 Fällen und in der Serie von BRÜCKNER (1962) von 129 Fällen

ZILLMER (1960)		
Verletzung	Anzahl der Fälle	%
Halswirbel	27	19,71
Oberen und mittleren Brustwirbel	38	27,74
Unteren Brust- und Lendenwirbel	72	52,55
Summe	137	100,00
BRÜCKNER (1962)		
Verletzung	Anzahl	davon mit neurologischen Ausfällen
Halswirbel	23	10 = 43,5%
Brustwirbel	52	5 = 9,6%
Lendenwirbel	54	4 = 7,4%
Summe	129	19 = 14,7%
WORTIS u. SHARP (1941)		
Verletzung	Anzahl	davon mit neurologischen Ausfällen
Halswirbel	52	38 = 37%
Brustwirbel	40	23 = 58%
Lendenwirbel	104	23 = 24%
Summe	196	84 = 43%

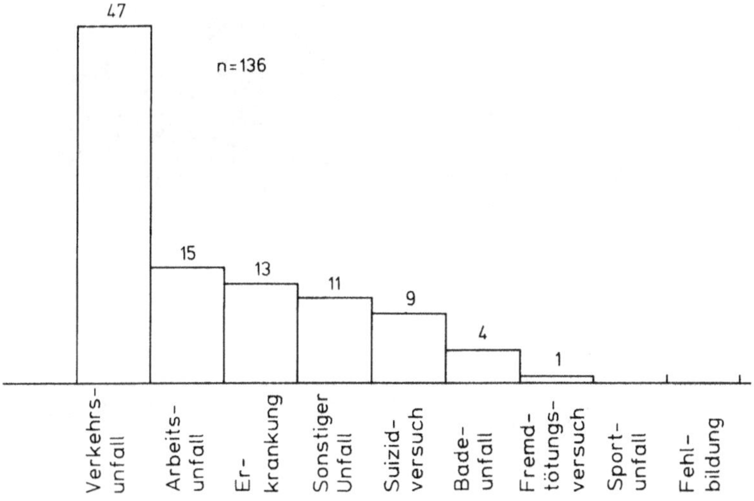

Abb. 146. Ursachen der Querschnittlähmung bei frischen Fällen in Prozent. (Berufsgenossenschaftliches Unfallkrankenhaus Hamburg). (Aus MEINECKE 1983)

II. Lokalisation

Aus *klinischen Arbeiten* ergibt sich, daß die meisten Wirbelsäulenverletzungen im Bereich des Brustwirbel-Lendenwirbelsäulenüberganges auftreten (HOPF 1958; JUNGHANNS 1968; ALBASSIR 1979). Andere Autoren heben neben der Bevorzugung dieser Übergangsregion noch die untere Halswirbelsäule hervor (LINDEMANN u. KUHLENDAHL 1953).

Die *Halswirbelsäulenfrakturen* und die entsprechenden klinischen Befunde, die im Zeitraum von 1975–1980 in den Kliniken der Universität von Wisconsin im gleichnamigen amerikanischen Bundesstaat in Milwaukee stationär behandelt wurden, sind in Abb. 147 aufgeführt.

Die *thorakolumbalen Frakturen der Wirbelsäule* und die entsprechenden klinischen Befunde, die im Zeitraum von 1975–1980 in den Kliniken der Universität von Wisconsin im gleichnamigen amerikanischen Bundesstaat in Milwaukee stationär behandelt wurden, sind in Abb. 148 aufgeführt.

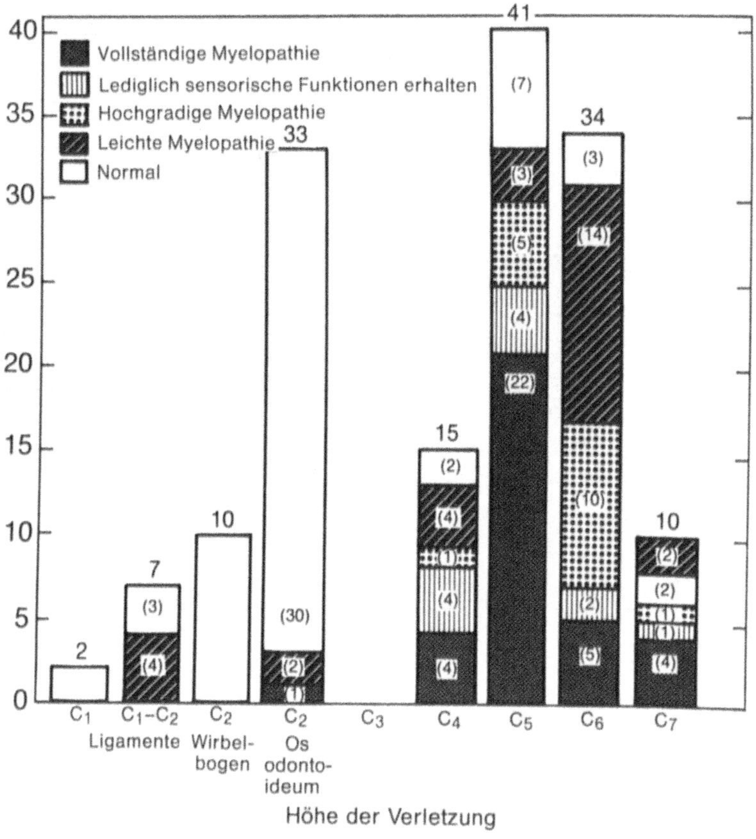

Abb. 147. Halswirbelsäulenfrakturen und die entsprechend klinischen Befunde, die zwischen 1975 und 1980 in den Kliniken der Universität von Wisconsin in Milwaukee stationär behandelt wurden. (Aus SANCES et al. 1984)

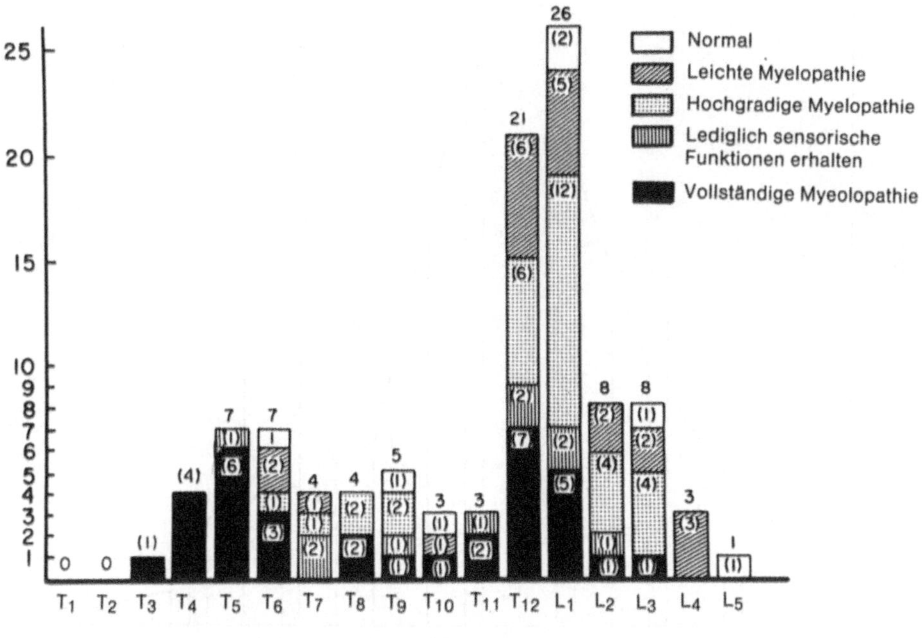

Abb. 148. Frakturen der throakolumbalen Wirbelsäule und die entsprechenden klinischen Befunde, die zwischen 1975 und 1980 in den Kliniken der Universität von Wisconsin in Milwaukee stationär behandelt wurden. (Aus SANCES et al. 1984)

III. Altersverteilung

Die Altersverteilung und Lokalisation der Frakturen im Brust- und Lendenwirbelkörperbereich, die von Januar 1972 bis Dezember 1977 behandelt wurden, sind nach männlichen und weiblichen Patienten aufgegliedert (Abb. 149a und b).

IV. Autopsieserien

In der Autopsieserie von AUFDERMAUR (1984) sind die HWS und BWS in ungefähr 40%, die LWS in etwa 20% betroffen. Der Übergang von der Brust- in die Lendenwirbelsäule ist von Th12–L1 in knapp 10%, von Th10–L2 in 32% verletzt. Am seltensten ist der kraniale BWS-Abschnitt befallen, nämlich von Th1–Th3 in 6%. Die Verletzungen der HWS und BWS sind zu gleichen Teilen verkehrsunfall- und sturzbedingt. In der LWS hingegen beruhen die Verletzungen doppelt so häufig auf Sturzereignissen wie auf Verkehrsunfällen.

Im Hinblick auf die Abweichung der autoptischen gegenüber den klinischen Ergebnissen verweist AUFDERMAUR (1984) darauf, daß bei 100 der eigenen Patienten der Tod eingetreten war, bevor eine klinische Untersuchung stattgefunden hatte. Solche Beobachtungen fehlen naturgemäß bei klinischen Aufstellungen, während bei einer Sektion leichtere Verletzungen bei Fehlen von klinischen Hinweisen seltener festgestellt werden als in einer Klinik.

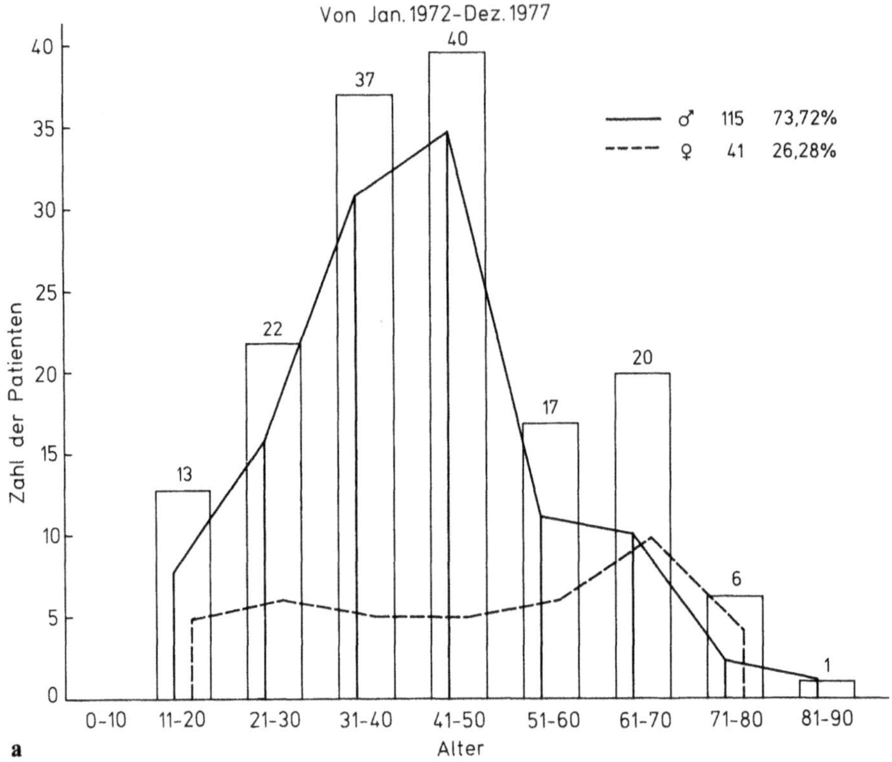

a

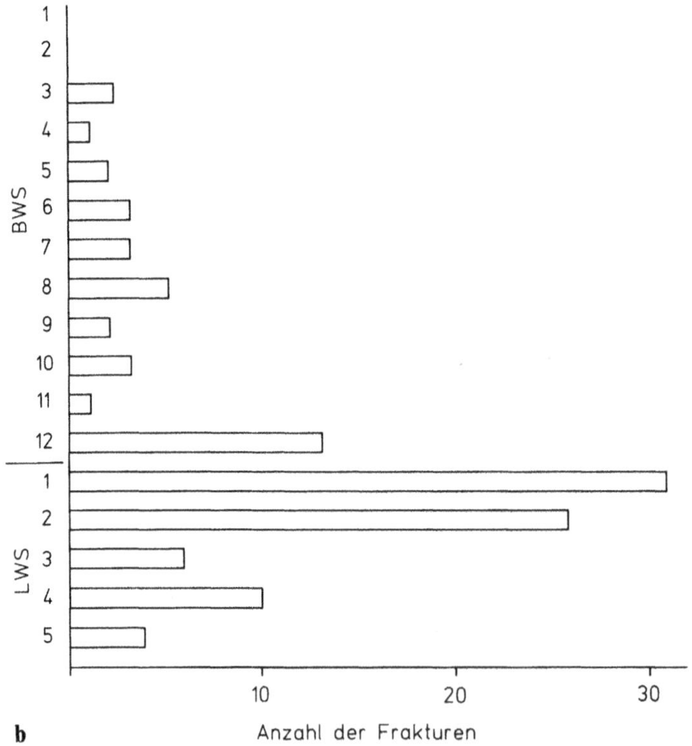

b

Abb. 149. a Altersverteilung und **b** Lokalisation der Frakturen im Brust- und Lendenwirbelkörperbereich, die von Jänner 1972 bis Dezember 1977 behandelt wurden, ist nach männlichen und weiblichen Patienten aufgegliedert. (Aus A. SKUGINNA et al. 1980)

V. Mehrfachverletzungen der Wirbelsäule

Frakturen von mehreren aneinander liegenden oder nahebei liegenden Wirbelkörpern sind als Folge von Verkehrsunfällen häufig (GRIFFITH et al. 1966). Multiple Verletzungen der Wirbelsäule von weit voneinander liegenden Segmenten der Wirbelsäule sind dagegen selten.

In *klinischen Arbeiten* wurden Mehrfachverletzungen der Wirbelsäule bei 20% der Patienten gefunden, am häufigsten an der LWS, dann der BWS, am seltensten an der HWS (HOPF 1958).

In *autoptisch untersuchten Serien* fanden HOLZER u. KLOSS (1962) Mehrfachverletzungen bei 17%. In der Serie von AUFDERMAUR (1984) hatten zwei Drittel eine, ein Drittel zwischen 2 und 9 Verletzungen der Wirbelsäule.

KOSVEN (1965) berichtete über eine Beobachtung, in der die Hals- und Lendenwirbelsäule gleichzeitig betroffen war.

BENTLEY u. Mc SWEENY (1968) berichteten über 4 Beobachtungen. Bei 3 Patienten war die Hals- und Brustwirbelsäule und bei einem Patienten die Hals- und untere Brustwirbelsäule verletzt. Bei den 3 zunächst genannten Patienten bestand eine Paraplegie unterhalb der unteren Verletzung. Einzelheiten können der Tabelle 33 entnommen werden.

Tabelle 33. Multiple Wirbelsäulenverletzungen. (Aus BENTLEY u. MCSWEENEY 1968)

Patient	Halswirbelsäule		Brustwirbelsäule		Lendenwirbelsäule	
	Knochenverletzung	Rückenmarkschäden	Knochenverletzung	Rückenmarkschäden	Knochenverletzung	Rückenmarkschäden
Fall 1	Kompressions-Keilfraktur C5	Keine	Fraktur mit Dislokation Th5/Th6	Vollständige Paraplegie unterhalb Th5	–	–
Fall 2	Leicht verschobene Fraktur des Dens epistrophei	Keine	Kompressions-Keilfraktur Th4, Fraktur mit Dislokation Th7/Th8	Vollständige Paraplegie unterhalb Th6	–	–
Fall 3	Hyperextensionsfraktur mit Dislokation C2/C3	Keine	Fraktur mit Dislokation Th3/Th4	Vollständige Paraplegie unterhalb Th4	–	–
Fall 4	Fraktur mit Dislokation C6/C7	Inkomplette Tetraplegie	–	–	Thorakolumbale Fraktur	?

VI. Frakturen der Wirbelsäule bei Bergleuten

Frakturen der Wirbelsäule sind bei Bergleuten häufige Verletzungen. Bergleute werden meist dadurch verletzt, daß sie in gebückter oder hockender Stellung von niederbrechenden Gesteinsmassen zusammengedrückt und dadurch verletzt werden.

FAULWETTER (1953) berichtete über einen Bergmann, der unter Tag zwischen einer Akkulokomotive und einem Balken eingeklemmt worden war. Er starb etwa 80–100 min nach dem Unfall.

Die *Autopsie deckte eine Zerreißung der Zwischenwirbelscheibe zwischen dem 12. Brust- und 1. Lendenwirbel mit Klaffen des Zwischenwirbelraumes und mehreren kleineren Längsfrakturen in beiden Wirbelkörpern auf. Rückenmark und Duralkanal waren wenig beschädigt. Außerdem lag eine Zerreißung von Aorta und V. cava vor.*

Die Überlebenszeit von 80–100 min ist erstaunlich.

VII. Serien von Wirbelsäulen- und Rückenmarksverletzungen

KEY u. RETIEF (1972) berichteten über 300 Rückenmarksverletzungen, die im Rückenmarksverletztenzentrum in Kapstadt, Südafrika, aufgenommen worden waren (Tabelle 34). Ein Drittel der Verletzungen waren die Folge von Kraftfahrzeugunfällen und 23% die Folge von Stichverletzungen. Andere Unfälle wie tätliche Auseinandersetzungen und Stürze machten etwa 30% aus. Sportverletzungen waren in 5,3% und medizinische Zwischenfälle waren in 3% die Ursache. Schußverletzungen, Eisenbahnunfälle und Verletzungen durch herabstürzendes Gestein waren die Ursachen für die restlichen Rückenmarksverletzungen.

MINAIRE et al. (1978) legten ähnliche Statistiken aus der französischen Rhone-Alpen Region vor, sie hatten jedoch erheblich weniger penetrierende Rückenmarksverletzungen.

SHROSBREE (1978) teilten die Befunde von 21 Patienten mit Motorradunfällen mit. Die Brustwirbelsäule und das Thorakalmark war in 76% der Fälle beteiligt.

ZETTAS et al. (1979) untersuchten die Verletzungsmuster bei 260 Patienten mit Motorradunfällen.

SCHÖCHE et al. (1981) veröffentlichten eine lesenswerte und inhaltsreiche Untersuchung über die Auswertung von 1306 Sektionsprotokollen von Unfalltoten, die nach einer Schädelhirnverletzung oder einer anderen tödlichen Unfallverletzung und einer spinalen Verletzung entweder sofort an der Unfallstelle oder auf dem Transport in ein Krankenhaus, oder nach einer Behandlung in verschiedenen Einrichtungen des Bezirks Leipzig ad exitum gekommen waren. Dabei fanden nur Personen Berücksichtigung, die das 17. Lebensjahr vollendet hatten.

Tabelle 34. Ursache und Häufigkeit von Rückenmarksverletzungen. (Aus KEY u. RETIEF 1970)

Kfz-Unfälle	120	34%	oder 1/3 aller Fälle
Stichverletzungen	70	23%	
Sonstige Unfälle	54	18%	
Schlägereinen und Stürze	37	12,3%	
Sportverletzungen	16	5,3%	Rugby 8; Kopfsprünge in Wasser 7; Judo 1
Iatrogene Verletzungen	9	3%	
Schußverletzungen	6	2%	
Eisenbahnunfälle	4	1,3%	
Herabstürzendes Gestein	2	1%	

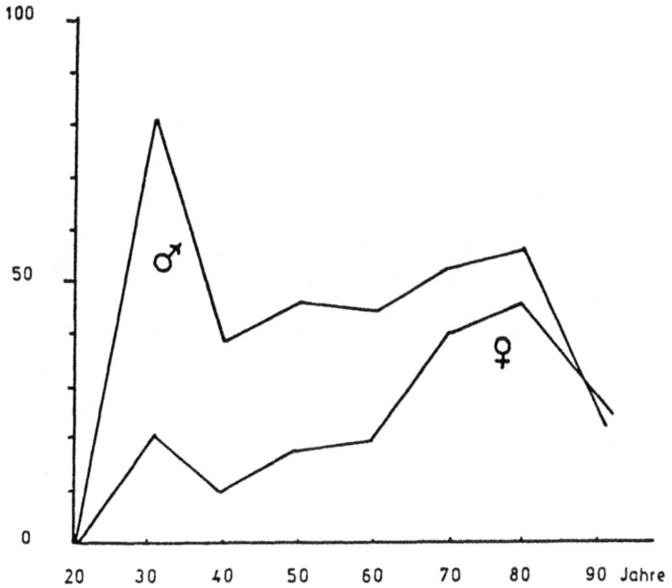

Abb. 150. Die Altersverteilung von 532 Unfalltoten; Angaben in absoluten Zahlen, unterteilt nach dem Geschlecht. (Aus SCHÖCHE et al. 1981)

Von 532 Unfalltoten mit einer Wirbelsäulen- oder Rückenmarksverletzung waren 184 (34,6%) weiblichen und 348 (65,4%) männlichen Geschlechts, das entspricht einem Verhältnis männlich:weiblich von 1,9:1.

Die *Altersverteilung* zeigte bei *Männern* für alle Unfallarten einen Gipfel für jüngere Jahrgänge, jeweils zur Hälfte Fußgänger und motorisierte Verunfallte (Abb. 150). Bei *Frauen* stellten die Autoren jenseits des 60. Lebensjahres eine erhebliche Häufung der Unfälle mit Todesfolge fest.

Interessant erschien SCHÖCHE et al. (1981) die *gesonderte Betrachtung der Altersverteilung bei Fußgängern.* Für *Männer* imponierte eine Häufung jeweils um das 30. und jenseits des 70. Lebensjahres. Für Frauen lag wieder ein Anstieg nach dem 60. Lebensjahr vor. Der Anteil der alkoholisierten Männer nimmt mit zunehmendem Alter kontinuierlich ab. Bei älteren spielt er nur noch eine untergeordnete Rolle, bei jüngeren hingegen ist er fast ausschließlich für den Unfalltod von Fußgängern verantwortlich zu machen (Abb. 151).

Bei den Unfallarten überwogen in dieser Serie signifikant die Verkehrsunfälle mit 51,7% (275), es folgten mit 21,4% häusliche Unfälle (Sturz aus großer Höhe, Treppensturz Sturz zu ebener Erde), dann mit 15,0% Folgen suizidaler Handlungen und mit 8,8% (47) Arbeitsunfälle. Sonstige Unfälle (3,0% berücksichtigen Körperverletzungen mit Todesfolge, Bade- und Pferdesportunfälle und ähnliche Unfallarten.

Unter den 532 Unfalltoten mit Wirbelsäulenverletzungen in der Serie von SCHÖCHE et al. (1981) wurden 275 Opfer von Verkehrsunfällen erfaßt (51,7%), dabei stellten die 141 Fußgänger den Hauptanteil. Sie sind bei Kollisionen im Straßenverkehr ungeschützt und somit meist schwerer verletzt als Pkw-Insassen, die im analysierten Zeitraum zahlenmäßig gering vertreten waren (16 und 2 im Fond sitzende Erwachsene). Allerdings erleiden die nicht angegurteten PKW-Fahrer durch das Hinausschleudern aus dem Fahrzeug ebenfalls lebensbedrohliche Verletzungen.

Hervorzuheben ist die Angabe von SCHÖCHE et al. (1981), daß bei den Verletzungen der Wirbelsäule und des Rückenmarks vorwiegend indirekte Verletzungen vorlagen. Die Lokalisation im Querschnitt der Wirbelsäule bringt diese Eigentümlichkeit von Wirbelsäulenverletzungen deutlich zum Ausdruck. Nur in 11,1 % aller Fälle wurde die Haut und in 123 Fällen (23,1 %) die Muskulatur verletzt. Die direkten Gewalteinwirkungen manifestier-

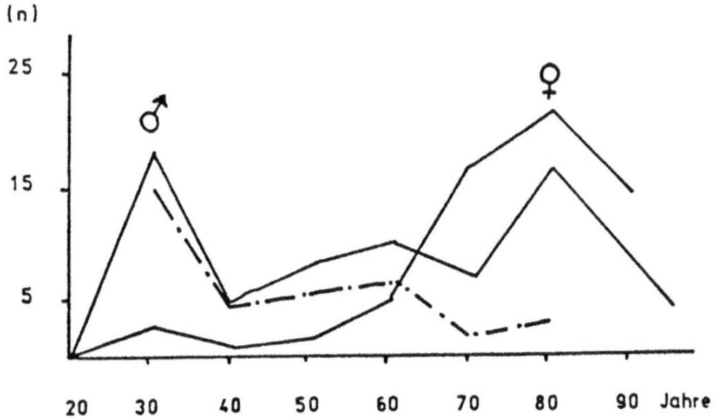

Abb. 151. Die Altersverteilung von tödlich verunfallten Fußgängern. Angaben in absoluten Zahlen unterteilt nach dem Geschlecht. Die gestrichelte Linie gibt die Anzahl der zum Unfallzeitpunkt unter Alkoholeinfluß stehenden männlichen Fußgänger an. (Aus SCHÖCHE et al. 1981)

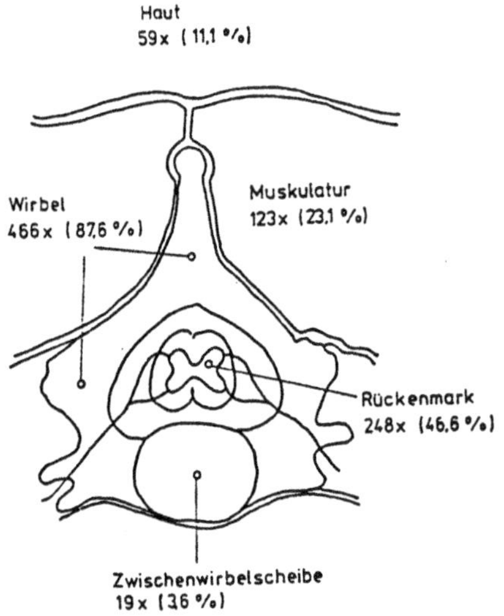

Abb. 152. Die Topik der Unfallverletzungen des Achsenorgans im transversalen Querschnitt. Angaben in Prozent und absoluten Zahlen. (Aus SCHÖCHE et al. 1981)

ten sich in Form von Hautabschürfungen, der Bildung von Haut- und Weichteiltaschen, durch Unterblutungen und Einrisse der Haut und Muskulatur. Wie in Abb. 152 wiedergegeben ist, wurden nur 19 (3,6%) isolierte Läsionen von Zwischenwirbelscheiben beobachtet.

Hingegen zeigten von 532 Unfalltoten mit spinalen Verletzungen 466 Patienten, das sind 87,6%, Wirbelfrakturen.

Bei 248 Unfalltoten waren Verletzungen des Rückenmarks festgestellt worden. Diese waren für etwa die Hälfte, das heißt für 127 der Opfer, auslösende Todesursache. Bei 5 Patienten wurde eine isolierte Verletzung des Rückenmarks ohne andere Beeinträchtigung festgestellt.

Bei 466 Patienten dieser Serie wurden insgesamt 1225 Frakturen von Wirbeln (die hohe Zahl ergibt sich aus Mehrfachverletzungen) in Form der verschiedenen Brucharten gefunden. An erster Stelle standen Dornfortsatzabrisse, dann folgten Luxationsfrakturen,

Tabelle 35. Die Höhenlokalisation von 1225 Frakturen bei 466 (87,6 %) Patienten von 532 Verunfallten. (Aus SCHÖCHE et al. 1981)

Abschnitt	Zahl	Relative Häufigkeit
HWS	368	31,5%
BWS	662	34,0%
LWS	171	14,0%
Os sacrum	6	0,5%

Tabelle 36. Biostatische Untersuchung der Frakturanzahl bezogen auf die einzelnen Wirbelsäulenabschnitte. (Aus SCHÖCHE et al. 1981)

Abschnitt	Zahl	$\bar{x}$	s	$s\bar{x}$
C1–C7	368	55,1	25,2	9,7
D1–D12	662	55,2	9,6	2,7
L1–L5	171	34,2	8,3	3,8

Tabelle 37. Vergleich der Wirbelfrakturen zur Länge der Wirbelsäulenabschnitte mittels anthropometrischer Mittelwerte. (Aus SCHÖCHE et al. 1981)

Abschnitte	Zahl	Durchschnittliche Länge 33 in cm	Frakturen pro cm Länge
C1–C7	368	$12{,}5 \pm 1{,}5$	30,9
D1–D12	662	$28{,}5 \pm 1{,}5$	23,2
L1–L5	171	$18{,}0 \pm 1{,}0$	9,5

Frakturen der Querfortsätze und schließlich Kompressionsfrakturen. Die Verteilung aller Frakturen auf die einzelnen Wirbelsäulenabschnitte ist in Tabelle 35 wiedergegeben.

Berechnet man den Mittelwert der Frakturhäufigkeit für jeden einzelnen Wirbel jedes Abschnittes – wie in Tabelle 36 aufgeführt – so ergibt sich für die Wirbel der Halswirbelsäule und diejenigen der Brustwirbelsäule eine vollständige Übereinstimmung. Im Gegensatz dazu ist die Frakturhäufigkeit pro Lumbalwirbel eindeutig geringer. Noch genauer kann man die Frakturhäufigkeit mit der Länge der einzelnen Wirbelsäulenabschnitte vergleichen. Diese Angaben wurden von anthropometrischen Mittelwerten (MARTIN u. SALLER 1959) abgeleitet und mit der Anzahl der Frakturen relativiert. Das Ergebnis, in Tabelle 37 abzulesen, weist für die HWS die größte Anzahl von Frakturen aus, während die Lendenwirbel vergleichsweise eher seltener betroffen waren.

Bringt man die Höhenlokalisation der einzelnen Verletzungsformen des Rückenmarks mit der Todesursache in Verbindung, zeigt sich in der Serie von SCHÖCHE et al. (1981) eindeutig: Je höher und schwerer die Verletzung des Rückenmarks ist, umso eher ist sie für den Tod verantwortlich zu machen, sofern nicht eine schwere Hirnverletzung oder ein Multitrauma mit Herz-, Gefäß- oder anderen Organrupturen vorliegt.

Von der Gesamtzahl von 532 Verletzten hatten 405 der tödlichen Verunfallten (76,1 %) eine spinale Verletzung als Begleitverletzung. 127mal, in 23,9 % war die spinale Verletzung ausschlaggebend für den Unfalltod.

In Tabelle 38 sind die Todesursachen im einzelnen aufgeführt: 209 verstarben nach Hirnverletzungen und deren Komplikationen, 102 nach Rupturen von Organen und Gefäßen.

Todesursache für 127 Verletzte (23,9 %), bei denen das spinale Trauma ausschlaggebend war, sind zur Hälfte Kompressionen und Kontusionen des Markes (Tabelle 39).

Tabelle 38. Todesursachen von 405 Unfallopfern mit einer Wirbelsäulen-Rückenmarksverletzung als Begleitverletzung. (Aus SCHÖCHE et al 1981)

Diagnose	Zahl
Hirnverletzungen und Komplikationen	209
Kontusion	90
Zertrümmerung	84
Ventrikelblutung	12
Ponsblutung	11
Intrazerebralhämatome	8
Ödem	8
Durchschuß	1
Rupturen von Organen und Gefäßen	102
Pneumonische Komplikationen	37
Schock	22
Aspiration	13
Embolie	7
Herzversagen	4
Ersticken und ähnliches	10
Urämie	1
Summe	405
Spinale Traumen als ausschlaggebende Verletzung	127
Gesamtzahl der Unfalltoten	532

Tabelle 39. Rückenmarksverletzungen als ausschlagebende Todesursache bei 127 von 532 Unfallopfern. (Aus SCHÖCHE et al. 1981)

Todesursache	Zahl
Contusion medullae spinalis	41
Compressio medullae spinalis	36
Abriß der Medulla oblongata	23
Rupturen des Rückenmarkes	17
Kopfabtrennung	6
Kompression der Medulla oblongata	4
Gesamtzahl	127

Abrisse der Medulla oblongata und des Markes stehen an zweiter Stelle, während ein Marködem oder eine Kompression in Höhe der Medulla oblongata sehr selten als Todesursache auftraten.

Betrachtet man alle 248 Rückenmarksverletzungen in der Serie von SCHÖCHE et al. (1981), ergibt sich ein anderes Bild. Hier bilden 87 Rupturen des Markes den größten Anteil, weiterhin wurden 82 Kompressionen und 75 Kontusionen gezählt. Die Hämatomyelie als Sonderform der Rückenmarksläsion war 12mal zu finden. Der hohe Anteil von Rupturen des Markes war vergesellschaftet mit gravierenden Gefäß- und Organzerstörungen, die für sich als ausschlaggebend für den Tod qualifiziert wurden. Auch die Hämatomyelie wurde in Verbindung mit schwersten andere Organsysteme treffenden Traumatisierungen gefunden.

360 Patienten (67,7%) verstarben am Unfallort (Abb. 153). Bis zum Ende des ersten Tages führen irreversibler Schock und Blutverlust als Todesursache infolge von Gefäß- und Organzerreißungen.

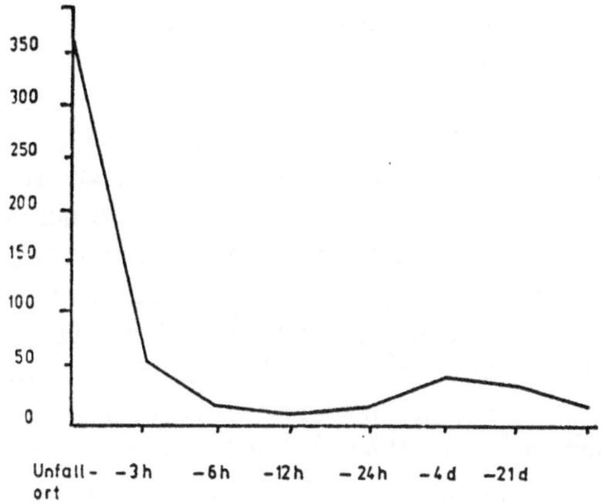

Abb. 153. Das Zeitintervall zwischen Unfall und Tod bei 532 Traumatisierten mit Schädel-Hirn- und spinalen Traumen. (Aus SCHÖCHE et al. 1981)

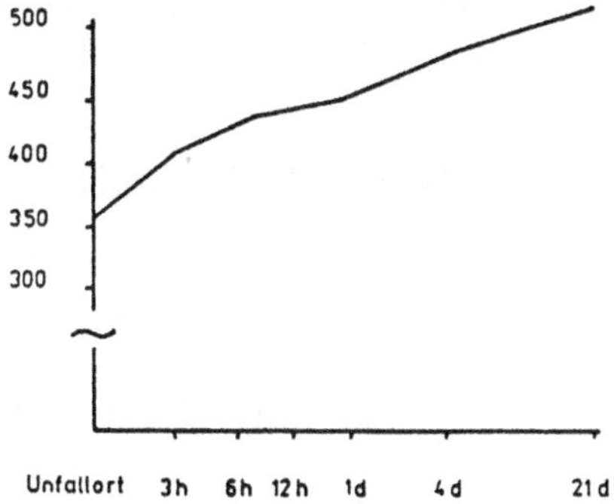

Abb. 154. Das Zeitintervall zwischen Unfall und Tod in halblogarithmischer Darstellung. 360 der Verunfallten verstarben am Unfallort (!). (Aus SCHÖCHE et al. 1981)

In den meisten Fällen, besonders bei Verkehrsunfällen und Stürzen aus großer Höhe, entstehen in der Unfallfolge Mehrfachverletzungen. Bei Beachtung der Unfallmechanismen ist in einem hohen Prozentsatz mit spinalen Verletzungen zu rechnen, an die bei Erster Hilfe, beim Transport, bei diagnostischen und therapeutischen Maßnahmen zu denken ist. Lähmungsfolgen, Infektionen und pneumonische Komplikationen treten ab dem vierten Tag in den Vordergrund. Die halblogarithmische Darstellung zeigt eindrucksvoll, daß die Mehrzahl der Patienten nach 12 h bereits verstorben war (Abb. 154).

VIII. Schäden in der Umgebung von Frakturen der Wirbelsäule

1. Einführung

Ergebnisse von systematischen Studien von Präparaten tödlich verletzer Patienten mit Wirbelsäulenverletzungen, die sich durch ihre gediegene makroskopische und feingewebliche Aufarbeitung auszeichnen, wurden von AUFDERMAUR (1984) veröffentlicht, auf die ich hinweise.

Nach den Untersuchungen dieses Autors, denen ich folge, breitet sich bei jeder Wirbelfraktur ein Hämatom in der Wirbelspongiosa und im paravertebralen

Gewebe aus. Nicht selten sind auch Bandscheibenrisse weiterer kranialer und kaudaler Bewegungssegmente nachweisbar.

Kranial und kaudal einer Wirbelfraktur und einer unfallbedingten Bandscheibenzerreißung findet sich fast immer ein Ödem und es liegen Blutungen in Ligamenten, Wirbelbogengelenkkapseln, in Zwischenwirbelkanälen sowie in paravertebraler Muskulatur und Bindegewebe vor, manchmal auch makroskopisch feststellbare Risse des Bandapparates. AUFDERMAUR (1984) hebt hervor, daß in seinem Untersuchungsgut diese Befunde kranial und kaudal einer solchen Verletzung an bis zu 8 Bewegungssegmenten vorkommen.

Ein Bandscheibenriß kommt in der HWS und LWS sowohl ohne als auch mit Fraktur der angrenzenden Wirbelkörper vor. AUFDERMAUR (1984) hebt hervor, daß ein Bandscheibenriß der BWS bei seinen eigenen Fällen stets mit einer Wirbelkörperfraktur verbunden war. Bei Bestehen einer Osteochondrose kann der vorbestehende Bandscheibenriß durch eine Gewalteinwirkung eine Ausweitung erfahren.

Es kann dadurch eine Protrusion oder ein Prolaps ausgelöst werden (EPSTEIN 1976). Am Bandapparat kommen unfallbedingte Risse isoliert oder zusammen mit Bandscheibendurchtrennungen bzw. Wirbelfrakturen vor.

2. Akute Mediastinitis

Akute Mediastinits entwickelt sich aus der Weiterleitung eines infektiösen Prozesses in der Hals-/Nackenregion. Es handelt sich gewöhnlich um Perforationen des Ösophagus mit Instrumenten oder Fortleitung von odontogenen Infektionen (NEUHOF 1937; PEARSE 1938; PAYNE u. LARSON 1969).

Mehr als 20% aller Infektionen des Mediastinum nehmen ihren Ausgang von der Hals-/Nackenregion (PEARS 1938; KRESPI et al. (1985). MONCADA et al. (1978) weisen auf drei Ausbreitungswege hin: (1) Durch den retropharyngealen Raum, (2) perivaskuläre Ausbreitung und (3) durch den prätrachealen Raum.

Etwa 3/4 der Fälle mit einer Mediastinitis haben sich über den retropharyngealen Raum ausgebreitet (PEARS 1938).

Bei *traumatischer Entstehung der mediastinitis* muß an folgende Mechanismen gedacht werden: (1) *Zerreißung des Gewebes durch Überdehnung im hinteren Oropharynx* und (2) *direkte Durchbohrung der Hinterwand des Oropharynx durch eine Fraktur der Wirbelsäule mit Dislokation* oder durch einen *Osteophyten* (STRINGER et al. 1980; POLLOCK et al. 1981; AGHA u. RAJI 1982).

Die bakteriellen Erreger, die bei einer Mediastinitis nachgewiesen werden, stammen aus dem Oropharynx, beispielsweise Eikenella corrodens, S. intermedius und P. magnus, die alle in der normalen Flora des Menschen vorkommen (TURCOT et al. 1979; SOMMERS 1982).

3. Mediastinitis nach indirekten Verletzungen von Kopf und Hals (Whiplash)

Beobachtungen von Mediastinitis nach indirekten Verletzungen von Kopf und Hals (Whiplash) als Komplikation wurden von einigen Autoren mitgeteilt

(MORRISON 1960; SPLENER u. BENFIELD 1976; STRINGER et al. 1980; POLLOCK et al. 1981; AGHA u. RAJI 1982; KRESPI et al. 1985; ROTSTEIN et al. 1986).

4. Fallmitteilung einer traumatischen Mediastinitis

ROTSTEIN et al. (1986) berichteten über einen 19 Jährigen, der nach einem „leichten Autounfall" über Nacken- und Rückenschmerzen klagte. 5 Tage später wird nach einem Temperaturanstieg eine Mononukleose mit Leberbeteiligung diagnostiziert. Nach vorübergehender Besserung unter Kortikoidbehandlung traten erneut hochfebrile Temperaturen, eine zunehmende Dyspnoe und Pleuraergüsse auf.

Die weiteren diagnostischen Maßnahmen zeigten eine proximal gelegene Perforation des Ösophagus und eine ausgeprägte Mediastinitis.

Bei dem Unfallereignis war es zu einer Perforation des Ösophagus gekommen mit einer nachfolgenden Mediastinits. Die Angaben über den Unfallhergang sind leider spärlich.

5. Mortalität

Die Mortalität der Mediastinitis nach zervikaler Ausbreitung ist sehr hoch, sie beträgt 40 % und ist Folge einer generalisierten Sepsis (CUNNINGHAM 1930; PEARSE 1930; MORRISON 1960; JANECKA u. RANKOW 1971; COGAN 1973; HOWELL et al. 1976; SPLENER u. BENFIELD 1976; Mc CURDY et al. 1977; HENDLER u. QUINN 1978; MONCADA et al. 1978; SCULLY et al. 1978; TURCOT et al. 1979; STRINGER et al. 1980; TOEWS u. De la ROCHA 1980; POLLOCK et al. 1981; WILLS u. VERNON 1981; AGHA u. RAJI 1982; MURRAY u. FINEGOLD 1984; KRESPI et al. 1985).

6. Pathomorphologie

Vom morphologischen Standpunkt wurden *mediastinale Abszesse* von der *diffusen phlegmonösen Mediastinitis* abgegrenzt (NEUHOF 1937).

7. Penetrierende Verletzungen des Abdomens mit solchen des Rückenmarks

Penetrierende Verletzungen des Abdomens mit Beteiligung des Kolons, der V. cava können auch zusätzlich Verletzungen des Rückenmarks verursachen.

WILSON (1976) berichtete über einen 26jährigen Polizisten, der zwei Schußwunden im Abdomen erlitt. Das Kolon und die V. cava waren verletzt und wurden operativ versorgt. Der Schußkanal, der durch das Kolon führte, reichte in die Wirbelsäule und hatte Faeces mitgeführt. Der Patient verstarb einige Tage später an einer Meningoencephalitis durch E. coli.

8. Rupturen des Diaphragma bei Patienten mit traumatischen Rückenmarkschäden (Tabelle 40)

Eine Röntgenaufnahme des Thorax des aufrecht sitzenden Patienten ist die wichtigste Methode eine *Ruptur des Diaphragma* zu diagnostizieren (TAN et al. 1973). Bei Patienten mit einer Verletzung des Rückenmarks kann eine solche Position nicht eingenommen werden. Die Röntgenaufnahme erfolgte in der

Tabelle 40. Häufigkeit von Rupturen des Diaphragma in verschiedenen klinischen Studien. (Aus J. C. HALL et al. 1981)

Autoren	Untersuchte Serie	Häufigkeit der Ruptur des Diaphragma
HALL et al. (1981)	Patienten mit Rückenmarkverletzungen unterhalb der mittleren Thorakalregion	2,7%
RODKEY (1966)	Patienten die wegen einer stumpfen Abdominalverletzung im Hospital aufgenommen wurden	4,5%
ESTRERA et al. (1979)	Patienten mit stumpfen Abdominalverletzungen, die bei Aufnahme im Hospital bereits tot waren	5,2%
BOLTON et al. (1973)	Patienten bei denen wegen stumpfer Abdominalverletzungen operative Eingriffe vorgenommen wurden	10,2%
HALL et al. (1981)	Patienten mit Rückenmarkverletzungen unterhalb der mittleren Thorakalegion und gebrochenen Rippen	11,1%

supinalen Position. Eine solche Position ist nicht optimal für die Diagnose von Rupturen des Diaphragmas.

HALL et al. (1981) fanden in einer Serie von 1007 Patienten mit Rückenmarksverletzungen 11 die eine Ruptur des Diaphragma aufwiesen. Bei 5 Patienten wurden mehr als 48 h benötigt bevor die Ruptur des Diaphragma diagnostiziert werden konnte.

9. Traumatische subarachnoidale-pleurale Fisteln

a) Einführung

Traumatische subarachnoidale-pleurale Fisteln stellen eine relativ seltene Komplikation nach penetrierenden Verletzungen der Wirbelsäule dar. Entsprechende Beobachtungen wurden von WILSON u. JUMER (1962), OVERTON et al. (1966) sowie BRAMWITT u. SCHMELKA (1967) gemacht. Vor allem bei Schußverletzungen der Wirbelsäule muß an diese Komplikation gedacht werden (MILLOY et al. 1959; BRAMWIT u. SCHMELKA 1967; OZER et al. 1972; BEUTEL et al. 1980; DJERGAIAN et al. 1982; LOVAAS et al. 1985).

b) Verletzungsmechanismus

Eine penetrierende Verletzung der Wirbelsäule und des Thorax kann zu einer gleichzeitigen Durchtrennung sowohl der spinalen Dura mater als auch der Pleurae führen, so daß eine kontinuieliche Kommunikation zwischen diesen beiden anatomischen Strukturen vorliegt. Liquor fließt vom Subarachnoidalraum, der unter einem hohen Druck steht, in die Pleurahöhle, die unter einem geringen Druck steht, ab.

c) Diagnostische Maßnahmen

Die Diagnose läßt sich mit Hilfe einer Myelographie stellen, dabei fließt Kontrastmittel aus dem Subarachnoidalraum in die Pleurahöhle ab. Wiederkehrende oder dauernde Liquorabflüsse müssen durch eine operative Schließung der spinalen Dura mater unterbunden werden.

d) Mitgeteilte Kasuistiken

Wilson u. Jumer (1962) berichteten über einen Patienten, der nach einer Schußverletzung bei Vornahme einer *Myelographie* Kontrastmittel im rechten Pleuraraum zeigte. Bei Th8 bestand ein Block des Kontrastmediums nach unten.

Overton et al. (1966) teilten die Krankengeschichte eines Patienten mit, bei dem nach einem Kraftfahrzeugunfall bei einer *lumbalen Myelographie* eine Fistel zwischen dem Subarachnoidalraum bei Th7 und dem Pleuraraum bestand.

Bramwit u. Schmelka (1967) berichteten über eine 42jährige Patientin, die eine Schußverletzung der linken Rückenregion erlitten hatte. Sie stürzte zu Boden und vermochte nicht zu stehen. Auf der linken Rückenseite, zwischen der 5. und 6. Rippe, etwa 5 cm von der Mittellinie, fand sich der Einschuß. Es lag eine schlaffe Parese der unteren Extremitäten und eine beidseitige Anästhesie unterhalb von Th7 vor.

Die *lumbale Myelographie* zeigte einen Kontrastmittelfluß bis zur Bandscheibe Th7/Th8; ein wesentlicher Teil der Flüssigkeit floß durch eine Fistel in den rechten Pleuraraum. Kontrastmittel war in der Umgebung des Geschosses, das im Pleuraraum lag, nachweisbar. Es bestand eine Fraktur des anterolateralen Anteiles des 7. Brustwirbelkörpers.

Während der nächsten 30 Tage entwickelte sich eine zunehmende Spastik der unteren Extremitäten. Eine explorative Laminektomie zeigte Lazerationen der spinalen Dura mater und des Rückenmarks infolge Einwirkung von Knochensplittern. Die Fistel konnte bei der Operation nicht dargestellt werden. Nach 3 Wochen besserte sich die Spastizität, der neurologische Befund blieb sonst unverändert.

Die traumatischen subarachnoidalen-pleuralen Fisteln schließen sich gewöhnlich spontan, können jedoch, wie bei der Beobachtung von Overton et al. (1966), offen bleiben.

N. Die verschiedenen Syndrome der traumatischen Schäden der Halswirbelsäule und/oder des Halsmarks im Bereich der Halswirbelsäule

In einigen zusammenfassenden Darstellungen der traumatischen Schäden der HWS sind auch die Schäden des Atlas und Epistropheus (Axis) mit aufgeführt, sie sind jedoch bereits detailliert, nach speziellen Syndromen geordnet, abgehandelt worden.

I. Biomechanik der Halswirbelsäulen und Halsmarksverletzungen

1. Einführung

Eine eingehende Analyse der Biomechanik der Halswirbelsäulen- und Halsmarksverletzungen ist eine unbedingte Voraussetzung für Verständnis und Interpretation klinischer, röntgenologischer und pathomorphologischer Befunde.

Die *Halswirbelsäule* kann durch *direkte* und *indirekte Gewalteinwirkung* verletzt werden. Bei *direkter Gewalteinwirkung* können axial gerichtete Kräfte einwirken, als auch Schäden durch extreme Hyperflexion, Lateroflexion sowie Hyperextension entstehen. Es erübrigt sich der Hinweis, daß bei vielen auf den Kopf einwirkenden Gewalten auch die Halswirbelsäule zusätzlich geschädigt sein kann. Daneben kann, wie wir vorher eingehend dargelegt haben, auch eine *indirekte Schädigung* der *Halswirbelsäule* auftreten.

Die zu Halswirbelsäulen- und/oder Halsmarkschäden führenden Gewalteinwirkungen lassen sich bei verallgemeinernder Betrachtung zunächst auf einige grundlegende Mechanismen zurückführen: (1) *Verletzungen* durch *Hyperextension des Halses* mit *abrupter* und *heftiger Rückwärtsbewegung des Kopfes*, (2) *Verletzungen* durch *Hyperflexion des Halses* mit *plötzlicher* und *extremer Vorwärtsbewegung des Kopfes*, (3) *Kombination* der *beiden erstgenannten Mechanismen*, wie sie bei *indirekten Verletzungen vom Whiplashtyp* auftreten, (4) *Stauchungsverletzungen*, auch solche mit *rotatorischer Komponente*, bei denen die *einwirkende Gewalt* in *axialer Richtung*, parallel zur Wirbelsäule einwirkt und (5) *lateral einwirkende Gewalt*, die zu extremer Lateroflexion der Halswirbelsäule und Seitwärtsneigung des Kopfes führt.

Plötzliche und heftige Beschleunigung oder Verzögerung des Kopfes mit vorwärts-, rückwärts-, seitwärts-, aufwärts- oder abwärts gerichtetem Vektor führt zu Zugbeanspruchung der anatomischen Strukturen des Halses und Kopfes. Solche Beschleunigungs- oder Verzögerungskräfte können auftreten, wenn ein Kraftfahrzeug auf ein anderes Objekt auffährt, oder aber selbst von einem anderen Objekt getroffen wird.

Ein Objekt bestimmter Masse kann von oben auf den Schädel treffen und neben einer direkten Gewalteinwirkung auf den Schädel eine Fortleitung der kinetischen Energie auf die Wirbelsäule nach sich ziehen, etwa durch Herabfallen von Gegenständen bestimmter Masse und Form. Derselbe Mechanismus liegt vor, wenn der Kopf gegen ein anderes Objekt anschlägt, etwa bei Überschlagen des Kraftfahrzeuges oder bei Kopfsprung in seichtes Wasser. Es ist gleichgültig, ob der Schädel hierbei beschleunigt oder verzögert wird; entscheidend ist die Relativbewegung zwischen beiden Massen.

Bei Auffahrunfällen können Verletzungen von Larynx, Trachea und Ösophagus sowie retropharyngeale Blutungen die *Folge direkter Gewalteinwirkungen* gegen diese Regionen sein. Sie können aber auch die *Folge indirekter Verletzungen* von Kopf und Hals sein, als Folge von direkter Beschleunigung des Rumpfes mit indirekter Fortleitung der kinetischen Energie via Hals-/Nackenstrukturen.

2. Direkte Verletzungsfolgen

Bei *frontalen Auffahrunfällen* kann die *Vorderfläche* des *Halses direkt* gegen *vordere Strukturen* des *Fahrzeuginnenraumes*, wie *Lenkrad* und *-säule*, *Armaturenbrett* und *Windschutzscheibe* oder *-rahmen*, anprallen und die *anatomischen Strukturen* des *Halses direkt* gegen die *Vorderfläche* der *Wirbelsäule quetschen*. *Larynx*, *Trachea* und *Ösophagus* liegen unmittelbar *vor der Wirbelsäule* (Butler u. Moser 1968; Nahum 1969; Olson 1970; Fitz-Hugh et al. 1971). Über die Häufigkeit dieser Begleitverletzungen sind wir nicht informiert.

3. Indirekte Verletzungsfolgen

Bei *gurtgeschützten Fahrzeuginsassen* (generell handelt es sich wohl um solche mit *Dreipunktgurt-* auch *Schulterbauchgurt* genannt) erfolgt *keine direkte Gewalteinwirkung* von *Kopf* oder *Hals* auf *Fahrzeugteile*. Dennoch können Verletzungen von Larynx, Trachea und Ösophagus sowie retropharyngeale Blutungen auftreten. Sie kommen sowohl bei Patienten mit indirekten Verletzungen von Kopf und Hals (Verletzungen vom sog. Whiplashtyp) vor, als auch bei Tieren, die indirekten Verletzungen von Kopf und Hals ausgesetzt waren. Sie wurden bei Affen sowohl bei der $-Gx$ Vektorrichtung (Hyperflexions-Hyperextensionsverletzung) (Unterharnscheidt et al. 1977; Unterharnscheidt 1982, 1983) als auch bei der $+Gx$ Vektorrichtung (Hyperextensions-Hyperflexionsverletzung) beschrieben (Unterharnscheidt 1984, 1986). Bei entsprechenden bekannten Maximalbeschleunigungen des Beschleunigungsschlittens treten massive atlantookzipitale Zerreißungen mit traumatischen Durchtrennungen des Rückenmarks zwischen unterer Medulla oblongata und oberstem Halsmark mit traumatischen Rissen beider Vertebralarterien auf. Dabei liegen auch ausgeprägte retropharyngeale Blutungen vor, die sogar in den Nasopharynx einbrechen können.

4. Retropharyngeale Blutungen und das laryngoösophagale Syndrom

Neben diesen retropharyngealen Blutungen kommt ein laryngoösophagales Syndrom bei Osteophyten an der Vorderwand der Halswirbelsäule vor. Diese Osteophyten bewirken eine Kompression der Weichteile und Organe in ihrer unmittelbaren Nachbarschaft. Da der Ösophagus unmittelbar vor der Vorderfläche der Halswirbelkörper liegt, kann eine Kompression durch Osteophyten zu Schluckstörungen führen.

II. Häufigkeit

Der Schweizerischen Unfallversicherungsanstalt (SUVA) werden jährlich etwa 3500 Patienten, die eine Verletzung der Halswirbelsäule erlitten haben, gemeldet. Etwa die Hälfte der Verletzungen sind die Folge von Verkehrsunfällen, die restlichen sind die Folge von Sportunfällen, Stürzen, Schlägen etc. Bei 10% dieser Patienten wird eine Halswirbelfraktur nachgewiesen. Etwa ein Viertel der Patienten mit Halswirbelfrakturen erleiden zusätzlich eine Verletzung des Rückenmarks (DVORAK 1988).

LECHNER (1972) berichtete über eine Serie von 100 Frakturen und Luxationen der Halswirbelsäule, sie traten auf: 46 bei Verkehrsunfällen, 24 bei Sportunfällen, meist bei Kopfsprüngen in zu seichtes Wasser oder bei einem Salto, 15 bei Arbeitsunfällen und 15 bei sonstigen Unfällen.

MARAR (1974), der eine Serie von 26 Fällen von Halswirbelsäulenverletzungen auswertete, hob hervor, daß das ausgeprägteste neurologische Defizit bei einer Kombination von Flexions- und Kompressionsfrakturen auftrat; dabei lagen beiderseitige Dislokationen der Gelenkfazetten vor.

BASAURI et al. (1977) veröffentlichten eine Serie von 91 Patienten mit traumatischen Halsmarkschäden, die sie während eines sechsjährigen Zeitraumes von 1970–1975 behandelten; 76 der Patienten waren männlich und 15 weiblich.

Unter den Ursachen stehen Kopfsprünge ins Wasser mit 25 Patienten im Vordergrund, 23 Patienten erlitten Stürze, 19 Kraftfahrzeugunfälle, 3 Schußverletzungen, 5 Whiplashverletzungen und 16 hatten sonstige Verletzungen.

Bei 71 Patienten war ein Halssegment betroffen, bei 15 mehrere Segmente. Fünf der 91 Patienten hatten einen unauffälligen Röntgenbefund.

Die *Segmente C4, C5 und C6* waren in 80% der Serie betroffen. Im einzelnen ergab sich folgende Verteilung: *C1* = 1, *C2* = 4, *C3* = 8, *C4* = 17, C5 = 42, *C6* = 21 und *C7* = 6 Fälle.

Die traumatischen Schäden der Halswirbelsäule bestanden im einzelnen in: *Frakturen mit Dislokation* = 45, *Luxationen* = 18, *Frakturen* = 26, *akute Zwischenwirbelscheibenhernien* = 10 Fälle. Es lagen 99 Läsionen bei 86 Patienten vor.

Der *neurologische Befund* bestand in: *Radikulären Schäden* = 18 Patienten, *Rückenmarksschäden* = 53, *radikulär* und *Rückenmark* = 19, nur ein Patient hatte keinen neurologischen Befund.

RETHER u. OTTE (1984) untersuchten 67 überlebende oder an den Unfallfolgen verstorbene Verkehrsunfallopfer mit einer Beteiligung der HWS. Es handelt sich um PKW-Insassen, Zweiradbenützer und sonstige Verkehrsteilnehmer.

ROBOTTI et al. (1986) berichteten über eine Serie von 32 Patienten mit Halswirbelsäulenverletzungen, die von 1978–1984 computertomographisch untersucht wurden. Der Unfallmechanismus war in 24 Fällen eine Flexions- Extension- bzw. eine Flexionskompression, in 7 Fällen eine reine Kompression und einmal eine Schußverletzung. Die Computertomographie erwies sich der konventionellen Radiologie bei der Diagnostik von Kompressionsfrakturen als eindeutig überlegen, bei Flexions-Extensionsverletzungen lieferte sie wesentliche Zusatzinformationen im Bereich der posterioren Elemente, wo Frakturen besser zur Darstellung kamen. Komplexe Dislokationen waren dagegen eher in den konventionell-tomographischen Aufnahmen zu erfassen, auch reine ligamentäre Läsionen konnten computertomographisch nicht erfaßt werden.

Die Frakturen der HWS betreffen im allgemeinen die Segmente C5/C6 oder C6/C7. GUTTMANN (1976) hob hervor, daß der Unfallmechanismus in der Mehrzahl der Fälle in einer Hyperextensionsverletzung bestand, jedoch hatte in einem von HARDY u. ROSSIER (1972) mitgeteilten Fall von Fraktur bei C5/C6 eine Hyperflexionsverletzung vorgelegen.

In der Serie von MILLER et al. (1978) von 400 Frakturen und/oder Dislokationen der Halswirbelsäule waren 30% Frakturen der Wirbelkörper; von ihnen betrafen 3/4 die untersten 3 Halswirbelkörper.

Die häufigste Lokalisation von Frakturen der Halswirbelsäule sind die Wirbelbögen. In einer Serie von MILLER et al. (1978) hatten 50% der Patienten mit Frakturen und/oder Dislokationen der Halswirbelsäule derartige Frakturen. Viele Patienten hatten mehr als eine Fraktur, die Prozentzahl ist daher höher als 50%.

Die Wirbelbögen von C6 sind am häufigsten befallen. 30% aller Wirbelbogenfrakturen der HWS treten an diesem Segment auf. Am wenigsten befallen ist C3 mit nur 8% an diesem Segment. Das Auftreten dieser Wirbelbogenfrakturen der HWS unterscheidet sich wesentlich von einem zufälligen Verteilungsmuster, so daß enge Beziehungen zu bestimmten Unfallmechanismen bestehen müssen.

Der Wirbelkörper von C4 war am wenigsten befallen, C6 und C7 waren am häufigsten beteiligt. Es muß jedoch hervorgehoben werden, daß *isolierte Frakturen* der *Halswirbelkörper* in allen Bereichen der Halswirbelsäule in gleicher Anzahl vorkamen, sie betrugen in der obengenannten Serie von MILLER et al. (1970) 11%.

Die Ergebnisse aus 4 klinischen Serien von Verletzungen der HWS (LOB 1954; SELECKI u. WILLIAMS 1970; MILLER et al. 1978; GEHWEILER et al. 1980) und Autopsieserie (VANEZIS 1980) werden in Tabelle 41 miteinander verglichen.

Die Lokalisation von Frakturen der Halswirbelsäule in ihren verschiedenen Segmenten in den klinischen Serien von JAHN u. WITTICH (1967), ALKER et al. (1975) sowie RÖTHIG u. LEOPOLD (1985) zeigt Tabelle 42.

Die Übersicht von GEHLEHRTER aus dem Jahre 1960 ist insofern interessant, als sie zeigt, daß nicht alle Verletzungen der unteren 6 Halswirbeln mit einer Verletzung des Rückenmarks einhergehen müssen (Tabelle 43).

In der Serie von JAHNA u. WITTICH (1966) von 102 Verletzungen des 3.–7. Halswirbels lagen bei 61 Patienten (59,8%) Verletzungen des Rückenmarks vor (Tabelle 44). PAILLAS u. SEDAN berichteten 1959 bei 49 Beobachtungen von 35 Patienten mit neurologischen Befunden (71,6%).

Tabelle 41. Prozentuale Beteiligung der verschiedenen Segmente der Halswirbelsäule in 4 klinischen Serien (LOB 1954; SELECKI u. WILLIAMS 1970; MILLER et al. 1978; GEHWEILER et al. 1980) sowie einer Autopsieserie (VANEZIS 1980)

	Klinische Serien				Autopsieserie
	LOB (1954)	SELECKI u. WILLIAMS (1970)	MILLER et al. (1978)	VANEZIS (1980)	GEHWEILER* et al. (1980)
Zahl der Fälle	54	77[b]	399[c]	86[d]	
% der Verletzungen im Segment					
C1	26[a]	3	6	20	
C2	–	5	27	11	
C3	–	4	10	11	
C4	–	18	10	10	
C5	18	30	18	20	
C6	37	18	27	18	
C7	19	8	18	10	

[a] Gesamtzahl für die ersten drei Halswirbel.
[b] Die restlichen 14% hatten Verletzungen in verschiedenen Segmenten.
[c] Die Gesamtzahl übersteigt 100% wegen gelegentlicher multipler Verletzungen in verschiedenen Segmenten.
[d] Enthält 122 Verletzungen.
* Gesamtzahl übersteigt 60%, da multiple Verletzungen beim gleichen Patienten vorkamen. Die Halswirbel C2 und C6 waren bei Verletzungen am häufigsten betroffen. Am häufigsten betroffen war bei Verletzungen von C2 (Axis) der Zahnfortsatz (14% aller Patienten) sowie die Henkersfraktur (7% aller Patienten). Bei C6 überwogen Frakturen des Wirbelbogens. Der am besten geschützte und am wenigsten verletzte Halswirbel war der Atlas, wohl dadurch, daß er durch das Okziput und die ausgeprägte Nackenmuskulatur am besten geschützt ist.

Tabelle 42. Lokalisation der Frakturen der HWS in ihren verschiedenen Segmenten in den klinischen Serien von JAHNA u. WITTICH (1966), ALKER et al. (1975) sowie RÖTHIG u. LEOPOLD (1985)

	JAHNA u. WITTICH (1966)	ALKER et al. (1975)	RÖHRIG u. LEOPOLD (1985)
Lokalisation der Frakturen der HWS			
Atlantookzipital		8	
C1	7	7	110
C2 (ohne Densbrüche)	12	10	48
Densbrüche	43		
C3	6	1	25
C4	14	1	30
C5	29	2	60
C6	19	2	100
C7	15	0	126
Gesamtzahl der Fälle	145	31	499

Tabelle 43. Übersicht der Verletzungen der unteren 6 Halswirbel. (Aus GELEHRTER 1960)

Verletzungsform	ohne Querschnittslähmung	mit Querschnittslähmung
Verrenkungen	27	23
Verrenkungsbrüche	17	23
Brüche	12	11
Riß der hinteren Bandgruppe	6	0
Hyperextensionsverletzungen	13	3
Kombinierte Verletzungen	0	2
Isolierte Brüche der Bögen und der Fortsätze	30	1
Summe	105	63 = 37,5%

Tabelle 44. Verletzungen des Rückenmarks bei Verletzungen des 3.–7. Halswirbels. (Aus JAHNA u. WITTICH 1967)

Verletzungsform	Anzahl	Rückenmarkbeteiligung		
		Paresen	Plegien	Gesamt
Verrenkungen	16	6	3	9 = 56,2%
Brüche	34	8	8	16 = 47,0%
Verrenkungsbrüche	52	19	17	36 = 69,2%
Summe	102			61 = 59,8%

Tabelle 45. Verteilung der HWS-Verletzung in Abhängigkeit vom Lebensalter. (Aus SATERNUS 1978)

Alter in Jahren	1–10	11–20	21–30	31–40	41–50	51–60	61 <
Verletzte HWS	2	8	5	6	16	9	23
Unverletzt	0	3	5	6	7	9	8

Tabelle 46. Verteilung der Verletzungen der Halswirbelsäule aufgrund der verletzten anatomischen Strukturen. (Aus GEHWEILER et al. 1980)

Lokalisation	% Patienten [a]
Wirbelbogen	50
Wirbelkörper	30
Zwischenwirbelscheibe	29
Posteriore Ligamente	16
Zahnfortsatz des Epistropheus	14
Blockierte Gelenkfazetten	12
Anteriore Ligamente	2

[a] Da die meisten Patienten multiple Verletzungen aufwiesen, werden 100% überstiegen.

Tabelle 47. Frakturen der Wirbelbögen im Bereich der unteren Halswirbelsäule, ihre Lokalisation und Häufigkeit. (Aus GEHWEILER et al. 1980)

Lokalisation	Häufigkeit [a]
Gelenkfortsatz	21%
Pedikel	13%
Lamina	13%
Processus spinosus	13%
Processus transversus	2%

[a] Größer als 50%, da viele Patienten mehr als eine Fraktur hatten.

Die Verteilung der HWS-Verletzung in Abhängigkeit vom Lebensalter ist in Tabelle 45 dargestellt.

Die Verteilung der Verletzungen der Halswirbelsäule aufgrund der verletzten anatomischen Strukturen zeigt Tabelle 46.

Die Frakturen der Wirbelbögen in Bereich der unteren Halswirbelsäule, ihre Lokalisation und Häufigkeit ist in Tabelle 47 angegeben.

Allgemeine Befunde bei Verletzungen der oberen Halswirbelsäule (136 Beobachtungen) sind in Tabelle 48 aufgeführt. Ihre Altersverteilung findet sich in Abb. 155.

Die klinischen Befunde der von VIGOUROUX et al. (1983) mitgeteilten 136 Patienten mit traumatischen Läsionen der oberen HWS sind in Tabelle 49 zusammengefaßt.

Tabelle 48. Angabe des Geschlechtes, Unfalltyp und der Röntgenbefunde bei 136 Fällen von Verletzungen der oberen Halswirbelsäule

Geschlecht	Unfalltyp		Radiologische Befunde
86 Männer (63%)	Verkehrsunfälle	106 (77%)	Frakturen des Zahnfortsatzes 71 (52%)
50 Frauen (37%)	Stürze	20 (14%)	Bipedikuläre Frakturen C2, 28 (20%) (18 mit Luxationen C2/C3)
	Direkte Verletzungen	7 (5%)	Frakturen des Wirbelkörpers C2 24 (17%)
	Sportverletzungen	3 (2%)	Frakturen C1, 13 (9%)

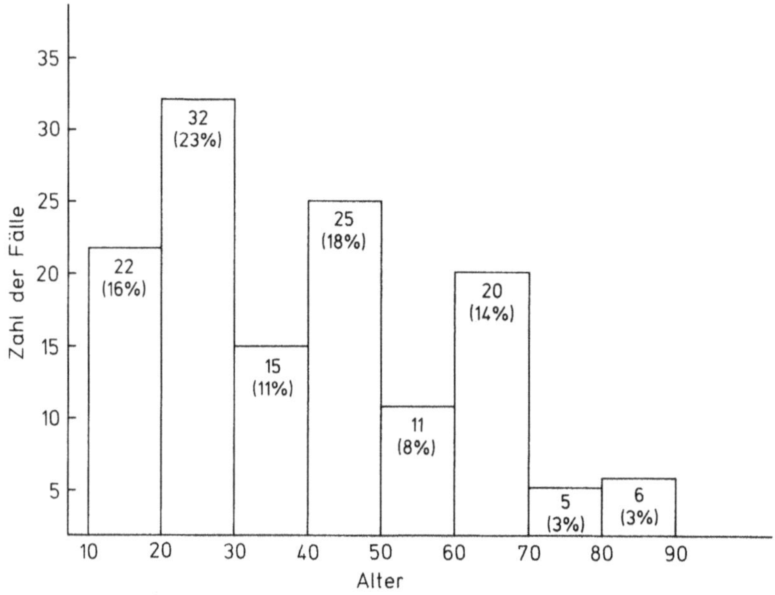

Abb. 155. Allgemeine Befunde bei Verletzungen der oberen HWS (136 Fälle). Zahl der Patienten und ihre Geschlechts- und Altersverteilung. (Aus VIGOUROUX et al. 1983)

III. Einteilung der Wirbelfrakturen

Frakturen der Wirbelkörper können in 4 Gruppen eingeteilt werden: (1) *Frakturen* der *Ränder* und *Kanten* der *Wirbelkörper*, (2) *Berstungsfrakturen* (im Englischen auch *comminuted fractures* genannt), (3) *Frakturen* des *Processus uncinatus* und (4) *laterale Keilfrakturen* der *Halswirbelkörper*.

1. Frakturen der Ränder und Kanten der Wirbelkörper

Frakturen der Ränder und Kanten der Wirbelkörper treten gewöhnlich an den vorderen und oberen oder vorderen und unteren Anteilen des Wirbelkörpers auf. Sie sind die Folgen von Hyperflexions-, Hyperextensions- und Kompressionskräf-

Tabelle 49. Klinische Daten von Verletzungen der oberen Halswirbelsäule bei 136 Patienten. (Aus VIGOUROUX et al. 1983)

Neurologischer Befund	
Gesamtzahl	136
Kein neurologischer Befund	117 (86%)
Neurologischer Befund	19 (13%)
– Schwerer Befund	13 (68%)
– Leichter bis mittlerer Befund	6 (32%)
Zusätzliche Schäden	
Gesamtzahl	47/136 (35%)
Schädel	34 (72%)
Thorax	10 (21%)
Abdomen	4 (8%)
Extremitäten	8 (17%)
Andere spinale Lokalisation	1 (2%)
Mortalität	
Gesamtzahl	17/137 (12%)
Erschwerende Faktoren:	
– Zusätzliche Schäden	8/47 (17%)
– Frakturen des Zahnfortsatzes	13/71 (18%)
– Tetraplegie und Brown-Séquard	5/13 (38%)
– Alter über 70 Jahre	5/11 (45%)

ten (BRAAKMAN u. PENNING 1971; WHITLEY u. FORSYTH 1960). Hervorzuheben ist, daß bei diesen Typen von Wirbelkörperfrakturen im allgemeinen keine wesentliche oder gar keine Verschiebung des Körpers nach hinten erfolgt, daß damit keine Einengung des Canalis vertebralis und damit auch keine Verletzungen des Rückenmarks auftreten.

2. Berstungsfrakturen

Die Berstungsfrakturen (comminuted fractures) sind die Folge einer Gewalt, die auf den Vertex des Kopfes mit der Halswirbelsäule in neutraler Position einwirkt. Diese Kräfte werden axial auf die unteren Halswirbelkörper fortgeleitet. Eine benachbart liegende Zwischenwirbelscheibe wird in den Wirbelkörper eingetrieben, der dann birst. Werden dorsal gelegene Fragmente in den Canalis vertebralis eingetrieben, kann ein schwerer Gewebeschaden des Rückenmarks die Folge sein (R.C. SCHNEIDER u. KAHN 1956).

3. Frakturen des Processus uncinatus

Die Processus uncinati kommen lediglich an den Wirbelkörpern von C3–Th1 vor. Es handelt sich um knöcherne, halbmondförmig gestaltete lippenförmige Strukturen, die lateral von C3 bis C6 und dorsolateral von C7–Th1 sichtbar sind. In der Serie von MILLER et al. (1978) hatten 2% der Patienten Frakturen der Processus uncinati (SCHAAF et al. 1978). Alle Patienten hatten laterale Hyperflexionsverletzungen bei Verkehrsunfällen erlitten. Derartige Frakturen wurden von Abel (1975) in Leichenversuchen gesehen.

4. Laterale Keilfrakturen der Halswirbelkörper

In der Serie von Miller et al. (1970) hatten weniger als 1% laterale Keilfrakturen der Halswirbelkörper (Schaaf et al. 1978). Sie sind die Folge von lateralen Flexionsverletzungen und betreffen meist jüngere Patienten. Diese Frakturen können gemeinsam mit Frakturen von Wirbelbögen von Halswirbeln und bei sog. Tränentropfen (Teardrop") Frakturen nach Flexion und Extension mit Dislokation an der unteren Halswirbelsäule vorkommen. Zusammenfassend kann gesagt werden, daß die lateralen Keilfrakturen kaum isoliert auftreten, es sei denn bei Kindern und jüngeren Erwachsenen.

5. Weitere Frakturen der Halswirbelsäule

a) Frakturen der Gelenkfortsätze

Frakturen der Gelenkfortsätze sind häufig in der Serie von Miller et al. (1978), und zwar in 21% von Patienten mit Frakturen und/oder Dislokationen der Halswirbelsäule. Sie sind meist Folgen von Kraftfahrzeugunfällen.

b) Frakturen der Pedikel

Etwa 2/3 aller Frakturen der Pedikel finden sich am Epistropheus (C2). Nach den Angaben von Gehweiler et al. (1980) ist C2 der einzige Wirbelkörper, der einseitige isolierte Frakturen der Pedikel widerstehen kann.

c) Frakturen der Lamina

Frakturen der Lamina fanden sich in der Serie von Miller et al. (1978) bei 11% der Patienten mit Frakturen und/oder Dislokationen der Halswirbelsäule, sie wurden am häufigsten bei C5 und C6 gesehen. Sie sind die Folgen von Kompressions- Hyperextensions- oder Hyperflexionsverletzungen.

d) Frakturen des Processus spinosus

Es muß zwischen den *isolierten Dornfortsatzbrüchen* und solchen unterschieden werden, die als Begleitverletzungen bei anderen traumatischen Wirbelsäulenschäden auftreten. Diese Unterscheidung findet sich in der Besprechung der Häufigkeit dieser Läsionen nicht immer. Ich versuche, soweit es möglich ist, aus den Literaturangaben zu unterscheiden.

Die überwiegende Zahl von *Dornfortsatzfrakturen* finden sich im Bereich der unteren Halswirbelsäule. In der Serie von Miller et al. (1978) hatten 13% der Patienten mit Frakturen und/oder Dislokationen der Halswirbelsäule Dornfortsatzfrakturen, davon traten 2/3 bei C6 und C7 auf. Diese Zahlen sind in

Tabelle 50. Zahl der Dornfortsatzbrüche in einer Serie von 4608 Wirbelverletzungen. (Aus J. REHN 1968)

	HWS	BWS	LWS
1. Wirbelkörperbrüche	212	1187	1017
2. Dornfortsatzbrüche	77	30	41
3. Querfortsatzbrüche	1	8	1934

Tabelle 51. Dornfortsätze. (Aus DEBUCH 1936)

	Anzahl
6. Halswirbel	2
7. Halswirbel	43
1. Brustwirbel	101
2. Brustwirbel	9
3. Brustwirbel	2
Summe	157

Tabelle 52. Häufigkeitsverteilung von isolierten Wirbeldornfortsatzbrüchen. (Aus PANNIKE 1980)

1. Th1	4. C6
2. C7	6. Th3
3. Th2	

Tabelle 53. Häufigkeit und Lokalisation von 151 Wirbelfortsatzbrüchen. (Aus LOB 1973)

	HWS	BWS	LWS	%
1. Isolierte Querfortsatzbrüche	8	1	92	66,7
2. Isolierte Dornfortsatzbrüche	27	2	1	19,9
3. Isolierte Bogenbrüche	12	–	1	8,7
4. Isolierte Zahnfortsatzbrüche	6	–	–	4,0
5. Isolierte Gelenkfortsatzbrüche	–	1	–	0,7

Übereinstimmung mit HOWARTH u. PETRIE (1964). Sie treten nur selten isoliert auf. Sie sind die Folge direkter oder indirekter Gewalteinwirkung.

In einer Serie von 4608 Wirbelverletzungen fanden J. REHN u. MEINECKE (1968) 148 Dornfortsatzbrüche. In der Verteilung auf die einzelnen Wirbelsäulenabschnitte ergibt sich folgendes Bild (Tabelle 50).

Eine Übersicht über die Häufigkeit von Dornfortsatzbrüchen bei 157 Beobachtungen legte DEBUCH (1936) vor (Tabelle 51).

Bei der Durchsicht des Schrifttums über die isolierten Wirbeldornfortsatzbrüche fand PANNIKE (1980) die nachstehende Häufigkeitsverteilung (Tabelle 52).

Eine Häufigkeitsverteilung von allen Fortsatzbrüchen der Wirbelsäule gab LOB (1936), der in seiner Serie 151 Wirbelfortsatzbrüche auswertete. Prozentual aufgeschlüsselt ergibt sich folgendes Bild (Tabelle 53).

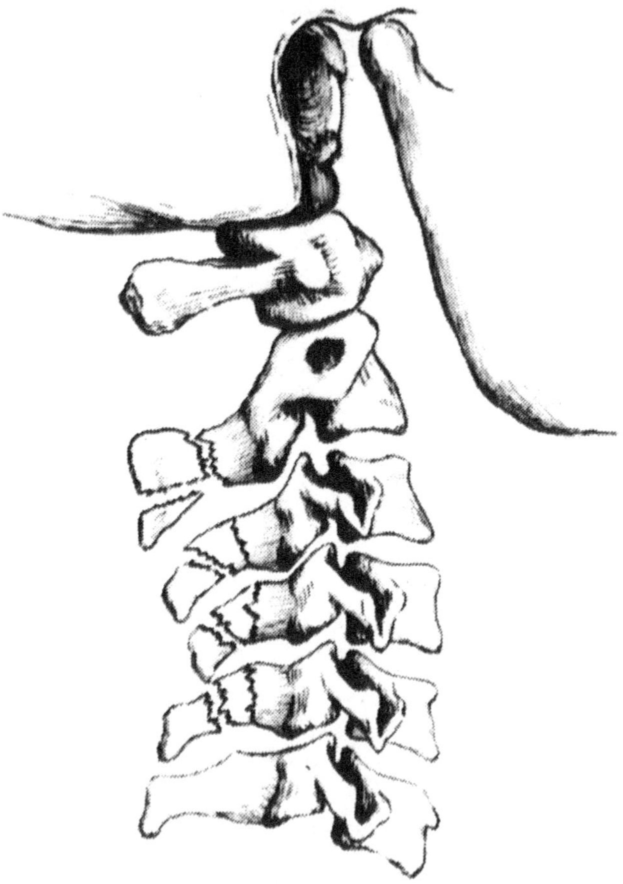

Abb. 156. Multiple Frakturen von zervikalen Dornfortsätzen als Folge von Muskelzugwirkung an den verhältnismäßig langen Dornfortsätzen. (Aus KAZARIAN 1983)

Der Mechanismus der Dornfortsatzbrüche ist, wie bereits gesagt, nicht einheitlich. Sie können Folge direkter oder auch indirekter Gewalteinwirkung sein. Bei ausgeprägter Hyperextension der HWS kann ein Aufprall benachbarter Dornfortsätze aufeinander stattfinden mit einer daraus folgenden Fraktur. Dornfortsatzfrakturen können auch multipel auftreten, können auch die Folgen von Muskelzugwirkung an den verhältnismäßig langen Dornfortsätzen sein (Abb. 156). Die Abb. 157a zeigt eine schematische Darstellung eines Dornfortsatzbruches bei C7 und Abb. 157b eine solche des 1. Brustwirbels.

Bei direkter Gewalteinwirkung spricht man auch von „*Schipperfraktur*" – sie werden in der englischen Literatur „*shoveler's fracture*" genannt –; sie sind die Folgen von Zugwirkung des Musc. trapezius und rhomboideus an den Dornfortsätzen. Die Unfallursachen der Entstehung von 187 Fällen aus der Serie von DEBUCH (1936) sind in Tabelle 54 aufgeführt. Es ergibt sich, daß nur 15 dieser Brüche plötzlich entstanden, während 172 schleichend einsetzten (Schipperkrankheit). Ähnliche Frakturen treten auch bei heftiger und jäher Hyperflexion der

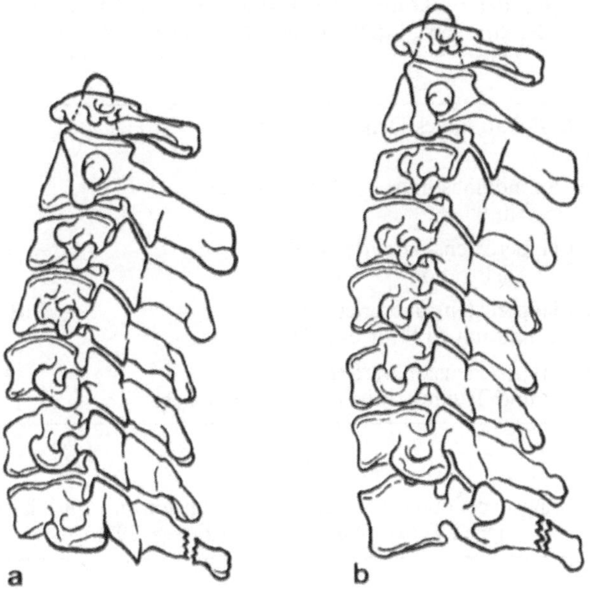

Abb. 157. **a** Dornfortsatzbrüche des 7. Halswirbels (C7) und **b** des 1. Brustwirbels (Th1). (Aus PANNIKE 1980)

Tabelle 54. Unfallursachen von Dornfortsatzbrüchen. (Aus DEBUCH 1936)

Unfallursache	Anzahl
Direkte Gewalteinwirkung	3
Heben von schweren Gegenständen	11
Ruckartige Überstreckung der Wirbelsäule	1
Schleichender Verlauf („Schipperkrankheit")	172
Summe	187

Hals-/Nackenregion bei Verkehrsunfällen auf (BRAAKMAN u. PENNING 1971). Sie können allerdings auch bei Hyperextensionsverletzungen auftreten. Diese Verletzungen werden auf S. 368 ausführlich besprochen.

e) Frakturen der Processus transversi

Frakturen der Processus transversi treten gewöhnlich bei C4 auf, vereinzelt auch bei C6, sie kommen auch am Atlas vor (vergl. Abb. 156). Die meisten der Patienten waren in Kraftfahrzeugunfälle mit seitlichen Aufprallen verwickelt, meistens lagen auch Verletzungen an seitlichen Anteilen des Gesichts- und Hirnschädels vor. Häufig bestanden auch traumatische Schäden am Plexus brachialis. Sie traten auch kombiniert mit anderen traumatischen Schäden der Halswirbelsäule auf.

Tabelle 55. Einteilung der Frakturen nach Hyperextension mit Dislokation (Häufigkeit der einzelnen Typen). (Aus GEHWEILER et al. 1980)

Frakturtyp	% Patienten
I. Fraktur mit Dislokation des Dens epistrophei nach hinten	3
II. Traumatische Spondylolisthesis des Epistropheus (Hangman's Fracture)	7
III. Fraktur nach Hyperextensionsverletzung mit momentaner Dislokation	< 1
IV. Fraktur nach Hyperextensionsverletzung mit Dislokation und mit Fraktur des Gelenkfortsatzes	10
V. Fraktur nach Hyperextensionsverletzung mit Dislokation und Trümmerbruch des Wirbelbogens	4

Tabelle 56. Einteilung der Frakturen nach Hyperextension mit Dislokation (Häufigkeit jeden Typs). (Aus GEHWEILER et al. 1980)

Fraktur	% Patienten
I. Fraktur mit Dislokation des Dens epistrophei nach vorn	7
II. Fraktur mit Hyperflexion und momentaner Dislokation	1
III. Fraktur mit blockierten Gelenkfazetten	6
IV. „Teardrop“ Fraktur mit Dislokation	5

f) Dislokationen und Frakturen mit Dislokationen

Frakturen mit Dislokationen nach Hyperextensions- und Hyperflexionsverletzungen sind die häufigsten Verletzungsfolgen der Halswirbelsäule. Eine Einteilung der verschiedenen Frakturtypen nach Hyperextensionsverletzungen findet sich in Tabelle 55, eine solche nach Hyperflexionsverletzungen in Tabelle 56.

NOLD et al. (1974) berichteten über eine Serie von 84 Patienten mit meist frischen Wirbelsäulenverletzungen und Markschädigungen, die von ihnen zwischen 1969 und 1972 stationär behandelt worden waren. Neben 28 thorakal und 13 lumbal lokalisierten Lähmungen war 43mal das Halsmark geschädigt. 24 dieser Halsmarkgeschädigten verstarben. In 18 Fällen wurde das Rückenmark untersucht.

Der Anteil von Halsmarkschädigungen bei den zervikalen Wirbelsäulenverletzungen ist hoch, in der Serie von NOLD et al. (1974) betrug er 51,2%, bei EHALT (1961) 49,1%, bei LAUSBERG (1960) etwa 50% und bei WANNAMAKER (1954) 41%.

13 kompletten Tetraplegien standen 5 inkomplette Querschnittslähmungen gegenüber. Die Autoren sahen bei komplett gelähmten Patienten keine Remissionen. In 3 Fällen von inkompletter Halsmarklähmung traten zwischen dem 1. und 4. Tag Remissionen auf. Das deckt sich mit den Angaben von HOLDSWORTH (1963), die bei vollständigen Schädigungen des Rückenmarks, die länger als 24 h bestanden, keine Besserungen der Funktionen sahen. Im Gegensatz dazu zeigen

27% der Patienten mit kompletter Halsmarklähmung, über die GEISSLER berichtete, Remissionen, gleichgültig, ob eine chirurgische Intervention vorgenommen oder konservative Behandlung durchgeführt wurde.

Das Minimum der Überlebenszeit lag bei 13 h, das Maximum bei 40 Tagen vom Unfalltag gerechnet. Die feingewebliche Untersuchung des Rückenmarks der obduzierten 13 Halsmarkgeschädigten mit kompletter Lähmung erbrachte folgende Ergebnisse: 10mal lagen mehr oder minder ausgedehnte Hämatomyelien vor. An anderer Stelle habe ich ausgeführt, daß man mit dem Ausdruck Hämatomyelie vorsichtig sein solle und eine solche Diagnose nur nach histologischer Diagnose gestellt werden dürfe. NOLD et al. (1974) führten histologische Untersuchungen durch, aus den beigefügten Abbildungen würde ich die Diagnose einer hämorrhagischen Nekrose stellen. Siebenmal lagen fast vollständige oder unvollständige Nekrosen am Ort der primären Schädigung vor, einmal bestand eine partielle Nekrose und 4mal extraspinale Blutungen.

In 4 Fällen fanden sich absteigende Degenerationen bis ins Thorakalmark und 3mal auf- und absteigende Degenerationen z.T. bis in die Medulla oblongata bzw. wiederum bis ins Thorakalmark reichend.

Die spinale Dura mater war in allen 18 Fällen unverletzt. Die Autoren fanden Fernschädigungen weit entfernt vom Hauptherd in Form einer Entmarkung der Nervenfaserbündel der Cauda equina nur einmal.

Die Autoren heben mit Recht hervor, daß für rein unfallbedingte Halsmarkschädigungen demnach die mechanische Gewebsirritation gegenüber der vaskulären und vasomotorischen Störung vorrangig gewertet werden müsse. Max SCHNEIDERS Theorie der „letzen Wiese“, die auch ZÜLCH u. D. TÖNNIS vertraten, daß sich eine Nekrose häufig fernab der Gewalteinwirkung an der Grenzzone zweier Gefäßgebiete (Th4) entwickle, sahen NOLD et al. (1974) in ihrer Serie nicht.

Hinsichtlich einer operativen Dekompression nehmen die Autoren aufgrund der histologischen Befunde an, daß bei von Anfang an kompletter Querschnittslähmung eine Entlastungsoperation wenig erfolgversprechend erscheint, wenn die Dislokation länger als 2 h bestanden hat.

Bei eigenen Versuchen an Affen, die indirekten Gewalteinwirkungen in der −Gx Vektorrichtung ausgesetzt waren, verursachte die Spitze des nur Bruchteile einer Sekunde einwirkenden Processus odontoideus des Epistropheus progressive hämorrhagische Nekrosen in der grauen Substanz des Halsmarkes. Die Zahnfortsätze waren in keinem Fall frakturiert, es lag also keine dauernde Druckwirkung desselben vor, sondern nur eine weniger als eine Sekunde dauernde. Eine Dekompression hätte hier auch keinen Erfolg gebracht.

BUCHHOLZ et al. (1979) berichteten über eine postmortale radiologische Untersuchung mit autoptischer Kontrolle an den Halswirbelsäulen von 100 unausgewählten Opfern von Straßenverkehrsunfällen, die eine Verletzungsfrequenz von 24% zeigten. Die überwiegende Mehrzahl der Frakturen und/oder Luxationen lag im Bereich C0/C2. Besonders häufig war die HWS bei Fußgänger-Kraftfahrzeugunfällen verletzt.

GRIFFITHS (1980) berichtete über eine Serie von 641 traumatischen Rückenmarksverletzungen, die von 1956–1978 im Rehabilitationszentrum des Royal Perth Hospitals in West-Australien behandelt wurden. Unter den 641 traumatischen Rückenmarksverletzungen fanden sich 336 (52,4%) HWS-Verletzungen.

Eine große Gruppe, nämlich 67 Patienten (20,6%) betraf Verletzungen nach Kopfsprüngen in Wasser. Männer waren zu 95,5% beteiligt. Eindeutig bevorzugt waren die Segmente C5 und C6. Die Mortalität betrug 10,5%, die durchschnittliche Lebenserwartung 30 Jahre.

IV. Traumatische Schäden der 3.–7. Halswirbelkörper und deren Folgen

Frakturen der 3.–7. Halswirbelkörper treten mit oder ohne Verlagerung der Fragmente und auch mit oder ohne Verlagerung der Wirbelsäule auf. Sie können als Einzel- oder Mehrfachbrüche vorliegen. Alle Anteile der Wirbelkörper können traumatisch geschädigt sein: Die Wirbelkörper, die Wirbelplatten, die Gelenkflächen, die Processus spinosi und transversi, auch in Kombinationen. Diese Verletzungsfolgen treten nach Gewalteinwirkung aus verschiedenen Richtungen, mit Flexion, Extension und Rotation auf, sowie durch indirekte, fortgeleitete Gewalteinwirkung auf den Schädel. Gleichzeitig können andere Gewebe und Organe primärtraumatisch geschädigt sein, wie Schädel, Gehirn, Körperorgane, andere Wirbelsäulenanteile, Gefäße, Nervenwurzeln und das Rückenmark.

Die Luxation der Wirbelkörper betrifft vorzugsweise die untere HWS. Junghanns (1968) fand diese Verletzung am häufigsten bei C5/C6.

Die Verschiebung des Wirbelkörpers ist am häufigsten die Folge einer Hyperflexionsverletzung. Der luxierte Wirbel verschiebt sich gegenüber dem nächstunteren nach ventral. Das kann nur dann geschehen, wenn Bandscheibe, Bandapparat und Wirbelbogengelenkskapsel ebenfalls verletzt und völlig durchtrennt sind.

Ein nach ventral geglittener Wirbel kann nach dem Unfallereignis spontan in seine Ausgangsstellung zurückkehren. Der Schaden am Rückenmark hängt im wesentlichen vom Ausmaß der Ventralverschiebung des Wirbels ab.

Mehrere Patienten mit einer Dislokation bei C7/Th1, eine traumatische Verletzung, die nicht nur selten ist, sondern häufig auch nicht diagnostiziert wird, wurden von Evans (1983) sowie Park et al. (1980) mitgeteilt.

1. Hyperflexionsverletzungen der Halswirbelsäule und deren Folgen

Bei Vektorrichtung der einwirkenden Gewalt nach vorn und solchen mit einer Komponente nach oben, etwa bei einer solchen gegen die Okzipitalregion, kommt es zu Hyperflexionsverletzungen der HWS mit Zerstörung von Gewebeanteilen. Dabei kann das Lig. longitudinale post. reißen.

Hyperflexion der HWS führt am häufigsten zu traumatischen Schäden im Bereich von C5/C6 und C6/C7. Es können isolierte Wirbelfrakturen, Dislokationen, Frakturen der Wirbelbögen, isolierte Bandscheibenrisse oder -vorfälle oder Kombinationen dieser Verletzungsfolge vorkommen.

Hervorzuheben ist die oft bestehende Diskrepanz zwischen röntgenologischem Befund einerseits und den klinischen und morphologischen Befunden auf der anderen Seite, denn trotz ausgeprägter Röntgenbefunde kann eine Mitbeteiligung des Rückenmarks ganz fehlen, andererseits kann ein entsprechender Röntgenbefund bei vollständiger Tetraplegie fehlen.

Lorenz BÖHLER (1963) sprach vom „rettenden Bogenbruch", dem stehen jedoch Beobachtungen anderer Autoren gegenüber, die über traumatische Rückenmarksschäden berichten, wenn zusätzlich Frakturen der Wirbelbögen vorlagen (LAZZARI et al. 1964). Hier sind weitere vergleichend röntgenologisch-klinische und morphologische Untersuchungen notwendig.

Liegt an der Wirbelsäule bereits ein Schaden, meist degenerativer Natur vor, so finden sich oft traumatische Schäden in diesen Bereichen, wie HINZ (1970) eindrucksvoll demonstrieren konnte.

2. Kompressions-Hyperflexionsverletzungen der Halswirbelsäule

Eine Sonderform der Hyperflexionsverletzungen der Halswirbelsäule stellen die Kompressions-Hyperflexionsverletzungen dar, die gewöhnlich die Folge von Gewalteinwirkung sind, die die Scheitellinie des Kopfes treffen. Die kinetische Energie wird nach unten entlang der Halswirbelsäule fortgeleitet dabei kommt es zu Kompressionen von Wirbelkörpern verschiedener Art, gleichzeitig bildet sich eine Flexion der HWS aus (Abb. 158a–c, 159a–c).

Es können (1) *keilförmige Frakturen* von *vorderen Anteilen* der *Wirbelkörper* auftreten, (2) es kann zu *Berstungsfrakturen* und (3) zu *Tränentropfen Frakturen* (*„tear-drop" fractures*) *mit Dislokation* kommen.

3. Axiale Kompressionsverletzungen der Halswirbelsäule

Wirkt die Gewalt von dem Vertex direkt axial auf die Halswirbelsäule ein, so ist eine *Berstungsfraktur* des *Atlas* die Folge, die zuerst von JEFFERSON (1920) beschrieben worden war. Im einzelnen wird die kinetische Energie durch die okzipitalen Kondylen auf die oberen Gelenksfazetten des Atlas fortgeleitet. Die etwa dreieckförmig gestalteten lateralen Massen des Atlas werden dabei nach lateral verschoben. Daraus ergibt sich eine Fraktur sowohl der vorderen als auch der hinteren Bögen des Atlas. Dieser Frakturtyp ist in einem gesonderten Abschnitt eingehend dargestellt worden, vgl. Abschnitt S. 152.

Die Kompressionsfraktur befindet sich vorwiegend im kranialen Wirbelkörperdrittel, sie verläuft überwiegend horizontal, schräg oder bogenförmig. Knochenblättchen der Spongiosa und ventrale Kortikalis werden zusammengestaucht. Sehr oft ist der Wirbel keilförmig gebrochen. Bei Verletzung der Wirbelkörperschlußplatte findet sich meistens am Nucleus pulposus ein Prolaps mit zusätzlicher Spongiosaschädigung und verzögerter Heilung.

Die wesentliche Ursache für die Kompressionsfrakturen der Wirbelsäule besteht in Gewalteinwirkungen, die vertikal einwirken, wie sie bei Abstürzen aus einiger Höhe, bei Schleudersitzen, Fallschirmsprüngen sowie Snowmobilunfällen, Hubschrauberunfällen, bei Tetanus, bei epileptischen Anfällen, bei Elektroschocktherapie und bei Osteoporose vorkommen.

Kompressionsfrakturen kommen bei älteren Menschen mit Osteoporose der Wirbelsäule vor; sie treten meistens spontan oder nach geringer Gewalteinwir-

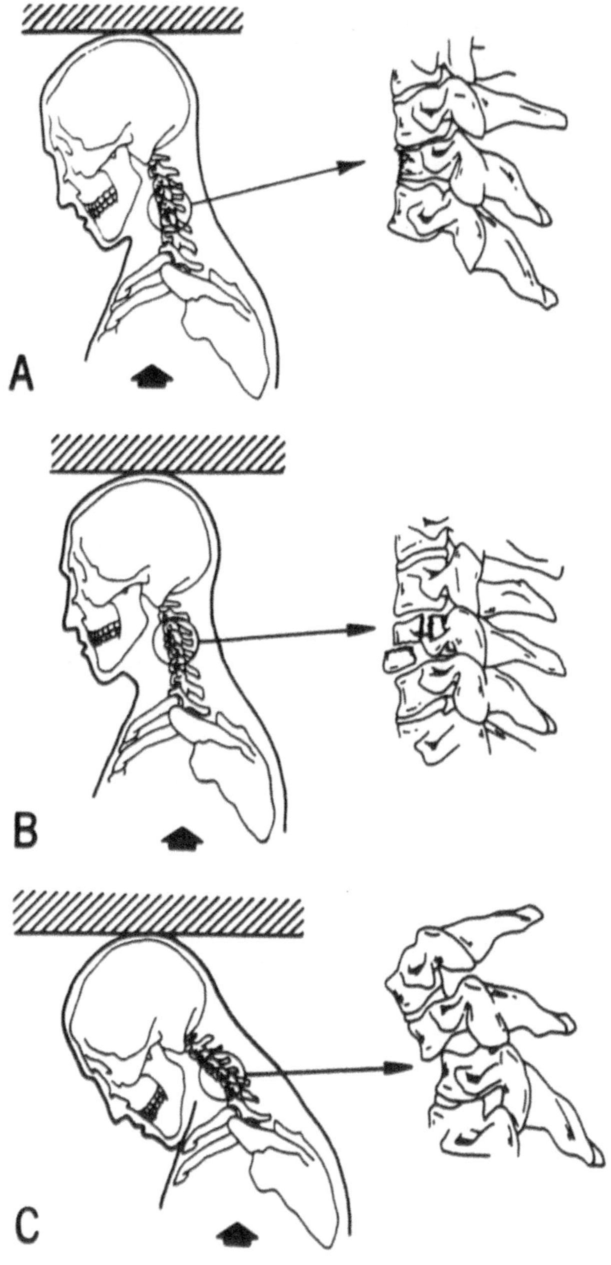

Abb. 158 A–C. Flexions-Kompressionverletzungen der Halswirbelsäule. (Aus McElhaney et al. 1983)

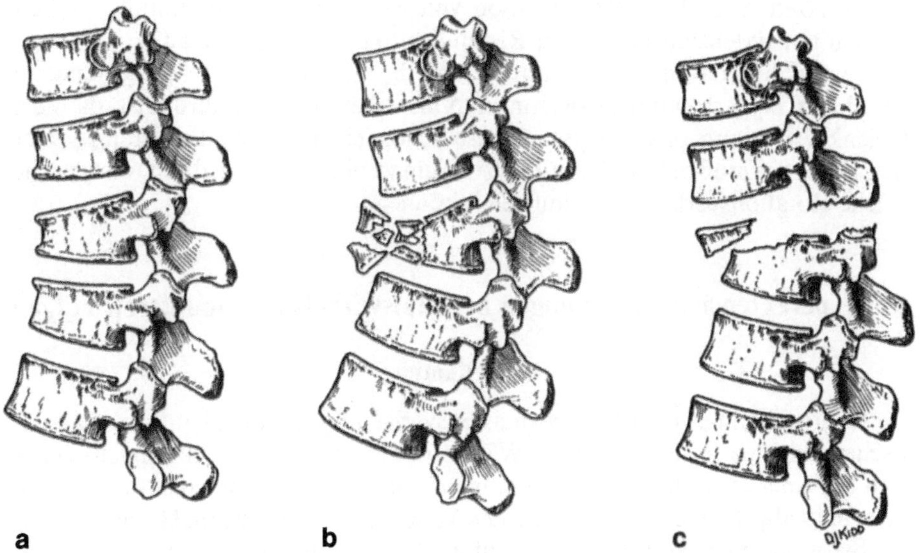

Abb. 159 a–c. Drei Typen von Flexions-Kompressionsverletzungen der Wirbelkörper. **a** Einfache keilförmige Fraktur nach Beugung oder Kompression. Die Zwischenwirbelscheibe ist intakt, Ankylose ist selten (51 Fälle). **b** Berstungsbruch mit Beugung; nur ein Wirbelkörper ist betroffen, die Zwischenwirbelscheibe ist rupturiert. Ankylose ist häufig (33 Fälle). **c** Dislokation des intervertebralen Gelenks mit Fraktur des Wirbelbogens; das Rückenmark ist komprimiert oder durchtrennt, zusätzlich eine Fraktur des nächstunteren Wirbelkörpers (68 Fälle). (Aus WATSON-JONES 1938)

kung auf (BUHR 1966). Weitere Kompressionsfrakturen der Wirbelsäule bei Patienten mit Osteoporose wurden von HARRIS u. CUNNINGHAM (1965) beschrieben. Ein späterer Kollaps eines Wirbelkörpers ist bekannt als KÜMMELS Erkrankung oder Syndrom. Eine Durchsicht der Literatur hierzu wurde von BROWER u. DOWNEY (1981) gegeben.

4. Laterale Flexionsverletzungen der Halswirbelsäule

Laterale Flexionsverletzungen der Halswirbelsäule sind die *Folge* von *Gewalt*, die den *Schädel* oder *Hals-/Nackenbereich* von der *Seite* trifft. Die sich daraus ergebenden Verletzungstypen sind – ich folge der Einteilung von GEHWEILER et al. (1980) –: *Fraktur* des *Zahnfortsatzes* des *Epistropheus* mit *Lateralverlagerung*, (2) *laterale keilförmige Kompressionsfraktur* eines *Halswirbelkörpers*, (3) *Fraktur* des *Processus uncinatus*, (4) *Fraktur* eines *Processus transversus* und (5) *Ausrisse* des *Plexus brachialis* mit *begleitender Fraktur* der *Hals-* oder *oberen Brustwirbelsäule*.

5. Rotationsverletzungen der Halswirbelsäule

Im allgemeinen treten Rotationskräfte in Kombination mit jedem anderen Halswirbelsäulenverletzungsmechanismus auf. Beispielsweise führt die Kombination von Rotation oder horizontalen Scherkräften mit Flexionskräften zu schweren Gewebeschäden, zu Rissen des Lig. longitudinale post. und der

Gelenkfazetten, und die Kombination von Rotation oder horizontalen Scherkräften mit Extensionskräften zu Rissen des Lig. longitudinale ant.

Es muß hier daran erinnert werden, daß die atlantoaxiale Gelenkverbindung bei diesem Hyperrotationsverletzungstyp nicht besonders gefährdet ist, da diese Gelenkverbindung physiologischerweise schon einen weiten Bewegungssektor hat. Der Atlas muß in Beziehung zum Axis um wenigstens 45° gedreht werden, ehe solche Rotationsverletzungen auftreten können.

6. Hyperextensionsverletzungen der Halswirbelsäule und deren Folgen

a) Einführung

Überstreckungs- oder Hyperextensionsverletzungen führen häufig zu traumatischen Schäden im Bereich der HWS, besonders deren unterem Bereich. Da es sich um einen typischen Verletzungsablauf handelt, wird er in einem getrennten Abschnitt abgehandelt und nicht bei den Verletzungen der unteren Halswirbelsäule. Sie sind insgesamt weniger häufig als Flexionsverletzungen der HWS. Allerdings hat ihre Häufigkeit als Folge von Kraftfahrzeugunfällen in den letzten Jahren zugenommen.

b) Einteilung der Extensionsverletzungen der Halswirbelsäule

Bei Extensionsverletzungen der Halswirbelsäule unterscheiden GEHWEILER et al. (1980) *zerreißende* (*disruptive*) und *komprimierende Hyperextensionsverletzungen*. Bei Gewalteinwirkung gegen das Kinn ist die Vektorrichtung nach rückwärts gerichtet (Abb. 160). Bei genügender Stärke der einwirkenden Gewalt zerreißt das Lig. longitudinale ant. und die Zwischenwirbelscheibe. Derartige Beobachtungen wurden von HARRIS et al. (1968) beschrieben. Die Wirbelkörper oberhalb der Verletzung des Ligamentes werden mit dem Rückenmark nach dorsal verschoben. Das Rückenmark ist damit zwischen der posteriorinferioren Kante des nächst höher gelegenen Wirbelkörpers und der Deckplatte des darunterliegenden Wirbelkörpers eingeklemmt. Nach Aufhören der einwirkenden Gewalt können alle befallenen Strukturen in ihre normale Ausgangslage zurückschnellen und Röntgenaufnahmen können normal sein.

c) Henkersfraktur (hangman's fracture)

Ein anderer durchaus häufiger Typ von zerreißender Extensionsverletzung ist die sog. Henkersfraktur (hangman's fracture) oder auch die *traumatische Spondylolisthesis* des *Epistropheus* genannt (WOOD-JONES 1913; GROGONO 1954; R. C. SCHNEIDER et al. 1965; ELLIOTT et al. 1972; VON TORKLUS u. GEHLE 1972; BRASHEAR et al. 1975; SELJESKOG u. CHOUX 1976; GEHWEILER et al. (1979). Die Frakturen können durch die Pedikel verlaufen und je nach Stärke der einwirkenden Gewalt können die Fragmente so verschoben sein, daß ein Verschieben des Körpers des Epistropheus gegenüber dem nächst niedriger liegenden Wirbelkörper C3 erfolgen kann. Der übrige Anteil des Epistropheus verbleibt mit der

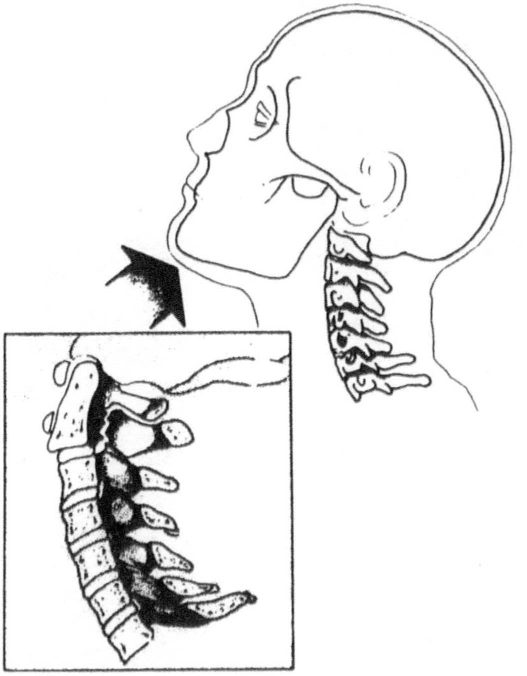

Abb. 160. Mechanismus einer Hyperextensions-Kompressionsfraktur des Axis (Epistropheus oder C2). (Aus HUELKE et al. 1979)

darunterliegenden HWS in der ursprünglichen Stellung. Dieser Frakturtyp ist in einem gesonderten Abschnitt abgehandelt worden, s. S. 174.

d) Komprimierende Hyperextensionsverletzungen

Bei komprimierenden Hyperextensionsverletzungen können verschiedene Typen von Frakturen auftreten.

Im Bereich der oberen Halswirbelsäule kann es dabei zu Frakturen des hinteren Bogens des Atlas kommen. In mehr nach unten gelegenen Anteilen der Halswirbelsäule ist die Richtung der einwirkenden Gewalt mehr nach posterior und nach unten gerichtet, dabei kommt es zu Berstungsbrüchen der Wirbelbögen.

Ist die kompressiv und hyperextensiv einwirkende Gewalt von erheblicher Stärke, kann der Kopf nach rückwärts und dann nach unten gerissen werden (vergl. Abb. 162). In der ersten Bewegungsphase wird der Kopf nach hinten gedreht, in der nächsten nach unten. Zunächst wirkt die einwirkende Kraft auf die Gelenkfortsätze ein und dann auf die Dornfortsätze und Deckplatten. Das Lig. longitudinale ant. kann möglicherweise reißen. In der Endphase werden die Halswirbelkörper nach vorwärts geschoben, da das Gewebsgefüge der Halswirbelsäule gesprengt ist. Der geschädigte Wirbelkörper ist im Verhältnis zum nächst unteren nach vorn verschoben. Das kann zu Verwechslungen mit den Folgen von Flexionsverletzungen führen; in der differentialdiagnostischen Abgrenzung hilft

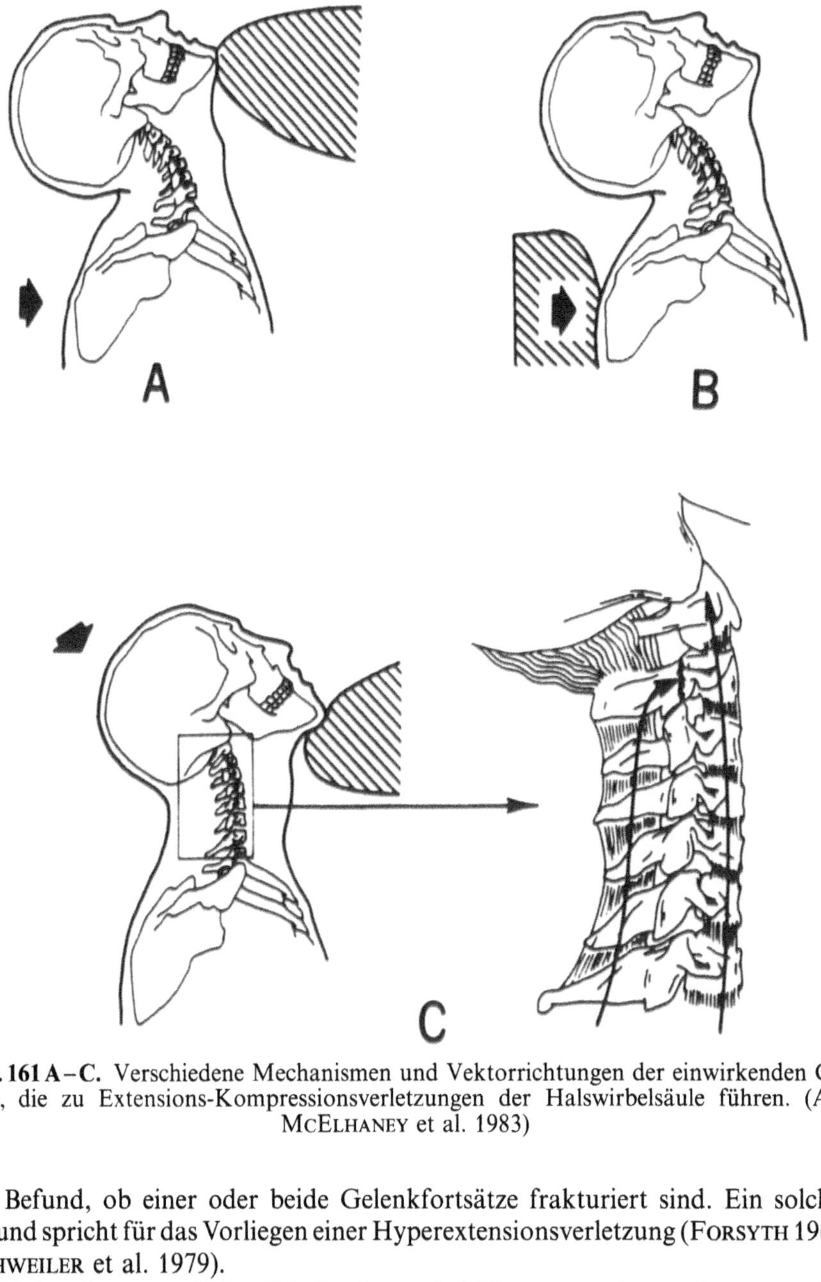

Abb. 161 A–C. Verschiedene Mechanismen und Vektorrichtungen der einwirkenden Gewalt, die zu Extensions-Kompressionsverletzungen der Halswirbelsäule führen. (Aus McElhaney et al. 1983)

der Befund, ob einer oder beide Gelenkfortsätze frakturiert sind. Ein solcher Befund spricht für das Vorliegen einer Hyperextensionsverletzung (Forsyth 1964; Gehweiler et al. 1979).

Einige der wesentlichen Mechanismen bei Hyperextensionsverletzungen der Halswirbelsäule und Vektorrichtungen der einwirkenden Gewalt zeigen Abb. 161a–c, Abb. 162a–c und Abb. 163a, b.

Eine Beobachtung mit Autopsiebefunden einer Hyperextensionsverletzung mit Verlagerung bei C5/C6 und Zerreißung des vorderen Längsbandes wurde von Wilson u. Cochrane (1925) mitgeteilt. Bei den Patienten von Crooks u. Birkett (1944) war es zu Hyperextensionsverletzungen mit Rissen der vorderen Längsbän-

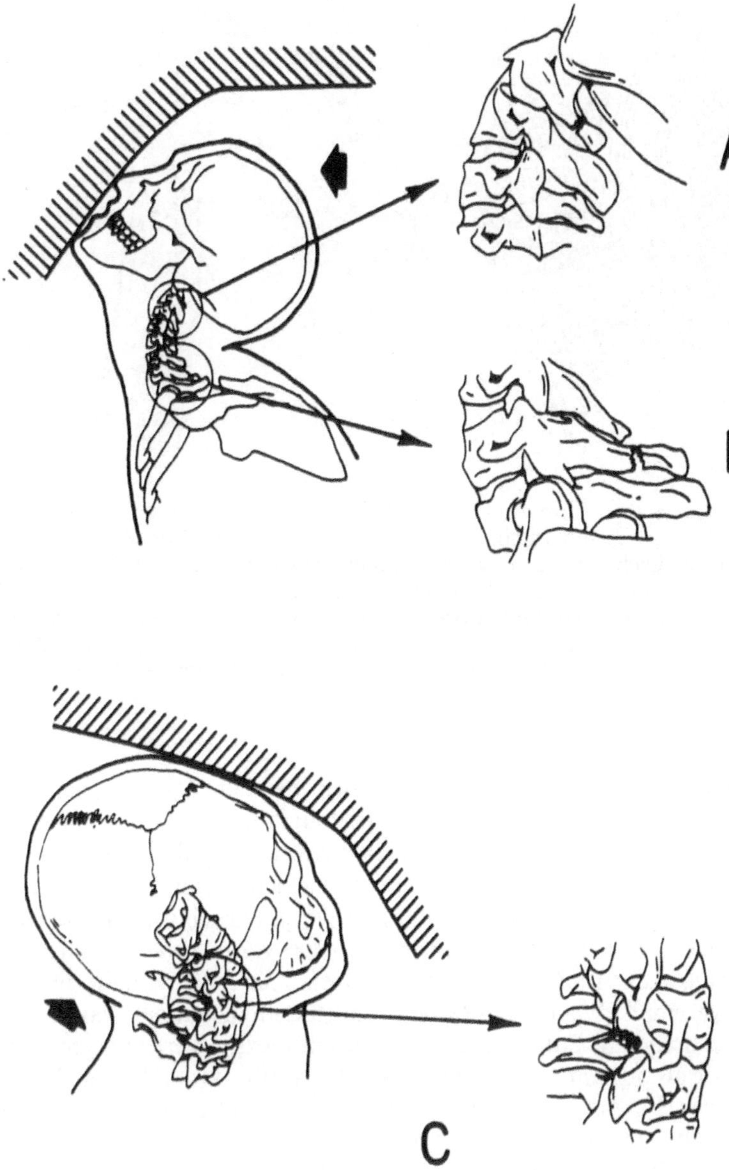

Abb. 162 A–C. Extensions-Kompressionsverletzungen der Halswirbelsäule. (Aus McElhaney et al. 1983)

der bei nachweisbaren osteoarthrotischen Veränderungen gekommen. Eine eingehende Analyse von 22 Patienten mit einer Paraplegie unternahm Barnes (1948); er fand 7 Patienten, bei denen die traumatischen Schäden der HWS die Folge einer Hyperextension der HWS waren. Nur ein Patient hatte eine Dislokation, die übrigen 6 zeigten röntgenologisch keinen Anhalt für Knochenverletzungen der Wirbelsäule oder Dislokationen, jedoch zeigten alle diese Patienten schwere degenerative Veränderungen der Halswirbelsäule. Bei zwei der

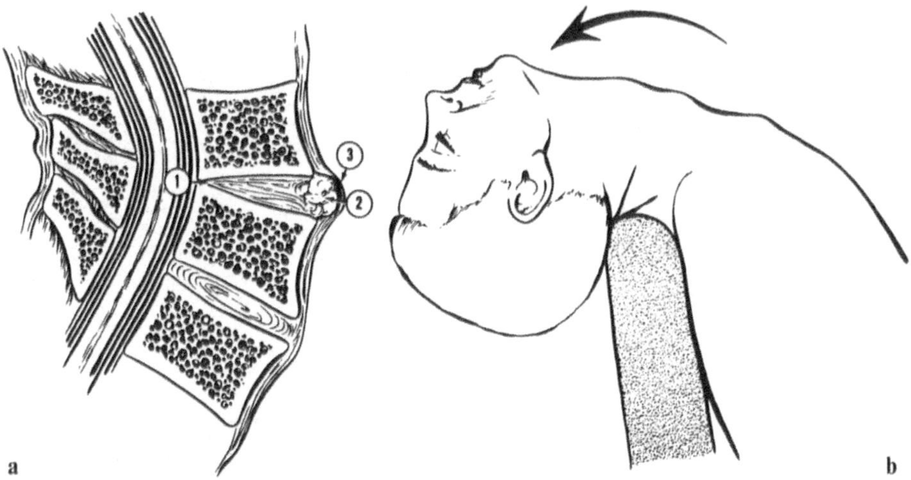

Abb. 163 a, b. a Posteriore Anteile der Zwischenwirbelscheibe sind erniedrigt, dadurch wölbt sich das Lig. longitudinale post. vor (*1*), die geschädigte Zwischenwirbelscheibe verlagert sich nach vorn (*2*) und zerreißt dabei das Lig. longitudinale ant. (*3*) Ein ähnlicher Mechanismus kann bei Berstungsfrakturen der Wirbelkörper auftreten. **b** Hyperextensionsverletzungen der Halswirbelsäule können dann auftreten, wenn die obere Kante eines Sitzes als Drehpunkt wirkt. Mechanismus der Ruptur des Lig. longitudinale ant., in diesem Fall bei Extension der HWS. (Aus SANCES et al. 1984)

tödlich ausgegangenen Fälle fanden sich bei der Autopsie Risse, die eine Zwischenwirbelscheibe sowie das Lig. longitudinale ant. durchsetzten. Die Gruppe der 15 Patienten, die eine Flexionsverletzung der HWS erlitten hatten, war von der vorhergenannten sehr verschieden, denn bei 8 Patienten lagen Dislokationen, bei 4 Trümmerfrakturen eines Wirbelkörpers und bei 3 akute Zurückversetzung der Zwischenwirbelscheibe vor. Auch bestanden erhebliche Unterschiede im Alter der Patientengruppen. Alle Patienten, die eine Paraplegie als Folge einer Hyperextensionsverletzung erlitten hatten, waren älter als 57 Jahre, während alle Patienten der Gruppe mit Flexionsverletzungen und Paraplegie jünger als 50 Jahre waren. Die Patienten von BARNES, die eine Paraplegie als Folge einer Hyperextensionsverletzung der HWS erlitten hatten, waren 79, 74 und 59 Jahre alt. TAYLOR u. BLACKWOOD (1948) sahen ebenfalls keinerlei Verlagerungen nach Hyperextensionsverletzungen. Das Rückenmark einer der beiden Beobachtungen wurde autoptisch untersucht. Bei einem von TAYLOR (1951) mitgeteilten Fall waren traumatische Veränderungen in dorsalen Anteilen des Rückenmarks zu sehen, die durch Vorbuchtung des elastischen Lig. flavum durch die Gewalteinwirkung erklärt wurden. Auf die verschlimmernde Wirkung von vorderen arthrotisch-osteophytischen Veränderungen wurde hingewiesen.

R. C. SCHNEIDER et al. (1954) trugen weitere Beobachtungen bei und beschrieben das Syndrom der akuten zentralen Rückenmarksverletzung durch Hyperextensionsverletzungen, vergl. S. 440.

Eine Serie von 45 Patienten mit Hyperextensionsverletzungen der Halswirbelsäule und 4 Patienten, die als Folge eines solchen Unfalles verstorben waren, wurden von MARAR u. ORTH (1974) untersucht. Die Autoren unternahmen darüber hinaus Versuche mit 7 Leichen, an denen Hyperextensionsverletzungen vorgenommen worden waren. Die Autoren konnten zeigen, daß das Rückenmark durch einen im anteroposterioren Durchmesser erfolgenden Quetschungsvorgang verletzt wird, und zwar im Bereich einer Zwischenwirbelscheibe oder bei einer vollständigen Fraktur des Wirbelkörpers unterhalb des Pedikels und dem eingefalteten Lig. flavum. Nach Meinung der Autoren waren die Gewebeschäden die Folge einer Kombination von Hyperextension mit nach hinten gerichteten Scherkräften. Eine maximale nach innen gerichtete Vorwölbung der Ligg. flava trat auf, wenn die Halswirbelsäule der Leiche um 30° extendiert wurde. Dieser Mechanismus war bereits von FORSYTH (1964) beschrieben worden.

V. Mechanogenese und formale Pathogenese

Hyperextensionsverletzungen der Halswirbelsäule wurden nach Stürzen auf das Gesicht wie bei Treppenstürzen gesehen. Sie können nach Kopfsprüngen in flaches Wasser auftreten, wenn der Kopf auf den Grund oder gegen Hindernisse schlägt.

Eine eigene Beobachtung betraf einen Rennbootfahrer (mit Schutzhelm), der bei einer Geschwindigkeit von mehr als 150 km/h aus dem Boot geschleudert wurde und bei überstreckter HWS mit dem Gesicht auf die Wasserfläche schlug.

Der gleiche Verletzungstyp wird auch nach Schlägen gegen den Schädel von vorn sowie in Fahrzeugunfällen gefunden. Vorderkopf und Gesicht tragen meist Spuren der Gewalteinwirkung. Nach HOWARTH u. PETRIE (1964) kommen sie häufiger bei älteren Menschen vor.

Die gewaltsame Hyperextension der HWS führt zu einer Vorbuchtung des Lig. flavum mit Druck gegen das Rückenmark. Finden sich Osteophyten an den Hinterflächen der Wirbelkörper, so wird das Rückenmark zwischen Lig. flavum und Osteophyten komprimiert. Darüber hinaus kann das vordere Längsband reißen, mit der Möglichkeit von Ablösung der Wirbelkörper. Eine Zwischenwirbelscheibe kann rupturieren oder von einer Wirbelkörperfläche losgerissen werden. Bei sehr ausgeprägter Hyperextension können auch das hintere Längsband und die seitlichen Ligamente reißen, so daß möglicherweise das Rückenmark in seinen verschiedenen Anteilen geschädigt werden kann. Auch die Folgen des sich ausbreitenden lokalen Ödems infolge der Kompression müssen berücksichtigt werden. Im Rückenmark können sich hämorrhagische Nekrosen durch die direkte mechanische Einwirkung der Gewalt oder indirekt auf dem Wege ihrer Gefäßverletzungen entwickeln.

VI. Ausgedehnte prävertebrale Hämatome bei Hyperextensionsverletzungen der Halswirbelsäule

Bei Hyperextensionsverletzungen der Halswirbelsäule können ausgeprägte prävertebrale Hämatome auftreten, wie die folgende Beobachtung zeigt:

Kinunen u. Tervahartiala (1986) berichteten über einen 87jährigen, der mit Antikoagulantien behandelt wurde, der, als er die Stufen einer Treppe in einem Schwimmbecken hinaufging, von einem anderen Schwimmer, der ihn nicht gesehen hatte, als er in das Becken sprang, an seiner Stirn getroffen wurde. Die HWS erlitt dabei eine Hyperextension.

Bei der *stationären Aufnahme* wurde ein massives zervikales prävertebrales Hämatom wahrgenommen. Der Mann war heiser und klagte über Schluckbeschwerden. Das Maximum des prävertebralen Hämatoms bei C3 betrug 55 mm. Die Trachea war nach vorn verlagert und das Lumen derselben verengt. Es bestand eine kleine Abrißfraktur der vorderen Kanten von C3 und C4 um eine Erweiterung der Zwischenwirbelräume von C2–C5 in vorderen Anteilen. Ebenso war der Ösophagus nach vorn verlagert, sonst aber unauffällig. Es wurde als Folge der Hyperextensionsverletzung der HWS ein Riß des Lig. longitudinale ant. diagnostiziert. Die Beschwerden bildeten sich unter konservativer Behandlung völlig zurück, der Patient konnte beschwerdefrei entlassen werden.

VII. Frakturen der Halswirbelsäule nach Hyperextensionsverletzung mit momentaner Dislokation

1. Einführung

Auf die Frakturen der Halswirbelsäule nach Hyperextensionsverletzung mit momentaner Dislokation hatten zuerst Taylor u. Blackwood (1948) aufmerksam gemacht. Es handelte sich um einen Patienten mit schweren neurologischen Ausfallserscheinungen, der jedoch einen unauffälligen röntgenologischen Befund zeigte.

2. Unfallmechanismus

Der Unfallmechanismus besteht in einer ausgeprägten Hyperextension der Halswirbelsäule, die im allgemeinen zu erheblichen Zusammenhangstrennungen der Gewebestrukturen führt. Die Dornfortsätze berühren dabei einander und wirken als Drehpunkte. Es treten zusätzlich Sprengungen der Zwischenwirbelscheiben und des Lig. longitudinale ant. auf. Die Zwischenwirbelscheibe ist entweder auseinandergerissen oder vom angrenzenden Wirbelkörper mit einem kleinen Fragment der vorderen und oberen Kante des angrenzenden Wirbelkörpers abgerissen. Manchmal findet sich anstelle einer Zerreißung einer Zwischenwirbelscheibe auch eine Horizontalfraktur des Wirbelkörpers (Marar 1974). Der Wirbelkörper oder die Halswirbelsäule oberhalb der Läsion der Zwischenwirbelscheibe oder des Wirbelkörpers verlagert sich nach dorsal und verschiebt und verletzt dabei auch das Rückenmark. Die hintere Kante des dislozierten Wirbelkörpers und die Lamina des nächst unteren Wirbels komprimieren das Rückenmark. Normalerweise kommt es zu einer spontanen Reduktion, da Gelenkfazetten nicht blockieren können. Die Röntgenaufnahmen sind daher unauffällig. Man spricht in diesem Zusammenhang auch vom *Taylor-Blackwood-* oder *Kneifzangenmechanismus* (*Abb. 164a, b*). Braakman u. Penning (1971) sprechen von einem *Hyperextensions-Sprain*.

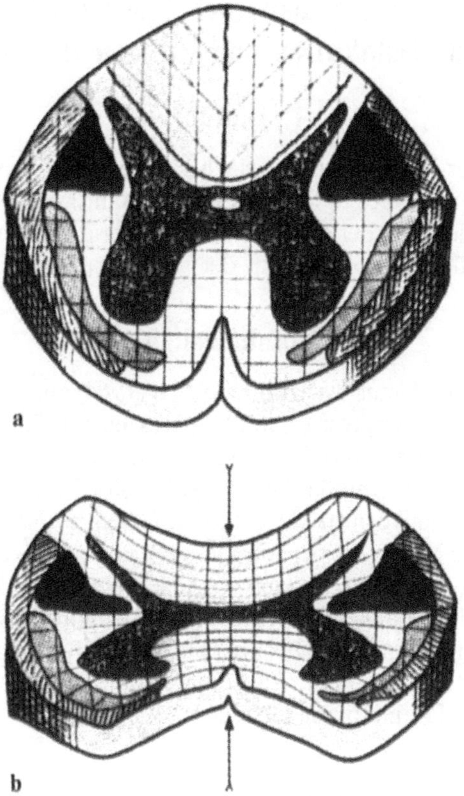

Abb. 164a, b. Anteroposteriore Kompression des Rückenmarks bei Hyperextensionsverletzung der Halswirbelsäule am Plastikmodell. (Aus GROS et al. 1960)

3. Schäden am Rückenmark

Die Schäden am Rückenmark sind nach den Angaben von TAYLOR (1951) Folge einer Einschnürung und Abplattung des Halsmarkes durch die wulstartigen Vorwölbungen der Lig. flava bei der extremen Hyperextension.

Da die meisten Patienten in einer Altersgruppe über dem 50. Lebensjahr sind, wird das Halsmark, besonders bei Vorliegen einer zervikalen Spondylosis mit dorsal gelegenen Osteophyten wie von einer Kneifzange umfaßt. Man spricht daher, wie weiter oben bereits erwähnt, von einem *Kneifzangenmechanismus*.

Bei einer ausgeprägten Hyperextensionsverletzung der HWS kann ein Riß des Lig. longitudinale ant. und der Zwischenwirbelscheibe ein Abklappen der HWS nach hinten verursachen. Gleichzeitig können die Dornfortsätze und Wirbelbögen verletzt sein. Das Lig. longitudinale post. ist meist nicht verletzt (FORSYTH 1964).

Das Rückenmark kann gequetscht oder völlig durchtrennt sein.

MILLER et al. (1978) sahen keinen Fall einer solchen Zwischenwirbelscheibenverletzung. In der Zwischenzeit wurden jedoch einzelne Fälle mitgeteilt (GEHWEILER et al. 1980).

VIII. Frakturen der Halswirbelsäule nach Hyperextensionsverletzung mit Dislokation und Fraktur des Gelenkfortsatzes

1. Einführung

Die Fraktur der Halswirbelsäule nach Hyperextensionsverletzung mit Dislokation und Fraktur des Gelenkfortsatzes ist die häufigste kombinierte Verletzung der Halswirbelsäule. 10% der Patienten aus der Serie von MILLER et al. (1978) mit Frakturen und/oder Dislokationen der Halswirbelsäule hatten eine solche Verletzung.

2. Unfallmechanismus

Der Unfallmechanismus war von FORSYTH (1964) analysiert worden. Auf den Schädel einwirkende Kompression mit Hyperextension führt zu einer Bogenform der Halswirbelsäule (Abb. 165). Das Lig. longitudinale ant. bleibt entweder intakt oder reißt am Ende des Unfallablaufes (Abb. 166a, b). Die einwirkende Gewalt wirkt vor allem auf die Dornfortsätze und die Gelenkfortsätze im unteren Bereich des Bogens ein. Die Wirbelkörper werden nach vorn verlagert. Die Zwischenwirbelscheibe unterhalb des am stärksten vorgelagerten Wirbelkörpers reißt ein oder zerreißt (Abb. 167a, b). Die Frakturen mit Dislokationen treten oft in zwei benachbarten Segmenten auf. Die überwiegende Mehrheit von Frakturen der Gelenkfortsätze ist einseitig, man kann daraus auf eine vorliegende rotatorische Komponente beim Unfallablauf schließen.

IX. Frakturen der Halswirbelsäule nach Hyperextensionsverletzung mit Dislokation und Berstung des Wirbelbogens

Frakturen der Halswirbelsäule nach Hyperextensionsverletzungen mit Dislokation und Berstung des Wirbelbogens kommen in 4% der Serie von MILLER et al. (1978), bestehend aus 400 Frakturen und/oder Dislokationen der Halswirbelsäule, vor. Der geborstene Wirbelkörper ist im Vergleich zum nächstliegenden nach

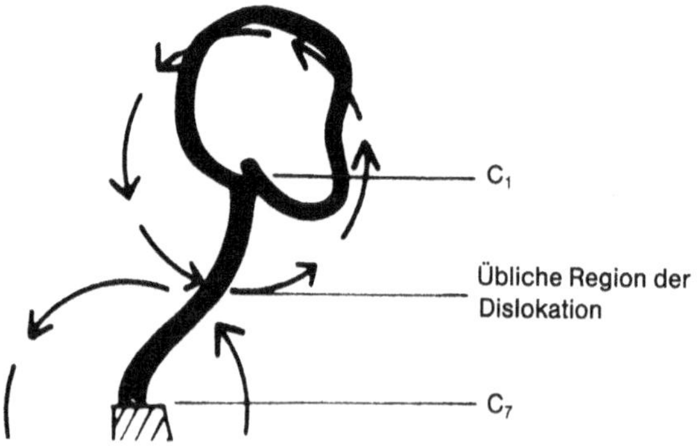

Abb. 165. Bei Hyperextension der Halswirbelsäule verlaufen die Kräfte in Kreisform und enden in einer Vektorrichtung nach vorn. (Aus FORSYTH 1964)

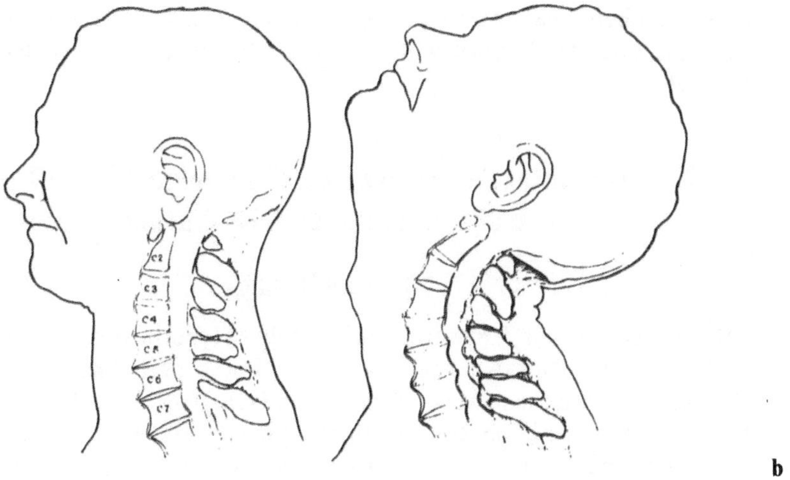

a b

Abb. 166 a, b. Schematische Darstellung des Taylor-Mechanismus der Halsmarkkompression zwischen dem sich vorwölbenden Lig. flavum und hypertrophischen Spangenbildungen der Wirbelsäule. In neutraler Position (**a**) ist das Rückenmark lediglich in vorderen Anteilen komprimiert. Bei Hyperextension der Halswirbelsäule (**b**) wölbt sich das Lig. flavum vor und komprimiert dabei das Rückenmark in seinen hinteren Anteilen und preßt es noch mehr gegen die hervorstehenden arthrotischen Zwischenwirbelscheiben. Dieser Mechanismus verursacht im wesentlichen zentrale Schäden im Rückenmark. (Aus RAND u. CRANDALL 1962)

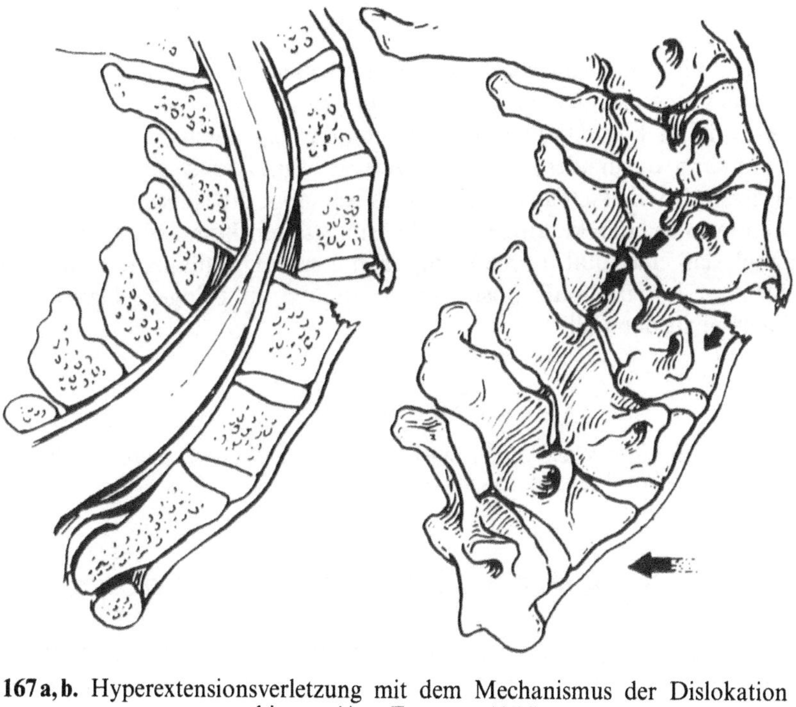

Abb. 167 a, b. Hyperextensionsverletzung mit dem Mechanismus der Dislokation nach hinten. (Aus FORSYTH 1964)

vorn verschoben. Die Patienten zeigen allgemein eine Quadriplegie, jedoch hatte ein Patient, über den PITMAN et al. (1977) berichteten, einen normalen neurologischen Befund.

X. Frakturen der Halswirbelsäule nach Hyperflexion und momentaner Dislokation

1. Einführung

Bei Frakturen der Halswirbelsäule infolge Hyperflexion und momentaner Dislokation reißen normalerweise auch das Lig. longitudinale post. sowie die Gelenkkapseln zwischen zwei oder mehreren Halswirbeln ein. Der Unfallmechanismus führt zu einer kyphotischen Überbiegung der Halswirbelsäule (BRAAKMAN u. PENNING 1968, 1971). Etwa 2% der Patienten aus der Serie von MILLER et al. (1978) hatten eine solche Verletzung, die Hälfte von ihnen wies noch zusätzliche Frakturen auf. BRAAKMAN u. PENNING (1968, 1971) wiesen auf die Seltenheit dieser Verletzungen hin und erklärten das mit der Widerstandsfähigkeit des Lig. longitudinale post.

Die Mehrzahl der mitgeteilten Fälle ist das Ergebnis von Kraftfahrzeugunfällen. Bei Erwachsenen traten diese Verletzungen vorzugsweise im Bereich der unteren Halswirbelsäule auf, bei jüngeren Patienten am häufigsten bei C2/C3 und C3/C4 (BRAAKMAN u. PENNING 1968).

2. Unfallmechanismus

Der Unfallmechanismus besteht in einer erheblichen Hyperflexion bei Gewalteinwirkung gegen das Okziput von hinten unten. Dabei werden die Dornfortsätze separiert, und es kommt zur Überstreckung des Lig. longitudinale post. Dieses Ligament kann an ein oder zwei Stellen zerissen sein. Ebenso sind die Gelenkkapseln gerissen. Nach Nachlassen der Gewalt schnappt die Halswirbelsäule zurück, dabei kann es zu Blockierungen der Gelenkfazetten kommen. ROAF (1960) ist überzeugt, daß eine rotatorische Komponente beim Unfallablauf vorliegen muß, um das Lig. longitudinale post. zum Einreißen zu bringen. Das ist meines Erachtens nicht der Fall.

3. Klinische Befunde

Die Patienten mit solchen Verletzungen zeigen normalerweise neurologische Ausfälle infolge traumatischer Rückenmarkschäden.

XI. Frakturen mit blockierten Gelenkfazetten

Die häufigsten Segmente, bei denen blockierte Gelenkfazetten auftreten, sind C5/C6 und C6/C7. In der Serie von MILLER et al. (1978) bestanden solche Verletzungen bei 13% aller Patienten. Beidseitige Blockierungen von Gelenkfazetten kamen im Verhältnis 2:1 vor. Es liegen eine Reihe von Unfallmechanismen vor, wie Kraftfahrzeugunfälle, Stürze, Verletzungen bei Kontaktsport etc.

Bei Gewalteinwirkung gegen das Hinterhaupt von hinten unten, tritt eine erhebliche Separierung der Dornfortsätze mit Rupturen von Ligamenten und Zwischenwirbelscheiben auf. Dabei treten Blockierungen der Gelenkfazetten auf. Da bei beidseitiger Blockierung der Gelenkfazetten der Canalis vertebralis stärker eingeengt ist, liegen dabei auch ausgeprägtere neurologische Störungen vor als bei einseitiger (Braakman u. Penning 1971; Gehweiler et al. (1979). Patienten mit Spondylosis deformans und einem kongenitalen engen Canalis vertebralis haben die schwersten neurologischen Ausfälle (Braakman u. Penning 1971).

XII. Verletzungen der Halsmuskulatur

Die Verletzungen der Halsmuskulatur – Risse und Blutungen – sind in der Regel die Folge von Zugbelastung.

Typische Blutungsstellen infolge Zugbelastung finden sich in den Mm. sternocleidomastoidei, die bei Überstreckung stärker ausgeprägt sind als bei Überbeugung. Saternus (1979) wies besonders auf die Unterblutung im klavikulären und etwas seltener im sternalen Ursprung des Musc. sternocleidomastoideus hin, bedingt dadurch, daß die Spannungszunahme durch eine starke Überstreckung größer ist als die Entlastung durch eine Näherung der Muskelansatzpunkte infolge der Rückwärtsdrehung des Kopfes.

XIII. „Tränentropfenfrakturen" („tear-drop" fractures) der Halswirbelsäule mit Dislokation

1. Einführung

Die sog. „Tränentropfenfraktur" („tear-drop" fracture) der Halswirbelsäule wurde von R. C. Schneider (1951) und R. C. Schneider u. Kahn (1956) zuerst beschrieben (Abb. 168, 169). Der Verfasser wählte diese Bezeichnung, weil die Fraktur die Folge eines Kompressionsvorganges war, bei dem *vordere Anteile* des *Wirbelkörpers ähnlich* einer *Träne „abtropfen"* („*dripping*"), und auch weil diese Schädigung wegen ihrer Schwere allgemein eine erhebliche emotionale Komponente besitzt. Sie ist als eine der unstabilsten Frakturen der HWS zu bezeichnen.

2. Häufigkeit

Die Häufigkeit von „Tränentropfenfrakturen" mit Dislokation in der Serie von Miller et al. (1978) betrug 5%. Diese Frakturtypen sind die Folge von Verkehrsunfällen, Stürzen und von Kopfsprüngen in seichtes Wasser.

3. Klinische Befunde

Der neurologische Befund ist sehr unterschiedlich. Neben Patienten mit normalem neurologischen Befund kann bei anderen ein solcher vorliegen und in einer Quadriplegie

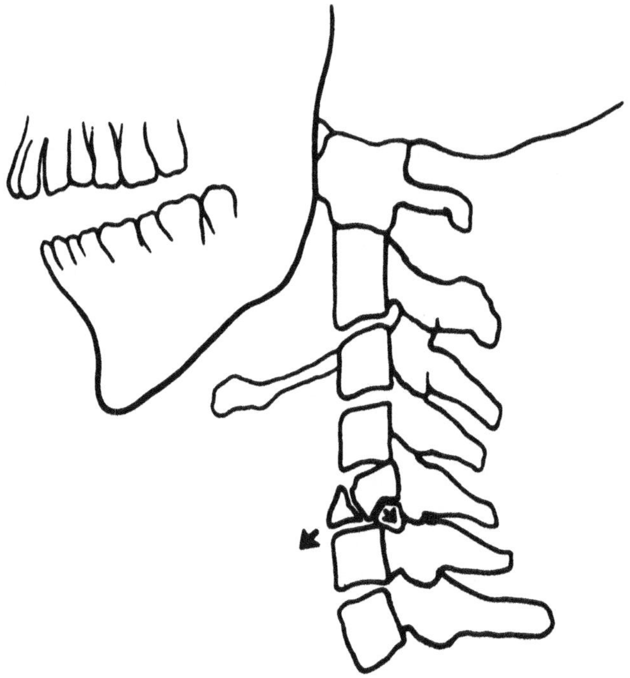

Abb. 168. Schematische Darstellung einer „Teardrop" Fraktur mit Dislokation nach Extension der HWS. Der Körper des beteiligten Wirbels ist komprimiert und das vordere untere Fragment ist durch das Lig. longitudinale ant. aus dem Wirbelkörper herausgerissen worden und nach unten und vorwärts verschoben. Der hintere und untere Anteil des Wirbelkörpers projiziert sich nach hinten in den Wirbelkanal. R. C. SCHNEIDER u. E. A. KAHN hatten den Mechanismus dieser Fraktur als Folge einer Flexion der HWS beschrieben, eine Auffassung, die aufgegeben wurde. (Aus R. C. SCHNEIDER u. E. A. KAHN 1956)

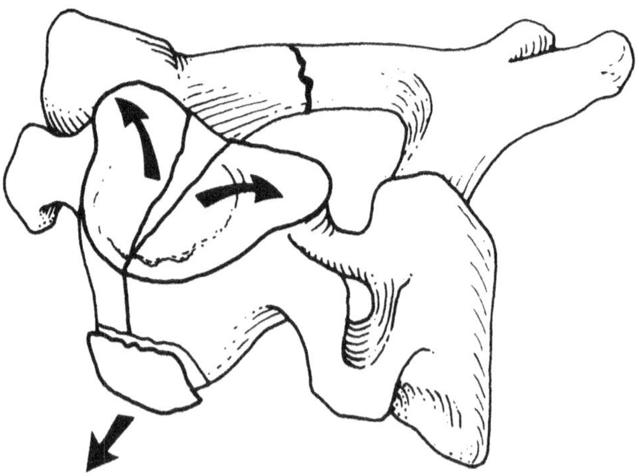

Abb. 169. Tränentropfenfraktur. Die schematische Darstellung zeigt die Orientation der üblichen Frakturebenen und die Richtungen in die Fragmente während der Verletzung verlagert wurden. (Aus A. A. WHITE u. M. M. PANJABI 1988)

bestehen. Das Ausmaß des neurologischen Befundes scheint direkt von dem Ausmaß der Rückwärtsverschiebung des betroffenen Wirbels abhängig zu sein.

Von den 5 Patienten von R. C. SCHNEIDER u. KAHN (1956) waren 2 Akrobaten und 2 Taucher, die Splitterbrüche der Wirbelkörper, großteils in der Koronarebene davongetragen hatten. ROGERS (1957) berichtete über ähnliche Frakturen, die er *Berstungsverletzung* nannte. Die Analyse des Unfallablaufes ergab, daß zwei benachbarte Wirbelkörper zwischen die Zwischenwirbelscheiben zusammengedrückt wurden, die teilweise in sie hineingedrückt wurden. Das untere hintere Fragment wurde nach unten und dorsal geschoben und erzeugte bei einem von 10 Patienten Druckeinwirkung auf das Rückenmark. Sofortige Traktionsmaßnahmen führten zu einer vollständigen Reduktion bei 7 Patienten. (Die restlichen 3 Patienten benötigten diesen Eingriff nicht).

4. Mechanogenese und formale Pathogenese

Der *Unfallmechanismus*, besteht aus *Kompression mit Extension*. Die Flexion kann mit Seitwärtsneigung und Rotation kombiniert sein, woraus asymmetrische Bruchfolgen resultieren können. Im Bereich der Läsionsstelle ist der Halswirbel nach hinten verschoben und führt meist zur Zerreißung der nächstunteren Zwischenwirbelscheibe. Die vordere untere Kante des betroffenen Halswirbels ist verletzt, daher der *Vergleich mit einem Tränentropfen* (*teardrop*). Es können auch dorsale Ligamente gerissen sein. Eine oder beide Gelenkflächen können sich über die nächstuntere Gelenkfläche legen und sie möglicherweise blockieren. Das abgesprengte Segment ist nach vorn verschoben. Nach Nachlassen der einwirkenden Gewalt verbleibt der verletzte Halswirbel in Beziehung zum nächst niedriger liegenden Halswirbel nach dorsal verschoben (R. C. SCHNEIDER u. KAHN 1956; BRAAKMAN u. PENNING 1971). In einigen Fällen ist auch der Wirbelbogen frakturiert. Eine solche Fraktur ist äußerst unstabil. Es wurden Beobachtungen von Tränentropfenfrakturen mitgeteilt, die als Folge von Extension mit Kompression auftraten. Es zeigt sich hier, daß unterschiedliche Verletzungsmechanismen ein identisches Verletzungsmuster verursachen können.

5. Neuropathologische Befunde

Gefäße, Nervenwurzeln und vor allem das Halsmark können durch scharfe Knochenfragmente zusätzlich perforierende Verletzungen erleiden. Die wesentliche Verletzung wird nicht durch das vordere Knochenfragment, sondern durch die hintere Kante des Wirbelkörpers, die in den Wirbelkanal gedrängt wird, verursacht, denn diese Kante schädigt das Rückenmark. Die Läsionen bestehen in primärtraumatischen Schäden der Vorderfläche des Rückenmarks oder in teilweiser oder vollständiger Durchtrennung des Rückenmarks. Unterbleibt die Fusion der benachbarten Wirbelkörper, so bildet sich eine Spange aus neugebildeten Knochen über hintere Anteile der Wirbelkörper. Daraus kann sich das Bild einer chronischen Wirbelsäulenkompression entwickeln. Diese Frakturtypen treten häufig zusammen mit Schädelhirn-, Thorax- und Extremitätenverletzungen auf.

XIV. Die Verletzungsmuster der Halswirbelsäule bei Kopfsprüngen in seichtes Wasser

1. Einführung

Bei Kopfsprüngen in seichtes Wasser von unbekannter Tiefe treten oft *Halswirbelsäulen-/Halsmarkschäden* auf (HELLNER 1934; DÖRFFEL u. LEHMANN 1963; KLAUS u. ANDRESEN 1960; DEISTER 1962; R. C. SCHNEIDER et al. 1962; LEIDHOLT 1963; KACZMARECK 1964; PIOTROWSKI 1965; LAURSEN 1969; BURKE 1972; ALBRAND u. WALTER 1975; KEWALRAMANI et al. 1975; ALBRAND u. CORKILL 1976; KEWALRAMANI u. KRAUS 1977; SCHER 1978, 1981; SHIELDS et al. 1978; MCELHANEY et al. 1979; FRANKEL et al. 1980; GASPAR u. SILVA 1980; GOOD u. NICKEL 1980; GREEN et al. 1980; FRANKE 1980; STEINBRÜCK u. PAESLACK 1980; STONE 1980; GABRIELSEN 1981; TATOR 1981; AUSTIN 1983; KIMBALL et al. 1985; LAWNICZAK et al. 1986).

2. Epidemiologie

Seit 1945 ist die Zahl der Schwimmbecken in den USA von etwa 10000 auf jetzt etwa 5 Mill. angestiegen. Parallel mit dieser Entwicklung hat die Zahl der Quadriplegiker als Folge von Kopfsprüngen ins Wasser zugenommen. Es ereignen sich jetzt pro Jahr etwa 700 traumatische zervikale Wirbelsäulen-/Rückenmarksverletzungen als Folge von Kopfsprüngen in seichtes Wasser, das heißt diese Zahl stellt etwa 2/3 aller traumatischen Halswirbelsäulen-/Halsmarkschäden dar. *Es unterliegt keinem Zweifel, daß viele der Fälle, die auf Ertrinken zurückgeführt werden, die Folge von traumatischen Gewalteinwirkungen gegen die Halswirbelsäule sind.*

In künstlichen Schwimmbecken ereignen sich etwa 50% der obengenannten Verletzungen von Halswirbelsäule und -mark. Oft sind falsch konstruierte Sprungbretter, unzureichende Konstruktionen der Becken und fehlende Kenntnisse über die Gefahren bei Kopfsprüngen Anlaß zu diesen tragischen Unfällen.

Die entsprechenden Wirbelsäulen-/Rückenmarksverletzungen betreffen im allgemeinen die mittlere und untere Halswirbelsäule und die korrespondierenden Anteile des Halsmarks; sie sind durchweg die Folge von Flexionskompressionsverletzungen ohne Schädelhirnverletzungen und betreffen die Altersgruppe der 15- bis 25jährigen.

Wie sich aus Tabelle 57 ergibt, liegt der Prozentsatz der männlichen Patienten in den verschiedenen Serien zwischen 88,8% (GREEN et al. 1980) und 96% (BURKE 1972). Der Prozentsatz der Patienten mit vollständiger Quadriplegie liegt zwischen 28% (BURKE 1972) und 89,5% (MCELHANEY et al. 1979). Die Verletzungen der Wirbelkörper betreffen die untere Halswirbelsäule, mit dem Maximum bei C4–C6.

Von allen ZNS-Verletzungen, die überlebt werden, stellt die Quadriplegie die tragischste dar. Diese Patienten benötigen dauernde medizinische Behandlung und Überwachung. Es muß mit Kosten von etwa US $ 1 Mill. für die lebenslange Betreuung nur eines einzigen Verletzten gerechnet werden.

Die letzten Daten des *National Spinal Cord Injury Data Research Center* (NSCIDRS) der USA ergeben, daß etwa 11000 Fälle pro Jahr mit Rückenmarkschäden vorkommen, die überleben und von denen 8000 die Folge von traumatischen Schäden von Wirbelsäule sowie Rückenmark sind (YOUNG u. NORTHRUP 1979; YOUNG et al. 1982).

In einer Serie von 6000 Fällen von traumatischen Rückenmarkschäden, die von 1973–1981 untersucht und analysiert wurden, waren 80% der Verletzten unter 40 Jahre alt und 50% in der Altersgruppe von 15–25 Jahren. Das Durchschnittsalter betrug 24 Jahre. 82% der Verletzten sind männlich und 54% der Verletzten sind nicht verheiratet (LAWNICZAK et al. 1986).

Nach den Angaben des *National Safety Councils* ertrinken in den USA pro Jahr mehr als 6000 Personen. Da im allgemeinen Röntgenuntersuchungen der Halswirbelsäule und Autopsien des kraniozervikalen Überganges bei Ertrunkenen nicht vorgenommen werden,

Tabelle 57. Zusammenstellung einiger Serien von Kopfsprungverletzungen von Halswirbelsäule und Halsmark

Autor	Jahr	Zahl	Geschlechtsverteilung	Altersverteilung	Befunde
Burke	1972	52	96% ♂ 4% ♀	78% jünger als 25 Jahre	28% vollständige Quadriplegie, Wirbelkörperverletzungen, meist bei C5 u. C6
Kewalramani et al.	1975	23	91% ♂ 9% ♀	52% zwischen 16 und 25 Jahren	56% vollständige Quadriplegie, Wirbelkörperverletzungen zwischen C3 u. C7
McElhaney et al.	1979	67	89,5% ♂ 10,5% ♀		89,5% vollständige Quadriplegie, Wirbelkörperverletzungen zwischen C4 u. C6
Frankel et al.	1980	150	94,6% ♂ 5,4% ♀	75% jünger als 25 Jahre	52,6% vollständige Quadriplegie, Wirbelkörperverletzungen, meist bei C5 u. C6
Good u. Nickel	1980	152	92% ♂ 8% ♀	65% zwischen 16 und 25	54% vollständige Quadriplegie, Wirbelkörperverletzungen, meist zwischen C5 und C7. C6 in 60% betroffen
Green et al.	1980	72	88,8% ♂ 11,2% ♀	66% zwischen 13 und 24 Jahren	79,2% vollständige Quadriplegie, Wirbelkörperverletzungen, meist bei C5 u. C6
Griffith	1980	67	95% ♂ 5% ♀	77% weniger als 30 Jahre alt	50% vollständige Quadriplegie, Wirbelkörperverletzungen bei C4 bis C6
Steinbrück u. Paeslack	1980	136	95,6% ♂ 4,4% ♀	Mehrheit jünger als 25 Jahre	Bei 72,8% Wirbelkörperläsionen bei C5 oder C6
Scher	1981	46	95,6% ♂ 4,4% ♀	Mehrheit zwischen 15 und 26 Jahren	Wirbelkörperläsionen zwischen C4 und C6

ist anzunehmen, daß ein großer Teil von ihnen infolge traumatischer Halsmarkschäden mit einer Tetraplegie ertrunken war. *An Ertrinkungsopfern sollten deshalb routinemäßig Sektionen durchgeführt werden, bei denen der kraniozervikale Übergang sorgfältig untersucht wird.*

Die etwa 5 Mill. Schwimmbecken in den USA werden von mindestens 60 Mill. Personen benutzt. Bedenkt man, wie häufig jeder dieser Beckenbenützer pro Jahr dasselbe benutzt, so ist die Unfallrate sehr gering. Die Analyse der Unfälle zeigt aber, daß eine große Zahl von Ertrinkungs- oder Unfallfolgen hätte völlig vermieden werden können.

RADO (1967) unternahm eine Studie im amerikanischen Bundesstaat New Jersey, die sich über einen Zeitraum von 4 Jahren erstreckte. Der Autor kam zu dem Ergebnis, daß in diesem amerikanischen Bundesstaat pro Jahr mit 20 Halswirbelsäulen-/Halsmarkschäden als Folge von Kopfsprüngen in seichtes Wasser zu rechnen ist; bei 13 dieser Verletzten ist mit Dauerschäden zu rechnen.

3. Mitgeteilte Serien

HELLNER (1934) berichtete über 4 Halswirbelkompressionsfrakturen nach Kopfsprung in Wasser. Bei einem 5. Patienten war es zu einer ähnlichen Verletzung bei Ausführung einer sog. Hechtrolle gekommen.

KLAUS u. ANDRESEN (1960) fanden bei 38 HWS-Verletzungen nach Kopfsprung in Wasser 18 Todesfälle (47,36%).

KACZMAREK (1964) berichtete über 2 Fälle von Halswirbelsäulenfraktur nach Kopfsprung in seichtes Wasser. Beim *ersten Fall* handelte es sich um eine Impressionsfraktur des 6. HWK mit Subluxation des 5. HWK und inkompletter Brown-Séquard-Lähmung ohne tödlichem Ausgang, beim *zweiten* um einen Kompressions-, Sagittal- und Bogenringbruch des 5. HWK mit Luxation des 4. HWK und inkompletter Brown-Séquard-Lähmung ebenfalls ohne tödlichem Ausgang. Der Autor konnte aus der Literatur 53 derartige Verletzungen zusammenstellen, davon waren 22 (41,5%) tödlich. Am häufigsten betroffen waren der 5. und 6. Halswirbel. Die Verletzungen der HWS in Überstreckung waren am häufigsten (Tabelle 58).

PIOTROWSKI (1965) berichtete über 5 Verletzungen der Halswirbelsäule durch Kopfsprung in Wasser.

BURKE (1972) berichtete über 52 Unfälle, die nach Kopfsprüngen in Schwimmbecken in Australien zwischen 1964 und 1972 auftraten. Fünfzig der 52 Verletzten waren männlichen Geschlechts, 78% waren 25 Jahre alt oder jünger. 48 Fälle waren die Folge von Kopfsprüngen in seichtes Wasser. 28% führten zu vollständigen Quadriplegien, meist bei C5/C6. 45 (88%) Berstungs- oder Kompressionsfrakturen wurden gesehen. Die vertikale Kompression konnte nicht zur Erklärung aller pathologischer Veränderungen am Rückenmark herangezogen werden, denn lediglich 4 Patienten waren auf den Beckenboden aufgeschlagen, der Rest hatte keinen Anhalt für solch einen Aufprall und etwas weniger als die Hälfte der Patienten verneinten einen solchen. Ein Mechanismus, der sich aus der Resistenz des Wassers beim Eintauchen (besser Aufschlagen) des Kopfes ergibt, muß neben der Haltung des Kopfes zu diesem Zeitpunkt für die Erklärung der Gewebeschäden mit herangezogen werden.

ALBRAND u. WALTER (1975) untersuchten eine Serie von 25 Unfällen nach Kopfsprüngen ins Wasser. Vertikale Kompressionen, Hyperflexionen und Hyperextensionen wurden als im wesentlichen verantwortlich angegeben. Bei erfahrenen Springern erfolgte der Aufschlag zunächst auf Hände und Arme und nicht sofort auf den Kopf und Hals.

KEWALRAMANI et. al. (1975) veröffentlichten die Auswertung einer Serie von 126 Fällen von zervikalen Wirbelsäulen-/Rückenmarksverletzungen aus den USA von Januar 1970 bis einschließlich Oktober 1973. 23 dieser Beobachtungen waren die Folge von Kopfsprüngen in seichtes Wasser. 91% waren männlichen Geschlechtes und 52% gehörten der Altersgruppe von 16–25 Jahren an. 56% der Patienten verblieben völlig quadriplegisch. Bei 17% der Patienten war der Kopf direkt auf dem Beckenboden aufgeschlagen. Die traumatischen Schäden fanden sich hauptsächlich zwischen C3 und C7. Insgesamt lagen 15 Keil-, 7

Tabelle 58. Übersicht über 40 Verletzungen der Halswirbelsäule beim Wasserspringen. (Aus KACZMAREK 1964)

Halswirbel	Autor	Jahr	Tödlicher Ausgang
2. Halswirbel	DEISTER	1962	
3. Halswirbel	MARCUSE	1927	+
	WEBER	1957	
	SPÄNGLER	1959	
4. Halswirbel	LAESECKE	1932	
	HELLNER (2 F.)	1934	
	HUDSON	1935	
	SCHMAUSER	1958	
5. Halswirbel	SCHEDE (3 F.)	1881	+
	KOCKEL	1905	+
	SUDECK	1912	+
	NORDENTOFT	1913	
	LAESECKE (2 F.)	1932	
	FERVERS	1933	+
	HUDSON (2 F.)	1935	
	FIGAROVÁ	1939	+
	KREFFT	1952	+
	DÖRFFEL (2 F.)	1954	
	SCHMIDT, E.	1959	
	KLAUS u. ANDRESEN	1960	+
	ZÜLCH	1962	
	DEISTER	1962	+
	KACZMAREK	1963	
6. Halswirbel	MARCUSE	1927	
	HELLNER	1934	
	HUDSON	1935	
	DÖRFFEL	1954	
	SCHMID, L.	1959	+
	SPÄNGLER	1959	
	DEISTER	1962	
	ZÜLCH	1962	
	KACZMAREK	1963	
7. Halswirbel	HUDSON	1935	
	LESER u. MAYER	1937	+
	STICHNOTH	1958	+
	ZÜLCH	1962	

Berstungs- und 7 Tränentropfenfrakturen vor. Frakturen der Dornfortsätze und solche des Wirbelbogens wurden bei 6 Beobachtungen gesehen.

MCELHANEY et al. (1979) analysierten 67 Fälle von traumatischen Halswirbelsäulen-/Halsmarkverletzungen als Folge von Unfällen an Schwimmbecken in den USA. Sechzig der 67 Patienten waren männlichen Geschlechts. In 57 der 67 Fälle traten die Verletzungen als Folge von Kopfsprüngen auf. Die Läsionen lagen zwischen C4 und C6. In 60 der 67 Fälle lag eine völlige Quadriplegie vor. Sechzig der Beobachtungen wurden als Folge von Kompressions- oder Flexionskompressionsverletzungen eingestuft. Tabelle 59 zeigt die verschiedenen Aktivitäten, die zur Verletzung führten.

COIN et al. (1979) untersuchten Verletzungen nach Sprung ins Wasser mit Computertomographie zusätzlich zur konventionellen radiologischen Untersuchung.

Tabelle 59. Sportliche Aktivität, die zur Wirbelsäulen- und/oder Rückenmarksverletzung führte. (Aus McElhaney et al. 1979)

A. *Sprünge ins Wasser*	
1. Sprung in den seichten Teil (bis zu 1,22 m [4 ft] eines versenkten Schwimmbeckens mit verschiedenen Wassertiefen	20
2. Sprung in ein freistehendes Schwimmbecken mit Vinylwandung in seichtes Wasser (bis zu 1,22 m [4 ft]) von einem eingebauten Sprungbrett, Deck, Beckeneinfassung, oder Leiter	18
3. Sprung in ein freistehendes Schwimmbecken mit Vinylwandung und verschiedenen Wassertiefen, vom Deck oder eingebauten Sprungbrett in das seichte Ende	2
4. Sprung von einem weniger als 76 cm [30 in] hohen Sprungbrett	3
5. Sprung vom 1 Meter Sprungbrett	1
6. Sprung vom 3 Meter Sprungbrett	5
7. Sprung von der eingebauten Treppe des Schwimmbeckens	1
8. Hocksprung (cannonball dive) in das seichte Ende	1
9. Sprung vom Deck in das tiefe Ende eines Beckens mit mechanischem Boden	2
10. Sprung vom Deck in 1,68 m [66 in] tiefes Wasser	1
11. Sprung vom 91 cm [36 in] Sprungbrett und Aufschlag auf den ansteigenden Teil des Bodens	1
12. Sprung vom Hausdach und vom Balkon eines Mietwohngebäudes	2
B. *Wasserrutschbahn*	
1. Kopfsprung in seichtes Wasser (1,07 m [42 in]) oder weniger	9
2. Sprung von der Höhe der Rutschbahn in seichtes Wasser	1

Frankel et al. (1980) berichteten über 150 Fälle von Verletzungen der Wirbelsäule und des Rückenmarks nach Kopfsprung ins Wasser, die im *National Spinal Injuries Center, Stoke Mandeville Hospital, England,* von 1944–1977 behandelt wurden. Von den 150 Verletzten waren 142 Männer; 75% waren jünger als 25 Jahre. Die Altersverteilung der Patienten ist in Abb. 170 angegeben. Besonders groß war die Zahl der Verletzten, die ins Meer gesprungen waren (n = 65), Verletzungen nach Kopfsprüngen in Schwimmbecken wurden relativ häufig behandelt (n = 48). Die meisten der letztgenannten Verletzungen ereigneten sich bei Sprüngen in den flachen Teil des Beckens. Die knöchernen Verletzungen fanden sich bevorzugt in den Segmenten C4/C5 und C6/C7, mit dem Maximum bei C5/C6. Die Verletzungen der einzelnen Wirbelkörper zeigt Tabelle 60; 79 der 150 Verletzten hatten eine vollständige Quadriplegie.

Green et al. (1980) berichteten über eine Serie von 72 Patienten mit Rückenmarksverletzungen nach Unfällen an Schwimmbecken, wobei die meisten Verletzungen (n = 52) durch einen Kopfsprung in seichtes Wasser, also durch ein Hyperextensionstrauma, entstanden waren. Das Maximum der knöchernen HWS-Verletzungen und der neurologischen Ausfälle betraf die mittleren bis unteren HWS-Segmente. 64 Fälle waren traumatische Halswirbelkörper-/Halsmarkläsionen, davon 57 mit einer Quadriplegie. 64 der 72 Patienten waren männlich; 60% gehörten zur Altersgruppe zwischen 13 und 24 Jahren.

Griffiths (1980) analysierte eine Serie von 641 traumatischen Schäden der Halswirbelsäule und/oder des Halsmarkes, die von 1956–1978 im Royal Perth Hospital in West-Australien behandelt worden waren. Unter den 641 Rückenmarksverletzungen fanden sich 336 (52,4%) HWS-Verletzungen. Ein großer Prozentsatz, nämlich 20,6% (n = 67) stellten

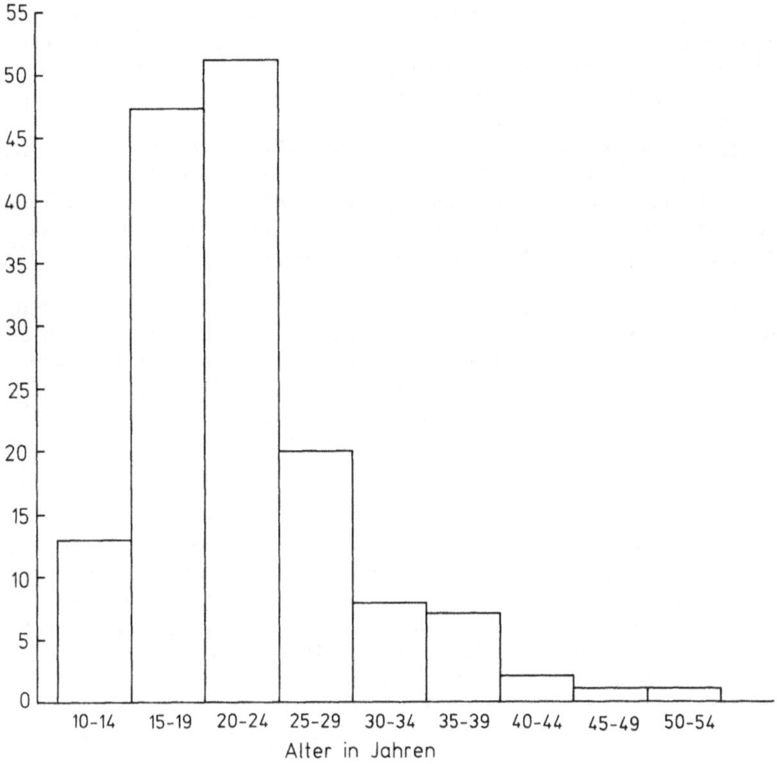

Abb. 170. Altersverteilung der Rückenmarkverletzten durch Kopfsprünge ins Wasser. (Aus H. L. FRANKEL et al. 1980)

Tabelle 60. Die verletzten Segmente der Wirbelsäule bei Patienten mit Kopfsprüngen in seichtes Wasser. (Aus H. L. FRANKEL et al. 1980)

Verletzte Segmente der Wirbelsäule	
C2–3	1
C3–4	2
C4	4
C4–5	20
C5	14
C5–6	59
C6	11
C6–7	23
C7	4
C7–T1	2
Thorakal	4
Keine Knochenverletzung	2
Nicht bekannt	4

in dieser Serie Schwimm- und Wassersprungverletzungen dar, die überwiegend bei Männern (95,5%) aufgetreten waren; über 77% der Verletzten waren jünger als 30 Jahre. Eindeutig bevorzugt waren die Segmente C4, C5 und C6. 50% der Verletzten hatten eine vollständige Quadriplegie. Die Mortalität betrug 10,5%, eine durchschnittliche Lebenserwartung von 30 Jahren wurde angegeben.

Kiwerski (1980) berichtete über eine Serie von 194 Patienten mit HWS-Verletzungen nach Kopfsprüngen in seichtes Wasser aus der Zeit von 1964–1978 in Polen. Von ihnen wiesen 182 eine Rückenmarksverletzung auf, davon war bei 52% der Schaden komplett. In über der Hälfte der Fälle konnte im Verlauf der Behandlung eine Minderung der neurologischen Ausfälle erreicht werden, wobei die jüngsten Verletzten die beste Prognose hatten.

Steinbrück u. Paeslack (1980) untersuchten eine Serie von 2587 Fällen von traumatischen Halswirbelsäulen-/Halsmarkschäden, die im Zentrum für Querschnittsgelähmte der Universität Heidelberg zwischen 1967 und 1978 behandelt worden waren. Unter ihnen befanden sich 139 Wassersportunfälle, darunter 131 Badeunfälle. 88,7% der Patienten waren jünger als 30 Jahre. Unter den 131 Badeunfällen war die mittlere bis untere HWS besonders betroffen. Die Läsionen lagen bei 99 der 136 Beobachtungen entweder bei C5 oder C6. Es überwogen die Hyperextensionsverletzungen mit deutlicher Kompression. Bei 129 Patienten lag eine Tetraparese, bei zwei weiteren eine Paraplegie vor. 130 der 136 Verletzten waren männlichen Geschlechts, die Mehrheit jünger als 25 Jahre.

Tator u. Palm (1980) berichteten über eine Serie von 358 Beobachtungen aus den Jahren 1948–1973. Nach ihren Angaben machten Unfälle nach Kopfsprüngen ins Wasser mehr als 10% der Fälle aus. Das Durchschnittsalter betrug 21 Jahre. Die Wirbelkörper mit den häufigsten Verletzungen waren C5 und C6. In einer getrennten Serie untersuchten die selben Autoren 54 traumatische Halswirbelsäulen-/Halsmarkschäden aus der kanadischen Provinz Ontario. 51 der 54 Verletzten waren männlichen Geschlechts. 82% gehörten der Altersgruppe von 11–30 Jahren an. Die Wirbelkörper von C4–C6 waren in 36 Fällen betroffen. Zwanzig Patienten hatten ein vollständiges Querschnittssyndrom.

Wiley (1980) analysierte 116 aufeinanderfolgende Verletzungen in Notaufnahmeräumen eines Hospitals für Kinder im östlichen Teil des Bundesstaates Ontario, Kanada, die die Folge von Unfällen beim Schwimmen waren. Neunzehn Verletzungen waren die Folge von Rutschbahn- und Kopfsprungunfällen.

Good u. Nickel (1980) analysierten eine Serie von 152 traumatischen Halswirbelsäulen-/Halsmarkschäden, die in den USA von 1965 bis einschließlich 1975 auftraten. 92% der Fälle waren männlichen Geschlechts, 65% waren zwischen 16 und 25 Jahre alt. 29% der Verletzungen erfolgten an Schwimmbecken. 54% bestanden in vollständigen Quadriplegien. 80% der Verletzungen waren keilförmige Frakturen der vorderen Wirbelkörper oder Kompressionsfrakturen, im wesentlichen zwischen C5 und C7 gelegen. C5 war in 60% betroffen.

Scher (1981) untersuchte eine Serie von 46 Fällen von traumatischen Halswirbelsäulen-/Halsmarkschäden aus Südafrika in der Periode von 1965–1979. 44 der Patienten waren männlichen Geschlechts, die meisten gehörten der Altersgruppe zwischen 15 und 26 Jahren an. Die Läsionen bestanden hauptsächlich zwischen C4 und C6; es handelte sich im wesentlichen um Kompressions- und Berstungsbrüche.

Mennen (1981) berichtete über Patienten mit Wirbelsäulen-/Rückenmarksverletzungen nach Sprüngen ins Wasser. Die Stirn oder die Vertex schlägt entweder auf dem Beckenboden, einen Felsen oder eine Sandbank auf, ohne daß im allgemeinen Verletzungen der Hände vorliegen. Die Verletzungen finden sich im allgemeinen bei C4–C6.

Eine Zusammenstellung von Wirbelsäulenverletzungen bei Kopfsprung in flaches Wasser gaben Röthig u. Leopold (1985). Die Verletzungen sind nach den verschiedenen Segmenten aufgegliedert (Tabelle 61).

Die Auswertung der oben genannten Serien ergibt: (1) Der Verletzte ist ein Jugendlicher männlichen Geschlechts oder junger Mann, (2) die Verletzung ist durch Kopfsprung in seichtes Wasser verursacht, (3) die Verletzung der Halswir-

Tabelle 61. Verteilung von Wirbelsäulenverletzungen bei Kopfsprung meist in zu flaches Wasser (tödliche in Klammern). (Aus RÖTHIG u. LEOPOLD 1985)

Autor	Jahr	3. HW	4. HW	5. HW	6. HW	7. HW	1. BW	1. LW	2. LW	3. LW	4. LW
PICARD	1937		4	4 (4)	2	1	1 (1)				
BAER	1938					1		12	4	32	1
KLAUS u. ANDRESEN	1960	2 (1)	5 (4)	14 (7)	6	3 (2)					
SCHMID et al.	1962			1 (1)	1 (1)						
POTHE	1966			4 (4)							
BÖTHIG u. LEOPOLD	1985			9 (9)	3 (3)						
Gesamt		2 (1)	9 (4)	32 (25)	12 (4)	5 (2)	1 (1)	12	4	32	1

KLAUS (1962) publizierte 49 tödliche Sportunfälle nach Kopfsprung ohne Angabe der Wirbelsäulen- oder Rückenmarkschädigung.

belsäule besteht in Flexions-Kompressionsfrakturen der mittleren und unteren Halswirbelsäule, (4) klinisch liegen meist vollständige Quadriplegien vor und (5) obwohl Auswertungen größerer klinischer Serien vorliegen, mangelt es an morphologischen Untersuchungen tödlich Verunglückter.

4. Biomechanische Aspekte

Scheidet man solche bizarren und ungewöhnlichen Unfallursachen, wie Kopfsprünge von Dächern oder Balkonen oder ähnliches aus, so handelt es sich durchwegs um Abläufe, bei denen Kopf und Körper gegen eine Barriere stoßen und plötzlich verzögert werden. Die Barriere kann der Boden des Schwimmbeckens sein, Objekte im Wasser, wie andere Schwimmer, Debris oder vorstehende Felsen in Flüssen oder Bächen. Oft fehlt eine solche Barriere. Man kann die *Unfälle* wiederum in *2 Gruppen* einteilen: (1) *Kopfsprünge* in *seichtes Wasser* vom *Schwimmbeckenrand*, von *Startblöcken* oder *Piers* etc. und (2) *Kopfsprünge* von *Sprungbrettern* oder *höheren Strukturen*.

Lawniczak et al. (1986) analysierten Unfallabläufe, die im folgenden kurz zusammengefaßt referiert werden: (1) Bei *Kopfsprüngen* von der *Art* wie man sie beim *Start* von *Schwimmwettkämpfen* sieht, unterläßt der Unerfahrene oft unmittelbar nach dem Eintritt ins Wasser mit seinem Kopf eine Rückwärtsrotation mit Rückwärtsbiegen der Wirbelsäule. Damit wird sein Eintrittswinkel in das Wasser steiler. Damit liegt die Voraussetzung für einen Aufschlag mit dem Kopf auf dem Schwimmbeckenboden vor. (2) Bei *Kopfsprüngen* in *Wasser* mit einem *zu steilen Winkel* kann Unkenntnis von Wassertiefe und Bodenprofil zu Halswirbelsäulen-/Halsmarkschäden führen.

Es erscheint mir angebracht, einige der *physikalischen Daten* aus Untersuchungen von Lawniczak et al. (1986) bei *Kopfsprüngen* ins *Wasser* zusammenfassend darzustellen: (1) Die Winkel bei Beginn des Sprunges liegen zwischen 10° und 25° oberhalb der Horizontalen, (2) die Winkel bei Eintritt des Kopfes ins Wasser betragen zwischen 19° und 34° unterhalb der Horizontalen, (3) die Geschwindigkeit des Körpers beim Eintritt ins Wasser beträgt zwischen 3,1 und 3,7 m/s, (4) die Entfernung vom Startplatz bis zum Punkt, wo der Kopf ins Wasser eintaucht, beträgt zwischen 2,3 und 2,7 m, (5) die Geschwindigkeit des Körpers in einer Tiefe von 1,1 m beträgt zwischen 1,6 und 2,7 m/s, (6) die Geschwindigkeit des Körpers in einer Tiefe von 1,2 m liegt zwischen 1,4 und 2,5 m/s, (7) die Geschwindigkeit des Körpers in einer Tiefe von 1,5 m liegt zwischen 1,1 und 2,1 m/s, (8) der Aufschlag des Kopfes auf den Beckenboden kann in weniger als einer halben Sekunde nach Eintritt des Kopfes ins Wasser erfolgen, (9) ein steilerer Eintrittswinkel des Körpers ins Wasser verringert die Zeit bis zum Aufschlag des Kopfes am Boden.

(2) Bei *Kopfsprüngen* von *Sprungbrettern* oder *höheren Strukturen* liegen andere Bedingungen vor.

Zunächst zu den in den USA bestehenden Sicherheitsbestimmungen: Bei Sprüngen von einem 1-m-Sprungbrett ist eine Wassertiefe von 3,6–3,8 m erforderlich.

Bei einem Kopfsprung von einem Sprungbrett aus 1 m Höhe liegen die folgenden physikalischen Daten vor: (1) Der Winkel beim Absprung beträgt zwischen 40° und 70° oberhalb der Horizontalen beim Absprung, (2) die Winkel beim Eintauchen ins Wasser betragen zwischen 54° und 76° unterhalb der Horizontalen, (3) die Entfernung vom Absprungpunkt bis zum Eintauchen des Kopfes ins Wasser variiert zwischen 2,0 und 4,4 m, (4) die Geschwindigkeit des Körpers in einer Tiefe von 1,5 m beträgt zwischen 4,4 und 5,4 m/s, (5) die Geschwindigkeit des Körpers in einer Tiefe von 2,1 m beträgt zwischen 3,6 und 4,4 m/s, (6) die Geschwindigkeit des Körpers in einer Tiefe von 2,7 m beträgt zwischen 2,9 und 3,7 m/s, (7) die Geschwindigkeit des Körpers in einer Tiefe von 3,4 m beträgt zwischen 2,3 und 3,0 m/s, (8) leitet der Springer nicht eine Dorsalbewegung des Körpers ein, kann der Aufprall des Kopfes auf den Beckenboden mit Geschwindigkeiten erfolgen, die durchaus zu Gewebeschäden an Halswirbelsäule und Halsmark zu führen vermögen.

5. Halswirbelsäulen-/Halsmarkverletzungen durch Wasserrutschbahnen

Die Rutschbahnen sind unglücklicherweise im allgemeinen im Bereich des Beckens mit dem niedrigsten Wasserstand angebracht. Die Höhe der Rutschbahnen in privaten Schwimmbecken liegt im allgemeinen zwischen 1,3 und 3 m oberhalb der Wasseroberfläche. Wegen ihrer Höhe können sie in ihrer Wirkung mit 1-m-Sprungbrettern verglichen werden, vor allem im Hinblick auf die Eintrittsgeschwindigkeit des Springers ins Wasser. Die Flugbahn des Benützers der Rutschbahn nach deren Verlassen ist zunächst nahezu horizontal. Das Ende der Rutschbahn liegt jedoch etwa 0,5 m oberhalb der Wasseroberfläche. Ein Rutschbahnbenützer, der mit dem Kopf voran auf das Wasser aufschlägt, kann eine gefährliche Rotation des Körpers in Richtung zum Beckenboden erleiden.

6. Traumatische Gewebeschäden an der Wirbelsäule von Springern, die häufig ins Wasser springen

R. C. Schneider et al. (1962) untersuchten Springer aus Acapulco, Mexiko, die aus größeren Höhen mit Kopfsprüngen ins Wasser sprangen. *Röntgenologische Veränderungen der Halswirbelsäule* zeigten chronische osteochondrotische Veränderungen bei 4 von 6 Springern. Die stärksten Veränderungen fanden sich bei den Springern, die einen längeren Hals und eine weniger muskulöse Hals-/Nackenmuskulatur hatten und die auf das Wasser mit ausgestreckten Armen aufschlugen, die damit die Auftreffenergie direkt an ihrem Kopf absorbierten. Diejenigen Springer, die im Augenblick des Aufschlagens auf das Wasser ihre Hände über ihrem Kopf hielten, zeigten eine weniger schwere Spondylosis der Halswirbelsäule. Die Aufschlagenergie betrug zwischen 11,170 und 16,760 ft/lb/s.

XV. Wirbelsäulen- und Rückenmarksverletzungen nach zervikaler Traktion

1. Einführung

Wirbelsäulenschäden und Rückenmarksverletzungen als Folge von zervikaler Traktion wurden in der Literatur vorgelegt. Crutchfield (1936) hatte bereits beobachtet, daß die Folgen von axialem Zug an der unteren Halswirbelsäule wahrgenommen werden konnten, bei Einwirkung von Zugkräften von mehr als 5 kg traten Verbreiterungen des intervertebralen Raumes auf. Jackson (1965) führte bei axialem Zug Filmuntersuchungen an der Halswirbelsäule durch. Fünf Kilogramm axialer Zugwirkung zeigte keine erfaßbare Reaktion, 9 kg ergab eine Vergrößerung der Foramina intervertebralia. Bard u. Jones (1964) fanden die größte longitudinale Zugwirkung bei C5/C6.

2. Komplikationen bei Anwendung von zervikaler Traktion

Verschiedene Komplikationen bei Anwendung zervikaler Traktion können vorkommen: Die Verschraubungen des Halos können sich lösen und Entzündungen können auftreten. Die folgenreichste Komplikation besteht in der Durchdringung einer Schraube durch die Schädelhülle und gegebenenfalls auch durch die Dura mater. Entzündliche Komplikationen, wie Leptomeningitiden und Hirnabszesse können die Folge sein (GRAFIN et al. 1986).

3. Mitgeteilte Kasuistiken

Drei Beobachtungen von Rückenmarksverletzungen infolge fehlerhaft durchgeführter Traktion der Halswirbelsäule wurden von BRAAKMAN u. PENNING (1971) veröffentlicht. FRIED (1974) publizierte die Krankengeschichten von zwei älteren Männern, die eine zervikale Spondylosis deformans und eine Halswirbelsäulenfraktur hatten. Beide Patienten zeigten röntgenologisch Zeichen für Zugwirkung mit Rückenmarksbeteiligung.

STOLKE et al. (1982) berichteten über das Auftreten eines Hirnabszesses als Komplikation nach einer Crutchfield-Extension bei einer Fraktur des Dens epistrophei. Der Wert der Computertomographie für die einfache und frühzeitige Erkennung wurde hervorgehoben.

XVI. Traumatische Komplikationen an Halswirbelsäule und A. vertebralis bei der Reanimation

Nach *Intubation* eines *Bewußtlosen* in *Notfallsituationen* bei verstärkter *Lordosierung des Halses* fand SATERNUS (1987) in 66% der Fälle Weichteilverletzungen. Es bestehen kleine retropharyngeale Blutungen in der unteren HWS. Derartige retropharyngeale Blutungen waren bei früheren ausgedehnten Untersuchungen von HWS-Traumata (SATERNUS 1979) stets mit einer Weichteilverletzung der HWS kombiniert. In zwei stark osteochondrotisch vorgeschädigten Bewegungssegmenten, nämlich C4/C5 sind Teile des restlichen Faserringes weitergerissen. Erkennbar ist dieser Befund an der zarten, vorwiegend zentralen Blutung im oberen und an der kräftigen durchgehenden Blutung im unteren Bereich der beiden Segmente.

Daneben fand SATERNUS (1987) in anderen Fällen *epidurale Blutungen* und *Unterblutungen der Wirbelbogengelenke* (*Hämarthrose*) mit nur *diskreten Kapselrissen*, meist *Unterblutung der Disci*. Diese Schädigungsmöglichkeit war vor den Untersuchungen von SATERNUS (1987) nicht bekannt. Nach der vorgeschlagenen Einteilung würde man sie klinisch als *nicht gravierend* ansehen müssen (SATERNUS 1987).

Eng verbunden mit der *Traktionsverletzung* der *HWS* war die der *großen Halsgefäße*, nämlich *A. carotis comm.* und *A. vertebralis* (SATERNUS u. FUCHS 1982, 1985). In der Serie von SATERNUS (1987) war die *A. carotis* unter 50 Fällen viermal beteiligt, und zwar in Form von *Intimarupturen* und *subintimalen Blutungen* in Höhe der *Bifurcatio*. Ausdrücklich wird hervorgehoben, daß es nicht gesagt ist, daß diese Verletzungen bei einem Überlebenden Folgen haben. Aber bei derartigen Verletzungen sind *posttraumatische Thrombosen* als *Komplikation* beschrieben worden (R. C. SCHNEIDER u. LEMMEN 1952; KAESER 1955; MURRAY 1957; BAUMGARTNER 1963; DOTZAUER u. ADEBAHR 1964; FÖDISCH u. KLOSS 1966; AGNOLI et al. 1974; FISCHER et al. 1975; UNGER et al. 1980).

Außerdem wiesen die *Aa. vertebrales* in der Serie von SATERNUS (1987) *Verletzungen* auf. Bei systematischen Präparationen von 50 Reanimierten fanden sich in zwei Fällen Verletzungen (SATERNUS u. FUCHS 1985). In einem Fall lag dabei eine zarte Intimaruptur im unteren Teil des Gefäßes vor, bei einem weiteren bestand ein Abriß eines R. muscularis im Schleifenteil. Perivasale Blutungen waren ein häufiger Befund.

XVII. Verletzungen der Halswirbelsäule nach Verkehrsunfällen

1. Mitgeteilte Serien

SKÖLD (1983) präparierte und untersuchte die Wirbelsäulen von 250 Unfallopfern, um den zu Wirbelbrüchen führenden Unfallhergang zu rekonstruieren. Henkersfrakturen des 2. Halswirbels bestanden in etwa 20 Fällen. Diese Frakturen waren gemeinhin einer gewaltsamen Retroflexion des Kopfes zugeschrieben worden. SKÖLDS Material zeigte dagegen, daß die Frakturen stets auf eine Anteroflexion des Kopfes zurückzuführen waren, die entweder mit einer Traktion oder mit einer Kompression des Halses einhergingen. Am häufigsten treten diese Henkersfrakturen bei frontalen Zusammenstößen von Kraftwagen auf, wenn das Opfer mit dem unteren Teil des Gesichtes auf das Instrumentenbrett, die Lenkradnabe oder auf imprimierte Karosserieteile schlägt. In diesem Vorgang wird aufgrund der Trägheit des Kopfes zunächst die untere Partie des Gesichts verzögert, ehe der Kopf nach vorn geschleudert wird, woraus die bezeichnete Anteroflexion des Kopfes und die Traktion im Bereich des Halses entstehen. Die Henkersfrakturen sind dadurch gekennzeichnet, daß die Verletzungen der umgebenden Weichteile eine Anteroflexion des Dens und des Körpers der Axis zulassen. Infolge der gleichzeitig auftretenden Traktion wird nicht selten der 2. oder 3. Halswirbelkörper abgerissen, d. h. die Zwischenwirbelscheibe und das vordere Längsband werden zerfetzt. Gleichzeitige Atlasfrakturen sind bei diesen Fällen nicht beobachtet worden.

VOIGT (1977) betont, daß er in seinem Material noch keine der oben genannten Frakturen gesehen hat, wenn der Fahrzeuginsasse gesichert und der Kopf vor dem Aufschlag auf Karosserieteile geschützt war. Die genannten Verletzungen entstehen nur unter der Voraussetzung, daß die Winkelbeschleunigung des Kopfes um eine Achse geschieht, die sich in der Höhe der oberen Halswirbelsäule befindet.

Kraftfahrzeugunfälle führen häufig zu Verletzungen im Bereich von Th4–Th8 (MEINECKE 1973).

BUCHOLZ et al. (1979) führten bei 100 unausgewählten tödlichen Straßenverkehrsunfällen eine postmortale radiologische Untersuchung mit autoptischer Kontrolle der Halswirbelsäule durch. Es fand sich eine Verletzungsfrequenz von 24%. Die Röntgendiagnostik wurde im seitlichen Strahlengang unter axialem Zug, bei Flexion und Extension mit einem Gewicht von 15 Pfund durchgeführt. Die überwiegende Zahl der Frakturen und/oder Luxationen (87,5%) lag in der CO/C2 Region. Besonders häufig war die HWS bei Fußgänger-Kraftfahrzeug-Unfällen verletzt, nämlich in 8 von 21 Fällen.

RETHER u. OTTE (1984) untersuchten aus einem umfangreichen Krankengut 67 überlebende oder an den Verletzungsfolgen verstorbene Verkehrsunfallopfer mit Halswirbelsäulenverletzungen. Bei den PKW-Unfällen (n = 39 mit 55 Verletzten) fand in 41% ein Frontalaufprall, in 31% ein Überschlag, in 13% ein Seit- und in 5% ein Heckanprall statt.

2. Wirbelsäulen- und Rückenmarksverletzungen bei Motorradfahrern

SHROSBREE (1977/1978) berichtete über eine Serie von 21 Motorradfahrern die Rückenmarksverletzungen als Folge von Motorradunfällen davongetragen hatten. Brust- und Halsmark war in 76% der Verletzten betroffen. 81% der Läsionen des Thorakalmarks zeigten vollständige Ausfälle. Die Rückenmarksverletzungen der Motorradfahrer machten etwa 3% der wegen Verkehrsunfällen eingelieferten Rückenmarksverletzungen aus. Das Alter der Verunfallten lag zwischen 17 und 55 Jahren (Durchschnittsalter 27 Jahre). Es liegt eine eindeutige Häufigkeit in der Altersgruppe von 15–20 Jahre vor. 66% der Verletzten sind jünger als 25 Jahre.

Von den 21 Verunfallten stießen 7 (33%) mit anderen Fahrzeugen zusammen, 4 (19%) stießen gegen ein unbewegliches Objekt, 4 (19%) kamen ins Schleudern, 3 (14,2%) hatten Stürze mit dem Motorrad und für 3 Patienten lagen keine Details vor. Es bestand eine eindeutige jahreszeitliche Häufung in den Sommermonaten (November in Südafrika).

Fünf Patienten (23,8%) hatten Frakturen oder Frakturen mit Dislokationen der HWS und 16 (77%) solche der BWS mit korrespondierenden Läsionen am Rückenmark. Bei 2 Patienten lagen traumatische Schäden sowohl an der BWS und HWS vor. Bei 12 Patienten war mehr als ein Brustwirbelsäulensegment betroffen.

Die am häufigsten betroffenen Thorakalwirbel waren der 4., 5., 7. und 8. Wirbel.

Drei der Patienten (14,2%) hatten schwere zusätzliche Verletzungen.

Typische Befunde bei Patienten mit Verletzungen der Brustwirbelsäule waren paravertebrale Hämatome (HARDY u. ROSSIER 1975; SHROSBREE 1978/1979).

3. Kompressionsfrakturen der Wirbelsäule bei Schneemobilunfällen

ROBERTS et al. (1971) machten auf die große Zahl von Kompressionsfrakturen der Wirbelsäule als Folge von Schneemobilunfällen aufmerksam. Die Verletzungen sind die Folge von vertikal erfolgenden Stößen bei Fahrt über unebenes Gelände. Da Schneemobile auch in der Bundesrepublik in zunehmendem Maße zum Einsatz kommen, erfolgt dieser Hinweis.

4. Wirbelsäulen-/Rückenmarksverletzungen bei Unfällen mit Geländefahrzeugen

SNEED et al. (1986) berichteten über 5 Unfälle mit dreirädrigen Geländefahrzeugen (all-terrain vehicles), die alle Rückenmarksverletzungen hatten. Das Alter der Unfallopfer lag zwischen 7 und 18 Jahren. Drei der Rückenmarksverletzten hatten eine Quadriplegie und zwei eine Paraplegie.

5. Verletzungsmuster von Wirbelsäule und/oder Rückenmark bei Unfällen mit zivilen Kleinflugzeugen

a) Einführung

Die Literatur über die Folgen von Unfällen mit zivilen Kleinflugzeugen ist spärlich. Die Verletzungsmuster unterscheiden sich von denen von Militär- und Linienflugzeugen dadurch, daß die Flugzeuge i. allg. viel kleiner und leichter sind und wegen der durchwegs geringeren Geschwindigkeiten die auftretenden Verzögerungskräfte sehr viel niedriger sind.

Bei Unfällen mit zivilen Kleinflugzeugen kommen Verletzungen der Wirbelsäule häufig vor. Sie entstehen im allgemeinen beim Landeanflug mit spitzwinkeligem Aufprall der Maschine auf den Boden.

b) Mitgeteilte Kasuistiken

Hiemer u. Gerstner (1984) berichten über 3 gleichartige Unfälle mit zivilen Kleinflugzeugen, die alle bei Landeanflügen mit spitzwinkeligem Aufprall auf den Boden erfolgten. Sieben schwer verletzte Patienten wurden behandelt. Alle Patienten wiesen eine gedeckte Schädelhirnverletzung auf, die meisten von ihnen auch zusätzlich Verletzungen an den unteren Extremitäten. Während die Patienten, die vorschriftsmäßig einen 4-Punkt-Sicherheitsgurt getragen hatten, keine Wirbelsäulenverletzungen aufwiesen, zeigten alle 5 Patienten, die lediglich einen Bauchgurt getragen hatten, Kompressionsfrakturen im BWS-HWS Übergangsbereich auf. Solche Frakturen sind die Folge einer Hyperflexion der Wirbelsäule in Höhe des als Hypomochlion wirkenden Gurtes. Die 4-Punkt-Gurte schützen zusätzlich noch vor dem Aufschlag des Kopfes auf das Armaturenbrett und verhindern schwere Schädelhirnverletzungen.

XVIII. Verletzungen der Halswirbelsäule als Folge von Tragen schwerer Lasten auf dem Kopf

1. Einführung

Es ist eine allgemeine Praxis der schwarzen Bevölkerung in Afrika, vor allem in Südafrika schwere Lasten auf dem Kopf zu tragen. Die Lasten werden gewöhnlich von Frauen getragen, da solche Pflichten als unter der Würde eines Mannes stehend angesehen werden. Kinder lernen bereits in jungen Jahren derartige Lasten auf dem Kopfe zu tragen, sie ahmen dabei Erwachsene nach. Ich habe diese Technik des Lastentragens als Kind vereinzelt bei Steinbrucharbeitern und fahrenden Händlern in unseren Breiten gesehen.

2. Mitgeteilte Kasuistiken

Von ungelernten Arbeitern werden Säcke, gefüllt mit Mais oder Weizen, von 200 englischen Pfund Gewicht auf dem Kopf getragen. Meist heben 2 oder 4 Arbeiter den Sack an, während der Träger darunter steht.

Scher (1978/1979) berichtete über einen jungen Mann, der beim Tragen einer solchen Last eine traumatisch bedingte Tetraplegie erlitt. Seine Halswirbelsäule zeigte ausgeprägte

Tabelle 62. Lokalisation und Verletzungstyp bei 12 Patienten mit Halsmarkläsion infolge Tragens schwerer Lasten auf dem Kopf. (Aus SCHER 1978/1979)

	Bilaterale Blockierungen von Gelenken	Einseitige Blockierungen von Gelenksfaszetten	Subluxationen	Kompressionsfraktur eines Wirbelkörpers	Fraktur eines Dornfortsatzes	Keine radiologische Zeichen für eine Verletzung
C4	–	–	–	–	–	–
C4/C5	2	–	2	–	–	–
C5	–	–	–	2	1	1
C5/C6	1	1	–	–	–	–
C6	–	–	–	–	–	–
C6/C7	–	–	1	–	–	–

osteoarthrotische Veränderungen, die für den Autor Anlaß zu weiteren Untersuchungen war.

3. Verletzungsmuster

SCHER analysierte das Verletzungsmuster bei 12 Patienten. Die Region und der Verletzungstyp sind in Tabelle 62 aufgeführt. Die Verletzungen fanden sich hauptsächlich im Bereich von C4/C5 und C5/C6. Die Analyse der Verletzungen zeigt, daß Flexions-/Rotationsverletzungen die häufigsten waren; sie bestanden bei 8 (66%) der Patienten. Die Verletzungen bestanden entweder in einer ein- oder doppelseitigen Blockade der Gelenkfazetten, oder als eine nach vorn Verlagerung eines Wirbelkörpers ohne Dislokation. Die übrigen 4 Patienten zeigten entweder Folgen von Kompressions- oder Hyperextensionsverletzungen.

4. Neurologische Befunde

Die neurologischen Befunde, die mit diesen Wirbelsäulenveränderungen verbunden waren, waren schwerwiegend, bei 11 (92%) der 12 Patienten bestand eine permanente Tetraplegie mit einem dauernden Verlust der motorischen und sensiblen Funktionen unterhalb der Verletzungsstelle. Lediglich bei einem Patienten bestand eine inkomplette Tetraplegie.

5. Prädilektionsstellen

Die Prädilektionsstellen für diese Verletzungen bei C4/C5 und C5/C6 liegen in dem Bereich, in dem die meisten Halsmarkschäden auftreten. Die Segmente C4/C5 und C5/C6 sind die beweglichsten im unteren Halsbereich (PENNING 1964).

XIX. Halsmarkverletzungen mit klinischen Zeichen eines akuten Hirnstammsyndroms

1. Einführung

Patienten mit Rückenmarksverletzungen können klinische Zeichen eines akuten Hirnstammsyndromes entwickeln. Es führen verschiedene Mechanismen zu der Schädigung des Hirnstammes. Diese Patienten mit Tetraplegien haben im allgemeinen, von den Patienten abgesehen, bei denen auch zusätzliche Schädelhirnverletzungen vorliegen, keine weiteren Läsionen oberhalb der Hals-Nackenregion. In einzelnen Fällen entwickeln sich bei diesen Patienten mit Halsmarkläsionen auch Läsionen des Hirnstammes. Dieser Verletzungskombination ist bisher wenig Beachtung geschenkt worden.

2. Schädigungsmechanismen

Es bieten sich im wesentlichen zwei Mechanismen an, um diese zusätzlichen Hirnstammschäden zu erklären: (1) Verletzungen der Aa. vertebrales und (2)

Weiterausdehnen von traumatischen Läsionen im Halsmark nach oben, vor allem im Organisations- und Defektstadium. Man sollte auf jeden Fall hier den Ausdruck Kavitation oder Ausdehnung einer Kavitation nach oben vermeiden und man darf hier nicht von Syringomyelie oder Syringobulbie sprechen.

Die A. vertebralis kann an mehreren Stellen in Mitleidenschaft gezogen sein: (1) An der Stelle der Wirbelverletzung oder, was häufiger der Fall ist, an der Stelle der Zwischenwirbelscheibenverletzung, (2) an der Eintrittsstelle der Arterie in das Foramen costotransversarium, und (3) im Bereich der s-förmigen Schlinge über dem Atlasbogen.

3. Mitgeteilte Kasuistiken

Irwin et al. (1985) berichteten über 4 entsprechende Beobachtungen. Zwei der Patienten litten an einer vertebrobasilären Ischämie als Folge einer traumatischen Schädigung der Vertebralarterien und die restlichen beiden Patienten entwickelten Hohlräume im Halsmark, die sich später in den Hirnstamm fortsetzten:

Fall 1: Ein 47jähriger Mann war unmittelbar tetraplegisch, als eine schwere eiserne Tür beim Entladen eines Wagens auf seinen Kopf fiel. Dabei trat eine erhebliche Flexion der HWS auf. Er hatte eine vollständige motorische Lähmung unterhalb von C4. *Röntgenologisch* bestand eine Fraktur mit Dislokation bei C4 und C5.

Der Patient entwickelte 7 h nach der Aufnahme eine vorübergehende Bradykardie von 36 min. Nach 12 h setzte eine plötzliche Bewußtlosigkeit ein, mit weiterer Bradykardie. Bei Wiedereinsetzen des Bewußtseins lag eine Störung der konjugierten Augenbewegungen nach rechts vor. Es bestand ein bilateraler Nystagmus. Drei Stunden später trat erneut Bewußtlosigkeit auf, und er verstarb.

Die *Autopsie* ergab einen frischen Thrombus in der A. basilaris, der sich von dem traumatischen thrombotischen Verschluß der A. vertebralis an der Verletzungsstelle ausgedehnt hatte.

Fall 2: Ein 50 Jähriger fiel von einer Lore und erlitt eine Hals-Nackenverletzung. Bei der Aufnahme bestand eine Anästhesie unterhalb von Th1. Die *Röntgenaufnahmen der Halswirbelsäule* waren normal, jedoch zeigte ein Computertomogramm eine durch das rechte Foramen transversarium von C6 verlaufende Wirbelfraktur. Nach 4 Wochen war die Sensibilität wiederhergestellt und es bestand Besserung der Muskelkraft, bis jedoch in der 6. Woche Symptome einer schweren vertebrobasilären Insuffizienz auftraten. Jedes Mal, wenn sich der Patient aufrichtete, entwickelte er schweren Drehschwindel, Nystagmus und verlor häufig das Bewußtsein. Ein *Vertebralisangiogramm* zeigte einen vollständigen Verschluß einer hypoplastischen rechten A. vertebralis in Höhe der Fraktur, die auf dem Computertomogramm sichtbar war. Seine Befunde besserten sich stetig und waren nach 4 Monaten völlig verschwunden.

Im Defektstadium einer Rückenmarksläsion bilden sich zystische, flüssigkeitsgefüllte Defekte, die das Endstadium darstellen, sie können sich cephalad ausdehnen, also in Richtung Hirnstamm (Barnett u. Jousse 1976; Shannon et al. 1981; Williams et al. 1981).

Irwin et al. (1985) beschrieben 2 derartige Patienten:

Fall 3: An seinem 21. Geburtstag, betrunken, unternahm der Patient einen Kopfsprung ins Wasser und war sofort tetraplegisch (C6 Segment). Die *Röntgenaufnahmen der HWS* zeigten einen Berstungsbruch von C5 und das *Computertomogramm* ergab eine Unterbrechung der anatomischen Strukturen an dieser Stelle.

Acht Tage nach der Verletzung trat beidseitiges Kribbeln an unteren Gesichtspartien auf, ohne Verlust sensomotorischer Funktionen. Am nächsten Tage vermochte der Patient seine Schulter nicht mehr zu bewegen oder seine Arme in den Ellbogen zu beugen. Zwölf Stunden später trat ein Atemstillstand ein. Er wurde intubiert. Er hatte weite reaktionslose Pupillen. Acht Tage später konnte er vom Respirator genommen werden. Er hatte eine beidseitige Ptosis, eine beidseitige Schwäche des N. facialis und eine komplette Ophthalmoplegie. Die Lippen- und Zungenbewegungen waren eingeschränkt. Er verstarb 13 Monate nach dem Unfall an einer Infektion. Die *Autopsie* ergab einen zystischen Defekt des Halsmarks bei C4/C5 im Defektstadium. Oberhalb und unterhalb dehnte sich dieser Defekt aus. Nach oben reichte er unilateral in die Medulla oblongata, er endete in der Gegend des Kernes des 12. Hirnnerven. Der motorische Kern des 10. und die Nuclei des N. vestibularis waren ebenfalls beteiligt. Der zystische Hohlraum hatte keine gliöse Auskleidung, und es lag kein Hämosiderinpigment vor.

Fall 4: Ein 45jähriger Bergmann wurde 5 Wochen nach einem Unfall aufgenommen, bei dem er von einer Eisenstange getroffen worden war. Er klagte zunächst über Schulterschmerzen, hatte eine Woche später taubes Gefühl in den Schultern und im Nacken, Schwäche im Schultergürtel und im linken Musc. quadriceps. Es bestand ein spontaner rechtsseitiger Fußklonus.

Bei der Untersuchung bestand linksseitig ein Horner-Syndrom und rotatorischer Nystagmus. Er hielt seinen Kopf nach links geneigt. Es lag eine Spastik und Hyperreflexie an allen Extremitäten vor. *Röntgenaufnahmen der Wirbelsäule* zeigten eine Spondylose, jedoch keine Fraktur. Er verstarb im Alter von 56 Jahren, also 11 Jahre nach dem Unfall, an einem Cor pulmonale. Bei der *Autopsie* bestand ein zystischer Defekt, der sich von der Medulla oblongata bis C3 und von C4–Th8 erstreckte. Am C3/C4 Segment lag der zystische Defekt in großer Nähe zur Arachnoidea und hatte möglicherweise eine Verbindung mit dem Subarachnoidalraum. Der zystische Defekt hatte eine gliöse Begrenzung und kommunizierte an seinem oberen Ende mit dem 4. Ventrikel. Ein Areal von Gliose war posterolateral in der Medulla oblongata und im oberen Halsmark sichtbar, die mit dem zystischen Defekt bei C1 kommunizierte. Nach Angaben der Autoren repräsentierte diese Gliose eine Region, bei der es zu einem direkten traumatischen Schaden des Rückenmarks gekommen war.

Aus der Beschreibung des letzten Falles geht nicht mit Sicherheit hervor, ob es sich um eine Syringomyelie oder Syringobulbie handelte, bei der die Gewalteinwirkung eine Verschlechterung bewirkte. Die Autoren sprechen von einer Gliose, die ein Areal einer direkten Gewalteinwirkung repräsentiere. Die histologischen Befunde sind nicht eindeutig genug beschrieben, um hier zu einer klaren Diagnose zu gelangen.

XX. Experimentelle Untersuchungen der Mechanismen von Halswirbelfrakturen an Leichen

Sances et al. (1989) untersuchten an 8 menschlichen Leichen den Mechanismus von Halswirbelsäulenfrakturen. Die Kopf-/Halsstrukturen wurden bei Th2/Th3 vom übrigen Torso gelöst und die Gewebeproben wurden im a.p. und seitlichen Strahlengang röntgenologisch untersucht und computertomographische Untersuchungen wurden in axialen und sagittalen Ebenen durchgeführt. Damit wurde eine dreidimensionale computertomographische Darstellung erreicht.

Die Gewebeproben wurden am distalen Ende in einem Stahlzylinder befestigt. Das Calvarium des Schädels wurde etwa 50 mm oberhalb der „Frankfurter-Ebene“ entfernt und ein Aluminiumstab mit einem halbkugeligen Ende wurde im Schädel befestigt. Das halbkugelige Ende wurde benutzt um es in einer Gelenkpfanne zu befestigen, die mit einem 6achsigen Belastungssystem verbunden war. Die Halswirbelsäule wurde dann ausgerichtet um die Halslordose zu beseitigen. Zwischen 26 und 40 Zielmarkierungen wurden an den Ober- und Unterflächen der Wirbelkörper, an den Gelenkfazetten und am Dornfortsatz jedes Wirbelkörpers befestigt. Die Gewebeprobe wurde einer mechanischen Belastung von 2 mm/s unterzogen bis Gewebezusammenbruch erfolgte. Der Gewebezusammenbruch wurde definiert als ein signifikanter Abfall in der mit einer gleichzeitig auftretenden Fraktur oder kinematischen Unregelmäßigkeit. Dabei wurde eine seitliche Röntgenaufnahme unternommen. Die Gewebeprobe wurde dann in Trockeneis und flüssigem Stickstoff tiefgefroren. Dreidimensionelle Computertomographien wurden durchgeführt. Die gesamte Wirbelsäule mit dem Rückenmark in situ wurde dann in Abständen von 0,1 Mikron bis

1 mm in einem Kryomikrotom zerlegt um die Läsionen an Knochen, Ligamenten und Weichteilen zu erfassen.

Im allgemeinen wurden Kompressions-/Flexionsverletzungen der HWS in deren unteren Bereich erzeugt mit Extensionkompression an der oberen HWS. Das Rückenmark wurde durch Subluxation oder Fraktur der Wirbelkörper verletzt. Keilförmige Frakturen traten im Bereich der unteren HWS auf. Gewebezusammenbrüche traten nach achsialer Übertragung der einwirkenden Kraft auf zwischen 1355 und 3613 N (Mittelwert 2260 ± 660) mit einer Kompression der Halswirbelsäule zwischen 9,0–37,4 mm (Mittelwert $24{,}6 \pm 9{,}3$).

XXI. Verknöcherungen des Lig. longitudinale posterior und ihre Folgen

1. Einführung

Diese Erkrankung ist charakterisiert durch einen verknöcherten Anteil des Lig. longitudinale post. an der Hinterfläche der Halswirbel von C3–C6. Der Prozeß scheint seinen Ausgang von einer Degeneration der Zwischenwirbelscheibe zu nehmen. Dieser Prozeß muß bei der Differentialdiagnose einer zervikalen Myelopathie in Betracht gezogen werden.

Die Merkmale des *Syndroms* der *Verknöcherung* des *Lig. longitudinale post.* (*Ossification of the posterior longitudinal ligament*) können folgendermaßen zusammengefaßt werden: (1) Die ersten Symptome zeigen sich normalerweise zwischen dem 40. und 60. Lebensjahr, (2) Männer sind häufiger betroffen als Frauen, (3) die Verknöcherungen am Lig. longitudinale post. sind am häufigsten an den Halswirbeln C5, C6, C4 in absteigender Zahl, (4) der anteroposteriore Durchmesser des Spinalkanals ist bei diesem Syndrom viel enger als bei zervikaler Spondylosis ohne Verknöcherungen, (5) Myelopathien mit Befall der langen Strangareale beginnen bei diesem Syndrom früher und häufiger als bei reiner zervikaler Spondylosis, (6) es findet sich kein Anhalt für das Vorliegen von rheumatischer Arthritis oder infektiösen Prozessen.

2. Historisches

Verknöcherung von verkalkten Anteilen verschiedener Ligamente der Wirbelsäule wurde zuerst von Key (1838) beschrieben. Weitere Beiträge stammen von Polgar (1929), Bakke (1936) sowie Oppenheimer (1942). Die einprägsamsten Termini lauten „*Spondylitis ossificans ligamentosa*“ (Bakke 1936) oder „*Spondylosis ossificans ligamentosa localisata*“ (Oppenheimer 1942). Die Verknöcherungen wurden als Folge von Spondylosis, Trauma oder infektiösen Prozessen gedeutet.

Die wohl erste klinische Fallbeschreibung einer Verknöcherung des Lig. longitudinale post. mit schwerer zervikaler Myelopathie stammt von Tsukimoto, der 1960 über einen 46jährigen Patienten mit einer progressiven Myelopathie berichtete, der eine bis zu 3 mm dicke Verknöcherung des Lig. longitudinale post. von C3–C4 hatte und dessen Halsmark schwere Degenerationen der Seiten- und Hinterstränge und der Vorderhornzellen aufwies. Ähnliche Fälle wurden danach in Japan veröffentlicht (Koizumi 1962; Suzuki et al. 1962; Terayama et al. 1964; Yanagi et al. 1967; Nakanishi et al. 1967; Okamoto u. Yasuma 1967; Onji et al. 1967; Furuya et al. 1968; Nagashima 1972). Terayama et al. (1964) führen den Terminus „*Verknöcherung des Lig. longitudinale post. der HWS*“ (*Ossification of the posterior longitudinal ligament of the cervical spine*) ein und unterscheiden dieses Syndrom von Spondylosis ankylopoetica, der senilen ankylosierenden Hyperostosis (FORESTIER u. ROTES-QUEROL 1950). In der Folgezeit wurden auch Beobachtungen in den USA (BAKEY et al. 1970; FORCIER u. HORSEY 1970; MINAGI u. GRONNER 1969; PALACIOS et al. 1971) sowie in Australien (BRIEDAL 1969) mitgeteilt.

3. Mitgeteilte Serien

NAGASHIMA (1972) teilte die Krankengeschichte von 10 Patienten mit, die eine zervikale Myelopathie infolge Verknöcherung des Lig. longitudinale post. hatten. Es handelte sich um 7 Männer und 3 Frauen im Alter von 37–60 Jahren. Mit einer Ausnahme waren alle älter als 40 Jahre. Es ließen sich keine hereditären Beziehungen aufdecken.

Bei 7 Patienten, von denen 6 spastisch waren, trat eine Tetraplegie auf. Vier der Patienten zeigten Sensibilitätsstörungen für alle Qualitäten, zwei Sensibilitätsstörungen, die auf die Hinterhörner zu beziehen waren, und eine solche, die auf die Hinterstränge zurückzuführen war. Die Paraplegie trat bei 2 Patienten auf, mit vollständiger Sensibilitätsstörung bei einem und Erhaltenbleiben für Berührung bei dem anderen. Bei 2 Patienten entwickelte sich eine Hemiparese mit einem inkompletten Brown-Séquard-Syndrom. Bei 2 Patienten lag eine Gewalteinwirkung vor, gefolgt von einer sofortigen Tetraparese. Eine plötzliche Tetraplegie entwickelte sich bei einem anderen Patienten nach einem Nackenkarbunkel. Die übrigen 7 Fälle hatten eine ständige Zunahme der Befunde zu verzeichnen, bei denen den Lähmungen Taubheit und Ungeschicklichkeit der Hände sowie Parästhesien des Rumpfes und der Beine vorausgingen.

Die *Röntgenaufnahmen* der *HWS* zeigten einen Knochenstreifen hinter den Hinterflächen der Halswirbel, im allgemeinen von C3–C6. Dadurch war der sagittale Durchmesser des zervikalen Canalis spinalis stärker eingeengt als bei Spondylosis (WOLF et al. 1956; CRANDALL u. BATZDORF 1966).

Gleichzeitig bestehende Spondylosis der Hals- und Brust-Lendenwirbelsäule fehlte bei 3 Fällen und war in leichter Form bei 7 Beobachtungen vorhanden. Bei 6 Beobachtungen lag eine Verschmälerung des Zwischenwirbelraumes vor.

Die *Myelographie* ergab in jedem Fall eine ventrale Eindellung und es bestanden partielle oder totale Blocks im Fluß des Kontrastmediums nach oben. Ein vollständiger Block im Fluß des Kontrastmittels nach unten bestand bei C1 in 2 Beobachtungen und bei C2 in einem Fall. In beiden Fällen mußte eine Dekompression am Foramen magnum vorgenommen werden.

Eine *gleichzeitig vorkommende Verknöcherung* des *Lig. longitudinale ant.* der *Brustwirbelsäule* fand sich in 2 Fällen. Ähnliche Beobachtungen wurden von anderen Autoren mitgeteilt (POLGAR 1929; FOTESTIER u. ROTES-QUEROL 1950; ONJI et al. 1967; NOZAKI et al. 1969).

4. Verschlimmerung bei Gewalteinwirkung

Bei einigen Patienten können Gewalteinwirkungen zu Verschlimmerungen des Befundes führen, so in Fall 4 und 10 von NAGASHIMA (1972). In beiden Fällen trat eine sofortige Tetraplegie auf.

Fall 10 von NAGASHIMA 1972:

Ein 37jähriger Patient hatte nach einem Kfz-Unfall Taubheit in allen 4 Extremitäten, eine spastische Tetraparese mit einem inkompletten Brown-Séquard-Syndrom. Unterhalb von Th8 lag eine Dysästhesie vor. Es bestand eine Ossifikation des Lig. longitudinale post. von C2–C7. Es wurde eine Dekompression von C1–C7 sowie eine solche des Foramen occipitale magnum durchgeführt.

5. Makroskopische und mikroskopische Untersuchungen

Histologische Untersuchungen der verknöcherten Anteile zeigten, daß die Bildung von Knochengewebe in der tiefen Schicht des Ligamentum nahe den Enden der Wirbelkörper begann und sich nach oben und unten ausdehnte (Tsukimoto 1960; Terayama et al. 1964; Furuya et al. 1968; Palacios et al. 1978; Murakami et al. 1978).

Murakami et al. (1978) teilten die Beobachtung bei einem Patienten mit zervikaler Myelopathie als Folge der Verknöcherung des Lig. longitudinale post. mit, von dem ausführliche makroskopische und mikroskopische Autopsiebefunde vorliegen.

Der 75jährige Patient wurde wegen Gangstörungen, die seit den letzten 30 Jahren bestanden, stationär aufgenommen. Die *Vorgeschichte* des Patienten war unauffällig, lediglich eine leichte Hals-Nackenverletzung nach einem Fahrradunfall vor vielen Jahren hatte vorgelegen. Im Alter von 42 Jahren war der Patient in einem anderen Krankenhaus wegen Parästhesien und Schwäche beider Hände behandelt worden. Diese Beschwerden verstärkten sich innerhalb der nächsten Jahre und griffen auf beide untere Extremitäten über. Im Alter von 58 Jahren wurde der Patient berufsunfähig. Mit 65 Jahren lagen schwere Schmerzen im Lendenbereich vor. Innerhalb der nächsten 10 Jahre entwickelte sich eine zunehmende Tetraplegie.

Kleiner unterernährter Patient, der Schwierigkeiten hatte, sich allein zu erheben. Es bestand ein beidseitiges Horner-Syndrom. Die Beweglichkeit des Kopfes war eingeschränkt, besonders im Hinblick auf Rotation und Extension. Es lag eine diffuse Atrophie der Muskulatur an Händen, Armen und Schultern beidseitig vor. Die Muskelkraft war mäßig herabgesetzt.

Es bestand eine ausgeprägte Spastizität der unteren Extremitäten. Er war unfähig zu gehen. Die Reflexe an den unteren Extremitäten waren gesteigert. Links bestand ein positiver Babinski, beidseits lag ein Fußkonus vor. Es bestand eine Herabsetzung der sensiblen Qualitäten unterhalb von C5/C6. Die Vibrationsempfindung war erloschen.

Die *Röntgenaufnahmen der HWS* zeigten mäßiggradige Knochenspangen bei C4, C5, C6 und Th1 mit Brückenbildungen. Die Höhe des 5. HWK war erniedrigt, jedoch nicht die Zwischenwirbelscheibe. In hinteren Anteilen bestanden keine Knochenspangen und die Foramina intervertebralia waren nicht verengt. Bei der *Tomographie* zeigte sich eine dichte verknöcherte Struktur, die sich entlang den Hinterflächen der Halswirbelsäule von C2–7 erstreckte (Abb. 171). Dadurch ergab sich eine extreme Verengung des Canalis spinalis, die weniger als 7 mm im anteroposterioren Durchmesser betrug. Im Brust- und Lendenwirbelsäulenbereich lagen leichte bis mäßige vordere Knochenspangen und -brücken an jedem Segment vor, aber es bestand keine Verknöcherung des Lig. longitudinale post.

Drei Monate nach der stationären Aufnahme entwickelte sich ein Verschlußikterus. Ein maligner Tumor wurde vermutet. Der Patient *verstarb* 3 Monate nach der Aufnahme. Bei der *Autopsie* wurde ein Karzinom des Kopfes der Bauchspeicheldrüse gefunden. Es lagen keine Metastasen vor.

Es konnte ein mäßig vorgewölbter Nucleus pulposus bei C5/C6 hinter einem verdickten Lig. longitudinale post. gefunden werden. Die Verengung des Canalis spinalis bestand nur im Bereich von C6/C7. Die spinale Dura mater war mit der Wirbelsäule nicht verwachsen. Das Rückenmark bei C5/C6 war in seinem anteroposterioren Durchmesser bis auf 2 mm zusammengedrückt und abgeblaßt.

Die *histologische Untersuchung* zeigte eine Verdickung der Leptomeningen und der Ligg. denticulata. Die oberen Halsmarksegmente zeigten eine aufsteigende Degeneration der Hinterstränge in den zentralen zwei Dritteln des Fasciculus gracilis und dem medialen Anteil des Fasciculus cuneatus, den Fasciculus interfascicularis miteinbeziehend. Die Gewebeschäden bestanden von C1–C3. Eine entsprechende aufsteigende Degeneration lag auch in den Seitensträngen der spinozerebellären und spinothalamischen Bahnen vor. Die Myelinscheiden und Achsenzylinder waren geschwollen, es bestand Entmarkung und

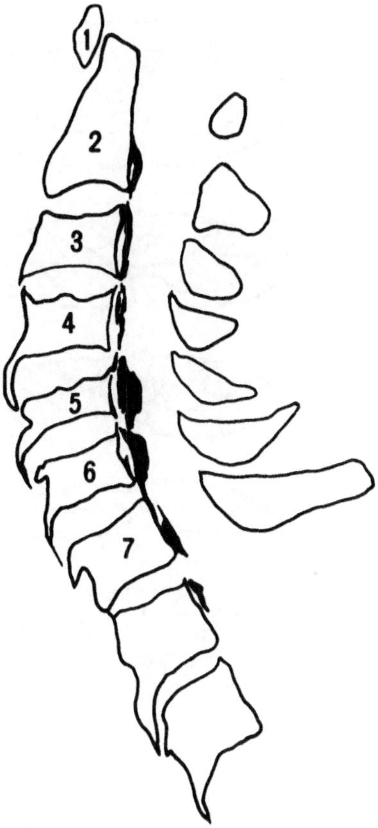

Abb. 171. Zeichnung nach einem zervikalen Tomogramm. Verknöcherung des Lig. longitudinale post. von C2 bis Th1, am ausgeprägtesten bei C5/C6. Es besteht eine Verengerung des Spialskanals bei C5/C6. (Aus MURAKAMI et al. 1978)

Untergang von Achsenzylindern von unterschiedlicher Schwere. Solche Veränderungen waren auch in den lateralen kortikospinalen Bahnen der Seitenstränge sichtbar. Die Zahl der myelinisierten Fasern hatte abgenommen und war durch eine reaktive Gliose ersetzt worden.

In den unteren Anteilen des Halsmarkes bestand eine erhebliche Kompression (Abb. 172), die Gewebeschäden waren so ausgeprägt, daß die graue und weiße Substanz nicht mehr voneinander zu unterscheiden waren.

Die myelinhaltigen Fasern in dieser Region waren schwerstens verändert. Die Vorderhörner wiesen einen erheblichen Untergang von Nervenzellen beidseitig bei C5 und C6 auf. Viele der noch sichtbaren Nervenzellen zeigten zentrale Chromatolyse und Vakuolen im Zytoplasma. Es fand sich eine ausgeprägte Gliose in der grauen und weißen Substanz. In den Hintersträngen war eine Proliferation von Bindegewebe und eine Sprossung von Kapillaren sichtbar.

Die Blutgefäße in den befallenen Arealen zeigten Wandverdickungen und Fibrose der Adventitia. Es bestand kein Verschluß und keine Thrombose der A. spinalis ant. und ihrer Abzweigungen, jedoch war die Intima mäßiggradig verdickt. Die Venen in der grauen und weißen Substanz dagegen zeigten eine ausgeprägte Verdickung der Gefäßwandungen.

Die im vorhergehenden etwas ausführlicher dargestellte Krankengeschichte kann als klassisch gelten, mit Ausnahme jedoch des sehr langen klinischen

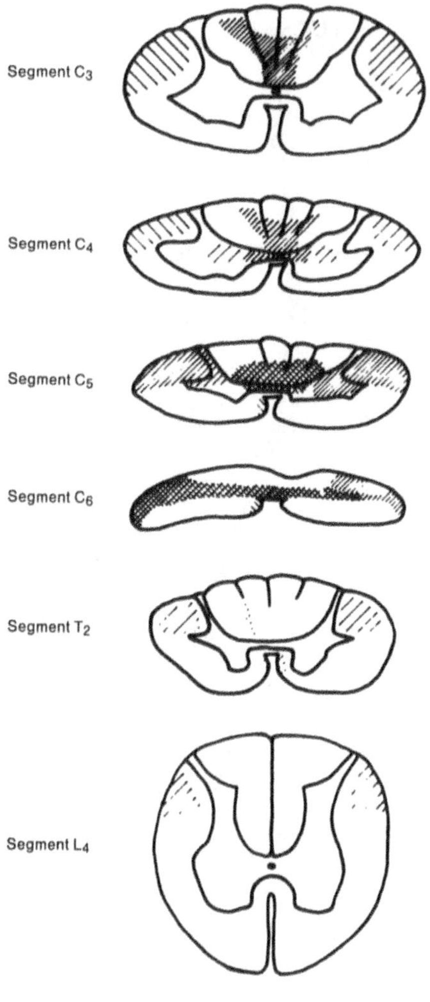

Abb. 172. Diagrammatische Darstellung der pathomorphologischen Veränderungen am Rückenmark. (Aus MURAKAMI et al. 1978)

Verlaufes. Der pathomorphologische Befund der symptomatischen Verknöcherung des Lig. longitudinale post. unterscheidet sich deutlich von akuten Schäden des Rückenmarks bei Hernien von Zwischenwirbelscheiben oder traumatischen Rückenmarksdurchtrennungen. Ungewöhnlich ist, daß sich die degenerativen Gewebsveränderungen am Halsmark in den dorsolateralen Anteilen abspielten, nicht in direkter Nachbarschaft des verknöcherten Ligamentums. Die Gewebsveränderungen waren am ausgeprägtesten in den ventralen 2/3 der Hinter- und Seitenstränge, die Vorder- und Hinterhörner waren weniger stark betroffen. Das Verletzungsmuster des Gewebeschadens scheint das Ergebnis einer Ischämie im Endgebiet der A. spinalis ant. oder einer venösen Stase in den Grenzzonen zwischen vorderer und hinterer Spinalarterie zu sein.

Es muß hervorgehoben werden, daß die Verknöcherung des Lig. longitudinale post. nicht nur zu einer Verengung des Spinalkanals mit all den oben ausführlich dargestellten Gewebeschäden führte, sondern auch eine Stabilisierung der Halswirbelsäule zur Folge hatte. Durch diverse spinale „Fusion" hatte eine Schutzwirkung stattgefunden und erlaubte die Ausbildung einer progressiven Myelopathie. In diesem Falle entwickelte sich die Tetraplegie über einen Zeitraum von 20 Jahren, der Patient lebte weitere 30 Jahre, ehe er an einem Karzinom des Pankreas verstarb.

O. Die verschiedenen Syndrome der traumatischen Schäden des Thorakolumbalmarkes und/oder der Brust- und Lendenwirbelsäule

I. Die thorakolumbale Wirbelsäule

1. Anatomische Vorbemerkungen und einführende Bemerkungen

Die *Wirbelkörper* der Brustwirbelsäule sind größer als die der Halswirbelsäule, und die Wirbelkörper der Lendenwirbelsäule sind sowohl in ihrer Höhe als auch Fläche wiederum größer als die der Brustwirbelsäule. Die unteren Anteile der Wirbelsäule sind daher in der Lage, größere axial gerichtete Kräfte aufzunehmen, da sie über eine größere Fläche verteilt werden (SCHMORL u. JUNGHANNS 1968).

Die *Brustwirbelsäule* ist normalerweise nach *vorn konkav* und nach hinten *konvex*, auch *Brustkyphose* genannt. Die *Hals-* und *Lendenwirbelsäule* ist in entgegengesetzter Richtung gebogen, man spricht von der *Hals-* und *Lendenlordose.*

Thorakolumbale Frakturen können die Folge von Verkehrsunfällen und von Wintersportunfällen (KEENE 1987), von Unfällen mit ultraleichten Flugzeugen (ZWIMPFER u. GERTZBEIN 1987) und von Kapselausschüssen beim F/FB-111 Kampfflugzeug sein.

Erhebliche Krafteinwirkungen sind notwendig, um eine Fraktur oder Dislokation der oberen Brustwirbelsäule zu erzielen. Dieser Anteil besitzt eine größere Festigkeit als die übrigen Wirbelsäulenanteile. Eine weitere Befestigung erfolgt durch den Brustkorb.

Die *Lumbalregion* ist im Hinblick auf ihre Beweglichkeit nach der Zervikalregion an zweiter Stelle einzuordnen.

Die *Übergangsregion von der Thorakal- in die Lumbalregion* weist die meisten Frakturen auf. Es ist dies der erste bewegliche Anteil der Wirbelsäule unterhalb des Brustkorbes. Es ist auch das Übergangsgebiet von der kyphotischen Brustwirbelsäule zur lordotischen Lendenwirbelsäule.

Etwa 80% der Patienten mit Frakturen im oberen Thorakalbereich haben eine Paraplegie (BEDBROOK u. CLARK 1981; BOHLMAN 1985; KING 1986).

II. Isolierte vordere Kompressionsfrakturen der Wirbelkörper der thorakolumbalen Wirbelsäule

Isolierte vordere Kompressionsfrakturen der Wirbelkörper der thorakolumbalen Wirbelsäule stellen die häufigsten Wirbelfrakturen in allen Altersgruppen dar. Sie sind das Ergebnis von Flexionsverletzungen, bei denen der vordere Anteil eines oder mehrerer Wirbelkörper komprimiert und frakturiert werden. Die Wirbelbögen bleiben unverletzt. Diese Verletzungstypen treten mit größerer Häufigkeit in der Altersgruppe der älteren Patienten mit osteoporotischen Veränderungen auf.

Nach den Erfahrungen von MEINECKE (1973) hat man aus klinischer Sicht gute Gründe, wenn man hier zunächst nur die 1.–10. Brustwirbel einschließt. Denn in diesem Bereich sind die Wirbelkörper durch die Rippen, die schräg nach unten verlaufenden Dornfortsätze, die kräftigen Bänder und die starke Rückenmuskulatur so gering beweglich, daß es erheblicher Gewalteinwirkung bedarf, um knöcherne Verletzungen oder gar Luxationen hervorzurufen.

III. Übergang der Brustwirbelsäule in die Lendenwirbelsäule (Th 11 – L 1)

1. Anatomische Vorbemerkungen

Dieser Übergangsbericht besteht aus den Wirbeln Th 11 – L 1. Er ist, ebenso wie der untere Halswirbelsäulenabschnitt, stärker beweglich als die übrigen Brustwirbelsäulenabschnitte, besonders bei der Beugung und Streckung des Rumpfes.

2. Frakturen des thorakolumbalen Übergangsgebietes

Frakturen des thorakolumbalen Übergangsgebietes (Th 11, Th 12, L 1 und L 2) sind häufige Folge von kraniozervikalen Verletzungen. Nach den zervikalen Verletzungen stehen sie zahlenmäßig an zweiter Stelle. Kraftfahrzeugunfälle sind die häufigste Ursache, gefolgt von Stürzen.

Die meisten dieser Verletzungen treten bei Th 12 und L 1 auf.

Frakturen des thorakolumbalen Überganges sind häufig mit weiteren Verletzungen des Konus vergesellschaftet (Burke u. Murray 1976; Keene et al. 1982; McAfee et al. 1983; Keene 1984; Cotler et al. 1986; Floman et al. 1986; Bradford u. McBride 1987). Die neurologischen Störungen in dieser Region beruhen mehr auf Nervenwurzelschädigungen als auf Konusverletzungen.

Bei diesen Verletzungen kommt es häufig zu Abknickungen der Brustwirbelsäule nach vorn. Der Verletzte wird, wie Meinecke (1973) schrieb, wie „ein Taschenmesser" zusammengedrückt, so daß der Brustkorb gegen das Becken gepreßt wird. Dieser Unfallablauf ist besonders typisch beim Bergmann, der in gebückter Haltung von Kohle oder Gestein am Rücken getroffen wird.

Diese vorderen Kompressionsfrakturen der Wirbelkörper treten vor allem am thorakolumbalen Übergang auf, wo der 12. Brustwirbel- und der 1. Lendenwirbelkörper aneinander angrenzen. Ein zweiter Häufigkeitsgipfel liegt am zervikothorakalen Übergang zwischen C 7 und Th 1, er zeigt jedoch eine geringere Häufigkeit von entsprechenden Verletzungen als am Übergang zwischen Th 12/L 1.

3. Mitgeteilte Kasuistiken

Sonntag u. Hadley (1990) werteten eine Serie von 110 Frakturen des thorakolumbalen Übergangsgebietes aus. Die Verletzungen traten am häufigsten bei Th 12 auf und zeigten den höchsten Prozentsatz von gleichzeitiger Verletzung des Rückenmarks. Die relativ geringe Häufigkeit von neurologischen Ausfällen ist wohl dadurch zu erklären, da hier die Cauda equina ist. Der Conus medullaris findet sich im Bereich des Wirbelkörpers von L 1. Bei L 2 ist der Spinalkanal bereits von den Nervenwurzeln der Cauda equina eingenommen. Diese anatomischen Strukturen sind gegen Verletzungen, besonders Kompressionskräften, besser geschützt, als das mehr kranial gelegene Rückenmark. Wichtig ist der Hinweis, daß zwischen 5% und 15% der Patienten mit einer Wirbelsäulenverletzung in einem Segment noch eine weitere haben, so daß sich eine Untersuchung der gesamten Wirbelsäule empfiehlt, vgl. S. 399.

Wirbelkörperfrakturen als Folge von Krampfanfällen oder nach Elektroschocktherapie zeigen ein unterschiedliches Verletzungsmuster, nämlich mit dem Maximum zwischen Th 4 und Th 8, sie werden in einem gesonderten Abschnitt besprochen, vgl. S. 592.

4. Leichenversuche

ROAF (1960) führte Leichenversuche durch, die uns wichtige Einsichten in die Mechanik von Wirbelbrüchen vermittelten. Bei Anwendung axialer Kräfte nahm der Verfasser zunächst Eindellungen der Endplatten der Wirbelkörper im Bereich des Nucleus pulposus wahr, begleitet von einer leichten Auswärtsverlagerung des Annulus fibrosus nach anterior und lateral. Die durch die Endplatten in die Spongiosa der Wirbelkörper eindrückenden Anteile des Nucleus pulposus führten zu einem Auspressen von Blut aus der Knochensubstanz. ROAF sieht in dieser Dekompression den wirksamen Faktor der schockabsorbierenden Wirkung der Wirbelsäule. Mit Zunahme des einwirkenden Druckes brach die Endplatte und Anteile des Nucleus pulposus wurden durch die Bruchspalten in die Wirbelsäule gepreßt. Das wiederum führte zu einem erheblichen Verlust des Turgors der Zwischenwirbelscheibe. Vordere Anteile des Annulus fibrosus sehen wie ein luftloser Autoreifen aus. Der Annulus fibrosus zeigte in dorsalen Anteilen kaum Vorwölbungen, so daß ROAF Rückenmarkschäden von Flexion vom Nucleus pulposus bei diesen Unfallabläufen für unwahrscheinlich hielt. Weitere Drucksteigerung auf die Wirbelsäule führte zu völligem Kollaps und Desintegration des Wirbelkörpers und dann auch zur Zerstörung der Wirbelbögen.

Zusammenfassend wirkt zunächst die Zwischenwirbelscheibe als Schockabsorber, wird aber ein bestimmter kritischer axial gerichteter Druck überschritten, kommt es zu Kompressionsbrüchen des Wirbelkörpers. Da die vorderen Wirbelkörperanteile unter größter Druckeinwirkung stehen, treten auch die ersten Schäden am Knochen des Wirbelkörpers in diesem vorderen Anteil auf. Es kommt dann die bei lateraler Betrachtung so typische Keilform des Wirbelkörpers zustande.

Bei ausgedehnten Hernien von Zwischenwirbelscheibengewebe in angrenzende Wirbelkörper kann die Bandscheibe den Wirbelkörper vertikal in mehrere Segmente spalten.

Die Kompressionsfrakturen der oberen thorakalen Wirbelsäule unterscheiden sich von denen der unteren thorakolumbale Wirbelsäule. Die Zwischenwirbelscheiben im Bereich der oberen Brustwirbelsäule sind dünner und kleiner als die mehr kaudalen Wirbelsäulenanteile. Die dünneren Zwischenwirbelscheiben absorbieren weniger Kräfte. Die Endplatten der Wirbelkörper sind daher weniger häufig gebrochen, dagegen zeigt der Körper eine echte Keilform. In der unteren Thorakolumbalregion dagegen absorbieren die größeren und dickeren Zwischenwirbelscheiben mehr axial einwirkende Energie. Der Nucleus pulposus überträgt die einwirkende Kraft auf die Deckplatten der Wirbelkörper mit dem Ergebnis von Einbrüchen oder Frakturen dieser Strukturen und von Herniation von Nucleus pulposus Gewebe in die spongiosa der Wirbelkörper.

IV. Axial einwirkende Kompressionsverletzungen

Wesentliche Unfallmechanismen für die Entstehung eines Kompressionsbruches sind in Abb. 173 aufgeführt.

Wie ich im vorhergehenden ausgeführt habe, sind Kompressionsverletzungen der Wirbelsäule oft mit einer Flexion derselben vergesellschaftet. Es kann jedoch die *Gewalt* auch *rein axial* einwirken, so daß sich ein Zusammenbrechen oder Kollaps eines Wirbelkörpers ohne gleichzeitiger Flexion entwickelt. Gewöhnlich kommt es zu massiven Hernien von Nucleus pulposus Gewebe in die zusammengebrochenen Wirbelkörper. Das Zwischenwirbelgewebe kann den Wirbelkörper vertikal förmlich in zwei oder mehr Fragmente spalten. Man spricht auch von *Berstungs-* oder *Kollapsbrüchen* der *Wirbelsäule.* Sie sind im allgemeinen lokal.

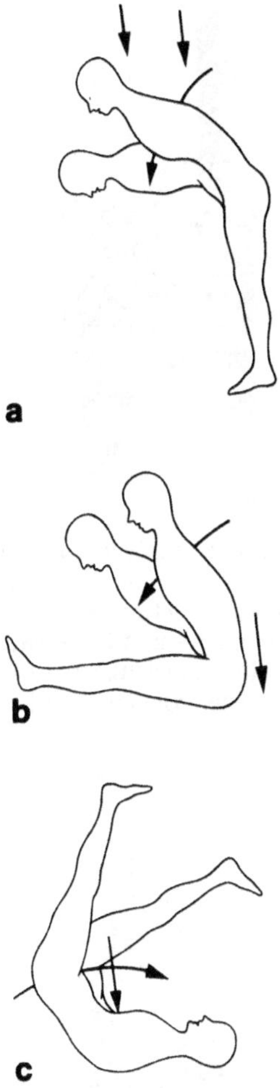

Abb. 173a–c. Entstehung eines Kompressionsbruches nach PASCHER, **a** durch Verschüttung, **b** durch Sturz aus der Höhe auf das Gesäß, **c** durch Sturz aus der Höhe auf den Rücken. (Aus NIGST 1972)

Jedoch kann Verlagerung von geborstenen Gewebebestandteilen auch dorsal in den Canalis vertebralis zu Rückenmarksschäden führen.

Der Frakturtyp wird entscheidend durch die Vektorrichtung der einwirkenden Kraft bestimmt (Abb. 174a–c). Trifft dieselbe an der ventralen Kante auf, so resultiert eine Kompressionsfraktur mit Keilwirbelbildung, trifft sie mehr zentral auf, dann erfolgt ein Einbruch oder Zusammenbruch der gesamten Grund- und Deckplatte und bei Auftreten der Kraft im dorsalen Abschnitt über den Wirbelbogengelenken tritt in der Regel keine Fraktur auf.

WATSON-JONES (1938) unterschied drei Typen von Beugungs-Kompressionsfrakturen der Wirbelkörper (Abb. 175a–c):

(1) eine *einfache Keilfraktur* infolge Beugung mit vertikaler Kompression oder vertikaler Kompression allein. Verschiedene Wirbelkörper sind betroffen, die Zwischenwirbelscheiben sind normal. Ankylose ist selten.

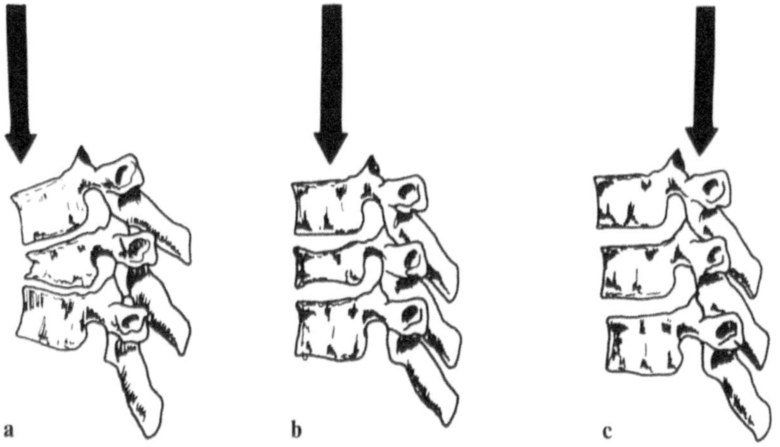

Abb. 174a–c. Der Frakturtyp wird entscheidend durch die Vektorrichtung der angreifenden Kraft bestimmt. Trifft die Kraft an der ventralen Kante auf, so resultiert eine Kompressionsfraktur mit keilförmiger Deformierung, trifft sie mehr zentral auf, dann erfolgt der Einbruch der gesamten Grund- und Deckplatte und bei Auftreten der Kraft im dorsalen Abschnitt über den Wirbelbogengelenken tritt in der Regel gar keine Fraktur ein. (Aus POLSTER 1980)

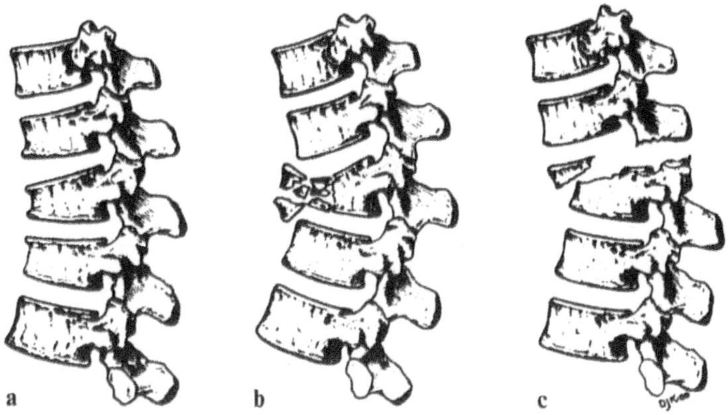

Abb. 175a–c. Drei Typen von Beugungskompressionsfrakturen der Wirbelkörper. **a** Einfache Keilfraktur infolge allgemeiner Beugung oder vertikaler Kompression; verschiedene Wirbelkörper sind befallen; die Zwischenwirbelscheiben sind normal; Ankylose ist selten (151 Fälle). **b** Trümmerbrüche infolge akuter Wirbelbildung; nur ein Wirbelkörper ist beteiligt, die Bandscheibe ist zerrissen; Ankylose ist häufig (33 Fälle). **c** Dislokation des Zwischenwirbelgelenkes mit Fraktur des Wirbelbogens; das Rückenmark ist komprimiert oder durchtrennt; es liegt eine weitere (sekundäre) Fraktur des nächstunteren Wirbelkörpers vor (68 Fälle). (Aus WATSON-JONES 1938)

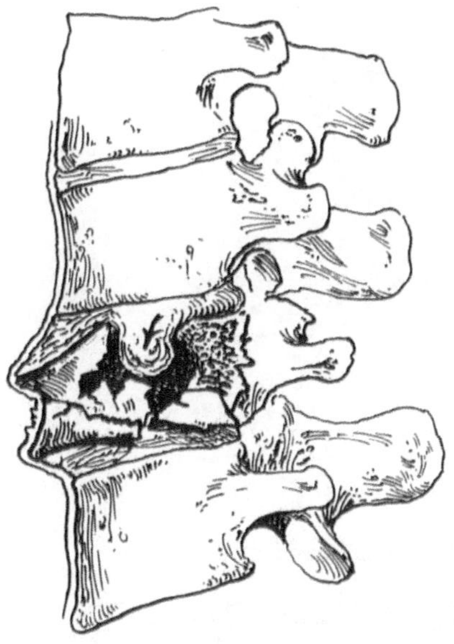

Abb. 176. Axiale Kompressionsfraktur oder Berstungsfraktur (burst fracture). Die schwere Berstungsfraktur eines Wirbelkörpers ist die Folge einer von oben axial einwirkenden Gewalt, die parallel zur Wirbelsäule verläuft. Eine ausgeprägte Zertrümmerung des Wirbelkörpers liegt vor und Bestandteile des Nucleus pulposus der nächst höheren Zwischenwirbelscheibe sind in den Wirbelkörper geschoben worden. Ein hinteres Knochensegment ist in den Wirbelkanal geschoben worden, jedoch ist das Lig. longitudinale post. intakt geblieben, auch finden sich keine Schäden an den hinteren Ligamenten. Klinisch gesehen handelt es sich daher um eine stabile Wirbelsäulenverletzung. (Aus GEHWEILER et al. 1980)

(2) *Trümmerbrüche* infolge akuter Winkelbildung, es ist nur ein Wirbelkörper beteiligt. Die Bandscheibe ist zerissen, Ankylose ist häufig.
(3) Dislokation des Zwischenwirbelscheibengelenkes mit Fraktur des Wirbelbogens. Das Rückenmark ist komprimiert oder gar durchtrennt. Es liegt eine weitere (sekundäre) Fraktur des nächst unteren Wirbelkörpers vor.

Einzelheiten über die frakturierten Wirbelkörper selbst finden sich in Abb. 176, 177a, b sowie Abb. 178. Die ausführlichen Legenden liefern Details.

Die Serie von 166 Fällen von Wirbelkompressionsbrüchen über die NICOLL (1949) berichtete, zeigt Tabelle 63.

Tabelle 63. Häufigkeit der Lokalisation von Wirbelkörperbrüchen. (Aus NICOLL 1949)

	Anzahl	%
10. Brustwirbel und höher gelegene	7	4,2
11. Brustwirbel	12	7,2
12. Brustwirbel	34	20,5
1. Lendenwirbel	49	29,6
2. Lendenwirbel	27	16,3
3. Lendenwirbel	17	10,2
4. Lendenwirbel	12	7,2
5. Lendenwirbel	8	4,8
Summe	166	

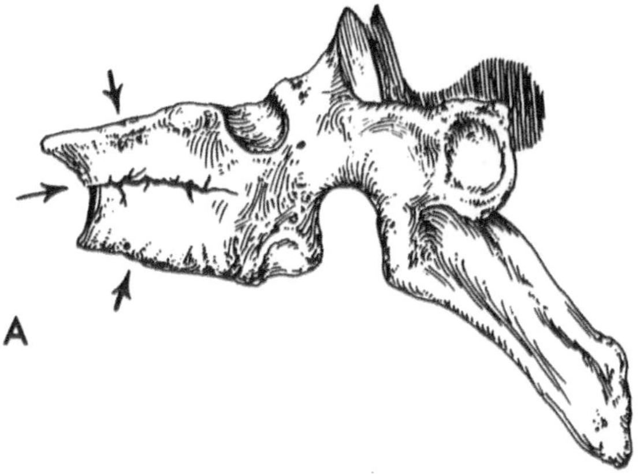

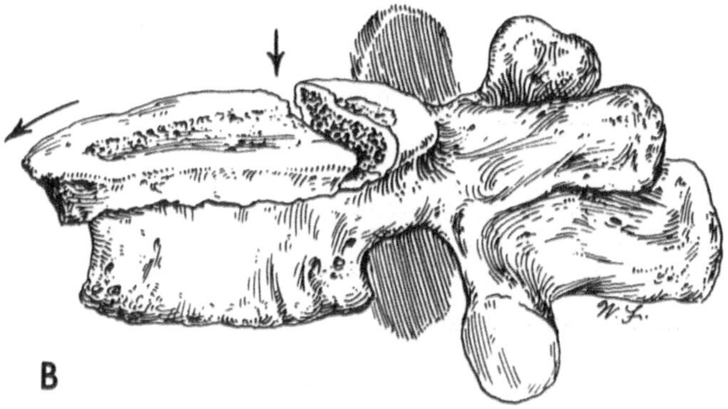

Abb. 177 A, B. Kompressionsfraktur im oberen und unteren Thorakolumbalbereich. **A** Obere thorakale Kompressionsfraktur. Beachte die Keilform des Wirbelkörpers mit den Endplatten intakt. Sie kommen gewöhnlich in der oberen Brustwirbelsäule mit ihren dünnen Zwischenwirbelscheiben vor. **B** Untere thorakale Kompressionsfraktur. Scherkräfte, fortgeleitet durch die dickeren Zwischenwirbelscheiben, haben die obere Deckplatte frakturiert (*vertikaler Pfeil*) und nach vorn verschoben (*horizontaler gebogener Pfeil*). Dieser Flexionsfrakturtyp findet sich gewöhnlich an der unteren Brustwirbelsäule und an der Lendenwirbelsäule, wo die Zwischenwirbelscheiben dicker sind. (Aus Gehweiler et al. 1980)

Tabelle 64. Häufigkeit der Lokalisation von Wirbelkompressionsbrüchen. (Aus Westerborn u. Olson 1951)

	Anzahl	%
12. Brustwirbel	36	25,3
1. Lendenwirbel	79	55,6
2. Lendenwirbel	27	19,1
Summe	142	

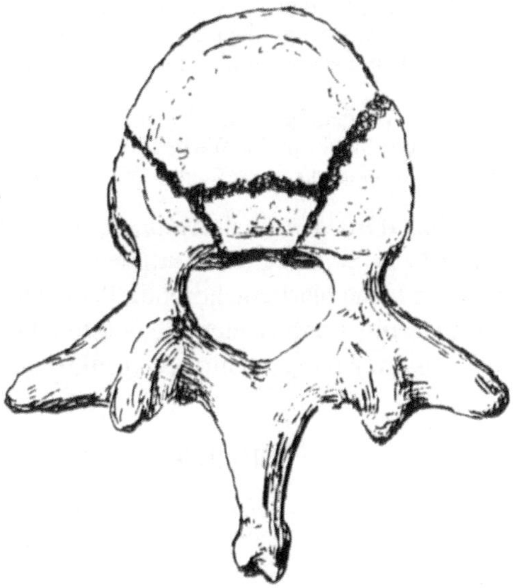

Abb. 178. Darstellung eines mehrfach frakturierten Wirbelkörpers, ein Verletzungstyp, der gemeinhin als Berstungsfraktur (burst fracture) bezeichnet wird. (Aus KAZARIAN 1983)

In einer größeren Serie von 175 Kompressionsbrüchen der Wirbelsäule fanden WESTERBORN u. OLSON (1951) 142 im Bereich des thorakolumbalen Übergangs, wie Tabelle 64 ergibt. SAVASTANO (1960) fand in seiner Serie von 159 Wirbelkompressionsbrüchen, daß am häufigsten der 12. Brustwirbel und an zweiter Stelle der 1. Lendenwirbel betroffen war. OSTAPONICZ (1961) fand Wirbelbrüche vor allem am 12. Brust- und an den ersten 3 Lendenwirbeln.

V. Gleichzeitig vorkommende weitere traumatische Schäden

Wie oben im Detail ausgeführt wurde, erfolgen die meisten Hernien von Zwischenwirbelscheiben bei Flexionsverletzungen nach vorn. Es kann jedoch dennoch eine Kompression von Rückenmark oder/und Nervenwurzeln auftreten, durch Bandscheibengewebe, das nach dorsal verschoben worden ist. Diese Verletzungen treten vorzugsweise in den unteren Anteilen der Wirbelsäule auf.

VI. Isolierte Frakturen der Wirbelbögen der thorakolumbalen Wirbelsäule

1. Anatomische Vorbemerkungen

Dorsale Anteile der Wirbelsäule bestehen aus einer Säule, die sich aus den Wirbelbögen der einzelnen Wirbelkörper zusammensetzt und durch ein System von Ligamenten zusammengehalten wird, die die einzelnen knöchernen Segmente miteinander verbinden. HOLDSWORTH (1970) sprach vom *„hinteren Ligamentkomplex“* (*„posterior ligament complex“*).

Der hintere Ligamentkomplex besteht (von hinten nach vorn) aus den Lig. supraspinosa und Lig. interspinosa, den Kapselligamenten, den Ligg. flava und dem Lig. longitudinale post. Diese Ligamente werden durch die hinteren paraspinalen Muskelgruppen verstärkt.

Der hintere Komplex, aus Wirbelbögen, den Ligamenten und Gelenkkapseln bestehend, hält mehr als jede andere Struktur die Wirbelsäule zusammen. GEHWEILER et al. (1980) sprechen vom *Wirbelbogenkomplex* („*vertebral arch complex*").

Isolierte Frakturen der *Wirbelbögen* der *thorakolumbalen Wirbelsäule* sind relativ selten (L. BÖHLER 1956; SCHMORL u. JUNGHANNS 1971). In einer Serie von mehr als 700 Fällen wurde keine hierhergehörende Beobachtung gefunden (LOB 1954). Wie ich bereits ausgeführt habe treten die meisten dieser Frakturen nicht isoliert auf, sondern im Zusammehang mit anderen Frakturen der Wirbelsäule mit Dislokationen.

2. Häufigkeit

Auf die Häufigkeit von traumatischen Schäden der Wirbelbögen und deren Prozessen haben Lorenz BÖHLER (1956), LOB (1954) sowie KÄUFER u. HAYES (1966) hingewiesen.

3. Verletzungsmechanismen

Isolierte Frakturen der thorakolumbalen Wirbelsäule sind nach Ansicht von SCHMORL u. JUNGHANNS (1971) die Folge einer direkten Gewalteinwirkung gegen den Dornfortsatz mit Verletzung des Wirbelbogens. Demgegenüber führt LORENZ BÖHLER (1956) aus, daß er nie eine solche Verletzung als Folge einer direkten Gewalteinwirkung gesehen habe. Die Wirbelbögen der unteren Brust- und der Lendenwirbelsäule bestehen aus widerstandsfähigem Knochengewebe, so daß eine indirekte gegen die Wirbelsäule gerichtete Gewalteinwirkung die traumatischen Schäden an den Wirbelbögen verursacht, fast immer auch andere zusätzliche schwere traumatische Wirbelsäulenschäden hinterläßt, gewöhnlich Frakturen mit Dislokationen.

VII. Isolierte Frakturen der Gelenkfortsätze der thorakolumbalen Wirbelsäule

Isolierte Frakturen der Gelenkfortsätze der thorakolumbalen Wirbelsäule ohne gleichzeitig bestehende zusätzliche Wirbelsäulenschäden sind ebenfalls relativ selten (BAILEY 1937). Sie sind im allgemeinen die Folge einer Gewalteinwirkung, die einen Dreheffekt um die Längsachse der Wirbelsäule verursacht, und sind durchwegs mit Frakturen der Wirbelsäule mit Dislokationen verbunden. Ob die Fraktur die Folge einer direkten Gewalteinwirkung gegen den Gelenkfortsatz ist oder durch ein Ligament erfolgt, muß von Fall zu Fall entschieden werden.

Differentialdiagnostisch ist der Hinweis wichtig, daß frei liegende Apophysen der Gelenkfortsätze viel häufiger vorkommen als isolierte Frakturen derselben. Die Häufigkeit der frei liegenden Apophysen der Gelenkfortsätze wird mit 0,5% bei 2000 Röntgenuntersuchungen der Wirbelsäule angegeben (BAILEY 1937). Es handelt sich wohl um zusätzliche Verknöcherungszentren, die mit dem Fortsatz eine Fusion eingingen. Sie können auch an den Dorn- und Querfortsätzen vorkommen.

1. Frakturen der Dorn- und Querfortsätze von Wirbelkörpern

Isolierte Dornfortsatzbrüche können die Folge direkter und indirekter Gewalteinwirkung sein. Der *Bruch* des *Dornfortsatzes* kann eine *mechanische Ursache* in (1) *direkter umschriebener Gewalteinwirkung* auf den *Wirbelkörper* oder dessen *Fortsatz* selbst haben, (2) kann bei *ausgeprägter Überstreckung der Wirbelsäule*, oder (3) als *Folge* von *plötzlichem starken Muskelzug* oder durch *plötzliche Zugwirkung* des *Lig. supraspinosus* auftreten.

Dorn- und *Querfortsatzbrüche von Wirbelkörpern* sind aber auch häufig eine Begleitverletzung eines Wirbelkörperbruches, sie können auch in Verbindung mit Verletzungen der Längsbandsysteme auftreten.

(1) *Isolierte Dornfortsatzbrüche* bei *direkter umschriebener Gewalteinwirkung auf den Dornfortsatz*. Dabei wird der Dornfortsatz frakturiert.

(2) *Dornfortsatzbrüche bei plötzlicher Hyperflexion der Halswirbelsäule*. Über eine Serie von 38 Dornfortsatzbrüchen infolge plötzlicher Hyperflexion der Halswirbelsäule bei Verletzungen vom Whiplashtyp berichteten Gershon-Cohen et al. (1954). De Palma (1970) führt die Frakturen der Dornfortsätze der Halswirbelkörper ausschließlich auf massive Hyperflexion oder direkte Gewalt zurück. Im Bereich des Überganges von der Hals- auf die Brustwirbelsäule sind der Dornfortsatz C7 und der distal benachbarte von Th1, den er frakturiert, oder durch den er selbst abgebrochen wird.

(3) Bei einer *Hyperextensionsverletzung* stößt der sehr lange Dornfortsatz von C7 (Vertebra prominens) auf den Dornfortsatz von Th1, den er frakturiert, oder durch den er selbst abgebrochen wird.

Frakturen der Querfortsätze der thorakolumbalen Wirbelsäule

Frakturen lumbaler Querfortsätze können einzeln oder multipel auftreten, einseitig oder beidseitig (Abb. 179), mit und ohne Verlagerung der Fragmente, mit und ohne gleichzeitige Frakturen der Wirbelkörper. Gewöhnlich treten diese Frakturen einseitig auf und sind unkompliziert. Sie haben keine Schäden am Rückenmark zur Folge, es sei denn, sie treten zusammen mit weiteren Frakturen an der Wirbelsäule auf.

α) Häufigkeit

Frakturen der Querfortsätze der thorakolumbalen Wirbelsäule finden sich häufiger an der Lendenwirbelsäule, am häufigsten ist L3 verletzt, gefolgt von L1. Sie können jedoch an jedem Wirbel vorkommen (Gehweiler et al. 1980).

Eine Zusammenstellung von Wiebeck aus dem Jahr 1938 ergibt die Häufigkeit der Reihenverletzungen der Lendenquerfortsatzbrüche (Tabelle 65).

Aus Literaturangaben ergibt sich (Tabelle 66), daß Querfortsatzbrüche des 3. Lendenwirbels am häufigsten sind (Ott 1928; Wiebeck 1938). Bei Durchsicht des Schrifttums fand Pannike (1980) für die isolierten Querfortsatzbrüche der Lendenwirbelsäule die nachstehende Häufigkeitsverteilung (Tabelle 67).

Die *Verletzungsmechanismen* bestehen in direkten und indirekten Verletzungen, etwa als Folge einer Gewalteinwirkung gegen den Rücken oder die Seite oder indirekt durch Muskelzug. Sowohl der Musc. psoas als auch der Musc. quadratus lumborum setzen an den Dornfortsätzen an. Heftige Muskelkontraktionen

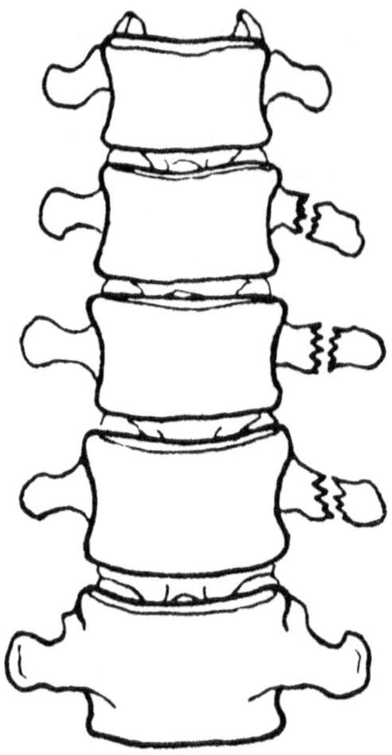

Abb. 179. Reihenbruch der Lendenwirbelquerfortsätze. (Aus PANNIKE 1980)

Tabelle 65. Häufigkeit der Reihenverletzungen der Lendenwirbelquerfortsätze. (Aus WIEBECK 1938)

	Anzahl
1. und 2. Lendenwirbel	7
2. und 3. Lendenwirbel	3
3. und 4. Lendenwirbel	8
4. und 5. Lendenwirbel	2
1.–3. Lendenwirbel	1
1.–4. Lendenwirbel	3
1.–5. Lendenwirbel	5
2.–4. Lendenwirbel	7
2.–5. Lendenwirbel	4
3.–5. Lendenwirbel	1
Summe	41

Tabelle 66. Häufigkeit der Querfortsatzbrüche. (Aus T. OTT 1928 sowie WIEBECK 1938)

	OTT	WIEBECK
1. Lendenwirbel	8	3
2. Lendenwirbel	11	10
3. Lendenwirbel	17	15
4. Lendenwirbel	11	6
5. Lendenwirbel	8	7
Summe	55	41

Tabelle 67. Häufigkeitsverteilung der isolierten Wirbelquerfortsatzbrüche der Lendenwirbelsäule. (Aus PANNIKE 1980)

1. L3	4. L5
2. L2	5. L1
3. L4	

Die Häufigkeitsverteilung der Reihenbrüche stellt sich wie folgt dar:

1. L3/L4	5. L2/L4
2. L1/L2	6. L1/L3
3. L2/L3	7. L3/L4/L5
4. L4/L5	
8. L2/L3/L4/L5	
9. L1/L2/L3/L4	
10. L1/L2/L3/L4/L5	

können zu Abrissen der Spitzen der Querfortsätze führen. Lorenz BÖHLER vertritt die Meinung, daß eine direkte Gewalteinwirkung die häufigste Ursache für diese Schäden ist. Sie wurden beschrieben als Folge von Sportschäden bei Spielern des „American Football" (BOWERMAN u. MCDONALD 1975). Auf das Vorkommen mit anderen traumatischen Wirbelsäulenschäden, besonders auch Verletzungen durch Sicherheitsgurte habe ich hingewiesen.

Zusätzlich vorkommende Verletzungen bestehen in Blutungen in der abdominellen Muskulatur, Blutungen im Retroperitoneum und Verletzungen intraabdomineller Organe, besonders der Nieren und Harnleiter.

2. Frakturen von Dornfortsätzen der thorakalen und lumbalen Wirbelsäule

Frakturen der thorakalen und lumbalen Dornfortsätze sind selten (Abb. 180). Sie können isoliert oder gleichzeitig mit anderen Frakturen vorkommen. Bei isolierten Verletzungen der Dornfortsätze treten Schäden des Rückenmarks nicht auf, sie können jedoch bei Kombination mit anderen Frakturen der Wirbelsäule vorkommen. Frakturen der Dornfortsätze finden sich am häufigsten am zervikothorakalen Übergang, die übrigen Areale sind weniger häufig befallen. Am häufigsten betroffen ist Th1, gefolgt von C7 und Th2 (L. BÖHLER 1956; SCHMORL u. JUNGHANNS 1971).

Die *Dornfortsatzfrakturen* sind die Folgen verschiedener *Unfallmechanismen:*
(1) *Schipperkrankheit* („*Clay-shoveler's fracture*"). Die *isolierten* Dornfortsatzfrakturen finden sich gewöhnlich am zervikothorakalen Übergang. Beim Hochwerfen von nassen Ton- und Lehmböden oder Schnee mit einer Schaufel (oft bleibt ein Teil des nassen Materials an der Schaufel hängen) kann es zu erheblichen Überdehnungen an den entsprechenden Muskeln und Ligamenten mit dem Ergebnis von Abrißfrakturen kommen. Kräftige Zugbewegungen können den gleichen Effekt haben und zur sog. „*Root-puller's fracture*" führen (CANCELMO 1972). Ähnliche Verletzungen wurden bei Cricketspielern be-

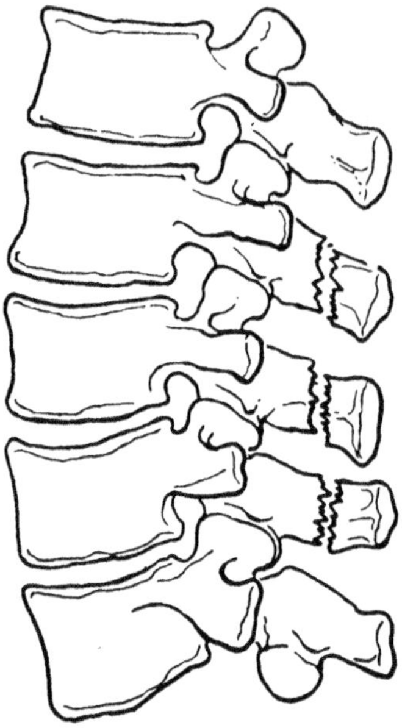

Abb. 180. Reihenbrüche der Lendenwirbeldornfortsätze. (Aus PANNIKE 1980)

schrieben. Eine eingehende Besprechung dieser Verletzungen findet sich auf S. 418 unten.

(2) *Folge* von *Kompressionsfrakturen* bei *Hyperextensionsverletzungen* der *Halswirbelsäule.* Bei extremer Hyperextension der Halswirbelsäule können sich die Spitzen der Dornfortsätze soweit nähern, daß Kompressionsfrakturen auftreten können.

(3) *Folge* von *Hyperflexionsverletzungen* der *Brustwirbelsäule. Bei diesem Unfallmechanismus kann es zu ligamentbedingten Abrissen der Dornfortsätze kommen.*

(4) *Verletzungen* der *thorakolumbalen Wirbelsäule* durch *Sicherheitsgurte.* Der Mechanismus ist ähnlich dem unter (3) genannten. Hier liegt der Drehpunkt bei der Hyperflexion der Wirbelsäule mehr anterior, im Bereich der Abdomenwand.

(5) *Folge direkter Gewalteinwirkung gegen Nacken* und *Rücken.* Hier erfolgt eine direkte Gewalteinwirkung gegen die Dornfortsätze, die dadurch brechen. Die Dornfortsätze der Lendenwirbelsäule sind kürzer als die in den übrigen Regionen und stärker, deshalb finden sich hier weniger Dornfortsatzfrakturen.

3. Schipper- oder Clay Shoveler's Frakturen

a) Einführung

Diese Frakturen waren zuerst bei meist ungelernten Arbeitern beschrieben worden, die in Lehm- und Tonböden Erde aushoben. Die Verletzungen traten beim Hochwerfen von Erde über mehrere Meter mit Schaufeln auf. Sie wurden

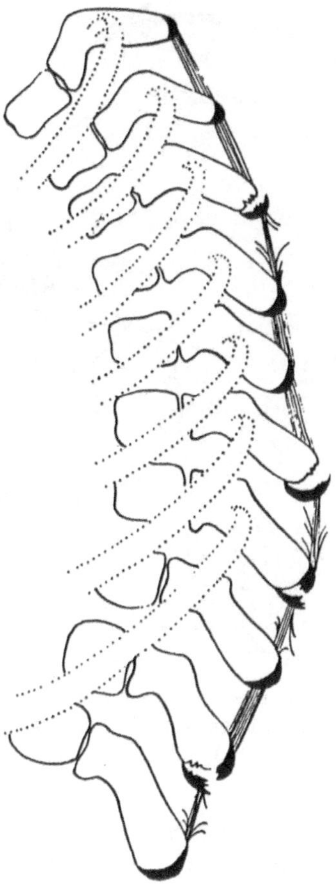

Abb. 181. Zeichnerische Darstellung der Wirbelsäule, die den Mechanismus der Dornfortsatzabrisse von den Wirbelkörpern zeigt. (Aus KLEINMAN u. ZITO 1984)

beispielsweise bei Erdarbeiten bei Trockenlegung von Sümpfen in Südwest-Australien und bei Arbeitern bei Kanalbauten (Nord-Ostsee-Kanal) und Autobahnarbeitern in Deutschland beschrieben in einer Zeit, als schwere Erdbewegungsmaschinen noch nicht im Einsatz waren. Sie sind seit 1952 in der Bundesrepublik Deutschland als Berufserkrankung anerkannt und werden auch als *Ermüdungsbrüche des Dornfortsatzes* bezeichnet. Dieses typischerweise bei Erdarbeitern vorkommende Syndrom wurde zuerst von BOURGOUGNON (1875) beschrieben. Im französischen wird die Verletzung „*mouton*" oder „*Maladie des Terrassiers*" genannt. Im angelsächsischen Sprachbereich spricht man von „*clay shoveler's fracture*", im deutschen Sprachgebrauch von „*Schipperkrankheit*", eine Bezeichnung, die zuerst von QUINCKE während der Bauarbeiten am Nord-Ostsee-Kanal gebraucht wurde. Hierbei handelt es sich um Folgen von echter Muskelermüdung. Nach vorherigen „Fissur" entsteht die Schipperkrankheit plötzlich mit akutem Schmerz während Arbeiten mit schweren Schaufeln (LÖNNERBLAD 1934; MATTHES 1935; HALL 1940; GERSTEL 1941; SNYDER 1942; HAKKAL 1973). Der

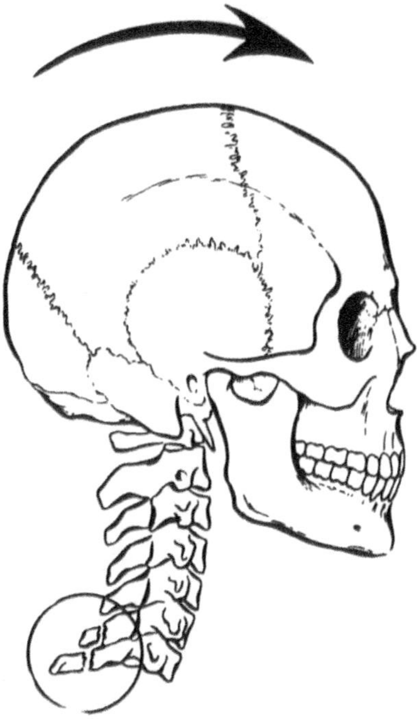

Abb. 182. Mechanismus der „Schipperkrankheit" Fraktur. Die Dornfortsätze im Bereich der unteren Halswirbelsäule frakturieren. Abrisse der Dornfortsätze infolge Zugwirkung von den hinteren Ligamenten und Muskelansätzen. (Aus SANCES et al. 1984)

Dornfortsatzbruch wird auch als *Schleuderbruch* (REISNER 1932; LÖNNERBLAD 1934; ZIMMER 1935; VOLKMANN 1936) bezeichnet, ebenso wie der Terminus „*Gewaltbruch*" angewandt. Dieses Syndrom wurde auch bei amerikanischen Fußballspielern als „*root-puller's fracture*" beschrieben; die als eine Art von *Streßfraktur der Dornfortsätze* dargestellt wurde. Man findet diese auch als *Muskelzugfrakturen des Dornfortsatzes* (Abb. 181) bei anderen *Sportverletzungen*, etwa Turnern, Fechtern, Ruderern, Gewichthebern, Weit-, Stabhoch- und Kunstspringern (ROMPE u. KRAHL 1972).

Diese isolierten Frakturen von einem oder mehreren zervikalen oder thorakalen Dornforsätzen sind nicht selten. Gewöhnlich finden sie sich am Epistropheus, C6 oder C7 (Abb. 182), auch auf Th1 übergreifend. Der Dornfortsatz wird durch plötzliche Zugwirkung des Lig. supraspinosus oder des Musc. trapezius oder Musc. rhomboides abgerissen (MAGNUS 1933; VOLKMANN 1936; ZOLLINGER 1937; DEBUCH 1936).

b) Klinische Befunde

Dieses Syndrom ist charakterisiert durch plötzlich einsetzende Schmerzen in der Mittellinie der unteren Nackenregion oder zwischen den Schulterblättern während Schaufelarbeiten oder Heben eines schweren Gegenstandes. Die körperliche Untersuchung zeigt eine Spannung und Schwellung des Gewebes über den gebrochenen Dornfortsätzen. Die Diagnose kann durch *Röntgenaufnahmen* in 2 Ebenen bestätigt werden, die die meist nach unten erfolgende Verlagerung der abgebrochenen Dornfortsätze zeigen. Die Dornfortsätze eines oder mehrerer Wirbelkörper der Halswirbel- oder der oberen Brustwirbelsäule können frakturiert sein. Diese Abrisse gehen gewöhnlich nicht mit Verletzungen des Rückenmarks einher.

VIII. Frakturen der thorakolumbalen Wirbelsäule mit Dislokation und deren Folgen

Schwere Gewalteinwirkungen können zu vollständigen Dislokationen eines oder beider lateraler Gelenke führen. Die Gelenkflächen sind blockiert. Gelegentlich bestehen auch Frakturen von einem oder mehreren Gelenkfortsätzen. Schädigung des Rückenmarks, der Cauda equina oder von Nervenwurzeln ist

Tabelle 68. Thorakolumbale Frakturen mit Dislokation. (Aus Gehweiler et al. 1980)

Verletzungen	Wirbelkörper	Wirbelbögen
Hyperflexion	A. Kompressionsfraktur des Wirbelkörpers oberhalb der Verletzungsstelle B. Kompressionsfraktur des Wirbelkörpers unterhalb der Verletzungsstelle	A. Trennung der Wirbelbogen mit oder ohne Abrißfraktur des Dornfortsatzes B. Identisch mit A
Sitzgurtverletzungen	A. Leichte Kompression B. Leichte Kompression, „Abrißfraktur" C. Horizontalfraktur, „Fissurfraktur"	A. Trennung der Wirbelbögen B. Fraktur der Bögen C. Bogenfraktur
Rotationsfraktur mit Dislokation	A. Schichtförmige Fraktur (slice fracture) durch die obere Deckplatte unterhalb der Verletzungsstelle B. Zerreißung einer Zwischenwirbelscheibe	A. Dislokation von Wirbelgelenken B. Frakturen mit Verlauf durch Wirbelgelenke C. Fraktur eines Wirbelgelenks, Dislokation eines weiteren Wirbelgelenks
Abscherungsfraktur mit Dislokation	Nach vorwärts gerichtete Abscherfraktur durch den Wirbelkörper Ruptur im Zwischenwirbelbereich infolge Abscherung	A. Dislokation der Wirbelgelenke B. Frakturverlauf durch Wirbelgelenke C. Fraktur des Wirbelbogens (Pars, Pediculi)
Hyperextensionsfraktur mit Dislokation	A. Abrißruptur der Zwischenscheibe B. Spaltbruch des Wirbelkörpers C. Wirbelkörper intakt	A. Wirbelbögen intakt B. Wirbelbögen intakt C. Kompressionsfraktur der Wirbelbögen und Gelenkfortsätze

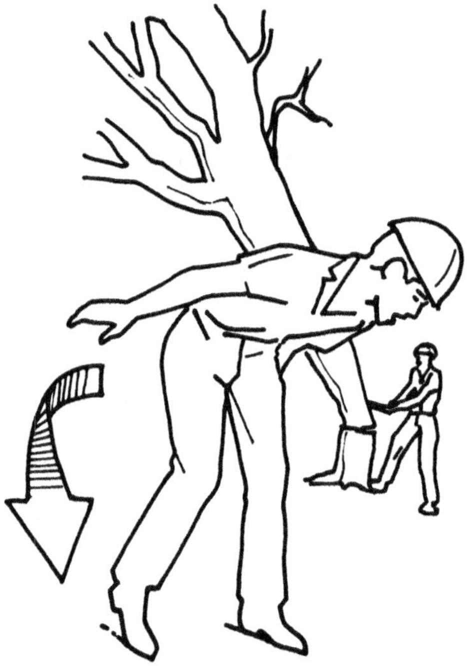

Abb. 183. Mechanismus einer Rotationsfraktur mit Dislokation. Der Torso wird nach lateral gedreht in dem Augenblick in dem die Wirbelsäule von oben komprimiert wird. Dabei kommt es gleichzeitig zu einer Beugung und Rotation der thorakolumbalen Wirbelsäule um ihre Längsachse. (Aus GEHWEILER et al. 1980)

häufig, besonders wenn der Prozeß bilateral ist. Klinisch manifestiert sich der Gewebeschaden in einer vollständigen Lähmung tieferliegender Segmente.

1. Einteilung der thorakolumbalen Frakturen mit Dislokationen

Einteilung der thorakolumbalen Frakturen mit Dislokationen wurden von einer Reihe von Autoren vorgelegt (NICOLL 1949; L. BÖHLER 1956; KÄUFER u. HAYES 1966; HOLDSWORTH 1970; ROGERS 1971; GEHWEILER et al. 1980) (Tabelle 68).

2. Rotationsfrakturen der thorakolumbalen Wirbelsäule mit Dislokation

Rotationsfrakturen mit Dislokation sind die Folge von Torsionskräften, die an der Längsachse der Wirbelsäule wirksam werden. Sie sind allgemein vergesellschaftet mit einer Flexionsverletzung der thorakolumbalen Wirbelsäule durch eine von oben angreifende Kraft (Abb. 183, 184). Dieser Typ von Verletzung ist äußerst instabil und geht im allgemeinen mit schweren Gewebeschäden am Rückenmark einher (HOLDSWORTH 1963, 1970).

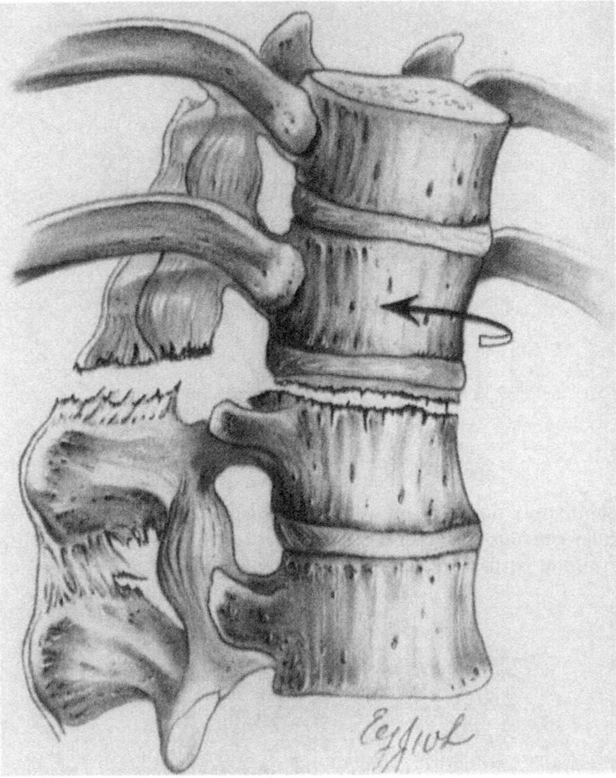

Abb. 184. Rotationsfraktur mit Dislokation in anterolateraler Sicht. Die Richtung der einwirkenden Gewalt ist durch den *Pfeil* angedeutet. Eine „Scheibenfraktur“ (slice fracture) geht durch die nach kranial gelegene Endplatte von L 1, während der hintere Ligamentkomplex durch die Rotationsbewegung zerrissen wird. (Aus GEHWEILER et al. 1980)

3. Abscherungsfrakturen der thorakolumbalen Wirbelsäule mit Dislokation

Abscherungsfrakturen mit Dislokation treten auf, wenn die thorakolumbale Wirbelsäule durch eine nach vorn gerichtete Gewalt getroffen wird (Abb. 185). Der der Verletzungsstelle nächst höhere Wirbel wird daher in Beziehung zum nächst unteren nach vorn verlagert (Abb. 186). Die Vektorrichtung der einwirkenden Gewalt ist horizontal, dieser Verletzungstyp kommt an der Brustwirbelsäule häufiger vor als an der Lendenwirbelsäule. Man kann zwei Untergruppen unterscheiden, eine, bei der die Wirbelbögen unverletzt bleiben und eine, bei der die Wirbelbögen mitverletzt sind. Die letztgenannte Verletzung stellt eine *traumatische Spondylolisthesis* dar.

Bei der Wirbelverletzung, bei der der Wirbelbogen unverletzt bleibt, ist das Rückenmark zwischen Wirbelbogen des oberen nach vorn verschobenen Wirbels und dem Körper des in seiner ursprünglichen Lage verbliebenen unteren Wirbelkörpers eingequetscht.

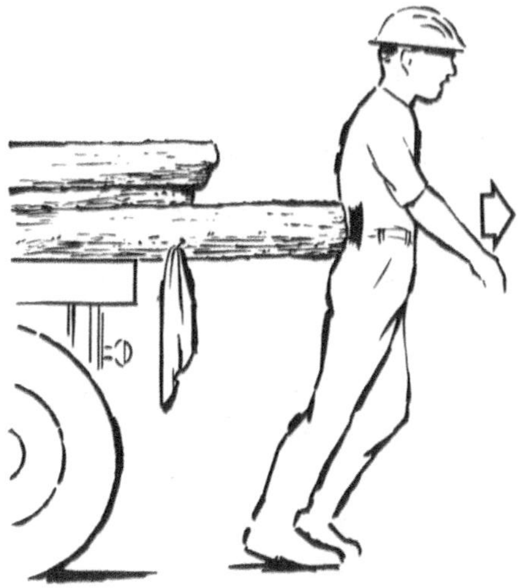

Abb. 185. Mechanismus der Dislokation bei Scherungsbruch. Scherkräfte verlagern die obere Wirbelsäule gegenüber der unteren Wirbelsäule nach vorne; sie werden gewöhnlich als horizontaler Stoß von hinten weitergeleitet. (Aus GEHWEILER et al. 1980)

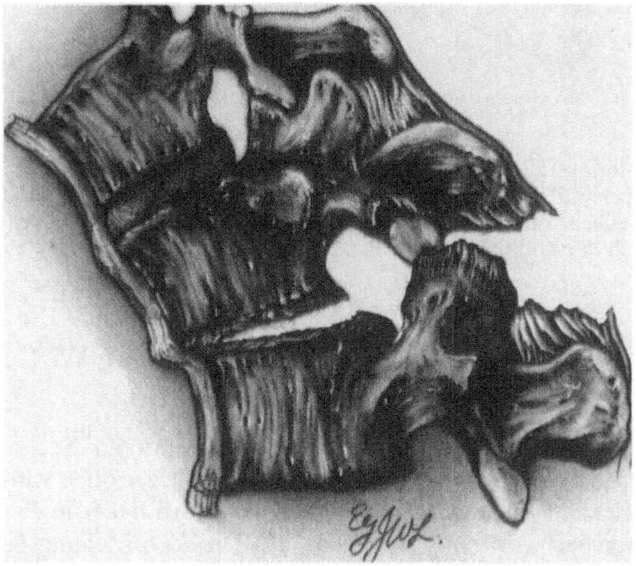

Abb. 186. Scherungsbruch mit Dislokation mit intaktem Wirbelbogen. Dislokation der Apophysengelenke, sowie Überschiebung und Blockierung der Gelenkfortsätze und Abriß des hinteren Ligamentkomplexes. Anterior ist die Scherung der Zwischenwirbelscheibenverbindung zwischen den Wirbelkörpern erkennbar, sowie starke Dehnung des Ligamentum longitudinale ant. (Aus GEHWEILER et al. 1980)

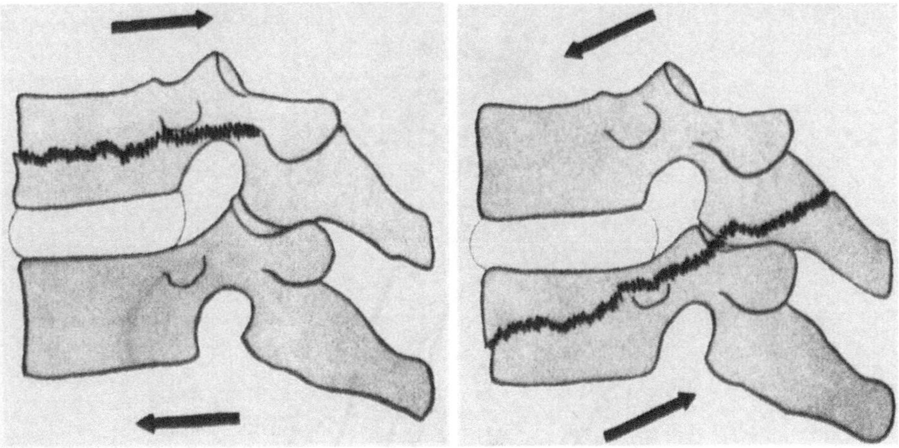

a b

Abb. 187. a Horizontaler Scherbruch. **b** Horizontaler Scherbruch durch zwei benachbarte Wirbelkörper. (Aus RICKENBACHER et al. 1982)

Bei der Wirbelverletzung, bei der die Wirbelbögen mitverletzt werden, besteht eine erhebliche Mobilität, so daß schwere Verletzungen des Rückenmarks durch die zwei Segmente der Wirbelsäule auftreten können (Abb. 187a, b).

4. Hyperextensionsfrakturen der thorakolumbalen Wirbelsäule mit Dislokation

Bei Hyperextensionfrakturen der thorakolumbalen Wirbelsäule mit Dislokation liegt der Drehpunkt bei Gewalteinwirkungen im dorsalen Bereich einer Zwischenwirbelscheibe, die in ihren dorsalen Anteilen komprimiert und in ihren vorderen Anteilen auseinandergezogen wird. ROAF (1960) gelang es bei Versuchen mit Leichen nicht, bei Anwendung reiner Extensionskraft das vordere Längsband zum Einreißen zu bringen. Es gelang ihm lediglich, hintere Kompressionfrakturen der Wirbelbögen und Fortsätze zu erzeugen.

Diese Hyperextensionsfrakturen mit Dislokation, die im Bereich der Halswirbelsäule häufig vorkommen, sind im thorakolumbalen Wirbelsäulenbereich relativ selten. In einer Serie von 154 thorakolumbalen Wirbelsäulenverletzungen, über die BURKE (1971) berichtete, fanden sich nur 4 dieser Verletzungen (2,5%). Sie lagen alle im Bereich der Brustwirbelsäule zwischen Th3 und Th11. Sämtliche Patienten hatten schwere neurologische Ausfallerscheinungen, 2 erlitten völlige Durchtrennungen des Rückenmarks an der Verletzungsstelle und 2 hatten massive Nekrosen des Rückenmarks.

5. Hyperflexionsfrakturen der thorakolumbalen Wirbelsäule mit Dislokation

Frakturen von Wirbelkörpern treten normalerweise mit einer *Verletzung* vom *Flexionstyp* auf, beispielsweise Stürze aus der Höhe auf die Füße oder das Gesäß, oder Gewalteinwirkung auf die Schultern, wie bei Bergwerks- und Sportunfällen

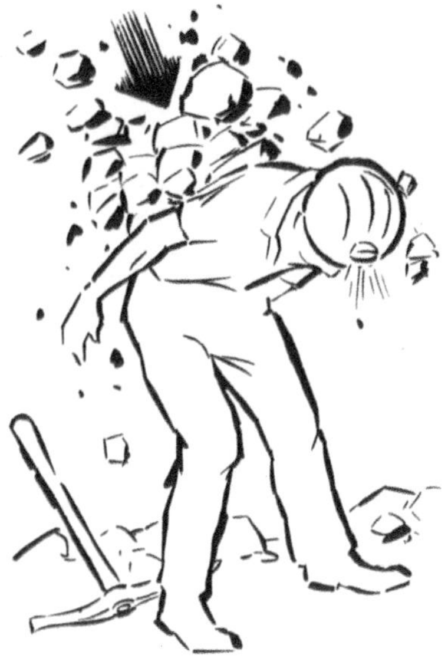

Abb. 188. Mechanismus der Hyperflexionsfraktur mit Dislokation. Die thorakolumbale Wirbelsäule wird mit großer Kraft auf sich selbst gebogen, woraus die Hyperflexionsfraktur mit Dislokation entsteht. Tunneleinstürze und Gesteinfälle im Bergbau waren die klassische Ursache für diese Verletzung vor der Zeit der Kraftfahrzeugverletzungen. (Aus GEHWEILER et al. 1980)

(Abb. 188). Nach vorn *keilförmige Kompressionsfrakturen* sind die gewöhnliche Verletzungsfolge (Abb. 189, 190a, b), allerdings kommen auch *seitliche Kompressionsfrakturen* vor. Diese lateralen Verletzungen gehen gewöhnlich mit Schäden an den seitlichen Gelenken und mit Frakturen der Querfortsätze sowie Verletzungen und Blutungen der gegenseitigen Musc. quadratus lumborum einher. Die Fraktur kann einen einzelnen oder multiple Wirbel betreffen, wobei benachbarte, weniger oft entfernt liegende Wirbelkörper, betroffen sind. Die Kompression findet sich in 99% der Beobachtungen in der proximalen Hälfte des Wirbelkörpers (HOWARTH u. PETRIE 1964). Manchmal besteht eine zusätzliche Fraktur der nächst höher gelegenen Platte des Wirbelkörpers, wobei die Zwischenwirbelscheibe eingedrückt ist. Gelegentlich kommt es zu vollständiger Berstung eines Wirbelkörpers, mit vertikaler Kompression und peripherer Expansion. Verlagerung der Fragmente nach dorsal kann zu akuter oder chronischer Rückenmarksbeteiligung führen.

Wie im vorhergehenden ausgeführt, wurden Hyperflexionsfrakturen mit Dislokation in der älteren Literatur vielfach als Folge von Stürzen aus größerer Höhe oder von Grubenunfällen durch herabfallendes Gestein angesehen. Die letzten Jahrzehnte haben insofern einen Wandel gebracht, als jetzt die meisten dieser Verletzungen die Folge von Kraftfahrzeugunfällen sind. Der genaue Unfallhergang ist hier oft schwierig zu erfassen. Die Verletzungen gehen oft mit Rissen des hinteren Längsbandes einher, so daß es zu einer Separierung der Wirbelbögen und der Dornfortsätze kommt. In einigen Fällen liegen Aus- oder Abrisse von Fragmenten der Dornfortsätze vor.

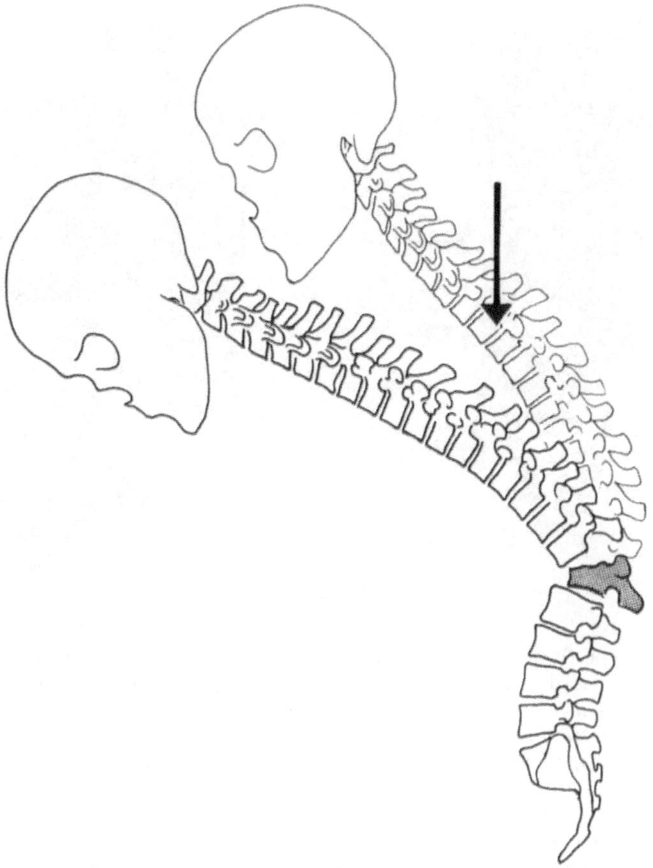

Abb. 189. Zusammendrücken des Körpers (Taschenmesserprinzip) mit Verrenkungsbruch am Übergang BWS/LWS (schematisch). (Aus MEINECKE 1973)

IX. Lumbodorsal gelegene postpunktionelle subarachnoidale bzw. subdurale Blutungen (die postpunktionelle Hämatie)

1. Historisches

QUINCKE (1891) entwickelte die *Technik für Lumbalpunktionen beim Menschen.*

Die *erste spinale Anästhesie beim Menschen* wurde von August BIER (1899) mitgeteilt. Ein Assistent injizierte ihm 2 ml einer 1 % Kokainlösung in den Subarachnoidalraum. Diese Methode wurde in der Folgezeit häufig angewendet, geriet aber wegen häufiger Komplikationen in Mißkredit. Die Entdeckung weniger toxischer Substanzen, wie Novocain im Jahre 1905 brachte Fortschritte. Erst nach den klassischen Studien von PITKIN (1927) wurde die spinale Anästhesie wieder in größerem Ausmaß benutzt.

2. Zur Technik der Lumbalpunktion

Die Lumbalpunktion wird normalerweise im Zwischenwirbelraum L3/L4 durchgeführt. Die Punktionsnadel soll soweit eingeführt werden, daß ihre Spitze

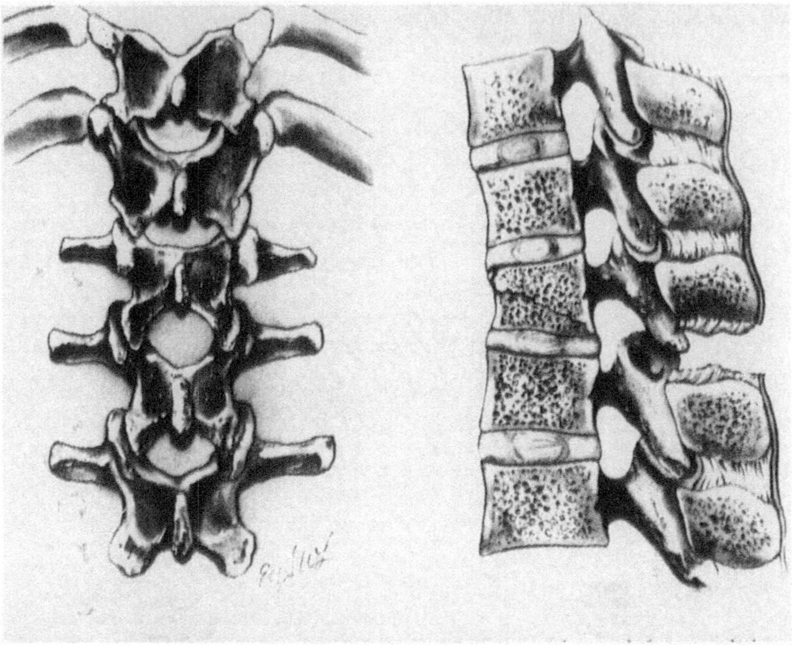

a b

Abb. 190 a, b. Hyperflexionsfraktur mit Dislokation. Bei dieser Art von Wirbelsäulenbruch mit Dislokation ist die Wirbelsäule anterior komprimiert und posterior distrahiert. **a** Posteriore Ansicht. Der Spalt zwischen den Laminae und den Processus spinosus ist in Höhe von L2/L3 erweitert. **b** Sagittaler Schnitt durch die Wirbelsäule aus seitlicher Ansicht. Eine anteriore Kompressionsfraktur des Wirbelkörpers oberhalb der Dislokation erstreckt sich fast bis zur posterioren Kortex des Wirbelkörpers. Posterior sind die Apophysengelenke zusammen mit ihren Kapseln abgerissen und die Ligg. flava, die interspinalen und supraspinalen Ligamente (der posteriore Ligamentkomplex) sind alle zwischen den Wirbelbögen von L2 und L3 gerissen. (Aus Gehweiler et al. 1980)

im Subarachnoidalraum zu liegen kommt (Abb. 191). Wird die Punktionsnadel zu tief eingeführt, so kann sie in den ausgedehnten venösen Plexus eindringen, der sich im ventralen epiduralen Raum befindet. Die Folge sind Blutungen, die den Liquor kontamieren (Abb. 192).

3. Blutungen, die zu einer Kompression der Cauda equina führen

Lumbodorsal gelegene subarachnoidale und subdurale Blutungen als Folge einer Lumbalpunktion, die groß genug sind, um zu einer Kompression der Cauda equina zu führen sind selten (Courtin 1952; King u. Glas 1960; Joosten et al. 1970; Rengachary u. Murphy 1974). Eine Beobachtung wurde anläßlich einer Autopsie aufgedeckt (Cooke 1911).

4. Komplikationen

Die wesentlichen Komplikationen nach einer Lumbalpunktion lassen sich in 3 Gruppen einteilen: (1) Mechanisches Trauma durch die Punktionsnadel (2) Verlust von Liquor aus dem subarachnoidalen Raum und (3) Infektionen.

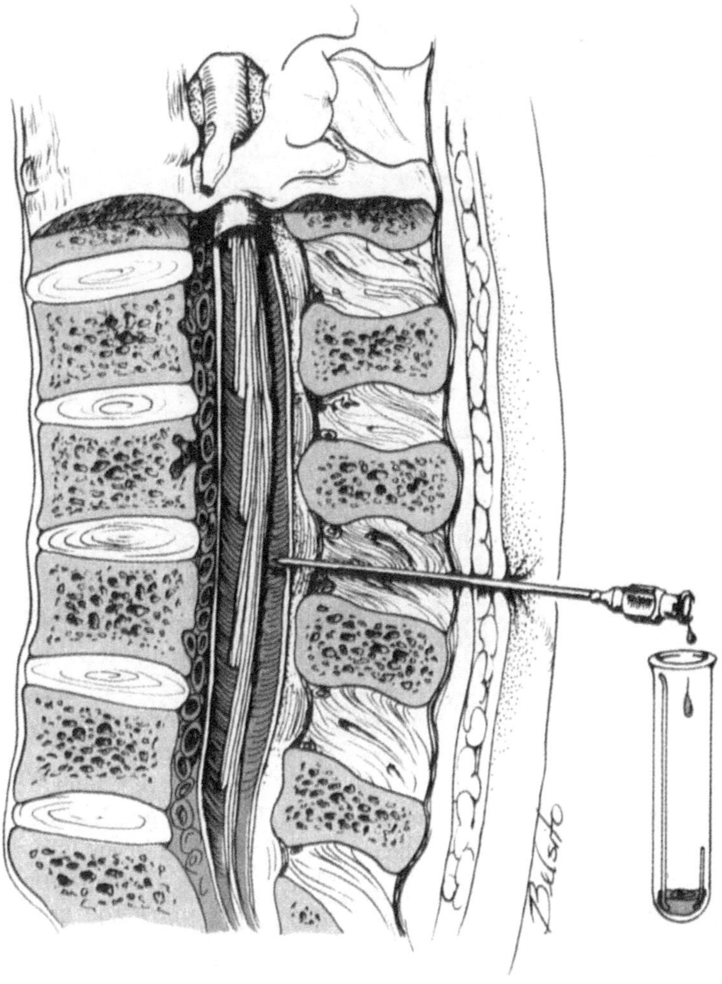

Abb. 191. In dieser schematischen Darstellung ist die richtige Lage der Punktionsnadel gezeigt. Um pathologische Lumbalpunktionen zu vermeiden, sollte die Nadel in den Subarachnoidalraum eingeführt werden, ihn jedoch nicht durchdringen. Wird die Nadel zu tief durchgestoßen, so besteht die Möglichkeit, daß der ausgedehnte vaskuläre Plexus im spinalen epiduralen Raum anpunktiert wird. Dadurch wird der Liquor mit Blut vermischt. (Aus BONADIO 1989)

5. Ätiologie

Es ist schwierig, die *Blutungsquelle der postpunktionellen Hämatie* zu erfassen, obgleich eine Verletzung des dünnwandigen epidural gelegenen Venenplexus naheliegt. Außerdem können bei Abweichungen der Punktionsnadel die im ventralen Epiduralraum gelegenen venösen Längsleiter und querverlaufende Anastomosen verletzt werden, wie DRIPPS u. VANDAM (1951) sowie RENGACHARY u. MURPHY (1974) annehmen. Es besteht aber insofern ein Ärgernis, als nicht nachgewiesen werden kann, wie eine solche venöse Blutung sich zu einem

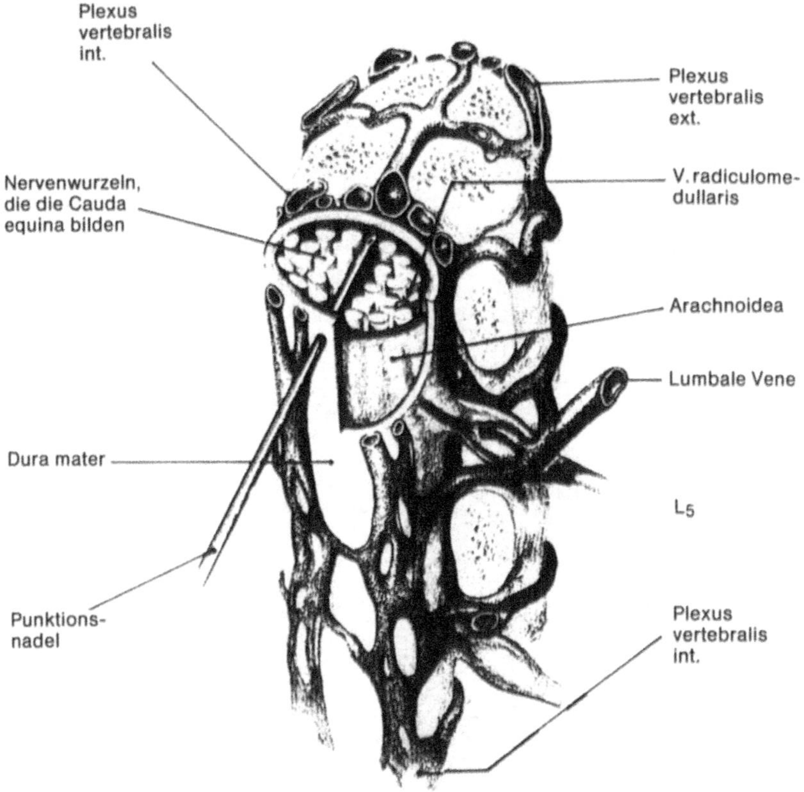

Abb. 192. Inhalt des Spinalkanals in Höhe des 4. und 5. Lendenwirbels. Lage der Nadel, die zur Lumbalpunktur benutzt wird, zeigt Beziehung zu den größeren Gefäßen dieser Region. Die Vena radiculomedullaris major, die die 5. lumbale Nervenwurzel begleitet, ist weit lateral von der korrekt in der Mittellinie des Durasackes eingestochenen Punktionsnadel zu sehen. Beachte den avaskulären Subduralraum. (Aus Edelson et al. 1974)

raumbeengenden Hämatom im subduralen und subarachnoidalen Raum ausdehnen kann, da ja der epidurale Raum frei von Blutungen sein kann! Einige Autoren haben die Meinung vertreten, daß die Blutung ihren Ursprung aus dem Subarachnoidalraum nehme, aus gewissen subarachnoidal gelegenen Gefäßen, besonders als Begleitvene der A. radicularis magna (Adamkiewicz) als mögliche Blutungsquelle (King u. Glas 1960; Wolcott et al. 1970; Rengachary u. Murphy 1974; Gutterman 1977; Russell u. Mangan 1980).

Der Verdünnungseffekt durch den Liquor verhindert gewöhnlich die Blutgerinnung, so daß ein solides Hämatom in diesem Raum nicht selten ist. Die Blutung kann jedoch so groß sein, daß der normale Liquorfluß blockiert wird. Das sich vergrößernde Hämatom rupturiert dann durch die Arachnoidea in den subduralen Raum (King u. Glas 1960; Rengachary u. Murphy 1974; Kirkpatrick u. Goodman 1975; Russell u. Mangan 1980).

Im folgenden erfolgt eine ausführliche Darstellung der Veröffentlichung von Russell u. Benoit (1983), die aus der Literatur 58 Fälle von spinalen subduralen

Hämatomen auffinden konnten, von denen 50 so detailliert mitgeteilt worden waren, daß sie in die Auswertung mit einbezogen wurden.

6. Geschlechtsverteilung

Es bestand eine Relation weiblich:männlich 2,1:1 (RUSSELL u. BENOIT 1983).

7. Altersverteilung

Das Alter der Patienten reichte von 4 Monaten bis zu 80 Jahren (das Durchschnittsalter betrug 41 Jahre). Die größte Zahl der Fälle trat im 6. Lebensjahrzehnt auf.

Die *Thorakal-* und die *Thorakolumbalregion* war am häufigsten befallen. Bei autoptischen Untersuchungen fand sich das Blutkoagulum von der Thorakal- bis zur unteren Sakralregion (EDELSON et al. 1974).

8. Verursachende Faktoren

Verursachende Faktoren können sein:

(1) *Anomalien der Blutgerinnung* entweder bei einer Dyskrasie des Blutes (SCHILLER et al. 1948; ALAJOUANINE et al. 1949; WOLCOTT et al. 1970; EDELSON et al. 1974; DUNN et al. 1979),
(2) *Behandlung mit Antikoagulantien* (CLOWARD u. YUHL 1955; TRICOT et al. 1964; LEVY u. STULA 1971; DE ANGELIS 1972; KOHLI et al. 1974; GUTHIKONDA et al. 1979; RUFF u. DOUGHERTY 1981; RUSSELL et al. 1981), waren in 19 Fällen die Ursache.
(3) *Lumbalpunktionen* waren in 11 von diesen Fällen ein zusätzlicher Faktor (SCHILLER et al. 1948; WOLCOTT et al. 1970; DE ANGELIS 1972; KOHLI et al. 1974; EDELSON 1976; DUNN et al. 1979; RUFF u. DOUGHERTY 1981).
(4) *Lumbalpunktionen* wurden in 7 weiteren Fällen als alleinige Ursache angesehen (CARREA et al. 1954; KING u. GLAS 1960; LOMBARDI u. PASSERINI 1964; KIRKPATRICK u. GOODMAN 1975; HURT et al. 1977).
(5) *Schwere Gewalteinwirkungen gegen die Wirbelsäule* waren nicht häufig (FRANCO u. ALAYZA 1948; KLAUE 1948; ALBERTENGO 1953; CARREA et al. 1954; SANCHEZ-JUAN u. LOPEZ-ESCOBAR 1964; BLACK et al. 1978; RUSSEL u. MANGAN 1980).
(6) *Ruptur von spinalen arteriovenösen Mißbildungen* (HARRIS 1991; GUY et al. 1979) waren für zwei Beobachtungen verantwortlich zu machen.
(7) *Operative Eingriffe an der Wirbelsäule* konnten in zwei Fällen als Ursache angenommen werden (POTTS 1910; LOMBARDI 1970).

9. Klinische Befunde

Schwere Rückenschmerzen sind im allgemeinen das erste Symptom, der Schmerz ist durchwegs in der unteren Rückenregion gut lokalisierbar. Die Schmerzen strahlen dann aus; die sich schnell entwickelnde Myelopathie führt zu sensomotorischen Ausfällen verschiedenen Schweregrades. In einigen Fällen kann eine unmittelbare Lähmung vorliegen (FRANCO u. ALAYZA 1948; ALTBERTENGO

1953; Carrea et al. 1954; Sanchez-Juan u. Lopez-Escobar 1964; Edelson et al. 1974; Guy et al. 1979; Russell u. Mangan 1980; Paredes et al. 1981). Von diesen 8 Patienten hatten 6 eine schwere Wirbelsäulenverletzung erlitten. Zehn Patienten zeigten verzögert einsetzende Symptome, die sich in einem Zeitraum von mehreren Wochen bis zu Jahren entwickelten. Neun der Patienten zeigten klinisch keine Anzeichen für das Vorliegen von Kompression des Rückenmarks, das Hämatom wurde bei der Autopsie gefunden (Klaue 1948; Edelson et al. 1974; Ruff u. Dougherty 1981).

Bei Vornahme eines Myelogrammes lag bei 26 Patienten ein vollständiger Block vor, ein partieller bei 6. Bei 12 Patienten war die lumbale Punktion für das Kontrastmedium „trocken" oder schwierig, so daß das Myelogramm cisternal vorgenommen werden mußte.

Eine Wiederherstellung der Funktionen stellt sich nur nach sofortiger Dekompression ein. Die von Russel u. Benoit (1983) mitgeteilte Serie unterstreicht das.

10. Einteilung in Verlaufsformen

Aufgrund der Literaturauswertung von Russel u. Benoit (1983) ließ sich eine Klassifikation in 3 Verlaufsformen vornehmen:

1) *Akute* (31 Fälle): Plötzlicher schwerer Rückenschmerz, der begleitet oder bald von radikulären Schmerzen gefolgt ist. Unmittelbare und schnell progressive Paraplegien treten auf.
2) *Subakute* (5 Fälle): Graduell einsetzende Schmerzen, weniger gut lokalisierbar im Rücken, Bein und der Hüfte, oft von Kopfschmerzen begleitet, gefolgt von Schwäche und Taubheit der Beine. Zur Ausbildung der Paraplegie ist ein Zeitraum von etwa 2 Wochen notwendig.
3) *Chronische* (10 Fälle): Symptome einer progredienten Kompression des Rückenmarks entwickeln sich über einen Zeitraum von Monaten oder Jahren. Schmerzen sind gering oder liegen nicht vor. Der neurologische Befund ist weniger ausgeprägt.

11. Mortalität

In der Literaturzusammenstellung von Russel u. Benoit (1983) fanden sich in der nicht operierten Gruppe 15 Todesfälle.

12. Komplikationen bei Patienten die Antikoagulantien erhalten

Punktionen des epiduralen und subduralen Raumes von Patienten, die Antikoagulantien erhalten, können zu Blutungen, manchmal massiven, in dieser Region führen.

de Angelis (1972) berichtete über eine diagnostische Lumbalpunktion bei einer 19jährigen Patientin, die Antikoagulantientherapie erhielt. Es bildete sich ein Cauda equina-Syndrom. Die Patientin verstarb nach einigen Monaten an einer anderen Ursache.

Collmann u. Rimpau 1978) berichteten über ein raumforderndes subarachnoidales Hämatom im Caudabereich als Komplikation einer Lumbalpunktion bei anschließender

Antikoagulantienbehandlung. DIAZ et al. (1978) berichteten über einen ähnlichen Fall bei einem Patienten, der 2 h später Heparin erhalten hatte.

13. Komplikationen bei Patienten mit Thrombozytopenie

Es liegen nur wenige Veröffentlichungen über Patienten mit einer Thrombozytopenie vor, die spinale subdurale Hämatome nach einer Lumbalpunktion entwickelten (CARREA et al. 1954; LOMBARDI u. PASSERINI 1964; WOLCOTT et al. 1970; DE ANGELIS 1972; EDELSON et al. 1974).

EDELSON et al. (1974) teilten die Befunde von 8 Patienten mit einer Thrombozytopenie mit, die spinale subdurale Hämatome nach einer Lumbalpunktion entwickelten. Bei 3 Patienten war das Hämatom mit Schwäche und Sensibilitätsverlust in den unteren Extremitäten vergesellschaftet. Die Befunde bei einem Patienten besserten sich spontan, zwei blieben jedoch paraplegisch bis zu ihrem mehrere Monate später erfolgtem Tod.

14. Komplikationen bei spinaler Anästhesie

Die Komplikationen bei spinaler Anästhesie bestehen in: (1) *Überempfindlichkeit* (*Idiosynkrasie*) gegen das *benutzte Anästheticum*, (2) *Ausbreitung des Anästheticums zu einem hohen Segment mit folgender Atemlähmung*, (3) *Hypotension* und (4) *versehentliche Injektion von giftigen Substanzen*, die *falsch beschriftet* waren oder von *Lösungen von Anästhetica*, die durch *wiederholtes Autoclavieren chemisch verändert* wurden.

Weitere Komplikationen können die Folge (1) *mechanischer Verletzung durch die Punktionsnadel*, (2) *infektiöse Prozesse* und (3) *Verlust von Liquor aus dem Subarachnoidalraum* sein.

RENGACHARY u. MURPHY (1974) berichteten über einen 64jährigen Patienten, bei dem nach einem Unfall mit einer Fraktur des rechten Oberschenkels eine *spinale Anästhesie* bei L1/L2 und L2/L3 versucht worden war, bei dem die Anästhesie jedoch abgebrochen worden war, ohne daß ein Anästhetikum injiziert wurde. Stattdessen wurde eine endotracheale Anästhesie durchgeführt. Zwölf Stunden nach der Operation klagte der Patient über Taubheit der Beine und es entwickelte sich eine Lähmung der Beine. Es kam zu Urinverhalten. Nach Überweisung in ein anderes Krankenhaus wurde eine schlaffe Lähmung der Beine gefunden. Es bestand ein Sensibilitätsverlust für alle Qualitäten von L4–S5 mit fleckförmigen Aussparungen der Dermatome S3–S5. Die Lumbalpunktion ergab blutigen Liquor. Die *Myelographie* zeigte einen subtotalen Block am L2/L3 Segment. Bei einer *Laminektomie* von Th2 bis einschließlich L3 wurde keine epidurale Blutung gefunden. Die Dura mater war gespannt, blauverfärbt und nicht pulsierend. Nach Eröffnung von Dura und Arachnoidea konnte dunkles koaguliertes Blut um den Conus medullaris und die Cauda equina wahrgenommen werden. Das koagulierte Blut wurde von den Nervenfasern der Cauda equina gelöst und entfernt. Am Ende der Operation waren Conus medullaris und Cauda equina frei von koaguliertem Blut. In den folgenden 4 Wochen bildete sich die Sensibilität wieder zurück mit Ausnahme von fleckförmigen Ausfällen in den Dermatomen S1 und S5 rechtsseitig. Es bildete sich die Muskelstärke in den Beinen um 60% zurück, mit Ausnahme einer permanenten Fußheberschwäche rechts. Es erfolgte eine partielle Rückbildung der Sphinkterfunktion. Eine weitere klinische Besserung trat von da an nicht mehr auf.

Auch bei epiduralen Anästhesien von Patienten, die unter Antikoagulantientherapie stehen, wurden z.T. massive Hämatome beschrieben (FRUMAN u. SCHWARZ 1952; BROMAGE 1954; GINGRICH 1968; BUTLER u. GREEN 1970;

HELPERIN u. COHEN 1971). Die Patienten, über die BROMAGE (1954) sowie BUTLER u. GREEN (1970) berichteten, starben an den Folgen der massiven Hämatome im epiduralen Raum.

15. Komplikationen nach Lumbalpunktionen bei Vorliegen eines Rückenmarktumors

Bei einem bisher noch asymptomatischen Patienten trat nach einer Lumbalpunktion bei Vorliegen eines Rückenmarktumors eine Paraplegie auf.

16. Komplikationen bei diagnostischer Lumbalpunktion bei Patienten mit Hirntumoren

Nach diagnostischer Lumbalpunktion wurden Blutungen, auch tödlich ausgehende, in Hirntumoren beschrieben (SCHUDE u. RASKIN 1936).

Eine *weitere Komplikation*, nämlich die *Entwicklung von iatrogenen spinalen Epidermoiden* kann dadurch entstehen, daß ein kleines durch die Punktionsnadel ausgestanztes Hautstück in den Subarachnoidalraum gepreßt wird. Betreffend Einzelheiten verweise ich auf das Kapitel Trauma und Geschwulst, S. 6/6.

X. Die traumatischen Schäden des Os sacrum und Coccygeum sowie Nervenschäden

1. Historisches

Die erste Beschreibung einer Fraktur des Os sacrum wird MALAGAIGNE im Jahre 1847 zugeschrieben. Er fand eine Verletzung unter 2358 Patienten. Die erste Einteilung der Frakturen des Os sacrum stammt von BONNIN (1945).

2. Anatomische Vorbemerkungen

Das *Os sacrum* von etwa dreieckiger Form, besteht aus 5 miteinander verwachsenen (assimilierten) Wirbelkörpern unterhalb der Lendenwirbelsäule. Es bildet die Hinterwand des Pelvis. Die obere Artikulation geschieht mit L 5 und die untere mit dem Coccygeum. Die Dornfortsätze auf der Rückfläche des Os sacrum sind miteinander verbunden und bilden die Crista sacralis. Die vorderen und hinteren sakralen Foramina gehen eine Verbindung mit dem Sakralkanal ein und werden von Spinalnerven durchdrungen. Die Linie, die die einzelnen Foramina miteinander verbindet, ist der schwächste Anteil des Os sacrum (BONNIN 1945). Hervorzuheben ist, daß sich die dorsalen Wurzelganglien bereits im Sakralkanal aufteilen und nicht außerhalb der Foramina, wie es bei mehr nach proximal gelegenen Anteilen der Wirbelsäule der Fall ist. Normalerweise gehen Frakturen des Os sacrum mit Frakturen anderer Beckenanteile einher.

3. Häufigkeit

Frakturen des Os sacrum machen etwa 1% aller Wirbelsäulenfrakturen aus. Sie sind gewöhnlich mit Frakturen des Pelvis vergesellschaftet (WEAVER et al. 1981; FERRIS u. HUTTON 1983; SCHMIDEK et al. 1984; MILLER u. RECHITINE 1985; ROY-CAMILLE et al. 1985; SABISTON u. WINS 1986). Frakturen des Os sacrum liegen bei 44% aller traumatischen Beckenverletzungen vor (MEDELMAN 1939; BONNIN 1945).

Der Großteil dieser Frakturen ist die Folge von Verkehrsunfällen und Stürzen.

Es überrascht zunächst, daß etwa 61% der Frakturen des Os sacrum, vor allem in Notaufnahmeraumsituationen, nicht erfaßt werden (NORTHROP et al. 1975; LAASONEN 1977).

4. Einteilung der Frakturtypen des Os sacrum

Es wurden viele Einteilungen der Frakturtypen des Os sacrum vorgelegt. Die Frakturen verlaufen im allgemeinen entlang der Linien größter Materialbeanspruchung, die Unterbrechung der knöchernen Strukturen erfolgt oft im Bereich der Foramina.

90% aller Frakturen des Os sacrum gehen mit Frakturen des Pelvis einher (WAKELEY 1929; BONNIN 1945; FOUNTAIN et al. 1977; SCHMIDEK et al. 1984). In etwa 25–50% liegen neurologische Ausfälle vor (BONNIN 1945). Die neurologischen Ausfälle sind die Folgen direkter Kompressionen sakraler Wurzeln, einer Überstreckung derselben, von Verletzungen des Plexus lumbosacralis oder Läsionen der Cauda equina.

a) Isolierte Frakturen des Os sacrum

Isolierte Frakturen des Os sacrum sind selten. ROWELL (1965) gab eine Literaturübersicht und berichtete über einen eigenen Fall. Komplikationen bestehen in präsakralen retroperitonealen Blutungen, wahrscheinlich durch Verletzungen der A. sacralis media. Solch eine Blutung kann die Ampulla recti komprimieren. Das Rectum selbst kann, da es in dessen unmittelbarer Umgebung liegt, verletzt sein. Es können bei offenen Verletzungen Liquorfisteln bestehen.

b) Traumatische Dislokation des 5. Lendenwirbelkörpers am Os sacrum

Die traumatische Dislokation des 5. Lendenwirbelkörpers am Os sacrum ist selten. Zwei solcher Fälle wurden von DEWEY u. BROWN (1968) mitgeteilt. Ein Patient, der konservativ behandelt wurde, überlebte, beim anderen wurde eine operative Dekompression vorgenommen; der Patient verstarb an einer Fettembolie.

Das *Os sacrum* besteht aus 5 assimilierten Sakralwirbeln unterhalb der Lendenwirbelsäule. Es bildet die Hinterwand des Pelvis. Es ist mit dem übrigen Becken durch die Articulatio sacroiliaca verbunden. Normalerweise gehen Frakturen des Os sacrum mit Frakturen anderer Beckenanteile einher (Abb. 193).

Frakturen des Os sacrum liegen bei 44% aller traumatischen Beckenverletzungen vor (MEDELMAN 1939; BONNIN 1945). Die Frakturlinien des Os sacrum verlaufen im allgemeinen vertikal (Abb. 194), manchmal schräg. Horizontale Frakturen des Os sacrum sind relativ selten. Die meisten Frakturen sind einseitig.

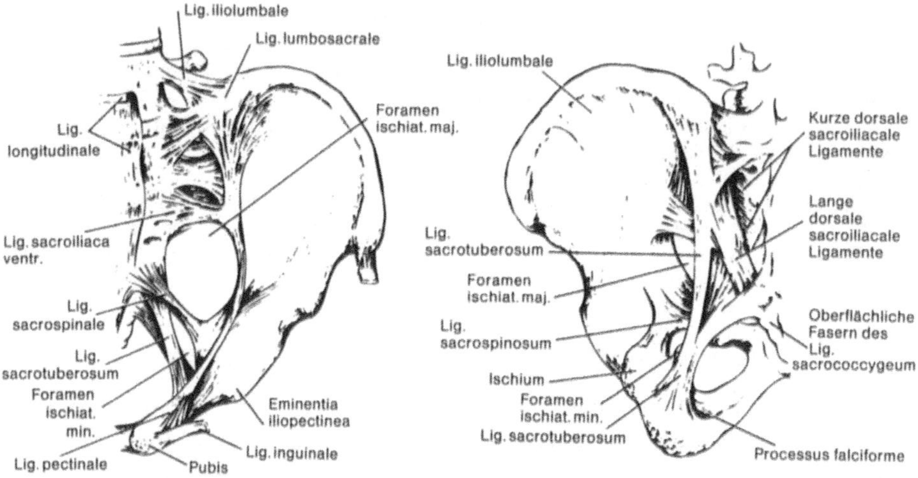

Abb. 193. Die Gelenkverbindungen und Ligamente der linken Seite des Beckens, links, Blick von vorn, rechts, Blick von hinten. (Aus SANCES et al. 1984)

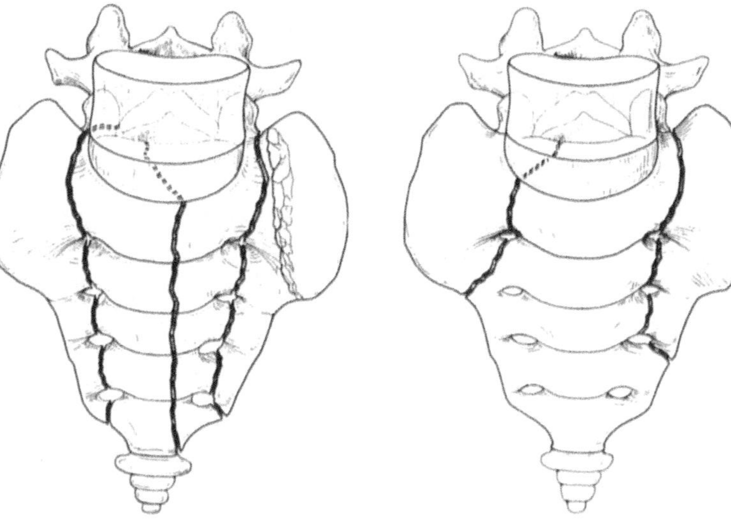

Abb. 194. Sakrumlängsfrakturen bei Beckenringfrakturen: Mögliche Verlaufsformen der Frakturlinien. (Aus WÖRSDÖRFER u. MAGERL 1980)

Isolierte Frakturen des *Sakrum* sind selten. ROWELL (1965) gab eine Literaturübersicht und berichtete über einen eigenen Fall. Komplikationen bestehen in präsakralen retroperitonealen Blutungen, wahrscheinlich durch Verletzung der A. sacralis med. Solch eine Blutung kann die Ampulla recti komprimieren. Das Rektum selbst kann, da es in dessen unmittelbarer Umgebung liegt, verletzt sein. Es können bei offenen Verletzungen Liquorfisteln bestehen.

Die *traumatische Dislokation* des *5. Lendenwirbelkörpers* am *Sakrum* ist selten. Zwei solcher Fälle wurden von DEWEY u. BROWN (1968) mitgeteilt. Ein Patient, der konservativ behandelt wurde, überlebte, beim anderen wurde eine operative Dekompression vorgenommen, der Patient verstarb an einer Fettembolie.

c) Vertikale Frakturen des Os sacrum

Die vertikalen Frakturen des Os sacrum sind in folgende Typen gegliedert worden (BONNIN 1945):

(1) *Laterale Massenfrakturen*, die durch die sakralen Foramina einer Seite des Os sacrum verlaufen.
(2) *Juxta-artikuläre Frakturen*, die die lateralen Anteile des Os sacrum nahe der Articulatio sacroiliacus einnehmen.
(3) *Longitudinale Abspaltungsfrakturen*, die sich vom obersten sakralen Foramen bis zum Coccygeum erstrecken und mehrere Foramina befallen können.
(4) *Abrißfrakturen*, die an den Ansätzen der Ligg. sacrotuberalis oder sacrospinalis ansetzen.
(5) *Frakturen, die Kombinationen der in vorhergehenden genannten Frakturtypen darstellen* oder nicht in diese Unterteilung passen.

d) Querverlaufende (transversale) Frakturen des Os sacrum

Querverlaufende (transversale) Frakturen des Os sacrum sind sehr viel seltener, wenngleich sie in der Literatur eine viel größere Beachtung gefunden haben (ROWELL 1965; PURSER 1969; WOODWARD u. KELLEY 1974; BUCKNILL u. BLACKBURN 1976; BYRNES et al. 1977; FOUNTAIN et al. 1977; FARDON 1979; WEAVER et al. 1981; FERRIS u. HUTTON 1983; CARL et al. 1985; ROY-CAMILLE et al. 1985; DOWLING et al. 1985; TOMASZEK 1985; SABISTON u. WING 1985; CHIARUTTINI 1987).

Die Zahl der Patienten mit isolierten Querfortsatzfrakturen des Os sacrum ist groß, einige gehen jedoch auch mit Frakturen des Beckens einher (BYRNES et al. 1977; FOUNTAIN et al. 1977; CARL et al. 1985; DOWLING et al. 1985; TOMASZEK 1985). Die Frakturstelle der Transversalfrakturen des Os sacrum verläuft zwischen S2 und S3.

Eine *querverlaufende Fraktur des Os sacrum* war von PURSER (1969) veröffentlicht worden; sie machen nur 4–5% aller Frakturen des Os sacrum aus (MENDELMAN 1939; BONNIN 1945; BUCKNILL u. BLACKBURN 1976; FOUNTAIN et al. 1977; WEAVER et al. 1981; MILLER u. RECHTINE 1985; SABISTON u. WING 1986).

5. Neurologische Befunde

Die neurologischen Befunde bei Frakturen des Os sacrum wurden von LAM (1936), PATTERSON u. MOLTON (1961) sowie PELTIER (1964) beschrieben.

6. Komplikationen

Als weitere Komplikationen können *Liquoraustritte*, *Verletzungen des Rektum* und *arterielle und venöse Verletzungen umliegender Gefäße* vorliegen (ROWELL 1965; FOUNTAIN et al. 1977; WEAVER et al. 1981; HADLEY u. CARTER 1985).

Lumbosakrale Nervenverletzungen können ebenso bei fehlenden Verletzungen des knöchernen Beckens vorkommen, worauf LAM bereits 1936 hingewiesen hatte. Weitere Beobachtungen wurden von NOSIK (1955) sowie FINNEY u. WULFMAN (1960) mitgeteilt.

Lumbosakrale Nervenverletzungen können auch vorkommen, wenn ein viel höheres Segment der Wirbelsäule beteiligt ist. Bei einer von HUITTINEN (1972) mitgeteilten Beobachtung bestand eine Fraktur mit einer Dislokation bei C2/C3 mit Durchtrennung des Rückenmarks. Gleichzeitig bestanden beiderseitige Risse von Nervenwurzeln der Cauda equina; 4 lumbale Nervenwurzeln waren beteiligt. Hervorzuheben ist, daß Risse der spinalen Dura mater in der Region der traumatisch geschädigten Nervenwurzeln bestanden.

7. Verletzungsmechanismen

Der Verletzungsmechanismus bei Frakturen des Os sacrum besteht im allgemeinen in Fortleitung von Gewalteinwirkung durch ein Bein oder durch eine Körperseite zum Becken hin (BONNIN 1945).

Die Foramina für die 1. und 2. sakralen Nervenwurzeln perforieren die Ala, sie schwächen dadurch diese Struktur, die in diesem Bereich bricht und somit eine vertikale Fraktur ergibt. BONNIN (1945) kam aufgrund von Analysen von Unfallabläufen zu *3 Mechanismen:* (1) *Frakturen* des *Os sacrum* infolge von *Rotationskräften*, wobei ein Bein hyperextendiert wird und damit das Becken nach hinten bis zur Horizontalebene überstreckt, (2) *Frakturen* des *Os sacrum* infolge *Hebelkräften*, bei denen das Becken in der anteroposterioren Richtung komprimiert wird, in Kombination mit multiplen Beckenfrakturen und (3) *Frakturen* des *Os sacrum* durch *Scherkräfte*, bei denen das Individuum einen Schlag gegen das Knie erhält, während es aufrecht sitzt. Die einwirkende Kraft wird durch die lange Achse des Femur auf das Hüftgelenk fortgeleitet, das dadurch nach oben und hinten verlagert wird. Daraus ergibt sich im allgemeinen eine Fraktur mit Dislokation der Hüfte, aber das Os sacrum kann zusätzlich brechen, wenn das Bein im Augenblick der Gewalteinwirkung abduziert ist und damit die kinetische Energie mehr und mehr nach innen fortgeleitet wird.

Eine *direkte Gewalteinwirkung* gegen das Os sacrum von hinten kann *Querbrüche* des *Os sacrum* verursachen. Isolierte Frakturen des Os sacrum sind normalerweise von diesem Typ.

8. Begleitverletzungen

Begleitverletzungen sind solche der Blase und Urethra, des Rektum und der Vagina.

Neurologische Verletzungen bestehen am häufigsten in solchen der 1. und 2. Nervenwurzeln.

9. Traumatische Schäden des Os Coccygeum

Die traumatischen Schäden des Coccygeum oder des Sakrokokzygealgelenkes sind im allgemeinen die Folge einer direkten Gewalteinwirkung gegen diese Region, wie sie beispielsweise bei Sturz auf das Gesäß auftreten. Diese Verletzungen sind bei Frauen häufiger als bei Männern.

P. Syndrome, die die verschiedenen Anteile von Wirbelsäule und Rückenmark in Mitleidenschaft ziehen

I. Syndrom der akuten zentralen Rückenmarksverletzung (Syndrome of Acute Central Spinal Cord Injury)

1. Historisches

Die früheste Beschreibung einer akuten zentralen Halsmarkverletzung glauben HARDY u. ROSSIER (1975) in der Beobachtung 146 von ABERCROMBIE aus dem Jahre 1843 zu sehen. Eine andere frühe Darstellung stammt von THORBURN aus dem Jahre 1887. KOCHER beschrieb im Jahre 1896 Patienten mit einem ähnlichen Syndrom, das er „Diplegia brachialis" nannte. Ein ähnliches Syndrom war bereits von BAILEY (1900) unter dem Terminus „acute central cervical necrosis" nach Gewalteinwirkung beschrieben worden; der Autor führte auch histologische Untersuchungen durch. DIDE u. LHERMITTE gaben im Jahre 1917 eine klinische Beschreibung eines Patienten mit einer regredienten Quadriplegie, den sie im 1. Weltkrieg behandelt hatten.

Eine lesenswerte Übersicht über die verschiedenen Syndrome, die als Vorläufer des akuten zentralen Halsmarksyndroms zu gelten haben, stammt von MORTARA u. FLANAGAN (1980), der ich gefolgt bin.

2. Klinische Befunde

Das Syndrom ist charakterisiert durch einen größeren Verlust von grober Kraft mehr in den oberen als in den unteren Extremitäten, verbunden mit unterschiedlichen Sensibilitätsstörungen. Die Rückbildung der klinischen Befunde erfolgt in gleicher Weise. Die grobe Kraft in den unteren Extremitäten bildet sich zuerst zurück, dann die der oberen Extremitäten und zuletzt die der Hand. Die Blasenstörungen sind unterschiedlich. Es ist insofern ein interessantes Syndrom, als viele Patienten, die mit Ausnahme etwa eines Zehen- oder Fußmuskels vollständig gelähmt waren, später völlig symptomfrei werden.

3. Erste Beschreibung des Syndroms der akuten zentralen Halsmarkverletzung

Das Syndrom der akuten zentralen Halsmarkverletzung war detailliert zuerst von R. C. SCHNEIDER (1951), R. C. SCHNEIDER et al. (1958) und R. C. SCHNEIDER u. SCHEMM (1961) beschrieben worden. Die Autoren berichteten über ein solches Syndrom bei 15 Patienten nach einer Hyperextensionsverletzung der Halswirbelsäule. Viele dieser Patienten hatten eine zervikale Spondylosis und die übrigen erlitten Kompressionsfrakturen oder Frakturen mit Dislokationen der Halswirbelsäule. Diese Läsion wurde als Folge einer anterioren Kompression des Halsmarks mit nachfolgender zentraler Hämatomyelie aufgefaßt, die von einer Zone von Ödematomyelie umgeben sei. Dieser Erklärungsversuch ist falsch, es handelt sich um eine hämorrhagische Nekrose.

Das Verletzungsmuster mit den schweren Symptomen an den oberen Extremitäten wurde durch die Schichtung der kortikospinalen Bahnen erklärt, mit den Faserzügen für die zervikalen Segmente mehr median im Rückenmark liegend (FOERSTER 1936). Nach den Angaben von REDMOND et al. (1983) ist diese Erklärung jedoch von NATHAN u. SMITH (1955) bezweifelt worden. HOPKINS u. RUDGE (1973) nahmen an, daß die kortikospinalen Faserzüge an der Stelle in Mitleidenschaft gezogen würden, wo sie sich nach median in ihre Endzonen im unteren Halsmark aufteilen. Verletzungen der Faserzüge an dieser Stelle mit Läsionen von Vorderhornzellen könnte das Phänomen der Schwäche der oberen Extremitäten erklären.

4. Verletzungsmechanismen

In den ersten Mitteilungen wurde übereinstimmend auf das Vorkommen dieses Syndroms bei Hyperextensionsverletzungen der Halswirbelsäule hingewiesen, besonders bei älteren Patienten mit hypertrophischer Spangenbildung und oft ohne daß eine Wirbelsäulenfraktur vorlag (SYMONDS 1953; R. C. SCHNEIDER et al. 1954). Wie sich später mit Recht bestätigen ließ, wurde ein anterior-posteriorer Kompressionsmechanismus angenommen, bei dem das Halsmark zwischen das nach vorn vorragende Lig. flavum und Osteophyten der hinteren Anteile der Wirbelkörper angepreßt werde und dabei eine Quetschung und Kontusion erleide.

Nach einer Untersuchung von pathologischem Material beschrieben LINDENBERG u. FREYTAG (1970) Risse und Blutungen an der pontomedullären Übergangsregion von Patienten mit schweren Hyperextensionsverletzungen, die bei der Aufnahme verstorben waren. Die Autoren nahmen an, daß ähnliche Läsionen auch bei solchen Patienten mit einem akuten zentralen Halsmarksyndrom vorliegen würden. Dieser Ansicht muß widersprochen werden, einmal liegen die traumatischen Schäden beim akuten zentralen Halsmarksyndrom nicht an der pontomedullären Übergangsregion, sondern im Halsmarkbereich und zum anderen kommt es zu eindeutigen Kontusionen am kraniozervikalen Übergang, wie von mir bei am obersten Halsmark von Affen gezeigt werden konnte, die einer indirekten Beschleunigung von Kopf und Hals (Verletzung vom Whiplashtyp) in der $-Gx$ Vektorrichtung ausgesetzt waren. Die Läsion besteht in einer hämorrhagischen Nekrose in der grauen Substanz des Halsmarkes.

Das von R.C. SCHNEIDER et al. (1958) benutzte Modell zeigte ebenfalls eindeutig, daß in der anterior-posterioren Richtung einwirkende Kompressionen des Gewebes die stärksten Gewebeschäden hervorrufen. Ähnliche Analysen des Unfallablaufes, den RAYNOR u. KINGMAN (1968) vorlegten, ergaben gleiche Schlußfolgerungen.

Ein weiterer Mechanismus, nämlich durch Komprimierung der A. spinalis ant., kommt in der Tat vor, spielt bei diesem Syndrom aber sicherlich keine Rolle. Die A. spinalis ant. ist nicht geschädigt, zeigt vor allem keinen thrombotischen Verschluß. Ein arterielles Schädigungsmuster liegt bei diesen zentralen hämorrhagischen Nekrosen, die schon nach kurzer Zeit in der grauen Substanz des Halsmarks sichtbar werden, sicherlich nicht vor. Die von NEU (1961) sowie JAKIMOWICZ u. PAJAK (1962) gegebene Erklärung einer Ischämie des Rückenmarks durch eine Kompression der A. radicularis durch eine Zwischenwirbelscheibe bei einer Hyperextensionsverletzung ist zurückzuweisen. NEU (1961) ist jedoch zuzustimmen, daß die von SOYKA (1961) beschriebenen angeblichen zervikalen Hämatomyelien der Störung nicht zugrunde liegen, sondern daß es sich um eine hämorrhagische Nekrose handelt, wie die Obduktion bei einem verstorbenen Patienten von NEU eindeutig zeigte. An anderer Stelle habe ich eine ausführliche Schilderung des Mechanismus für das Zustandekommen der zentralen hämorrhagischen Nekrose gegeben, vgl. S. 257.

Das akute zentrale Halsmarksyndrom kann als Folge einer Reihe von recht verschiedenen Schädigungen auftreten:

(1) Bei *Patienten*, die eine *Hyperextensionsverletzung der Halswirbelsäule* erlitten hatten (R. C. SCHNEIDER et al. 1958; RAYNOR u. KINGMAN 1968; BOSCH et al. 1971; SHROSBREE 1977; HEIDEN et al. 1975).
(2) Bei *Patienten*, die eine *Halswirbelsäulenverletzung* vom *Flexionstyp* sowohl mit als auch ohne Frakturen erlitten hatten (HOPKINS u. RUDGE 1973; HEIDEN et al. 1975).
(3) Bei *Patienten* mit *Kompressionsverletzungen der Halswirbelsäule* (R. C. SCHNEIDER et al. 1958; SHROSBREE 1977).
(4) Bei *Patienten* mit *Frakturen des Zahnfortsatzes* des Epistropheus (R. C. SCHNEIDER et al. 1958; GROS et al. 1960; SHROSBREE 1977).
(5) *Vorkommen* bei einem *Kind mit einer Henkersfraktur* (WEISS u. KAUFMAN 1973).
(6) Bei einem *Patienten* mit einer *angeborenen Verengung des zervikalen Spinalkanals* (MOIEL et al. 1970).
(7) Nach *direkten Gewalteinwirkungen*, wie *Schlägen gegen die Nackenregion* (HOPKINS u. RUDGE 1973; HEIDEN et al. 1975).
(8) Nach *Köpfen eines Fußballes* (SCOPPETTA u. VACCARIO 1978).
(9) Bei *Stürzen von Angetrunkenen* (SOYKA 1961; NEU 1961; SHROSBREE 1977).
(10) Bei *Patienten* mit *Schußverletzungen im Halswirbelsäulenbereich* (STEUDEL u. INGUNZA 1977; MORTARA u. FLANAGAN 1980).
(11) Bei einem *jungen Mann nach Diskotanzen mit häufigen, schnell aufeinanderfolgenden abrupten Flexions- und Extensionsbewegungen der Hals- und Nackenregion* (sog. „*headbanging*").

5. Mitgeteilte Kasuistiken und Serien

Im folgenden werden einige ausgewählte Kasuistiken und Serien aus der Literatur dargestellt:

Von GROS et al. (1960) wurden 20 Patienten mit einem akuten zentralen Halsmarksyndrom eingehend besprochen. Diese Autoren berichteten, daß Beugungen in den Kniegelenken oft als die einzige motorische Funktion bestehen bleibt, daß aber die neurologischen Störungen an den unteren Extremitäten etwa um die 3. Woche nach dem Verletzungsereignis sich zurückbildeten. Ihre Patienten hatten oft über Parästhesien und Spontanschmerz an den oberen Extremitäten geklagt, die sich mit Crutchfield-Traktion besserten. Die Parästhesien besserten sich nach Rückgang der neurologischen Befunde an den unteren Extremitäten. Oft blieben Pyramidenbahnzeichen für eine lange Zeit bestehen, obwohl schon keine motorischen Störungen mehr vorlagen. Der einzige sensorische Defekt der zurückblieb, war eine erniedrigte Vibrationsempfindung, besonders an den Händen und

Unterarmen. Auf die schweren Schmerzen an den Armen und Schultern wiesen auch HOPKINS u. RUDGE (1973) hin.

MOIEL et al. (1970) berichteten über einen 18jährigen Patienten, der in komatösem Zustand, quadriplegisch und mit Atemschwierigkeiten stationär aufgenommen worden war. Er war in einen Kfz-Unfall verwickelt worden und hatte eine Lazeration der Kopfschwarte an der Stirn nahe der Mittellinie. Der Patient erlangte sein Bewußtsein wieder. *Röntgenaufnahmen* von *Schädel*, *Wirbelsäule* und *Thorax* waren unauffällig. Auffällig war der geringe Durchmesser des Spinalkanals. Der Patient war 4 Monate nach dem Unfall in der Lage mit spastischen Gang zu laufen.

Es wurde angenommen, daß der Patient ein zentrales Halsmarksyndrom als Folge einer Hyperextensionsverletzung erlitten hatte, als seine Stirn gegen die Windschutzscheibe des Wagens schlug. Diese Hyperextensionsverletzung in Kombination mit einem kongenital engen Spinalkanal verursachte die Quadriparese des Patienten.

Eine Mitteilung einer akuten zentralen Halsmarkverletzung nach einer Schußverletzung wurde von STEUDEL u. INGUNZA (1977) veröffentlicht:

Ein 27jähriger Patient erlitt eine Schußverletzung, bei dem das Geschoß durch den Mund eindrang. Das Geschoß lag im Spinalkanal bei C2–C3. Es lag eine motorische Diplegie beider Arme vor und ein Verlust der Sensibilität unterhalb von C3. Der Patient konnte seine Beine bewegen.

Bei einer Laminektomie ergab sich, daß das Geschoß dorsal und nahe der Mittellinie im Spinalkanal lag. Das Rückenmark zeigte eine Eindellung im gleichen Bereich. Es lagen keine Blutungen vor. Nach der Entfernung des Geschosses waren Spuren von Schießpulver nachweisbar. Drei Monate später konnten beide Arme bewegt werden, die Kraft im linken Arm war herabgesetzt.

Es muß darauf verwiesen werden, daß Schußverletzungen des Halsmarks kein bestimmtes klinisches Bild aufweisen. Ein weites Spektrum von Symptomen mit Mono-, Para- und Tetraparesen kann vorliegen (HOLMES 1915; COBB u. COLEMAN 1921; POOL 1945; HAYNES 1946; COMARR u. KAUFMAN 1956; KLEMPERER 1959; YASHON et al. 1970; R. C. SCHNEIDER et al. 1973; FUCHS u. TEGTMEIER 1974).

IANOVICI u. LĂKĂTUSU (1977) führten 90 Autopsien an Patienten mit traumatischen Halsmarkschäden durch. Sie beschrieben zentromedulläre Kontusionen. Es handelt sich hier zwar um Folgen von direkten Gewalteinwirkungen im Sinne einer Kontusion, jedoch handelt es sich bei den Folgen um zentrale progressive hämorrhagische Nekrosen.

Ein weiterer Mechanismus wurde von REDMOND et al. (1983) mitgeteilt, nämlich infolge häufiger, schnell aufeinander folgender und abrupter Flexions- und Extensionsbewegungen der Hals-Nackenregion bei Diskotanzen.

Es handelte sich um einen 15jährigen, der wegen Schwäche in allen 4 Extremitäten aufgenommen worden war. Er hatte den Abend vorher in einer Diskothek verbracht und hatte nach ungefähr 5 min der oben beschriebenen Aktivität (von Teilnehmern als „headbanging" bezeichnet) Schmerzen in der Nackenregion und dann kribbelnde ausstrahlende Schmerzen im linken und dann im rechten Arm verspürt. In beiden Armen entwickelte sich dann Schwäche. Er hörte mit dem Tanzen auf und in den folgenden 2 h entwickelte sich eine leichte Schwäche in beiden Beinen und ein brennendes Gefühl in beiden Schultern.

Bei der *stationären Aufnahme* hatte er eine schlaffe Tetraparese mit erheblicher Schwäche des rechten Armes, keinerlei Willkürmotorik des linken Armes und eine leichte Schwäche in beiden Beinen. Alle Muskeleigenreflexe im linken Arm waren erloschen und lediglich der Bicepsreflex war rechtsseitig auszulösen. Die PSR waren herabgesetzt und die ASR erloschen. Es bestand ein Verlust der Schmerz- und Temperaturempfindung rechts bei C4–L1 und links von C4–Th7.

Ein akutes zentrales Rückenmarksyndrom wurde diagnostiziert. *Röntgenaufnahmen der HWS* waren unauffällig und ein Myelogramm zeigte eine leichte Vergrößerung des unteren Halsmarks. Es fand sich kein Anhalt für eine Kompression des Rückenmarks oder für einen Diskusprolaps.

Der Patient wurde mit Dexamethasone behandelt und in den nächsten beiden Wochen hatte sich die Schwäche in beiden Beinen vollständig zurückgebildet. Acht Wochen später bestand noch eine ausgeprägte Schwäche des linken Armes. Es bestand eine leichte Atrophie der Muskulatur beiderseits. Eine Sensibilitätsstörung an der rechten Seite von C6–C8 und Th2–Th9 blieb bestehen.

Zusammenfassend ergibt sich, daß nach einer Periode von schnellen abrupten alternierenden Flexions- und Extensionsbewegungen ein akutes ventrales Halsmarksyndrom auftrat mit Schwäche in allen Extremitäten, besonders der Arme. Dieses Syndrom bildete sich bei Fehlen von jeglichen Knochenverletzungen, nicht vorhandener Spondylose, fehlendem Bandscheibenvorfall bei einem Patienten mit einem zervikalen Spinalkanal von normaler Größenordnung.

6. Das chronische Ligamentum dentatum Syndrom

Kahn hatte 1947 auf die Rolle der Ligg. dentata bei chronischen Fällen von vorderer zervikaler Rückenmarkskompression hingewiesen. Diese Patienten wiesen neben chronisch verkalkten Bandscheiben, die in den Wirbelkanal vorragten und das Rückenmark vorzugsweise anterior komprimierten, noch eine zweite Region mit erhöhter Gewebebeanspruchung durch Zugwirkung auf. Diese war von den Ligg. dentata verursacht, die das Rückenmark nach unten zogen, eine Zugspannung auf die lateralen kortikospinalen Bahnen (lateralen Pyramidenbahnen) ausübten. Diese Veränderung wurde auch das *chronische Ligamentum dentatum Syndrom* genannt. Wurden die Ligg. dentata durchtrennt, so konnte sich das Rückenmark frei in dorsaler Richtung bewegen. Damit entfiel der primäre Druck auf die Vorderfläche des Rückenmarks wie auch die sekundäre Zugbeanspruchung der lateralen Pyramidenbahnen. Einige der Patienten erlebten postoperativ eine Besserung der Beschwerden.

II. Syndrom der akuten vorderen Rückenmarksverletzung (Syndrome of Anterior Spinal Cord Injury)

1. Einführung

Das Syndrom der akuten vorderen Rückenmarksverletzung (Syndrome of acute anterior spinal cord injury) war von R. C. Schneider (1951, 1955, 1959) beschrieben worden. Es kann unmittelbar nach einer Gewalteinwirkung gegen die Wirbelsäule, die auf das Rückenmark fortgeleitet wird, auftreten.

2. Verletzungsmechanismus und Differentialdiagnose

Das posttraumatische akute vordere Rückenmarksyndrom wurde einmal auf einen Verschluß der A. spinalis ant. zurückgeführt. Ein Verschluß der A. spinalis ant. führt zu Nekrosen im vorderen Anteil des Rückenmarks.

R. C. Schneider (1955) vertrat die Meinung, daß das Syndrom des akuten vorderen Rückenmarksyndroms die Folge einer Kompression des Rückenmarks durch dislozierte Knochenfragmente oder Hernien von Zwischenwirbelscheiben war, was zu einer Läsion vorderer Anteile des Rückenmarks, also im wesentlichen der weißen Strangareale führt.

Es ist wichtig, dieses Syndrom des akuten vorderen Rückenmarksyndroms von dem des Verschlusses der A. spinalis ant. differentialdiagnostisch abzugrenzen.

Dieses Syndrom kann sich entwickeln: (1) Nach *lokaler Kompression* von *vorderen Anteilen* des *Rückenmarks* durch einen *Zwischenwirbelvorfall* (Cramer u.

McGowan 1944; R. C. Schneider 1959; Brodkey et al. 1980), eine *Fraktur mit Luxation*, besonders des sog. „*Tränentropfen*“ Typs (tear drop fracture) (R. C. Schneider u. Kahn 1956), (2) nach *lokaler Zerstörung* von *vorderen Anteilen* des *Rückenmarks* mit und ohne Verletzung von versorgenden Gefäßen (R. C. Schneider u. Knighton 1959; Foo et al. 1979) und (3) als *Folge* einer *Hyperextensionsverletzung* der *Halswirbelsäule* (R. C. Schneider et al. 1973).

3. Klinische Befunde

Das Syndrom ist charakterisiert durch unmittelbar auftretende Lähmung mit Hypästhesie und Hypalgesie vom Ort der einwirkenden Gewalt ausgehend. Die Lage-, Bewegungs- und Vibrationsempfindung bleibt erhalten.

Foo et al. (1982) berichteten über 13 Patienten und 2 Autopsiefälle. Die A. spinalis ant. war in den beiden autoptisch untersuchten Fällen nicht betroffen.

III. Syndrom der Contusio cervicalis posterior

Biemond (1953, 1964) beschrieb unter der Diagnose „Contusio cervicalis posterior” ein reversibles traumatisches Syndrom des Rückenmarks, bei dem Schmerzen und Kribbeln im Bereich von Nacken, Oberarmen und Körperstamm bestehen, neben Hyperästhesie oft von brennender Qualität, die sich über mehrere Segmente erstreckt. Dieses Syndrom kann auch in Verbindung mit Lähmungen der Arme und Hände vorkommen. Die Pyramidenbahnen können in leichter Form beteiligt sein. Biemond lokalisiert das Syndrom in die Hinterhörner. Bisher liegen die *Autopsiebefunde* von nur einem Patienten vor, der plötzlich verstorben war. Es fanden sich kleinere perivaskuläre Blutungen mit umgebendem Ödem in einem Hinterhorn.

Ob es sich hierbei um ein eigenständiges Syndrom handelt, ist fraglich. Weitere morphologische Untersuchungen sind hier notwendig.

IV. Syndrom des traumatischen Verschlusses der A. spinalis anterior

1. Einführung

Verschlüsse oder Thrombose der A. spinalis ant. können die Folge von verschiedenen Gefäßprozessen sein. Während in der Vergangenheit syphilitische Arteriitis eine der Hauptursachen für einen Verschluß dieses Gefäßes darstellte, werden solche Prozesse heute praktisch nicht mehr gesehen. Bei älteren Patienten spielt sicherlich die Arteriosklerose eine größere Rolle. Weitere Fälle wurden beschrieben bei Vorliegen einer Koarktation der Aorta (Peterman et al. 1958).

Es unterliegt keinem Zweifel, daß in *einigen Fällen* der *Verschluß* der *A. spinalis* das *Ergebnis* einer *mechanischen Gewalteinwirkung* ist (Grinker u. Guy 1927; Margulies 1930; Schairer 1934; Stone u. Roback 1937; Vogel u. Meyer 1937; Soyka 1961; Bahlmann u. Ossenkopf 1963; Wolman 1964, 1965). In der

Mehrzahl der Fälle ist dieses Syndrom jedoch das Ergebnis von Prozessen anderer Ätiologie.

2. Einteilung

Hetzel (1960) unterschied vom *morphologischen Standpunkt 2 Hauptgruppen:* (1) In dieser Gruppe können keine sicheren Veränderungen der *A. spinalis ant.* aufgedeckt werden, und (2) in der Mehrzahl der untersuchten Fälle liegt ein *embolischer, thrombotischer* oder durch eine *organische Wandveränderung bedingter Verschluß dieses Gefäßes vor.*

Hetzel (1960) fand in der Literatur 11 morphologisch untersuchte Fälle von Verschlüssen der A. spinalis ant., denen er einen eigenen 12. Fall hinzufügte. Von diesen 12 Fällen war in lediglich 3 Fällen eine Gewalteinwirkung die angeschuldigte Ursache.

3. Klinische Befunde

Die klinischen Symptome entwickeln sich rasch, jedoch nicht apoplektiform. Normalerweise besteht ein motorisches Querschnittsyndrom mit Paraplegie, bei hohem Sitz mit Tetraplegie; die klinischen Befunde sind oft nicht symmetrisch, die zu anfangs meist schlaffen Lähmungen werden spastisch. Klinisch können Sphinkterstörungen vorliegen, in einzelnen Fällen liegt Priapismus vor.

4. Pathomorphologische Befunde

Bei *makroskopischer Betrachtung* des Rückenmarks erscheint der vordere Anteil weich und geschrumpft und rötlich verfärbt. Das thrombosierte Gefäß kann makroskopisch nicht immer gesehen werden. Größe und Form des erweichten Bezirkes sind auf verschiedenen Segmenten im selben Fall verschieden.

Die *histologischen Veränderungen* sind von der Überlebenszeit und damit dem Stadium der geweblichen Veränderungen abhängig, sie unterscheiden sich nicht von entsprechenden Veränderungen im Gehirn. Es können wenige bis zu etwa 15 Rückenmarksegmente beteiligt sein. Sowohl das Ausmaß der Thrombose als auch der vorhandene Kollateralkreislauf vermögen das morphologische Bild zu beeinflussen.

5. Mitgeteilte Kasuistiken

Grinker u. Guy (1927) teilten die Krankengeschichte eines 15jährigen mit, bei dem nach Gähnen und starkem Recken angeblich als Folge einer Subluxation der HWS eine Thrombose der A. spinalis ant. auftrat. Der Patient *verstarb* einen Monat später. Die *Obduktion* ergab einen thrombotischen Verschluß der A. spinalis ant. mit nachfolgender sekundärer Myelomalazie.

Hübner (1959) berichtete über einen 50jährigen, früher immer gesunden Mann, der sich durch einen Sprung vom Moped vor einem entgegenkommenden Fahrzeug zu retten versuchte. Einen Tag später traten heftige Schmerzen zwischen den Schultern auf, nach 7 Tagen entwickelte sich unter erheblichen Schmerzen im Rücken und beiden Armen eine Paraplegie beider Beine und eine Paraparese beider Arme. Der *Tod* erfolgte am 11. Tag nach dem Unfall. Die *Obduktion* ergab einen kompletten thrombotischen Verschluß der A. spinalis ant. im oberen Halsmarkbereich, welcher sich bereits in Organisation befand. Ein besonderes Gefäßleiden konnte nicht gefunden werden. Der Zusammenhang zwischen der Gewalteinwirkung und dem Gefäßverschluß wurde von mehreren Gutachtern, darunter auch einem Neuropathologen, anerkannt.

Hetzel (1960) berichtete über einen 71jährigen Patienten, bei dem sich 45 min nach einem Radunfall das Bild einer schlaffen Lähmung ab C5 entwickelte. Der Patient *verstarb* 23 h nach dem Unfall. Die *pathologisch-anatomische Untersuchung* zeigte das Vorliegen eines thrombotischen Verschlusses der A. radicularis ventralis in Höhe von C6/C7, der A. spinalis ant. in Höhe von C6–C8 mit beginnender hämorrhagischer Erweichung in beiden Vorderhorn- und Hinterhorngebieten bis zur Substantia gelatinosa Rolandii reichend. In den darübergelegenen Segmenten bis C5 und den daruntergelegenen bis Th1 wiesen die Gefäße ausgeprägte Anzeichen einer Stase auf. In Höhe von Th2 bestand ein thrombotischer Verschluß der linken A. spinalis post. Das diesem Gefäß zugeordnete Gebiet wies Anzeichen einer beginnenden Erweichung auf, jedoch bestanden hier keine Blutungen im Bereich der grauen Substanz. Für die Entstehung des Gefäßverschlusses wurde einerseits die Gewalteinwirkung, die mit einer beträchtlichen Hyperlordosierung der HWS verbunden war, verantwortlich gemacht. Es bestanden aber andererseits auch Gefäßveränderungen im Sinne einer Hyalinose der kleinen intraspinalen Gefäße. In Höhe von C4 war eine der doppelt angelegten A. spinalis ant. durch ausgeprägte Intimahypertrophie stark in ihrem Lumen eingeengt.

Bahlmann u. Ossenkopp (1963) berichteten über einen 50jährigen Textilarbeiter, der früher nie ernstlich krank gewesen war, der auf seinem Moped von einem Lastzug angefahren wurde. Der Patient sprang vom Moped auf den Bürgersteig, hatte zunächst keine Beschwerden und arbeitete an diesem Tag. Am selben Vormittag stellten sich Beschwerden ein, plötzlich einsetzende heftige Schmerzen zwischen den Schulterblättern, Lähmungserscheinungen im linken Arm, kurz darauf auch Schwäche im rechten Arm. Im Laufe des Tages Rückgang der Lähmung und Nachlassen der Schmerzen. Doch trat ein Taubheitsgefühl in beiden Händen in Erscheinung. Sieben Tage später während Bettruhe erneut starke Schmerzen im Nacken mit Ausstrahlen in beide Schultern. Unmittelbar nach dem Aufstehen plötzliche Lähmung beider Arme und Beine.

Bei der *stationären Aufnahme* fand sich eine schlaffe Lähmung der linksseitigen Extremitäten und eine schwere schlaffe Parese der rechtsseitigen Gliedmaßen. Vier Tage später, 10 Tage nach dem Unfall, trat der *Tod* unter zunehmendem Kreislaufverfall ein. Bei der *Allgemeinsektion* fand sich eine Perforationsstelle im Sigma mit einer von dort ausgehenden Peritonitis als Todesursache. Die *Untersuchung des Rückenmarks* ergab einen kompletten thrombotischen Verschluß der A. spinalis ant. Vom oberen bis zum mittleren Halsmark lagen gefäßbedingte nektrotische Gewebeveränderungen von typischer Ausdehnung vor.

V. Klinische Symptomatik der traumatischen Rückenmarksschäden in den verschiedenen Rückenmarksquerschnitten

1. Einführung

Die klinische Symptomatik der vollständigen Querschnittssyndrome wird geprägt (1) durch die *Lokalisation der einwirkenden Gewalt* sowie (2) durch den im *Querschnitt befallenen Abschnitt der betroffenen Rückenmarksegmente*. Besonders häufig sind der 5. und 6. Halswirbel, der 12. Brustwirbel sowie der 1. Lendenwirbel von Frakturen betroffen.

2. Einteilung

Man kann diese Querschnittssyndrome nach der Höhe der geweblichen Läsionen einteilen in: a) *Hohe* oder *obere Halsmarkschäden* und b) *mittlere* und *untere Halsmarkschäden;* c) *obere*, d) *mittlere* und *untere Brustmarkschäden;* e) *Lumbalmarkschäden;* f) *Sakralmarkschäden;* sowie g) solche der *Cauda equina.*

Die Bestimmung der Höhe der Läsion erfolgt in der Literatur unterschiedlich. Bewährt hat es sich, das unterste noch nicht geschädigte Segment zu wählen, demnach Tetraplegie unterhalb von C7 oder Paraplegie unterhalb L2 etc. (MICHAELIS u. BRAAKMAN 1976).

Vollständige Durchtrennungen des *Rückenmarks* (die Umhüllungen können erhalten sein) führen zum *klinischen Bild* der *vollständigen Querschnittslähmung.* Unterhalb der Durchtrennung liegt ein sog. „*isoliertes Rückenmark*“ vor.

Allgemein kann gesagt werden, daß eine vollständige Dauerlähmung erwartet werden muß, wenn nicht innerhalb der ersten 24–48 h nach der Verletzung deutlich erkennbare Rückbildungserscheinungen erkennbar werden. Es kann jedoch auch zu wesentlich späteren Zeitpunkten zu teilweisen Rückbildungen in funktionell bedeutsamem Maße kommen (MEINECKE 1973).

GUTTMANN (1969) hob hervor, daß trotz entgegenstehender Beobachtungen im Tierversuch bisher beim Menschen weder eine motorische noch eine sensible Wiederherstellung bei vollständigen Lähmungen bewiesen werden könne.

Das *Leitsymptom jeder Halsmarklähmung* ist die *reine* oder *vorwiegende Bauchatmung*, die auch bei Bewußtlosen leicht erkennbar ist (MEINECKE 1973).

a) Oberes Halsmark (C1–C4)

Bei *hoher* oder *oberer traumatischer Halsmarkschädigung* werden die *motorischen Nerven* des *N. phrenicus* (C3–C5) ausgeschaltet oder ihre zerebralen Verbindungen unterbrochen. Damit fällt die Innervation der für die *Atmung* sehr wichtigen Mm. intercostales und des *Zwerchfells* aus. Die anderen Muskeln, unter ihnen besonders die Mm. sternocleidomastoidei, reichen für die Atmungsfunktionen nicht aus, so daß *sofortiger* Tod eintritt, wenn keine *maschinelle Beatmung* erfolgt. Diese Kranken sind deshalb quoad vitam außerordentlich gefährdet. Funktionsfähig bleibt lediglich die Muskulatur, die vom N. facialis und N. accessorius innerviert wird. *Jegliche Willkürbewegungen* an den oberen Extremitäten fehlen.

b) Mittleres und unteres Halsmark (C5–C8)

Bei mittleren und unteren traumatischen Halsmarkschädigungen mit einem *vollständigen Querschnittssyndrom* ist wegen Ausfalles aller Mm. intercostales die Atmung erheblich eingeschränkt, weil die noch intakte Zwerchfellmotilität nicht vollständig ausreicht. Die motorische Innervation des Schultergürtels und der Arme erfolgt vorwiegend durch die motorischen Motoneurone dieser Region. Bei Zerstörung des Segmentes C5 sind die von ihnen versorgten Muskeln, vor allem der M. biceps brachii (C5–C6) schlaff gelähmt. Die von infraläsionell gelegenen Segmenten versorgten Oberarmstrecker, besonders der M. triceps brachii (C6–C8) zeigen nach Aufhören des spinalen Schocks spastische Lähmungen. Während der Bicepsreflex nicht mehr auslösbar ist, ist der Trizepsreflex gesteigert. Bei Zerstörung des Segmentes C7 ist der M. triceps brachii schlaff gelähmt, der M. biceps brachii zeigt dagegen keine Störung der Funktion. Während der

Bicepsreflex noch auslösbar ist, ist der Tricepsreflex erloschen. Die sog. *Kennmuskeln* zur Höhenbestimmung der motorischen Segmente am Rückenmark werden in Abb. 184 angegeben. Ein *Horner-Symptomenkomplex* tritt bei geweblichen Läsionen im Bereich des *Centrum ciliospinale* (C8–Th1) auf; er kann jedoch auch bei supranukleär gelegenen Läsionen angetroffen werden. *Blasen-* und *Sexualfunktionen, Gefäßkontrolle* und *Wärmeregulation* sind ausgefallen.

c) Oberes Brustmark (Th1–Th5)

Bei oberen traumatischen Brustmarkläsionen mit einem *vollständigen Querschnittssyndrom* treten mehr oder minder vollständige Lähmungen der Interkostalmuskulatur auf. Bei Verletzungen unterhalb von Th1 liegt eine Beteiligung der oberen Extremitäten nicht mehr vor. Je kaudaler der traumatische Schaden im Brustmark liegt, desto mehr normalisiert sich die Atmung.

d) Mittleres und unteres Brustmark (Th6–Th12)

Bei traumatischen Gewebeschäden im mittleren Brustmark bleiben die oberen Interkostalnerven unbeteiligt, so daß die Atemfunktion mehr oder minder ausreichend erhalten bleibt. Querschnittsläsionen oberhalb von Th6 unterbinden die Leitungsbahnen für die Nn. splanchnici, mit dem Ergebnis einer Lähmung des oberen Intestinaltraktes. *Lähmungen* der *verschiedenen Anteile* der *Bauchmuskulatur* können zur segmentalen Diagnose herangezogen werden. *Traumatische Gewebeschäden* im *unteren Brustmark*, distal vom Segment Th9, lassen die oberhalb des Nabels gelegenen Bauchmuskeln unbeteiligt.

e) Lumbalmark (L1–L5)

Traumatische Gewebeschäden im Lumbalmark zeigen insofern Besonderheiten, als die infraläsionellen Anteile des Rückenmarks einen vollständigen Funktionsverlust aufweisen. Hinsichtlich Einzelheiten verweise ich auf Abb. 195 mit den entsprechenden „*Kennmuskeln*". Die lumbalen und sakralen Rückenmarksabschnitte werden ausschließlich durch die A. radicularis magna versorgt, die entlang den untersten thorakalen bzw. obersten lumbalen Wurzeln verläuft.

Wird diese Gefäßversorgung beeinträchtigt, führt die in allen kaudalen Segmenten auftretende Mangeldurchblutung zu schwersten ischämischen Gewebeschäden mit vollständigem Untergang der Funktion der entsprechenden Abschnitte.

f) Traumatische Gewebeschäden im Sakralmark

Traumatische Gewebeschäden im Sakralmark, so auch in Höhe des *Epikonus* (L4–S2) und des *Konus* (ab S3) beeinträchtigen zugleich auch die Fasern der Cauda equina, so daß das *klinisch-neurologische Syndrom* dem einer *Kaudaläsion* entspricht.

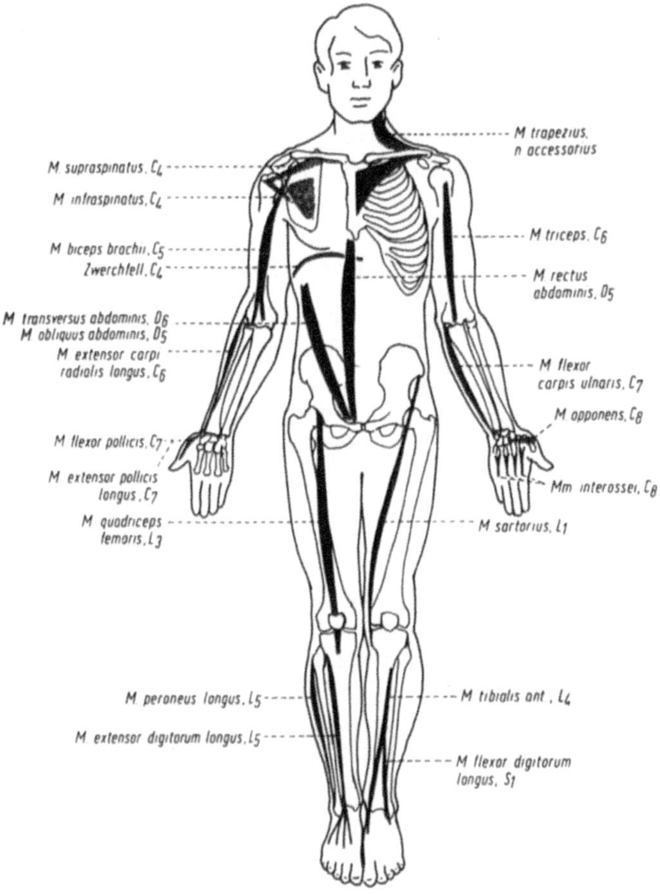

Abb. 195. „Kennmuskeln" zur Höhenbestimmung des motorischen Segmentes am Rükkenmark (schematisch). Es werden nur deutliche Muskelfunktionen angegeben. Die Versorgung aus mehreren Segmenten blieb unberücksichtigt. Grenzbefunde erfordern eine Feindiagnostik. (Aus MEINECKE 1973)

g) Traumatische Schäden der Cauda equina

Traumatische Schäden der Cauda equina finden sich nur bei Prozessen *unterhalb* des 1. *Lendenwirbelkörpers.* Ist die Leitungsunterbrechung vollständig, treten schlaffe Lähmungen mit erloschenen Eigenreflexen auf. Die *Störungen* der *Sensibilität* sind *radikulär.* Daneben bestehen *Störungen* der *Mastdarm-, Blasen-* und *Geschlechtsfunktionen. Hohe Kaudaläsionen* beeinträchtigen die *gesamten unteren Extremitäten* und das *sog. Reithosenareal, untere Kaudaläsionen* ziehen nur die *distalen Abschnitte* der *unteren Extremitäten* und das *Reithosenareal* in Mitleidenschaft.

3. Syndrome mit unvollständigen Lähmungen

Je nach Ausmaß und Ausbreitung der traumatischen Rückenmarksschädigung können unvollständige Lähmungen vorliegen. Es lassen sich einige Prototypen darstellen. Diese Syndrome wurden bereits detailliert dargestellt. In diesem Zusammenhang interessieren jedoch lediglich klinische Befunde.

a) Zentrales Rückenmarksyndrom

In der grauen Substanz, besonders deren zentralen Anteilen, kommt es zu hämorrhagischen Nekrosen. Die Nervenzellen der Vorder- und Hinterhörner können mitbefallen sein, so daß eine Mischform von zentraler und peripherer Lähmung vorliegen kann. Der traumatische Schaden, vor allem das lokale Ödem, kann auf die weißen Strangareale übergreifen. Da die Strangareale, die die oberen Extremitäten versorgen, in der weißen Substanz am meisten zentral liegen und die für den Rumpf und die unteren Extremitäten mehr nach außen liegen, liegt meist eine vollständige Lähmung der Arme und eine unvollständige Lähmung der Beine vor.

b) Vorderes zentrales Rückenmarksyndrom

Beim vorderen zentralen Rückenmarksyndrom kann es infolge direkter Einwirkung von Knochen- oder Granatsplitterfragmenten oder Geschossen zu einer Schädigung der Vorderstränge und der Vorderhörner kommen. Eine Kompression der A. spinalis ant. kann gleichzeitig vorkommen. In der Mehrzahl der Fälle verbleibt dieses Gefäß jedoch intakt. Es kommt klinisch zu erheblichen motorischen Ausfällen, jedoch bleibt die Sensibilität für Berührung und Lageempfindung ungestört.

c) Hinteres Rückenmarksyndrom

Beim *hinteren zentralen Rückenmarksyndrom* stehen klinisch Ausfälle der Hinterstränge mit Spastik und Ataxie im Vordergrund.

d) Halbseitensyndrom

Ein Halbseitensyndrom des Rückenmarks liegt nur selten nach stumpfer Gewalteinwirkung vor. Dagegen sieht man dieses Syndrom häufig nach Messerstichverletzungen oder anderen Verletzungen durch scharfe oder spitze Objekte. Es kann sich dabei um das klassische von *Brown-Séquard* beschriebene *Syndrom* handeln oder um unvollständige Formen desselben. Im allgemeinen ist das Hals- oder das obere mittlere Brustmark betroffen.

e) Brown-Séquard-Syndrom

Das Brown-Séquard-Syndrom ist die Folge einer Läsion einer Rückenmarkshälfte, die sich über ein oder mehrere Segmente erstreckt. In der klassichen Form ist dieses Syndrom die Folge einer halbseitigen horizontalen Durchschneidung des Rückenmarks durch eine Messerschneide.

Charles Edouard BROWN-SÉQUARD (1817–1894) gab 1861 eine genaue Beschreibung des klinischen Bildes: Ipsilaterale schlaffe Paresen aller Muskeln der Extremitäten und des Stammes unterhalb der Läsion, daher bleiben die ipsilateralen Empfindungen für Schmerz, Temperatur sowie bilaterale Empfindungen für Berührung und Lage intakt. Auf der Gegenseite besteht Verlust der Schmerz- und Temperaturempfindung unterhalb der Läsionsstelle. Ipsilateral bestehen Zeichen des spinalen Schocks mit Verlust aller Reflexe, kontralateral dagegen bleiben die Reflexe intakt. Zusätzlich ist die Schweißsekretion auf der gelähmten Seite unterhalb der Läsion erhalten.

Ein Brown-Séquard-Syndrom kann jedoch auch nach stumpfer Gewalteinwirkung auftreten, wie eine von AUSTIN (1983) veröffentlichte Beobachtung nach Sturz auf den Rücken zeigt.

4. Traumatische Conus-cauda-Schäden

Bei Mitbeteiligung des Conus medullaris liegt eine zentrale und periphere Lähmung vor (Abb. 196). Liegt lediglich eine Beteiligung peripherer Nervenwurzel der Cauda equina vor, besteht oft nur eine Lähmung der Blasen-, Mastdarm- und Sexualfunktionen. Hervorzuheben ist, daß auch alle 3 der oben genannten Funktionen isoliert ausgefallen sein können.

VI. Geschoßverletzungen von Wirbelsäule und/oder Rückenmark und Cauda equina

1. Historisches

GERAUD teilte in einer Sitzung der Academie Royale de Chirurgie in Paris im Jahre 1753 die Krankengeschichte eines Patienten mit, dem eine Musketenkugel den 3. Lumbalwirbelkörper durchdrungen hatte; es bestanden eine Paraplegie und Blasenlähmung. GERAUD unternahm vier erfolglose Versuche, die Kugel zu entfernen; er war erst beim fünften Versuch erfolgreich. Die Wunde eiterte, jedoch besserte sich der Befund des Patienten.

LOUIS operierte 1762 in der Schlacht von Amenebourg einen Kapitän der französischen Armee, der eine penetrierende Verletzung der Lendenwirbelsäule mit sofort einsetzender Paraplegie erlitten hatte. Am 3. oder 4. Tag nach der Verletzung entfernte LOUIS ein Metallfragment. Einzelheiten über die Operation wurden nicht mitgeteilt. Beim Patienten trat eine vollständige Wiederherstellung ein.

Sowohl CHOPART (1796) als auch DESAULT (1796) rieten nicht nur zu chirurgischer Intervention bei Impressionsfrakturen der Wirbelsäule, sondern empfahlen auch Trepanation der Lamina von Wirbelkörpern, wenn keine Fraktur vorlag, um Abfluß von Blut und anderen Substanzen zu gewährleisten.

Verletzungen der Wirbelsäule und/oder des Rückenmarks in Kriegszeiten wurden in der Literatur ausführlich besprochen (HENNEBERG 1915; HOLMES 1915; JUMENTIE 1915; CLAUDE u. LHERMITTE 1916; LHERMITTE 1917; LICEN 1917; MARBURG 1917, 1919, 1921, ROUSSY u. LHERMITTE 1918; RICKER 1919, 1921; CADWALADER 1919; BENDA 1921; FOERSTER 1929; MUNRO 1934, 1943, 1946; NAFFZIGER 1938; FAY 1942; MAYFIELD u. CAZAN 1942; COHEN u. ROGERS 1944; POOL 1945; MCCRAVEY 1945; BOTTERELL et al. 1946; MATSON 1946; DAVIS u. MARTIN 1947; R.C. SCHNEIDER et al. 1949; CAMPBELL u. MEIROWSKY 1953; DAVIS 1954; MEIROWSKY 1963; JACOBS u. BERG 1971; FUCHS u. TEGTMEIER 1974). Entsprechende zivile Verletzungen wurden dagegen weniger berücksichtigt (NAGOULITCH et al. 1968; YASHON et al. 1970, 1978; HEIDEN et al. 1977; SIX et al. 1979; MARIOTTINI et al. 1984).

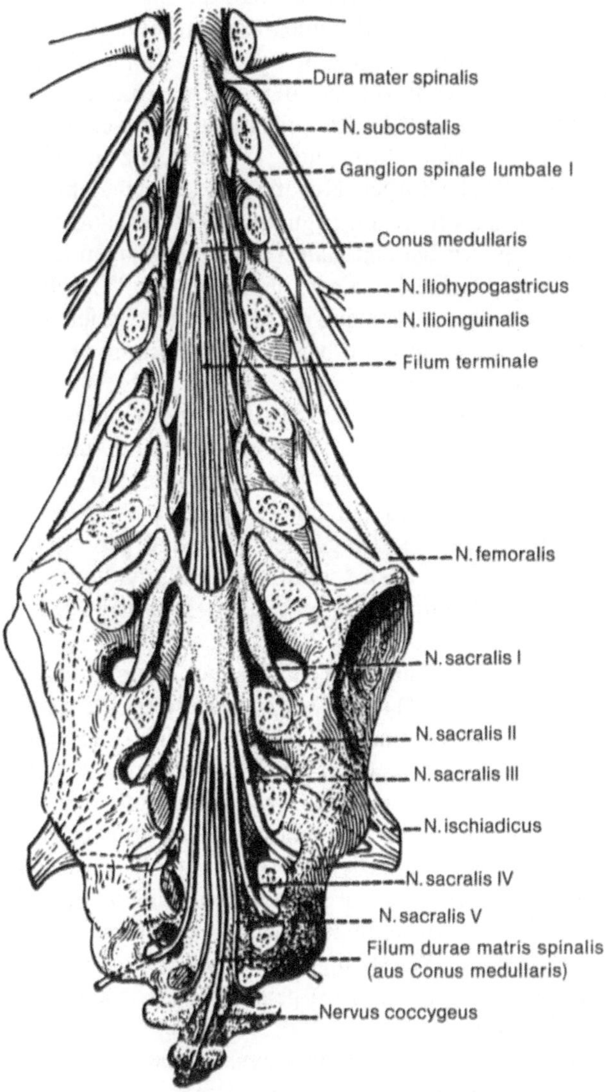

Abb. 196. Unteres Ende des Rückenmarks mit der Cauda equina und dem dorsal geöffneten Wirbelkanal und dem dorsal aufgeschnittenen Duralsack. (Aus Benninghoff 1967)

Wunden von Gewehrgeschossen (*Militär-* oder *Jagdgewehre*) sind ausgeprägter und schwerer als die von Handfeuerwaffen mit niedrigerer Mündungsgeschwindigkeit. Die erstgenannten Wunden müssen wegen der zu erwartenden größeren Gewebeschäden exploriert werden. Bei den *zivilen Schußverletzungen* handelt es sich i. allg. um Geschosse von Handfeuerwaffen. Aber auch hier ist in den letzten Jahren ein Wandel eingetreten, als sich die zivilen Schußverletzungen insofern geändert haben, als mehr und mehr automatische Waffen vom Militärtyp verwendet werden.

Zunächst ist der Hinweis wesentlich, daß die Stelle des Einschusses und die Lage des Geschosses oder Metallfragmentes nicht mit dem Schußkanal gleichzusetzen ist, da Ablenkungen des Geschosses stattgefunden haben können.

Die traumatischen Verletzungen der Wirbelsäule bei Schußverletzungen bestehen durchwegs in Schußbrüchen mit mehr oder weniger starker Frakturierung und Impression von Dorn- und Querfortsätzen, oder in Steck- oder Durchschüssen der Wirbelkörper. Nur in einer kleinen Zahl ist der Wirbelkanal selbst einbezogen und eröffnet. Einengungen des Wirbelkanals mit Kompression des Rückenmarks spielen bei den gedeckten Verletzungen eine größere Rolle.

In einigen wenigen Fällen kann ein Geschoß in den Wirbelkanal gelangen und das Rückenmark verletzen, ohne daß eine knöcherne Verletzung der Wirbelsäule selbst vorliegt. Das Geschoß kann beispielsweise durch ein Zwischenwirbelloch oder durch eine Lücke zwischen 2 Wirbelbögen in den Wirbelkanal eindringen.

Gewalteinwirkungen auf die Wirbelsäule durch Geschosse und Splitter verletzen im allgemeinen auch die spinale Dura mater und führen zu offenen Rückenmarksverletzungen oder -wunden, die als primärtraumatische Gewebeschäden aufzufassen sind. Es entsteht eine direkte Verletzung des Rückenmarks, sei es durch einen eindringenden Fremdkörper oder durch Knochensplitter, luxierte Wirbel etc. Man spricht von Prellschädigung des Rückenmarks (FOERSTER 1929), Rückenmarksprellung oder -kontusion (SPATZ 1920; KLAUE 1948).

Im wesentlichen kann das Rückenmark bei traumatischer Schädigung der Wirbelsäule verletzt werden: (1) Das Geschoß oder der Granatsplitter und mit ihm Knochensplitter verursachen eine Rückenmarkswunde. Die Geschoßenergie, seine Form und die Richtung, aus der es einwirkt, bestimmen Ausmaß und Schwere des Gewebeschadens am Rückenmark. (2) Das Individuum, das von einem Geschoß getroffen wird, kann infolge der Verwundung einen Sturz erleiden und sich dabei eine Rückenmarksverletzung zuziehen. (3) Heftige Kontraktionen der Nacken- oder Rückenmuskulatur können in seltenen Fällen zu Wirbelsäulen- und möglicherweise auch zu Rückenmarksverletzungen führen.

Die unter (1) genannte Verletzung der Wirbelsäule ist die bei weitem häufigste und wichtigste; die unter (2) und (3) genannten Möglichkeiten sind von mehr akademischem Interesse.

Im allgemeinen erstreckt sich die *primärtraumatische Verletzungszone* für gedeckte und offene Verletzungen über ein bis zwei Segmente, abhängig von der Art und Schwere der einwirkenden Gewalt. Die *primärtraumatischen Schäden* bestehen in leichten Fällen aus kleineren Blutungen in der grauen und weißen Substanz, in schweren Fällen bedeuten sie eine vollständige Zerstörung derselben und eine klaffende Trennung des Gewebezusammenhanges unmittelbar nach der Gewalteinwirkung. Die Blutungen sind rhektischer Art, Gefäßrisse und lamelläre Aufsplitterung der Gefäßwandung sind sichtbar. Die rhektischen Blutungen liegen vorzugsweise in der grauen Substanz; in schweren Fällen nehmen sie die graue Substanz vollständig ein. Bei starken Gewalteinwirkungen kann der gesamte Rückenmarksquerschnitt infolge von Quetschungsvorgängen total nekrotisiert sein. In der unmittelbaren Umgebung der Wunde (oft als Hauptherd bezeichnet) bildet sich nach kranial und kaudal in kurzer Zeit ein perifokales Ödem. Die nekrotische Zone dehnt sich aus. Die Randzonen der Wunde weisen partielle Nekrosen auf, in denen gliöse Elemente überleben und zu proliferieren beginnen.

2. Schußverletzungen der Wirbelsäule durch Kriegswaffen

Schußverletzungen der Wirbelsäule durch Kriegswaffen wurden mitgeteilt aus dem *1. Weltkrieg* von HOLMES (1915, 1916), HENNEBERG (1915), JUMENTIE (1915), LICEN (1917), MARBURG (1917, 1919, 1921), ROUSSY u. LHERMITTE (1918), RICKER (1919, 1921), BENDA (1921) sowie FOERSTER (1927).

Schußverletzungen der Wirbelsäule durch Kriegswaffen aus dem *2. Weltkrieg* wurden veröffentlicht von KENNEDY et al. (1943, 1946), R. C. SCHNEIDER et al. (1949), WANNAMAKER (1954), COMARR u. KAUFMAN (1956), MEIROWSKY (1963) sowie JACOBSON u. BORS (1970).

3. Wirbelsäulen-/Rückenmarkverletzungen in verschiedenen Kriegen

a) Amerikanischer Bürgerkrieg

Im amerikanischen Bürgerkrieg wurden 642 Fälle von penetrierenden Wirbelsäulenverletzungen berichtet. Die Tabelle 69 zeigt, daß sich die meisten dieser Verletzungen in der thorakolumbalen Region fanden. Operative Maßnahmen wurden nicht diskutiert. Die Mortalität wurde mit 55% angegeben; sie ist m. E. zu niedrig angegeben.

b) 1. Weltkrieg

Schußverletzungen des Rückenmarks im 1. Weltkrieg hatten innerhalb der ersten Hälfte eine Mortalität von 80% (CUSHING 1927) (Tabelle 70). Eine ähnliche infauste Prognose wurde von britischer Seite mit einer Mortalität, die zwischen 47% und 65% lag, angegeben (VELLACOLT u. WEBB-JOHNSON 1919).

Die *Einführung aseptischer chirurgischer Operationsverfahren* brachte eine Zunahme der operativen Behandlung von Verwundeten. Die Ergebnisse wurden von FRAZIER (1918) sowie CUSHING (1927) mitgeteilt. Die Mortalität war höher, sie wurde durch die effektiven Waffen erklärt. Wahrscheinlich handelt es sich aber um einen Artefakt bedingt durch inakkurate Erfassung der Daten. Die wohl beste und für die Einstellung der Chirurgen dieser Zeit gültige Schilderung gab HANSON (1927) wenn er schrieb: „War wounds of the spine were particularly distressing... One scarcely knows where to begin, if to begin at all". Man kann sagen, daß im besten Fall ein Debridement der Wunde vorgenommen wurde.

Tabelle 69. Statistische Angaben über penetrierende Wirbelsäulenverletzungen aus dem amerikanischen Bürgerkrieg. (Aus R. K. SIMPSON et al. 1990)

0,25% aller Verletzten
642 aufgezeichnete Fälle
91 zervikale Verletzungen
137 thorakale Verletzungen
149 lumbale Verletzungen
5 multiple Verletzungen
260 keine näheren Angaben
55% Mortalität
Operative Eingriffe nicht durchgeführt

Tabelle 70. Statistische Angaben über penetrierende Wirbelsäulenverletzungen aus dem 1. Weltkrieg (U.S. Armee). (Aus R. K. SIMPSON et al. 1990)

32	Fälle
7	zervikale Verletzungen
2	thorakale Verletzungen
8	lumbale Verletzungen
15	keine näheren Angaben
8	inoperabel, 100% Mortalität
24	Laminektomien, 62,5% Mortalität

CUSHING (1918) hatte under 32 Rückenmarkverletzten eine *Gesamtmortalität* von 62,5% (24 von 35). Der Tod trat infolge Infektion ein.

Zur *infausten Prognose* von *Rückenmarksverletzungen* im *1. Weltkrieg* wurde folgendes berichtet: „Viele dieser Verletzten verstarben bald nach ihrem Rücktransport in die rückwärtigen Lazarette. Es war ein häufiges Ereignis, daß Soldaten mit Rückenmarksverletzungen entweder schon tot oder sterbend eintrafen" (CUSHING 1918).

Für die Behandlung von Rückenmarksverletzungen mit Laminektomie sah der *Medical Research Council von Großbritannien* eine Indikation nur bei inkompletten Verletzungen mit zunehmenden funktionellen Ausfällen; er hielt bei einer vollständigen Durchtrennung von 48 h Dauer den chirurgischen Eingriff wegen der hoffnungslosen Prognose für kontraindiziert. Es bestand die Auffassung, daß das Ausmaß des anfänglichen Gewebeschadens durch Fremdkörper und eingedrückte Knochensplitter im Rückenmark nicht vergrößert werde.

TRIEBE (1963) legte Daten vor, aus denen hervorgeht, daß die Mortalität bei Wirbelsäulen-/Rückenmarksverletzten im 1. Weltkrieg etwa 80% betrug, davon verstarben 47% innerhalb von 6–8 Wochen nach der Verletzung.

c) Zeit zwischen 1. und 2. Weltkrieg

Noch im Jahre 1937 starben etwa 80% der Individuen, die eine Rückenmarkverletzung erlitten hatten, innerhalb von 3 Jahren und 95% *innerhalb von 5 Jahren nach der Verletzung* (GEHRING u. MICHAELIS 1968; THOMPSON-WALKES 1937).

d) 2. Weltkrieg

Zu Beginn des 2. Weltkrieges gab es keine spezifischen Richtlinien für die Behandlung von penetrierenden Wirbelsäulenverletzungen. Die Weiterentwicklung chirurgischer Techniken, wie Laminektomien, ausgedehntes Débridement, Entfernung von Geschoßfragmenten, limitierte intradurale Exploration, die Einführung von Sulfonamiden und Antibiotika brachte während des Krieges eine Erniedrigung der Mortalität. Wegen dieser besseren Behandlung verbesserte sich die Situation für den Verletzten. GUTTMANN (1973) nannte die folgenden neu eingeführten Methoden und Verbesserungen, die diese Wendung herbeiführten: (1) Neue und verbesserte Methoden der Behandlung des traumatischen Schocks mit Anwendung von Plasma und Blut, (2) spezialisierte Behandlungsteams mit verbesserten Behandlungsmethoden und neu eingeführten technischen Geräten, (3) Anwendung von Breitspektrumantibiotika, (4) hochspezialisierte Behandlungszentren für Rückenmarkgeschädigte und (5) frühzeitige und schnelle Evakuierung der Verwundeten.

MATSON (1959) berichtete, daß penetrierende Verletzungen der Wirbelsäule aller Formen und Grade in nahezu 12% aller Kriegsverletzungen gefunden wurden. Etwa die Hälfte dieser Verletzten hatten zusätzliche traumatische Schäden des Thorax oder Abdomens.

Die wohl wesentliche Senkung der Mortalität trat nach Einführung der Antibiotikabehandlung ein (Tabelle 71).

Tabelle 71. Statistische Angaben über penetrierende Wirbelsäulenverletzungen aus dem 2. Weltkrieg (U.S. Armee). (Aus SIMPSON et al. 1990)

1260	Fälle insgesamt
15,5%	zervikale Verletzungen
47,7%	thorakale Verletzungen
36,8%	lumbale Verletzungen
50%	zusätzliche Verletzungen
57,1%	vollständiger neurologischer Ausfall
42,9%	unvollständige neurologische Ausfälle
35%	Laminektomien
15%	postoperative neurologische Besserung
7,1%	postoperative Komplikationen
4,5%	postoperative Mortalität

Über operative Behandlung und Pathologie von traumatischen Wirbelsäulen-/Rückenmarksschäden im 2. Weltkrieg wurde berichtet von FAY (1942), MAYFIELD u. CAZAN (1942), KNIGHT (1943), COHEN u. ROGERS (1944), POOL (1945), MCCRAVEY (1945), HAYNES (1946), BOTTERELL et al. (1946), TINSLEY (1946), DANIELS (1946), MATSON (1946, 1948, 1953, 1959), DAVIS u. MARTIN (1947), R. C. SCHNEIDER et al. (1949), CAMPBELL (1952), CAMPBELL u. MEIROWSKY (1953), DAVIS (1954), MEIROWSKY (1963).

Die *Mortalität* in den rückwärtigen Lazaretten konnte auf etwa 15% reduziert werden. Frühzeitige Laminektomie senkte die Sterblichkeit auf 5–12% (POOL 1945, HAYNES 1946). Die Hauptfaktoren für diesen Erfolg sind nach MATSON (1959): (1) Schnelle Evakuierung in rückwärtige Hospitäler, wo adäquate fachärztliche Behandlung möglich war; (2) die Anwesenheit ausgebildeter Ärzte auch in Frontlazaretten, die frühzeitige Laminektomie auch an nichttransportfähigen Verwundeten vornehmen konnten; (3) die routinemäßige und prophylaktische Anwendung von systematischer Chemotherapie, einschließlich Antibiotika, zur Verhütung infektiöser Komplikationen; und (4) ausreichende Mengen von Blutkonserven. „Die lange bestandene Lehrmeinung, daß Wunden des Rückenmarks immer zu bleibender Paraplegie führen, gewöhnlich mit nachfolgendem Tod in Wochen oder Monaten, ist eine der Vergangenheit angehörende Aussage. Die Lebenserwartung eines adäquat behandelten Patienten ist so gut wie die eines gewöhnlichen Individuums" (MEIROWSKY 1965).

POOL (1945) berichtete über 57 Wirbelsäulenverletzungen infolge Geschoßwirkung aus dem 2. Weltkrieg. Drei lagen in der Zervikal-, 16 in der Thorakal-, 14 in der Lumbal- und 2 in der Sakralregion.

DANIELS (1946) widmete eine Studie den Frakturen und Dislokationen der Wirbelsäule bei Kriegsverletzungen.

POER (1946), der 77 Patienten mit Kriegsverletzungen mit Rückenmarksschäden untersuchte, fand, daß lediglich 17 durch Geschosse und 60 durch Granatsplitter verletzt worden waren.

e) Koreakonflikt

Die Verbesserungen der operativen Behandlung von Patienten mit penetrierenden Verletzungen im 2. Weltkrieg war die Basis für weitere Verbesserungen der Ergebnisse im Koreakonflikt. Zusätzlich erwiesen sich diagnostische Prozeduren, wie schnelle Evakuierung vom Schlachtfeld und Transport in gut organisierte Feld- und rückwärtige Lazarette als äußerst wirksam (MEIROWSKY 1965). Die Ergebnisse von 359 Fällen sind in Tabelle 72 dargestellt. Nahezu die Hälfte der Patienten mit einer vollständigen Paraplegie oder Quadriplegie und die große

Tabelle 72. Statistische Angaben über penetrierende Wirbelsäulenverletzungen aus dem Koreakonflikt (U.S. Armee). (Aus SIMPSON et al. 1990)

359	Fälle insgesamt
18%	zervikale Verletzungen
53%	thorakale Verletzungen
29%	lumbale Verletzungen
100%	hatten Laminektomie
68%	vollständige Ausfälle, 29% gebessert
29%	unvollständige Ausfälle, 82% gebessert
3%	Defizit nicht angegeben
3%	Operationsmortalität

Mehrzahl der Patienten mit unvollständigen neurologischen Befunden zeigten postoperativ eine Besserung.

Der Koreakonflikt brachte eine Reihe von bedeutenden Veröffentlichungen (WANNAMAKER 1965; BARNETT 1965; CLARK 1965).

Insgesamt wurden 375 Kriegsverletzungen des Rückenmarks behandelt. 64 der Läsionen betrafen das Halsmark (17%), 191 das Brustmark (51%) und 120 (32%) die Lumbosakralregion.

Die Mehrzahl der *penetrierenden Verletzungen des Halsmarks* erfolgten unterhalb von C4 (WANNAMAKER 1965).

Die *Läsionen des Brustmarks* waren die Folge von Schuß- und Granatsplitterverletzungen. BARNETT (1965) hob die Bedeutung der Begleitverletzungen hervor als Folge von penetrierenden Thoraxverletzungen. Komplikationen sind die Folgen von Hämatothorax, Pneumothorax oder Hämopneumothorax, die bei mehr als der Hälfte der Verletzten in dieser Serie auftraten.

Lumbosakrale Verletzungen bestanden bei 120 Verletzten. Die Lumbalregion war häufiger beteiligt als die Sakralregion.

Bei den meisten der *abdominellen Begleitverletzungen* waren der Darm, die Leber, die Milz und die Nieren beteiligt. Häufig fanden sich retroperitoneale Hämatome. Die Ergebnisse der Behandlung der Verletzten mit einer Überlebenszeit von 2 Jahren waren ausgezeichnet: Drei Todesfälle (4,7%) traten in der zervikalen Gruppe, 7 (4%) in der thorakalen und lediglich einer in der lumbosakralen Gruppe (0,01%) auf. Die Behandlungsergebnisse in dieser Serie reflektieren die dramatisch verbesserte Prognose von Patienten mit penetrierenden Rückenmarkverletzungen.

Über Erfahrungen mit Wirbelsäulen-/Rückenmarksverletzungen im Koreakonflikt berichteten WANNAMAKER (1954), CLARK (1965), MEIROWSKY (1965) sowie BARNETT (1965).

f) Vietnamkonflikt

Die kriegerischen Aktionen im Vietnamkonflikt führten auf amerikanischer Seite zwischen 1961 und 1963 zu 56000 Gefallenen.

Eine Zusammenstellung der Ergebnisse der Behandlung penetrierender Wirbelsäulenverletzungen aus dem Vietnamkonflikt liegt noch nicht vor, dagegen

Tabelle 73. Statistische Angaben über penetrierende Wirbelsäulenverletzungen aus dem Vietnamkonflikt (U.S. Armee). (Aus SIMPSON et al. 1990)

32	Fälle insgesamt
9%	zervikale Verletzungen
44%	thorakale Verletzungen
47%	lumbosakrale Verletzungen
75%	vollständige neurologische Ausfälle
25%	unvollständige neurologische Ausfälle
100%	hatten Laminektomie
0%	vollständige Besserung oder Wiederherstellung
25%	unvollständige neurologische Befunde gebessert.

liegen die Befunde einiger kleinerer Serien vor (JACOBSON u. BORS 1970; JACOBS u. BERG 1971; PLAUT 1972).

Eine Gruppe von 114 Verletzten mit penetrierenden Rückenmarkverletzungen wurden zwischen 1965 und 1969 im Long Beach Veterans Administration Hospital untersucht (JACOBSON u. BORS 1973). 70% der Verletzten waren jünger als 25 Jahre. Die Mehrzahl der Verletzungen (54%) lag in der Region der Brustwirbelsäule, 32% lumbosakral und 13% zervikal. Von den Läsionen waren 97 (69%) vollständig und 35 (31%) inkomplett. Die Ergebnisse sind in Tabelle 73 zusammengefaßt.

JACOBSON u. BORS (1970) berichteten über Rückenmarksverletzungen aus dem Vietnamkonflikt, die sie in einem Veterans Administration Hospital in den USA untersucht und behandelt hatten. Von 114 Patienten hatten 57 (50%) Rückenmarksverletzungen durch Geschoßwirkung, die übrigen waren durch Granatsplitter (33), Blast (13) und verschiedene andere Verletzungen verursacht worden. Von den 114 Patienten hatten 107 Laminektomien; 13% hatten Halsmark-, 22% obere Brustmark-, 32% untere Brustmark- und 33% Lendenmarkverletzungen. Insgesamt hatten 69% komplette und 31% inkomplette Läsionen.

g) Libanonkrieg (1982)

OHR u. ROZIN (1984) berichteten, daß eine Verbesserung der neurologischen Befunde bei 50% der operativ behandelten Verletzten eintrat und lediglich bei 38% derjenigen, die konservativ behandelt wurden, ein Unterschied der nicht als signifikant angesehen werden darf, er kann auf einer nicht vorurteilsfreien Auswahl der ausgewerteten Proben beruhen.

4. Mortalität

Die Mortalität für penetrierende Schußverletzungen der Wirbelsäule und damit Rückenmarkswunden, die im 1. Weltkrieg noch 71,8% betrug, konnte im 2. Weltkrieg auf 16% (MCCRAVEY 1945; MATSON 1948; R.C. SCHNEIDER et al. 1949), im Koreakrieg auf 3,6% (MEIROWSKY 1965) und im Vietnamkonflikt auf 2,3% (JACOBS u. BERG 1971) gesenkt werden. Tabelle 74 zeigt eine Zusammenstellung der Mortalität aus verschiedenen Kriegen.

Tabelle 74. Rückenmarksverletzungen in verschiedenen Kriegen. (Aus Six et al. 1979)

Konflikt	Mortalität	Operations-mortalität	Operation
1. Weltkrieg (Report des Surgeon General 1918)	71,8%	62,2%	Selten diskutiert
2. Weltkrieg (Matson 1948)	16,0%	5–12%	Laminektomie
Koreakonflikt (Wannamaker 1954)	3,6%	1%	Frühzeitige Laminektomie
Vietnamkonflikt (Jacobs u. Berg 1971)	2,3%	0%	Alle innerhalb 1 Stunde operiert

5. Begleitverletzungen bei Schußverletzungen von Wirbelsäule und/oder Rückenmark

Schußverletzung von Wirbelsäule und/oder Rückenmark können mit zusätzlichen Verletzungen des Halses, der Trachea, des Thorax und des Abdomen einhergehen. Solche Komplikationen finden sich bei zivilen Schußverletzungen in etwa 25%, aber in mehr als 67% bei Kriegsverletzungen. Hämopneumothorax ist die häufigste Begleitverletzung, gefolgt von gastroenteralen und Nierenverletzungen. Sekundäre intrakranielle subarachnoidale Blutungen nach Wirbelsäulen-/Rückenmarksverletzungen wurden beschrieben (Smialek et al. 1981).

6. Zivile Schußverletzungen von Wirbelsäule/Rückenmark

Die Häufigkeit von zusätzlichen traumatischen Schäden bei Schußverletzungen der Wirbelsäule ist bei Kriegsverletzten unterschiedlich von der von zivilen Verletzungen. Während der Prozentsatz bei Kriegsverletzungen bei 67% liegt, finden sich solche nur bei 25% der zivilen Verletzungen (Jacobson u. Bors 1970).

Die zivilen Schußverletzungen der Wirbelsäule sind seit 25 Jahren in ständiger Zunahme begriffen, besonders sind Einwohner größerer Städte, vor allem der USA, betroffen. Bisher hatten die zivilen Schußwaffen relativ geringe Mündungsgeschwindigkeiten, die gewöhnlich 600–700 m/s nicht überschritten. In zunehmendem Maße werden von Kriminellen und Drogenhändlern aber auch automatische Waffen gebraucht, die zum Typ der Militärwaffen gehören.

7. Regionale Einteilung der Schußverletzungen

a) Schußverletzungen der Halswirbelsäule und deren Begleitverletzungen

Schußverletzungen der Halswirbelsäule, die von vorne erfolgen, können auch Trachea und Pharynx verletzen. Perforationen des Ösophagus sind durchwegs mit infektiösen Komplikationen vergesellschaftet. Weitere Komplikationen können in einer Osteomyelitis der Halswirbelsäule sowie in spinaler Leptomeningitis bestehen.

Eine *zervikale Osteomyelitis* kann sich als Spätkomplikation bei *transpharyngealen Schußverletzungen der Hals-/Nackenregion* entwickeln.

JONES et al. (1979) berichteten über ihre Erfahrungen bei der Behandlung von 4 solcher Patienten. Die Wunden erfordern umfassende Exploration der Hals-/Nackenregion mit Verschluß der pharyngoösophagealen Wunden und ausgedehntem Weichteil- und Knochendebridement mit Drainage der verletzten Region und hochdosierter antibiotischer Behandlung.

b) Schußverletzungen der Brustwirbelsäule

Schußverletzungen der Brustwirbelsäule (Th1–Th10) verursachen im allgemeinen eine Paraplegie. Im allgemeinen ist das Rückenmark verletzt oder völlig durchtrennt.

c) Schußverletzungen des Conus medullaris

Schußverletzungen des Conus medullaris sind durch solche zwischen Th11 und L2 verursacht. Es kann Paraparese vorliegen.

d) Schußverletzungen der Lendenwirbelsäule

Schußverletzungen der Lendenwirbelsäule können eine Monoparese oder Läsion einzelner Wurzeln verursachen. Komplikationen bestehen in Durchtrennung des Darmes, der Blase und des Magens. Besonders häufig sind Perforationen des Kolon, die durchwegs mit einer spinalen Leptomeningitis einhergehen (ROMANICK et al. 1985).

8. Penetrierende Verletzungen der Wirbelsäule

Die Alters- und Geschlechtsverteilung von Patienten mit penetrierenden Verletzungen der Wirbelsäule, die von Schußverletzungen und Stichverletzungen herrühren ist recht uniform, es handelt sich um junge Erwachsene, im allgemeinen männlichen Geschlechts, zwischen 21 und 30 Jahren alt (PEACOCK et al. 1977; SIX et al. 1979; STAUFFER et al. 1979).

9. Schußverletzungen in Friedenszeiten

Schußverletzungen der Wirbelsäule in Friedenszeiten sind im allgemeinen durch kleinkalibrige Geschosse (.22 bis .38) von Handfeuerwaffen verursacht (MILLER 1985). In zunehmendem Maße kommen jetzt aber auch Verletzungen durch rasantere Geschosse (.357, .44, .45) von Handfeuerwaffen als auch Geschosse von Gewehren, Schrotflinten und Maschinenpistolen vor, Waffen, die den Militärwaffen ähnlicher sind (YASHON 1986).

Die Gewebsreaktion auf im Gewebe verbliebenen Fremdkörper wurden von OTT et al. (1976), JONES u. WOOLSEY (1981) sowie WU (1986) beschrieben.

a) Lokalisation

Die meisten penetrierenden Verletzungen der Wirbelsäule betreffen die Brustwirbelsäule, während lumbosakrale und zervikale Verletzungen weniger häufig vorkommen (SCARFF 1960; JACOBSON u. BORS 1970; LIPSCHITZ 1976; PEACOCK et al. 1977; CAREY 1985; MILLER 1985).

Die neurologischen Befunde können in (1) vollständige neurologische Ausfälle unterhalb der Verletzungsstelle und in (2) unvollständige neurologische Ausfälle unterteilt werden. Von den traumatischen Schäden des Rückenmarks selbst sollte man aus didaktischen Gründen die der Cauda equina abgrenzen und getrennt besprechen.

In verschiedenen mitgeteilten Serien lagen vollständige neurologische Ausfälle in 52–57% der Patienten vor, 13–43% zeigten unvollständige neurologische Ausfälle und zwischen 17% und 35% lagen die Schäden im Bereich der Cauda equina (YASHON et al. 1970; STAUFFER et al. 1979; COLEMAN et al. 1986; BENZEL et al. 1987).

Handfeuerwaffen bei zivilen Schußverletzungen der Wirbelsäule haben Mündungsgeschwindigkeiten zwischen 600 und 1100 ft/s, die der Militärwaffen haben eine solche von 2000–4000 ft/s.

Die operativen Maßnahmen, die für die Behandlung von penetrierenden Verletzungen der Wirbelsäule empfohlen werden, sind noch kontrovers. Während bei Schußverletzungen durch Kriegswaffen bei allen Fällen eine eingehende Exploration mit Debridement empfohlen wird, eine Einstellung die SCOTT (1960) folgendermaßen formuliert: „All compound injuries of the spine should be explored at the earliest possible moment." Jedoch zeigen Auswertungen von Serien ziviler Schußverletzungen der Wirbelsäule, daß dieselben sich doch in solchen von Kriegsverletzungen unterscheiden. In 2 Serien von zivilen Schußverletzungen der Wirbelsäule traten bei Patienten, bei denen eine operative Exploration vorgenommen wurde bei 16% bzw. 18% postoperative Wundinfektionen oder Liquorfisteln auf, jedoch bei keinem der konservativ behandelten Patienten (HEIDEN et al. 1975; STAUFFER et al. 1979). Jedoch stellt eine Verschlechterung des neurologischen Befundes eine Indikation für eine operative Revision der Schußwunde dar. Liegen noch zusätzliche Verletzungen vor, wie Verletzungen des Kolon, so ist die Gefahr einer infektiösen Komplikation sehr hoch, ebenso, jedoch in geringerem Maße bei zusätzlichen Verletzungen von Trachea und Ösophagus.

Ebenso ist die Frage, ob Fremdkörper operativ entfernt werden sollen, noch nicht entschieden. Während einige Autoren die operative Entfernung von Fremdkörpern gutheißen (CAREY 1985; MILLER 1985), haben andere keine Verbesserung des neurologischen Befundes gesehen (YASHON et al. 1970; STAUFFER et al. 1979).

Es liegen aber Berichte vor, die eindeutig zeigen, daß verspätet klinische Befunde auftreten können, wenn Fremdkörper operativ nicht entfernt wurden. Die Gefahr der Geschoßwanderung besteht. Es sind auch Beobachtungen von Bleivergiftungen berichtet worden (GROGAN u. BUCHHOLZ 1982; LINDEN et al. 1982).

Einige Fälle von Osteomyelitis wurden berichtet (GUTTMANN 1976; JONES et al. 1979; MALIK et al. 1982).

b) Mitgeteilte Serien

FUCHS u. TEGTMEIER (1974) veröffentlichten die Ergebnisse einer Serie von 10 Schußverletzungen des Rückenmarks und der Cauda equina. Bei 4 Patienten wurde die vermutete vollständige Trennung des Rückenmarks durch die Operation bestätigt. Zwei Patienten starben, einer an einer Sepsis infolge intestinaler Verletzungen, einer an einer Lungenkomplikation bei hohem Querschnitt.

FINE et al. (1976) teilten eine Serie von 48 aufeinanderfolgenden Rückenmarksläsionen durch Schußverletzungen im amerikanischen Bundesstaat Alabama mit. Ein typischer Verletzter ist ein männlicher Schwarzer im Alter zwischen 20 und 25 Jahren, der mit einer kleinkalibrigen Handfeuerwaffe („Saturday Night Specials") in Thorax oder Abdomen geschossen wurde. Oft liegen schwere Begleitverletzungen vor.

HEIDEN et al. (1977) veröffentlichten eine Serie von 38 Patienten mit zivilen Schußverletzungen der Halswirbelsäule.

SIX et al. 1979) berichteten über eine Serie von 59 Patienten mit Schußverletzungen des Rückenmarks. 17 der Verletzungen waren zervikal, 30 thorakal, 11 lumbal und eine sakral. 29 der Patienten hatten einen sofortigen Verlust aller sensomotorischen Funktionen, 18 hatten sensorische oder motorische Einschränkungen und 12 hatten eine Verletzung der Cauda equina. 39 der Patienten wurden mit einer dekomprimierenden Laminektomie behandelt, 4 mit lokalem Debridement der Wunde, 3 mit zervikaler Traktion und nachfolgender zervikaler Fusion. Bei 13 Patienten wurde eine konservative Behandlung durchgeführt. Es bestand angeblich kein Unterschied in den Ergebnissen zwischen den Patienten, die operativ und jenen, die konservativ behandelt worden waren.

WEIGEL et al. (1981) berichteten über den Suizid eines 40jährigen durch Beibringung eines Genickschusses. Der Einschuß am Nacken zeigte die typischen Befunde eines absoluten Nahschusses. Die Rekonstruktion des Suizides ergab, daß der Mann die Pistole bei Abgabe des Schusses mit dem Griff nach oben gehalten hatte, die linke Hand hielt den Lauf, die rechte betätigte den Abzug.

MARIOTTINI et al. (1984) berichteten über eine Schußverletzung (mit einem 7,65 Gewehr) in der Lumbalregion, bei der Fragmente der Zwischenwirbelscheibe in den Spinalkanal verschoben wurden und die 4. Lumbalwurzel verletzt wurde.

YASHON (1986) behandelte in einer 12monatigen Periode in einem zivilen Traumakrankenhaus in einer Großstadt 13 Patienten mit derartigen Verletzungen.

KUPCHA et al. (1989) berichteten über eine retrospektive Studie über 30 Schußverletzungen der Halswirbelsäule, die von 1980–1987 behandelt worden waren. Das Alter der Patienten lag zwischen 13 und 51 Jahren, das Verhältnis von männlichen und weiblichen Patienten betrug 10:1. Bei 15 der 30 wurde eine Exploration durchgeführt. Zusätzliche Verletzungen waren solche der A. carotis, der A. vertebralis und des Ösophagus. Lediglich bei einem Patienten bestand eine Instabilität. Zehn der Patienten hatten größere Metallfragmente im Spinalkanal, von denen sie bei 4 entfernt werden konnten. Die Entfernung der Metallfragmente führte nicht zu einer Besserung des neurologischen Befundes. Komplikationen bestanden in Liquorfisteln, Wundinfektionen, Leptomeningitis etc.

SIMPSON et al. (1990) berichten über eine Serie von 160 Patienten mit zivilen Schußverletzungen der Wirbelsäule, die zwischen 1980 und 1986 in Houston im amerikanischen Bundesstaat Texas behandelt worden waren. Diese Serie bestand aus 142 Schußverletzungen, einschließlich 5 Schußverletzungen und 18 Verletzungen des Rückenmarks oder der Cauda equina. 27% der Verletzungen fanden sich in der Zervikalregion, 54% in der Thorakalregion und 19% lumbosakral oder betrafen die Cauda equina. Das Durchschnittsalter betrug 29 Jahre, vom 7.–75. Lebensjahr reichend. 94% der Patienten waren Männer.

Zusätzliche Verletzungen des Ösophagus, der Trachea, der Bronchien oder des Darmes lagen bei 107 Patienten (67%) vor. Die häufigste zusätzliche Verletzung war ein Pneumothorax. Bei der stationären Aufnahme hatten 60% der Patienten mit Schußverletzungen und 22% der Patienten mit Stichverletzungen eine vollständige Paraplegie oder Quadriplegie, etwa 34% der Patienten mit Schußverletzungen und 18% der Patienten mit Stichverletzungen hatten unvollständige neurologische Ausfallserscheinungen.

Bei 22% der Schußverletzungen und bei 33% der Stichverletzungen der Wirbelsäule wurden neurochirurgische Explorationen vorgenommen, die im allgemeinen aus einer Laminektomie mit intraduraler Exploration und Fragmententfernung bestanden. Es zeigte sich, daß neurochirurgische Eingriffe keinen sichtbaren Einfluß auf das Ergebnis hatten, und daß die Häufigkeit von Komplikationen bei chirurgisch behandelten Patienten höher war als bei konservativ behandelten. Die Mortalität betrug 4% (7 von 160 Patienten), alle Todesfälle waren auf zusätzliche Verletzungen zu beziehen. Aus dieser großen, sorgfältig untersuchten Serie kann der Schluß gezogen werden, daß neurochirurgische Eingriffe nicht eindeutig zu einer Besserung der neurologischen Befunde führten.

10. Berichte über angebliche Regenerationen nach vollständiger Durchtrennung des Rückenmarks beim Menschen

Es tauchen in der Literatur hin und wieder Berichte über angebliche überraschende Regenerationen nach vollständiger Durchtrennung des Rückenmarks beim Menschen auf. Ich zitiere im folgenden eine Beobachtung, die seinerzeit in der medizinischen Welt erhebliches Aufsehen erregt hatte.

Stewart u. Harte (1902) teilten die Krankengeschichte einer 26jährigen Patientin mit, deren Rückenmark durch ein Geschoß bei Th 10 vollständig durchtrennt worden war. Die vollständige Durchtrennung wurde durch eine Laminektomie bestätigt. Windle, der 1953 das einzige noch lebende Mitglied des Operationsteams Dr. Charles Mitchel befragte, erfuhr, daß Stewart die beiden Stümpfe des Rückenmarks anhob, und bemerkte, daß nach bekannter Lehrmeinung solche Patienten nur selten überlebten und Regeneration niemals stattfindet.

Stewart nähte die beiden Enden mit 3 Katgut Suturen aneinander, ließ die Dura mater offen, legte eine Drainage ein und schloß die Wunde.

Die Patientin zeigte 16 Monate nach der Operation eine bemerkenswerte Kontrolle der Muskulatur der unteren Extremitäten, ein Befund, der von den behandelnden Ärzten als Zeichen einer Regeneration von Nervenfasern interpretiert wurde.

Andere Ärzte aus Philadelphia untersuchten die Patientin. Der Neurologe Spiller, unwillig eine Regeneration zuzugeben, aber überrascht durch die Willkürbewegungen, äußerte, daß die Patientin eine Anomalie haben müsse, nämlich 2 Rückenmarke, eine sog. *Diastemetomyelie*. Die Patientin zeigte später eine ausgeprägte Spastik aber lebte für einen Zeitraum von 24 Jahren. Bei der *Autopsie* wurde ein einzelnes Rückenmark gefunden. An der Durchtrennungsstelle fanden sich bindegewebige Narbenzüge. Eine befriedigende Erklärung für die ohne Zweifel für einige Zeit bestehende funktionelle Besserung konnte nicht gegeben werden, obwohl es keinem Zweifel unterlag, daß das Rückenmark vollständig durchtrennt war.

11. Prävertebrale und intraspinale Geschoßwanderung

Beobachtungen von spontaner Migration von Geschossen (oder Geschoßwanderungen) im Wirbelsäulen-/Rückenmarkbereich wurden mitgeteilt von Schmucker (1961), Wasserman u. Cohen (1979), Arasil u. Tascioglu (1982), Tanguy et al. (1982), Karim et al. (1986).

a) Prävertebrale Geschoßwanderung

Schmucker (1961) teilte eine Beobachtung einer prävertebralen Geschoßwanderung mit.

Ein 21jähriger erlitt 1917 eine Schußverletzung. Das Geschoß traf den Patienten im Liegen. Die Einschußnarbe befindet sich innerhalb des rechten Schultergelenkes. Unmittelbar nach der Schußverletzung wurde in einem Kriegslazarett ein Infanteriegeschoß in der Höhe des 11. Brustwirbelkörpers festgestellt. Die Spitze des Geschosses zeigte nach oben und beim tiefen Atmen machte das Geschoß eine pendelnde Bewegung vor der Wirbelsäule.

Bei einer weiteren Untersuchung im Jahre 1928 lag das Geschoß vor dem 12. Brustwirbelkörper und bei einer Untersuchung im Jahre 1951 vor dem 2. Lendenwirbelkörper. Es hat also bei dem jetzt 63jährigen eine Geschoßwanderung entsprechend der Schwerkraft über 3 Wirbelhöhen stattgefunden. Das Geschoß ist jetzt quergelagert und liegt in einer muldenförmigen Vertiefung in der Vorderwand des 2. Lendenwirbelkörpers. Die angrenzenden Wirbelkanten zeigen mächtige, schnabelförmige Knochenausziehungen. Es ist erwähnenswert, daß die starken spondylotischen Veränderungen in der unmittelbaren Nachbarschaft des Geschosses entstanden sind, während die untere Lendenwirbelsäule nur geringfügige spondylotische Veränderungen aufweist.

b) Intraspinale Geschoßwanderung

Arasil u. Tascioglu (1982) berichteten über die spontane Migration eines intrakraniell liegenden Geschoßfragments zum Halsmark. Der Patient entwickelte eine Parästhesie in seiner rechten Hand und seinem rechten Fuß. Nachdem das Geschoß aus dem Subarachnoidalraum operativ entfernt worden war, verschwand der neurologische Befund völlig.

Tanguy et al. (1982) veröffentlichten die Befunde eines Patienten, der eine Schußverletzung der Halswirbelsäule erlitten hatte. Zunächst vorgenommene Röntgenaufnahmen zeigten ein Geschoß im Halsmarkbereich bei C7. Wiederholte Röntgenaufnahmen nach 3 Monaten zeigten nun das Geschoß bei S2.

Spinalwurzeln können durch Geschosse oder Geschoßfragmente beeinträchtigt werden. Die Folgen sind radikuläre Schmerzen, Parästhesien und motorische Schwäche (Amitani et al. 1976; Karim et al. 1986).

Auch hier können spontane Migrationen und Veränderungen der Geschosse oder Geschoßfragmente erfolgen, die zu weiteren neurologischen Störungen führen können. Die Entfernung des Fremdkörpers durch eine Laminektomie hebt die Druckwirkung auf.

12. Bleivergiftungen nach Schußverletzungen

Bleivergiftungen nach Schußverletzungen wurden im Beitrag über die Schädelhirnverletzungen ausführlich dargestellt, vgl. Bd. 13/VI.A. Hier erfolgt lediglich eine kurze Besprechung von Befunden, die sich auf Wirbelsäulenverletzungen beziehen.

Bleivergiftungen sind Monate oder Jahre nach Schußverletzungen der Wirbelsäule mitgeteilt worden. Bleierne Geschoßfragmente, die in Gelenk- oder Körperflüssigkeit liegen, erlauben eine Absorption dieses Metalles.

Gregory u. Buchholz (1981) berichteten über einen Patienten, der 12 Jahre nach einer Schußverletzung der Wirbelsäule eine *akute Bleivergiftung* entwickelte. Bei der *Operation* zeigte sich, daß ein Geschoß in einem Zwischenwirbelraum lag, das eine Kommunikation mit einer retroperitonealen Zyste eingegangen war.

13. Verletzungen des Rückenmarks und seiner Hüllen durch Schrotschuß

Schrotschußverletzungen der Hals-/Nackenregion unterscheiden sich von Wunden aus Handfeuerwaffen (Sherman u. Parrish 1963; Paradies u. Gregory 1966; Spira 1967; Cruz u. Chandler 1973; Flint et al. 1973; Ledgerwood 1977; Luce u. Griffen 1978; Zide u. Epker 1979; Deitch u. Grimes 1984).

Hinsichtlich der Einzelheiten und Besonderheiten bei Schrotschußverletzungen verweise ich auf die Ausführungen in dem Kapitel über Schädelhirnverletzungen, Bd. 13/VI.A.

SIGHTS (1969) berichtete über 4 Patienten mit *Schrotschußverletzungen* des *Rückenmarks*. Eine Einteilung in *4 Verletzungstypen*, entsprechend denen der *Hirnverletzungen*, wurde vorgenommen, vgl. Bd. 13/VI.A.

Typ I: Zwei Nahschüsse. Im ersten Fall bildete sich die Quadriplegie vollständig zurück; die Schrotkugeln hatten die Lumbalregion nur tangential getroffen. Es bestand eine große Wunde, aber die Dura war nicht perforiert. Im zweiten Fall hatte eine Schrotgarbe die Lumbalregion von dorsal durchdrungen und ein Rückenmarksegment von etwa 5 cm Länge vollständig zerstört, bevor sie dispersiert in den Abdomen eingedrungen war. Es bestand eine permanente Paraplegie.

Typ II: Diese Verletzung glich der letztgenannten. Ausgedehnte Verletzung von Knochen sowie des Conus medullaris durch multiple unabhängige Perforationen. Fusion der Wirbelsäule nach ausgedehntem Debridement.

Typ III: Der 4. Fall entsprach dem vorgenannten. Da die Verletzung aus größerer Entfernung erfolgte, verursachten die einzelnen Schrotkugeln nur Weichteilverletzungen ohne neurologische Beteiligung.

VII. Verletzungen des Rückenmarks durch Tierbetäubungsapparate

Verletzungen durch Tierbetäubungsapparate wurden ausführlich im Kapitel über Schädelhirnverletzungen dargestellt, vgl. Bd. 13/VI.A.

Vereinzelte Fälle von Verletzungen des Rückenmarks durch Viehbetäubungsgeräte wurden mitgeteilt.

WIRTH u. MARKERT (1983) legten eine Literaturübersicht über Verletzungen durch Tierbetäubungsapparate vor. Sie fanden 7 Fälle von Mord, 105 Suizide, 10 Unfälle und 3 fahrlässige Verletzungen bzw. Tötungen. Die Verfasser beschrieben bei einem 73jährigen Suizidenten einen Mundschuß mit einem Tierbetäubungsapparat der zu einer Halsmarkdurchtrennung geführt hatte.

VIII. Verletzungen des Rückenmarks durch Nagelsetz- oder Bolzensetzgeräte

1. Einführung

Nagelsetz- oder Bolzensetzgeräte verschießen Nägel oder Bolzen regelrecht. Hinsichtlich Einzelheiten verweise ich auf den entsprechenden Abschnitt in Bd. 13/VI.A. über Schädelhirnverletzungen. Offene Verletzungen des Rückenmarks können in einzelnen Fällen durch derartige Geräte erfolgen, wie ein im folgenden veröffentlichter Fall zeigt.

2. Mitgeteilte Kasuistiken

Fall 1: KRULL (1956) veröffentlichte einen tödlichen Unfall durch ein Bolzensetzgerät, bei dem sich ein Bolzen dadurch löste, daß das Gerät auf den Boden fiel und der

Schußmechanismus hierdurch ausgelöst wurde. Der Bolzen drang dem Verletzten in die Kinnspitze, änderte im Mundbodenbereich seine Richtung und drang von schräg oben nach unten in die Halwirbelsäule ein, wo er operativ entfernt werden mußte. Der Patient verstarb kurz nach der Operation.

GOLDING u. ECONOMOU (1965) berichteten über einen Bauarbeiter, der durch ein Nagelsetzgerät verletzt worden war.

Fall 2: Der 53 Jahre alte Bauarbeiter befand sich etwa 7 m von einem anderen Arbeiter, der sich mit einem Nagelsetzgerät versehentlich die Hand durchschossen hatte. Der hier genannte Arbeiter wurde von dem selben Nagel getroffen. Der Nagel durchdrang den linken Unterarm und drang in die Brust in vorderen Anteilen des linken 6. Zwischenrippenraums ein. Ein Ausschuß von etwa 1 cm Durchmesser fand sich 4 cm rechts von der Wirbelsäule im Bereich des 11. Halswirbels.

Bei *stationärer Aufnahme* befand sich der Patient im Schockzustand, er hatte eine Fraktur der linken Ulna und keine Atmungsgeräusche über der linken Lunge. Er war paraplegisch und es bestand eine Anästhesie unterhalb von Th11. Der Liquor war bluthaltig.

Unmittelbare Exploration von Thorax und Abdomen wurden unternommen. Große Mengen Blut wurden in unteren vorderen Bereichen des Mediastinum gefunden. Es bestand eine Verletzung des perikardialen Fettgewebes aber keine des Herzens, des Perikardium oder der Lungen. Da offensichtlich wurde, daß der Nagel das Diaphragma durchdrungen hatte, wurde der Schnitt erweitert. Etwa 1500 ccm Blut wurden aus dem oberen Abdomen aspiriert und eine große Lazeration des linken Leberlappens wurde gesehen, ein Teil des Lappens war herausgerissen. Unmittelbar dahinter fand sich eine Wunde des Retroperitonealraumes mit einem umgebenden Hämatom. Da eine Paraplegie bestand, wurde diese Wunde nicht exploriert. Die Hauptblutungsquelle war die linke A. gastrica, die deshalb ligiert wurde. Der Magen war unverletzt. Die blutende Leber wurde versorgt.

4000 ccm Blut wurden transfundiert. Der Patient befand sich am Ende dieses operativen Eingriffes in zufriedenstellendem Zustand.

Am folgenden Tag wurde eine *Laminektomie* im Bereich von *Th10 und Th11* durchgeführt. Die Dornfortsätze in diesem Bereich waren gebrochen und Ein- und Austrittswunden wurden in der spinalen Dura mater gefunden. Das Rückenmark war schwer geschädigt, aber nicht völlig unterbrochen.

Es erfolgte keine Besserung der motorischen und sensiblen Funktionen, der Patient wurde in ein Rehabilitationszentrum für Paraplegiker verlegt.

SPENCER (1968) berichtete über einen tödlichen Unfall mit einem Bolzensetzgerät, bei dem ein Nagel obere Halsanteile durchdrang und im Bereich des 2. Halswirbels stecken blieb. Bei der neurochirurgischen Intervention ließ sich ein ausgedehnter Schaden am Halsmark nachweisen.

IX. Stich- und Schnittverletzungen des Rückenmarks und der Cauda equina

1. Historisches

Beobachtungen, bei denen Teile der Messerschneide abbrachen und im Spinalkanal und in dessen unmittelbarer Umgebung steckenblieben, wurden veröffentlicht von CRUVEILHIER (1743), EVE (1851), VOGT (1867), MUELLER (1871), CHARCOT (1879), RAYMOND (1896), von ARX (1898), HAMMOND (1906), FABRITIUS (1909), OWEN (1917).

RODRIGUES (1897) berichtete über einen Patienten, bei dem ein Metallfragment über einen Zeitraum von 28 Jahren im Spinalkanal verblieb; der Patient verstarb an einer Nephritis.

PETREN (1910) gab die erste Literaturübersicht über Stichverletzungen des Rückenmarks. Seit FABRITIUS konnte er aus der Literatur nahezu 100 Fälle zusammenstellen.

FRAZIER (1918) legte eine Literaturübersicht vor; der Autor wies auf eine Beobachtung von PERTHES hin, bei dem ein kleines Fragment für 27 Jahre im Spinalkanal liegen blieb, bevor „schwere Störungen" auftraten.

LIPSCHITZ (1976) legte eine Übersicht von 314 eigenen Beobachtungen aus Johannisburg (Südafrika) vor. Der Autor hebt hervor, daß Messerstechereien eine häufige Form von Angriff von Individuen sei, die unter schlechten Lebensbedingungen leben.

2. Frühe Mitteilungen aus der Literatur

PENISTON (1851) veröffentlichte die Krankengeschichte eines 34jährigen Patienten, der eine Dolchstoßverletzung des Rückenmarks erlitten hatte. Die Stichwunde lag etwas zur rechten der Mittellinie zwischen dem 10. und 11. Brustwirbel. Er fühlte keine Schmerzen, hatte eine sofortige Lähmung des linken Beines. Acht Monate später konnte der Patient mit Schwierigkeiten gehen, es bestand eine erhebliche Muskelatrophie am linken Bein.

GILBERT (1882) berichtete über eine Stichwunde des 3. Halswirbels bei einem 37jährigen. Es bestand eine unmittelbare Lähmung des rechten Armes und Beines. Es lag eine Anästhesie unterhalb des 2. Zwischenrippenraumes vor. Trotz einer Liquorrhoe überlebte der Patient, die rechtsseitige Parese bildete sich teilweise zurück.

NOLTE (1887) berichtete über eine Stichwunde im Bereich der rechten Rückenhälfte mit vollständiger Lähmung des linken Beines. Einige Monate später vermochte der Patient mit einem Stock zu gehen.

DAVID (1887) teilte die Befunde eines 14jährigen Jungen mit, der von einem Spielkameraden in den Nacken gestochen worden war. Das Messer drang zwischen dem 5. und 6. Halswirbel in den Spinalkanal ein. Es bestand eine unmittelbare Paraplegie. Eine Liquorrhoe, die unmittelbar nach der Verletzung vorlag, heilte nach einigen Monaten aus. Nach einigen Monaten bestand völlige Gehfähigkeit.

WAGNER u. STOLPER (1898) vermochten aus der Literatur 81 Fälle zusammenstellen, 39 der Patienten hatten Stichwunden in der Halsmarkregion und 42 in der oberen Brustmarkregion erlitten.

ROESLER (1900) teilte die Befunde von 46 Patienten mit; bei den Halsmarkverletzungen lag eine Mortalität von 40%, bei den Brustmarkverletzungen eine solche von 31% vor.

PETREN (1910) gab eine umfassende Literaturübersicht über 93 Fälle, von denen 43 zervikal und 50 thorakal lagen. Diese Literaturübersicht ist wegen der sorgfältigen Auswertung der Beobachtungen besonders hervorzuheben.

3. Mitgeteilte Kasuistiken oder Serien

Kasuistiken oder Serien von Stichverletzungen von Wirbelsäule und/oder Rückenmark veröffentlichten ANTONELLI (1932), MIXTER (1937), GUILLAIN u. GARCIN (1931), JONES (1943), CASTILLO u. KAHN (1950), St. JOHN u. RAND (1953), ROSENBERG (1957), KORNOBIS (1961), LIPSCHITZ u. BLOCK (1962), WRIGHT (1965), DIETRICH u. FRIED (1967), NAGOULITCH et al. (1968), JACOBSON u. BORS (1970), KEY u. RETIEF (1970), LIPSCHITZ (1971, 1976), ADORNATO u. COLLIS (1972), WOLFE (1973), BUCZYNSKI u. MAKOWSKI (1974).

4. Verletzungsmechanismen

Die Stichverletzungen von Wirbelsäule und Rückenmark erfolgen in allen Serien von mehr als 80% durch Messerstiche. Jedes scharfe oder spitze Objekt, das die Wirbelsäulenstruktur zu durchdringen vermag, wie Beile, Schraubenzieher, spitz zugefeilte Schraubenzieher, Fahrradspeichen, Scheren, Pfrieme, Gartengabeln etc. kann als Waffe benutzt werden. LIPSCHITZ (1971) hebt hervor, daß ein spitz zugefeilter Schraubenzieher wie ein Dolch geworfen werden kann. Norma-

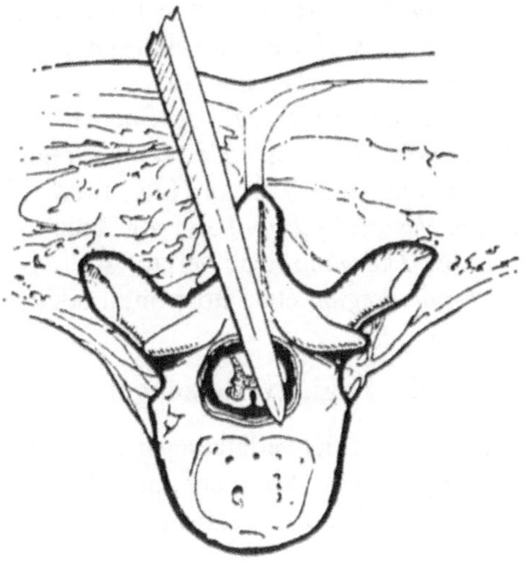

Abb. 197. Zeichnerische Darstellung, die zeigt, wie ein Rückenmark auf der Gegenseite der Einstichwunde verletzt werden kann. (Nach COURVILLE 1950)

lerweise wird das Objekt vom Angreifer wieder aus der Wunde herausgezogen, es kann aber auch steckenbleiben, oder Teile können abbrechen.

Es überrascht nicht, daß in einigen Fällen die Verletzung des Rückenmarks nicht mit der Seite des Einstiches korrespondiert. Es handelt sich dabei nicht um einen Contrecoup, sondern das Stichinstrument penetriert den Spinalkanal in einer derart schrägen Richtung, daß die gegenüberliegende Hälfte des Rückenmarks betroffen ist (Abb. 197). Darauf hatte FRAZIER (1918) bereits hingewiesen, wenn er schrieb: „While in some cases the instrument follows a fairly straight course until it reaches the canal, it may deviat so far as to involve the side of the cord opposite its point of entrance.

Die Messerschneide dringt meist in der Seite in das Rückenmark ein, die Mittellinie ist durch die Dornfortsätze der Wirbelkörper relativ gut geschützt. Gewöhnlich kommt es zu totalen oder halbseitigen Rückenmarkdurchtrennungen mit dem mehr oder minder typischen Bild eines Brown-Séquard-Syndroms (s. weiter unten). Die beiden dorsalen Stränge sind wegen ihrer Lage häufig betroffen. Diese Wunden sind gewöhnlich glattrandig, jedoch können begleitende Wunden zu Komplikationen führen. Messerstiche, die in der Längsrichtung verlaufen, verursachen gewöhnlich nur geringfügige Symptome.

Das Rückenmark kann direkt verletzt sein, entweder durch ein eingetriebenes Knochenfragment der Wirbelsäule, oder durch das Messer selbst oder durch beides. Durch Verletzungen von Arterien oder Venen können sich noch zusätzliche Blutungen entwickeln.

Viele Stichwunden des Rückenmarks sind multipel. Bei etwa 30% der Patienten liegen noch zusätzliche Wunden vor, etwa Ösophagus, Trachea, Lungen, Zwerchfell, Leber, Nieren, Magen, Darm u.a. können verletzt sein. In 15% der von LIPSCHITZ (1976) mitgeteilten Beobachtungen lagen *Verletzungen* der *Brusthöhlen*, gewöhnlich ein *Hämothorax* oder *Pneumothorax* vor. Das *Herz* kann *penetriert* sein. *Thromben*, die sich an der *Intima* bilden, können nach Stunden oder Tagen zu *Embolien* führen, die Halbseitenlähmungen verursachen können. Etwa 6% der Patienten werden komatös aufgenommen infolge zusätzlicher Schädelhirnverletzungen. Die Mehrzahl der Stichverletzungen (74%) fanden sich in der Thorakalregion, 18% in der Zervikalregion und 8% in der Lumbalregion. Infektionen lagen in 4% vor (Lipschitz 1976).

Bei *Stichverletzungen des Halsmarks* kann zusätzlich der *Plexus brachialis* mitverletzt werden. In der *Thorakalregion* verlaufen die Stichwunden oft nach oben gerichtet, in der *Lumbalregion* etwa horizontal oder nach unten gerichtet.

5. Begleitverletzungen

Die Begleitverletzungen bei Stichverletzungen an Wirbelsäule und Rückenmark wurden im vorhergehenden kurz erwähnt. Sie werden im folgenden Abschnitt systematisch besprochen (vgl. Tabelle 75).

6. Stichverletzungen des Thorax

Bei Stichverletzungen der unteren Hals- und oberen Thorakalregion liegt oft auch eine solche des Thorax vor. Es können sowohl die Lungen, das Perikardium, das Herz und die großen Gefäße, auch der Ösophagus und die Trachea mitverletzt sein. Diese Verletzungen können Folge multipler Stichwunden der Hals-/Nackenregion sein.

Stichwunden der Lungen können einen Pneumothorax nach sich ziehen oder einen Hämopneumothorax oder eine Hämothorax.

Tabelle 75. Die wesentlichen Verletzungen bei zivilen Schußverletzungen und Stichwunden der Hals-/Nackenregion. (Aus Ordog 1987)

Verletzung	% Patienten	
	Schuß-verletzung	Stich-verletzung
Halsmarkverletzung mit Quadriplegie	9	0
Halsmarkverletzung mit Hemisektion	0	3
Brustmarkverletzung mit neurologischem Befund	6	0
Lazeration des Larynx	4	1
Pneumo- und/oder Hämothorax	27	17
Größere Arterienverletzungen	16	2
Größere Venenverletzungen	16	3
Arteriovenöse Fisteln	6	0
Lazeration des Ösophagus	6	0
Frakturen der Mandibula	16	0
Lazeration der Speicheldrüsenausführungsgänge	3	2
Schädelfrakturen, Hirnverletzungen	6	1
Verletzungen des Plexus brachialis	6	1
Verletzungen des N. facialis	2	1
Verletzungen anderer Hirnnerven	0	4
Geringfügige oberflächliche Gefäßverletzungen	4	19

Die *klinischen Bilder* können mit *Tetra-* oder *hohen Paraplegien* vergesellschaftet sein.

Neben einer *Stichverletzung des Rückenmarks*, können zusätzlich die *Aorta*, die *A. pulmonalis* oder die *pulmonalen Venen* mitverletzt sein. Häufig sind Blutungen aus den Aa. mammaria int. oder Aa. intercostales.

Stichverletzungen des Herzens führen zu einer Tamponade des Herzens. Sie können mit Schäden am Rückenmark kombiniert sein. Meist sind diese Verletzungen die Folgen von zwei Stichwunden.

Das *Diaphragma* kann durch eine Stichwunde lazeriert sein. *Anteile des Magens und des Kolon können im Thorax* gefunden werden.

7. Abdominelle Stichwunden

Fast jedes abdominelle Organ und fast jedes Blutgefäß kann verletzt sein. Retroperitoneale Blutungen sind ein häufiges Ereignis.

8. Verletzungen der Extremitäten

An den Extremitäten können Stichverletzungen vorliegen, die Verletzungen können aber auch die Folge von Schlägen und Tritten sein.

9. Verletzungen der Wirbelsäule

Ein Messer kann zu Frakturen einer Deckplatte führen, tief in einen Wirbelkörper eindringen oder einen solchen völlig durchdringen. Oft bleibt das Messer stecken, der Angreifer ist nicht in der Lage, es herauszuziehen. Der Messergriff kann von der Schneide abbrechen.

Lipschitz (1967) berichtete über chronische epidurale Granulome als Folge von Stichwunden.

An die Möglichkeit einer Liquorrhoe oder Liquorfistel muß gedacht werden.

10. Verletzungen der großen Gefäße der Hals-/Nackenregion bei hohen zervikalen Stichwunden

Jede Verlaufstrecke der A. carotis kann verletzt sein, weniger häufig ist die A. vertebralis verletzt. Die Gefäße können entweder nur einen Einschnitt zeigen, oder aber völlig durchschnitten sein. Die Blutungen sind durchwegs erheblich, es können sich große Hämatome in der Hals-/Nackenregion ausbilden.

11. Verletzungen des Plexus brachialis

Die Messerschneide kann den Plexus brachialis durchtrennen und der Patient kann eine Plexusparese davontragen, zusätzlich zu einer Para- oder Tetraplegie.

12. Häufigkeit

Stichverletzungen von Wirbelsäule und Rückenmark sind in europäischen Ländern und in den USA sehr viel seltener als in Südafrika, wenngleich auch in den USA eine Zunahme dieser Verletzungen zu verzeichnen ist (St. JOHN u. RAND 1953; RAND u. PATTERSON 1953; ROSENBERG 1957).

13. Morbidität und Mortalität

Stichverletzungen der Hals-/Nackenregion haben eine geringere Morbidität und Mortalität als Geschoßwunden. Weitere Details finden sich in den mitgeteilten Serien.

14. Klinische Befunde

Der *spinale Schock* bestand nach LIPSCHITZ normalerweise weniger als 24h, bildete sich in einigen Fällen aber erst nach 3–4 Tagen zurück. *Metallische Fremdkörper* können nicht nur *röntgenologisch*, sondern auch mit Hilfe der *Computertomographie* nachgewiesen werden.

Die *großen Gefäße des Halses* können durchtrennt sein; das klinische Bild einer Halbseitenlähmung kann sehr schwierig abzugrenzen sein von einer solchen, die durch eine Rückenmarksverletzung bedingt ist. *Partielle Durchtrennung* der Wand der *A. carotis* kann *ausgedehnte Blutungen* nach sich ziehen oder es können sich *traumatische Aneurysmen* herausbilden. LIPSCHITZ teilte die interessante Beobachtung eines verstorbenen Patienten von KEMP mit, bei dem beide Aa. vertebrales vollständig durchtrennt waren. Der Tod trat erst nach 2 Tagen ein. Der Kollateralkreislauf durch den Circulus arteriosus cerebri Willisii reichte nicht aus. Die Gewebestrukturen der hinteren Schädelgrube zeigten anoxische und ödematöse Schäden.

15. Pathomorphologische Befunde

Die meisten Patienten mit Stichverletzungen des Rückenmarks sterben nicht in der akuten Phase; der Tod ist normalerweise das Ergebnis hinzutretender Komplikationen. Kommt es jedoch in der akuten Phase wegen begleitender Verletzungen zum Tod, so ist je nach der Beschaffenheit des Angriffsobjektes die Dura eröffnet und das Rückenmark teilweise oder vollständig scharf durchtrennt, oder aber die Dura ist intakt geblieben und das Rückenmark ist breitflächiger lazeriert. Je schärfer das verletzende Instrument ist, desto größer sind die Blutungen, die aus durchtrennten Arterien und Venen stammen und die sich nach proximal und distal ausdehnen können. Knochenfragmente können in das Rückenmark eingetrieben sein und zu zusätzlichen Schäden führen.

In vielen Fällen sind die *Stichwunden multipel*; in etwa einem Drittel dieser Fälle liegen noch zusätzliche *weitere schwere Verletzungen*, wie *Wunden* der *Lungen*, von *Magen*, *Darm*, *Milz* und *Zwerchfell* vor (LIPSCHITZ 1976). Sechs Prozent der Patienten dieses Autors wurden in comatösem Zustand eingeliefert infolge von gleichzeitig bestehenden Schädelhirnverletzungen. Die Verletzungen des Rückenmarks können, besonders bei diesen Fällen leicht übersehen werden, da die Hautwunden je nach verwendetem Angriffsobjekt oft nur einige Millimeter messen können.

Bei etwa einem Drittel der Patienten lag eine *vollständige Durchtrennung des Rückenmarks*, bei 2/3 eine *partielle* vor (Abb. 198, 199). Unter den partiellen

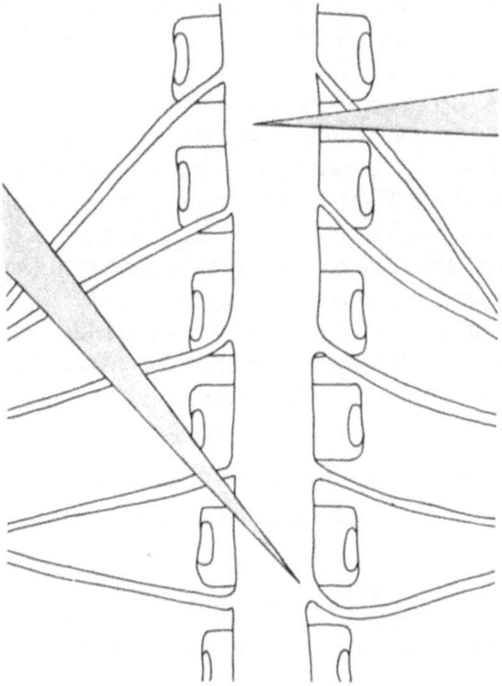

Abb. 198. Schema einer Messerverletzung (*linke Seite* des Diagramms), die eine Tetraplegie verursacht, und einer Messerverletzung (*rechte Seite* des Diagramms), die eine Paraplegie sowie eine Plexus brachialis-Läsion verursacht. (Aus Lipschitz 1970)

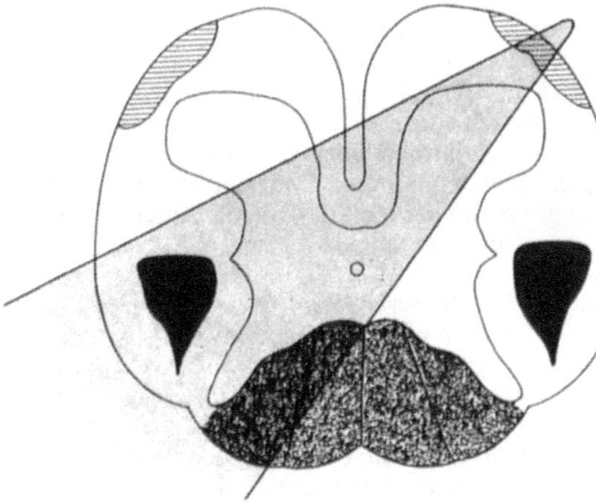

Abb. 199. Möglicher Mechanismus bei Verletzung der Pyramidenbahnen und der Hinterstränge auf der einen Seite durch einen einzigen Stich (der klaren Darstellung wegen werden nur die wichtigsten Bahnen gezeigt). (Aus Lipschitz u. Block 1962)

Läsionen fand sich in 18% ein klassisches *Brown-Séquard-Syndrom*, und eine gleiche Zahl zeigte ein atypisches Syndrom (LIPSCHITZ).

Oft stimmt die Höhe der Hautwunde nicht mit der der Rückenmarksverletzung überein. LIPSCHITZ beschrieb Patienten, bei denen die Verletzung des Rükkenmarks bis zu 2 Segente höher und bis zu 5 Segmente niedriger lag als die Hautwunde. Etwa 6% dieser Serie zeigten ein *Abfließen von Liquor aus der Stichwunde*. Obwohl die Hautwunden häufiger infiziert sind, kommt es, falls Antibiotica gegeben werden, nur in 4% zu tieferreichenden Infektionen. Die Infektion kann sich als *akute bakterielle Meningitis* manifestieren, oder aber es kann zu *epi-* oder/und *subduralen Abszessen* kommen.

Nach GENTLEMAN u. HARRINGTON (1984) erleidet etwa ein Drittel der Patienten mit Stich- und Schnittverletzungen von Wirbelsäule und Rückenmark eine völlige Durchtrennung des Rückenmarks.

16. Spätmyelopathien durch zurückgebliebene Fremdkörper nach Stichverletzungen

Spätmyelopathien durch zurückgebliebene Fremdkörper nach Stichverletzungen (Tabelle 76) wurden von einer Reihe von Autoren beschrieben (GUILLAIN u. GARCIN 1931; ANTONELLI 1932; JONES 1943; CASTILLO u. KAHN 1950; ADORNATO u. COLLIS 1972; WOLF 1973). Von diesen Patienten erhielten 8 Stichverletzungen der Thorakalregion und einer eine solche der Zervikalregion. Fünf von ihnen hatten unmittelbar neurologische Ausfälle. Der Beginn der Spätmyelopathie betrug zwischen 17 Monaten bis 36 Jahren nach der Verletzung. Die neurologischen Störungen bestanden in Monoparesen oder Paraparesen. Sämtliche Patienten wurden operiert, bei 5 von ihnen besserte sich der Befund nach der Operation, bei 3 trat keine Besserung auf und der Befund bei einem Patienten hatte sich nach dem operativen Eingriff verschlechtert (JONES u. WOOSLEY 1981).

Die Art der metallischen Fragmente spielt eine große Rolle. MCFADDEN (1972) fand eine ausgeprägte entzündliche Reaktion gegen Sterlingsilber, eine nur geringe Reaktion auf Gold, Platinum und Tantalium. Schwere Nekrosen und Narbenbildungen wurden nach Kupfer beschrieben (OTT et al. 1976), weniger ausgeprägte Reaktionen fanden sich bei Nickel und Blei (SIGHTS u. BYE 1970). Weitere Einzelheiten über die Reaktion des Zentralnervensystems auf verschiedene Metalle und aus ihnen hergestellte Implanate finden sich im Beitrag über die Schädelhirnverletzungen, Bd. 13/VI.A.

ANTONELLI (1932) teilte die Befunde eines Patienten mit, der im Alter von 16 Jahren eine Stichverletzung erlitten hatte und der im Alter von 50 Jahren eine Paraplegie entwickelte. Eine Messerschneide wurde aus dem Spinalkanal entfernt, es trat klinisch keine Besserung auf.

GUILLAIN u. GARCIN (1931) berichteten über einen 25jährigen Maler, der eine Stichverletzung im Rücken erlitten hatte, die eine Schwäche in einem Bein hinterließ. Zwei Jahre später wurde er in die französische Armee eingezogen, wo ein typisches Brown-Séquard-Syndrom festgestellt wurde. *Röntgenaufnahmen der Wirbelsäule* zeigten eine abgebrochene Messerschneide im Spinalkanal. Der Patient lehnte einen operativen Eingriff ab. Fünf Jahre später war er paraplegisch. Die Messerschneide wurde operativ entfernt, das Brown-Séquard-Syndrom blieb jedoch bestehen.

JONES (1943) veröffentlichte die Befunde eines 25jährigen, der eine Stichverletzung der Brustwirbelsäule ohne neurologische Ausfälle erlitt. Er entwickelte 18 Jahre später eine spastische Paraparese, eine Messerschneide wurde im Spinalkanal festgestellt. Dem operativen Eingriff folgte keine klinische Besserung; der Patient starb 4 Monate später. Das Rückenmark war von Eisenfragmenten infiltriert und wies eine Atrophie und Gliose auf.

WOLF (1973) berichtete über einen 43jährigen Mann, der 23 Jahre früher eine Stichverletzung des Rückens erlitten hatte, ohne daß Beschwerden mit Ausnahme einer

Tabelle 76. Zusammenfassung der veröffentlichten Beobachtungen verspätet einsetzender Myelopathie nach Stichwunden der Wirbelsäule und/oder Rückenmark mit zurückgebliebenen Fremdkörpern. (Aus F. D. Jones u. R. Woosley 1981)

Autor Jahr	Alter des Patienten bei der Verletzung	Unmittelbarer neurologischer Befund	Beginn und Typ der verspätet einsetzenden neurologischen Befunde	Ergebnisse nach der Operation
Guillain u. Garcin (1931)	17	Leichte Monoparese	2 Jahre, Brown-Séquard Syndrom 5 Jahre Paraplegie	Besserung
	21	Monoparese	17 Monate, Brown-Séquard Syndrom	Keine Besserung
Antonelli (1932)	16	Paraparese	36 Jahre, Paraplegie	Keine Besserung
Jones (1943)	25	Keiner	18 Jahre, spastische Paraparese	Keine Besserung
Castillo u. Kahn (1950)	20	Leichte Monoparese	19 Jahre, Monoparese	Besserung
Adonato u. Collis (1972)	36	Keiner	11 Jahre, Hemiparese	Besserung
Wolf (1973)	38	Parästhesien, Taubheitsgefühl des linken Beines	21 Jahre, spastische Paraparese	Besserung
Jones u. Woosley (1981)	38	Keiner	8 Jahre, Brown-Séquard Syndrom	Besserung

leichten Schwäche des linken Beines zurückblieben, die aber nach 3 Monaten verschwand. 13 Jahre später bemerkte der Patient Koordinationsstörungen des linken Beines beim Tanzen. Die Schwäche im linken Bein wurde ausgeprägter. Es lag schließlich eine spastische Parese des linken Beines vor. Es bestand eine Sensibilitätsstörung unterhalb von Th4. *Röntgenaufnahmen der Wirbelsäule* zeigten eine Messerschneide im Spinalkanal bei Th4. Es stellte sich bei der Operation heraus, daß sie das Rückenmark durchbohrt hatte. Unmittelbar nach der Operation verschlechterte sich der klinische Befund und zeigte danach Besserung.

JONES u. WOOSLEY (1981) berichteten über eine Beobachtung. Ein 46jähriger entwickelte innerhalb von 10 Tagen eine zunehmende Schwäche des rechten Beines und Taubheitsgefühl. Die Blasen- und Mastdarmfunktionen waren 2 Tage vor der Aufnahme gestört. Auf eingehendes Befragen gab der Patient an, daß er vor 8 Jahren einen Stich mit einem Fischmesser in die Brustwirbelsäule erlitten hatte. Zur Zeit der Verletzung lagen keine neurologischen Ausfälle vor. Die Wunde war primär verschlossen worden. Eine Woche später entwickelte sich eine Infektion des subkutanen Gewebes an der Einstichstelle. Teile der Messerschneide wurden gefunden und entfernt. Man nahm zu dieser Zeit an, daß nun die gesamte Schneide entfernt worden war; es wurden keine Röntgenaufnahmen gemacht. Ein Jahr vor der stationären Aufnahme war eine transiente Paraplegie für etwa eine Stunde aufgetreten, nachdem ein Baumast auf seine Schultern gefallen war. Die Störungen bildeten sich jedoch vollständig zurück.

Bei der *Operation* wurde eine Laminektomie bei Th5–Th6 vorgenommen. Die umliegende spinale Dura war gespannt und ragte nach posterior vor. Die Messerschneide hatte den linken Pedikel von Th6 durchdrungen, die spinale Dura mater und wahrscheinlich auch das Rückenmark und blieb im rechten Pedikel stecken. Die Arachnoidea war verdickt, eine harte Kapsel von etwa 2 mm Dicke umgab die Messerspitze. Im Narbengewebe fanden sich rostiges Material und braunes Pigment, es lag jedoch kein Pus vor. Messerspitze und Narbengewebe wurden entfernt. Ein Jahr später vermochte der Patient mit spastischem Gang zu gehen.

In allen diesen Fällen lag der Fremdkörper, Teile einer Messerschneide, im Spinalkanal. Es handelte sich jeweils um eine Spätmyelopathie, während die ursprüngliche Gewalteinwirkung über viele Jahre von einer symptomfreien Periode gefolgt war. Eine zweite „geringfügige" Gewalteinwirkung führte innerhalb kurzer Zeit zu einer wesentlichen Verschlechterung des Befundes an der ursprünglichen Stelle. Man kann theoretisieren, daß sich dabei bindegewebige Verwachsungen und Adhäsionen lösten, so daß der jeweilige Fremdkörper „locker" wurde und das Rückenmark irritieren konnte. Eine andere Möglichkeit besteht darin, daß sich progressiv eine Fremdkörperreaktion auf den im Gewebe verbliebenen metallischen Fremdkörper entwickelt.

Die operative Entfernung des Fremdkörpers hat in einigen Fällen zu einer Besserung der klinischen Befunde geführt, während in anderen der Befund gleich blieb oder sich verschlechterte. Fremdkörper, wie Knochensplitter oder Metallteile, sollten, wenn sie entfernt werden, frühzeitig entfernt werden.

17. Chronische infektiöse Prozesse des Rückenmarks und seiner Häute nach Stichverletzungen

Chronische infektiöse Prozesse können nach Stichverletzungen von Wirbelsäule und Rückenmark zu Spätschäden führen, etwa eine Messerspitze kann intradural liegen bleiben. LIPSCHITZ (1967) beschrieb zwei Patienten aus seiner Serie von 252, die eine progressive Paraparese nach Ausbildung von epiduralen Granulomen entwickelten.

MACCARTY u. MENDELSOHN (1954) berichteten über einen osteomyelitischen Prozeß mit einer Hohlraumbildung bei C1, 50 Jahre nach einer Schußverletzung in dieser Region; das Geschoß war liegengeblieben.

An eine weitere Schädigungsmöglichkeit muß noch gedacht werden. Das Rückenmark folgt den Bewegungen der Wirbelsäule. Fixierung des Rückenmarks durch Anteile einer Messerschneide kann diese Bewegungen einschränken und behindern.

In einer Beobachtung von ADORNATO u. COLLIS (1972) zeigte der Patient Anzeichen einer Myelopathie nach Beugung des Halses und Kopfes. In einer weiteren Beobachtung ging den neurologischen Störungen ein Kfz-Unfall voraus (WOLF 1973).

18. Auswahl aus mitgeteilten Kasuistiken und Serien

CASTILLO u. KAHN (1950) berichteten über einen Patienten, bei dem eine abgebrochene Messerklinge von etwa 6,5 cm in Wirbelsäule und Rückenmark für mehrere Jahre verblieb. Die abgebrochene Messerklinge hatte eine longitudinale Myelotomie des Rückenmarks zur Folge. Der Patient hatte keine wesentlichen Komplikationen nach operativer Entfernung der abgebrochenen Messerspitze.

KORNOBIS (1961) berichtete über zwei Fälle eigenartiger Schnittverletzungen bei Selbstmord. Ein 55jähriger Alkoholiker fügte sich mit einem Rasiermesser neben mehreren oberflächlichen Verletzungen eine 10 cm lange, bis 6 cm tiefe Schnittwunde am Nacken zu, die zwischen dem 2. und 3. Halswirbel die Dura mater und das Rückenmark durchtrennte. Der Tod *trat* offenbar rasch ein.

Eine 52jährige Schizophrene brachte sich mit einem Küchenmesser zahlreiche Schnittwunden am Hals und Nacken bei, wobei jedoch größere Schlagaderäste nicht verletzt wurden. Sie überlebte die Verletzungen etwa 6 h. Als Todesursache wurde Blutverlust und Schock angenommen.

Ein Geisteskranker brachte sich mit einem Messer tiefe Schnitte im Nacken bei, das Rückenmark zwischen dem 3. und 4. Halswirbel wurde verletzt (KORNOBIS 1961).

LIPSCHITZ u. BLOCK (1962) berichteten über 130 Stichverletzungen des Rückenmarks, die in einem Zeitraum von 4 1/2 Jahren von 1955–1959 in Südafrika behandelt worden waren. LIPSCHITZ (1967) veröffentlichte weitere 122 Beobachtungen, die er in den folgenden 8 Jahren beobachten konnte. Es handelt sich damit um eine Gesamtzahl von 252 Patienten. Insgesamt fanden sich 86 Begleitverletzungen. In diesem Hospital wurden vor 1960 mehr als 5000 Stichverletzungen pro Jahr behandelt, jetzt sind es nur noch 2500 pro Jahr!

Insgesamt waren 12 der Patienten bei der Aufnahme wegen begleitender Hirnverletzungen bewußtlos.

WRIGHT (1965) veröffentlichte die Krankengeschichte eines Patienten mit einem Abszeß des Rückenmarks nach einer Stichverletzung. Nach operativer Drainage erfolgte eine gute Rückbildung der Symptome. Der Patient wurde mit Antibiotica behandelt. Bakterienkulturen ergaben Klebsiella pneumoniae und eine nichtidentifizierbare Streptokokkusspezies.

NAGOULITCH et al. (1968) veröffentlichten eine Serie von 50 Patienten, die penetrierende Rückenmarksverletzungen erlitten hatten; 30 von ihnen hatten Schußverletzungen und die restlichen 20 Stichverletzungen. Bei keinem Patienten dieser Serie fanden sich steckengebliebene Anteile der Schneide.

KEY u. RETIEF (1970), die über eine Serie von 300 Rückenmarksverletzungen berichteten, von denen 70 Stichverletzungen waren, konnten keine steckengebliebenen Schneidenanteile nachweisen.

ADORNATO u. COLLIS (1972) veröffentlichten die Krankengeschichte von zwei Patienten, bei denen röntgenologisch und operativ Anteile der Schneide nachgewiesen werden konnten. Die klinischen Erscheinungen traten erst nach einem längeren Zeitraum auf.

WOLFE (1973) veröffentlichte die Krankengeschichte eines 35jährigen Patienten, der eine Stichverletzung des Rückens erlitt und lediglich eine vorübergehende Parästhesie in einem Bein aufwies und dann für 21 Jahre asymptomatisch war, der dann eine progressive Myelopathie aufwies. Acht Jahre später zeigte er ein Brown-Séquard-Syndrom bei Th7. *Röntgenaufnahmen* zeigten die abgebrochene Spitze eines Messers. Nach operativer Entfernung trat einige Besserung auf.

19. Stichverletzungen am kraniozervikalen Übergang

Eine *Sonderform* stellen jene *Stichverletzungen* dar, bei denen die *penetrierenden Verletzungen des Spinalkanales im Bereich des kraniozervikalen Überganges*, besonders zwischen *Okziput und Atlas* vorliegen. STAUB (1838) sowie WEISS (1877) teilten Beobachtungen mit, bei denen penetrierende Verletzungen zwischen Okziput und Atlas bestanden, die das Rückenmark jeweils halb oder vollständig durchtrennt hatten; beide Verletzungen waren tödlich.

COURTIN (1883) teilte eine Beobachtung mit, bei welcher der Bogen des Atlas durchdrungen worden war.

20. Brown-Séquard-Syndrom bei Stichverletzungen des Rückenmarks

Ein partielles Brown-Séquard-Syndrom des Rückenmarks ist häufig, das volle klinische Syndrom dagegen selten.

Fünf Stichverletzungen des Rückenmarks waren von Brown-Séquard (1869) beschrieben worden.

Fall 1: Ein 35jähriger erlitt eine Stichverletzung im hinteren Halsbereich, etwas links von der Mittellinie. Er erlitt eine Rückenmarksverletzung mit Lähmung der rechtsseitigen Gliedmaßen, „eine Hyperästhesie der 4 Sinnesqualitäten im rechten Bein, mit Anästhesie für Berührung in den linksseitigen Extremitäten und Zeichen von vasomotorischer Lähmung im Gesicht und Auge auf der rechten Seite.“ Der gleiche Patient wurde 12 Jahre später von Hughling JACKSON untersucht. Er stellte fest, daß sich die rechtsseitige Lähmung weitgehend gebessert hatte. Der Patient hatte geheiratet und gab an, daß die Sexualfunktionen nicht sehr herabgesetzt waren, daß er aber Schwierigkeiten habe, den Urin zu halten.

Fall 2: 22 jährige Patientin, die eine Stichverletzung mit einem Taschenmesser etwas links vom 7. Halswirbel erhielt. Die Folge war eine Stichwunde der rechten Hälfte des Rückenmarks, nahe dem letzten Spinalwirbelpaar des letzten Zervikalsegmentes. Es bestand eine Lähmung und Hyperästesie der rechten unteren Extremitäten und Zeichen von vasomotorischer Lähmung des Gesichtes, des Ohres und Auges der gleichen Seite, eine vollständige Anästhesie für Berührung, Kitzeln, Wärme- und Kälte- sowie Schmerzempfindung in der linken unteren Extremität mit Erhaltenbleiben der Willkürmotorik. Die rechtsseitige Miosis zeigte wahrscheinlich ein Horner-Syndrom. Einige Monate später hatte die Patientin Beweglichkeit der linken unteren Extremität und einige Rückbildung der Berührungsempfindung.

Fall 3: 25jähriger Mann, der hinter dem linken Ohr von einem Dolch verletzt wurde. Es bestand eine Wunde der Halsmarkregion, Lähmung der rechten Extremitäten, Verengung der Pupille auf der gleichen Seite, Anästhesie auf der linken Seite.

Fall 4: Dieser Patient von BOYER (1831) war bereits von EVE (1851) veröffentlicht worden. Ein Trommler der französischen Nationalgarde war in dorsolateralen Anteilen der rechten Nackenregion von einem Säbelhieb verletzt worden. Der Patient erlitt eine sofortige Lähmung der rechtsseitigen Extremitäten und eine Anästhesie der linken Körperseite. Später besserte sich die Lähmung des rechten Beines, nicht jedoch die des rechten Armes und die Anästhesie der linken Körperseite.

Fall 5: Dieser Patient war bereits von BEGIN (1840/1841) veröffentlicht worden. Er war an der rechten Nackenseite verletzt worden und starb 4 Tage später. Zunächst bestand eine Lähmung auf der gleichseitigen Körperseite mit Erhaltenbleiben der Sensibilität. Es finden sich keine Angaben über die Sensibilität der linken Körperseite. Bei der *Autopsie* wurde ein Stück der Messerschneide in der Wirbelsäule gefunden, die Spitze hatte hintere Pharynxanteile zwischen 6. und 7. Halswirbel durchdrungen. Die rechte Seite des Rückenmarks wurde durchtrennt von der Hinterwurzel zum Sulcus med. ant.

CABEZUDO et al. (1980) berichteten über einen 9jährigen Jungen, der vom Fahrrad stürzte und eine penetrierende Stichwunde des Rückenmarks, die von anterior erfolgte, erlitt. Es lag ein Liquorabfluß über einen Zeitraum von 2 Tagen vor. Klinisch lag ein inkomplettes Brown-Séquard-Syndrom vor. Die Behandlung war konservativ, es kam zu einer guten funktionellen Besserung.

HAMMOND (1906) berichtete über eine Stichverletzung etwas linksseitig des 5. und 6. Brustwirbelkörpers. Der Patient entwickelte ein Brown-Séquard-Syndrom, das sich nach 32 Tagen teilweise zurückgebildet hatte.

21. Stichverletzungen der Cauda equina

Über Stichwunden der Cauda equina berichteten LE BLANC et al. (1969) und RAND u. PATTERSON (1929). Beide Autoren nahmen End-zu-End Anastomosen der durchschnittenen Nervenwurzeln mit guten Ergebnissen vor.

22. Verletzungen des Rückenmarks durch Glassplitter

a) Einführung

Verletzungen des Rückenmarks durch Glassplitter wurden von TOPLIFF u. DALY (1931), BUCZYNSKI u. MARKOWSKI (1974), BAGHAI u. SHEPTAK (1982) sowie ISU et al. (1985) mitgeteilt. Diese Verletzungen, die eine Sonderform der Stich- und Schnittverletzungen darstellen, werden in einem gesonderten Kapitel dargestellt, da sie diagnostisch Schwierigkeiten stellen können.

b) Mitgeteilte Kasuistiken

DIETRICH u. FRIED (1967) berichteten über eine spinale Liquorfistel nach einer Glassplitterverletzung. Ein 9jähriger Schüler stürzte beim Spielen in eine Glasflügeltür und zog sich stark blutende Wunden, unter anderem auch unterhalb des Hinterhauptbeines links zu. Die Schnittwunden wurden ambulant durch eine primäre Naht versorgt. Die Schnittwunde reichte bis zur Faszie. Es entwickelte sich eine Leptomeningitis.

Bei einem *neurochirurgischen Eingriff* stieß man nach Erweiterung der Schnittwunde in 3 cm Tiefe auf den Glassplitter, der etwa 3 cm lang war und sich in einer bereits mit Granulationsgewebe ausgekleideten Höhle befand. In der Spitze der Granulationshöhle war die Dura mater im Bereich einer Wurzeltasche eröffnet, in der Tiefe war die Wurzel des HWK 12 links zu sehen, ebenso der laterale Anteil des Halsmarkes. Die Spitze eines Glassplitters saß wenige Millimeter davon entfernt. Komplikationsloser postoperativer Verlauf.

BUCZYNSKI u. MARKOWSKI (1974) beschrieben die Befunde bei einem 51jährigen Patienten, der rückwärts in eine Glastür gefallen war und eine Stichwunde im Nacken nahe der Haargrenze erlitt. Ein Glasfragment von 3 cm Länge wurde in einem Notaufnahmeraum entfernt und die Wunde genäht. Da aber eine Tetraplegie bestand, wurde der Patient in ein Rehabilitationszentrum verlegt. Die Sensibilität unterhalb Th 2 war aufgehoben. Die Muskulatur war paretisch. Eine *Röntgenaufnahme der Halswirbelsäule* zeigte einen dreieckigen Fremdkörper im Bereich von C4/C5 innerhalb des Wirbelsäulenkanals. Man nahm an, daß es sich um ein Glasfragment handle. Bei einem *operativen Eingriff* ließ sich eine Durchtrennung der Dura mater und weichen Häute bei C4 wahrnehmen. Drei dicke Glasfragmente ragten in das Halsmark, zwei schmälere und ein größerer von 25 × 15 × 3 mm. Die Glassplitter wurden entfernt und die Dura geschlossen.

Nach der Operation trat keine Besserung des Befundes ein, der Patient starb 2 Wochen nach dem operativen Eingriff an Herz-Kreislaufversagen.

Die *Autopsie* zeigte eine Öffnung mit zerrissenen Kanten und ein Blutkoagulum der spinalen Dura mater in deren dorsalen Anteilen, etwas links von der Mittellinie, Krümeliges weißes Gewebe des Rückenmarks prolabierte durch diese Öffnung. Etwa 2 cm von dieser Öffnung war der Durchmesser des Rückenmarks verkleinert, Konturen waren nicht mehr sichtbar. Die zentralen Anteile des Rückenmarks waren nekrotisch, die äußeren teilweise erhalten. Die *histologische Untersuchung* zeigte eine Verflüssigungsnekrose mit beginnendem mobilem Abbau.

BAGHAI u. SHEPTAK (1982) berichteten über eine ungewöhnliche penetrierende Verletzung des Lumbalraumes durch ein Glasfragment.

Der 38jährige Patient erlitt eine Lazeration der rechten Lumbosakralregion, als eine gläserne Tischplatte, auf der er saß, zerbrach. Ein Glasfragment durchdrang die rechte Paravertebralregion. Es bestand eine kleine, etwa 1,5 cm lange Lazeration in der rechten Lumbalregion. Er klagte über milde Rückenschmerzen. Die neurologische Untersuchung ergab normale Befunde. Die *Röntgenaufnahmen der Lumbalregion* waren unauffällig.

Am nächsten Tag verspürte der Patient schwere Kopfschmerzen beim Gehen. Er hatte weiterhin Taubheitsgefühl an den Zehen des rechten Fußes. Es lag kein Anhalt für eine Liquorrhoe vor.

Die erneute Betrachtung der Röntgenaufnahmen ließ ein zugespitztes Fragment im Bereich von L4/L5 erkennen. Ein Computertomogramm zeigte ein Glasfragment, das die spinale Dura mater durchdrungen hatte, dessen Spitze lag im L4/L5 Zwischenwirbelraum.

Bei der *Operation* zeigte sich, daß das Glasfragment zwischen den Laminen von L4 und L5 eingedrungen war, hintere und vordere Duraanteile durchdrungen hatte und mit seiner Spitze in der Zwischenwirbelscheibe zwischen L4/L5 steckenblieb. Die posteriore Lazeration der spinalen Dura mater betrug etwa 1 cm. Es lag eine Liquorrhoe vor. Es fand sich mäßig viel Liquor im Epiduralraum.

Die Auswertung der Beobachtungen zeigt, daß große Sorgfalt aufgewendet werden muß, alle Glassplitter sofort zu entfernen. Zurückgebliebene Glasfragmente können zu Komplikationen führen, die auch, wie die Beobachtung von BUCZYNSKI u. MARKOWSKI (1974) zeigt, tödlich verlaufen können. An das Vorliegen von Liquorrhoen und Liquorfisteln und damit der Wahrscheinlichkeit von entzündlichen Prozessen muß gedacht werden. Wichtig ist der Hinweis, daß manche Glassplitter (Bleiglas) röntgenologisch gut nachweisbar sind. Die Computertomographie kann ebenfalls wichtige Hinweise geben.

23. Verletzungen des Rückenmarks durch Akupunkturnadeln

a) Historisches

Akupunktur wird in Japan seit dem 6. Jahrhundert praktiziert. Bei einer Technik „Okibari“ genannt, werden feine goldene, silberne oder Edelstahlnadeln durch die Haut in das subkutane Gewebe eingeführt und dann an der Hautoberfläche abgeschnitten. Sie können röntgenologisch nachgewiesen werden.

b) Komplikationen

Komplikationen nach Akupunktur wurden beschrieben von NIEDA et al. (1973), KUIPER (1974), HUSSAIN (1974), STACK (1975), ALLISON u. KRAVITZ (1975) sowie SCHLENKER u. HUEGEL (1976). Die Komplikationen bestanden in einem *Pneumothorax* (KUIPER 1974; STACK 1975), in einer *Herztamponade* (NIEDA et al.

1973), in einer *Chondritis des Ohres* (ALLISON u. KRAVITZ 1975) sowie in einer Serumhepatitis (HUSSAIN 1974).

c) Mitgeteilte Kasuistiken

Eine Verletzung des Rückenmarks durch eine Akupunkturnadel wurde von SHIRAISHI et al. (1979) beschrieben:

Ein 30jähriger Patient hatte seit seinem 15. Lebensjahr Migräneattacken. Er wurde mit der „Okibari" Methode behandelt. Etwa 20 Nadeln wurden in die Okzipital- und Nuchalregion eingeführt. Etwa 6 Monate später stürzt der Patient auf einer Treppe und schlug mit seinem Nacken auf. Er war nicht bewußtlos. Sechs Stunden später trat eine Hypalgesie der rechten Hand auf und Schwäche im linken Bein. Am nächsten Morgen bestand eine Ptosis des linken Augenlides. Es lag eine Aufhebung der Schmerz- und Temperaturempfindung unterhalb der Schulter auf der rechten Seite vor. Die Schweißsekretion auf der linken Körperhälfte war herabgesetzt. *Röntgenaufnahmen der Halswirbelsäule* zeigten etwa 20 Akupunkturnadeln in oberflächlichen und tiefen Anteilen der Okzipital- und der Nuchalregion. Im *Computertomogramm* fand sich eine der Nadeln im Spinalkanal bei C2. Durch einen operativen Eingriff wurde die Edelstahlnadel entfernt, die bei C2 im Halsmark steckte. Ein Jahr später fand sich eine leichte Besserung der Schwäche im linken Bein, sonst jedoch keine Änderung im neurologischen Befund.

Eine der Akupunkturnadeln war bei dem Sturz in das Halsmark gedrückt worden. Es handelte sich demnach um eine traumatische Myelopathie durch eine Akupunkturnadel.

KONDO et al. (1979) berichteten über eine 62jährige Patientin, die wegen Muskelsteifigkeit der Nackenmuskulatur mit Akupunktur behandelt worden war. Fünf Jahre später entwickelte sich eine ständig zunehmende Hypalgesie und Hypothermästhesie im Bereich der rechten Körperhälfte. *Röntgenaufnahmen der Halswirbelsäule* und ein *Computertomogramm* zeigten eine abgebrochene Spitze einer Akupunkturnadel zwischen dem 1. und 2. Halswirbelkörper, die in das Halsmark reichte. Die Nadel wurde operativ entfernt. Es trat eine mäßiggradige Besserung auf.

Das zufällige Abbrechen einer Akupunkturnadel („Sesshin") während einer Akupunktur ist nicht häufig, wird aber als eine der wesentlichen Komplikationen angesehen. Abgebrochene Nadeln können zu Schmerzen führen oder zu Dyspnoe als Folge eines Pneumothorax oder Hämothorax (SPRING 1975).

X. Blastverletzungen des Rückenmarks

Sowohl im 1. als auch 2. Weltkrieg wurden Fälle mitgeteilt, in denen Paraplegien bei Soldaten auftraten, die sich in unmittelbarer Nähe von Explosionen befanden (CLAUDE u. LHERMITTE 1915; DAVISON 1945). Zunächst war angenommen worden, daß die geweblichen Veränderungen am Rückenmark die Folgen von plötzlichen abrupten Änderungen von Gasdruck im Gewebe seien, jedoch ergab eine genauere Analyse, daß diese Gewebeschäden die Folge direkter und indirekter Gewalteinwirkung waren, hauptsächlich auf Verzögerungstraumen beruhten.

Die *physikalischen Eigenschaften von Schockwellen*, auch solchen in unmittelbarer Nähe von Detonationen, wurden im Beitrag über Schädelhirnverletzungen Bd. 13/VI.A beschrieben.

Blast Verletzungen sind die *Folgen* von *Einwirkung* von *Schockwellen* oder *naher Explosionen* oder *Detonationen* auf den lebenden Körper. Derartige hochturbulente Schockwellen haben ihre hauptsächlichen Wirkungen an Organen, die Gase enthalten, wie Lungen, Darm und Ohr. Organe wie Herz, Niere, Gehirn oder Rückenmark, die Gas nur physikalisch gelöst enthalten, zeigen gewöhnlich multiple Blutungen.

Schockwellen können durch 4 Mechanismen zu traumatischen Körperschäden führen: (1) Die *Energie der Schockwelle* kann den *Körper so beschleunigen*, daß er (a) einem *direkten Beschleunigungstrauma* ausgesetzt ist, oder (b) *direkt gegen Objekte* oder den *Boden geschleudert* und dabei plötzlich abrupt verzögert wird (*Verzögerungstrauma*), (2) der *Körper* kann *direkt* durch von der *Schockwelle beschleunigtes, fliegendes Debris verletzt werden*, (3) durch *direkte Einwirkung* der *turbulenten Luftfront*, also infolge *extremer Druckänderungen*, und (4) infolge *Kombination* der im *vorhergehenden genannten Mechanismen.*

Die oben unter (1) und (2) aufgeführten Mechanismen stellen demnach Bescheunigungs- bzw. Verzögerungstraumen dar – im Falle des fliegenden Debris mag auch ein Impressionstrauma eine Rolle spielen – sie sind zwar durch die Schockwelle bzw. turbulente Luftfront ausgelöst oder verursacht, aber die Gewebeschäden sind hier nicht die Folge der direkten Einwirkung derselben auf den Organismus. Es muß geprüft werden, ob die unter (3) und (4) aufgeführten Mechanismen direkte Auswirkungen auf das Rückenmarksgewebe haben können.

Am Menschen wurden Blutungen in Gehirn und Rückenmark als Folgen von Detonationen, mit denen Schockwellen verbunden sind, beschrieben (Claude u. Lhermitte 1915; Mott 1916; Zuckerman 1941). Es ist aber durchaus noch umstritten, ob die genannten Schäden auf die Schockwellen selbst oder auf die heftigen Schleuderstürze zurückzuführen sind. Während nach der Auffassung von Greenfield u. Russell (1963) die Schockwellen selbst nur eine geringe oder gar keine direkte Wirkung auf das Rückenmark ausüben, war Guillain (1920) der Ansicht, daß die Schäden am Rückenmark den plötzlichen und heftigen Luftdruckveränderungen im Gefolge der Schockwellen zuzuschreiben seien. Würde man versuchen, die multiplen Blutungen im Rückenmark als direkte Folge einer traumatischen Schädigung der Lungenalveolen zu erklären, dann müßte man sie durch einen retrograd wirksamen Druck in den Venensystemen oder Luftembolien interpretieren. Aber die Verteilungsmuster und die Qualität der traumatischen Schäden am Rückenmark sprechen nicht für eine solche Theorie. Sorgfältige Auswertung von Erfahrungen aus dem 2. Weltkrieg ergab, daß reine Blastverletzungen im engeren Sinne äußerst selten sind, daß die Verletzungen als Ergebnis von Verzögerungstraumen zu deuten sind (Fulton 1942; Latner 1942; Friedell u. Eklund 1943; Davidson 1945). Auch die Mitteilungen, wie die von Mott (1916) sowie Wolman (1976), lassen sich nicht als reine Blastverletzungen einstufen.

Kleine petechiale Blutungen konnten auch im Tierversuch in Gehirn und Rückenmark nachgewiesen werden (Marinesco 1918), kleinere subpiale Blutungen wurden am Rückenmark und an den Nervenwurzeln von Kaninchen beschrieben (Mairet u. Durante 1919). Krohn et al. (1942) fanden Blutungen im Rückenmark nur an den Frakturstellen im Bereich der Halswirbelsäule.

Mott (1916) fand bei 2 Soldaten, die kurze Zeit nach einer Granatexplosion verstarben, eine ausgeprägte venöse Stase in kleinen Gefäßen des Gehirns und Rückenmarks mit Wandeinrissen und kleineren perivaskulären Blutungen. Bei tierexperimentellen Untersuchungen an Hunden und Kaninchen fanden MAIRET u. DURANTE (1919) sowie MARINESCO (1918) neben zahlreichen größeren Blutungen in den inneren Organen, besonders den Lungen, zahlreiche perivasculäre Blutungen im Gehirn und Rückenmark. Nach den Angaben von MARINESCO waren die morphologischen Veränderungen in der grauen Substanz des Rückenmarks ausgeprägter als in der weißen; die Vorderhörner waren stärker betroffen als die Hinterhörner.

WOLMAN (1967) berichtete über einen Patienten, der 1917 bei Passchendael als Folge einer Explosionswirkung eine Paraplegie erlitten hatte, die sich im Verlaufe von 18 Monaten besserte. Der Patient verstarb 1960, also 43 Jahre später. Die histologische Untersuchung des Rückenmarks zeigte in den unteren Segmenten des Halsmarks ausgeprägte Gewebeschäden. Im ventralen Anteil des rechten Hinterstranges fand sich in Höhe von C8 eine schlitzförmige Höhlung, die von einer dichten Gliawucherung umgeben war. Im Bereich von C4 und Th5 fanden sich kleinere Entmarkungen im Hinter- und Seitenstrang.

Aus diesen Befunden schloß WOLMAN, daß die Gewebeschäden eher die Folge direkter Gewalteinwirkung als die Folge von Schockwelleneinwirkung seien. GREENFIELD u. RUSSELL (1963) führten ebenfalls aus, daß Schockwellen keinen oder nur einen geringgradigen Effekt auf das Rückenmark hatten.

XI. Spondylolisthesis

1. Historisches

Der Terminus Spondylolisthesis wurde von Hermann Friedrich KILIAN im Jahre 1854 geprägt und bezeichnet eine *bestimmte Form* des *Wirbelgleitens*, meist des Vorwärtsgleitens des letzten Lumbalwirbels gegenüber dem Os sacrum.

In den folgenden Veröffentlichungen entstand eine Kontroverse darüber, ob die Veränderungen am Wirbel kongenitale oder erworbene Läsionen darstellen. Das gehäufte Auftreten in bestimmten Familien hatte auf eine kongenitale Verursachung hingewiesen. RAMBEAUD u. RENAULT (1864) hatten eine kongenitale Theorie der Entstehung der Spondylolyse aufgestellt, die auf der irrigen Deutung beruhte, im fetalen Wirbelbogen sei ein doppeltes Ossifikationszentrum gelegen, das nicht in normaler Weise zusammenwüchse. Diese Theorie eines kongenitalen Ursprungs wurde, wie GEHWEILER et al. (1980) schrieben, von fast allen Autoritäten in der Folgezeit übernommen, auch von SCHMORL u. JUNGHANNS, bis diese Theorie durch eingehende Untersuchungen von ROWE u. ROCHE (1953) widerlegt wurde, die nicht in der Lage waren, ein einziges Beispiel eines doppelten Verknöcherungszentrums in 509 fötalen Wirbelsäulen zu finden. Eine solche echte Spondylolyse, die schon bei der Geburt vorlag, ist nie beschrieben worden (GEHWEILER et al. 1980). Eine erworbene Spondylolisthesis wurde zuerst von LAUE (1983) angenommen. Man nimmt heute an, daß Spondylolyse eine Art von Streß- oder Ermüdungsfraktur der Pars interarticularis des Wirbelbogens darstelle (NEWMAN u. STONE 1963; WILTSE 1962, 1969; WILTSE et al. 1975).

Der Begriff *Spondylolisthesis* bedeutet *Vorwärtsverschiebung* eines *Wirbelkörpers gegenüber einem benachbart liegenden* (Abb. 200). Der Terminus Spondylolysis oder Spondyloschisis bedeutet eine Spalt- oder Defektbildung im Wirbelbogen (Pars interarticularis). Etwa 67–91,2% aller solcher Veränderungen betreffen L5, in etwa 10% ist L4 betroffen (MEYERDING 1938; ROWE u. ROCHE 1953; STEWART 1953; MORETON 1966). Höhergelegene Segmente sind nur sehr selten befallen. Es kann jedoch mehr als ein Segment betroffen sein.

2. Häufigkeit

Im Hinblick auf verschiedene Rassen sind Mongolen, Japaner und Eskimos stärker beteiligt (STEWART 1953). In den USA zeigen Schwarze eine herabgesetzte Häufigkeit

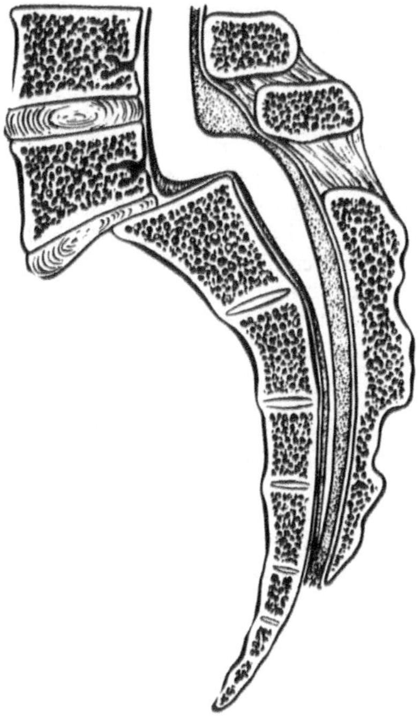

Abb. 200. Ausgeprägte Spondylolisthesis. Scherwirkung an der Cauda equina im Lumbosakralbereich infolge der spondylolisthetischen Verschiebung. Zugwirkung findet sich an den Nervenwurzeln im Bereich der Cauda equina. (Aus SANCES et al. 1984)

(2,4%) im Vergleich zu Weißen (5,8%) (ROWE u. ROCHE 1953). Eine starke familiäre Häufung besteht mit bevorzugtem Auftreten beim männlichen Geschlecht. Weiterhin besteht eine größere Häufigkeit bei bestimmten Sportlern, wie Gewichthebern und Verteidigern (Lineman) beim amerikanischen Fußball.

3. Einteilung

Die Spondylolisthesis kann in 2 Hauptgruppen eingeteilt werden, nämlich solche (1) *ohne Spondylose* und solche (2) bei *Vorliegen* von Spondylose.

4. Spondylolisthesis ohne Spondylosis deformans

Nicht-spondylotische Spondylolisthesis wird als eine *Vorwärtsverschiebung* eines Wirbelkörpers im Verhältnis zu einem anderen bezeichnet. Im Vergleich zur spondylolytischen Spondylolisthesis, die ich später beschreiben werde, ist hierbei der Wirbelbogen intakt.

Die nicht-spondylotische Spondylolisthesis kommt im allgemeinen in der älteren Altersgruppe vor, selten vor dem 50. Lebensjahr und niemals vor dem 40. (ROSENBERG 1975; WILTSE et al. 1975). Das Durchschnittsalter bei der Diagnosestellung in der Serie von NEWMAN u. STONE (1963) war 65 Jahre. Das weibliche Geschlecht zeigt ein bevorzugtes Befallensein gegenüber dem männlichen im Verhältnis 3:1 bis 4:1 (NEWMAN u. STONE 1963; Rosenberg 1975).

Das am häufigsten befallene Segment ist L4/L5 (in 80% der Serie von ROSENBERG), gefolgt von L5/S1 (9%) und L3/L4 (7%). Mehr als ein Segment war in 5% der Patienten befallen (NEWMAN u. STONE 1963; ROSENBERG 1975).

Das Ausmaß der Vorwärtsverschiebung eines Wirbelkörpers übersteigt 10 mm nicht, das sind etwa 25% des Sagittaldurchmessers eines Lendenwirbelkörpers (WILTSE 1962).

Neurologische Befunde

Die neurologische Symptomatik der Spondylolisthesis ist einerseits uniform, da ausschließlich lumbosakrale Nervenwurzeln durch das Wirbelgleiten geschädigt werden können (WOOLSEY 1954; VERBIEST 1963; STÖHR 1988). Andererseits sind die Schädigungsmechanismen und -lokalisationen doch so variabel, daß ein breites Spektrum an klinischen Erscheinungsbildern vorkommt (STÖHR 1988).

Von STÖHR (1988) werden 4 Ausfallsmuster unterschieden: (1) *Monoradikuläre Läsionen*, welche uni- oder bilateral auftreten können, (2) *Schädigungen von 2 benachbarten Nervenwurzeln* (L5 und S1) in uni- und bilateraler Ausprägung, (3) ein *Cauda equina Syndrom* und (4) *intermittierende Symptome in Form der neurogenen Claudicatio intermittens.*

In der Serie von ROSENBERG fanden sich bei 30% der Patienten Symptome im Bein oder Fuß. *Urininkontinenz* wurde von einigen Patienten angegeben. *Taubheitsgefühl* in der *Genitoanalregion* wurde berichtet. In der Serie von MACNAB (1959) fanden sich bei 50% der Patienten *neurologische Befunde.* Im allgemeinen waren die *5 lumbalen Nervenwurzeln* befallen, weniger häufig die Cauda equina.

5. Spondylolisthesis bei Vorliegen von Spondylosis deformans

Kompression von Nervenwurzeln kann sich ausbilden. Die Herniation des Nuclus pulposus nach posterior kann die Nervenwurzeln der Cauda equina komprimieren (Abb. 201). Ebenso können sich Osteophyten bilden, die zu Schäden der lumbalen und sakralen Nervenwurzeln führen können. In extremen Fällen kann die Cauda equina durch eine Art Scherwirkung geschädigt werden.

XII. Traumatische Rückenmarkschäden ohne nachweisbare Veränderungen im Röntgenbefund

1. Einführung

Traumatische Schäden des Rückenmarks ohne nachweisbare Veränderungen im Röntgenbild besonders ohne Frakturen der Wirbelsäule kommen nicht so selten vor. Sie kommen im Erwachsenenalter vor, werden aber besonders bei Kindern beobachtet. Es ist heute wohl allgemein akzeptiert, daß derartige Befunde, besonders im Bereich der Halswirbelsäule dadurch erklärt werden, daß es nach Subluxationen oder Luxationen in diesem Bereich wieder zu spontanen Repositionen kam.

Röntgenaufnahmen der Wirbelsäule nach direkter oder indirekter Gewalteinwirkung gegen diese Körperregion zeigen ein retrospektives Bild, sie sagen nichts über die Wirbelsäule während des Verletzungsablaufes aus.

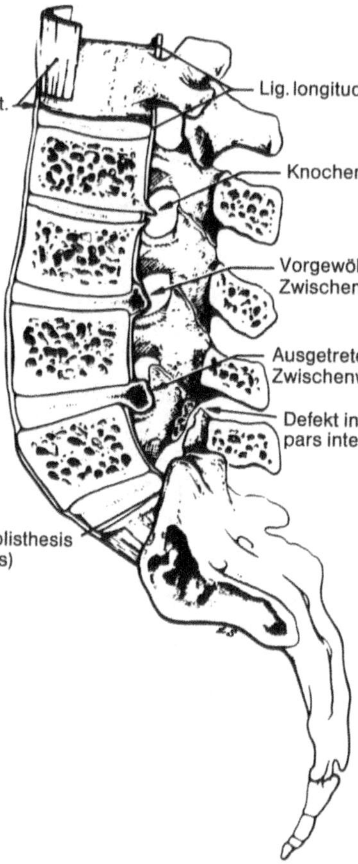

Abb. 201. In dieser Zeichnung ist eine Spondylolisthesis bei L5/S1 dargestellt, eine Zwischenwirbelscheibe hat des Lig. longitudinale post. bei L4/L5 durchbrochen, eine vorgefallene Zwischenwirbelscheibe wölbt das Lig. longitudinale post. bei L3/L4 vor, ohne es jedoch zu durchdringen, und eine knöcherne Spange an den Wirbelkörpern reicht nach posterior in den Spinalkanal bei L2/L3. (Aus R. C. SCHNEIDER et al. 1982)

Es sei darauf verwiesen, daß traumatische Rückenmarksschäden auch die Folge von isolierten Bandscheibenvorfällen nach hinten sein können, bei denen das Röntgenbild unauffällig sein kann.

2. Historisches

SPILLER hatte bereits 1903 auf sie aufmerksam gemacht und hatte Beobachtungen von 4 eigenen Patienten mitgeteilt, von denen 3 verstarben.

3. In der Literatur mitgeteilte Erklärungsversuche

BRIHAYE et al. (1977) teilten die traumatischen Schäden des Halsmarks, die ohne gleichzeitige traumatische Hirnschäden und ohne radiologisch nachweisbare

Wirbelsäulenverletzungen auftraten, in *3 Gruppen* ein: (1) *Kontusionen anterior gelegener Rückenmarksanteile*, (2) *zentrale Erweichungen* des *Rückenmarks* und (3) *Embolien* von *Knorpelgewebe* in *Arterien* und *Venen*. Die beiden erstgenannten Syndrome entsprechen etwa den von R. C. SCHNEIDER mitgeteilten Syndromen. Die Gewalteinwirkungen bei der 3. Gruppe können recht geringfügig sein. Nach Ansicht von FEIGIN et al. (1965) entstammt das Knorpelgewebe aus Hernien von Zwischenwirbelscheiben, das in venöse Gefäße des Knochenmarks der Wirbelsäule eindringt. Durch retrograde Strömungen in den Venen bei Bewegungen – es muß nicht unbedingt eine Gewalteinwirkung vorliegen – gerät das Knorpelgewebe durch arteriovenöse Anastomosen in spinale Arterien. Die Folge ist ein embolischer Gefäßverschluß mit einer daraus resultierenden Ischämie des Halsmarks.

Die unter 3 genannten Embolien von Knorpelgewebe aus Hernien von Zwischenwirbelscheiben könnten in diesem Abschnitt zitiert werden. Ich habe mich jedoch entschlossen, da es sich um ein recht typisches Syndrom handelt, es in einem gesonderten Abschnitt abzuhandeln, vgl. S. 625.

Den sicherlich verschiedenen Unfallmechanismen, die infolge von Luxationen der Wirbelsäule mit sofortiger Reposition zu traumatischen Schäden am Rückenmark geführt haben, ist bisher nicht viel Beachtung geschenkt worden. Vom Didaktischen her scheint es mir daher angebracht, wenn ich die zu diesem Thema gehörenden Angaben und Vorstellungen kurz referiere.

4. Überstreckung der Halswirbelsäule

KUHLENDAHL (1957) hob hervor, daß diese Verletzungen des Rückenmarks fast ausschließlich den Halsteil betreffen und daß sie weitaus am häufigsten die Folge einer gewaltsamen Überstreckung der Halswirbelsäule sind. Sie verlaufen nach KUHLENDAHL i. allg. unter dem Bilde der „*akuten zentralen Halsmarkschädigung*“ auf die R. C. SCHNEIDER (1960) aufmerksam gemacht hatte. KUHLENDAHL erklärte den Mechanismus mit einer Prellung des Rückenmarks mit Ödembildung, ebenso komme dieses Verletzungsbild auch bei den sog. Schleudertraumen von Kopf und Halswirbelsäule vor, einer Vorstellung, der ich zustimme, wie eigene experimentelle Befunde zeigen konnten (UNTERHARNSCHEIDT 1983, 1986).

5. Katapultmechanismus

LAUSBERG (1966) beschrieb einen Unfalltyp, den er Katapultmechanismus nannte, der einer der Hauptursachen für die oftmals zu beobachtende Diskrepanz zwischen der Schwere neurologischer Ausfälle und der Geringfügigkeit röntgenologisch erfaßbarer Verletzungen der Wirbelsäule ist.

Das Katapultverhalten der Wirbelsäule stellt sich nach LAUSBERG (1966) schematisch so dar, daß im Augenblick der Gewalteinwirkung bei genügend großer Scherkraftwirkung eine grobe Verformung der Wirbelsäule mit anatomischer Läsion von Rückenmark oder Cauda entritt (Abb. 202a, b). Der Band- und Muskelapparat der Wirbelsäule kann - von Wirbelverkalkungen abgesehen – die anatomischen Grundformen im verletzten Wirbelsäulenabschnitt weitgehend normalisieren. Das Ausmaß der Rückenmarksschädigung bei einem solchen Verletzungsmechanismus stellte LAUSBERG am Beispiel einer Halswirbelsäulenver-

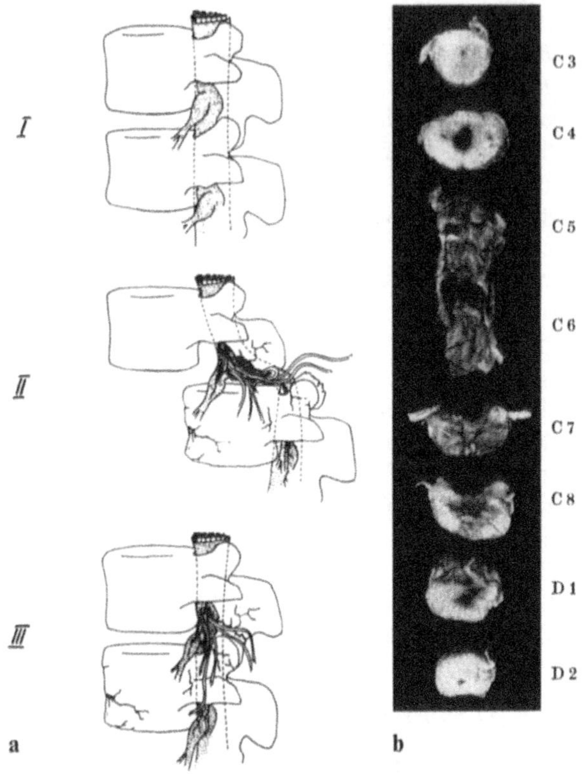

Abb. 202. **a** Katapultverhalten der Wirbelsäule im Lumbalabschnitt mit posttraumatischer Caudaläsion. *I.* Normalzustand (prätraumatisch): *II* Zustand im Moment der Gewalteinwirkung; und *III* unmittelbar posttraumatischer Zustand. **b** Querschnittsdurchtrennende Halsmarkverletzung bei Luxationsfraktur 5./6. HWK. (Aus LAUSBERG 1970)

letzung dar. Einer Luxationsfraktur des 5./6. Halswirbelkörpers mit radiologisch relativ gut erhaltener anatomischer Form steht die schwere, über den unmittelbaren Verletzungsbereich hinausgehende Rückenmarksschädigung gegenüber.

XIII. Pathologische Frakturen der Wirbelkörper und deren Folgen für das Rückenmark

Pathologische Frakturen sind solche die in einem krankhaft veränderten Knochen auftreten. Meist führt bereits eine geringfügige Gewalteinwirkung zu einer Fraktur.

Pathologische Frakturen der Wirbelsäule treten bei geringfügiger Gewalteinwirkung auf, oft genügt eine Kraftanstrengung und häufig kann ein eigentlicher Unfallvorgang überhaupt nicht aufgedeckt werden.

RÜTER u. SCHULTE (1980) unterscheiden ätiologisch 4 Gruppen pathologischer Wirbelfrakturen entsprechend den Grunderkrankungen: (1) *Osteoporose*, (2) *entzündliche Wirbelveränderungen*, (3) *primäre Wirbeltumoren* und (4) *Wirbelmetastasen.*

Die uns interessierenden pathologischen Frakturen zeigen oft osteoporotische Knochenveränderungen.

Es handelt sich fast immer um Einbrüche der Deckplatten der Wirbelkörper oder um klassische Kompressionsbrüche. Die Stabilität der Wirbelsäule ist im allgemeinen nicht gefährdet.

1. Wirbelkörperfrakturen beim alternden Menschen

Wirbelkörperfrakturen am alternden Menschen weisen eine Reihe von Besonderheiten auf, die sie von ähnlichen Frakturen unterscheiden, die in anderen Altersgruppen auftreten. Diese Frakturen werden auch als *Osteoporosefrakturen* bezeichnet. Alle diese Frakturen müssen mehr oder weniger als *pathologische Frakturen* bezeichnet werden. Es handelt sich meist um *Kompressionsfrakturen*, die durchwegs ohne Beteiligung des Rückenmarks einhergehen.

a) Lokalisation

In einer Serie von 75 Beobachtungen von Brust- und Lendenwirbelsäulenfrakturen bei Patienten, die älter als 60 Jahre alt waren, über die BICK u. COPEL 1950 berichteten, waren folgende Segmente befallen: Th5 einmal, Th6 einmal, Th7 dreimal, Th9 einmal, Th10 einmal, Th11 einmal, Th12 achtmal, L1 zwölfmal, L2 zweimal, L3 zweimal und L4 einmal.

b) Histologische Befunde

Die Altersveränderungen der Wirbelkörper bestehen in histologisch erfaßbaren Veränderungen: (1) *Verlust* von *Trabekelsubstanz*, (2) *Osteophytenbildungen* an den *Ober-* und *Unterkanten* der *Wirbelkörper*, besonders im Bereich des *Lig. longitudinale ant.*, und (3) *Zonen von avaskulären Nekrosen innerhalb der Spongiosa.*

c) In der Literatur mitgeteilte Serien

Die Frakturen der osteoporotischen Wirbelsäule im Alter verlaufen oft asymptomatisch und stehen in scharfem Gegensatz zu den weitreichenden Komplikationen, die solche Frakturen bei jüngeren Personen verursachen können.

GERSHON-COHEN et al. (1953) untersuchten 136 gesunde Insassen eines Altersheimes im Alter von 63–95 Jahren, die sich alle in einem guten Gesundheitszustand befanden. Bei jedem Patienten wurden röntgenologische Untersuchungen der Wirbelsäule im anteroposterioren und seitlichen Strahlengang durchgeführt.

Asymptomatische Frakturen der *Wirbelsäule* wurden bei 35 der 136 Patienten (25,7%) gefunden, bei 11 (20%) der 54 Männer und bei 24 (29%) der 82 Frauen. Einzelne Frakturen der Brustwirbelsäule bestanden bei 14 und solche der Lendenwirbelsäule bei 7 Patienten. Lagen multiple Frakturen vor, so waren sie in 6 Fällen auf die Brustwirbelsäule oder in 9 Fällen auf die Brust- und Lendenwirbelsäule beschränkt. Der 12. Brust- und der 1. Lendenwirbel waren am häufigsten befallen. Sämtliche der verletzten Wirbelsäulen waren osteoporotisch. Hypertrophische osteoarthrotische Veränderungen wurden bei allen

Patienten gefunden. Diese Veränderungen waren im allgemeinen nicht generalisiert, sondern fanden sich hauptsächlich im Bereich der Frakturen.

Die meisten Frakturen betrafen die oberen Vorderkanten der Wirbelkörper. Oft zeigte die gesamte Oberfläche eines Wirbelkörpers Zeichen eines Kollapses mit Hernienbildung der Zwischenwirbelscheibe in die verletzte Region. Oft fehlt bei diesen älteren Patienten jeder Hinweis auf eine Gewalteinwirkung. Diese Patienten sind häufig in ihren Aktivitäten nicht eingeschränkt. Auch fehlen häufig subjektive Beschwerden.

GERSHON-COHEN et al. hoben hervor, daß in dieser Gruppe keinerlei Vorgeschichte auf eine Gewalteinwirkung bestand. Patienten mit Wirbelsäulenfrakturen konnten von solchen ohne solche nicht unterschieden werden, ein Befund, auf den schon NATHANSON u. LEWITAN (1941) verwiesen hatten.

d) Thorakolumbale Wirbelsäulen- und/oder Rückenmarksverletzungen beim alternden Menschen

Kompressionsfrakturen in der *Altersgruppe von 70 und älter* kommen in etwa 20% vor. Sie kommen *spontan* oder bei *geringfügigen Verletzungen* vor. Sie treten nach *Niesen, Öffnen von Fenstern* oder *Heben von Gegenständen* auf. Auch *leichte Stürze* können zu solchen Verletzungen führen. Einige Patienten haben *Schmerzen* infolge *Wurzelschädigungen*, nur wenige weisen eine *Beteiligung des Rückenmarks* auf. Hervorzuheben ist, daß etwa 15% dieser Patienten, besonders mit *Frakturen* von *Th12* und *L1*, einen *paralytischen Ileus* entwickeln. Es wird allgemein angenommen, daß *retroperitoneale Blutungen* den *Ileus* auslösen.

Die *häufigste Lokalisation* für *thorakolumbale Kompressionsfrakturen* ist Th12/L1, und L1/L2 an 2. Stelle. Bei Th12/L1 ist der *Conus medullaris* beteiligt, darunter die *Cauda equina*.

2. Verspäteter Wirbelkörperzusammenbruch nach Trauma (Kümmell-Krankheit)

Verspäteter Wirbelkörperzusammenbruch nach Trauma wurde 1895 von KÜMMELL beschrieben. Vor allem in der deutschen und französischen Literatur wurden in der Folgezeit zahlreiche Kasuistiken mitgeteilt (*Syndrome de Kümmell-Verneuil* oder *Spondylitis* oder besser *Spondylosis traumatica*). KÜMMELL gibt folgende Definition: „Trauma, oft geringfügiger Art, welches die Wirbelsäule direkt oder indirekt trifft, in seiner Wirkung innerhalb weniger Tage abklingt, um nach Monaten scheinbarer Gesundheit oder mit nur relativ geringen Beschwerden einen rarefizierenden Prozeß der Wirbelkörper einzuleiten, um mit einem Substanzverlust derselben mit Gibbusbildung zu enden. Bei diesem Prozeß kommt es niemals zur Eiterung wie bei einer tuberkulösen Spondylitis, oder zu Verdickungen der ganzen Knochenmasse, wie bei luetischen Prozessen, auch nicht zu Knochenauflagerungen und Veränderungen wie bei der Arthritis deformans."

SCHMORL u. JUNGHANNS (1957) berichteten, daß sie im Dresdener Institut einige Fälle beobachten konnten. Das Zustandsbild, das diese Fälle bei der Leichenöffnung zeigten, entsprach ganz den Ausführungen von KÜMMELL. Ohne nachweisbare Infektionen waren im Inneren eines Wirbelkörpers die Spongiosa so hochgradig zerstört, daß ein Wirbelzusammenbruch mit Gibbusbildung auftrat.

Das mikroskopische Bild ließ keinerlei entzündliche Veränderungen, aber auch keine Kallusbildungen erkennen. In einem solchen traumatisch geschädigten und allmählich zusammenbrechenden Wirbel kann sich nach Ansicht von KÜMMELL leicht eine Infektion festsetzen. In einem Fall, den KÜMMELL der posttraumatischen Wirbelerkrankung zugerechnet hatte, fand HEILIGENTHAL (1900) später eine Tuberkulose und lehnte deshalb eine Kümmell-Krankheit ab, während KÜMMELL selbst in diesem Fall angenommen hatte, daß sich die Tuberkulose erst auf der Grundlage der posttraumatischen Wirbelschädigung angesiedelt habe.

Es unterliegt keinem Zweifel, daß dieses Syndrom in der Literatur der letzten 40 Jahre nur noch sehr selten diskutiert wird. SCHINZ et al. (1967) bezweifeln das Vorkommen, da jede Fraktur, die später diagnostiziert wurde, zu Beginn auch nachzuweisen sei. Lorenz BÖHLER (1956) gab an, daß er nie ein solches Syndrom gesehen habe. In der angloamerikanischen Literatur wird die Meinung vertreten, die Diagnose solle solange vermieden werden, es sei denn, man könne sie sicher nachweisen (MORTON 1943; GEHWEILER et al. 1980). Das gilt m. E. doch für alle Diagnosen, nicht nur für den Morbus Kümmell!

XIV. Chronisch-traumatische Myelopathien und Radikulopathien bei Spondylarthrosis und Bandscheibenschäden

1. Anatomie der Zwischenwirbelscheibe

Im Jugendalter besteht die Zwischenwirbelscheibe aus einem zentral gelegenen gelartigen Nucleus pulposus und einem außen gelegenen elastischen Annulus fibrosus. Dieses außerordentlich elastische System erlaubt eine ausgezeichnete Dämpfung vertikal angreifender Druckkräfte, die in horizontale Komponenten umgewandelt werden, ohne Dauerschäden an der Zwischenwirbelscheibe zu erzeugen. Mit zunehmendem Alter kommt es innerhalb des Nucleus pulposus zu Ausfällungen von Kollagen mit Fibrillenbildung; der Annulus fibrosus verliert seine Elastizität (COVENTRY et al. 1945). Im dritten Lebensjahrzehnt ist es kaum noch möglich zwischen Nucleus pulposus und Annulus fibrosus zu unterscheiden, und nach dem vierten Lebensjahrzehnt erscheint die gesamte Zwischenwirbelscheibe als eine solide fibröse Masse. Das hat zur Folge, daß vertikal ansetzende Kräfte nicht länger in horizontale Kräfte umgesetzt werden können, so daß Dauerschäden entstehen. Die Kompressionskräfte verursachen Spalten in der Zwischenwirbelscheibe und drängen dieselben nach außen. Diese pathologischen Veränderungen werden auch als degenerativ bezeichnet. Die nicht vorgeschädigte Zwischenwirbelscheibe ist gegenüber mechanischer Gewalteinwirkung sehr widerstandsfähig, ein Befund, der sich auch daraus ergibt, daß in Fällen von Wirbelsäulenfraktur mit Dislokation die Zwischenwirbelscheibe selbst unbeschädigt bleiben kann.

Die zwischen zwei benachbart liegenden Halswirbeln liegenden Zwischenwirbelscheiben verleihen der Halswirbelsäule eine große Beweglichkeit. Allerdings sind die entsprechenden Zwischenwirbelscheiben dabei einer erheblichen mechanischen Belastung ausgesetzt.

Untersuchungen über die Belastbarkeit menschlicher Wirbelkörper durch Kompression gehen auf RAUBER (1876) sowie MESSERER (1880) zurück. HIRSCH (1955) hob die unterschiedliche Reaktion der Zwischenwirbelscheibe auf statische und dynamische Belastung hin hervor; nach dynamischer Belastung, die zu einer bereits vorhandenen statischen hinzutritt, treten Deformierungen durch Vibration auf, die die elastischen Materialeigenschaften der Zwischenwirbelscheibe überschreiten und zu Einbruch des Materials in die Deckplatten führen. HORTON (1958) wies auf den Einfluß von zunehmendem Alter auf den Verlust der Elastizität der Zwischenwirbelscheiben hin. Die degenerativen Veränderungen treten hauptsächlich im Nucleus pulposus auf.

Die Untersuchungen von SCHMORL u. JUNGHANNS (1932) an Wirbelkörpern und Zwischenwirbelscheiben sind die systematischsten und originellsten, die je durchgeführt wurden. Die mitgeteilten pathologischen Befunde führten zu einer fruchtbaren Stimulierung, klinische Befunde mit den bereits bekannten morphologischen Schäden zu korrelieren. Der Einfluß, den das Buch von SCHMORL u. JUNGHANNS (1932) und später die englische Übersetzung (1959) seinerzeit auf die amerikanische Medizin hatte, war bedeutend, viele klinische Studien wurden durch diese pathologischen Untersuchungen angeregt.

NACHEMSON u. MORRIS (1964) nahmen in vivo Messungen des Druckes in der Zwischenwirbelscheibe im Bereich der Lumbalregion vor. Im Sitzen kann dieser auf Werte von 100–175 kg steigen, im Gegensatz zu niedrigeren Werten, wenn die Person steht. SMITH (1969) führte Untersuchungen an der unteren Lendenwirbelsäule an frischem Autopsiematerial durch. Kompressionskräfte führten zu Frakturen der Deckplatten bei relativ niedrigen Werten bei Präparaten älterer Individuen, während höhere Werte bei solchen Individuen notwendig waren, die im Durchschnittsalter standen.

Über die *Materialbeschaffenheit* der Zwischenwirbelscheibe des Menschen existiert eine recht ausgedehnte Literatur. Von BÖHMIG u. PRÉVOT (1931) erfolgte der Hinweis, daß Furchen und Kanäle für Blutgefäße in den Deckplatten der Wirbelkörper verlaufen, in die sich Prolapse von Zwischenwirbelscheibenmaterial ausbreiten können. GALLAND (1930) sieht die Schwäche der Deckplatte darin, daß sie sich aus dem Notochord entwickelt. SCHMORL (1928) beschrieb die Knorpelknötchen im Bereich der Deckplatten, die bei Röntgenaufnahmen der Wirbelsäule sichtbar werden und die später nach ihm „*Schmorl-Knötchen*“ benannt wurden. Es gab eine lebhafte Diskussion, ob diese Gewebsveränderungen die Folge von degenerativen Prozessen oder traumatischen Einwirkungen sind oder eine Folge beider Prozesse. Eine solche überzeugende Beobachtung eines Zwischenwirbelscheibenprolapses durch die Deckplatte wurde von CLOWARD u. BUZAID (1952) in einem Diskogramm eines 57jährigen Patienten, offenbar sekundär nach traumatischer Verletzung durch Heben dargestellt.

2. Historisches

Die Zwischenwirbelscheibe wurde im 16. Jahrhundert zuerst von Andreas VESALIUS in seinem Buch „*De humani corporis fabrica, libri septem*“ beschrieben. VIRCHOW (1857) und LUSCHKA (1858) gaben die ersten detaillierten anatomischen Schilderungen der Zwischenwirbelscheiben.

Unsere Kenntnisse über die Beziehungen zwischen Veränderungen an den Zwischenwirbelscheiben, deren Vorwölbungen und spondylotischen Veränderungen auf der einen Seite und entsprechenden geweblichen Veränderungen an Rückenmark und Spinalwurzeln auf der anderen Seite reicht bis in das 1. Quartal des letzten Jahrhunderts zurück.

OLLIVIER D'ANGIERS hatte 1824 erkannt, daß Vorwölbung einer Zwischenwirbelscheibe die Ursache für eine chronische Rückenmarkskompression sein kann. KEY (1838) unterschied zwischen Zwischenwirbelscheibenprolapsen und Spondylosis der Wirbelsäule. Vorfälle und Protrusionen von Bandscheibengewebe wurden von LUSCHKA (1858) mitgeteilt. GOWERS beschrieb 1888 Exostosen der Wirbelkörper, die in den Spinalkanal hineinreichten und zu Kompressionserscheinungen an Rückenmark und Spinalwurzeln führten; er hielt das jedoch für sehr selten.

KOCHER (1896) berichtete über die Autopsiebefunde bei einem Mann, der an den Folgen eines Sturzes aus 30 m Höhe mit inneren Verletzungen verstorben war. Es fand sich eine rupturierte Bandscheibe bei L1/L2, die zu einer Paraplegie geführt hatte.

Weitere Beobachtungen von Zwischenwirbelscheibenvorfällen, denen sich eine Kompression des Rückenmarks anschloß, wurden von MIDDLETON u. TREACHER (1911) veröffentlicht. Diese Autoren teilten die Befunde eines Patienten mit, der eine Paraplegie nach Heben einer schweren Last erlitten hatte und der später an den Folgen einer Infektion des Urogenitalsystems verstorben war. Bei der Leichenöffnung wurde eine Verlagerung der Zwischenwirbelscheibe Th12/L1 nach dorsal gefunden.

Goldthwait (1911) berichtete über einen Patienten mit intermittierender Paraplegie, die sich teilweise zurückbildete, nachdem Cushing eine Laminektomie bei L5–S1 durchgeführt hatte. Obwohl bei der Operation ein Vorfall der Zwischenwirbelscheibe nicht gefunden wurde, war Goldthwait aufgrund gediegener anatomischer und klinischer Analysen dennoch in der Lage, die Symptome auf eine Verschiebung einer Zwischenwirbelscheibe nach hinten zu beziehen. Bei diesem Autor heißt es: „...the writer cannot help wondering if some of the cases of so called transverse myelitis or cases of paraplegia without bone or neoplastic disease are not due to these features“. Brain hob 1954 hervor, wie leicht eine spondylotische Wirbelsäule bei Gewalteinwirkung das Rückenmark verletzen könne.

In den nun folgenden Jahren entfernten Neurochirurgen und Orthopäden kleine *knorpelige „Tumoren“*, die von den Zwischenwirbelscheiben ausgingen und Druck auf das Rückenmark oder die Cauda equina ausübten. Diese „Tumoren“ wurden mit einer Vielzahl von Diagnosen belegt, wie *Fibrochondrome* (Ott u. Adson 1923), *extradurale ventrale Chondrome* (Adson 1925; Stookey 1928), *Myxochondrome* (Veraguth 1929), oder *Ecchondrosen* (Elsberg 1931). Die richtige Deutung dieser Befunde erfolgte durch Dandy (1929), der an Hand von zwei operierten Fällen, in welchen loser Knorpel gefunden wurde, die Meinung vertrat, daß diese Anteile von der Zwischenwirbelscheibe stammten und Druck auf das Rückenmark ausübten. Auch Alajouanine u. Petit-Dutaillis (1930) stellten die gleiche Diagnose. Von Pechy (1929) verglich eine solche Läsion mit einem hinteren Schmorl-Knötchen. Galland (1930) sowie Calvé u. Galland (1930) teilten zwei Beobachtungen mit, bei denen der Nucleus pulposus nach hinten verlagert worden war. Die klassische Veröffentlichung stammt von Mixter u. Barr (1934), die alle Fälle von sog. *Chondromata* im Massachusetts General Hospital in Boston auswerteten und zu dem Schluß kamen, daß es sich *nicht um Tumoren, sondern um Hernien von Anteilen der Zwischenwirbelscheibe handle*. Ihre Schlußfolgerung war, daß das Mittel der Wahl die chirurgische Intervention sei. Zusammenfassende Darstellungen erfolgten dann durch Bradford u. Spurling (1945), Schmorl u. Junghanns (1932, 1953, 1957, 1968) sowie Reischauer (1949).

Eine gute Darstellung der historischen Arbeiten, die sich mit den zervikalen Bandscheibenschäden befassen, findet sich bei Frykholm (1969).

Aus didaktischen Gründen versuche ich im folgenden die Schäden am Rückenmark als Folge einer Spondylosis deformans der Wirbelsäule und von Prolapsen und Sequestern von geschädigten Zwischenwirbelscheiben getrennt zu besprechen. Das wird, wie sich aus dem folgenden Abschnitt ergibt, nicht immer möglich sein, da Überschneidungen beider Prozesse vorkommen.

3. Spondylosis deformans der Wirbelsäule

a) Einführung

Die Spondylosis deformans kann als die häufigste Erkrankung der Wirbelsäule bezeichnet werden. Sie nimmt mit steigendem Alter zu und besteht bei Männern etwas häufiger als bei Frauen (Junghanns). Daraus darf aber nicht geschlossen werden, daß die Spondylosis deformans ein Alterungsprozeß ist. Es müssen wohl noch weitere Faktoren zu ihrer Entstehung und Ausbildung hinzutreten. Bei der jüngeren Altersgruppe ist die Brustwirbelsäule häufiger betroffen, in der höheren Altersgruppe finden sich die spondylotischen Veränderungen mehr im Bereich der Hals- und Lendenwirbelsäule.

Die Entstehung dieses Prozesses ist nach wie vor ungeklärt. Es unterliegt jedoch keinem Zweifel, daß die Veränderungen von degenerativen Prozessen der Zwischenwirbelscheiben ausgehen.

Die degenerativen Prozesse setzen bereits in frühem Alter ein. Bereits um das 10. Lebensjahr bilden sich im Annulus fibrosus Risse und Spalten. Von diesen letztgenannten Formationen bilden sich später Osteophyten aus (TÖNDURY 1958).

Auffallend ist, daß bei körperlich schwer Arbeitenden, bei Ringkämpfern etc. häufig eine ausgeprägte Spondylosis deformans vorliegt. So ist auch hervorzuheben, daß etwa bei Rechtshändern die spondylotischen Veränderungen auf der rechten Seite der Brustwirbelsäule stärker ausgeprägt sind als links.

Es gibt noch eine *traumatische Spondylosis deformans*, die sich lokal, Wochen nach einer Gewalteinwirkung gegen die Wirbelsäule ausbildet und zu umschriebenen Osteophytenbildungen führt.

b) Pathologische Befunde

Pathologisch-anatomisch finden sich *knöcherne Randwülste und Randzacken im Bereich der vorderen Ober- und Unterkanten der Wirbelkörper*. Die oft bizarren Randzacken können den Zwischenwirbelraum überbrücken und Spangen bilden. Randzacken können sich jedoch auch in hinteren Anteilen der Wirbelsäule bilden, die in den Wirbelkanal hineinreichen können und zu Myelopathien infolge Druckwirkung auf das Rückenmark Anlaß geben können (Abb. 203). Solche Veränderungen wurden besonders an der Halswirbelsäule beschrieben.

4. Traumatische Rückenmarksschäden bei Patienten mit Spondylosis deformans

Die Termini *Spondylose*, *Osteoarthrose* oder *Osteochondrose* werden synonym gebraucht, die geweblichen Veränderungen können sowohl im Hals- als auch Brust- und Lendenwirbelbereich vorkommen. Die Einengung des Wirbelkanals ist die Folge von hypertrophischen Spangenbildungen mit oder ohne Zwischenwirbelscheibenhernien. Die Hypertrophie der Ligg. flava kann einen zusätzlichen schädigenden Faktor darstellen (EPSTEIN et al. 1980).

a) Häufigkeit

In der zentraleuropäischen Gesamtbevölkerung leiden etwa 5% an einer Spondylose. Im Vergleich dazu sind aber mehr als 30% der Spitzenturner(innen), Gewichtheber, Ringkämpfer, Kontoristinnen usw. davon betroffen (SCHREIBER et al. 1988).

b) Unfallbedingte Spondylosis deformans

Die unfallbedingte Spondylosis deformans ist stets umschrieben. „Eine über die ganze Wirbelsäule ausgebreitete Spondylosis deformans darf nicht als

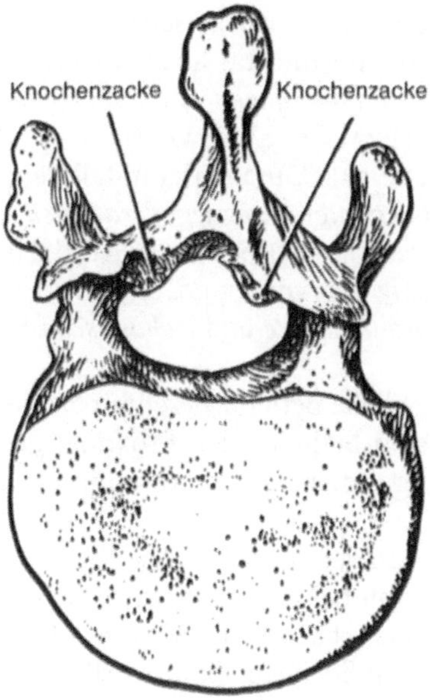

Abb. 203. Hypertrophischer osteosklerotischer knöcherner Sporn im Bereich der Lendenwirbelsäule. Solche Sporne ragen in den Spinalkanal hinein und führen gelegentlich zu klinischen Zeichen von Kompression der Nervenwurzeln. (Nach AUSTIN 1983)

unfallbedingt bezeichnet werden" (JUNGHANNS 1968). Die Osteophyten sind bereits 4–8 Wochen nach der Gewalteinwirkung sichtbar (JUNGHANNS 1968). Infolge Weiterentwicklung innerhalb von Monaten bis zu einigen Jahren können sich den Zwischenwirbelraum überbrückende Spangen entwickeln.

Beobachtungen von traumatischen Schäden des Rückenmarks oder traumatische Myelopathien als Folge von zervikaler Spondylose wurden von einer Reihe von Autoren mitgeteilt (BARNES 1948; TAYLER u. BLACKWOOD 1948; BRAIN et al 1952; ALLEN 1952; BEDFORD et al. 1952; SPILLANE u. LLOYD 1952; MAIR u. DRUCKMAN 1953; SYMONDS 1953; GIRARD et al. 1954; PALLIS et al. 1954; KOVACS 1955; CLARKE u. ROBINSON 1956; BRAIN u. WILKINSON 1958; WILKINSON 1960; ABOULKER et al. 1965; STOOPS u. KING 1965; DEVIC et al. 1968; GODLEWSKI et al. 1968; EPSTEIN et al. 1969; HODGSON 1969; LAZORTHES et al. 1969; WILKINSON et al. 1969; LIÈVRE et al. 1970; BAKAY 1973; BARAT 1973; FAGER 1973; ARLET et al. 1976).

5. Neuropathologische Befunde an Rückenmark und Nervenwurzeln

Im folgenden werden die Gewebeschäden an Rückenmark und Nervenwurzeln als Folge von zervikaler Spondylose der Wirbelsäule besprochen. Erstaunlich ist, wie wenig pathologische Untersuchungen zur zervikalen spondylotischen Myelopathie und Radikulopathie vorliegen. Diese Patienten sterben gewöhnlich, ohne daß eine neuropathologische Untersuchung von Wirbelsäule und Rückenmark vorgenommen wird. Die wulstartigen Osteophyten an der Rückseite der

Wirbelsäule in Höhe der Zwischenwirbelscheibe verursachen tiefe Einschnürungen des Rückenmarks, die postmortal noch verstärkt werden.

Die *feingeweblichen Veränderungen am Rückenmark* finden sich im Bereich dieser Einschnürungen (BRAIN et al. 1952; MAIR u. DRUCKMAN 1953; HUGHES 1966). Manchmal ist die spinale Dura mater mit diesem Osteophyten verwachsen. Im einzelnen bestehen: (1) *Hinterstrangdegenerationen*, die bei C1 ausgeprägter als bei Th1 sind; (2) *Degenerationen der Seitenstränge*, die bei Th1 ausgeprägter als bei C1 sind; (3) *unregelmäßig begrenzte* und *verteilte Entmarkungen in der weißen Substanz* und (4) *Nervenzellausfälle* und *ischämische Veränderungen in der grauen Substanz*.

Nur wenige feingewebliche Berichte beschreiben die *Gewebsalterationen an den Spinalwurzeln*. Die Läsion befindet sich proximal des dorsalen Spinalganglion und verursacht Degenerationen eines Abschnittes der gleichseitigen Hinterstränge.

Die Gewebeschäden an den Spinalwurzeln bei zervikaler Spondylose werden allgemein auf Kompression bei deren Durchtritt durch das Foramen intervertebrale zurückgeführt (PALLIS et al. 1954). Aber die Hypothese, daß Druckwirkung allein für die traumatischen Schäden verantwortlich zu machen seien, kann wohl nicht aufrecht erhalten werden. Die Foramina intervertebralia wurden von BROOKER u. BARTER (1965) mit Hilfe von röntgenologischen Schrägaufnahmen gemessen, sie fanden keinen Unterschied in einer Gruppe von Patienten mit spondylotischer Radiculopathie und einer Gruppe von Patienten mit zervikaler Spondylosis allein. Ähnliche Befunde wurden von FREDENBERG u. MILLER (1963) vorgelegt. Es können extreme Verengungen dieser Foramina bei Patienten ohne klinische Befunde vorkommen. Auf der anderen Seite gibt es Patienten mit offenbar normalen Foramina und einer Radikulopathie. Es wurde argumentiert, daß die Foraminotomie eigentlich eine erfolgreiche Operation sein müsse – sie ist es nicht – wenn die Verengung des Foramen intervertebrale die einzige Ursache darstellt. Aber man könnte argumentieren, daß der bereits bestehende Gewebeschaden durch diese Operation nicht beeinflußt werden kann, sondern nur eine weitere Schädigung hervorruft.

FRYKHOLM (1951) hatte auf die Fibrose der Umhüllungen der Spinalwurzeln hingewiesen. Aber auch dieses Konzept fand keine allgemeine Anerkennung, besonders fehlt eine einleuchtende Erklärung, wie sich eine solche Fibrose bildet.

6. Einfluß der Größe des Spinalkanals

Es ist bekannt, daß die Größe des Spinalkanals individuell verschieden ist. Daraus wurde abgeleitet, daß Patienten mit Myelopathie einen engen Kanal haben (BOIJSEN 1954; ARNOLD 1955; WOLF et al. 1956; PAYNE u. SPILLANE 1957; BURROWS 1963; PENNING 1968; NURICK 1972). Aber es ist sicherlich eine unerlaubte Vereinfachung, alle Veränderungen bei der Myelopathie auf einen engen Spinalkanal zurückführen zu wollen. Es wurde schon von CRANDALL u. BATZDORF (1966) darauf verwiesen, daß bei Patienten mit einer spondylotischen Myelopathie ein Unterschied in der Größe des jeweiligen Spinalkanals besteht. Unterschiede in der lichten Weite des Rückenmarks selbst können nicht herangezogen werden, denn der sagittale Durchmesser ist mit 9 mm recht konstant

(LOWMAN u. FINKELSTEIN 1942; ELLIOT 1945; CRANDALL u. HANNAFEE 1964; PENNING u. Van Der ZWAAG 1966).

PAYNE u. SPILLANE (1957) untersuchten 70 Autopsiespezimen der menschlichen Halswirbelsäule mit Dünnschnitten (Gough-Wentworth-Technik). Die Autoren maßen den Längsdurchmesser des zervikalen Spinalkanals beim Menschen an seitlichen Röntgenaufnahmen von 90 Spezimen von Erwachsenen. Die Autoren teilten ihre Serie in 3 Gruppen von je 30 Spezimen ein: (1) Gruppe mit normalen Halswirbelsäulen, (2) Gruppe mit zervikaler Spondylosis und (3) Gruppe mit zervikaler Spondylosis und Myelopathie. In jeder Gruppe fanden sich 15 Männer und 15 Frauen.

In Gruppe 1 betrug der durchschnittliche a.p. Durchmesser des Spinalkanals 17 mm mit einer Varianz von bis zu 5 mm. In Gruppe 2 war der a.p. Durchmesser des Spinalkanals schmäler, und in Gruppe 3 wurden noch kleinere a.p. Durchmesser gefunden, nicht nur in Höhe der erkrankten Wirbelkörper oder Zwischenwirbelscheiben, sondern im Bereich der gesamten HWS.

7. Bedeutung ischämischer Veränderungen durch Kompression der A. spinalis anterior

Ischämische Veränderungen spielen sicherlich eine bedeutende Rolle. Kompression der A. spinalis ant. wurde von MAIR u. DRUCKMAN (1953) angeschuldigt. BREIG et al. (1966) nahmen ebenfalls Gefäßstörungen an. Es bleibt abzuwarten, inwieweit die mikroangiographischen Studien an Leichen auf den lebenden Menschen übertragen werden können. Bei verschiedener Lage der Leichen fanden sie bei 6 von 42 Leichen eine verringerte Füllung von Gefäßen in der Nachbarschaft von osteophytischen Wülsten. Auch fand sich bei den untersuchten Leichen kein Anhalt für eine Myelopathie.

HUGHES u. BROWNELL (1964) teilten die Krankengeschichte einer Patientin mit, bei der sich bei bestehender Spondylose der HWS eine Thrombose der A. spinalis ant. einstellte.

Die 70jährige Patientin verspürte morgens beim Ankleiden plötzlich Schmerzen zwischen den Schultern; der Schmerz strahlte in den Kopf aus. Zur gleichen Zeit verspürte sie Taubheit und Mißempfindungen in beiden Händen, und innerhalb weniger Minuten entwickelte sich eine Schwäche beider Arme. Bei der *stationären Aufnahme* hatte die Patientin eine schlaffe Lähmung beider Arme, wobei die rechte Seite stärker befallen war als die linke. *Röntgenaufnahmen* der HWS ergaben spondylotische Veränderungen. Während des gleichen Tages stellte sich Schwäche in den Beinen ein. Die Patientin *verstarb* am nächsten Morgen etwa 24 h nach Einsetzen der klinischen Symptome an Atemlähmung. Die *Autopsie* zeigte eine Erweichung von vorderen Anteilen des Rückenmarks von C4–Th1 reichend als Ergebnis einer Thrombose der A. spinalis ant. Eine bestehende schwere Spondylosis der HWS hatte die Thrombose durch Druckwirkung auf die A. spinalis ant. verursacht.

ADAMS (1976) hob hervor, daß *spondylotische Myelopathie wahrscheinlich das Ergebnis von wiederholten Traumen („recurrent trauma") gegen das Rückenmark ist*, entweder durch Verengung eines bereits engen Spinalkanals bei Bewegungen der Wirbelsäule oder Überstrecken des Rückenmarks gegen die Osteophyten während Hyperflexion der Halswirbelsäule.

BRAIN et al. (1952) berichteten über eine Serie von 45 Beobachtungen von zervikaler Spondylosis, die 8 Patienten enthielt, bei denen der Rückenmarksschaden akut als Folge einer Hyperextensionsverletzung der HWS einsetzte. SYMONDS (1953) führte mehrere Fälle an, bei denen der Rückenmarksschaden bei Patienten auftrat, die eine zervikale Spondylose hatten und bei denen zusätzlich eine Hyperextensionsverletzung der HWS aufgetreten war, entweder durch Stürze oder Manipulationen während einer Narkose. Bei 14 Patienten mit einer Arthrose der Halswirbelsäule mit einer Myelopathie des Halsmarks fanden VIGNON et al. (1977) in der Hälfte der Fälle eine spastische Tetraplegie mit Sensibilitätsstörungen und in einem Drittel der Fälle radikuläre Zeichen an den oberen Gliedmaßen. Radiologisch waren, gelegentlich voluminöse, hintere Osteophyten an den Zwischenwirbelscheiben zu erkennen, die das Lumen des Spinalkanals eingeengt hatten, vor allem, wenn sie, wie in 4 der 14 Fälle, mit einer mehr oder weniger ausgeprägten konstitutionellen Stenose des Spinalkanals einhergingen. Die Myelopathien sind nach Ansicht der Autoren die Folge der wiederholten Kontusionen des Rückenmarks und dessen Gefäße gegen die Wandung des Spinalkanals.

Diese Diskussion zeigt, daß uns solide morphologische Befunde eines größeren, unter standardisierten Bedingungen aufgearbeiteten Untersuchungsgutes fehlen.

8. Das Syndrom der spondylotisch bedingten Kompression der Aa. vertebrales

Das Syndrom der spondylotisch bedingten Kompression der Aa. vertebrales ist charakterisiert durch Symptome einer *vertebrobasilären Insuffizienz*, die sowohl arteriographisch als auch klinisch diagnostiziert werden kann. MEYER et al. (1960) konnten mit Hilfe von Arteriographie der Vertebralarterien Einengungen der Aa. vertebrales durch zervikale Spondylosis darstellen. Weitere Studien erfolgten durch SHEEHAN et al. (1960) sowie HARDIN et al. (1960). Studien an Autopsiematerial, die von HUTCHINSON u. YATES (1956, 1957) durchgeführt wurden, ergaben, daß Kompression der A. vertebralis bei Vorliegen von zervikaler Spondylosis gemeinhin mit Arteriosklerose der großen Gefäße des Hirnkreislaufs zusammen vorkommt. Das Zusammentreffen dieser beiden Syndrome muß das Auftreten von ischämischen Episoden vergrößern.

9. Zervikale Spondylosis

Zervikale Spondylosis wird häufig bei älteren Patienten gefunden. Eine Untersuchung von 240 beschwerdefreien Individuen, die älter als 40 Jahre waren, ergab, daß mehr als die Hälfte wesentliche röntgenologische Befunde aufwiesen, wie Formationen von Osteophyten oder Einengungen des intervertebralen Raumes bei C5/C6 und C6/C7 (McRAE 1960). In einer anderen Studie konnte gezeigt werden, daß 60% der Patienten, die älter als 50 Jahre waren und bei denen eine zervikale Spondylosis nachgewiesen werden konnte, neurologische Befunde zeigten (PALLIS et al. 1954).

a) Einteilung der traumatischen Schäden am Halsmark bei bestehender zervikaler Spondylose

HUGHES u. BROWNELL (1963) legten eineEinteilung von Patienten mit traumatischen Schäden am Halsmark bei bestehender zervikaler Spondylose vor. Die Beobachtungen fallen in *3 Gruppen:* (1) Diese *Gruppe von Patienten* hatte *keine Traumavorgeschichte*, (2) eine *Gruppe*, in der eine *Gewalteinwirkung* von einer sich *langsam entwickelnden progressiven Symptomatik* – oft über viele Jahre reichend – gefolgt wird, und letztlich auf die *Spondylosis* bezogen wird. Hier hat man den Eindruck, daß die Gewalteinwirkung die Verkalkungs- und Verknöcherungsprozesse, die zur zervikalen Spondylose führen, auslöst, und (3) eine *Gruppe*, bei der eine *Gewalteinwirkung* gegen die *Halswirbelsäule* von einem *sofortigen Schaden* des *Halsmarks* gefolgt ist und in der die weitere Untersuchung das Vorliegen einer seit langer Zeit bestehenden Spondylose ergibt.

b) Subjektive Beschwerden und klinische Befunde

Patienten mit zervikaler Spondylosis berichten häufig über subjektive Beschwerden und klinische und neurologische Symptome, die durch bestimmte Kopf- und Halsbewegungen ausgelöst werden. Typische Symptome bestehen in Vertigo, Herabsetzung oder Verlust der Hörfähigkeit, Monoparese, Hemiparese, Tetraparese, ataktischen Gangstörungen und Verlust des Tonus ohne und mit Verlust des Bewußtseins. Diese anfallweise auftretenden Zustände von Tonusverlust wurden auch mit dem nicht glücklich gewählten Terminus als „*drop attacks*" bezeichnet. Für Patienten, die an derartigen kurzdauernden Attacken litten, hatte ich die Bezeichnung „*Synkopales zervikales Vertebralissyndrom*" (UNTERHARNSCHEIDT 1956, 1959) geprägt. Es kam mir darauf an, diese Syndrome in die große Gruppe der Syndrome mit *synkopalen Anfällen* einzuordnen und sie von den epileptischen und psychogenen Anfällen differentialdiagnostisch abzugrenzen.

Ähnliche Syndrome wurden auch bei Insuffizienz im vertebrobasilären Gefäßbereich beschrieben (KUBIK u. ADAMS 1946; SILVERSIDES 1950; MEYER et al. 1956, 1960). Dieselben sind auch beschrieben worden nach Kompression der A. vertebralis durch Osteophyten, die bei zervikaler Spondylosis auftreten (KROGDAHL u. TORGERSEN 1940; FRYKHOLM 1951; RADNER 1951; BRAIN et al. 1952; SPILLANE u. LLOYD 1952; PALLIS et al. 1954; PRIMBS u. WEBER 1956; HUTCHINSON u. YATES 1956, 1957; BARBIERI u. VERDECCIA 1957; PAYNE u. SPILLANE 1957; TATLOW u. BAMMER 1957; PYGOTT u. HUTTON 1959).

HUGHES u. BROWNELL (1963) veröffentlichen 3 Beobachtungen, die zur 3. Gruppe gehörten. Der Unfallvorgang bei allen 3 Patienten war der gleiche. Eine ältere Person fiel nach vorwärts, schlug mit großer Intensität mit dem Gesichtsschädel auf. Dabei kam es zu einer plötzlichen Hyperextensionsbewegung der Halswirbelsäule. Das Ergebnis bestand in einer partiellen Durchtrennung des Halsmarks, in einem Fall sehr schnell und in den beiden anderen sich langsamer entwickelnd. *Röntgenaufnahmen der Wirbelsäule* zeigten eine schwere zervikale Spondylosis, jedoch keinen Anhalt für Frakturen oder Dislokationen. Die Myelographie zeigte in 2 Fällen einen Stop des Kontrastmittels bei C5/C6, sie war in einem Fall normal.

Bei jedem der Patienten lag eine ausgeprägte zervikale Spondylose vor. Mehrere ringförmige Vorwölbungen drangen nach hinten in den Spinalkanal ein. In zwei Fällen fanden sich die schwersten Veränderungen an der C5/C6 Zwischenwirbelscheibe, in einem Fall bei C3/C4. Die betroffenen Zwischenwirbelscheiben zeigten sämtlich Risse.

Die traumatischen Gewebeschäden am Halsmark waren die Folge einer direkten Gewalteinwirkung, es fanden sich eine Wallersche Degeneration und ischämische Gewebeschäden. In der Gegend des ausgeprägtesten traumatischen Schadens deuteten die Befunde auf direkte Gewalteinwirkung. Das Rückenmark war eingedrückt und zeigte eine Kontusion unmittelbar gegenüber dem ausgeprägtesten spondylotischen Wulst, der aus der geschädigten Zwischenwirbelscheibe hervorragte. Die Horizontalabschnitte durch das Rückenmark zeigten eine gute demarkierte irreguläre Zone von Gewebeschaden, die nicht einem bestimmten arteriellen Ausbreitungsgebiet entsprach. Oberhalb und unterhalb dieser primärtraumatisch verletzten Region im Halsmark fand sich eine Wallersche Degeneration. Ischämische Gewebeschäden fanden sich in den Vorderhörnern oberhalb und unterhalb der primärtraumatischen Verletzungsstelle. In allen 3 Beobachtungen wurden die Aa. vertebrales untersucht, sie waren unauffällig.

c) Myelopathien bei zervikaler Spondylosis

Bei Myelopathien als Folge von zervikaler Spondylosis sind oft die Pyramidenbahnen ein- oder doppelseitig betroffen. Bei autoptischer Untersuchung werden oft Nervenzellenuntergang und Entmarkung in den Vorder- und Seitensträngen gefunden (BEDFORD et al. 1952). Weniger häufig liegen klinische Befunde vor, die auf die Hinterstränge deuten (CLARKE u. ROBINSON 1956).

d) Myelopathien vom Brown-Séquard-Typ bei zervikaler Spondylosis

Es muß aber darauf hingewiesen werden, daß einige Patienten, die an zervikaler Spondylose leiden, Myelopathien vom Brown-Séquard-Typ zeigen können. JABBARI et al. (1977) veröffentlichten die Befunde von 6 solchen Patienten. Bisher hatten STOOKEY (1928, 1940) und LAZORTHES et al. (1961) auf das Vorkommen eines Brown-Séquard-Syndroms mit akuten Hernien von Zwischenwirbelscheiben aufmerksam gemacht.

e) Einfluß von Hyperextension der HWS auf bestehende zervikale Spondylosis

Bei Hyperextension der HWS wird das Rückenmark gegen vorhandene spondylotische Protrusionen gepreßt. BREIG et al. (1966) untersuchten den Einfluß der Position der HWS (gebeugt, gestreckt und neutral) an 42 Autopsiespezimen mit Hilfe von mikroangiographischen und histologischen Untersuchungstechniken. Bei Beugung der HWS ging die Zunahme der Länge des Halsmarks mit einer Abnahme des a.p. Durchmessers des Spinalkanals einher. Lag ein spondylotischer Wulst vor, so kam es zu einer Abplattung des Halsmarks mit einer Zunahme des lateralen Durchmessers. Am stärksten deformiert waren die Vorderhörner und die lateralen Stränge infolge der spondylotischen Wulstbildungen. Nach Ansicht der Autoren macht der horizontale Verlauf der Arterien im Rückenmark sie durch Lumenverengungen vulnerabel, wenn das Rückenmark gestreckt oder abgeplattet wird. Die Arterien, die die Vorder- und Hinterstränge von außen penetrieren, verlaufen in einer anteroposterioren Richtung, sie werden demnach durch die mechanischen Kräfte geweitet. Fernerhin sind die Autoren der Ansicht, daß Verengung extraspinaler Arterien durch direkten Kontakt mit spondylotischen Wulstbildungen zu einer Minderdurchblutung des Halsmarks führen. Das Ergebnis besteht in einem sog. Kneifzangenmechanismus, wie er in Abb. 204 dargestellt ist.

f) Das laryngoösophagale Syndrom

In seltenen Fällen können sich auch Osteophyten an der Vorderwand der Halswirbelsäule finden, die, wenn sie groß genug sind, eine Kompression der Weichteile und Organe in deren direkter Nachbarschaft zur Folge haben. Da der Ösophagus unmittelbar vor der Vorderfläche der Halswirbelkörper liegt, kann Kompression durch Osteophyten zu Schluckstörungen (Dysphagien) führen. Häufig berichtet der Patient über eine Art Bolussensation, oder es fühle sich an, als ob er eine Fischgräte im Hals habe (BAUER 1953; BEAHRS u. SCHMIDT 1959; LA SORTE u. BROWN 1959). *Laterale Röntgenaufnahmen* zeigen die Osteophyten. Als einzige *Differentialdiagnose* kommen Divertikel des Ösophagus und bösartige Tumoren in Frage.

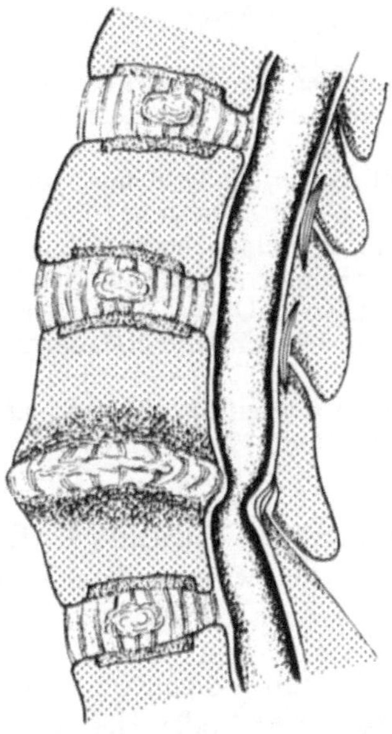

Abb. 204. Kneifzangenmechanismus: leichte Rückverschiebung eines Wirbels mit Knochenzacken an der rückwärtigen Wirbelkörperkante, Osteochondrosis intercorporalis, Arthrose des Wirbelbogengelenkes – dadurch zangenartige Einklemmung des Rückenmarkes. (Aus JUNGHANNS 1986)

Diese Osteophyten an der Vorderkante der Wirbelsäule können spitze Zacken haben, die das Lig. longitudinale ant. vorwölben bzw. in einzelnen Fällen durchbohren. Bei der Autopsie sind sie sicht- und fühlbar.

Liegen diese Läsionen im Bereich der unteren HWS, kann daraus eine Kompression der N. laryngeus recurrens entstehen. *Klinisch* liegt Heiserkeit vor, oder, falls der Nerv zerstört ist, Aphonie.

Der erste Autor, der erkannte, daß zervikale Osteophyten eine Dysphagie verursachen können, war ZAHN (1905). Weitere Arbeiten erfolgten durch MOSLER (1926), WIETHE (1933), SPITZENBERGER (1936), PESCATORI (1938), IGLAUER (1938), FUGAZZOLA (1946), POINSO u. CHARPIN (1946), KERTZNER u. MADDEN (1950), BAUER (1953), MORRISON (1955), HECK (1956), PATTERSON u. BYERLY (1958), HILDING u. TACHDJIAN (1960), BENHABYLES et al. (1970), SAFFOURI u. WARD (1970), SAUNDERS (1971), MEEKS u. RENSCHAN (1973), BONE et al. (1974), CARLSON et al. (1974), UTSINGER et al. (1976), KAYE u. DUNN (1977), HUANG u. LAHA (1978), GAMACHE u. VOORHIES (1980).

Eine chirurgische Exzision eines Osteophyten war zuerst von IGLAUER (1938) vorgenommen worden.

g) Lokalisation

C5/C6 ist beteiligt in 40%, C4/C5 in 23% und C2/C3 und C3/C4 sind je in etwa 14% beteiligt. Lag ein multipler Befall vor, so lagen die meisten Osteophyten zwischen C3 und C5 (HILDING u. TACHDJIAN 1960).

h) Differentialdiagnose

Differentialdiagnostisch müssen Tumoren des Larynx, Ösophagus, der Lungen und des Mediastinums ausgeschlossen werden. Es muß auch an einen *Globus hystericus* gedacht werden (MORRISON 1955).

Ist ein Osteophyt so groß, das er den Ösophagus und/oder die Trachea komprimiert oder verlagert, klagen Patienten über *Dysphagie*, *Dysphonie*, *Bolusgefühl im Hals* oder sie haben fast dauernd den Drang die Kehle säubern zu müssen. Gelegentlich klagen sie über Schmerzen im Hals, die auch in Schultern, Arme und Hände ausstrahlen können. Vereinzelt liegt *Dyspnoe* vor (FORESTIER u. ROTES-QUEROL 1950; SAFFOURI u. WARD 1970; UTSINGER et al. (1976). In einigen Fällen besteht ein Horner-Syndrom (FORESTIER u. ROTES-QUEROL 1950).

Bei *Ösophagogastrographien* sind etliche Läsionen hin und wieder als Tumoren des Ösophagus angesehen worden (HECK 1956; EL SALLAB u. LAWS 1965).

j) Intermittierende Claudicatio der Cauda equina als Folge von Kompressionswirkung durch spondylotische Prozesse und/oder Hernien der Zwischenwirbelscheiben

Intermittierende Ischämie als Folge von Kompressionswirkung entweder durch spondylotische Prozesse und/oder Hernien der Zwischenwirbelscheiben können zu einer intermittierenden Claudicatio der Cauda equina führen, die von der gefäßbedingten unterschieden werden muß (BLAU u. LOGUE 1961). Stehenbleiben und Ruhe führt bei der gefäßbedingten zu einem Nachlassen oder Verschwinden der Symptome, nicht jedoch bei der Cauda equina Affektion, da hier der verengte Wirbelkanal bestehen bleibt. Details wurden mitgeteilt von JOFFE et al. (1966), SNYDER et al. (1975) sowie WILSON et al. (1969). Ein zentrales Rückenmarkssyndrom kann übrigens auch vorliegen.

k) Zur Terminologie der Diskusprolapse und -protrusionen

„Bezüglich der Terminologie der Diskusprolapse und -protrusionen herrscht in der Literatur so große Verwirrung, daß man sich in vielen Fällen nicht klar darüber werden kann, welche pathologische Veränderung gemeint wird" (FRYKHOLM 1969). Es geht im wesentlichen um die Definition der 3 Termini *Diskusprolapse, Annulusprotrusionen und osteophytäre Protrusionen.*

Diskusprolapse sind die Folge von Rupturen des Annulus fibrosus und setzen sich aus Nucleus pulposus-Gewebe und Teilen von sequestriertem Annulus fibrosus zusammen, die *außerhalb* des Zwischenwirbelgewebes liegen. Andere synonym gebrauchte Termini sind *Diskushernie*, *Nukleusprolaps*, *Bandscheibenvorfall*, *Hernia disci intervertebralis.*

Annulusprotrusionen sind gekennzeichnet durch elastische Vorwölbungen oder -buchtungen des Annulus fibrosus, entweder in diffuser oder mehr lokalisierter Gestalt. Andere synonym gebrauchte Termini sind: *concealed hernie*, *bulging dics*, *Protrusio disci intervertebralis.*

Osteophytäre Protrusionen setzen sich aus Anteilen des Annulus fibrosus zusammen, die sowohl kranial als auch kaudal von zacken- und spangenartigen Osteophytenbildungen überdeckt und überlagert sind und die auch röntgenologisch darstellbar sind. Derartige Veränderungen können umschrieben vorkommen, in fortgeschrittenen Stadien den gesamten Umfang der Zwischenwirbelscheibe einnehmen. Andere synonym gebrauchte Termini sind: *Spondylosis deformans*, *Osteochondrose*, *Osteophytose* etc.

Der in der angloamerikanischen Literatur benutzte Begriff „*disc protrusion*" wird unterschiedlich auf alle 3 oben genannten Formen angewandt.

FRYKHOLM hat 1969 eine *Einteilung* vorgenommen, der ich folge: (1) (*Discus*)*prolapse*, (2) (*Discus*)*Protrusionen*, (2a) *Annulusprotrusionen*, (2b) *osteophytäre Protrusionen*.

Als topographische Klassifikation nannte FRYKHOLM (1969) die folgende: (A) *Intraspinale Prolapse* bzw. *Protrusionen* (A1) *Dorsomediale* mit *bilateralen Rückenmarkssymptomen* einhergehend. (A2) *Paramediane* mit *unilateralen Rückenmarkssymptomen* einhergehend. (A3) *Dorsolaterale* mit *radikulären Symptomen* infolge *Kompression* der *Wurzeln gegen den lateralen Teil des Wirbelbogens* einhergehend, gelegentlich in Verbindung mit unilateralen Rückenmarkssymptomen. (B) *Infraforaminale* mit *radikulären Symptomen* einhergehend infolge von *Kompression* des *Radikularnerven* gegen die *hintere Wand* des *Foramen intervertebrale*. (B1) *Laterale*, gelegentlich mit Einwirkungen auf Nerven und A. vertebralis. (C) *Ventrale*. (C1) *Ventrolaterale*, gelegentlich mit Einwirkung auf den Grenzstrang. (C2) *Ventromediale*, gelegentlich mit Einwirkung auf den Ösophagus.

Der *Diskusprolaps*, der ja sowohl aus Nucleus pulposus als auch aus Annulus fibrosus-Material besteht, kann durch fibrotische und/oder knorpelige Umwandlung an Größe zunehmen und auch verkalken (SAUNDERS u. INMAN 1940; BULL 1948). Im *Röntgenbild* ist im Bereich dieser Bandscheibe normalerweise eine Erniedrigung des Abstandes zwischen den beiden benachbarten Wirbelkörpern zu sehen.

Die *Annulusprotrusionen* sind die Folgen des Verlustes des Diskus an Elastizität und Turgor. Der Annulus fibrosus wird immer mehr nach außen gepreßt und buchtet sich vor. Solch eine Protrusion kann rupturieren und damit einen Prolaps ergeben.

Hervorquellende Zwischenwirbelscheiben stellen das Anfangsstadium einer Schädigungskette dar; der Annulus fibrosus ist bereits leicht verdünnt. Bei der *Protrusion* der *Zwischenwirbelscheibe* liegt bereits eine wesentliche Verdünnung des *Annulus fibrosus* vor, das vorgefallene Material kann weich oder bereits verkalkt sein. Sie stellen die am häufigsten gesehene Gruppe von Zwischenwirbelscheibenschäden dar. *Hernien* von *Zwischenwirbelscheiben* und *solche mit Rupturen* sind solche, bei welchen bereits ein *Riß* im *Annulus fibrosus* und hinteren *Längsband* besteht. Ein *Teil* oder der *gesamte Nuclus pulposus* dringen durch die Öffnung nach außen. Es kann wiederum nur ein *Fragment* der *Zwischenwirbelscheibe im Spinalkanal liegen* oder die *gesamte Zwischenwirbelscheibe* kann dort in Form eines *Sequesters* liegen. Sie können schließlich *völlig verkalkt* sein. Die *Verkalkungen* der *Zwischenwirbelscheiben* gehen gewöhnlich mit *arthrotischen* oder, um einen anderen Ausdruck zu gebrauchen, *osteochondrotischen Veränderungen* einher.

Die Annulusprotrusionen bilden sich in *osteophytäre Protrusionen* um. Die Bildung der Osteophyten setzt gewöhnlich im Bereich der Unkovertebralgelenke ein. In diesem Bereich ist die Zwischenwirbelscheibe am dünnsten (FRYKHOLM

1969). Die Osteophyten dehnen sich mehr und mehr aus und stellen schließlich horizontal um die Zwischenwirbelscheiben herumlaufende Wälle dar. Übrigens können große hakenförmige Osteophyten an der Ventralfläche der Wirbelkörper auch ohne degenerative Prozesse an den Zwischenwirbelscheiben vorkommen. Nach der Vorstellung von SCHMORL (1929) sind sie die Folge von Zugkräften des Lig. longitudinale ant. an den Kanten der Wirbelkörper.

Das kombinierte Vorkommen von degenerativen Prozessen an den Zwischenwirbelscheiben mit Osteophytenbildungen wird als Spondylosis deformans oder Osteochondrose (SCHMORL) bezeichnet.

Als *Folge* von *Diskusprolapsen* oder *Protrusionen* bilden sich im umliegenden Gewebe – für unsere Betrachtungen ist die spinale Dura mater besonders wichtig – *reaktive Veränderungen* aus. Vor allem dorsomedulläre Protrusionen sind oft ausgedehnt mit der spinalen Dura mater verwachsen. Es bilden sich derbe bindegewebige Züge. In diesen Prozessen kann es weiterhin zu Verkalkungen kommen, so daß *scharfe* und *spitze Spiculae* vorhanden sind, die die Dura mater an- oder durchbohren können. Die Arachnoidea und Pia kann an diesen reaktiven Prozessen beteiligt sein, was wiederum Durchblutungsstörungen nach sich zieht. Das wiederum kann neben der direkten Druckwirkung zusätzlich noch über Gefäßprozesse zu Myelopathien führen.

Läsionen der *Zwischenwirbelscheiben* können (1) nach ihrer *Lokalisation* eingeteilt werden, also *zervikal*, *thorakal* oder *lumbal*, (2) nach ihrem *Typ*, ob sie hervorquellen, eine *Protrusion* oder *Hernienbildung mit Rupturen* zeigen, (3) nach ihrer *Lage*, nämlich in der *Mittellinie* oder *lateral*, und (4) nach ihrer *Beschaffenheit*, nämlich *weich* oder *verkalkt*.

l) Lage der Zwischenwirbelprolapse (vgl. Abb. 205, 206a–c)

Dorsomediale und *paramediane Prolapse* können, haben sie eine bestimmte Größe erreicht, eine direkte Kompression auf das Rückenmark ausüben. Es können dabei also doppel- bzw. einseitige klinische Symptome und auch morphologische Schäden auftreten. Sie können zu einer chronischen Myelopathie führen.

Dorsolaterale Prolapse komprimieren die Nervenwurzeln des gleichen Segmentes und pressen sie gegen die dahinterliegenden Wirbelbögen.

Infralaminäre Protrusionen oder *Prolapse* führen zu einer Kompression der Radikularnerven gegen die Hinterwand des Foramen intervertebrale. Es kann dabei zu *selektiven Vorderwurzelkompressionen* kommen, die zu Paresen und Atrophien an den entsprechenden Muskeln führen.

m) Gewebeschäden der Zwischenwirbelscheiben

Im einzelnen können folgende Gruppen von Veränderungen mit einigen Untergruppen an den Zwischenwirbelscheiben und der Wirbelsäule unterschieden werden, die Anlaß zu neurologischen Symptomen und neuropathologischen Schäden sein können: (1) *Zentrale Risse* oder *Rupturen* der *Zwischenwirbelscheibe*; (1a) *verborgene rupturierte Wirbelscheibe* (*concealed ruptured intervertebral disc*);

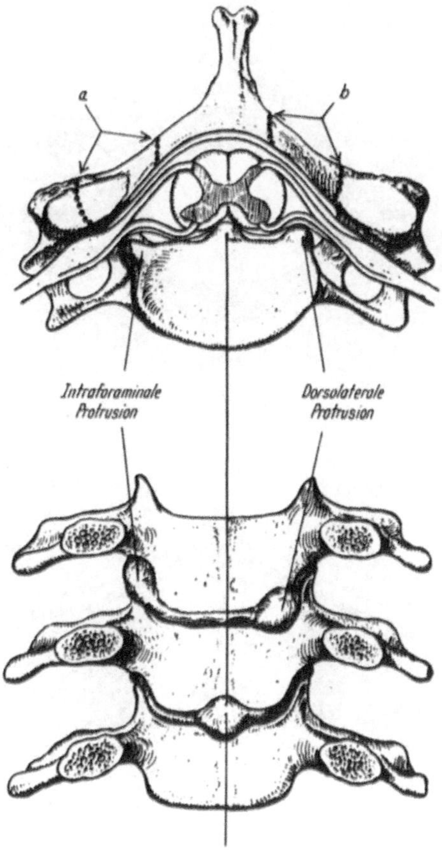

Abb. 205. Die Abbildung zeigt die topographische Lage der vom klinischen Gesichtspunkt aus wichtigsten drei Arten von Prolapsen und Protrusionen. Eine dorsomediale Protrusion übt einen Druck auf die ventrale Fläche des Rückenmarkes aus. Eine intraforaminale Protrusion preßt den N. radicularis gegen die medialen Hälften der Gelenkfortsätze. Eine hintere Dekompression wird durch Hemifacettektomie (*a*) erzielt. Eine dorsolaterale Protrusion komprimiert die intraspinalen Wurzelfasern gegen den Wirbelbogen. Eine hintere Dekompression erreicht man durch Hemilaminektomie (*b*). (Aus FRYKHOLM 1969)

(1b) *weiche sich vorwölbende Zwischenwirbelscheibe*; (2) *isolierte Resorption* des *Zwischenwirbelscheibengewebes*; (2a) *fortgeschrittene Degeneration* der *Zwischenwirbelscheibe* (*advanced disc degeneration*); (3) *Vorfall* oder *Prolaps* der *Zwischenwirbelscheibe*; (3a) *Hernie* der *Zwischenwirbelscheibe*; (3b) *Protrusion* der *Zwischenwirbelscheibe*; (3c) *Ruptur* der *Zwischenwirbelscheibe* und (3d) *Verschiebung* der *Zwischenwirbelscheibe* (*slipped disc*); (4) *sekundäre Spondylose*, *sekundär* zu einem *Zwischenwirbelscheibenvorfall*; (5) *primäre Spondylose* eine *generalisierte Schädigung* der *Wirbelsäule* mit Bildung von *osteophytischen Prozessen.*

Die oben genannten Schäden treten oft kombiniert auf. Ebenso hat diese Einteilung sicherlich einige Überschneidungen, bewährt sich aber dennoch aus praktischen Gründen.

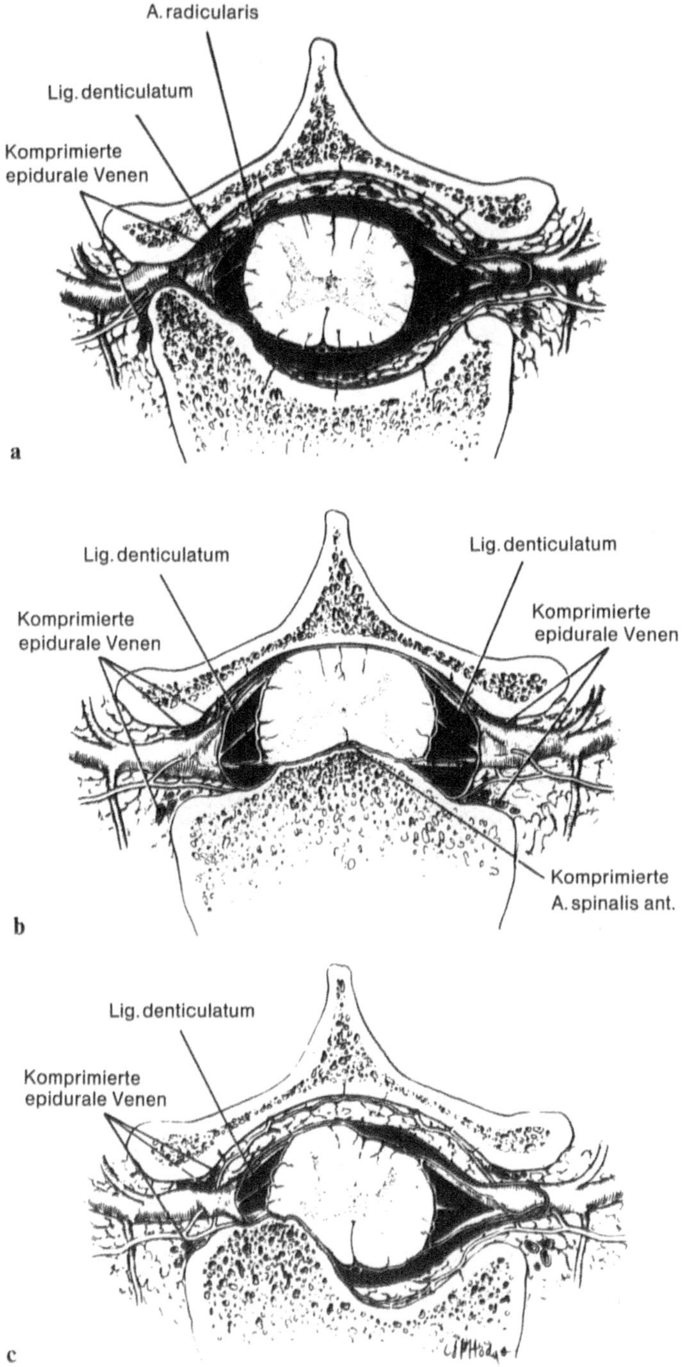

Abb. 206a–c. Die Regionen in denen neurale Strukturen durch Osteophyten oder Zwischenwirbelscheiben komprimiert werden können. Eine knöcherne Spange ist in diesem Falle gezeigt, aber es könnte sich auch genauso gut um eine vorgefallene Zwischenwirbelscheibe handeln, die in diesem Falle die schädigende Struktur darstellt. **a** Kompression einer Nervenwurzel. **b** Kompression der Vorderfläche des Rückenmarks und der A. spinalis ant. **c** Kompression einer Nervenwurzel und des Rückenmarks, eine Läsion die die A. spinalis ant. schädigen oder freilassen kann. (Aus R. C. SCHNEIDER et al. 1982)

α) *Zentrale Risse oder Rupturen der Zwischenwirbelscheibe*

(1) *Risse* und *Rupturen* der Zwischenwirbelscheibe können in einzelnen Fällen im Halswirbelsäulenbereich vorkommen, sie betreffen jedoch im allgemeinen die untere Brust- und Lendenwirbelsäulenregion. Dabei kommt es zu Überstreckungen des vorderen und hinteren Längsbandes.

β) *Isolierte Resorption des Zwischenwirbelscheibengewebes*

(2a) Eine *isolierte Resorption* der *Zwischenwirbelscheibe* ergibt eine erhebliche Verschmälerung des Zwischenraumes zwischen zwei Wirbelkörpern. Diese Veränderungen können auch an zwei benachbarten Segmenten gefunden werden. Sie wird nur selten bei Patienten mit Spondylosis der Wirbelsäule gesehen, worauf Crock (1976) hinwies. Die Ursache dieser Veränderung ist unbekannt, jedoch scheinen mechanische Schädigungen eine Rolle zu spielen.

Pathologische Befunde: Diese Schäden finden sich allgemein in der Lumbalregion. Der Zwischenraum zwischen 2 Wirbelkörpern kann von einer normalen Höhe von 1,5–2,0 cm auf wenige mm reduziert sein. Die Zwischenwirbelscheibe besteht nur noch aus Resten des Annulus fibrosus. Die Abnahme der Höhe der Zwischenwirbelscheibe führt zu einer Annäherung der Fazetten, die nicht mehr normal miteinander artikulieren sondern sich überschieben. Die Ligg. flava schieben sich in die Foramina intervertebralia und führen zu Stenosen derselben, manchmal auch des Spinalkanals.

γ) *Fortgeschrittene Degeneration der Zwischenwirbelscheibe*

(2b) Degenerative Veränderungen der Zwischenwirbelscheiben treten mit steigendem Lebensalter auf. Bereits im Alter von 20–30 Jahren wird der Nucleus pulposus durch bindegewebig-knöchernes Gewebe ersetzt, es treten Risse im Annulus fibrosus auf, dessen Fasern hyalinisieren. Der Flüssigkeitsgehalt der Zwischenwirbelscheibe nimmt ab (Püschel 1930). Diese degenerativen Gewebeveränderungen sind häufig in der Altersgruppe von 50 und älter ausgeprägt. Die Verminderung des Flüssigkeitsgehaltes geht mit Schrumpfung des Gewebes einher. Es tritt eine verminderte Elastizität des Gewebes hinzu, die eine Auswölbung des Annulus fibrosus zur Folge hat. Hughes (1976) hat einen Vergleich dieses Zustandes mit einem Gummireifen mit herabgesetztem Innendruck gebraucht. Daran schließen sich häufig lippenartige Osteophytenbildungen an, die von den oberen und unteren Wirbelkörperflächen ihren Ausgang nehmen. Schmorl u. Junghanns sprechen von einer Spondylosis deformans.

Bei Vorliegen von degenerativen Veränderungen vermag eine mechanische Schädigung einen Zwischenwirbelscheibenprolaps oder Sequestierung in den Spinalkanal auszulösen.

δ) *Vorfall oder Prolaps der Zwischenwirbelscheibe*

(3) Vorfälle, Hernien oder Prolapse liegen vor, wenn Zwischenwirbelscheibengewebe, vor allem *Nucleus pulposus*, seine normalen Begrenzungen, den intakten Annulus fibrosus und den Knorpel der Deckplatten der Wirbelkörper, durch-

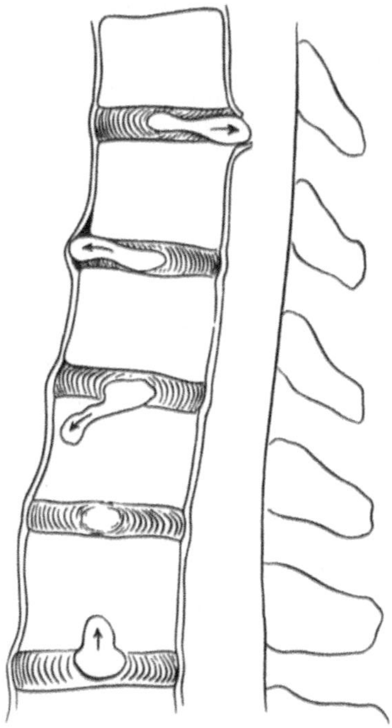

Abb. 207 A–E. Hernienbildungen im Nucleus pulposus Gewebe. Die verschiedenen Typen werden im Text besprochen. (Aus Gehweiler et al. 1980)

dringt. Die Vorfälle erfolgen fast immer nach dorsal, da hier der Annulus fibrosus dünner ist. Der Zwischenwirbelscheibenvorfall kann durch einen geschädigten Anteil des Annulus fibrosus, zwischen Annulus fibrosus und Wirbelkörper, oder, in seltenen Fällen, durch die Spongiosa des Knochen nach posterior oder posterolateral erfolgen. Das kann zu Druckwirkung auf die Nervenwurzeln und das Rückenmark führen. Im Prolaps in posterolateraler Richtung sind die Nervenwurzeln beteiligt, im medianen Prolaps nach hinten wird das Rückenmark geschädigt. Die Rückenmarksschäden können akuter oder chronischer Natur sein.

Hernienbildungen im Nucleus pulposus Gewebe können sich in folgende anatomische Strukturen ausdehnen (Abb. 207a–e): (1) Hernie des Nucleus pulposus nach posterior kann das Lig. longitudinale post. durchdringen oder umfassen und kann extradurale Kompression des Rückenmarks oder der Nervenwurzeln verursachen. (2) Hernie des Nucleus pulposus nach vorn wölbt das Lig. longitudinale ant. vor und hat die Bildung von vorderen Osteophyten und Verschmälerung des Zwischenwirbelraumes zur Folge. (3) Bestandteile des Nucleus pulposus können zwischen den Vorderrand des Wirbelkörpers und die Endplatte vordringen und somit eine teilweise Abtrennung des Wirbelkörpers verursachen. (4) Normaler Zwischenwirbelkörper und normaler Nucleus pulposus. (5) Penetration der Endplatte durch sich vorwölbendes Material des Nucleus pulposus mit Bildung von Schmorlschen Knötchen.

Traumatische Rückenmarksschäden durch Vorfall oder Prolaps von Bandscheiben wurden vereinzelt in der Literatur mitgeteilt. Während die akuten Rückenmarksschäden als Folge von prolabierten Bandscheibensequestern von Klinikern und Pathologen beschrieben wurden (MIDDLETON u. TREACHER 1911; SCHACHTSCHNEIDER 1936; R. C. SCHNEIDER 1949; TROSTDORF u. BUSSE 1952; JELLINGER 1966; HRBEK 1955), liegen nur wenige Beschreibungen morphologischer Befunde nach länger überlebten Gewalteinwirkungen vor (HUGHES 1966).

n) Pathologische Befunde

Extrusion von größeren Anteilen der Zwischenwirbelscheibe in den Spinalkanal werden gewöhnlich als sequestrierte Bandscheibenfragmente bezeichnet. Solche Sequester können Anteile des Nucleus pulposus, des Annulus fibrosus und der Deckplatten enthalten. Verkalktes Material des Nucleus pulposus kann im prolabierten Gewebe gefunden werden und zu Erosionen des duralen Sackes führen (BLIKRA 1969). Sequestierte Fragmente der Zwischenwirbelscheibe können in andere Segmente wandern, der meist ovale Defekt in hinteren Anteilen des Annulus fibrosus der ursprünglichen Zwischenwirbelscheibe kann bestehen bleiben. Sequestierte Fragmente können selbst posterior zum Duralsack gefunden werden (HOOPER 1973). In seltenen Fällen kann Zwischenwirbelgewebe in Wirbelkörper einbrechen und dann wieder in den Spinalkanal einbrechen, dabei kleinere Anteile der Deckplatten, bestehend aus Knorpel und Knochen, vor sich herschiebend.

Zwischenwirbelscheibengewebe kann in seltenen Fällen die *spinale Dura mater* perforieren, so daß intradural sequestriertes Bandscheibenmaterial nachweisbar ist. Die erste Beschreibung erfolgte durch DANDY (1942). DÜRIG u. ZDROJEWSKI (1977) fanden 20 Literaturbeobachtungen. In den meisten Fällen fanden sich die verlagerten Bandscheibenanteile lumbal, wie sich aus Tabelle 77 ergibt; in nur zwei Beobachtungen fanden sich sequestrierte Bandscheibenanteile thorakal. Die Autoren beschrieben den ersten Fall von zervikal gelegenem sequestriertem Bandscheibenmaterial, das die spinale Dura perforiert hatte. Ein 8 Jahre zurückliegendes HWS Schleudertrauma wurde als auslösendes Moment der perforierenden Protrusion angenommen.

o) Mechanogenese und formale Pathogenese

Die Mechanogenese dieser *Duraperforationen* durch *sequestriertes Bandscheibenmaterial* ist noch nicht völlig geklärt. Nach den Untersuchungen von BLIKRA (1969) bestehen Adhäsionen zwischen spinaler Dura mater und dem Lig. longitudinale post. in Höhe der Zwischenwirbelscheiben von L3–S1, mit Bevorzugung der Bandscheiben L4/L5.

p) Diskusprolapse mit Kompression des Rückenmarks

Diskusprolapse, die in den Spinalkanal vordringen, können zu einer akuten Kompression des Rückenmarks führen. Liegt der Prolaps dorsomedial, so kann eine inkomplette oder komplette Querschnittsläsion mit schweren neurologischen

Tabelle 77. Zusammenstellung der in der Literatur erfaßbaren Einzelfälle subdural sequestrierter Diskushernien. (Aus DÜRIG u. ZDROJEWSKI 1977)

Fall Nr.	Jahr	Autor	Patienten		Niveau d. Sequestrat.
			Alter	Geschlecht	
1	1942	DANDY	53	m	L4 L5
2	1952	PATERSON	36	m	L4 L5
3			33	m	L4 L5
4	1961	LYONS	66	m	L4 L5
5	1962	WILSON	56	m	L4 L5
6			–[a]	m	thorakal
7	1964	TENG	57	w	L4 L5
8			42	w	L2 L3
9			40	m	L4 L5
10	1965	FISHER	47	m	Th9 Th10
11	1965	ROBINSON	44	w	L4 L5
12	1967	KULOWSKI	–[a]	–[a]	L4 L5[b]1
13	1969	BLIRKA	42	m	L4 L5
14			57	m	L3 L4
15	1971	TAPTAS	58	m	L2 L3
16			43	m	L4 L5
17			67	m	L1 L2
18	1974	THOMALSKE	27	w	L3 L4
19			63	m	L4 L5
20	–[a]	JONES	–[a]	–[a]	lumbal[b]2

[a] aus der Literatur nicht ersichtlich
[b] zitiert bei 1: TAPTAS, J. N., 2: LYONS, A. E.

Ausfallsymptomen unterhalb der Läsionsstelle vorkommen. Ein *dorsolateraler* oder *paramedianer Prolaps*, der seitlich der Mittellinie liegt, verursacht entweder laterale Symptome oder aber ein Brown-Séquard-Syndrom.

Bei Autopsien wurden vollständige Durchtrennungen des Rückenmarks durch die Diskussequester nach Perforation der Dura beschrieben (WILSON 1962; FISHER 1965). In anderen Fällen hatten die Sequester zu vorübergehenden Verschlüssen der A. spinalis ant. und deren Äste mit temporärer Paraplegie und motorischen und sensiblen Ausfällen geführt (TAPTAS et al. 1971).

q) Sekundäre Spondylose, sekundär zu einem Zwischenwirbelscheibenvorfall

(4) Eine sekundäre Spondylose, die sekundär zu einem Zwischenwirbelscheibenprolaps führt, kann in allen Altersgruppen vorkommen, entscheidend ist der Zwischenwirbelscheibenvorfall, der sowohl traumatischer als auch degenerativer Natur sein kann, aber auch bei Vorliegen von degenerativen Veränderungen durch eine Gewalteinwirkung ausgelöst sein kann.

r) Primäre Spondylose mit generalisierter Schädigung der Wirbelsäule und Bildung osteophytischer Prozesse

(5) Eine primäre Spondylose, eine generalisierte Schädigung der Wirbelsäule mit Bildung von osteophytischen Prozessen findet sich häufig in der Altersgruppe

von 50 Jahren und älter. Sie kann jedoch auch aus uns bisher nicht bekannten Gründen in Einzelfällen durchaus bei jüngeren Patienten vorkommen.

s) Altersverteilung

Die Zahl der rupturierten Zwischenwirbelscheiben bei Patienten unter 21 Jahren ist sehr selten und beträgt in der Serie von 1217 Patienten von Love (1937) nur 2,1 %. In einer Serie von 6500 Patienten, über die Webb et al. (1954) berichteten, waren nur 0,077% in der Altersgruppe unter 16 Jahren.

t) Geschlechtsverteilung

Im allgemeinen ist die Gruppe der männlichen Patienten größer als die der weiblichen, erneut ein Hinweis, der auf den Einfluß von beruflichen Belastungen hinweist.

u) Zur Frage des traumatischen und spontanen Prolapses der Zwischenwirbelscheibe

Es unterliegt keinem Zweifel, daß eine einheitliche ätiologische Erklärung der Vorfälle von Zwischenwirbelscheiben nicht vorliegt. Die folgenden Überlegungen versuchen eine gewisse Ordnung zu schaffen: (1) Traumatische Schäden an den Zwischenwirbelscheiben sind das Ergebnis direkter oder indirekter mechanischer Gewalteinwirkung gegen diese Strukturen. Es kann die Wirbelscheibe allein, oder aber im Zusammenhang mit weiteren Schäden an den Wirbeln und Bändern der Wirbelsäule geschädigt sein. Die Schäden wurden eingehend besprochen. Modifizierte Autopsietechniken mit schichtweiser Präparation der Halsweichteile und Zerlegung der in toto entnommenen Halswirbelsäule mit Rückenmark in Medianschnitten haben eine Fülle von Befunden gebracht.

Es waren im wesentlichen prospektive pathologische Studien von traumatischen Schäden der HWS, wie Frakturen oder Frakturen mit Dislokationen, die unter standardisierten Bedingungen durchgeführt wurden, die zeigten, in welchem Maße die Bandscheiben bei diesen Verletzungsfolgen beteiligt sind. Ich denke hier an die richtungsweisenden Untersuchungen von Saternus (1979). Das gleiche gilt auch für die traumatischen Schäden der Brustwirbelsäule. In der Lumbalregion ist ebenfalls eine Gewalteinwirkung oft das auslösende Moment in einer Kette von Ereignissen, die nicht alle traumatisch zu sein brauchen. Die Gewalteinwirkung besteht bei diesen Patienten im Sturz auf das Gesäß oder den Rücken, oft während sportlicher Aktivitäten. Bei Arbeitern, die schwere körperliche Arbeiten zu verrichten haben, sind Zwischenwirbelscheibenschäden oft die Folge von Heben von schweren Lasten.

Eine weitere Frage geht dahin, ob Bandscheibenvorfälle traumatisch bedingt sind oder spontan auftreten. Beide Möglichkeiten bestehen und sind gesichert. Es bestehen allerdings keine einheitlichen Auffassungen über die Häufigkeiten der einzelnen Gruppen. Die in der Literatur vorgetragenen Meinungen sind sehr uneinheitlich und es scheinen zu verschiedenen Zeiten auch „modische" Schwankungen über die Ätiologie, ob traumatisch oder spontan, vorgelegen zu haben. Einige Beispiele mögen das belegen. Während es bei Austin (1983) heißt, man könne als Faustregel angeben, daß etwa 60% eine Vorgeschichte von mechanischer Gewalteinwirkung bei Auftreten der ersten Symptome hatten, während bei den restlichen 40% wohl spontan Vorfälle auftraten, fand HIPP (1961) bei 500 objektivierten Bandscheibenvorfällen nur in 1% äußere Einwirkungen, die das Ausmaß der alltäglichen Belastung überschritten.

Die Diskussion muß auch dahingehend erweitert werden, daß zwar einige Autoren die Meinung vertreten, daß mechanische Gewalteinwirkungen nur in seltenen Fällen zu traumatischen Schäden an der Zwischenwirbelscheibe führen, etwa ARMSTRONG (1965), wird von anderen hervorgehoben, daß einzelne und besonders wiederholte, respektive gehäufte Gewalteinwirkungen zu traumatischen Schäden führen (HULT 1954; CROCK 1976; BEALS u. HICKMAN 1972; FARFAN et al. 1972). Sicherlich ist der Hinweis angebracht, daß neben der mechanischen Gewalteinwirkung auch erhebliche prädisponierende Faktoren eine bedeutende Rolle im Hinblick auf Qualität und Ausbreitung des Gewebeschadens spielen.

v) Traumatische Myelopathien des Rückenmarks als Folge eines Prolapses von Zwischenwirbelscheibengewebe

Chronische Myelopathien infolge *intraspinaler Bandscheibenprotrusionen* haben eine uneinheitliche Pathogenese. Es können entweder multiple intraspinale Protrusionen von Zwischenwirbelscheibengewebe oder eine große in den Spinalraum vorragende Protrusion einer Bandscheibe zur chronischen Myelopathie führen. Diese Veränderungen führen zu Eindellungen an der Vorderfläche des Rückenmarks, wie sie von BRAIN et al. (1952) sowie BEDFORD et al. (1952) beschrieben wurden. PAYNE u. SPILLANE (1957) haben später die Meinung vertreten, es handle sich hierbei um Artefakte. Ich neige dazu, den erstgenannten Autoren zuzustimmen, denn in vivo besteht bei veränderter Wirbelsäule ein dauernder Kontakt mit der Vorderfläche des Rückenmarks, der sich besonders bei Flexionsbewegungen der HWS verstärkt. BONDUELLE et al. (1953) heben besonders die wiederholten Mikrotraumen hervor, die immer wieder gegen die Vorderfläche des Rückenmarks wirksam werden.

Neben der direkten Druckwirkung auf das Rückenmark treten noch zusätzliche Schädigungen durch Zirkulationsstörungen und Minderdurchblutungen im Versorgungsgebiet der A. spinalis ant. hinzu (BRAIN 1948; ROUQUÈS u. DAVID 1951; GREENFIELD 1953; MAIR u. DRUCKMAN 1953; HENNEAUX 1956).

Einreißen des *Annulus fibrosus* mit *Prolaps* von *Anteilen* des *Nucleus pulposus nach dorsal* sind bei Operationen und Autopsien nachgewiesen worden. Das Rückenmark wird durch das Herniengewebe komprimiert. In der Zervikalregion ist das Lig. longitudinale post. in seinen zentralen Anteilen schwächer als in mehr lateral gelegenen, so daß Hernienbildung entweder median oder in unmittelbarer Nähe der Foramina intervertebralia auftreten (BRAIN et al. 1952).

Die Dura mater ist im Bereich der degenerativen Veränderungen oder Vorfälle verdickt und heftet sich an das Lig. longitudinale post. Ebenso kommt es zu einer Fibrose der Arachnoidea, besonders um Nervenwurzeln. Das kann zu degenerativen Veränderungen an den Nervenwurzeln führen.

Posteromediane oder *posterolaterale Protrusionen* üben auf die *Ventralfläche* des *Rückenmarks Druck* aus und *engen dadurch* den *Spinalkanal ein*. Der normale anteroposteriore Durchmesser des Rückenmarks von C3–C7 bei neutral gehaltener Halswirbelsäule beträgt etwa 17 mm (Wolf et al. 1956). Bei Patienten mit zervikaler Spondylosis mit Myelopathie betragen die entsprechenden Werte im Durchschnitt nur etwa 14 mm (Payne u. Spillane 1957). Diese Werte verringern sich weiter bei Bewegungen im Halswirbelsäulenbereich um etwa 2 mm wie Penning (1962) zeigen konnte. Bei Hyperextension der Halswirbelsäule kann das Lig. flavum gegen das Rückenmark drücken (Nugent 1959). Die Druckwirkung des prolabierten Knorpelgewebes wirkt nicht nur direkt auf das Rückenmark ein, sondern kann zu einer zeitweiligen Kompression der A. spinalis ant. mit daraus resultierenden Minderdurchblutungen in ihrem Ausbreitungsgebiet führen. Die wesentlichen Gewebeschäden im Rückenmark werden an der Einwirkungsstelle der Gewalt gefunden (Wilkinson 1960; Höök et al. 1960). Das Rückenmark ist im anteroposterioren Durchmesser abgeflacht. Hughes (1976) machte auf die Entmarkungen der weißen Strangareale aufmerksam, die bei histologischen Untersuchungen in einem Bereich von der Stelle gesehen werden, wo das Lig. denticulatum zur Basis der Vorderhörner zieht, wohl den Bereich der Hauptzugbeanspruchung anzeigend, dem das Rückenmark ausgesetzt ist. Ebenso werden häufig Entmarkungen in vorderen Anteilen der Hinterstränge entweder in der Mittellinienregion oder mehr seitlich ein- und doppelseitig gesehen, durchwegs nicht zu einem bestimmten anatomisch definierten Strangareal gehörend.

w) Lokalisation der Zwischenwirbelscheibenprolapse

Die Zwischenwirbelscheibenprolapse werden zunächst nach ihrer Lokalisation beschrieben, sie können: *zervikal*, *thorakal* und *lumbal* vorkommen.

α) *Zervikale Bandscheibenvorfälle* (Abb. 208, 209)

αα) *Einführung*

Auf zervikale Bandscheibenschäden machte in einer klassischen Mitteilung zuerst Stockey (1928) anhand von 7 Beobachtungen aufmerksam. Weitere Mitteilungen erfolgten von Semmes u. Murphey (1943), Spurling u. Scoville (1944) sowie Davis (1953).

Die Veröffentlichung von Semmes u. Murphey ist insofern von besonderem Interesse, da sie darauf verwiesen, daß Läsionen bei C6/C7 eine Koronarerkrankung vortäuschen können.

Zervikale Myelopathien durch Bandscheibenschäden wurden beschrieben von Brain et al. (1952), Pia u. Tönnis (1952), Clarke u. Robinson (1956), Mayfield (1966), Frykholm (1969), Cloward (1973), Goodings et al. (1975), Adams (1976), Gorter (1976), Tominaga (1976), Verbiest (1976).

Es kann sich um: (1) Proliferierende Osteophyten, harte Zwischenwirbelanteile, verknorpelt oder verkalkt und (2) Sequester von Bandscheiben, meist weicher Konsistenz, handeln. Während die erstgenannten Läsionen eine chronische Verlaufsform zeigen, ist die der letztgenannten akut, sie führen zu einer rasch zunehmenden Paraparese.

Geschlechtsverteilung: Hamel et al. (1978) berichteten über eine Serie von 76 Patienten mit zervikalen Myelopathien, die durch zervikale Zwischenwirbelschei-

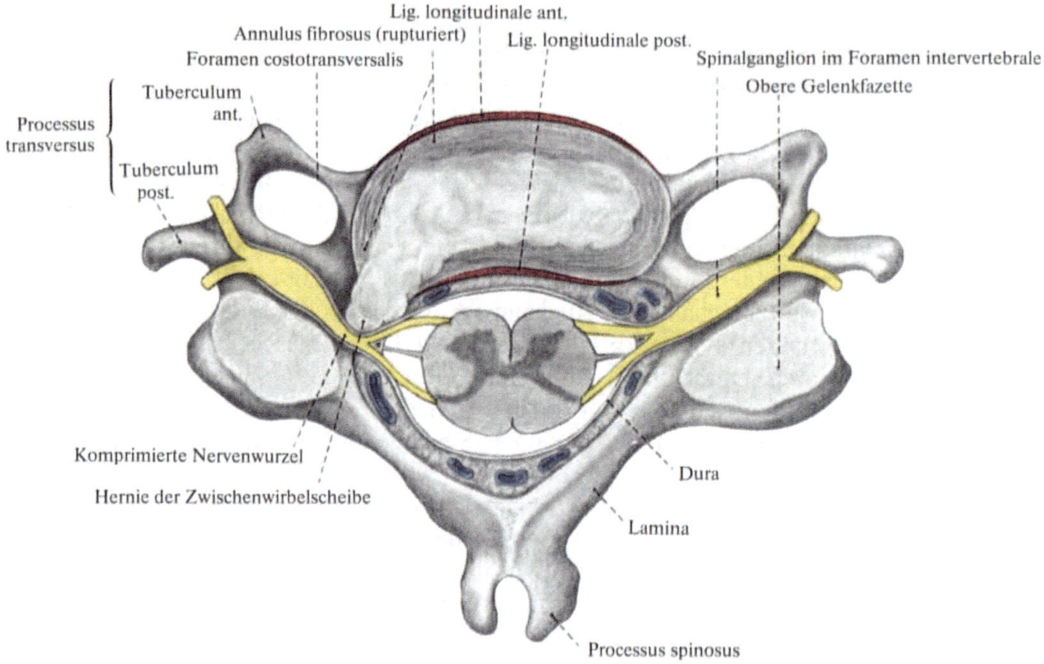

Abb. 208. Zervikale Radikuloneuropathie: Hernie einer Zwischenwirbelscheibe. Dieser Horizontalschnitt stammt aus der mittleren Halsregion. Beachte: (1) Hernie der Zwischenwirbelscheibe nach lateral. (2) Beziehung der Hernie zu lateralen Anteilen des Lig. longitudinale post. (Aus KEMPE 1986)

ben verursacht und operiert worden waren. Männliche Patienten dominierten mit 79%.

Präoperative Befunde: Bei allen Patienten bestand ein Syndrom von Kompression des Halsmarks. Bei 14 Patienten lag keine Spastik vor, aber es lag eine schnelle Ermüdbarkeit oder ein Taubheitsgefühl vor. Die restlichen 62 Patienten (82%) zeigten Gangstörungen.

C5/C6 war am häufigsten befallen mit 43% und C6/C7 mit 30%. Andere Segmente waren weniger häufig betroffen: C4/C5 und C3/C4.

Bei 16 Patienten wurde eine dorsale Entlastung durch eine Laminektomie und bei 60 Patienten eine ventrale Fusionsoperation mit Hilfe eines Operationsmikroskopes vorgenommen.

ββ) Mitgeteilte Serien und Kasuistiken

In einer sorgfältig ausgewerteten Serie von 246 Fällen von ODOM et al. (1958) wurden diese in *weiche* und *harte Zwischenwirbelscheiben* eingeteilt. Von 175 einseitigen weichen Zwischenwirbelscheiben waren 70% bei C6/C7, 24% bei C5/C6 und 6% bei C7/Th1 gelegen. Diese Angaben stimmen mit denen anderer Autoren überein, nämlich, daß die häufigsten Lokalisationen für derartige Läsionen bei C5/C6 und C6/C7 liegen, die letztgenannte ist die häufigere. Damit korrespondieren diese Lokalisationen von rupturierten Zwischenwirbelscheiben mit denen von Frakturen mit Dislokation, die auch am häufigsten bei C5/C6 und C6/C7 vorkommen. Insgesamt kommen sie im Halswirbelsäulenbereich

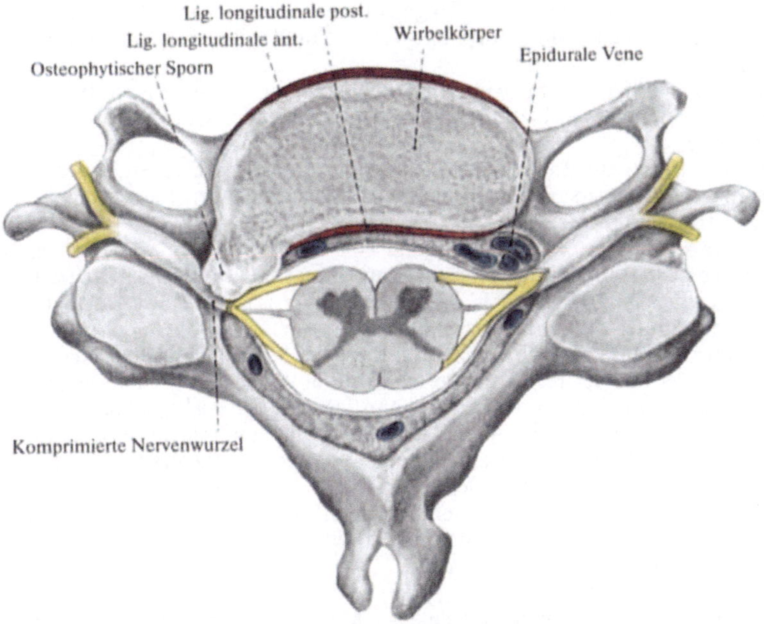

Abb. 209. Zervikale Radikuloneuropathie: Spondylosis. Dieser Querschnitt stammt von der mittleren Zervikalregion. Beachte: (1) Kompression der Nervenwurzel durch eine Knochenspange. (2) Ausdehnung der duralen Scheide auf die Nervenwurzel. (Aus KEMPE 1986)

weniger häufig vor als in der Lumbalregion (CAMPBELL u. PHILLIPS 1960). Was macht diese Lokalisation mehr verletzungsträchtig?

Blickt man auf die obere Zervikalregion, beginnend an der Gelenksverbindung zwischen Atlas und Axis, so bemerkt man, daß sich die Gelenkfazetten in einer horizontalen Lage befinden. Je mehr man nun an der HWS nach distal fortschreitet desto mehr verändern sich die Gelenkfazetten von einer horizontalen in eine vertikale Position, wie etwa bei C6/C7. Die Fazetten werden auch größer und sind von irregulärer Form, damit mehr Bewegung in den Gelenken erlaubend. Die erhöhte Beweglichkeit führt zu größerer Verletzlichkeit.

BROOKE (1944) berichtete über einen 56jährigen Arbeiter, der über Schmerzen in den Schultern und der Nackenregion klagte und nicht in der Lage war, seine Beine und Hände zu bewegen. Der Patient hatte einen Monat vor der Aufnahme eine 3 Tage anhaltende Epistaxis gehabt.

Zwei Wochen vor der Aufnahme war der Patient von Polizisten angehalten worden, weil er beim Gehen torkelte. Man entließ ihn, als festgestellt wurde, daß er nicht betrunken war.

Am Abend vor der Aufnahme befand sich der Patient in gutem Zustand, er wurde am nächsten Morgen auf dem Flur liegend, mit Lähmungen aller Extremitäten aufgefunden.

Es konnte nicht mit Sicherheit festgestellt werden, ob er gestürzt und mit dem Nacken auf einen Stuhl aufgeschlagen war. Es war nicht klar, ob er wegen eines synkopalen Anfalles gestürzt oder ausgerutscht war.

Bei der *Aufnahme* lag eine schlaffe Lähmung beider Beine und aller Muskeln unter C5 vor. Es bestand ebenfalls eine vollständige Lähmung beider Hände und Handgelenke. Unterhalb von C6 war die Sensibilität für alle Qualitäten aufgehoben. Die physiologischen Eigenreflexe fehlten. Der Patient wurde mit zervikaler Traktion behandelt. Vier Tage nach der Aufnahme setzte die Atmung plötzlich aus, und es wurde mit künstlicher Beatmung begonnen. Der Patient verstarb am 15. Tag.

Bei der *Autopsie* konnte in Höhe des 4. und 5. Halswirbels eine Herabsetzung der Konsistenz des Halsmarks getastet werden. Anterior dieser Läsion im Halsmark fand sich ein verkalktes irregulär geformtes Fragment einer Zwischenwirbelscheibe. Das *Rückenmark* zeigte erhebliche pathomorphologische Veränderungen in auf- und absteigenden Faserbahnen.

Battavari (1956) berichtete über eine Beobachtung, bei dem ein zervikaler Bandscheibenprolaps ohne nachweisbare Gewalteinwirkung zu einer Kompression des Halsmarks geführt hatte.

Die 49jährige Patientin verspürte beim Feueranmachen Stechen in der Brust. Beide oberen Extremitäten versteiften sich, nach 1–2 h wurden die Beine so schwach, daß sie nicht mehr zu gehen vermochte.

Bei der *stationären Aufnahme* bestand eine Parese an allen vier Extremitäten. Der Unterschied in der Muskelkraft der Beuger und Strecker wies auf einen Prozeß in Höhe des 6. Halssegmentes hin. Die *Röntgenaufnahmen der Halswirbelsäule* wiesen deutliche Schnabelbildungen an den 5.–7. Halswirbeln auf.

Bei einer *Laminektomie* wird nach Entfernen der 3.–7. Halswirbelbögen und Eröffnung der Dura mater auf der rechten Seite unter der 6. Wurzel ein glatter kleiner Vorsprung sichtbar. Nach Einschnitt in denselben kann faserige Knorpelsubstanz entfernt werden. Zwischen dem 6. und 7. Halswirbel wölbt sich die Bandscheibe hochgradig in ihrer gesamten Breite in den Wirbelkanal hinein; da sie knochenhart ist, muß von ihrer Entfernung abgesehen werden. Der freigelegte Rückenmarkabschnitt wird von seiner Fixierung mittels Durchschneidung der Ligg. denticulata befreit. Bei einer Kontrolluntersuchung ist der Händedruck rechts in geringem, links in mittlerem Maße geschwächt. Der neurologische Befund ist sonst normal.

Bei der von Dürig u. Zdrojewski (1977) veröffentlichten Beobachtung der Perforation der spinalen Dura mater durch Anteile einer zervikalen Diskushernie aus einer zervikalen Zwischenwirbelscheibe (intradurale Sequestrierung) bestanden ebenfalls Verwachsungen zwischen der Dura und dem hinteren Längsband, allerdings nur an der Perforationsstelle.

Eine 52jährige Ärztin erlitt im Jahre 1967 bei einem Verkehrsunfall ein HWS-Schleudertrauma. Nachfolgende Schmerzen im Bereich der Halswirbelsäule mit Ausstrahlungen in beide obere Extremitäten konnten durch wiederholte physiotherapeutische Maßnahmen beseitigt werden. Nach einem beschwerdefreien Intervall von mehreren Jahren traten im August 1975 bei einer Streckung hochthorakale Schmerzen auf, die in den linken Arm ausstrahlten. Eine Erleichterung erreichte die Patientin durch eine Schiefhaltung des Kopfes. Physikalische Maßnahmen erbrachten ebenfalls eine Besserung, erzielten jedoch keine Beschwerdefreiheit. Ein erneuter Schmerzschub ereignete sich einen Monat später beim Schwimmen.

Acht Jahre später führte eine Streckbewegung beider Arme zu heftigen Schmerzen im oberen Thoraxbereich, gefolgt von einer vollständigen Paraplegie, die sich innerhalb zweier Stunden partiell zurückbildete. Eine Parese des linken Beines blieb jedoch bestehen. Einen Tag später traten bei der Patientin ein Horner-Syndrom links und eine zunehmende Miktionstörung auf.

Drei Tage später *Einweisung* in eine *neurochirurgische Klinik*. Bei der *neurologischen Untersuchung* fiel eine deutliche Einschränkung der Rechtstorsion und Reklination der HWS auf. Neben dem erwähnten Horner-Syndrom zeigte sich ein vollständig ausgebildetes Brown-Séquard-Syndrom. An der linken oberen Extremität bestand eine Parese der Mm. interossei sowie aller Flexoren und Extensoren. Die linke untere Extremität war ebenfalls weitgehend paretisch. Im Versorgungsgebiet des N. radialis links und der gesamten rechten Körperhälfte von Th3 abwärts bestand eine vollständige Anästhesie. Während an den oberen Extremitäten nur linksseitig ein gesteigerter Trizepsreflex nachweisbar war, fielen an beiden Beinen lebhafte Reflexe auf.

Ein Restharn von 200 ml unterstrich die von der Patientin geklagten Miktionsstörungen.

Die *Pantopaque-Myelographie* zeigte einen fast vollständigen Stop in Höhe C5/C6 mit Abhebung der dorsalen Kontrastmittelsäule. Das Rückenmark war stark nach rechts verlagert und der Subarachnoidalraum stenosiert. Die gleichzeitig vorgenommene *Liquoruntersuchung* ergab einen Eiweißgehalt von 45 mg%.

Nach der *Laminektomie* von C5–C7 imponierte ein aufgetriebener Duralsack. Eine epidurale Kompression konnte ausgeschlossen werden. Nach Eröffnung der Dura quoll

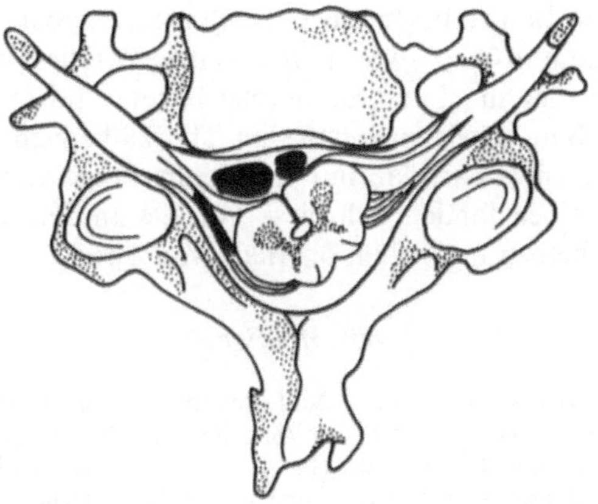

Abb. 210. Schematischer Querschnitt eines Operationssitus mit Rotation des Rückenmarks durch sequestrierte Bandscheibenanteile. (Aus Dürig u. Zdrojewski 1977)

Liquor unter großem Druck hervor. Das Rückenmark war um 45° so gedreht, daß die linksseitigen motorischen Wurzeln nach rechts gegen die Mittellinie verlagert waren (Abb. 210). Als Ursache hierfür fanden sich ventral im Spinalkanal in Höhe des Zwischenwirbelraumes C5/C6 Gewebebrocken, von denen einer, ohne sichtbaren Schaden hervorgerufen zu haben, im Rückenmark eingebettet war. Die spinale Dura mater war im Gebiet einer deutlich sichtbaren Perforationsstelle mit dem Lig. longitudinale post. verwachsen. Der Intervertebralspalt C5/C6 war leer.

Histologische Diagnose des *Operationspräparates:* Anteile von Bandscheibengewebe mit ausgeprägter degenerativer Veränderung des Annulus fibrosus, kleinen Anteilen der hyalinknorpeligen Deckplatte und ausgeprägte reparative Veränderungen mit Knorpelproliferation und Einwachsen eines Pannusgewebes.

Der *postoperative Verlauf* war komplikationslos. Zwei Wochen nach dem Eingriff beherrschte die Patientin wieder ihre Harnblase. Die Parese der linken oberen Extremität war deutlich gebessert. Das Sensibilitätsniveau sank von Th3 auf Th8. Die schwere Parese der linken unteren Extremität zeigte 3 Wochen später erste Zeichen der Rückbildung. Zu diesem Zeitpunkt war die Mobilisation auf einem Stützapparat möglich. Nach intensiven *Rehabilitationsmaßnahmen* war bei der Kontrolle 6 Monate später die Parese des linken Armes vollständig geschwunden. An der linken unteren Extremität bestand lediglich noch eine ausgedehnte Peronaeusparese, die jedoch keines Stützapparates mehr bedurfte. An der rechten Körperhälfte war noch eine Hyp- und Thermalanästhesie vom Becken aufwärts nachweisbar. Insgesamt war die Patientin beschwerdefrei.

β) Thorakale Bandscheibenvorfälle

αα) Einführung

Thorakale Bandscheibenvorfälle sind relativ seltene Ereignisse. Sie treten meist zwischen Th11/Th12 auf. Arseni u. Nash (1963), die 191 Fälle, die zur Operation kamen, auswerteten, fanden 50% aller Prolapse unterhalb von Th10, Th11 und Th12. Trotz ihrer relativen Seltenheit haben sie als die gefährlichsten von allen zu gelten (Austin 1983). Im Vergleich zu denen der Zervikal- und der Lumbalregion ist ein großer Prozentsatz dieser Läsionen in der Thorakalregion verkalkt. Ihre *klinische Diagnose* ist sehr schwierig, da sie sowohl interne als auch neurologische Erkrankungen nachahmen können. Es ist daher unmöglich, ein typisches klinisches Bild zu beschreiben. Nach den Angaben von LOVE u. KIEFER (1950) machten sie nur 0,25% von Bandscheibenvorfällen in ihrer Serie aus.

LOGUE (1952), der die Literatur durcharbeitete und sein eigenes Material auswertete, fand Bandscheibenprolapse im Thorkalbereich in nur 2–3% aller Vorfälle. Sein Eindruck war, daß nur wenige die Folge von Gewalteinwirkung waren. Im allgemeinen fanden sich diese Vorfälle an den letzten 9 thorakalen Zwischenwirbelscheiben und selten oberhalb von Th6.

ββ) Häufigkeit

Ihre Häufigkeit wird auf 1 Fall pro 1 Mill. Bevölkerung pro Jahr geschätzt (CARSON et al. 1971). In einigen Fällen kommt es zu Verkalkungen des Nucleus pulposus mit dem Ergebnis von Schäden am Rückenmark (PECK 1957; MACCARTEE et al. 1972).

Die thorakalen Bandscheibenvorfälle zeigen eine Besonderheit. Infolge der Kyphose der normalen Brustwirbelsäule hat das Rückenmark in diesem Bereich einen dauernden Kontak mit den posterioren Anteilen der Wirbelsäule und reibt bei Auf- und Abbewegungen gegen sie. Die Gewebeschäden am Rückenmark sind demnach die Folge von Druck- und Zugwirkung sowie Ischämie. Mediane Bandscheibenvorfälle sind in der Thorakalregion zwei bis dreifach häufiger als laterale (DREYFUSS et al. 1972).

γ) Lumbale Bandscheibenvorfälle (Abb. 211)

αα) Einführung

Nach den Angaben von DANY (1942) kommen 95% aller Zwischenwirbelscheibenprozesse in der Lumbalregion vor. Bei heutiger besserer Diagnostik kann diese Angabe als zu hoch angesetzt gelten. AUSTIN (1983) nennt eine Prozentzahl von 90%. Die häufigste Lokalisation ist bei L4/L5 und L5/S1, die letztgenannte ist die häufigere. In einer größeren Serie von 1000 Patienten, über die ARMSTRONG (1952) berichtete, kamen 46,8% bei L5/S1, 40,4% bei L4/L5, 2,1% von L1–L4 und 10% mit zwei Lokalisationen vor.

Lumbale Bandscheibenvorfälle können durch direkte einmalige heftige Gewalteinwirkung, wie Sturz auf das Gesäß verursacht sein. Die meisten der Vorfälle (etwa 90%) treten im Bereich der unteren Lendenwirbelsäule L4/L5 oder zwischen dem letzten Lendenwirbel und dem Os sacrum L5/S1 oder in beiden Segmenten auf (BEGG et al. 1946; KIEFFER et al. 1982). Sie sind von klinischer Bedeutung, da sie die Wurzeln des N. ischiadicus betreffen. Die Schmorlschen Knötchen, die durch die Deckplatten in benachbarte Wirbelkörper eindringen, besitzen normalerweise keine klinische Bedeutung. Es wurden Beobachtungen mitgeteilt, in denen lumbales Zwischenwirbelscheibengewebe zunächst durch die Deckplatten der Wirbelkörper prolabierte und dann durch die Hinterfläche des Wirbelkörpers in den Wirbelkanal eindrang und Kompressionsschäden des Rückenmarks verursachte (SMITH 1969). Dieser Autor nahm den Raum, in dem die V. vertebrobasilaris verläuft, als den Weg an, dem der Prolaps folgte. Dieser Typ von Ruptur der Zwischenwirbelscheibe ist unter der Bezeichnung „*transvertebrale Ruptur der Zwischenwirbelscheibe*" („*transvertebral disc rupture*") bekannt. Es erfolgt dadurch keine Verletzung des Rückenmarks, sondern sie führen zu traumatischen Schäden an der Cauda equina infolge Druckwirkung. Bei Bandscheibenvorfällen kann auch eine Spondylolisthesis auftreten, meist im Bereich

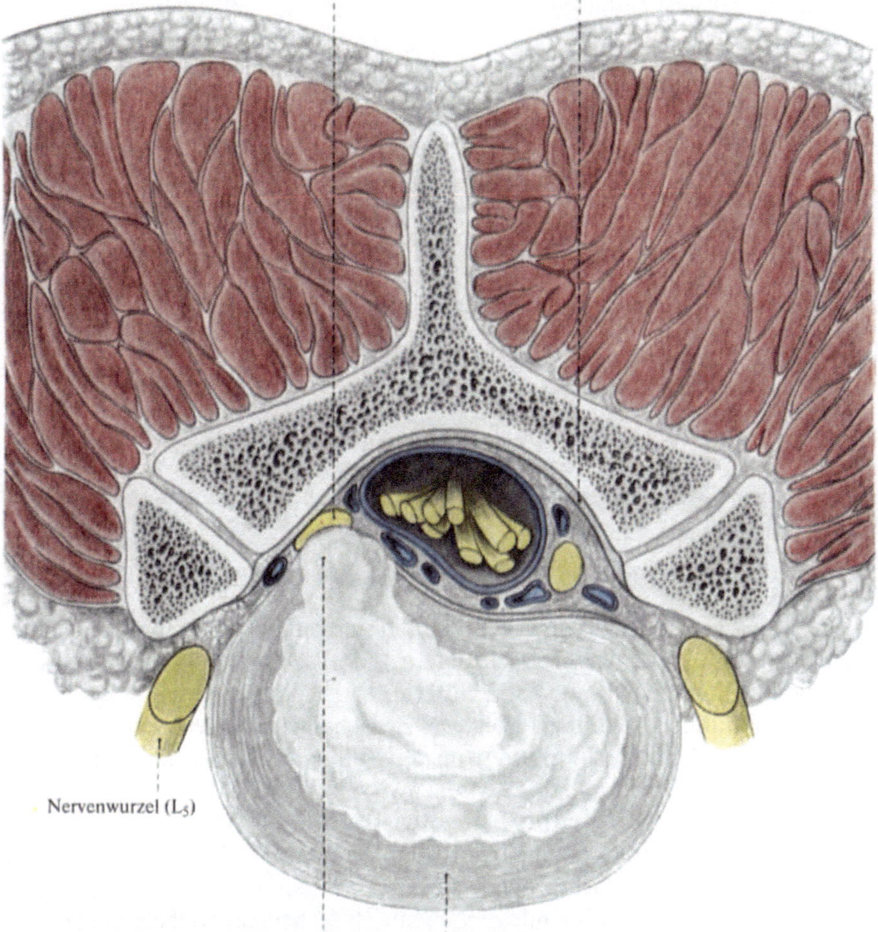

Abb. 211. Lumbale Zwischenwirbelscheibe: Horizontalschnitt an den Segmenten L5–S1 lumbale Zwischenwirbelscheibe. Beachte (1) Das Lig. flavum formt die mediale Wandung der Gelenkkapsel. (2) Beziehung der Nervenwurzel von L5 und dem lateralen Rand der Zwischenwirbelscheibe. (Aus Kempe 1986)

der beiden untersten Lumbalwirbel oder zwischen dem letzten Lumbalwirbel und dem Os sacrum. Die Hernienbildungen liegen im allgemeinen posterolateral; sie drücken auf die entsprechenden Wurzelnerven, wenn sie in den Bereich der Foramen intervertebrale reichen.

ββ) Klinische Befunde

Als klinisches Syndrom wurden die Hernien der lumbalen Zwischenwirbelscheiben zuerst von Mixter u. Barr (1934) in einer klassischen Veröffentlichung beschrieben.

Sind fast alle Nervenwurzeln der Cauda equina betroffen, so findet sich klinisch eine schlaffe Lähmung und Anästhesie im Bereich der Füße und Verlust der Sphinkterfunktionen. Diese Symptome können sich progredient über mehrere Tage einstellen oder aber sehr plötzlich. JENNETT berichtete 1956 über 17 Patienten mit großen Hernien, die fast den gesamten Spinalkanal ausfüllten.

x) Myelographie und Computertomographie als diagnostische Maßnahmen

HAMPTON u. ROBINSON (1936) teilten die myelographischen Befunde für die Diagnose dieses Syndroms mit. Über einen Zeitraum von nahezu 50 Jahren blieb die *Myelographie* die Methode der Wahl, bei der Röntgenkontrastmittel für die Lokalisation der lumbalen Zwischenwirbelscheiben angewandt werden (BEGG et al. 1946; HOLMAN 1966; HUDGINS 1970; PETERSON u. KIEFFER 1972; KIEFFER et al. 1982). Die neu eingeführten wasserlöslichen jodhaltigen Kontrastmedien mit geringerer Toxizität haben die diagnostische Technik bereichert und eine direkte Sichtbarmachung der komprimierten Substrate ermöglicht (PETERSON u. KIEFFER 1972; SACKETT et al. 1977; KIEFFER et al. 1978, 1982). Die diagnostischen Möglichkeiten wurden bedeutend gefördert durch die *Einführung computertomographischer Methoden* (WILLIAMS et al. 1980, 1982; CARRERA et al. 1980; HAUGHTON et al. 1982). Der Nachweis einer fokalen Protrusion von Zwischenwirbelgewebe von der Hinterfläche eines Wirbelkörpers ist im Computertomogramm nachweisbar und vom Fettgewebe im extraduralen Raum abgrenzbar (WILLIAMS et al. 1980; HAUGHTON et al. 1982). Das Computertomogramm erlaubt weiterhin, hypertrophische Knochensporne darzustellen.

y) Pathomorphologie

Bei Menschen im Alter von über 40 Jahren sind diffuse Vorwölbungen (bulging) einer lumbalen Zwischenwirbelscheibe ein häufiger Befund. Das vorgewölbte Gewebe ragt über die Ränder benachbarter Wirbelkörper vor.

Die Vorwölbung des dorsal gelegenen Zwischenwirbelgewebes ist gewöhnlich am stärksten in der Mittellinie und kann den Lumbalsack eindellen und einengen. Eine echte Hernie einer lumbalen Zwischenwirbelscheibe bildet sich am häufigsten in ihrem posterolateralen Anteil der Zwischenwirbelscheibe hinter dem Lig. longitudinale post. aus. Die mehr diffusen Gewebevorwölbungen können von einem umschriebenen Vorfall oder von einer umschriebenen Protrusion unterschieden werden. Das vorfallende Zwischenwirbelscheibengewebe drückt das Lig. longitudinale post. nach außen. Echte Rupturen durch das Lig. longitudinale post. sind möglich, bei denen Anteile des Zwischenwirbelgewebes teilweise oder vollständig abgetrennt werden. Diese Fragmente liegen dann im extraduralen Raum oberhalb oder unterhalb der entsprechenden Zwischenwirbelscheibe. Bei Personen mit einem normal großen Spinalkanal verursachen die sich vorwölbenden Zwischenwirbelscheibeanteile nur selten eine Kompression der Nervenwurzeln intra- oder extradural und sind daher im allgemeinen asymptomatisch (HARRIS u. MACNAB 1954; MCRAE 1956; PETERSON u. KIEFFER 1972; KIEFFER et al. 1982).

Eine mustergültig untersuchte interessante Beobachtung teilte SCHMEHLING (1967) aus dem Heidelberger Institut von ULE mit. Nach einem Sturz aus 2 m Höhe auf das Gesäß trat bei einem Patienten ein Zwischenwirbelscheibenprolaps zwischen BWK 12 und L1 mit Schädigung des Rückenmarks mit größtem Ausmaß in Höhe der Segmente S1/S2 auf. Wegen ihrer Wichtigkeit und gediegenen histologischen Untersuchung wird diese Kasuistik detailliert dargestellt:

Ein 34jähriger landwirtschaftlicher Arbeiter stürzt aus etwa 2 m Höhe von einem Mähdrescher und prallt mit dem Gesäß auf dem Boden auf. Es traten sofort starke

Schmerzen im Gesäß auf, die in die Anogenitalregion und in die Beine – hier besonders in die Zehen 3–5 bds. – ausstrahlen. In der Anogenitalregion, an beiden Unterschenkenl und an der Außenseite beider Füße bestand ein Taubheitsgefühl. Der Verletzte konnte unmittelbar nach dem Unfall wegen der Schmerzen sowie einem Lähmungsgefühl in beiden Beinen nicht aufstehen und wurde stationär in ein *lokales Krankenhaus* eingewiesen.

Bei der *Krankenhausaufnahme* wurde festgestellt, daß die Funktionen von Blase und Mastdarm ausgefallen waren. Es wurde eine Lenden- und Beckenkontusion mit Blasen- und Mastdarmstörungen diagnostiziert. Nach dreiwöchiger stationärer Behandlung *Entlassung*.

Dem Hausarzt fielen ein „staksiger Gang“ mit leichtem Schleudern der Beine, eine Reithosenhypästhesie, fehlende ASR bds., hypotrophe Beinmuskulatur und eine Steifhaltung der Lendenwirbelsäule mit einer leichten linkskonvexen Skoliose auf. *Überweisung in Universitätsklinik:* Hypästhesie und -algesie bds. vom 1. Sakralsegment bis zu den untersten Sakralsegmenten reichend, links > als rechts, Analreflex fehlend. Cremasterreflex vorhanden. ASR bds. nicht auslösbar, PSR seitengleich mittellebhaft, Herabsetzung der groben Kraft im linken Bein. Das Krankheitsbild wurde als eine unfallbedingte Schädigung im unteren spinalen Bereich (Conus-Cauda-Syndrom ab S1) aufgefaßt, differentialdiagnostisch hielt man eine kontusionelleMarkschädigung für wahrscheinlicher als einen zurückgegangenen medianen Bandscheibenprolaps. Besserung unter physikotherapeutischer Behandlung; Entlassung in häusliche Behandlung.

Später *erneute Einweisung in eine Klinik*, in der eine Myelographie durchgeführt wurde, nach der generalisierte klonische Krämpfe auftraten, die an Intensität zunahmen und von Atemstillstand begleitet waren. *Tod* 8 1/2 h nach der Myelographie an zentralem Atem- und Kreislaufversagen im Status epilepticus.

Bei der *Sektion* fand sich am Rückenmark dorsal eine flache frischere epidurale Blutung zwischen dem 10. Brustwirbel und dem 4. Lendenwirbel. Die Rückenmarkshäute waren in einem ca. markstückgroßen Bezirk ventral in Höhe des Konus mit dem hinteren Längsband an der Rückseite des entsprechenden Wirbelkörpers verwachsen.

In Höhe des untersten Sakralmarkes (Abb. 212a) ist die Dura insgesamt narbig verdickt. Dorsal liegt eine flache epidurale Blutung. Ventral erscheint die Dura gewellt und stellenweise aufgesplittert, wobei die entstandenen Lücken z.T. durch lockeres Narbengewebe ausgefüllt sind. Intradural liegen zwei Knorpelfragmente: Ein länglichovales rechts zwischen Arachnoidea und abgedrängten Nervenwurzeln und ein weiteres, etwa bohnenförmiges Fragment an der rechten Vorderseite des Rückenmarks. Die in der Umgebung dieses letzteren Knorpelfragmentes gelegenen Wurzelnerven sind vernarbt. Zwischen den inneren Schichten der Pia und der Rückenmarkoberfläche liegt ein schmaler, spaltförmiger Hohlraum, der von feinen Piaausläufern und Astrozytenfortsätzen durchzogen wird. Nahezu alle Blutgefäße zeigen gleichsinnige Veränderungen in Form einer manschettenartigen fibrösen Verdickung der äußeren Wandschichten. An der linken Rückenmarkshälfte sind das Vorderhorn und das Vorderseitenstrangareal gegenüber rechts verschmälert. Oligodendro- und Makrogliakerne erscheinen leicht vermehrt. In den äußeren Rückenmarksschichten sind zahlreiche Corpora amylacea abgelagert. Das Rückenmarksgrau ist fast vollständig von Nervenzellen entblößt. Nur vereinzelt sieht man im Vorderhornbereich eine geschrumpfte überfärbte oder pigmentbeladene Nervenzelle; das Parenchym ist durch eine Fasergliose ersetzt. Auf einem höher, etwa bei S3 (Abb. 212b) gelegenen Rückenmarksquerschnitt haben die narbigen Veränderungen zugenommen. Die ventrale Dura ist noch stärker verdickt und durch Verwachsung mit einem zwischen den Wurzelnerven liegenden knolligen Knorpelfragment nach innen gezogen. Außen liegen der Dura, teilweise wiederum durch ein lockeres Bindegewebe verbunden, Anteile des hinteren Längsbandes sowie Knorpelfragmente an. Von dem intraduralen, ventral gelegenen Knorpelfragment ziehen Narbenstränge (vgl. Abb. 212b) zur Vorderseite des Rückenmarks und strahlen in die Pia, besonders an der linken Rückenmarkshälfte ein. Diese Narbenzüge umschließen auch z.B. die im Bereich des vorderen Längsspaltes gelegenen Blutgefäße. Die von den Narbensträngen eingeschlossenen Wurzelnerven der Cauda sind degeneriert. An der Dorsalseite liegt eine sektorförmige dünne Narbenplatte aller 3 Rückenmarkshäute, in die an der linken Seite einige Wurzelnerven der Cauda einbezogen sind. Am Rückenmark fällt wiederum eine Verschmälerung der linken Hälfte mit einer Ausziehung des ventralen und

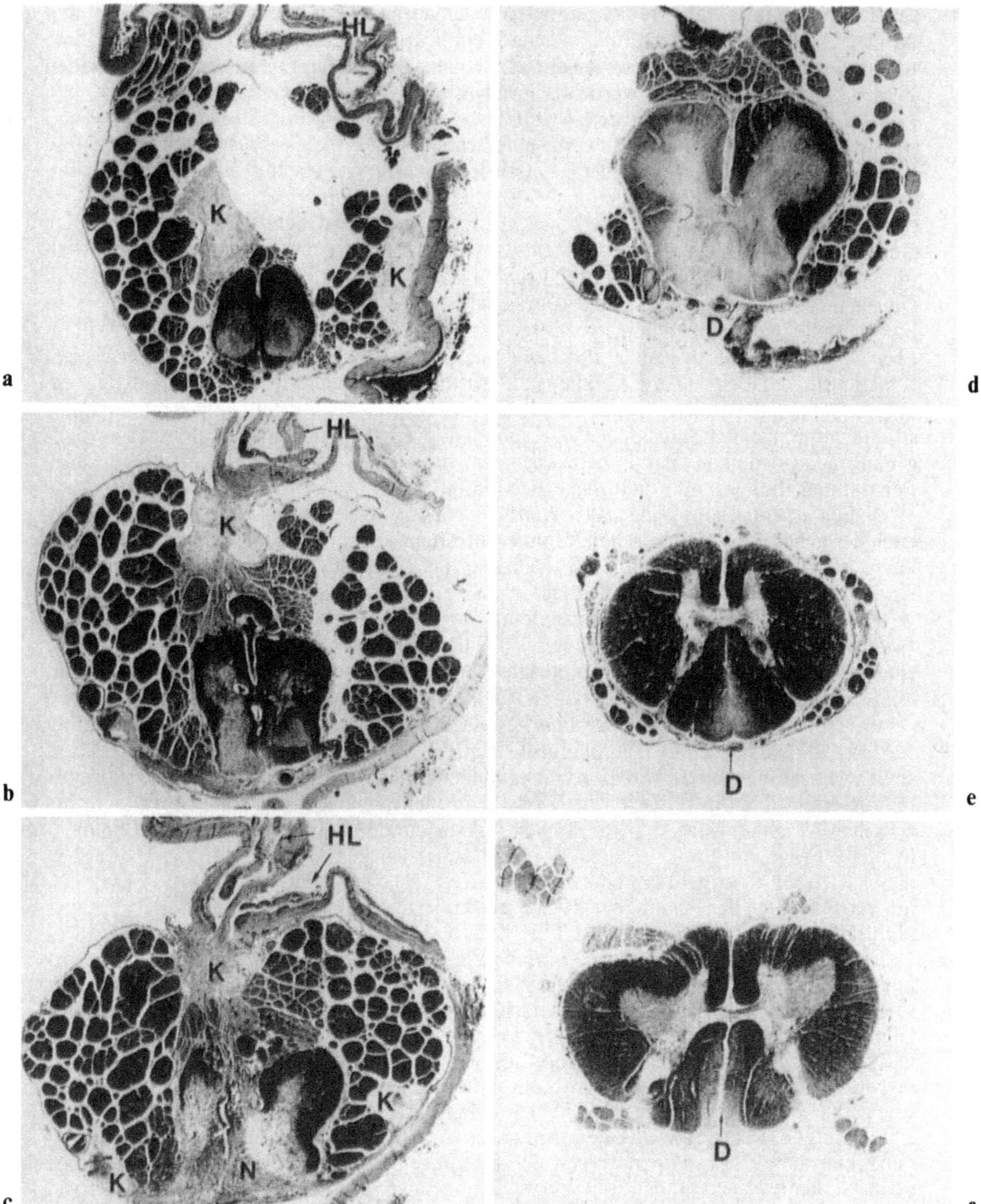

Abb. 212 a–f. Rückenmarksquerschnitte. **a** S 5, **b** S 3, **c** S 1–2, **d** L 4, **e** D 10, **f** C 6. *HL* Anteile des hinteren Längsbandes (**a–c**), *N* Vaskularisierte Narbe an der Stelle der perforierenden Rückenmarksläsion (**c**), *D* Aufsteigende Degeneration (**d–f**), *K* Knorpelsequester (**a–c**). Weitere Einzelheiten s. Text. (Aus SCHMEHLING 1967)

dorsalen Abschnittes auf. Es besteht eine Entmarkung im Bereich der linken Rückenmarkshälfte, die im Hinter- und Seitenstrangareal nahezu vollständig ist. An der rechten Rückenmarkshälfte sind der Pyramidenvorderstrang und das Hinterstrangareal partiell entmarkt. Das linke Vorderhorn ist subtotal entparenchymisiert, während rechts noch einige wenige Nervenzellen, teilweise mit regressiven Veränderungen, erhalten sind. Das Rückenmarksgrau wird von einer ausgedehnten Fasergliose durchsetzt; im Bereich des linken Hinterhorns sind die Kapillaren leicht proliferiert.

Außer den ventral gelegenen Knorpelfragmenten an der Dorsalseite des Duralsackes unter der Arachnoidea liegen noch rechts und links kleinere Knorpelstückchen ohne stärkere Umgebungsreaktion.

Die narbigen Veränderungen an den Rückenmarkshäuten, Wurzelnerven und am Rückenmark erreichen das größte Ausmaß in Höhe der Segmente S1/S2. (Abb. 212c). Die trichterförmig eingezogene ventrale Dura scheint hier von einem Knorpelsequester durchbrochen worden zu sein. Dieser zwischen den Wurzelnerven der Cauda gelegene Sequester zeigt ausgedehnte narbige Verwachsungen mit der Umgebung. Nach außen ist er mit der durchbrochenen Dura verwachsen; durch die Lücke von Dura und hinterem Längsband verläuft ein bindegewebiger, offenbar vom Annulus fibrosus stammender Strang. In Richtung des Rückenmarks ziehen breite Narbenzüge, sie haben die hier gelegenen Wurzelnerven und Blutgefäße eingeschlossen und durchsetzen das Rückenmark spaltförmig links parasagittal, wobei diese ventralen Narbenstränge sich mit einer ausgedehnten dorsalen Rückenmarksduranarbe verbinden und so den Rückenmarksquerschnitt in zwei ungleich große Abschnitte unterteilen (vgl. Abb. 212c) Diese keilförmige, bindegewebige Narbe ist zur Schmetterlingsfigur hin stärker von gliösen Strukturen untermischt. Man trifft hier an einigen Stellen auf einzelne Fettkörnchenzellen, die Kapillaren treten stärker hervor.

Im Zentrum der schwieligen Rückenmarksduranarbe sind multiple kleine, unregelmäßig gestaltete Knorpelsequester eingebettet (Abb. 213). Zwei weitere, etwas größere Knorpelfragmente finden sich im Wirbelsack unter der Arachnoidea. Einige Wurzelnerven der Cauda sind partiell degeneriert.

Auf dem Elastica-van Gieson Präparat dieser Region zeigt die A. spinalis ant. bei intakter Lamina elastica int. lediglich ein flaches exzentrisches Intimapolster; proliferative Veränderungen des Gefäßendothels lassen sich sonst nicht nachweisen.

Auf dem nächst höheren, etwa bei L4 gelegenen Rückenmarksquerschnitt (Abb. 212d) sind ventral und dorsal noch Ausläufer der Narbe auszumachen, die außer einer schmalen Brücke im Bereich beider Goll-Stränge keine direkte Beziehung zum Rückenmark mehr haben. Die im Bereich des Narbengewebes liegenden Wurzelnerven sind degeneriert. Beide Goll-Stränge sind total, die linksseitigen Markfasern des Seiten- und Vorderstranges partiell entmarkt. Im Bereich des linken Vorderhorns ist die Zahl der Nervenzellen noch deutlich reduziert, die erhaltenen Nervenzellen sind z. T. regressiv verändert. Im rechten Vorderhorn ist eine laterale und ventrale Nervenzellgruppe ohne stärkere Veränderungen erhalten. In den linken Anteilen der Schmetterlingsfigur beherrscht noch eine Fasergliose das Bild. Der hinteren Zirkumferenz liegt ein umgeschlagenes längliches Gewebestück aus Narbengewebe mit Knorpelanteilen an, dessen topographischer Bezug sich nicht mehr eindeutig rekonstruieren läßt.

Die oben beschriebenen sequesterartigen Knorpelpartikel im Spinalraum haben eine teils mehr hyaline, teils faserige Grundsubstanz. In sämtlichen Knorpelfragmenten lassen sich ähnliche Veränderungen nachweisen: Die Grundsubstanz färbt sich ungleichmäßig an und ist stellenweise verquollen; unregelmäßig eingestreut liegen PAS-positive Granula. Bei den mit Alcian-Blau gefärbten Schnitten sind die perizellulären Gebiete stärker angefärbt. Die Faserdarstellungen mittels Versilberung nach Perdrau läßt eine unregelmäßige Anordnung mit Aufsplitterung und Verquellung der Fasern erkennen. Die Kerne der Knorpelzellen weisen stellenweise regressive Veränderungen mit Kernverdämmerung bzw. Pyknose auf (vgl. Abb. 212b).

Mehrere Querschnitte durch Brust- und Halsmark (Abb. 212e, f) zeigen gleichsinnige Veränderungen: Beide Goll-Stränge sind degeneriert, in den gelichteten Markfaserbezirken sind faserbildende Astrozyten gewuchert; vereinzelt sieht man auch fixe Gitterzellen und gemästete Astrozyten. Die Markscheiden der gesamten Rückenmarksperipherie färben sich

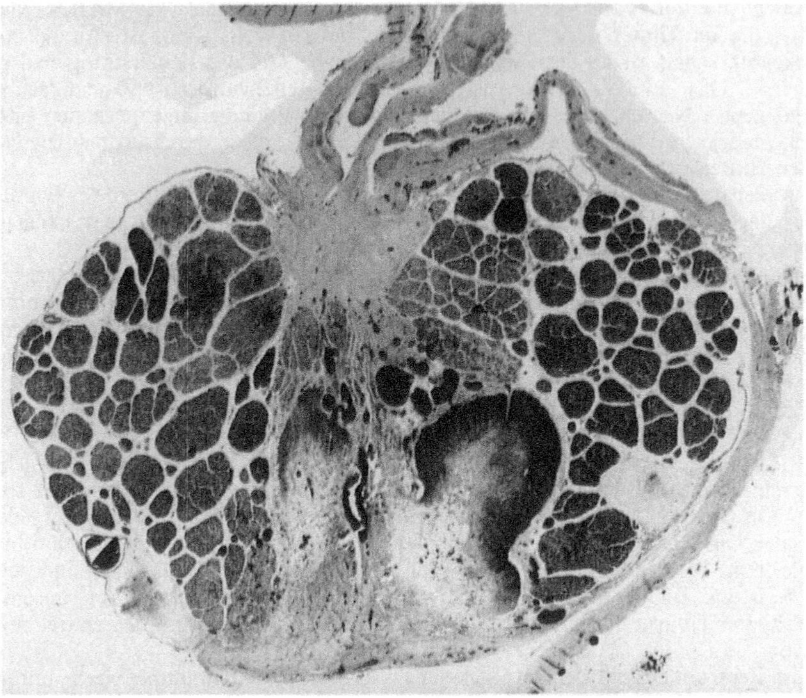

Abb. 213. Rückenmarkquerschnitt aus dem oberen Sakralmark nach einem 1 Jahr überlebtem dorsomedianem Prolaps der Bandscheibe zwischen dem 12. BWK und 1. LWK bei Sturz auf das Gesäß aus 2 m Höhe. Von ventral haben Anteile der Bandscheibe und des Annulus fibrosus das hintere Längsband, und die Dura perforiert und Knorpelsequester das Sakralmark paramedian durchschlagen. Diese Sequester sind an der hinteren Zirkumferenz der dreieckförmigen schwieligen gliös-mesenchymalen Narbe noch nachweisbar. (Aus SCHMEHLING 1967)

in einem schmalen oberflächlichen Bezirk nur ungenügend an. Ein ähnlicher Befund ist an verschiedenen Wurzelnerven zu erheben. Die weichen Rückenmarkshäute sind zart. Im Rückenmarksgrau sind die Nervenzellen gut erhalten, wenngleich die Zahl an der Grenze der Norm zu liegen scheint.

Auf den Schnitten durch Medulla oblongata, Kleinhirn mit Brücke, Mittelhirn und Großhirnhemisphäre sind lediglich Veränderungen im Sinne eines Hirnödems sowie ischämische Nervenzellveränderungen nachweisbar.

Ischämische Nervenzellveränderungen trifft man in der Purkinjezellschicht der Kleinhirnrinde in Form einer mehr oder minder fortgeschrittenen Homogenisierung der Purkinjezellen sowie disseminiert in der Großhirnrinde mit Bevorzugung der 3. und 5. Rindenschicht, weiter im Striatum und im äußeren Pallidumglied. Zu einer Gliareaktion ist es noch nicht gekommen.

Zusammenfassend: Es bestand sofort nach dem Unfall eine kurzdauernde schlaffe Lähmung beider Beine, die in ein inkomplettes Querschnittssyndrom mit Blasen- und Mastdarmstörung, einer linksbetonten motorischen und sensiblen Parese und einer Gangataxie überging. Das Krankheitsbild wurde als Conus-Cauda-Syndrom ab S1 aufgefaßt, ätiologisch eine Rückenmarkskontusion für wahrscheinlicher gehalten als ein medianer Bandscheibenprolaps. Nach einer zur Abklärung des Rückenmarksbefundes ein Jahr nach dem Unfall durchgeführten Myelographie traten generalisierte Krampfanfälle auf und 8 1/2 h nach dem diagnostischen Eingriff kam es zum Exitus unter dem Zeichen des zentralen Herz- und Atemversagens.

Neuropathologisch ließ sich eine *alte traumatische Läsion* des *Lumbosakralmarkes* und der *Cauda equina* durch *intradural eingetretene Knorpelsequester* feststellen. In *Höhe von S1/S2* war das *Rückenmark links parasagittal von Narbenzügen zwischen einem ventral gelegenen Knorpelsequester und einer ausgedehnten dorsalen Rückenmarksduranarbe spaltförmig durchsetzt.* Unter- und oberhalb dieser Läsion ersetzte eine *ausgedehnte Fasergliose* die *weitgehend ausgefallene Nervenzellkomponente.* Die Wurzelnerven der Cauda waren in wechselndem Ausmaß degeneriert. Im Bereich des Rückenmarks oberhalb der Läsion bestand eine aufsteigende Degeneration beider Goll-Stränge; weiterhin fiel eine frische Markabblassung der oberflächlichen Rückenmarksschichten in Brust- und Halsmark auf. Am Gehirn bestanden Zeichen eines Hirnödems sowie disseminiert frische hypoxische Nervenzellveränderungen in der Großhirnrinde, den Stammganglien und dem Kleinhirn.

Es kam bei dem Unfall mit Sturz auf das Gesäß bei dem Verletzten zu einer Versprengung von Bandscheibensequestern in den Lumbalsack. Dabei trat auch eine Rückenmarksschädigung auf mit dem größten Ausmaß in Höhe der Sakralsegmente 1–2, wo das Rückenmark links paramedian offensichtlich von Knorpelsequestern durchschlagen wurde. An diese Hauptläsion schließt sich nach kaudal und kranial eine Parenchymschädigung besonders der motorischen Vorderhornzellen an, die in den untersten Sakralsegmenten subtotal ist und sich nach kranial links betont bis zum 4. Lumbalsegment nachweisen läßt. Oberhalb der Läsion besteht eine aufsteigende sekundäre Degeneration der Goll-Stränge bis zum Halsmark.

Nicht im Zusammenhang mit der traumatischen Schädigung durch den Sturz sind am Rückenmark die schwächere Anfärbung der Markscheiben in der Peripherie des Brust- und Halsmarkes sowie am Gehirn die frischen Nervenzellveränderungen zu bringen, diese Befunde sind vielmehr sehr wahrscheinlich als Folge der Myelographie anzusehen.

Die im Lumbalsack gelegenen Bandscheibensequester sind bei dem Unfall offensichtlich mit erheblicher Gewalt durch das hintere Längsband und die Dura gepreßt worden. Sequesteranteile haben dabei das Rückenmark in Höhe der Segmente S1–S2 links parasagittal getroffen und perforiert. Sie sind jetzt in die dorsale Narbe eingebettet. Andere Knorpelsequester liegen reaktionslos zwischen den Wurzelnerven der Cauda equina, während das ventral in der Höhe von S1–S2 gelegene Knorpelfragment narbig mit der Umgebung verwachsen ist und die Beziehung zur perforierten Dura bzw. hinteren Längsband eindeutig erkennen läßt. Die Zerstörung der Dura in Höhe des am stärksten geschädigten Segmentgebietes S1–S2 entspricht der Bandscheibe zwischen dem 12. Brustwirbel und dem 1. Lendenwirbel. Der Bandscheibenschaden kann als ein „medianer sequestrierter Prolaps“ bezeichnet werden. Neben Anteilen des Faserringes sind wahrscheinlich auch Teile des Nucleus pulposus prolabiert, die im histologischen Bild als die hyalinen, ovalär-rundlichen Knorpelanteile imponieren.

SCHMEHLING setzte sich mit der Frage auseinander, inwieweit der histologische Befund an den Knorpelsequestern Rückschlüsse auf schon vor dem Unfall vorhanden gewesene degenerative Bandscheibenveränderungen erlaubt und wie gegebenenfalls solche Veränderungen in Zusammenhang mit den Begriffen „Trauma“ und „Unfall“ zu bewerten seien. Der Verfasser schloß eine echte primärtraumatische Bandscheibenzerreißung aus, da sie nur für Verletzungen einer intakten Bandscheibe zutreffen. Es scheinen schon vor dem Unfall involutiv-regressive Veränderungen abgelaufen zu sein.

Bei dem vorliegenden Rückenmarksschaden handelt es sich um die Folge einer direkten Rückenmarksverletzung. Es lassen sich aus dem morphologischen Befund *3 verschiedene Modi der Schädigung* ableiten: (1) Die *direkt mechanische Zerstörung der Rückenmarksubstanz in den Segmenten S1/S2*, (2) die *Parenchymschädigung* unter- und *oberhalb der Läsion* und schließlich (3) die *sekundäre aufsteigende Degeneration der Goll-Stränge.*

Auf die spezielle Problematik, die sich in einem Strafverfahren mit dem tödlichen Ausgang der Myelographie auseinandersetzte, kann ich hier nicht eingehen; ich verweise auf die Ausführungen von SCHMEHLING.

z) Sogenannte „Disc-space Infection“

Nach Operationen an den Zwischenwirbelscheiben, vor allem nach mehrfachen, und nach Gewalteinwirkung können verschiedene Grade von Knochenzerstörungen auftreten ohne klinischen oder bakteriologischen Anhalt für eine Infektion.

Im englischen spricht man von *„disc-space infection“*. WILLIAMS et al. (1968) sprachen bei diesen Prozessen von *Pseudoinfektionen.* Der Mechanismus dieses Prozesses ist noch weitgehend unbekannt. Dieser Prozeß hat keine Beziehungen zur Osteomyelitis, die bei Wirbelsäulenverletzungen äußerst selten ist.

Q. Sportverletzungen von Wirbelsäule und/oder Rückenmark

I. Einführung

Schwere Wirbelsäulen- und/oder Rückenmarksverletzungen können bei Ausübung fast jeden Sports auftreten, jedoch kommen sie bei bestimmten Sportarten häufiger vor (LEIDHOLT 1963). In der Literatur werden meist Einzelfälle mitgeteilt oder kleine Serien, es überwiegen die Schäden an der Halswirbelsäule (BARGON 1981).

II. Häufigkeit

Die Häufigkeit wurde von CLARKE (1977, 1982) sowie von CLARKE u. POWELL (1979) mitgeteilt. Verletzungen der Wirbelsäule machen zwischen 6,4–9% aller Sportverletzungen aus (HOLZER u. KLOSS 1962; ALBASSIR 1979; HITCHCOCK u. KARMI 1982).

III. In der Literatur mitgeteilte Serien

BARGON (1981) berichtete über 7 Fälle von Halswirbelsäulenverletzungen im Rahmen sportlicher Betätigung: 2 Badeunfälle, 2 Fußgängerunfälle, 1 Rodelunfall, 1 Reitunfall und 1 Trampolin-Sprungunfall.

KEWALRAMANI et al. (1981) berichteten über eine Serie von 1305 Patienten, die Wirbelsäulen-/Rückenmarksverletzungen erlitten hatten, davon hatten 46 Patienten (3,5%) Hals-/Rückenmarkverletzungen durch Kontaktsportarten erlitten. 40 der Patienten trugen beim amerikanischen Fußball, 5 beim Ringen und einer während eines Boxkampfes Verletzungen davon. Alle Patienten waren männlich, und 65% von ihnen waren zwischen 16 und 20 Jahre alt. 87% der Patienten waren bei der Einlieferung ins Krankenhaus tetraplegisch. In 91% ließen sich röntgenologisch Schäden feststellen. Keilbrüche des Wirbelkörpers von C5 sowie Subluxationen und Verschiebungen von C4/C5 waren die häufigsten röntgenologischen Befunde.

Eine Übersicht über Halswirbelsäulen- und/oder Halsmarksverletzungen als Folge von Sportunfällen bei Kindern und Jugendlichen wurde von BRUCE et al. (1982) vorgelegt.

DEPASSIO et al. (1983) berichteten über 73 Fälle von Rückenmarksverletzungen bei der Ausübung verschiedener Sportarten. 7,3% der traumatischen Rückenmarksschäden sind auf Sportverletzungen zu beziehen. Kopfsprünge in seichtes Wasser stehen an der Spitze.

1. Skilaufen

Wirbelsäulenverletzungen beim Skilaufen nehmen zu. Oft führt ein schwerer Sturz auf das Gesäß zu Wirbelsäulenbrüchen, besonders wenn es sich um harte Flächen wie Eisplatten, Wege usw. handelt. Hauptsächlich kommen Kompressionsbrüche des 12. Brustwirbel- und des 1. Lendenwirbelkörpers vor. Schwere neurologische Störungen fehlen bei diesen Frakturen häufig.

Knoflach (1933) berichtete von einem Skiläufer, der sich beim Sturz überschlagen und mit dem Rücken auf einen Stein aufgeschlagen und eine Fraktur des 8. und 9. Brustwirbels erlitten hatte.

Von Brandis (1934) beschrieb 6 Fälle von Wirbelsäulenfrakturen beim Skilaufen. Es handelte sich um Kompressionsfrakturen des 11. Brustwirbelkörpers, zwei des 1. Lendenwirbelkörpers, des 12. Brust- und 1. Lendenwirbels, des 12. Brustwirbels sowie des 7. Brustwirbels.

2. Bobsport

Knoflach (1933): 17jähriger Student wird von einem Bob, der in der Kurve umkippte, im Bogen fortgeschleudert. Sofort starke Schmerzen in der Halswirbelsäulenregion. *Klinisch:* Druckempfindliche Schwellung in der Gegend der Dornfortsätze der 3. und 4. HWK. Der Processus spinosus des 4. HWK war abgebrochen.

3. Rodeln

Jeder, der Mitfahrer auf einem Rodelschlitten ist, muß eine Flexionshaltung der Wirbelsäule einnehmen. Die einwirkenden Kräfte bei einem Unfall wirken damit im wesentlichen im Übergangsgebiet von Brustwirbel- und Lendenwirbelsäule ein. Die auftretenden Kompressionsfrakturen sind nicht immer so gutartig, wie es sich aus den mitgeteilten Kasuistiken ergibt.

Knoflach (1933) beschrieb 2 Frakturen der Wirbelsäule beim Rodeln:

1. Fall: 24jähriger stürzte über eine 4 m hohe Mauer. Fraktur des 1. HWK ohne Rückenmarksschädigung.

2. Fall: 43jähriger stürzte kopfüber, sich mehrmals überschlagend, über Steilhang. Fraktur des 4. Brustwirbels mit kompletter irreparabler Querschnittsläsion des Rückenmarks. Exitus letalis einige Wochen später unter urologischer Sepsis.

Herkowitz u. Samberg (1978) berichteten über eine Serie von 24 Fällen von Verletzungen, die sich beim Rodeln ereigneten. Die Körperstellung des Rodlers mit der gebeugten Wirbelsäule führt zu Verletzungen der Wirbelsäule, besonders am thorakolumbalen Übergang. Es ergibt sich, daß das Th12/L1 Segment das am häufigsten verletzte ist, denn 15 der 24 Verletzungen fanden sich hier.

Eine Berstungsfraktur bei L1 mit neurologischen Befunden und ein 2. Fall mit einer traumatischen Spondylolisthesis werden im folgenden in zusammengefaßter Form dargestellt:

Fall 1: Ein 19jähriger wurde vom Rodelschlitten erfaßt. Er berichtete über sofortige Schmerzen im unteren Rückenbereich. Die neurologische Untersuchung ergab eine Schwäche der linken unteren Extremität und eine Herabsetzung der physiologischen Eigenreflexe in diesem Bereich. *Röntgenaufnahmen* zeigten eine Berstungsfraktur von L1, mit nach hinten Verschiebung des Wirbelkörpers in den Spinalkanal. Die *Myelographie* ergab einen vollständigen Block bei L1. Bei einem operativen Eingriff wurden Knochenfragmente und vorragende Anteile der Zwischenwirbelscheibe entfernt und eine posteriore Fusion von Th2 bis L2 vorgenommen. Nach intensiver physikalischer Therapie bestand ein Jahr später ein unauffälliger neurologischer Befund.

Fall 2: Eine 16jährige weibliche Rodlerin wurde in die Luft geschleudert, nachdem der Schlitten in eine Bodenwelle fuhr. Zunächst bestanden Klagen über Rückenschmerzen. Es bestand eine Erweiterung des Zwischenwirbelraumes bei Th12/L1. Die *neurologische Untersuchung* war unauffällig. Die *Röntgenuntersuchung* ergab eine traumatische Spondylolisthesis bei L1 mit vollständiger Durchtrennung hinterer Anteile. Eine offene Reduktion mit einer posterioren Fusion und einer Harrington Kompressionsinstrumentation wurde durchgeführt; der 3 Wochen später eine vollständige Wiederherstellung folgte.

4. Skispringen

Wer Skispringen auf großen Sprung- und Flugschanzen zugesehen hat, muß den Eindruck gewinnen, daß es sich um einen halsbrecherischen Sport handelt. Dem stehen jedoch Angaben aus der Literatur gegenüber. KNOFLACH berichtete 1933 über einen Springer, der einen Wirbelsäulenbruch erlitten hatte. Die meisten Unfälle ereignen sich beim Aufsprung auf die geneigte Aufsprungbahn.

Ein 23jähriger Springer stürzt beim Aufsprung auf das Gesäß. Sofort starke Schmerzen in der unteren Wirbelsäule. Er kann sich nicht selbst erheben. *Röntgenologisch* wird eine Kompressionsfraktur des 12. Brustwirbelkörpers festgestellt. *Neurologische Störungen* liegen nicht vor.

5. Eishockey

TATOR et al. (1984) berichteten über 6 Patienten mit Verletzungen der Halswirbelsäule, die bei Eishockey zwischen 1974 und 1981 aufgetreten waren. Alle 6 Verletzten hatten Berstungsfrakturen der Halswirbelsäule mit neurologischen Ausfallserscheinungen. Das *Canadian Committee on Prevention of Spinal Injuries due to Hockey* wurde ins Leben gerufen, das einen Fragebogen aussandte. Insgesamt wurden 42 Verletzungen berichtet, 28 von ihnen betrafen die Halswirbelsäule; 17 von ihnen bestanden in einer vollständigen Quadriparese. Der Verletzungsmechanismus bestand in den meisten Fällen in einem Bodycheck von hinten. Alle Verletzungen waren die Folge von Kollisionen des gebeugten Kopfes des Spielers mit der Spielfeldeinfassung.

Die Verteilung der Verletzungen über eine Periode von 7 Jahren war aufschlußreich. Von 1976–1977 kamen zwei Verletzungen vor, im Jahre 1978 vier, im Jahre 1979 eine, im Jahre 1980 acht, im Jahre 1981 dreizehn und im Jahre 1982 zehn.

37 der 42 Spieler trugen einen Schutzhelm. Die Situation ist der im amerikanischen Fußball vergleichbar. Seit Einführung der weiterentwickelten Schutzhelme mit Gesichtsschutz hat sich die Anzahl der schweren Halswirbelsäulenverletzungen erhöht.

6. Rugby

a) Bisherige Literatur

Mitteilungen über Wirbelsäulen-/Rückenmarksverletzungen beim Rugby wurden veröffentlicht von SCHER (1978, 1983), WILLIAMS u. MCKIBBIN (1978), SILVER (1979, 1984), HOSKINS (1979), PIGGOT u. GORDON (1979), BURRY u. GOWLAND (1981), SOVIO et al. (1984).

b) Verletzungsmechanismen

Um die Verletzungsmechanismen beim Rugby verstehen zu können, muß man mit einiger Terminologie im Spielablauf vertraut sein.

Bei einer sog. „*scrimmige*“ oder „*scrum*“ handelt es sich um eine Formation von zwei Gruppen von angreifenden Spielern, die sich zusammenschließen, mit ihren Köpfen nach unten, die versuchen, die gegnerische Mannschaft vom Ball zu drängen.

Das „*tackling*“ besteht aus mehreren Techniken, einen angreifenden balltragenden Spieler zu Boden zu stoßen oder zu ziehen.

Besonders gefährlich ist die „*high tackle*“. Sie wird mit einem Arm vorgenommen, der Hals wird nach unten und hinten heruntergezogen.

c) Häufigkeit

Kürzlich veröffentlichte Mitteilungen aus New Zealand (BURRY 1981), Südafrika (SCHER 1977, 1978, 1981) und Irland (O'CARRALL et al. 1981) zeigen, daß schwere Verletzungen beim Rugby doch häufiger vorkommen, als man bisher angenommen hatte.

BURG (1981) berichtete über 54 Halswirbelsäulenverletzungen unter 200000 Rugbyspielern im Zeitraum von 1973–1978 (das entspricht 4,5 Verletzungen pro 100000 Spieler pro Jahr).

SCHER (1977) berichtete über 26 Verletzungen in einer Gruppe von 45000 Spielern in einem 14jährigen Zeitraum (das entspricht 4,1 Verletzungen pro 100000 Spieler pro Jahr).

SILVER (1984) berichtete, daß 67 Rugbyspieler zwischen 1952 und 1982 Wirbelsäulenverletzungen erlitten. Die Verletzungen betrafen hauptsächlich die untere Halswirbelsäule, 48 erlitten schwere Verletzungen des Rückenmarks mit Lähmungen. Der Autor vertritt die Meinung, daß diese Verletzungen in den letzten Jahren zugenommen haben.

Diese Verletzungen beim Rugby sind nicht so selten, wie bisher angenommen wurde. Die Konsequenzen einer solchen Verletzung für den Einzelnen sind ktastrophal. Eine permanente Tetraplegie bei einem jungen Mann mit Verlust von Darm-, Blasen- und Sexualfunktionen ist ein sehr tragisches Ereignis.

Das Tragen von Schutzhelmen würde den Spieler zwar vor wiederholter Gewalteinwirkung des Kopfes etwas schützen, nicht dagegen Halswirbelsäulen- und Halsmarkschäden vermeiden.

d) Mitgeteilte Serien

SCHER (1977) berichtete über eine Serie von 20 Rugbyspielern in Südafrika, die Verletzungen des Halsmarks davongetragen hatten. Acht (40%) der Spieler wurden während der „scrimmage“ verletzt, die übrigen bei „tackling“. Die Analyse des Unfallherganges ergab, daß das typische Verletzungsmuster Folge eines Flexionsrotationsmechanismus war.

Sechs der 20 verletzten Spieler in dieser Serie starben kurz nach der Verletzung. Bei 5 von ihnen war der Tod Folge von respiratorischen Komplikationen, einer starb während der Anästhesie. Die Mortalität für Verletzte beim Rugby war signifikant höher als die für andere Patienten mit HWS-Verletzungen.

WILLIAMS u. MCKIBBIN (1978) berichteten über 9 Rugbyspieler mit Wirbelsäulenverletzungen; 5 von ihnen hatten zusätzlich traumatische Schäden am Rückenmark. Am häufigsten bestanden Dislokationen und Subluxationen der mittleren Halswirbelsäule (Tabelle 78).

SILVER (1979) berichtete über 5 schwere Verletzungen der Halswirbelsäule bei Rugbyspielern; 4 von ihnen waren Schuljungen. Der Autor hat Erfahrungen über 30 verletzte Rugbyspieler, die er zwischen 1965 und 1978 untersuchen konnte.

PIGGOT u. GORDON (1979) sahen 9 Rugbyspieler mit Verletzungen der Halswirbelsäule als Folge von Hyperflexion; 7 von ihnen waren unmittelbar quadriplegisch. Alle 9 Verletzten waren bewußtseinsklar. Bei 4 dieser 7 verletzten Rugbyspieler war die Quadriparese permanent. Interessant ist der Hinweis, daß keiner der Spieler infolge einer Regelwidrigkeit verletzt wurde.

HOSKINS (1979) berichtete über 5 Fälle von Halsmarkverletzungen, 2 tödlich ausgehend und 3 zu permanenter Tetraplegie führend, sie wurden bei britischen rugbyspielenden Schuljungen in 27 Jahren von 1942–1968 gesehen. In den Jahren von 1973–1978 wurden 12

Tabelle 78. Klinische Details bei 9 Patienten mit Halswirbelsäulenverletzungen beim Rugby. (Aus J. P. R. WILLIAMS u. B. MCKIBBIN 1978)

Alter	Position beim Spiel	Verletzungsmechanismus	Verletzte Region	Neurologischer Befund
20	Prop	Wurde bei einer „scrimmage" hochgeworfen, „schwebte im Raum"	Dislokation C5/C6	Vollständige Tetraplegie
25	Wingforward	Flexion von Kopf und HWS an der Hüfte eines Gegenspielers	Dislokation C5/C6	Lediglich Verlust der Sensibilität, vollständige Wiederherstellung
22	Prop	Kollaps der „scrimmage"	Dislokation C5/C6	Vollständige Tetraplegie
17	Centre	Flexion von Kopf und HWS durch Gegenspieler	Subluxation von C5/C6	Vollständige Tetraplegie
34	Wingforward	Flexion von Kopf und HWS durch Gegenspieler	Fraktur mit Dislokation C5/C6	Vollständige Tetraplegie
15	Hooker	Kollaps der „scrimmage"	Subluxation C2/C3	Kein
17	Hooker	Kollaps der „scrimmage"	Subluxation C4/C5	Kein
22	Second row	Landete auf der Nackenregion beim Stoppen eines Gegenspielers	Subluxation C4/C5	Kein
15	Prop	Stieß mit Kopf gegen den Kopf eines gegnerischen Spielers	Fraktur mit Dislokation C2/C3	Kein

Tabelle 79. Ursachen von Halswirbelsäulenverletzungen bei 26 rugbyspielenden Schülern. (Aus HOSKINS 1979)

Verletzungsursache	Position im Spielfeld			
	„Forward"	„Back"	Unbekannt	Insgesamt
Kollaps des „Scrimmage"	10	–	–	10
„Ruck" oder „Maul"	6	1	–	7
Tackling	1	–	1	2
Being tackled	2	2	1	5
Anderes	1	1	–	2
Insgesamt	20	4	2	26

solcher Verletzungen gesehen, 2 tödlich ausgehende und 10, die zu einer permanenten Tetraplegie führten. Weitere 16 Verletzungen der Halswirbelsäule, Frakturen, Dislokationen, Subluxationen und traumatische Ligamentschäden ohne dauernde neurologische Ausfälle wurden in den 8 Jahren von 1971–1978 beobachtet. Der Autor vertritt die Meinung, daß es zu einer Zunahme von Verletzungen bei rugbyspielenden Schülern gekommen ist (Tabelle 79).

Tabelle 80. Halswirbelsäulenverletzungen und vorliegende neurologische Befunde bei 9 verletzten Rugbyspielern. (Aus SOVIO et al. 1984)

Patient	Alter in Jahren[a]	Knöcherne Verletzungen	Neurologischer Befund
1	26	Fraktur in C1	Nackenschmerzen
2	51	Kompressionsfraktur C3	Quadriplegie, verstarb
3	28	Beidseitige Gelenkblockierung C7–Th1	Quadriplegie
4	21	Einseitige Gelenkblockierung C4/C5	Brown-Séquard Syndrom
5	18	Beidseitige Gelenkblockierung C5/C6	Quadriplegie
6	31	Subluxation C6/C7	Taubheit im Gebiet der Wurzel C6
7	25	Fraktur C2	Quadriplegie
8	36	Keine	Taubheit der oberen Extremitäten
9	21	Subluxation	Nackenschmerzen

[a] Mittel 28,6.

SOVIO et al. (1984) berichteten über eine Serie von 9 kanadischen Rugbyspielern, die Halsmarkschäden erlitten hatten. Diese Verletzungen hatten sich zwischen 1975 und 1982 ereignet und ereigneten sich während der „scrimmage" oder beim „tackle". Zwei der Patienten waren permanent tetraplegisch, ein Patient verstarb.

Die Verletzungen fanden sich in jedem Segment der Halswirbelsäule. Die auftretenden neurologischen Störungen reichten von vorübergehendem Taubheitsgefühl bis zur Quadriplegie. Ein Patient (Nr. 4) hatte ein Brown-Séquard Syndrom.

WILLIAMS u. MCKIBBIN (1987) veröffentlichten eine Serie von 30 Rugbyspielern, die sie in einem Zeitraum von 20 Jahren beobachten konnten. Die wesentlichen Verletzungen bestanden in Dislokation im Bereich von C5/C6 (Tabelle 80).

Das Rückenmark kann ohne nachweisbare Fraktur der Wirbelsäule verletzt sein (SILVER 1984).

7. Reitsport

STEINBRÜCK (1980) machte Angaben, daß es in der Bundesrepublik Deutschland etwa 415000 in Vereinen organisierte Reiter und mindestens ebenso viele Freizeitreiter gibt. Den Versicherungsanstalten werden jährlich etwa 2500–3000 Reitunfälle gemeldet.

Unter 5504 in der Orthopädischen Klinik der Universität Heidelberg in den Jahren 1972–1978 behandelten Sportverletzungen waren 135 (2,5%) Reitverletzungen. Der Sport steht damit an 10. Stelle der Verletzungsskala, hatte jedoch von allen Sportarten die mit Abstand höchste Rate von Frakturen. Besonders groß war die Zahl der Wirbelsäulenverletzungen. In der Abteilung für Paraplegie wurden von 1967–1978 insgesamt 2587 Patienten behandelt. Bei 212 (8,2%) war ein Bade- oder Sportunfall Ursache für die Lähmung; 21 der 81 eigentlichen Sportunfälle ereigneten sich beim Reiten. Diese Sportart ist damit die derzeit häufigste Ursache von sportbedingten Querschnittslähmungen. In 75,6% handelte es sich um eine Sturzverletzung, die sich in 60,59% beim Geländeritt ereignete.

STEINBRÜCK (1986) fand bei der Untersuchung von Berufsreitern und Amateuren keine auffälligen degenerativen Veränderungen an der Wirbelsäule, die ursächlich auf den Sport zurückzuführen waren.

8. Amerikanischer Fußball

Der amerikanische Neurochirurg R. C. SCHNEIDER schrieb 1973: „There is probably no better experimental or research laboratory for human trauma in the world than the football fields in our nation.“ Die Analyse der erreichbaren wissenschaftlichen Befunde über Verletzungen des Halsmarkes mit Quadriplegie rechtfertigt diese Aussage. Im Hinblick auf Schädelhirnverletzungen kann man das Boxen hinzufügen, gleichgültig, ob es sich um Amateur- oder Berufsboxen handelt.

In dem aufschlußreichen Buch „*You have to pay the price*“ von dem früheren Coach der Fußballmannschaft der US Militärakademie und des Dartmouth College Earl Blaik mit dem Sportreporter Tim Cofhane verfaßten im Jahre 1960 erschienenen Buch findet sich der Satz: „Football games are not won by faint aroma of good fellowship.“

Unter allen Sportarten stellt der *amerikanische Fußball* wohl die Hauptursache für Wirbelsäulen- und/oder Rückenmarksverletzungen dar (BROOKS u. YOUNG 1976; TORG et al. 1979; MAROON et al. 1980; R. C. SCHNEIDER et al. 1961, 1970). Das sog. „*Speeren*“ *eines Gegenspielers*, bei dem der Kopf direkt benutzt wird, um einen Gegenspieler zu blocken, kann zu Hyperflexions- oder Hyperextensionsverletzungen der HWS führen. Eine eingehende Analyse der verschiedenen Unfallabläufe beim amerikanischen Fußball mit den sich daraus ergebenden Gewebeschäden wurde von FUNK u. WELLS (1975) gegeben. Lateroflexionsverletzungen der Halswirbelsäule wurden von CHRISMAN et al. (1965) mitgeteilt. HARRIS et al. (1968) hoben die traumatischen zervikalen Zwischenwirbelscheibenverletzungen mit nachfolgender Lähmung hervor. Der näher Interessierte wird auf die zusammenfassenden Darstellungen von R. C. SCHNEIDER (1973) sowie R. C. SCHNEIDER et al. (1985) verwiesen.

In der Serie von R. C. SCHNEIDER (1973) hatten 30 Spieler eine sofortige Quadriplegie erlitten, von ihnen verstarben 16 (Tabelle 81).

Ich verweise auf das Kapitel über Fußballverletzungen im Beitrag über die Schädelhirnverletzungen, in dem sich weitere Beiträge zu den Verletzungsmustern beim amerikanischen Fußball finden, vgl. Bd. 13/VI.C.

9. Baseball

Beim Gleiten mit dem *Kopf voran* zum *Laufmal* (*Plate*) (auch *head first slide* genannt) können schwere Schädelhirn- und Wirbelsäulen-/Rückenmarksverletzungen auftreten.

COLLINS u. LUND (1985) veröffentlichten 3 Beobachtungen, die neurochirurgisch behandelt werden mußten:

Fall 1: Ein Highschool Baseballspieler wurde zwischen der 3. Plate und Homeplate von einem gegnerischen Spieler konfrontiert. Er versuchte ins Mal zu gleiten, stieß jedoch gegen

Tabelle 81. Wirbelsäulen- und Rückenmarksverletzungen: 78 Fälle mit 16 Todesfällen (Aus R. C. SCHNEIDER 1966)

Läsion	Verletzung	Todesfälle
Fraktur der HWS mit Dislokation		
Vollständige Wiederherstellung	16	
Vollständiger Defizit	30	16
Partieller Defizit	8	
Kontusionen	2	
Trümmerbruch der HWS	2	
Kontusion des Halsmarkes	8	
Vaskuläre Insuffizienz im Halsmarkbereich	3	
Zwischenwirbelscheibe	8	
HWS-Verletzung mit Liquorverlust	1	
Total	78	16

die Beinschützer des Fängers (Catcher) und erlitt eine schwere Hyperextensionsverletzung der Halswirbelsäule mit einer Fraktur von HWK 6 mit einer sofortigen vollständigen Lähmung aller 4 Extremitäten, die sich nicht zurückbildete.

Fall 2: Ein Baseballspieler, Mitte 20, lief vom 2. zum 3. Mal (Plate) und stieß mit Kopf und HWS in gebeugter Position gegen das Knie des 3. Baseman und erlitt eine „Tränentropfenfraktur“ („teardrop“ fracture) mit Dislokation des 6. HWK mit einer sofortigen Lähmung aller 4 Extremitäten, ebenso mit Verlust der Sensation ab C6. Die Quadriplegie besserte sich nicht.

Fall 3: Ein 40jähriger Spieler glitt mit dem Kopf voran auf das Laufmal. Er erlitt eine Trümmerfraktur der 5. HWK mit einem partiellen Querschnittssyndrom, daß sich jedoch völlig zurückbildete.

10. Trampolinturnen

a) Einführung

Die Gefährlichkeit des Trampolinturnens ist häufig unterschätzt worden. So äußert sich der Sportpädagoge BRAECKLEIN (zit. nach WITTHAUT 1969): „Die Praxis bestätigt immer wieder, daß sich alle Altersstufen gefahrlos daran beteiligen können...“. WITTHAUT (1969) widersprach diesem Optimismus und verweist darauf, daß sich Verletzungen, die beim Trampolinturnen entstanden sind, gehäuft haben. MÜLLER (1962, zit. nach WITTHAUT 1969) sagt über diese Sportart: „Sie erfreut sich bei den Schülern größter Beliebtheit, für den Lehrer ist eine Stunde an der Trampoline dagegen meist mit Nervenanstrengungen verbunden.“

Die Gefahr bei Unfällen neben Schädelhirn- auch Verletzungen von Wirbelsäule und/oder Rückenmark davonzutragen, ist groß. Auf eine weitere Schädigungsmöglichkeit hat WITTHAUT hingewiesen. Da die Wirbelsäule beim Trampolinturnen erheblichen Belastungen ausgesetzt wird, sollte man Sportlern, die älter als 50–60 Jahre alt sind, von dieser Sportart abraten, da sich in diesem Alter im allgemeinen eine physiologische Osteochondrose und Osteoporose eingestellt hat.

Die *American Academy of Pediatrics, Committee on Accident und Poison Prevention*, befürwortete, daß „trampolines be banned from use as part of physical education programs in grammar school, high school and college, and also be abolished as a competitive sport".

Verletzungen der Halswirbelsäule und *des Halsmarkes beim Trampolinturnen* wurden berichtet von ZIMMERMAN (1956), ELLIS et al. (1960), FRYKMAN u. HILDING (1970), RAPP u. NICELY (1978), EVANS (1979), HAMMER et al. (1981).

b) Serien aus der Literatur

ZIMMERMAN (1956) berichtete über Frakturen der HWS bei zwei Patienten bei Trampolinspringen.

ELLIS et al. (1960) veröffentlichten eine Arbeit, um die Ärzteschaft vor den Gefahren des Trampolins zu warnen. Sie berichteten über 5 Patienten mit neurologischen Befunden, drei als Folge von Verletzungen der HWS.

FRYKMAN u. HILDING (1970) veröffentlichten 3 Hals-Wirbelsäulenverletzungen, die bei Trampolingymnastik aufgetreten waren. Obwohl sich die Läsionen etwas voneinander unterschieden, traten sie alle im C5/C6 Bereich auf. Interessanterweise hatten alle 3 jungen Patienten einen sog. „black-out" oder eine Bewußtlosigkeit kurz vor ihrer Verletzung. Die Autoren nahmen an, daß diese „black-out's" die Folge von kurzdauernden Hirnerschütterungen oder pathologischen Zuständen wie bei einem Wallenberg-Syndrom seien.

WITTHAUT (1969) teilte 6 Beobachtungen von Verletzungen beim Trampolinturnen mit, von denen Fall 1–4 entweder den Kopf oder Wirbelsäule/Rückenmark betrafen:

Fall 1: Der 19jährige Patient sprang von einem Mini-Trampolin zum Überschlag und einer halben Schraube. Es war gegen Ende der Turnstunde, und diese Übung hatte er bereits mehrmals mit gutem Erfolg ausgeführt. Trotz Hilfestellung zweier Freunde schlug er mit der Stirn auf die Matte, wodurch der Kopf extrem in den Nacken gedrückt wurde. Er war sofort an beiden Armen und Beinen gelähmt.

Befund: Bei der Aufforderung, Beine und Arme zu bewegen, können lediglich die Schultern angezogen werden. Sehnenreflexe an Armen und Beinen sind gesteigert, heftigste Schmerzen bei Sensibilitätsprüfung der Beine. Das Berührungsempfinden ist ab 3 Querfinger oberhalb der Brustwarzen deutlich herabgesetzt.

Die *Röntgenaufnahmen* der *Halswirbelsäule* zeigen keine Besonderheiten, vor allem finden sich keine Zeichen einer Knochenverletzung.

Diagnose: Fast komplette Querschnittslähmung in Höhe von C4/C5 durch ein Überstreckungstrauma der Halswirbelsäule.

Verlauf: Die Tetraplegie zeigte gute Rückbildungsneigung. Vier Wochen nach dem Unfall konnte der Verletzte wieder im Sessel sitzen, nach weiteren zwei Wochen begann er mit Gehübungen. Vier Monate nach dem Unfall wurde er nach Hause entlassen. Es bestanden zu der Zeit allerdings noch eine deutliche Spastik und Sensibilitätsstörungen.

Fall 2: Der 60jährige Patient ist Sportler von Jugend an und Übungsleiter eines Vereins. Als Vorturner beim Trampolinturnen zog er nicht wie vorgeschrieben bei einem gestreckten Rückensprung das Kinn auf die Brust. Er schlug deshalb mit dem Hinterkopf auf das gespannte Tuch, verspürte sofort heftige Rückenschmerzen in Lendenhöhe und konnte sich nicht mehr selbst aufrichten.

Befund: Deutlicher Kopf- und Stauchungsschmerz über der Mitte der Lendenwirbelsäule, Beugung der Beine im Hüftgelenk nur unter großen Schmerzen möglich, keine Zeichen einer motorischen Lähmung oder Sensibilitätsstörung.

Die *Röntgenaufnahmen der Lendenwirbelsäule* zeigen eine deutliche Erniedrigung des 3. Lendenwirbelkörpers; die vordere Wirbelkörperkante ist nach ventral gekantet und in der Aufsicht erscheint der Wirbelkörper nach beiden Seiten verbreitert. Die übrigen Lendenwirbel zeigen altersentsprechende osteochondrotische Veränderungen und leichte Osteoporose.

Diagnose: Kompressionsfraktur des 3. Lendenwirbelkörpers.

Verlauf: Während der 8wöchigen stationären Behandlung pulmonaler Infekt und Pleuritis. Erst ca. 14 Wochen nach dem Unfall konnte der Verletzte wieder seine Arbeit als Lichtpauser aufnehmen.

Fall 3: Die 24jährige Patientin betreibt seit ihrer Kindheit Sport. Der Salto vorwärts und rückwärts auf dem Trampolin sind ihr geläufig. Beim Überschlag vorwärts zog sie zu spät den Kopf auf die Brust, wodurch sie auf der rechten Stirn- und Wangenseite landete. Sie verspürte sofort Schmerzen im Nacken.

Befund: Schmerzhafte Bewegungseinschränkungen der Halswirbelsäule in sämtlichen Richtungen, besonders bei Drehung und Beugung. Leichter Stauchungsschmerz der Halswirbelsäule. Die *Röntgenaufnahmen der Halswirbelsäule* zeigen in der Seitenansicht die Konturunterbrechung eines Axisbogens. Insgesamt ist die Halswirbelsäule steil gestellt, sonst unauffällig.

Diagnose: Distorsion der Halswirbelsäule und Infraktion eines Axisbogens, Zerrung der Nackenmuskulatur.

Verlauf: Glatt, nach 3 Wochen beschwerdefrei.

Fall 4: Das 10jährige Mädchen übte den 3/4 Salto vorwärts. Statt auf dem Rücken landete es mit dem Hinterkopf auf dem Sprungtuch. Es klagte sofort über heftige Nackenschmerzen, kam aber erst zwei Tage nach dem Unfall zur ärztlichen Untersuchung.

Befund: Es bestand keine wesentliche Bewegungseinschränkung der Halswirbelsäule mehr. Die Verletzte gab noch Druckschmerz im Bereich der Dornfortsätze des 2. und 3. Halswirbels an.

Die *Röntgenaufnahmen* der *Halswirbelsäule* lassen ein leichtes Klaffen der kleinen Wirbelgelenke der linken Seite zwischen C2/C3 erkennen. Man sieht aber keine sicheren Zeichen einer Knochenverletzung.

Diagnose: Distorsion der Halswirbelsäule, Zerrung der Nackenmuskulatur.

Verlauf: Glatt. Nach 2 Wochen beschwerdefrei.

Fall 5 und *6* betreffen *Rißwunden* und *Fußgelenkszerrungen*, die man sich bei fast allen Sportarten zuziehen kann, sie haben für unsere Thematik keine Bedeutung.

Verletzungsmechanismen, wie sie in den Beobachtungen 1, 3 und 4 beschrieben wurden, können als typische Trampolinverletzungen angesehen werden. Bei mißglückten Überschlägen besteht für den Sportler die Gefahr, mit seinem Kopf auf das Sprungtuch oder den Rahmen des Trampolins aufzuschlagen. Damit ist die Gefahr von Schädelhirn- und Wirbelsäulen- und/oder Rückenmarksverletzungen gegeben. Weiterhin können sich Körperteile in den peripheren Verschnürungen verfangen.

Rapp u. Nicely (1976) berichteten über 34 Fälle von Quadriplegie als Folge von Unfällen am Trampolin, drei von ihnen endeten tödlich.

Rapp et al. (1978) berichteten über 34 Halsmarkverletzungen, darunter 3 Todesfälle. Die Area C5/C6 war am häufigsten beteiligt.

Steinbrück u. Paeslack (1978) berichteten über 25 Fälle von Quadriplegie als Folge von Trampolinverletzungen aus den Jahren 1967–1977 aus der deutschen Literatur.

Evans (1979) berichtete über eine Fraktur mit Dislokation der HWS bei einem 13jährigen Mädchen nach Trampolingymnastik.

Hammer et al. (1981) diskutierten 8 Verletzungen durch Trampolingymnastik, die in Dänemark zwischen 1966 und 1981 aufgetreten waren. Vier der 8 Patienten erlitten kurz vor ihren Unfällen „black-out's".

11. Bodenturnen

Schwere, auch tödliche Verletzungen der Halswirbelsäule beim Bodenturnen, wurden beschrieben (Hellner 1934; Wachsmuth u. Wölk 1935).

Pribilla (1962) berichtete über eine solche tödlich ausgegangene Verletzung der HWS bei einer Hechtrolle während des Turnens.

Der 24 Jahre alte Patient, der als geübter Turner galt, war nach einer vorschriftsmäßig ausgeführten Hechtrolle auf der Matte hilflos liegengeblieben und konnte Arme und Beine nicht mehr bewegen. Er war bei klarem Bewußtsein und äußerte, er habe vom Hals ab am ganzen Körper kein Gefühl mehr. Er klagte über Schmerzen im Genick. Es bestand eine schlaffe Lähmung aller Extremitäten mit Ausfall der sensiblen Funktionen.

Die *Röntgenaufnahmen* der *HWS* zeigten einen Trümmerbruch des 5. Halswirbelkörpers, wodurch es zu einer Quetschung des Halsmarkes gekommen war.

Nach 50 h kam es unter dem Bilde eines Herzkreislaufversagens zum *Exitus*.

Bei der *Sektion* fand sich unterhalb der Kinnspitze eine schmetterlingsförmige oberflächliche Hautabschürfung. Es lag ein Bruch des 5. Halswirbelkörpers vor, außerdem eine epidurale Blutung um das Halsmark im Bereich der Bruchstelle und in Höhe des 5. Brustwirbels.

Am Rückenmark findet sich bei *mikroskopischer Untersuchung* eine kleine epidurale Blutung im Frakturbereich. Der gesamte Querschnitt des Rückenmarks, vor allem zentral, zeigt ausgedehnte, unregelmäßig begrenzte Blutungen. Es finden sich zahlreiche unregelmäßige, streifige, teilweise auch perikapillär gelegene Leukozytenansammlungen. Das Grundgerüst ist, soweit noch zu erkennen, hochgradig netzartig aufgelockert.

Auf einem Schnitt in Höhe des 5. Brustwirbels, wo bereits makroskopisch eine kleine epidurale Blutung erkennbar war, fanden sich kleinste subdurale Blutungen und ein Ödem des grauen und weißen Markes.

Ein ähnlicher Fall, der jedoch überlebte, war von HELLNER (1934) mitgeteilt worden: Ein 22jähriger Sportstudent sprang eine Hechtrolle über 4 in der „Bank" Kniende. Der Auftreffwinkel war zu steil (50–60°), so daß der Kopf hochgerissen wurde. Infolgedessen schlug der Springer mit gestreckter HWS auf das linke Schläfenbein auf und glitt schief ab. Trotz der Empfindung eines steifen Halses turnte der Verunfallte weiter. Nachmittags Erbrechen und Beschwerden. Der Patient tanzte am Abend noch und fuhr Rad. Der Patient begab sich erst am 4. Tag in ärztliche Behandlung.

Es lag eine *Abrißfraktur* des *Spinalfortsatzes des 3. Halswirbelkörpers* vor sowie eine *Stauchungsfraktur des 7. Halswirbelkörpers mit einer Absprengung der vorderen oberen Ecke desselben.* Der *neurologische Befund* war unauffällig.

12. Schwimmsport

LISS (1965) teilte die Krankengeschichte eines männlichen Teenagers mit, der an einem 100 yard Kraulschwimmen teilnahm und der, ohne irgendwo angestoßen zu sein, eine tödliche Verletzung des Halsmarks erlitt. Nach einer *Unterwasserwendung* (underwater flip turn) wurden seine Bewegungen ungeordnet und unbeholfen. Er schwamm noch die Länge des Beckens, wenn auch mit Schwierigkeiten. Am Beckenende mußte er aus dem Wasser gezogen werden. Es bestand Atemstillstand. Danach traten Krampfanfälle auf. Trotz Mundbeatmung und Anwendung eines Respirators trat der *Tod* unmittelbar ein.

Röntgenaufnahmen des *Schädels* und der *Halswirbelsäule* waren unauffällig. Die einzigen Befunde bestanden in kleinen petechialen Blutungen im Bereich von C2 und C3, am ausgeprägtesten in den Hinterhörnern. Zusätzlich bestand ein Ödem besonders lateral zum Canalis spinalis, das nach oben in die Medulla oblongata und nach unten bis C4 reichte.

LISS hob hervor, daß sich im Rückenmark keinerlei Zeichen für chronische Prozesse fanden und daß die Läsionen im Rückenmark auf die Wendung beim Schwimmen zurückgeführt werden müßten.

13. Surfen

TANIGUCHI et al. (1985) berichteten über eine ungewöhnliche Beobachtung: Ein 22jähriger Surfer erlitt durch die scharfe Spitze des Surfboards eine 4 cm lange Wunde unter der rechten Mandibula. Beide Aa. carotides blieben dabei unverletzt, ebenso die V. jugularis. Trachea und der Ösophagus. Er trug aber eine Fraktur des Zahnfortsatzes des Epistropheus davon.

14. Diskothektanzen

Ein akutes zentrales Rückenmarkssyndrom wurde bei einem 15 Jahre alten Jungen nach Diskothektanzen beschrieben (REDMOND et al. 1983).

15. Boxen und Ringen

CZEKALOWA (1965) sowie KEWALRAMANI u. KRAUS (1981) berichteten über Halswirbelsäulenverletzungen bei *Boxern* und *Ringern.*

Frakturen der Halswirbelsäule als Folge einer beim Boxen erlittenen Verletzung sind ein seltenes Ereignis.

CZEKALOWA (1965) berichtete über einen 30jährigen Bergmann, der wegen Rückenschmerzen, Spastik und unwillkürlichen Bewegungen der unteren Extremitäten, die in geringerem Maße auch die oberen Extremitäten betrafen, stationär aufgenommen worden war.

Der Patient war, wie sich herausstellte, ein Berufsboxer in der Halbschwergewichtsklasse gewesen, er hatte am 30. 4. 1957 einen Boxhieb gegen den Kopf erlitten und war für die Dauer von etwa 10 min bewußtlos gewesen. Nach Erlangen des Bewußtseins verspürte er Schmerzen im Nacken. Es wurde eine Fraktur des 5. Halswirbels diagnostiziert und eine Lähmung der oberen und unteren Extremitäten. Er trug für 6 Monate ein Gipskorsett. Nach 2 Jahren waren die Beschwerden abgeklungen.

In dieser Arbeit finden sich leider keine weiteren Einzelheiten zum Verletzungsmechanismus. Wir wissen nicht, ob der Boxer infolge der Schlagwirkung eine extreme Hyperextension der Halswirbelsäule erlitt, ob er beim Sturz anläßlich des knock-out mit dem Kopf gegen die Ringseile schlug oder ob er mit seinem Kopf, vermutlich Hinterkopf, sehr heftig auf den Ringboden aufschlug.

R. Wirbelsäulen- und Rückenmarksverletzungen in utero, beim Neugeborenen, Kleinkind und Kind

I. Biomechanik und anatomische Besonderheiten

Die *Wirbelsäule* des *Neugeborenen* ist knorpelig, kaum verknöchert, sehr elastisch und deshalb weniger widerstandsfähig gegen axiale Zugbeanspruchung (STERN u. RAND 1959). Die *Gelenkfazetten*, die benachbarte Wirbelkörper miteinander verbinden, sind noch flach. Die *Ligamente* am kraniozervikalen Übergang sowie in der Halswirbelsäulenregion sind schwächer als im Erwachsenenalter. Nacken- und Halsbewegungen, die ein bestimmtes Ausmaß überschreiten, können Dislokationen der Wirbelsäule mit möglichen Rückenmarksschäden zur Folge haben.

Die *Nackenmuskulatur* ist nur sehr schwach entwickelt. Der Tonus der Muskulatur ist hypoton, er kann durch Narkose oder Medikamente weiter herabgesetzt sein.

Das *Rückenmark* ist kranial durch die Medulla oblongata und die Nervenwurzeln des Plexus brachialis und kaudal an der Cauda equina fixiert. Das Rückenmark ist die am wenigsten elastische Struktur und reißt an der Stelle, wo es am stärksten fixiert ist, das heißt im unteren Hals- und oberen Brustbereich.

II. Historisches

Eine frühe Arbeit, die sich mit geburtstraumatischer Schädigung des Rückenmarks und Hirnstammes befaßt, wurde unter der Diagnose „*Spinal apoplexy*" von KENNEDY (1836) veröffentlicht. BILLARD (1839) führte die neonatalen Rückenmarksschäden auf die Wehen zurück. Weitere Literatur stammt von LITTLE (1843), SPENCER (1891) sowie BURR (1920), CROTHERS (1923), FORD (1925) PIERSON (1923), CROTHERS u. PUTNAM (1927). PARROT (1870) publizierte die klinischen und morphologischen Befunde eines 3 Tage alten Neugeborenen mit einer Durchtrennung des Rückenmarks bei C6/C7. Es handelte sich um eine Steißlage. Der Autor berichtete, daß während der Geburt „un craquement très fort" gehört wurde.

III. Einteilung der traumatischen Wirbelsäulen- und/oder Rückenmarksschäden

Die traumatischen Wirbelsäulen- und/oder Rückenmarksschäden können Folgen von *intrauterinen Schäden* sein, und *solchen*, die auf die *Geburt selbst bezogen* werden müssen.

IV. Intrauterine Schäden von Wirbelsäule und Rückenmark

1. Einführung

Ein Teil der traumatischen Rückenmarksschäden ist auf intrauterin wirksam werdende mechanische Kräfte zurückgeführt worden (Hellstrom u. Sallmander 1968; Walter u. Tedeschi 1970; Abroms et al. 1973).

Beobachtung von antenatalen Läsionen des Rückenmarks, besonders des Halsmarks sind äußerst selten.

2. Mitgeteilte Beobachtungen

Chapman et al. (1978) berichteten über einen entsprechenden Fall. Eine 32jährige (Gravida 2) hatte eine Entbindung aus Beckenlage nach einer Gestation von 36 Wochen in einer sonst unauffälligen Schwangerschaft. Es war ein vorsichtiger vergeblicher Versuch einer external zephalen Wendung unternommen worden. Das Neugeborene war durch einen Kaiserschnitt entwickelt worden.

Der Säugling wog 3360 g und war ohne Komplikationen entwickelt worden. Außer einigem Grimassieren fand sich keine Atmung. Eine artifizielle Beatmung wurde sofort begonnen.

Die *neurologische Untersuchung* ergab eine schlaffe Lähmung beider Arme mit erloschenen Eigenreflexen. Die Bauchdeckenreflexe fehlten. Die unteren Extremitäten zeigten eine Tonuserhöhung und gesteigerte Eigenreflexe. Stimulation der Fußsohlen führte zu einem ausgeprägten Abwehrreflex.

Die Untersuchung der Sensibilität ergab normale Befunde im Gesicht bis zum Unterkieferwinkel, jedoch fehlende Reaktion auf Stimulierung der Arme und des Stammes. Die Diagnose einer Rückenmarksschädigung im 3. oder 4. Halsmarksegment wurde gestellt. Der Tod erfolgte 80 h nach der Geburt.

Bei der *Autopsie* fand sich eine bereits makroskopisch wahrnehmbare Erweichung und Schrumpfung von 25 mm des unteren Hals- und oberen Brustmarks.

Die *mikroskopische Untersuchung* ergab eine fast vollständige Zerstörung des Rückenmarkgewebes, Hohlraumbildungen und Einwandern von Makrophagen. Die Nervenwurzeln waren atrophisch, die Hinterwurzeln waren unauffällig. Die A. spinalis ant. war normal. Im Bereich der Läsion bestand eine Degeneration der aufsteigenden Bahnen, während unterhalb der Läsion die lateralen kortikospinalen Bahnen degeneriert waren. Die Vorderhornzellen waren normal.

Aus den klinischen und neuropathologischen Befunden kann ein antenatales Trauma gesichert werden. Bei der Geburt bestanden klinische Anhaltspunkte für eine Läsion im Bereich von C3 und einer deutlich entwickelten Spastizität der Beine, die neuropathologischen Befunde sprachen für eine 3–4 Wochen alte Läsion. Es ist wohl am ehesten anzunehmen, daß der äußerlich vorgenommene Wendungsversuch zu einer Hyperextension der fötalen Hals-/Nackenstrukturen führte, die zu einem Zeitpunkt durchgeführt wurde, die mit dem Alter der Läsion im Rückenmark vereinbar ist.

Darwish et al. (1981) veröffentlichten die Kasuistiken von 3 Kindern mit einer kongenitalen zervikalen spinalen Atrophie, die wahrscheinlich Folge eines Infarktes als Folge des Verschlusses der A. spinalis ant. war.

Rorke (1982) berichtete über ein Kleinkind, das Läsionen in verschiedenen Anteilen des Rückenmarks, besonders in den Vordersträngen der Zervikal- und Thorakalregion hatte, die während der Fötalzeit entstanden waren. Das Neugeborene hatte Atemschwierigkeiten.

Young et al. (1983) veröffentlichten einen ungewöhnlichen Fall von fokaler Nekrose des Rückenmarks in utero. Diese Nekrosen treten im allgemeinen bei Föten mit Hyperextension der HWS und Beckenlagen auf. Diese von Young et al. mitgeteilte

Beobachtung zeigt, daß die Läsionen sich bereits in utero entwickelten bevor das Kind durch einen Kaiserschnitt entbunden wurde.

Nach einem unkomplizierten 1. und 2. Trimester fielen einer 32jährigen Multigravida etwa 2 Wochen vor dem Geburtstermin herabgesetzte Kindesbewegungen auf. Wegen der Beckenlage wurde das Kind durch einen Kaiserschnitt entwickelt. Bei der Entbindung fiel dem Geburtshelfer die Extension der Halswirbelsäule des Kindes auf. Es handelte sich um ein 2,7 kg schweres weibliches Neugeborenes, das zyanotisch war.

Die folgenden *kongenitalen Anomalien* wurden wahrgenommen: Bilaterale Klinodaktylie, Flexionskontrakturen der Daumen, hypoplastische Fingernägel, hypoplastische Nasenwurzel, Mikrotie und Hasenscharte in der Mittellinie.

Die *neurologische Untersuchung* ergab eine ausgeprägte Hypotonie, Hyporeflexie und herabgesetzte Respiration. Das Neugeborene erhielt extensive künstliche Beatmung. Es starb trotz dieser Maßnahmen 26 h nach der Geburt.

Die *Autopsie* zeigte bei makroskopischer Betrachtung eine erweichte diskolorierte Zone von 2 cm Länge in den ersten beiden Segmenten des Halsmarks. Das Rückenmark hatte in diesem Bereich eine Verschmälerung des Durchmessers auf etwa 2/3 des normalen.

Die *mikroskopische Untersuchung* der betroffenen Halsmarkregion ergab einen vollständigen Untergang der Nervenzellen und eine erhebliche Reduktion der Achsenzylinder, besonders anterior. Es lag ein mobiler Abbau des Gewebes vor. Achsenzylinderschwellungen mit Retraktionskugeln lagen vor.

Histologische Schnitte von tiefer gelegenen Rückenmarksanteilen zeigten sekundäre Degenerationen in den absteigenden Faserbahnen in dessen lateralen und anterioren Abschnitten.

Bei diesem Neugeborenen entwickelte sich die Nekrose des Rückenmarks bereits in utero. Es lagen keine Bedingungen vor, die während der Geburt selbst die Schädigung erzeugt haben könnten, denn die Entbindung erfolgte ja durch einen Kaiserschnitt.

Der neuropathologische Befund im Rückenmark zeigte eindeutig, daß die Schädigung mindestens eine oder mehrere Wochen vor der Geburt aufgetreten sein mußte.

In der Literatur wird allgemein angegeben, daß die genaue Ursache der intrauterinen Rückenmarkschäden unbekannt ist. YOUNG et al. (1983) vertraten die Ansicht, daß in ihrem Fall die lokale Blutversorgung in den oberen beiden Halsmarksegmenten gestört war. GILLES et al. (1979) sind dagegen der Meinung, daß die Dislokation von oberen Halswirbeln eine verminderte Durchblutung in den Vertebralarterien nach sich gezogen habe.

Die spärlichen Fallmitteilungen unterstreichen eindeutig, daß es dringend vonnöten ist, entsprechende Beobachtungen zu bearbeiten und mitzuteilen. Sie kommen wohl doch viel häufiger vor, als es aufgrund der äußerst selten mitgeteilten Beobachtungen den Anschein hat.

V. Geburtstraumatische Verletzungen von Wirbelsäule und Rückenmark

Geburtstraumatische Verletzungen von Wirbelsäule und Rückenmark werden in einigen Arbeiten zusammen beschrieben, während andere Autoren die Läsionen von Wirbelsäule und Rückenmark getrennt besprechen. Die erstgenannte Form der gemeinsamen Beschreibung aller Läsionen an Wirbelsäule und Rückenmark mit Einbeziehung der Muskulatur ist vorzuziehen, da sie ein vollständiges Bild des Gewebeschadens vermittelt.

Aus didaktischen Gründen werden im folgenden die Arbeiten, die sich mit den traumatischen Läsionen von Wirbelsäule und Rückenmark befassen, getrennt besprochen, wenn auch die entsprechenden Autoren sich nur mit einer dieser beiden Strukturen befaßten.

1. Geburtstraumatische Verletzungen der Wirbelsäule

a) Einführung

Traumatische Verletzungen bei Neugeborenen im Bereich der Wirbelsäule können bestehen in: *Prävertebralen Hämatomen*, *Zerreißungen* von *Zwischenwirbelscheiben*, *Frakturen* von *Wirbelkörpern* mit *Dislokation* sowie *Zerreißung* von *Ligamenten* und *Luxationen* (HOFBAUER 1907; CZYZEWITZ 1908, 1909; STOLZENBERG 1911; KLAUE 1969; HILLMAN et al. 1954; HOFFMEISTER 1964).

Bei Frakturen der Wirbelsäule des Neugeborenen können zusätzlich noch epi- und subdurale Blutungen auftreten (CZYZEWITZ 1909; PIERSON 1923; HALLERVORDEN 1929).

Luxationsfrakturen der Wirbelsäule sind meist auch mit Läsionen des Rückenmarks verbunden.

b) Lokalisation

Nach Auswertung der Beobachtungen aus der Literatur ist am häufigsten die HWS in ihren unteren Anteilen betroffen, während solche der Brust- und Lendenwirbelsäule sehr selten sind (KÜSTNER 1889; HOFBAUER 1907; POTTER 1940; VON BERLIN-HEIMENDAHL 1960). Tabelle 82 zeigt Zahl und Verteilung der Wirbelsäulenfrakturen beim Neugeborenen.

Die Durchtrennung der Wirbelsäule erfolgt entweder an der Zwischenwirbelscheibe, wie HOFFMEISTER (1964) hervorhob, oder an der Epiphysengrenze mit Lösung der oberen oder unteren Lamina cartilaginea vom knöchernen Teil des Wirbelkörpers. Beide Frakturen kommen nach seinen Angaben etwa gleich häufig vor.

Tabelle 82. Zahl und Verteilung der Wirbelsäulenfrakturen beim Neugeborenen (HW = Halswirbelsäule, BW = Brustwirbelsäule). (Aus HOFFMEISTER 1964)

Autor	Zahl	HW	BW
HECKER (1853)	2	2	
RUBENSOHN (1967)	1	1	
BIRNBAUM (1906)	9	9	
CZYZEWITZ (1909)	1	1	
STOLZENBERG (1911)	9	9	
WARWICK (1919)	3	3	
CAPON (1922)	4	4	
PIERSON (1923)	14	13	1
ENGELMANN (1926)	2		2
BETTMANN (1927)	1		1
GOSSMANN (1934)	1	1	
FEIGEL (1934)	1		1
POTTER (1940)	2	2	
HOFFMEISTER (1964)	1		1
Gesamt:	51	45	6

c) Traumatische Verletzungen des Atlas

LOUNAVAARA (1949) berichtete über eine Subluxation des Atlas bei einem Neugeborenen. Im Alter von 4 1/2 Monaten traten Atemschwierigkeiten auf, das Kind schien zu ersticken und wurde zyanotisch. Es blieb aber bewußtseinsklar. Die Attacke hatte sich nach 30 min zurückgebildet. Es traten periodische Hustenattacken auf und die Stimme wurde heiser. Der körperliche Befund verschlechterte sich.

Bei der *Aufnahme* hielt das Kind seinen Kopf etwas nach hinten gebeugt, es konnte ihn nicht heben. Ausgeprägte Dyspnoe und Zyanosis trat dann auf, wenn das Kind seinen Kopf bewegte, vor allem nach vorwärts. *Röntgenaufnahmen der HWS* zeigten, daß der Atlas nach vorn disloziert war, es besteht ein Zwischenraum von wenigstens 3 mm zwischen ihm und dem Epistropheus. Der vordere Bogen des Atlas ragte in die Hinterwand des Pharynx. Es bestand ein hämorrhagisches Hämatom. Das Kind verstarb nach etwa 2 Monaten plötzlich beim morgendliche Füttern, es wurde zyanotisch, wurde bewußtlos und starb innerhalb weniger Minuten.

Die *Autopsie* zeigte ein lockeres Lig. transversum atlantis, so daß der Atlas leicht etwa 4 mm nach vorn verlagert werden konnte.

d) Hohe Halsmarkschädigung durch Spitze des Dens axis

PRIDMORE u. AHERNE (1974) berichteten über das zweite Kind einer 22jährigen Patientin, bei der die Entbindung nach manueller Rotation mit einer Kjelland-Zange erfolgt war. Das Neugeborene war blaß und apnoisch. Es bestand eine schlaffe Tetraparese und Areflexie. Eine hohe Halsmarkschädigung wurde diagnostiziert. Die künstliche Beatmung wurde eingestellt.

Bei der *Autopsie* wurde die gesamte Halswirbelsäule mit Halsmark en bloc entfernt, geröntgt und entkalkt. Es wurden röntgenologisch keine Schäden festgestellt. *Makroskopisch* war das Halsmark unauffällig. Im Bereich des Zahnfortsatzes des Axis fanden sich frische petechiale Blutungen.

Dieses Neugeborene war seit der Geburt völlig apnoisch. Wäre die künstliche Beatmung früher unterbrochen worden, so wäre der Tod wohl einer während der Geburt aufgetretenen Asphyxie zugeschrieben worden. Die Läsion bei diesem Neugeborenen war äußerst umschrieben. Sie lag im Bereich des Zahnfortsatzes des Axis, so daß man an eine Verursachung der Läsion durch diese Struktur denken kann. Die Verfasser diskutieren diese Möglichkeit jedoch nicht, sondern weisen auf Ähnlichkeiten mit einem von SHULMAN et al. (1971) veröffentlichten Fall hin. Dieser Fall zeigt eindeutig, daß man eine Asphyxie während der Geburt erst dann diagnostizieren kann, wenn histologische Schnitte des Halsmarks untersucht wurden.

e) Henkersfraktur bei Säugling

MCGRORY und FENICHEL (1977) berichteten über eine Henkersfraktur bei einem einen Monat alten Säugling nach Schütteltrauma. Dieser Frakturtyp kann sowohl nach Hyperflexions- als auch nach Hyperextensionsverletzungen auftreten (DE LORME 1967). Das wesentliche ist eine Fraktur, die vertikal, schräg oder horizontal über beide Pedikel von C2 verläuft. Das Lig. longitudinale ant. ist häufig gerissen.

Der 4 Monate alte Säugling war durch Zange entbunden worden und hatte eine unauffällige postnatale Entwicklung. Ein Pädiater beschrieb die Entwicklung des Säuglings 4 Wochen nach der Geburt als normal. Einige Tage später, während der Säugling schrie, stoppte plötzlich seine Atmung und er wurde zyanotisch. Die Mutter ergriff ihn an den Schultern und schüttelte ihn für etwa 10–15 s intensiv, während sie einen Finger durch den Mund in den Rachen schob. Sie schlug ihm auch mindestens einmal auf den Rücken. Innerhalb von 10 s schien das Kind wieder normal.

Nach diesem Zwischenfall war das Kind bei Manipulationen am Kopf und Nacken irritiert. Es zog vor auf dem Rücken zu liegen und legte seinen Kopf nicht an die Schulter der Mutter.

Im Alter von 4 Monaten ergab eine *Röntgenaufnahme der HWS* eine Fraktur des 2. Halswirbelkörpers. Die neurologische Untersuchung war unauffällig mit Ausnahme eines beidseitigen Fußklonus. Eine Fusion wurde in Betracht gezogen.

f) Kombination von traumatischer atlantookzipitaler und atlantoaxialer Dislokation mit Durchtrennung des Rückenmarks

Shulman et al. (1971) berichteten über ein Neugeborenes mit einer Zangenentbindung mit Rotation, das apnoisch war und eine Anästhesie unterhalb der mittleren Nackenregion hatte. Es bestand eine schlaffe Tetraplegie.

Bei der *Autopsie* fand sich eine atlantookzipitale und eine atlantoaxiale Dislokation mit einer Durchtrennung des Rückenmarks.

g) Häufigkeit von Wirbelbrüchen

Potter (1940) fand unter 2000 Autopsien Neugeborener nur zweimal einen Wirbelsäulenbruch.

Warwick (1919) fand 3 Fälle unter 130 Sektionen.

Capon (1922) berichtete über 4 Fälle unter 80 Neugeborenen, die während oder kurz nach der Geburt verstarben.

Pierson (1923) veröffentlichte 14 Wirbelfrakturen bei 38 Neugeborenen, die eine Verletzung des ZNS aufwiesen.

h) In der Literatur mitgeteilte Kasuistiken und Serien

Hecker (1853) berichtete über 2 Fälle mit Zerreißung der Zwischenwirbelscheibe C5/C6.

Ruge (1875) berichtete über eine Serie von 8 Fällen von Ruptur der Wirbelsäule aus einer Serie von 64 Todesfällen nach Beckenlagen.

Czyzewitz (1909) veröffentlichte eingehende Befunde einer Wirbelsäulenverletzung beim Neugeborenen mit Zerreißung der Bandscheibe C6/C7 sowie des Lig. longitudinale ant.

Stoltzenberg (1911) veröffentlichte Befunde aus einer Serie von 9 Beobachtungen mit Verletzungen der Halswirbelsäule. Die Ruptur war bei 5 Fällen bei C2/C3, bei 2 Fällen bei C3/C4 und in je einem Falle bei C5/C6 und C6/C7 erfolgt.

Sachs (1917) berichtete über 16 Beobachtungen von Verletzungen der Wirbelsäule. Die Region von C6/C7 war 8mal rupturiert, die von C1/C2, C2/C3, C5/Th1, Th3 und Th3/Th4 waren je einmal betroffen; zusätzlich gab es zwei Fälle mit unbestimmter Läsion.

Capon (1922) teilte eine Serie von 4 Patienten mit.

Pierson (123) veröffentlichte eine Serie von 14 Neugeborenen mit Wirbelsäulenfrakturen; zehnmal war der 6., je einmal der 2., 4. und 5. Halswirbel und nur einmal ein Brustwirbel frakturiert. Neun waren Totgeburten, 4 weitere verstarben kurz nach der Geburt und ein Neugeborenes überlebte 3 Tage.

Feigel (1934) berichtete über ein Neugeborenes mit einer Paraplegie, bei dem eine Luxation des 4. Brustwirbelkörpers mit Kompression des Rückenmarks nachgewiesen werden konnte.

Zellweger (1945) veröffentlichte bei 3 Fällen eine vollständige Luxation zwischen C6/C7 bei Beckenlagen.

Alexander et al. (1953) veröffentlichten die Beobachtung einer Luxation der Wirbelsäule bei C1/C2.

Hoffmeister (1964) berichtete über eine Luxationsfraktur der Wirbelsäule mit Durchriß der Zwischenwirbelscheibe Th4/Th5 nach Entwicklung in Hinterhauptslage. Ein 20 min später geborenes Zwillingskind aus unvollkommener Steißfußlage verstirbt 2 1/2 h später.

Es liegen außerdem ausgedehnte subpleurale Blutungen an der Hinterwand des Brustkorbes, besonders um die Frakturstelle bis in das hintere Mediastinum fortgeleitet, vor. Außerdem besteht eine umfangreiche epidurale Blutung, die schädelwärts bis zum Halsmark und kreuzbeinwärts bis zum Lendenmark reicht.

JONES (1970) untersuchte bei 30 Föten die Halswirbelsäule. Die Fälle wurden aus einer Serie von 78 Todgeburten und 114 verstorbenen Säuglingen ausgewählt. Die Halswirbelsäule war in toto entfernt worden und nach Formalinfixierung entkalkt worden. Die Gewebeproben wurden in Horizontalebenen zerlegt und mit einer Reihe verschiedener histologischer Techniken untersucht.

Bei 25 der 30 Föten ließen sich Läsionen an der Halswirbelsäule feststellen. Sie bestanden in (1) epiduralen, duralen, subduralen und subarachnoidalen Blutungen, (2) Rissen und Blutungen in Nervenwurzeln und Spinalganglien, (3) in 19 Fällen lagen Blutungen um eine oder beide Vertebralarterien vor in Form von halbmondförmigen Blutungen in der Adventitia oder massiven das gesamte Gefäß umgebende Blutungen, und (4) Verletzungen des Rückenmarks. Derartige Läsionen wurden in 2 Fällen gesehen. Die Läsionen bestanden in einem Fall in einer Kontusion und in dem anderen Fall in einer bilateralen Nekrose der Seitenstränge.

Die Blutungen in der Umgebung der Vertebralarterien, die bei 19 Föten aufgedeckt wurden, müssen als wichtige Faktoren für perinatale Morbidität und Mortalität angesehen werden. Die Autorin vermutet, daß viele mitgeteilte Beobachtungen von zerebraler Kinderlähmung wohl die Folge von Verletzungen der Vertebralarterien mit durchaus ableitbaren ischämischen Hirnschäden sind.

GELEY u. HARTL (1972) teilten eine geburtstraumatische Verletzung der HWS mit: Fünftes Kind, Entbindung aus erster unvollkommener Fußlage. 6 h alter Knabe, Verschlechterung des Zustandes; 2 h nach Klinikaufnahme *Exitus letalis*. Es fand sich ein Abriß der HWS zwischen dem 6. und 7. Halswirbel und ein ausgedehntes Hämatom im ganzen Mediastinum. Das Hämatom setzte sich retroperitoneal bis in die Hodenhüllen fort.

i) Materialeigenschaften und Biomechanik der Wirbelsäule des Neugeborenen

DUNCAN (1874) untersuchte experimentell an frischen Totgeburten den Einfluß obstetrischer Traktion auf die Wirbelsäule. Bei einer Zugwirkung von 90 Pfund in der Längsrichtung traten Wirbelsäulenschäden auf, normalerweise in der Zervikalregion. Bei Zugwirkung von 120 Pfund kam es zu Dekapitationen. DUNCAN äußerte dazu: „This is probably far form being what most obstetricians would regard as a great force". TOWBIN (1969), der beste Kenner der Morphologie der geburtstraumatischen Schäden, hob hervor, daß Autopsiespezimen der kindlichen Wirbelsäule ohne Schädigung etwa 5 cm gedehnt werden könnten, das Rückenmark dagegen nur etwa 0,6 cm.

ROKITANSKY (1874) gab an, daß die Wirbelsäule eines Neugeborenen einer Zugbelastung von 60 kg widerstehen kann.

POTTER (1940) schrieb, daß eine Verlängerung der Wirbelsäule des Neugeborenen um 2 cm keine Verletzung zur Folge hat.

2. Geburtstraumatische Verletzungen des Rückenmarks

a) Einführung

Die Literatur über die geburtstraumatischen Rückenmarksschäden im Vergleich mit den entsprechenden Schädelhirnverletzungen ist nicht sehr umfangreich.

Während hohe Halsmarkläsionen durchwegs tödlich enden, haben Neugeborene mit solchen des unteren Hals- und oberen Brustmarkes eine Überlebenschance. WEBER et al. (1974) verweisen darauf, daß sie gelegentlich differentialdiagnostisch schwierig gegenüber neuromuskulären Erkrankungen abgrenzbar sind.

b) Mitteilungen in der Literatur

Seit der Veröffentlichung der Arbeit von PARROT (1869) mit der ersten klinischen und pathomorphologischen Beschreibung eines Kindes mit einer geburtstraumatischen Rückenmarksverletzung wurden mehrere hundert Fälle in der Literatur veröffentlicht (HANDWERCK 1901; BEEVOR 1902; GÖTT 1909; LAWATSCHEK 1911; BURR 1920; CROTHERS 1922, 1923; PIERSON 1923; FORD 1925; CROTHERS u. PUTNAM 1927; FORD et al. 1927; ZELLWEGER 1945; STERN u. RAND 1959; LEVENTHAL 1960; MELCHIOR u. TYGSTRUP 1963; FONTAN et al. 1964; TOWBIN 1964, 1969; ADAMS u. CAMERON 1965; ALLEN et al. 1968, 1969; GORDON u. MARSDEN 1970; ALLEN 1970; MÜLLER u. LÖBKER 1971; SHULMAN et al. 1971; RÜDIGER u. WÖCKEL 1972; JELLINGER u. SCHWINGSHACKL 1973; ABROMS et al. 1973; BRESNAN u. ABROMS 1974; DE SOUZA u. DAVIS 1974; FRANKEN 1975; LINDBERG et al. 1975; ENRIQUEZ et al. 1976; CHAPMAN et al. 1978; HAIDVOGEL et al. 1978; BUCHER et al. 1979).

Fälle von Überleben bis in das Kindesalter wurden mitgeteilt von KOOY (1920), KOHLBRY (1923), VALENTIN (1924).

In einer Reihe von Arbeiten werden geburtstraumatische Schäden des Rückenmarks mitgeteilt, bei denen nur wenige oder gar keine Angaben zur Lage des Kindes in utero und bei der Geburt gemacht werden.

Intraspinale Blutungen bei Neugeborenen als Folge geburtstraumatischer Schäden sind nicht so selten (LITZMANN 1880; SCHAEFER 1897; HAUSBRANDT u. MEIER 1936; HIRVENSALO 1947; LEVENTHAL 1960; ELGJO 1962; BUCHER et al. 1979).

HAUSBRANDT u. MEIER (1936) fanden in ihrer Serie von 103 Autopsien in 31 Fällen intraspinale Blutungen. Die meisten lagen in der Halsmarkregion.

POTTER (1940) legte in einer klassischen Studie die Ergebnisse der Autopsien von 2000 Föten und Neugeborenen vor, die während des ersten Lebensmonates verstorben waren. Geburtsverletzungen standen nach Komplikationen durch Frühgeburten und Asphyxie an dritter Stelle als Todesursache. Tödliche traumatische Blutungen lagen in 14,3% dieser Serie vor. Gehirn und Rückenmark waren am häufigsten verletzt.

ELGJO (1962) untersuchte eine aufeinanderfolgende Serie von 33 Neugeborenen, die innerhalb der ersten 4 Lebenstage verstorben waren. Zwei waren Totgeburten, 25 Frühgeburten und 8 waren voll ausgetragene Neugeborene. Mit Ausnahme der Totgeburten hatten alle Zeichen einer Asphyxie und Perioden von Apnoe und Zyanose gezeigt. Bei mikroskopischen Untersuchungen wiesen 23 Neugeborene epidurale Blutungen auf. Sie reichten in ihrer Ausdehnung von kleinen perivasculären Extravasaten bis zu großen Blutungen. In den restlichen 9 Fällen lagen die Blutungen im Hals- oder oberen Brustmark und/oder unteren Lumbalmark. In 3 Fällen hatten sich die Blutungen durch die Foramina intervertebralia in die umgebenden Nervenwurzeln ausgebreitet. Subarachnoidale Blutungen lagen in 5 Fällen vor.

BUCHER et al. (1979) veröffentlichten eine Serie von 11 Kindern mit geburtstraumatischen Verletzungen des Rückenmarks, die sie zwischen 1960 und 1970 beobachten konnten und verglichen die Befunde mit etwa 200 in der Literatur mitgeteilten Beobachtungen. Die Neugeborenen hatten schlaffe Lähmungen mit Niveau meist im Bereich des Hals- und oberen Thorakalmarks. Ein Kind mit einer Abscherung des Rückenmarks oberhalb C4 überlebte nur wenige Stunden trotz künstlicher Beatmung. Vier Kinder starben innerhalb der ersten 3 Lebensjahre. Die 6 überlebenden Kinder, sie sind heute zwischen 10 und 18 Jahre alt, sind mit Stöcken gehfähig.

VI. Epidurale Blutungen in den Wirbelkanal von Neugeborenen und Säuglingen

Epidurale Blutungen in den Wirbelkanal von Neugeborenen und Säuglingen wurden bereits im letzten Jahrhundert beschrieben von LITZMANN (1880) sowie SCHAEFER (1897). LITZMANN (1880) fand sie in 34,5% aller untersuchten Fälle. YLLPÖ (1919, 1920) widmete diesen Läsionen eine eingehende Beschreibung. RISSMANN (1930) teilte weitere Beobachtungen mit. Weitere Fälle stammen von FÖDERL (1931), CAPELLANI (1937), WEISS (1937), HAUSBRANDT (1938). Eine eingehende Studie widmete ihnen COUTELLE (1960).

COUTELLE (1960) wertete eine Serie von 175 Sektionen von Kindern aus, die mit einer besonderen, von ihm näher beschriebenen Technik untersucht wurden. Aus den Untersuchungen von COUTELLE (1960) geht hervor, daß Blutungen in den Wirbelkanal bei Neugeborenen und Säuglingen häufiger Sektionsbefund sind, wobei die epiduralen Blutungen an erster Stelle stehen. Weiterhin lagen Blutungen im subduralen Raum, im Cavum leptomeningicum, subpial und im Rückenmark bei Neugeborenen und Säuglingen vor, bei denen nachweisbare traumatische Veränderungen an der Wirbelsäule fehlten.

In dieser Serie von Kindern im Alter bis zu 10 Monaten konnte folgende Reihenfolge in der Häufigkeit solcher Blutungen festgestellt werden: Epidurale Blutungen 131 = 84,5%, in die Meningen 76 = 49%, um die A. vertebralis 39 = 25%, in die Zwischenwirbellöcher 34 = 22%, in und um Ganglien, Wurzeln und Spinalnerven 33 = 21% und in das Rückenmark selbst 16 = 10,6%.

Da die zu epiduralen Blutungen führenden Ursachen im Verlauf des intra- und extrauterinen Lebens auftreten und sich wiederholen können, finden sich nicht selten die Spuren älterer Blutungen neben frischen Blutungen im epiduralen Gewebe. Bei stärkerem Ödem kann es zur Druckerhöhung im epiduralen Raum kommen, die eine Verlegung des Blutstromes begünstigt. Sie kann durch deformierenden Druck auf das Halsmark zur direkten Todesursache werden.

WALTER u. TEDESCHI (1970) berichteten über eine Serie von 8 Autopsien von Neugeborenen, von denen 6 Rückenmark- und Hirnstammschäden zeigten.

Fall 1: Gut entwickelter, gesunder 3730 g schwerer Neugeborener mit unauffälliger Schwangerschaft und Entbindung. Drei Tage nach der Geburt wurde er tot in seiner Krippe aufgefunden.

Die *Autopsie* zeigte eine epidurale Blutung im Zervikal- und oberen Thorakalbereich. Kleinere Blutungen fanden sich im Subduralraum und verstreut in der Arachnoidea.

Die *mikroskopische Untersuchung* ergab Veränderungen im Rückenmark, die am ausgeprägtesten im oberen Halsmark waren, die in geringerem Maße aber auch im gesamten Hirnstamm nachgewiesen werden konnten. Die Wirbelsäule zeigte keine Frakturen. Die Alterationen im Rückenmark bestanden in Schäden der Nervenzellen, fokalen Zonen von Erweichungen, Blutungen und Ödem.

Fall 2: Frühgeburt (33. Woche Gestation), 730 g. Er war in Kopflage vaginal entwickelt worden. Die Mutter hatte Temperaturen und hatte eine Plazentaruptur 2 Wochen vorher. Nach der Geburt bestanden Atemschwierigkeiten mit Apnoe und Zyanose. Der Tod erfolgte 9 h nach der Geburt.

Die *Autopsie* ergab epidurale und geringer ausgeprägte subdurale Blutungen, die von der oberen Zervikalregion bis in lumbale Segmente nachweisbar waren. Die Arachnoidea zeigte Kongestion. Risse der Dura mater und Verletzungen von Knochen, Ligamenten und Gelenkkapseln fehlten.

Die *histologische Untersuchung* des Rückenmarks, dessen Kontinuität erhalten war, zeigte fokale Blutungen, am ausgeprägtesten im Hirnstamm und im oberen Halsmark.

Fall 3: Weibliches Frühgeborenes, 6 Pfund, 4 Unzen, Gestationsalter 35 1/2 Wochen. Unkomplizierte Entbindung aus Kopflage. Schon bei der Geburt bestanden Atemstörungen mit flachem Atem, periodischer Apnoe und Tachykardie. Der Tod trat am nächsten Tag ein.

Die *Autopsie* zeigte eine epidurale Blutung, die von der Zervikal- bis zur Lumbalregion reichte. Außerdem lagen Blutkoagula subdural in der Zervikalregion vor.

Die *mikroskopische Untersuchung des Rückenmarks* zeigte ein Ödem und ergab Schäden an den Nervenzellen. Fokale Blutungen, besonders im oberen Halsmark lagen vor.

Fall 4: 4 Pfund, 2 Unzen schweres Neugeborenes, das durch Kaiserschnitt im 8. Gestationsmonat wegen Placenta praevia geboren worden war. Die Atmung war flach mit Perioden von Apnoe und Zyanose. Die Atemstörungen wurden ausgeprägter und es verstarb 40 h nach der Geburt.

Die *Autopsie* zeigte eine massive epidurale Blutung im Bereich der Zervikal-, Thorakal- und Lumbalregion.

Die *mikroskopische Untersuchung des Rückenmarks* zeigte kleinere Blutungen, Alterationen der Nervenzellen, Ödem- und thrombotische Verschlüsse kleinerer Äste von Zweigen der A. spinalis.

Fall 5: 6 Wochen altes männliches Neugeborenes, 3. Kind einer Mutter mit 2 vorhergehenden unkomplizierten Schwangerschaften.

Das Neugeborene hatte etwa 30 min nach der Geburt Atemstörungen gezeigt. Die Atmung war flach. Die Atemstörungen nahmen zu und das Neugeborene verstarb 40 h nach der Geburt.

Die *Autopsie* zeigte von zervikal bis lumbal fleckförmige epidurale Blutungen. Geringer ausgeprägte Blutungen lagen auch subdural vor.

Die *mikroskopische Untersuchung* des makroskopisch unauffälligen Rückenmarks zeigte fokales Ödem und umschriebene Erweichungen in der grauen Substanz.

Alle diese Fälle sind in ihren Befunden sehr ähnlich. In allen Beobachtungen war der Tod den traumatischen Schäden am Rückenmark und dessen Häuten zuzuschreiben. Fall 2 zeigte wenig Chancen zu überleben und hätte ohne die traumatischen Schäden am Rückenmark wenig Überlebenschancen gehabt. Alle Neugeborenen verstarben zwischen 9 und 48 h nach der Geburt unter zunehmenden Atemstörungen.

Fall 1 muß gesondert betrachtet werden, weil der Tod unerwartet 3 Tage nach der Geburt eintrat, besonders auch unter dem Aspekt, daß das Neugeborene eine „normale" Geburt hatte und klinisch keine Zeichen einer Rückenmarksschädigung zeigte.

Auch die anderen Fälle wurden sorgfältig analysiert und ergaben keine Geburten, die besonders traumatisch waren. Auch die Neugeborenen, die durch Kaiserschnitt entwickelt wurden, zeigten keine Traumavorgeschichte. Die Inzisionen in der Bauchwand und im Uterus waren adäquat und die Negeborenen waren auch sonst nicht „gedrückt" worden.

VII. Die verschiedenen Lagen bei der Geburt

Geburtstraumatische Läsionen am Rückenmark kommen vor (1) bei *Geburten aus Steiß- oder Steißfußlage* und (2) bei *Geburten aus Gesichts- und Hinterhauptslage*. Der Verletzungsmechanismus bei diesen beiden Geburtsvorgängen ist verschieden. Daraus ergibt sich, daß das Verletzungsmuster hinsichtlich Qualität und Topographie verschieden sein muß.

1. Geburten aus Steiß- oder Steißfußlage

a) Historisches

Parrot (169) beschrieb den ersten Fall einer Rückenmarksverletzung nach Steißlage.

b) Weitere Literatur

Weitere Mitteilungen erfolgten durch: Duncan (1874), Ruge (1875), Hofbauer (1907), Pierson (1923), Ford (1925), Crothers u. Putnam 28 Fälle (1927), Hausbrandt u. Meier (1935), Zellweger (1945), Taylor (1948), Wilcox (1949), Curchill (1959), Stern u. Rand (1959), Crothers u. Payne (1959), Yates (1959), Wright (1959), Melchior u. Tygstrup (1963), Towbin (1964, 1969), Fontan et al. (1964), Adams u. Cameron (1965), Patterson et al. (1967), Rossier et al. (1968), Allen et al. (1969), Gordon u. Marsden (1970), Tank et al. (1971), Müller u. Löbker (1971), Rüdiger u. Wöckel (1972), Abroms et al. (1973), Bhagwanani et al. (1973), Jellinger u. Schwingshackl (1973), Lindberg et al. (1975), Caterini et al. (1975), Maekawa et al. (1976), Haidvogel et al. (1978), Ballas et al. (1978), Weinstein et al. (1983), Cattamanchi et al. (1983).

Zusammenfassende Arbeiten mit Besprechung der Literatur veröffentlichten Crothers u. Putnam (1927), die bis zu diesem Zeitpunkt etwa 150 mitgeteilte Beobachtungen auswerteten, weiter Tank et al. (1971) sowie Abroms et al. (1973).

c) Beckenendlagen mit extremer persistierender Hyperextension der Halswirbelsäule und des Kopfes

Bei Neugeborenen, die aus Beckenendlagen, besonders bei solchen mit vorgefallenen Füßen, oder ausgestreckten Armen, entwickelt werden und bei denen zusätzlich eine *pernatale Asphyxie* vorliegt, haben oft einen *traumatischen Rückenmarkschaden* (Duncan 1874; Pierson 1923; Crothers u. Putnam 1927; Zellweger 1945; Allen et al. 1969; Haidvogel et al. 1978).

Die Verletzungen sind die Folge der extremen Überstreckung des Rückenmarks. Es liegt entweder eine Totgeburt vor, oder das Neugeborene verstirbt meist kurz nach der Geburt.

Extrem persistierende Hyperextension der Halswirbelsäule und des Kopfes ist ein weiterer Faktor, der zu traumatischen Rückenmarkschäden beitragen kann. Diese Lagen des Fötus sind oft nicht nur mit Verletzungen des Rückenmarks, sondern auch Tod des Neugeborenen vergesellschaftet (Taylor 1948; Abroms et al. 1973; Bresnan u. Abroms 1974; Caterini et al. 1975; Maekawa et al. 1976).

Ein Fötus in Beckenendlage mit einer persistierenden extremen Hyperextension der Halswirbelsäule und des Kopfes wird in der englischsprachigen Literatur auch als ein *„star gazing fetus", also ein „in die Sterne schauender Fötus"* bezeichnet. Ein Fötus in Querlage wird als ein *„flying fetus"*, ein *„fliegender Fötus"* bezeichnet.

Erhebliche Traktion oder *Drehungen während der Geburt* stellen einen weiteren Schadensfaktor dar (Parrot 1869; Crothers u. Putnam 1927; Stern u. Rand 1959).

d) In der Literatur mitgeteilte Kasuistiken und Serien

Im folgenden wird eine Auswahl aus der mitgeteilten Literatur gegeben werden. Die etwas ausführliche Darstellung wird zeigen, wie inhomogen die einzelnen Reihen und Fälle untersucht wurden. Besonderer Wert wird darauf gelegt, zu zeigen, auf welch unterschiedliche Befunde einige Autoren hinwiesen, die von anderen gar nicht diskutiert werden. Um die Fülle und Breite der Befunde zu schildern, ist die Besprechung einer Reihe von Kasuistiken und Serien notwendig. Die Läsionen im Rückenmark liegen im Bereich des unteren Hals- und oberen Brustmarks.

GUENIOT (zit. nach PARROT 1869) berichtete über eine Verletzung des 3. HWK und eine retropharyngeale Blutung und eine vollständige Durchtrennung des Rückenmarks unterhalb der Medulla oblongata.

PARROT (1869) wies als erster auf das Vorkommen von traumatischen Rückenmarkschäden bei schwierigen Entbindungen, besonders Steißlagen, hin.

BEEVOR (1902) veröffentlichte eine Beobachtung einer Fraktur des 3. HWK mit Dislokation, bei der eine Hohlraumbildung im Rückenmark von Th3–Th9 vorlag.

HOFBAUER (1907) teilte 4 Beobachtungen von Entbindungen aus schwieriger Beckenlage mit; bei 3 von ihnen lag die Läsion bei C6.

PIERSON (1923) fand 36 Todesfälle während oder nach der Entbindung von 229 Beckenlagen. Von ihnen konnten bei 17 Blut im Spinalkanal gesehen werden.

STERN u. RAND (1959) veröffentlichten 3 Fälle von geburtstraumatischen Verletzungen des Rückenmarks nach Beckenlagen.

Fall 1: Beckenlage, während der Geburt ergab sich, daß die Hände hinter dem Kopf gelegen waren („nuchal arms“). Es wurde eine vorsichtige Rotation des Kindes um 90° in die eine und andere Richtung vorgenommen, um die Arme jeweils frei zu bekommen. Da das nicht gelang, wurde ein Arm nach dem anderen heruntergebracht. Der nachkommende Kopf wurde mit Hilfe einer Piper-Zange entwickelt.

Das Neugeborene war fahl und lethargisch und hatte eine schlaffe Lähmung beider unteren Extremitäten. Es hatte eine Anästhesie unterhalb von C6. Das Kind starb 5 1/2 Monate später.

Die *Autopsie* ergab, daß das Rückenmark im Bereich der Wirbelkörper C7/Th1 über eine Zone von 0,7 cm unterbrochen war. Der obere Anteil des Rückenmarks endete bei C6 abrupt in einer leeren Hülle von verdickter Pia und Arachnoidea. Th1 zeigte ebenfalls eine traumatische Läsion, von Th2 an hatte das Rückenmark wieder seine normale Größe. Im Bereich von C7 war das Lig. longitudinale post. gerissen. Es fanden sich keine Veränderungen an den knöchernen Strukturen. Die *Todesursache* war eine Infektion des Respirationstraktes.

Fall 2: Beckenendlage, Prolaps der Nabelschnur für etwa 10 min. Der nachkommende Kopf wurde mit Hilfe einer Zange entwickelt. Nach der Geburt wurden keine Spontanbewegungen der unteren Extremitäten beobachtet.

Das Kleinkind verstarb 9 Monate später an einer Infektion des Urogenitalsystems.

Im Bereich des oberen Halsmarks bestand eine Entmarkung von myelinisierten Fasern nahe der Mittellinie in den Hintersträngen beidseitig. Ebenso zeigten die am weitesten lateral gelegenen Anteile der Seitenstränge beiderseits Entmarkungen.

Fall 3: Beckenlage. Das 2,9 Jahre alte Kind hatte eine vollständige Aufhebung aller Funktionen unterhalb des zervikothorakalen Übergangsbereiches.

MELCHIOR u. TYGSTRUP (1963) veröffentlichten die Krankengeschichte eines Neugeborenen, das aus Beckenlage entwickelt worden war. Es war apathisch und saugte nicht. Es lagen Respirationsstörungen mit vorwiegender Bauchatmung vor. Es bestand eine Hypotonie der unteren Extremitäten. Der Säugling starb im Alter von 7 Monaten.

Die *Autopsie* zeigte eine fast vollständige Unterbrechung des Rückenmarks im Übergangsgebiet zwischen dem Hals- und Brustmark. Die Rückenmarkshäute waren hier verdickt und verfärbt. Die histologischen Untersuchungen dieser Region zeigten einen vollständigen Untergang von Nervenzellen und eine vollständige Entmarkung in diesem Bereich. Das Gewebe zeigte zahllose Zysten und es lag ein dichtes fibrilläres astrozytäres Netzwerk vor. Das Rückenmark oberhalb dieser Läsion zeigte eine Entmarkung der Hinterstränge und in den unteren thorakalen und lumbalen Bereichen solche der Vorder- und Seitenstränge. Auch die Pyramidenseitenstränge oberhalb der Läsion zeigten eine leichte Entmarkung.

FONTAN et al. (1964) berichteten über eine Verletzung des Rückenmarks bei einer Steißgeburt. Es lag eine Paraplegie vor. Der Säugling verstarb im Alter von 7 Monaten. Die *Autopsie* ließ einen zystischen Defekt des Rückenmarks bei C7 erkennen.

Die Veröffentlichung von PATTERSON et al. (1967) ist insofern wesentlich, als diese Autoren eine Serie von 208 Beobachtungen von aus Beckenendlagen geborenen Kindern von Primigraviden veröffentlichten. Die perinatale Mortalität betrug 13% im Vergleich mit einer allgemeinen von 3,3%. Entbindungen durch einen Kaiserschnitt konnten nach Ansicht dieser Autoren 100% der Föten retten.

GORDON u. MARSDEN (1970) berichteten über ein Neugeborenes, das in Beckenendlage 3 Wochen prämatur entwickelt worden war. Es bestand bei der Geburt eine Asphyxie, so daß das Kind für mehrere Tage in einem Inkubator gehalten werden mußte. Es bestand eine Schwäche des linken Armes. Das Kind wurde im Alter von 2 Monaten wegen eines akuten Infektes des Respirationssystems erneut aufgenommen. Zwei Monate später bestand eine erneute Episode eines pulmonalen Kollapses an der rechten Seite. Die Muskelkraft in beiden Armen war herabgesetzt, mit leichter Tonuserhöhung, die Beine waren hypoton. Es bestand nur wenig interkostale Bewegung und die Atmung erfolgte fast vollständig durch das Diaphragma. Die Diagnose einer Werdnig-Hoffmann-Erkrankung wurde gestellt. Eine Muskelbiopsie zeigte aber keine wesentlichen Befunde. Der Patient verstarb kurze Zeit später an einer Infektion des Respirationssystems. Die *Autopsie* zeigte eine fast vollständige Durchtrennung des unteren Halsmarkes. Die histologische Untersuchung ergab eine vollständige Aufhebung der Kontinuität des Rückenmarks in diesem Bereich. In einem Horizontalschnitt des Rückenmarks oberhalb der Läsion fanden sich Läsionen im Fasciculus gracilis und in einem geringeren Maße auch im Fasciculus cuneatus.

TANK et al. (1971) untersuchten die traumatischen Schäden nach Beckenlagen. Die Autoren werteten 900 Krankengeschichten von Geburten in Beckenlagen, die Autopsiebefunde von solchen Kindern die verstarben aus und sichteten die Literatur. Die Körperorgane, die am häufigsten verletzt werden, sind das Gehirn, die Leber, die Milz, die Nebennieren und das Rückenmark, weniger häufig der hintere Thorax und die Harnblase.

Neben den traumatischen Schäden an Rückenmark und Gehirn sind intraabdominelle Organe beteiligt, wie Leber, Nebennieren und Milz. Leber- und Milzschäden treten meist verzögert auf nach Ruptur subkapsulärer Hämatome. Die Ruptur eines solchen Hämatoms mit nachfolgender intraperitonealer Blutung kann bis zu 10 Tagen nach der Geburt auftreten (TANK et al. (1968). POTTER (1940) fand in einer Serie 24 tödliche Leberverletzungen und 4 tödlich ausgehende Nebennierenblutungen.

ABROMS et al. (1973) berichteten über 2 Kinder, die in Beckenendlage mit ausgeprägter Hyperextension des Kopfes entwickelt worden waren, eines der Kinder durch einen Kaiserschnitt und das andere vaginal. Das letztgenannte Kind hatte eine vollständige Durchtrennung des unteren Halsmarks. Bei der Geburt bestand eine Paraplegie. Das Kind starb nach wiederholten Infekten des Respirationssystems nach 9 Monaten. Das durch Kaiserschnitt entwickelte Kind war neurologisch unauffällig.

Die Autoren stellten die ihnen aus der Literatur zugänglichen 88 Fälle von Beckenend- und Querlagen tabellarisch zusammen (Tabellen 83, 84). Die Häufigkeit von vollständiger Durchtrennung des Rückenmarks bei diesen 88 Fällen betrug insgesamt 21%. Alle diese Kinder waren vaginal entwickelt worden, keines der durch einen Kaiserschnitt entwickelten Kinder zeigte einen Dauerschaden am Rückenmark. Wegen des Risikos einer Geburtsverletzung empfehlen diese Autoren ebenfalls eine Durchführung eines Kaiserschnittes.

BHAGWANANI et al. (1973) sind ebenfalls der Meinung, daß in diesen Fällen Rückenmarksschäden völlig vermieden werden können, wenn eine Entbindung durch einen Kaiserschnitt erfolgt (TAYLOR 1948; AMIEL 1955; LAZAR u. SALVAGGIO 1959). Als besondere Faktoren, die zu einem solchen Syndrom führen können, wurden genannt: Anomalien des

Tabelle 83. Beckenendlagen mit persistierender Hyperextension des Kopfes. (Aus ABROMS et al. 1973)

Autor	Zahl der Fälle	Typ der Entbindung	Ergebnis
COMMANDEUR (1910)	1	Vaginal	Normal
PLAUCHU (1910)	1	Vaginal	Normal
FALLS (1917)	1	Vaginal	Starb an „a.p.“
LAFFONT (1919)	1	Vaginal	Starb, rupturierte Dura Th 4–1
ANDERODIAS u. GAUTRET (1930)	1	Vaginal	Normal
GARIPUY (1935)	1	Vaginal	Normal
BRAKEMANN (1936)	(2) 1	Vaginal	Wahrscheinlich normal
	1	Kaiserschnitt	Normal
GIBBERD (1939)	1	Kaiserschnitt	Normal
GRASSET (1944)	2	Vaginal	Normal
TOULOUSE (1947)	2	Vaginal	Normal
VERMELIN et al. (1948)	1	Vaginal	Starb am 1. Tag: intraspinale Blutung ohne intrakranielle Blutung
TAYLOR (1948)	1	Kaiserschnitt	Nonoperative Behandlung einer zervikalen Dislokation, neurologisch unauffällig
WILCOX (1949)	(2) 1	Vaginal	Durchtrennung Th 1
	1	Kaiserschnitt	Normal
DEACON (1951)	1	Kaiserschnitt	Normal
GUILHELM et al. (1951)	(2) 1	Vaginal (schwere pränatale Angulation der HWS)	Starb – Durchtrennung C 3/C 4
BAUNACH (1951)	1	Vaginal	Normal
TOULOUSE u. DUBOIS (1952)	1	Kaiserschnitt	Normal
BESSERER (1952)	(2) 1	Vaginal	Normal
	1	Vaginal	Geringer Muskeltonus in den Armen in der Neugeborenenperiode
HALL (1952)	2	Vaginal	Normal
LEON (1952)	1	Vaginal	Normal
RIVIERE (1952)	1	Kaiserschnitt	Normal
DOUGHERTY et al. (1953)	1	Kaiserschnitt	Normal
GERNEZ u. POIRET (1953)	(2) 1	Kaiserschnitt	Normal
	1	Vaginal	Normal
MAHON u. POSSON (1953)	1	Vaginal	Normal
CREZE et al. (1954)	1	Vaginal	Normal
NELSON (1954)	2	Kaiserschnitt	Normal
EVRAD u. HILRICH (1955)	(2) 1	Vaginal	Starb nach 12 h, vollständige Durchtrennung des unteren Halsmarks
	1	Kaiserschnitt	Normal

Tabelle 83 (Fortsetzung)

Autor	Zahl der Fälle	Typ der Entbindung	Ergebnis
Palaszeck (1957)	1	Kaiserschnitt	Normal
Lazar u. Salvaggio (1959)	1	Kaiserschnitt	Normal
Stern u. Rand (1959)	(2) 1	Vaginal	Durchtrennung C7–Th1, starb nach 5 1/2 Monaten
	1	Vaginal	Unvollständige Durchtrennung C8–Th1
Avanzini (1961)	(3) 2	Kaiserschnitt	Normal
	1	Vaginal	Normal
Longley u. Trueman (1961)	1	Vaginal	Durchtrennung C5–Th1, starb nach 6 Stunden
Bartolotti (1961)	1	Vaginal	Oppenheim-Erkrankung, überlebt
Behrman (1962)	(4) 3	Vaginal	Normal
	1	Vaginal	Asphyxia neonatorum, erholte sich
Bakowski (1963)	(3) 2	Kaiserschnitt	Normal
	1	Vaginal	Normal
Muller et al. (1963)	1	Vaginal	Normal
Dellenbach et al. (1964)	1	Vaginal	Normal
Barnet u. Nairn (1965)	(11) 10	Vaginal	Wahrscheinlich normal
	1	Kaiserschnitt	Wahrscheinlich normal
Hellstrom u. Sallmander (1968)	1	Vaginal	Durchtrennung des Rückenmarks am zervikothorakalen Übergang
Allen et al. (1969)	(3) 1	Vaginal	Durchtrennung C7–Th2
	1	Vaginal	Durchtrennung im Bereich des mittleren bis unteren Halsmarks
	1	Vaginal	Durchtrennung C7–Th1
Daw (1970)	(5) 2	Vaginal	Normal
	1	Kaiserschnitt	Abnormale Erscheinung, jedoch keine Lähmung der Extremitäten
	1	Kaiserschnitt	Erholte sich und normal
	1	Kaiserschnitt	Normal
Abroms et al. (1973)	(2) 1	Vaginal	Durchtrennung C8–Th1
	1	Kaiserschnitt	Normal

Tabelle 84. Querlagen mit persistierender Hyperextension des Kopfes. (Aus Abroms et al. 1973)

Autoren	Anzahl der Fälle	Art der Entbindung	Ergebnis
Burns (1928)	1	Kaiserschnitt	Normal
Knowlton (1938)	1	Kaiserschnitt	Fraktur des Femur, normal im Alter von 4 Monaten
Gibberd (1939)	1	Kaiserschnitt	Normal
Nagyfy (1949)	1	Kaiserschnitt	Normal
Denny (1951)	1	Kaiserschnitt	Normal
Henderson (1956)	1	Kaiserschnitt	Schwächliches Schreien bis zur 2. Woche, sonst normal
Barnet u. Nairn	(4) 3	Vaginal	Wahrscheinlich normal
(1956)	1	Kaiserschnitt	Wahrscheinlich normal
Hellstrom u. Sallmander (1968)	1	Vaginal	Durchtrennung Hals- und Brustmark

Uterus und Fötus (Denny 1951; Evrard u. Hilrich 1955), besondere atypische Lokalisation der Plazenta (Stevenson 1949) und Spasmen der fötalen Muskulatur (Gibberd 1935; Knowlton 1938; Behrman 1962). Die extremste Hyperextension liegt dann vor, wenn der Kopf des Föten sich in einem Winkel von 135° oder mehr zur Körperachse befindet (Brakemann 1936).

Entbindung durch Kaiserschnitt ist deshalb die Methode der Wahl bei Föten mit Hyperextension der Halswirbelsäule.

Fall 1: Eine Beckenlage war in der 41. Schwangerschaftswoche festgestellt worden, der Versuch einer äußeren Wendung blieb erfolglos. Die *Röntgenaufnahmen* zeigten eine Hyperextension des fötalen Kopfes und der HWS. Es wurde eine vaginale Geburt durchgeführt, der nachkommende Kopf wurde mit einer Neville-Barnes-Forzeps ohne Schwierigkeiten entwickelt.

Das Neugeborene war blaß, im Schock und hatte herabgesetzte Bewegungen der Extremitäten. Das Kind starb nach 2 Monaten an einer Bronchopneumonie.

Die *Autopsie* zeigte eine alte vollständige Zerstörung des Rückenmarks im Bereich des 5. und 6. Halsmarksegmentes. *Mikroskopisch* lag ein völliger Verlust der normalen Architektur vor. Es bestanden Erweichungsherde mit mobilem Abbau.

Fall 2: Eine Beckenendlage wurde in der 36. Schwangerschaftswoche aufgedeckt. Die *Röntgenaufnahmen* zeigten einen Fötus mit extremer Hyperextension der Halswirbelsäule. Eine vaginale Geburt erfolgte 2 Wochen später. Der nachkommende Kopf wurde mit einer Neville-Barnes-Zange ohne Schwierigkeiten entwickelt.

Das weibliche Neugeborene wog 3950 g, war blaß und im Schock. Eine Läsion im Rückenmark zwischen dem 7. zervikalen und 1. thorakalen Segment wurde diagnostiziert. Die Bewegungen der Arme waren normal, die der Beine erheblich herabgesetzt.

Fall 3: Beckenlage bei einer 17jährigen Primigravida. Entbindung durch Kaiserschnitt. Das Kind hatte eine unauffällige neonatale Entwicklung und war ein Jahr später klinisch normal.

Fall 4: Bei einer 21jährigen Primigravida lag eine Beckenendlage und ein Hydramnion vor. Eine *Röntgenaufnahme* zeigte eine ausgeprägte Hyperextension der Halswirbelsäule. Das Kind wurde durch einen Kaiserschnitt entbunden. Nach der Geburt bildete sich die Hyperextension der HWS graduell zurück.

Liegt eine Hyperextension der Halswirbelsäule vor, so scheint eine Entbindung durch Kaiserschnitt nach Meinung dieser Autoren angebracht zu sein.

Die Befunde von 2 Neugeborenen mit traumatischen Schäden des Rückenmarks als Folge von Geburtsverletzungen, die mehrere Wochen überlebten, wurden von Jellinger u. Schwingshackl (1973) veröffentlicht. Bei beiden handelte es sich um Steißlagen, die manuell entwickelt worden waren. Es bestand eine schlaffe Quadriplegie mit generalisierter Muskelatrophie mit Hyperflexie der unteren Extremitäten. Es lagen Atemstörungen vor. Die *Autopsie* bei beiden Neugeborenen zeigte eine traumatische Schädigung des Rückenmarks, die über mehrere Segmente reichte.

Weber et al. (1974) berichteten über 3 Fälle von geburtstraumatischem Abriß des Rückenmarks nach Geburt aus Steißfußlage. Nach einer Überlebenszeit von 10 bzw. 13 Monaten finden sich an der Abrißstelle bindegewebige Narben, Verwachsungen des Rückenmarks mit seinen Häuten und intramedulläre Höhlenbildungen oberhalb und unterhalb der Rückenmarksnarbe. In allen 3 Fällen war der Abriß im Bereich des oberen Thorakalmarkes (Th1–Th3) lokalisiert. Diese Lokalisation ist weitgehend charakterisiert für eine Rückenmarkschädigung nach Geburt aus Steißfußlage, Läsionen im oberen Halsmark hingegen kommen vor allem nach Geburt aus extremer Gesichts- oder Hinterhauptslage zur Beobachtung.

Fall 1: Bei dem 10 Monate alt gewordenen, aus *vollkommener Fußlage durch manuelle Extraktion geborenen Kind* imponierten zunächst eine extreme Muskelhypotonie und Bewegungsschwäche (-verlust) der unteren Extremitäten.

Drei Wochen nach der Geburt hatte sich ein Spasmus mit Symptomen der Pyramidenbahnläsion entwickelt, verursacht durch einen Abriß und Ausbildung einer soliden bindegewebigen Narbe im Rückenmark in Höhe von Th3, was jedoch von Zeichen einer zerebralen Schädigung überlagert blieb. Im histologischen Bild von Rückenmarkssegmenten oberhalb und unterhalb der Narbe zeigte sich bei Markscheidenfärbung – wie zu erwarten – eine Degeneration der aufsteigenden Bahnen oberhalb der Läsion sowie ein Markscheidenverlust der absteigenden Pyramidenbahnen unterhalb der Schädigung.

Fall 2: Auch hier stand wieder unmittelbar nach der *Geburt aus erster unvollkommener Steißfußlage durch Vakuumextraktion* die ausgeprägte Hypotonie und Bewegungsschwäche der gesamten Muskulatur im Vordergrund.

Aufnahmeuntersuchungen und Reflexverhalten ließen zunächst an eine generalisierte angeborene Muskelhypotonie denken. Erst im späteren Krankheitsverlauf traten spastische Zeichen an den unteren Extremitäten auf, dazu kamen Entleerungsstörungen der Blase. Bei der morphologischen Untersuchung des Rückenmarks zeigte sich bei einer Überlebensdauer von 13 Monaten als Ursache der klinischen Symptomatik eine bindegewebige Narbe, die als Folge der Extraktion anzusehen ist. Der Bindegewebsersatz scheint weitgehend von den weichen Häuten auszugehen, da die Narbe mit den Leptomeningen in Verbindung steht.

Fall 3: Es handelt sich um eine *Geburt aus vollkommener Fußlage mit manueller Entwicklung nach Arthur-Mueller und Veit-Smellie.* Auffallend war in diesem Fall das Vorherrschen der schlaffen Paresen ohne spastische Zeichen bis etwa zum 6. Monat post partum, was zunächst zu der Verdachtsdiagnose eines Morbus Werdnig-Hoffmann geführt hat. Den Rückenmarkschaden deuteten die Verfasser als geburtstraumatischen Dehnungsriß. Die Todesursache ist hier, wie auch in den beiden vorher beschriebenen Fällen, durch Insuffizienz mittelbar auf die Querschnittsläsion zurückzuführen.

Die Überlebenszeiten von 3 Beobachtungen von Weber et al. (1974) betrugen 10 bzw. 13 Monate. Die Spätbefunde bestanden in bindegewebigen Narben und narbigen Verwachsungen mit den Rückenmarkshäuten. Proximal und distal des Narbengewebes bestanden intramedulläre Hohlräume, wie sie auch bei entsprechenden Fällen beim Erwachsenen und auch bei geburtstraumatischen Lähmungen gesehen werden (Klaue 1948; Rossier et al. 1968; Zdrojewski et al. 1969; Williams u. Turner 1971). Die Gewebeschäden sind Folge der mechanischen Gewalteinwirkung und gleichzeitig vorliegender Durchblutungsstörungen.

In allen 3 Fällen war der Abriß im Bereich des oberen Thorakalmarks (Th1–Th3) lokalisiert. Diese Lokalisation ist weitgehend charakterisiert für eine Rückenmarksschädigung nach Geburt aus Streißfußlage, Läsionen im oberen

Halsmark kommen hingegen, das sei hier vorweggenommen, nach Geburten aus extremer Gesichts- oder Hinterhauptslage zur Beobachtung.

LINDBERG et al. (1975) beschrieben die Befunde von 2 Kindern, die aus Beckenendlagen entwickelt worden waren.

Beim *1. Kind* war die Motorik der Arme normal, jedoch lagen nur wenige Bewegungen der unteren Extremitäten vor. Es bestand Diaphragmaatmung. Es wurde eine Rückenmarkschädigung bei Th1 diagnostiziert. Im Alter von 8 Monaten starb das Kind an den Folgen einer Bronchopneumonie.

Die *Autopsie* zeigte eine Atrophie des Rückenmarks im oberen Brustmark. Die *histologische Untersuchung* ergab, daß die zentralen Anteile durch mesodermal-gliöses Narbengewebe ersetzt waren. Es fanden sich in auf- und absteigenden Fasersträngen Zeichen von Wallerscher Degeneration.

Das *2. Kind* wurde aus Beckenendlage entbunden. Es wird keine exzessiv extreme Traktion vorgenommen. Unmittelbar nach der Geburt bestanden schlaffe Lähmungen und eine Atmung vom Diaphragmatyp. Es wurde eine spinale Muskelatrophie vom Typ Werdnig-Hoffmann angenommen. Im Alter von 6 Jahren bestand eine Tetraplegie. Das Kind war imstande zu sitzen, hatte jedoch eine extreme Kyphoskoliose. Es hatte im Laufe der Jahre 4mal eine Bronchopneumonie, 7mal eine Infektion des Urogenitalsystems gehabt und einmal eine Fraktur eines Femur erlitten.

MAEKAWA et al. (1976) berichteten über einen Neugeborenen mit einer Läsion im Rückenmark infolge Hyperextension der HWS bei Beckenendlage im Uterus.

e) Lokalisation der Schäden im Rückenmark

Die Region im Rückenmark, in der die traumatischen Ein- und Durchrisse in der Regel auftreten, ist die mittlere und untere Zervikal- oder die Thorakalregion.

f) Häufigkeit

Ausgeprägte Hyperextension der Halswirbelsäule und des Kopfes des Fötus in utero bei Beckenendlagen scheint nicht so selten zu sein, wie bisher angenommen wurde. Die Häufigkeit wurde von WILCOX (1949) mit 5% aller Beckenendlage angegeben.

g) Morbidität und Mortalität

PIERSON (1923) fand bei Neugeborenen, die nach Beckenlagen entwickelt worden waren und verstarben, bei 46% intraspinale Blutungen. Diese Angaben wurden von anderen Autoren bestätigt (HAUSBRANDT u. MEIER 1935; VOLBERT u. SCHWEITZER 1954; YATES 1959).

Vaginale Entbindung von Föten in Beckenendlage mit einer extremen Hyperextension der Halswirbelsäule und des Kopfes ist mit einer Letalität von 13,7% verbunden (CATERINI et al. 1975; WESTGREN et al. 1981).

h) Klinische Befunde

Klinisch liegt gewöhnlich eine symmetrische Paraplegie oder eine Tetraplegie vor. In einigen Fällen können die Röntgenaufnahmen der Wirbelsäule normal sein, während das Myelogramm die Diagnose liefert.

i) Spätschäden

Zu den Schäden, die schon in der Perinatalperiode erkannt werden können, treten noch *Spätschäden* hinzu. CHURCHILL (1959) fand bei 92 Patienten mit einer

Epilepsie eine Häufigkeit von Entwicklung aus Beckenendlagen von 19,6%. STEER u. BONNEY (1962) berichteten, daß in ihrer Serie von 317 Fällen von zerebraler Kinderlähmung 9% aus Beckenendlagen entwickelt worden waren.

k) Begleitverletzungen bei Entbindung aus Beckenendlagen

Bei Entbindung aus Beckenendlagen können außer den Läsionen des Rückenmarks eine Reihe von Komplikationen auftreten. Besonders sind *intraabdominelle Organe* beteiligt, wie *Leber*, *Nebennieren* und *Milz*. Die Leber- und Milzschäden treten, es wurde darauf im vorhergehenden bereits verwiesen, meist verzögert auf nach *Ruptur subkapsulärer Hämatome*. Die Ruptur eines solchen Hämatoms mit *nachfolgender intraperitonealer Blutung* kann bis zu 10 Tagen nach der Geburt auftreten (TANK et al. 1968). POTTER (1940) konnte in ihrer Serie 24 tödliche Leberverletzungen und 4 tödlich ausgehende Nebennierenblutungen aufdecken.

Es wurden *Pseudodivertikel des hinteren Pharynx* beschrieben (GIRDANY et al. 1969). Sie sind die Folge des Einführens des Fingers des Geburtshelfers in den Mund, um die Entwicklung des nachfolgenden Kopfes zu unterstützen. Diese Maßnahme ist ein Teil des Marucieau-Smellie-Veit- und Wigand-Manövers. *Rupturen der Harnblase* wurden beschrieben (TANK et al. 1971).

l) Vermeidung von Rückenmarksverletzungen durch Entbindung durch Kaiserschnitt

Es besteht Übereinstimmung darüber – das kam in den Angaben einiger der bereits im vorhergehenden genannten Autoren deutlich zum Ausdruck – daß ein Fötus in Beckenlage mit einer extremen persistierenden Hyperextension der Halswirbelsäule und des Kopfes durch einen Kaiserschnitt entwickelt werden soll, um Rückenmarksverletzungen und Tod des Neugeborenen zu vermeiden (WRIGHT 1959; HELLSTROM u. SALLMANDER 1968; BHAGWANANI et al. 1973; DAW 1976; BALLAS et al. 1978).

Die routinemäßige Anwendung der Kaiserschnittentbindung für alle Schwangeren mit Beckenendlage hatte als erster WRIGHT (1959) nach einer Gestationsperiode von 35 Wochen empfohlen.

Aber auch nach Kaiserschnittentbindungen wurden Rückenmarkschäden mitgeteilt (CHAPMAN et al. 1978; WEINSTEIN et al. 1983).

WEINSTEIN et al. (1983) berichteten über einen entsprechenden Fall, bei dem sich eine vollständige Durchtrennung des Rückenmarks bei einem Fötus mit hyperextendierter Halswirbelsäule und Kopf fand, der durch einen Kaiserschnitt entwickelt worden war und 8 Tage später verstarb.

Es handelte sich um ein weibliches Neugeborenes, das nach einer komplikationslosen Schwangerschaft durch Kaiserschnitt geboren worden war. Das Neugeborene hatte schlaffe Lähmungen und war zyanotisch, es wurde in einen Respirator gebracht. Es wurde am 5. Tag vom Respirator genommen, es atmete spontan. Es blieb jedoch quadriplegisch. Es starb am 8. Lebenstag mit Zeichen schwerer Bradykardie und Apnoe.

Die *Autopsie* ergab eine vollständige Durchtrennung des Halsmarks bei C1/C2. Es fanden sich keine traumatischen Schäden an der Wirbelsäule.

Tabelle 85. Zusammenstellung von 28 geburtstraumatischen Rückenmarksläsionen bei Beckenendlagen. (Aus ZELLWEGER 1945)

Autor	Geburtshilflicher Kunstgriff	Klinischer Befund an		Geburtsgewicht andere neurologische Sy. Komplikationen	Lebensdauer	Autoptischer Befund
		Rückenmark	Wirbelsäule			
1. PARROT (zit. nach GEBHARDT 1880)	Extraktion einer Steißlage	Querschnittsläsion, Arme und Beine gelähmt	O. B.		11 Tage	RM zwischen C6 und C7 komplett zerrissen, zwischen den Fragmenten ein 35 mm langes Blutkoagulum
2. LITZMANN (1880)	Querlage, Wendung, Extraktion	Sensible und motorische Lähmung der Beine während 14 Tagen		Normalgewichtig	Geheilt	
3. SCHULTZE (1895)	Gesichtslage, Wendung, Extraktion bei plattem Becken				3 Stunden	Viel Blut zwischen Dura und Pia um RM und an Hirnbasis. RM von massiven Blutungen durchsetzt. Rückenmarksquerschnitt zerstört
4. SCHULTZE (1895)	Wendung, Extraktion bei plattem Becken				Totgeburt	Subpiale Blutungen, RM, vor allem Dorsalmark von Blutungen durchsetzt, Oblongata intakt
5. SCHULTZE (1895)	Zwillingskind, Querlage, Extraktion				Totgeburt	Piablutungen im Bereich des Lendenmarkes, Blutungen im Grau und um die vordere Fissur im Dorsalmark
6. HAUDWERCK (1901)	Schieflage, Wendung, Extraktion	Querschnittsläsion,		Pyelonephritis, Atrophie	3 Monate	Dura mit RM verwachsen mit Blutungsresiduen, oberes Brustmark verdünnt, unteres Brustmark nicht mehr erkennbar, während in C7 Querschnitt erkennbar mit Degeneration in Gollschen Strängen; Spaltbildungen im Dorsalmark

Tabelle 85 (Fortsetzung)

Autor	Geburts-hilflicher Kunstgriff	Klinischer Befund an		Geburtsgewicht andere neuro-logische Sy. Komplikationen	Lebens-dauer	Autoptischer Befund
		Rückenmark	Wirbelsäule			
7. Hofbauer (1907)	Vaginale Sectio, Wendung, Extraktion (leicht), Veit-Smellie (schwer)		Abriß der unteren Epiphyse des Wirbelkörpers C6	3270 g	Einige Stunden	Hämatom im Zervikalmark u. in Oblongata einige makroskopisch erkennbare Blutungen
8. Hofbauer (1907)	Vaginale Sectio, schwierige Extraktion		Bandscheiben- u. Epiphysenriß C5 und C6	2800 g	14 Stunden	Hämatom im Duralsack
9. Hofbauer (1907)	Pubotomie, Wendung, Extraktion				Totgeburt	Großes subdurales Hämatom im Bereich des Zervikalmarkes Rückenmark ohne Blutungen
10. Hofbauer (1907)	Wendung, Extraktion		Wirbelfraktur C6	Krämpfe	24 Stunden	Großes subdurales Hämatom im Bereich des Zervikalmarkes
11. Lawatschek (1911)	Querlage, Wendung, Extraktion	Querschnittsläsion		2390 Zystitis	4 Monate	Lumbalmark ist eine große gefäßreiche Narbe mit myelinbeladenen Körnchenzellen, Blutpigmentzellen; Blutpigment in Hirnhäuten
12.–19. Stoltzenberg (1911)	Steißlagen		Zerreißungen der seitlichen Gelenkkapseln, teils mit Kontinuitätstrennungen in der Wirbelsäule		Totgeburten	
20. Gött (1909)	Fußlage, Entbindung durch Ehegatten	Unvollständige Querschnittsläsion		Zystitis, Hautabszesse	5 Monate	Pachymeningeosis, dadurch Kompression des RM bei Th1; S1 und S2 zerstört und vernarbt

Tabelle 85 (Fortsetzung)

Autor	Geburtshilflicher Kunstgriff	Klinischer Befund an		Geburtsgewicht andere neurologische Sy. Komplikationen	Lebensdauer	Autoptischer Befund
		Rückenmark	Wirbelsäule			
21. Gött (1909)	Steißlage, schwierige Entwicklung des Kopfes	Querschnittsläsion		Hautabszesse, Pneumonie	4 Monate	Mittleres Brustmark auf einer Strecke von 3 cm eingeschnürt und bindegewebig vernarbt. Pachymeningeosis, Dura und Rückenmark verwachsen
22. Feigel (1930)	Querlage, Zangenversuch, Wendung, Extraktion	Querschnittsläsion	Luxation von Th4	Krämpfe initial und agonal	3 ½ Monate	
23. Gossmann (zit. bei Naujoks 1934)	Steißlage	Querschnittsläsion, später etwas gebessert	Luxation von C5		Nach 1 Jahr noch am Leben	
24. Colarizi (1942)	schwere Steißgeburt	Lähmung des rechten Armes u. Zwerchfells, leichte Lähmung des linken Armes		Pneumonie	Etwas mehr als 1 Monat	Traumatische Schädigung der hinteren und vorderen RM-Wurzeln und der Meningen
25. Colarizi (1942)	Extraktion, schwere Entwicklung des Kopfes	Lähmung rechter Arm		3600 g	Nach 9 Monaten noch am Leben	
26. Zellweger (1945) Fall 1	Fußlage, Geburt durch Hebamme 9 h post partum Spitaleinweisung	Penis erigiert, unvollständige Querschnittslähmung	O. B.	2630 g, 14 Tage zu früh geboren	7 ½ Monate	Geburtstraumatische Verletzung des unteren Halsmarkes

Tabelle 85 (Fortsetzung)

Autor	Geburtshilflicher Kunstgriff	Klinischer Befund an		Geburtsgewicht andere neurologische Sy. Komplikationen	Lebensdauer	Autoptischer Befund
		Rückenmark	Wirbelsäule			
27. ZELLWEGER (1945) Fall 2	Schwierige Steißgeburt zu Hause, Beine wenig beweglich	Unvollständige Querschnittslähmung	O. B.	4 kg	11 Monate	Geburtstraumatische Läsion des Rückenmarks bei Th 4, komplette Leitungsunterbrechung
28. ZELLWEGER (1945) Fall 3	Schwierige Steißgeburt	Bewegte Arme nur wenig, Beine gar nicht	Luxation der HWS bei C 7	3100 g Am 2. Tag nach Geburt Krämpfe	Überlebt	Geburtstraumatische Luxation der HWS mit Kompression des Rückenmarks und vollständige Leitungsunterbrechung

m) Verletzungsmechanismus bei Steiß- und Steißfußlage

Infolge Zugwirkung an beiden Beinen bei der Entwicklung des Säuglings kommt es zu einer Verlängerung der Längsachse der Wirbelsäule mit möglicher Torsion. Die Folgen können in einzelnen Fällen Frakturen oder Luxationen von Wirbeln sein, wie Beobachtungen von MÜLLER u. LÖBKER (1971) zeigen. Die Wirbelsäule des Säuglings ist relativ elastisch und kann einem Längszug bis zu einem gewissen Grade widerstehen. Die Dehnung des Rückenmarks in der Längsachse ist dagegen sehr viel geringer als die der Wirbelsäule. Neben den Materialeigenschaften des Rückenmarks spielt dabei naturgemäß die Befestigung an der Medulla oblongata, der Cauda equina und den Nervenwurzeln eine große Rolle. Die Folge für das Rückenmark ist ein Durchreißen des Gewebes.

Die *Prädilektionsstellen* bei *Steiß*- und *Steißfußlage* sind das obere Brust- und untere Halsmark, in wenigen Fällen auch das untere Brust- und das Lendenmark. Eine Zusammenstellung von geburtstraumatischen Läsionen des Rückenmarks bei Beckenendlagen zeigt Tabelle 85.

2. Geburten aus Gesichts- und Hinterhauptslage

a) Einführung

Bei Geburten aus Gesichts- und Hinterhauptslage finden sich die Läsionen am Rückenmark im Bereich des oberen Halsmarkes und der Medulla oblongata. Der Wirbelkanal im Bereich der Atlantookzipitalregion wird bei starker Flexion der HW eingeengt; die Folge ist eine Quetschung des Halsmarkes im a.p. Durchmesser. Die Lokalisation der Läsion hat Tod während der Geburt oder kurz danach zur Folge. Spätschäden kommen deshalb hierbei nicht vor.

b) Mitgeteilte Kasuistiken und Serien

Traumatische Schäden am Rückenmark nach Kopflagen wurden mitgeteilt von JOLLY (1895), COUVELAIRE (1903), STOLTZENBERG (1911), BELFRAGE (1923), CROTHERS u. PUTNAM (1927), VEST (1956), SHULMAN et al. (1971) (Tabelle 86), PRIDMORE et al. (1974).

Bei geburtstraumatischen Verletzungen im unteren Hals- und oberen Brustmark tritt der Tod gewöhnlich innerhalb des ersten Lebensjahres ein. Ausnahmen bilden die Beobachtungen von VEST (1956), die im Alter von 4 1/2 bzw. 12 Jahren verstarben.

FÖDERL (1931) fand in seiner Serie von 21 Fällen 3 Beobachtungen von Kopflagen mit einer röntgenologisch nachgewiesenen Luxation oder Subluxation der Wirbelsäule mit Rückenmarksbeteiligung im Bereich des oberen Halsmarks.

SHULMAN et al. (1971) berichteten über eine völlige traumatische Durchtrennung des Rückenmarks bei Kopflage bei einer Drehung bei Anwendung einer Zange. Das Neugeborene war apnoisch, hatte eine Tetraplegie mit einer Anästhesie unterhalb der mittleren Halsregion. Bei der *Autopsie* wurden eine atlantoaxiale Dislokation mit Durchtrennung des Rückenmarks gefunden. Dieser Fall ist insofern ungewöhnlich, als hier die Rückenmarksdurchtrennung nach Kopflage und nicht, wie üblich, nach Steißlage erfolgte. Die Autoren vertraten die Ansicht, daß die Verletzungen des Rückenmarks die Folge der

Tabelle 86. Rückenmarksverletzungen nach Entbindung in Kopflagen. (Aus SHULMAN et al. 1971)

Autor	Jahr	Geburtshilfliche Faktoren	Klinische und pathologische Befunde	Überleben
SPENCER	1882	Autopsiebefunde von 16 Totgeburten aus Kopflage	Sechs hatten Blutungen im Rückenmark	Totgeburt
JOLLY	1895	Gesichtslage die in Vertexlage rotiert wurde	Symmetrische Armlähmungen von denen man annahm, daß sie sekundär einer Rückenmarksverletzung waren	Einige „wenige Monate"
COUVELAIRE	1903	Vier Geburten aus Kopflagen mit Dystocia	In jedem Fall Blutungen in Medulla oblongata und Rückenmark	Neonataler Tod
STOLTZENBERG	1911	Eines von 75 Neugeborenen, das wegen Asphyxie starb	Gerissene („ruptured") Wirbelsäule	Neonataler Tod
BELFRAGE	1923	Spontane Geburt in Hinterhauptslage	Sensomotorische Befunde unterhalb von Th12	Lebt im Alter von 4½ Jahren
		2. von Zwillingen Fall 11:	Triplegie, wahrscheinlicher Abriß des rechten Plexus brachialis mit diffuser Verletzung des Rückenmarkes	Lebt im Alter von 3 Monaten
		Fall 15: Schwierige Zangengeburt	Physiologische Durchtrennung in der unteren Thorakalregion	Lebt im Alter von 3 Jahren
		Fall 18: „leichte" spontane Geburt	Diffuse Rückenmarksverletzung	Lebt im Alter von 8 Jahren
CROTHERS u. PUTNAM	1927	Fall 20: Schwierige Zangengeburt	Verletzung des rechten Plexus brachialis mit diffuser Verletzung des Hals- und oberen Brustmarkes	Lebt im Alter von 1 Jahr
		Fall 22: Schwierige Zangengeburt	Verletzung des rechten Plexus brachialis mit diffuser Verletzung des Rückenmarkes	Lebt im Alter von 18 Monaten
		Fall 26: Gesichtslage, Hinterhauptslage	Leichte diffuse Verletzung des Halsmarkes, Spastik der Beine	Lebt im Alter von 10 Monaten
		Fall 27: „leichte" spontane Geburt	Wahrscheinliche Verletzung des Plexus brachialis mit Blutung im unteren Halsmark	Lebt im Alter von 2½ Jahren

Tabelle 86 (Fortsetzung)

Autor	Jahr	Geburtshilfliche Faktoren	Klinische und pathologische Befunde	Überleben
Föderl	1931	Eines von 21 Neugeborenen mit geburtstraumatischen Verletzungen	Luxation oder Subluxation im oberen Zervikalbereich, die bei Autopsie gesichert wurde	Starb am 3. Tag
Herzog	1952	Spontangeburt	Skoliose und spastische Paraplegie, physiologische Läsion bei Th10	Lebt im Alter 9 Jahren
Towbin	1964	Zwei Spontangeburten	Epidurale und subdurale Blutungen und Blutungen im Rückenmark und Abriß der Nervenwurzeln C7 und C8	Starb in den ersten beiden Lebenstagen
Shulman et al.	1971	Hinterkopflage mit Zangenrotation	Durchtrennung des Rückenmarkes bei C1/C2 mit Fraktur und Dislokation von C1/C2	Starb nach 12 h

Rotationsbewegung von Kopf und Hals war. Ein ähnlicher Fall wurde von PRIDMORE et al. (1974) mitgeteilt.

NORMAN u. WEDDERBURN (1973) berichteten über 2 Neugeborene mit Blutungen im Rückenmark nach Entwicklung aus Kopflage. In beiden Fällen wurden Manipulationen mit Rotation durchgeführt. Das erste Kind verstarb an den Folgen der Rückenmarksläsionen, das zweite überlebte. Die Verfasser nehmen an, daß Überlebende eine Teilgruppe der Kinder sind, die als „*clumsy children*" bezeichnet werden. Die Verletzungen lagen im wesentlichen im unteren Hals- und oberen Brustmark.

c) Klinische Befunde

(1) Es kann entweder eine *Totgeburt* vorliegen oder ein *unmittelbarer Tod* des *Neugeborenen* eintreten, (2) es liegen *erhebliche Störungen* der *Atemfunktionen* vor, und (3) es können *unterschiedliche neurologische Ausfallserscheinungen* in den *ersten Stunden nach der Geburt* vorliegen: Paraplegie der unteren Extremitäten und unterschiedliches Befallensein der oberen Extremitäten kann vorliegen. Die *Zone* der *Sensibilitätsstörung* liegt bei *C7* oder *Th2*. Es besteht *Zwerchfellatmung*, der Sphinkter ist atonisch. Manchmal liegt ein Horner-Syndrom vor.

Das *klinische Bild* des *Neugeborenen* und *Säuglings* mit Läsionen im *unteren Hals-* oder *oberen Brustmark* zeigt in den ersten Tagen und Wochen zunächst eine allgemeine Hypotonie der Muskulatur, Bewegungsschwäche und schlaffe Lähmungen. WEBER et al. (1974) haben darauf verwiesen, daß in diesem Stadium die Abgrenzung der Läsionen im Rückenmark von neuromuskulären Erkrankungen sehr schwierig, manchmal unmöglich sein kann. Erst in späteren Stadien treten spastische Paresen mit gesteigerten Eigenreflexen und Pyramidenbahnzeichen auf.

d) Häufigkeit der geburtstraumatischen Rückenmarks- und/oder Wirbelsäulenverletzungen

Die Häufigkeit der geburtstraumatischen Rückenmarks- und/oder Wirbelsäulenverletzungen ist kaum zu bestimmen, da Rückenmark und Wirbelsäule bei routinemäßig durchgeführter Autopsie nur selten untersucht werden. Die Angaben sind spärlich, es liegen im allgemeinen lediglich Einzelbeobachtungen vor, die Zahl der untersuchten Serien ist gering, ihre histologische Untersuchung durchwegs unzureichend.

YLPPÖ (1919) fand in der Gruppe von Frühgeborenen unter 1000 g Geburtsgewicht bei 90% und in der Gruppe von 1001–1500 g bei 70% Blutungen in der Wirbelsäulen-/Rückenmarksregion; die Mehrzahl von ihnen lag epidural.

FÖDERL (1930) fand 15 geburtstraumatische Läsionen von Wirbelsäule und/oder Rückenmark in einer Serie von 4638 Reifgeburten.

TOVERUD (1936) fand in einer Serie von 370 Neugeborenen mit Blutungen im Gehirn und Rückenmark 57 Zangengeburten und 105 (= 28,4%) Beckenendlagen; die ja lediglich etwa 3,5% aller Geburten ausmachen.

HAUSBRANDT u. MEIER (1936) fanden eine unerwartet hohe Zahl von Rückenmarksläsionen bei Neugeborenen, nämlich in 30% ihrer Serie von 103 Sektionen des Rückenmarks.

COUTELLE (1960) fand bei 85% perinataler Todesfälle spinal-epidurale, bei 22% in den Foramina intervertebralia vorkommende, bei 49% spinal-meningeale, bei 21% in Nervenwurzeln oder Ganglien und bei 11% in der Rückenmarksubstanz liegende Blutungen, letztere gehäuft in der Thorakalregion. Ein Teil der Blutungen war nur mikroskopisch sichtbar.

Elgjo (1962) fand in seiner Serie von 33 Neugeborenen, die vor dem 4. Lebenstag verstorben waren, in 23 Fällen kapilläre Blutungen im Rückenmark.

Keuth (1964) konnte in einem Zeitraum von nur 18 Monaten 5 Fälle von geburtstraumatischen Verletzungen von Wirbelsäule und Rückenmark beobachten. Nach seiner Ansicht sind die mechanisch-geburtstraumatischen Läsionen des Rückenmarks häufiger als gemeinhin angenommen werde.

Towbin (1968), der wohl beste Kenner dieser Schäden, nannte Zahlen, daß etwa 10% aller Todesfälle von Neugeborenen die Folge von Rückenmarksverletzungen sind. Die Läsionen bestanden neben traumatischen Rückenmarksschäden aus spinalen epiduralen Blutungen, Lazerationen der Meningen, Verletzungen der Nervenwurzeln, von Arterien, Ligamenten, Wirbelkörpern und sogar der paraspinalen Muskulatur. Die traumatischen Schäden sind wahrscheinlich häufiger als angenommen wird (Allen 1970; Bresnan u. Ambros 1974). Pierson (1923) fand Blutungen im Rückenmark bei 46% aller Kinder, die postmortal nach Beckenendlage autoptisch untersucht wurden. Beckenendlagen sind für etwa 75% aller erfaßten Rückenmarksverletzungen Neugeborener verantwortlich zu machen (Allen et al. 1969; Abroms et al. 1973; Bhagwanani et al. 1973; Bucher et al. 1979; Koch u. Eng 1979; Reid 1983; Young et al. 1983).

Allen et al. (1969) untersuchten 18 Kinder, die zunächst als kindliche spinale Muskelatrophie oder als Amyotonia congenita diagnostiziert worden waren. Achtzehn dieser Kinder hatten ein klinisch nicht progressives Syndrom, das auf eine Geburtsverletzung bezogen wurde. Die Autoren vermuteten, daß die wahrscheinliche morphologische Diagnose traumatische Schäden des Rückenmarks als Folge von Geburtsverletzungen war.

Jones legte 1970 eine große Serie von 192 Totgeburten oder verstorbenen Neugeborenen vor; in 10% lagen traumatische Schäden der Aa. vertebrales vor.

Geburtstraumatische Schäden des Rückenmarks machen nach den Angaben von Schäfer (1897) in 30% aller zentralnervösen Geburtsschäden aus.

e) Verletzungsmechanismen

Geburtstraumatische Verletzungen des Rückenmarks sind gewöhnlich Folge von axialer Traktion (longitudinale Zugwirkung mit Überstreckung) in der Längsrichtung von Wirbelsäule und Rückenmark kombiniert mit Flexionen der Halswirbelsäule sowie Torsionen in deren Längsachse. Sie können in einzelnen Fällen aber auch die Folge von Kompressionswirkung sein. Die Hauptursachen der Geburtsverletzungen des Rückenmarks in der Reihenfolge ihrer Wichtigkeit zeigen Abb. 214a–d. Gleichzeitig können spinale Nervenwurzeln mitverletzt sein (Gerlach et al. 1967; Byers 1975; Gresham 1975; Bucher et al. 1979).

Alle Autoren sind übereinstimmend der Meinung, daß schwere traumatisierende Geburten, vor allem Beckenendlagen, Wendungen und unsachgemäße Zugbelastung bei gleichzeitiger Abweichung von der Körperlängsachse Ursachen von natalen Myelopathien sein können (Cimellaro u. Pozzi 1965; Litzmann 1880; Stolzenberg 1911; Kooy 1920; Pierson 1923; Crothers 1923, 1927; Yllpö 1938). Crothers u. Putnam legten 1927 ihre klassische Monographie vor, in der sie nahezu 150 Beobachtungen aus der Literatur besprachen.

Die *Überstreckungen* des *Rückenmarks* treten vor allem in Becken- und Steißlagen und bei Manipulationen am nachfolgenden Kopf auf. Die Region des Rückenmarks, die am häufigsten befallen ist, ist das *untere Halsmark* und der *Übergang* vom *Hals-* zum *Brustmark* (de Souza u. Davis 1974). Bei *Drehzangenbewegungen* liegen die *Läsionen* in der *oberen* und *mittleren Halsregion*, hier treten sie im allgemeinen auch nach *Kopflagen* auf (Parrot 1870; Stolzenberg 1911; Crothers u. Putnam 1927; Föderl 1931). Auf die Bedeutung der Hyperexten-

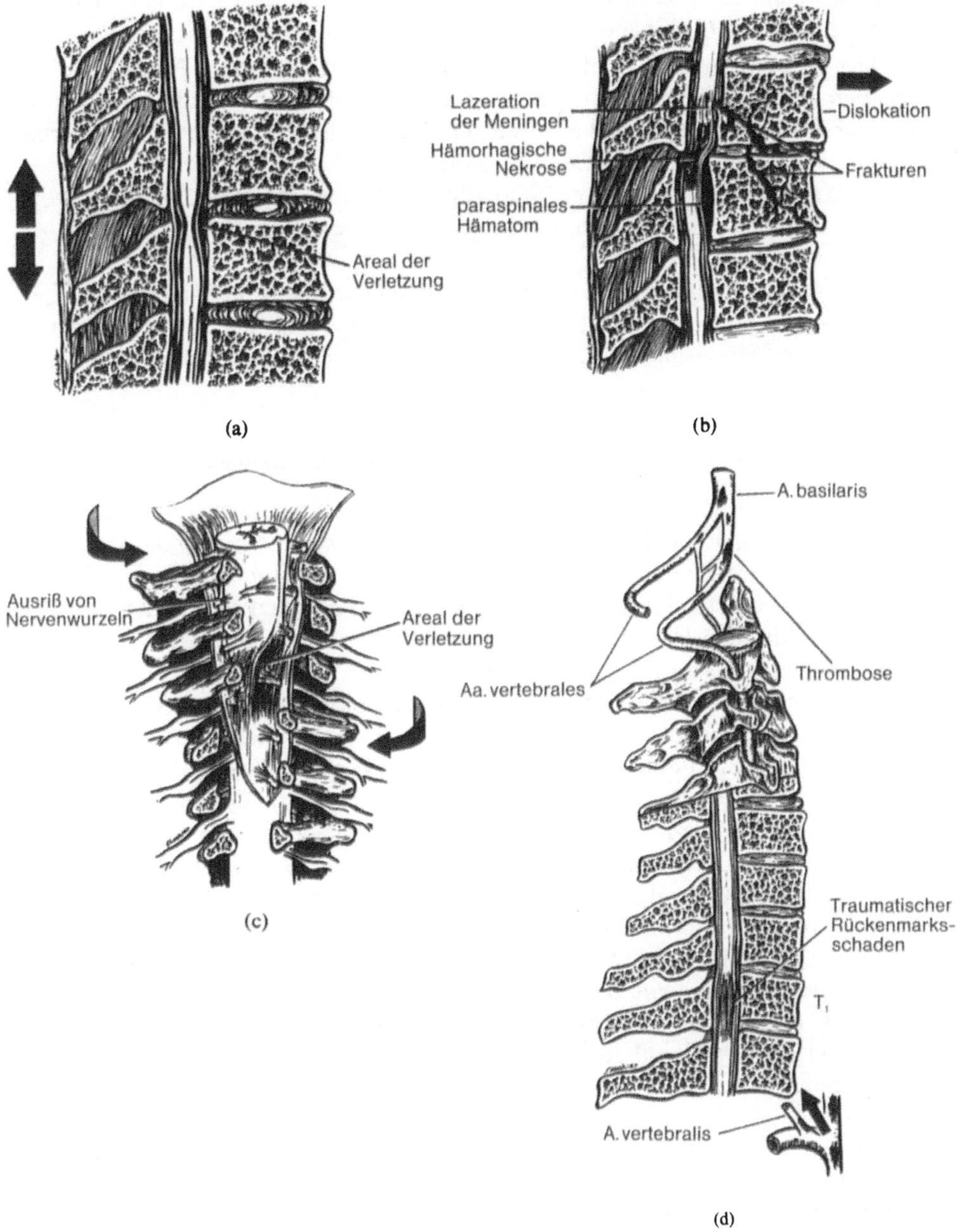

Abb. 214 a–d. Hauptursachen von Geburtsverletzungen des Rückenmarks in der Reihenfolge ihrer Wichtigkeit. **a** Übermäßige Zerrung in der Längsachse in der Pfeilrichtung während der Geburt. Das führt häufig zu segmentalen Gewebeschäden am Rückenmark. **b** Ausgeprägte Beugung des Kopfes während der Geburt in Pfeilrichtung, Kompression des Rückenmarks kann die Folge von Frakturen und Dislokationen der Wirbelkörper sein und nach Hämatombildung in der Umgebung des Rückenmarks. **c** Ausgeprägte Scher- und Rotationskräfte während der Geburt in den Pfeilrichtungen. Zerstörungen des Rükkenmarks mit Ausrissen von Nervenwurzeln können auftreten. **d** Ischämische Schäden des zervikalen und thorakalen Rückenmarks durch traumatische Schädigung und Thrombose von größeren arteriellen Versorgungsgebieten. (Aus P. ALLEN 1976)

sion des *kindlichen Kopfes* wurde von HELLSTROM u. SALLMANDER (1968) sowie ABROMS et al. (1973) hingewiesen.

Der Grund, warum in Steißlagen so viel häufiger traumatische Rückenmarksschäden auftreten, liegt in dem Umstand, daß das kindliche Gesäß nicht so groß wie der Schädel ist und deshalb weniger effektiv die Zervix und den unteren Geburtskanal kegelförmig öffnet (LEVENTHAL 1960).

HELLSTROM u. SALLMANDER (1968) schlugen Kaiserschnitt bei Querlagen vor, um Rückenmarksverletzungen, die in dieser Position häufiger vorkommen, zu vermeiden.

Die geburtstraumatischen Läsionen am Rückenmark können sowohl bei Geburten aus Steißlagen, nach solchen aus Querlagen, als auch bei solchen aus Gesichts- und Hinterhauptslagen multipel, in verschiedenen Segmenten vorkommen.

f) Pathologische und neuropathologische Befunde

Mit oder ohne Verletzung der knöchernen Anteile der Wirbelsäule kann die *spinale Dura mater* einreißen und können sich *epidurale* und *subdurale Blutungen* entwickeln. Derartige Blutungen werden meist im unteren Hals- und oberen Brustbereich angetroffen (SCHAEFER 1897). Die Häufigkeit von traumatischen spinalen epiduralen Hämatomen bei Neugeborenen ist im Gegensatz zu der bei Erwachsenen eine häufige Todesursache.

SPENCER (1892) berichtete über 21 spinale epidurale Hämatome unter 44 totgeborenen Säuglingen, bei denen das Rückenmark untersucht wurde. SCHAEFER (1897) fand 7 Fälle unter 100 Autopsien von Totgeburten. VOLBERT u. SCHWEITZER (1954), die 30 Frühgeburtfälle untersuchten, fanden spinale epidurale Hämatome bei allen, spinale subdurale Hämatome bei 25 und intramedulläre Blutungen bei 44 Patienten. COUTELLE (1969) untersuchte 155 Neugeborene und fand spinale epidurale Hämatome bei 131 (nahezu 85%). FRANCISCO (1970), der 65 Fälle von plötzlichem Tod im Kindesalter (Krippentod) untersuchte, vertrat die Meinung, daß in der Mehrzahl dieser Fälle spinale epidurale Hämatome anzuschuldigen seien. Von 55 dieser Kinder, die ausführlich untersucht wurden, zeigten 32 ein spinales epidurales Hämatom (etwa 60%). Nach Auffassung von TOWBIN (1964, 1968) sind etwa 10% aller frühkindlichen Todesfälle auf spinale Blutungen zurückzuführen, in denen die Zervikalregion am häufigsten beteiligt ist.

Kleinere diapedetische Blutungen in den *Extraduralraum* des *Rückenmarks* sind bei Frühgeborenen häufig, sie können belanglos sein (YLLPÖ 1919; VOLBERT u. SCHWEITZER 1954). Die gleichen Autoren fanden bei 25 von 30 verstorbenen Frühgeborenen spinale subdurale Hämatome und in 14 Fällen Blutungen im Rückenmark.

Im *Rückenmark* können alle Gewebeschäden, von ödematöser Auflockerung und lokalem Zelluntergang bis zur vollständigen traumatischen Durchtrennung gefunden werden. Solche traumatischen Risse des Rückenmarks wurden als Komplikationen bei Geburten in Kopf- und Steißlage beschrieben. Kontusionelle Schädigungen des Rückenmarks wurden ohne Blutungen der Häute oder ohne Wirbelsäulenverletzung beschrieben. In späteren Stadien werden mesodermal-gliöse Narben, totale Nekrosen, auf- und absteigende Degeneration der weißen Strangareale sowie bindegewebige Verdickung der spinalen Dura gesehen (BURR 1920; MELCHIOR u. TYGSTRUP 1963; ADAMS u. CAMERON 1965). Ebenso können partielle oder totale Risse oder Aufrisse von Nervenwurzeln vorliegen (TOWBIN 1964).

Die traumatischen Schäden am Rückenmark treten gewöhnlich nach Entbindung in Steißlage auf. Die Läsionen finden sich meistens in unteren zervikalen oder oberen thorakalen Segmenten. Sie entstehen durch übergroße Zugbeanspruchung des Gewebes in der Längsrichtung. Dagegen sind bei den Fällen von Entbindung in Kopflage die Läsionen durch Zug- und Rotationskräfte verursacht und finden sich im Bereich des oberen Halsmarks (PARROT 1870; STOLTZENBERG 1911; CROTHERS u. PUTNAM 1927; FÖDERL 1931 u. a.). Geringgradige traumatische Verletzungen des Rückenmarks scheinen häufig zu sein. Jedoch wird bei den meisten Autopsien von Kleinkindern das Rückenmark nicht untersucht.

VON REUSS (1921) sowie HEMSATH (1934) sahen in der Auseinanderreißung der okzipitalen Synostosen nahe dem Foramen occipitale magnum den wesentlichen Faktor für die Entstehung von lokalen Gewebeschäden und solchen des unteren Hirnstammes und des oberen Halsmarks. HEMSATH fand okzipitale Schädelverletzungen in 48% von Geburten in Steißlagen und in 33% bei Zangengeburten, während nur 2–3% bei Spontangeburten gesehen wurden.

YATES (1959) beschrieb extradurale und subdurale Blutungen unter den Ligamenten der Wirbelsäule, Blutungen in den Gelenkkapseln und Risse der Ligamente und der Dura mater. Es bestanden in 9 Beobachtungen verletzte oder gerissene Spinalwurzeln. Erwähnenswert ist, daß die vorderen Spinalwurzeln häufiger als die hinteren verletzt waren, sie waren meist einseitig geschädigt. In 24 der 60 Totgeburten oder verstorbenen Neugeborenen (40%) bestanden Blutungen in der Adventitia einer oder beider Vertebralarterien, sie variierten erheblich in Größe und Form. Manche waren so groß, daß sie zu einer Verengung des Gefäßlumens geführt hatten. In einigen Fällen waren auch die begleitenden venösen Sinus verletzt. Die Blutungen hatten sich an der A. vertebralis dort entwickelt, wo Gefäßäste vom Hauptgefäß abzweigten, einen vollständigen Riß der A. vertebralis fand YATES nie. Jedoch bestand in einem Fall eine Thrombose einer A. vertebralis.

WEBER et al. (1974) fanden, ebenso wie KLAUE (1948) berichtet, im Narbengebiet fischzugartig angeordnete, an Schwannsche Zellen erinnernde Gewebezüge. Es handelt sich dabei um frustrane, von den Spinalnerven ausgehende, Regenerationsversuche.

Analog der Situation bei Querschnittsläsionen bei Erwachsenen liegen proximal der Läsion Entmarkungen der Gollschen Stränge und Lichtungen der spinozerebellären Bahnen vor. Distal der Läsion besteht eine Entmarkung der Pyramidenbahnen.

Das Narbengewebe stellt das Endstadium verschiedener primärtraumatischer Gewebeschäden dar, wie totalen Durchreißungen des Rückenmarks, hämorrhagischen Infarkten, kombiniert mit epi- und subduralen Blutungen, perifokalem Ödem und in einigen Fällen Risse der spinalen Dura mater.

g) Geburtstraumatische Lähmung der oberen Extremitäten unter dem Bild einer bilateralen Erbschen Lähmung, die auf einem selektiven ischämischen Prozeß der grauen Substanz des Halsmarks beruht

ADAMS u. CAMERON (1965) berichteten über eine ungewöhnliche Geburtsverletzung bei einem Neugeborenen.

Die Geburt des männlichen Neugeborenen erfolgte aus einer Gesichtslage. Das ließ sich etwa 4 1/2 h nach Beginn der Wehen durch eine äußerliche Wendung in eine Vertexlage ändern. Das Kind wurde dann ohne Schwierigkeiten entwickelt. Das Neugeborene war äußerst zyanotisch. Beide Arme zeigten eine schlaffe Lähmung. Diagnostisch wurde eine beidseitige Erbsche Lähmung angenommen. In den folgenden Tagen änderte sich das Bild nicht. Am 6. Tag wurde wahrgenommen, daß es sehr bleich war und heftig atmete. Am nächsten Tag wurde es beim Füttern zyanotisch und seine Atmung wurde schwierig. Der Säugling starb 10 Tage nach der Geburt.

Die *Autopsie* zeigte ein unauffälliges Gehirn. Das Rückenmark war bei äußerlicher Betrachtung völlig unauffällig, ebenso der epi- und subdurale Raum. Nach Fixierung in Formalin zeigte das zerlegte Rückenmark eine Braunverfärbung und Erweichung der Vorderhörner vom 2. bis zum 7. Halsmarksegment. Alle anderen Segmente erschienen unauffällig.

Die *histologische Untersuchung des Rückenmarks* zeigte eine Nekrose der grauen Substanz. Vom 2. bis zum 7. Halsmarksegment bestand ein fast vollständiger Untergang von Nervenzellen in den Vorder- und Hinterhörnern. Die zentralen Anteile beider Vorderhörner waren verflüssigt und zystisch. Die übrigen Anteile der grauen Substanz zeigten eine Wucherung von gemästeten Astrozyten, hypertrophen mikrogliösen Zellelementen und eine mäßiggradige endotheliale Schwellung.

Nur noch sehr wenige Nervenzellen konnten in den am weitesten anterior gelegenen Vorderhornanteilen identifiziert werden. Nahe den weißen Strangarealen und inmitten derselben lagen zahlreiche Gitterzellen. Es fanden sich zahllose fragmentierte Achsenzylinder. Die Markscheidenfärbungen waren unauffällig, zeigten jedoch in den Vorder- und Seitensträngen eine feine fibrilläre Gliose. In keinem der histologischen Schnitte konnten thrombotische Gefäßveränderungen wahrgenommen werden. Brust- und Lendenmark war unauffällig.

Es unterliegt keinem Zweifel, daß die postnatal gefundenen geweblichen Alterationen sichern, daß die beidseitige Lähmung der Arme, die vom Zeitpunkt der Geburt bis zum 10 Tage später erfolgtem Tod bestand, die Folge der selektiven Parenchymnekrose der grauen Substanz des Halsmarks war. Eine entzündliche Ätiologie läßt sich nach den Autoren sicher ausschließen, da jegliche entzündliche Infiltrate in den befallenen Regionen und auch anderswo fehlten. Auch scheidet eine diskrete Gewalteinwirkung aus, da keine Blutungen oder Lazerationen vorlagen. Aus dem Fehlen von Gefäßverschlüssen und Gefäßmißbildungen zogen die Verfasser den Schluß, daß die Nekrose der grauen Substanz die Folge einer ausgeprägten Einschränkung der lokalen Durchblutung war.

ADAMS u. CAMERON (1965) nehmen an, daß der einzige mögliche Faktor in der Entstehung der Zirkulationsstörung die extreme Hyperextension des Halses infolge der Gesichtslage in den frühen Wehen war.

Die Verfasser heben schließlich noch hervor, da makroskopisch keine geweblichen Atlerationen am Rückenmark wahrgenommen wurden, daß möglicherweise ähnliche Fälle bisher übersehen wurden, und daß eine selektive Nekrose der grauen Substanz eine bisher nicht bekannte Ursache von Geburtslähmungen der oberen Extremitäten sein könne.

VIII. Wirbelsäulen- und Rückenmarksverletzungen im Kleinkindes- und Kindesalter

1. Verletzungen des Rückenmarks im Kleinkindes- und Kindesalter

Verletzungen der Wirbelsäule und/oder des Rückenmarks im Kleinkindes- und Kindesalter wurden analysiert und veröffentlicht von HACKER (1987), ANDERSON u. SCHUTT (1980), KEWALRAMANI et al. (1980), BEDBROCK u. CLARK (1982) sowie MCPHEE (1981). Eine Zusammenstellung nach Altersgruppen findet sich in der Übersicht von GELEHRTER (1967) bei 55 kindlichen Wirbelbrüchen (Tabelle 87). Diese Verletzungen sind selten. ENGLER (1967) fand unter 2394 Knochenbrüchen bei Kindern nur 3 Wirbelbrüche (0,13%), PANZNER (1966) solche in 0,14%.

Verletzungen des Rückenmarks bei Kleinkindern und Kindern im Alter unter 13 Jahren sind sehr selten im Vergleich zu der Zahl bei Jugendlichen und Erwachsenen, von den Folgen der Schußverletzungen abgesehen (GUTTMANN 1954; BURKE 1971; GLASAUER u. CARES 1972; MEINECKE 1972). Unter den 4470 Patienten, die von 1944–1969 wegen Rückenmarksverletzungen im National Spinal Injuries Centre in Stoke Mandeville, England, aufgenommen worden waren, befanden sich nur 93 Kinder, von denen lediglich 29 infolge von Gewalteinwirkungen verletzt waren. Sechzehn dieser Beobachtungen waren ohne Frakturen der Wirbelsäule (MELZAK 1969). Auch unter den 21 traumatischen Rückenmarksverletzungen bei Kindern, über die AUDIC u. MAURY (1969) berichteten, konnte eine Fraktur „sehr oft" nicht nachgewiesen werden. Eine Gruppe von 7 Kindern im Alter von 13 Monaten bis 12 Jahren hatte Rückenmarksverletzungen ohne Beteiligung der Wirbelsäule (BURKE 1971).

In den Beobachtungen von BURKE bestanden stets Flexionsverletzungen mit Rotation. Wie bei den Geburtsverletzungen wird vermutet, daß die elastische, knorpelige Wirbelsäule des Kindes anscheinend in ausgeprägtem Maße durch Flexions-Rotationsmechanismen stark gezerrt, im Gegensatz zu den Geburtsverletzungen nicht zerrissen wird. Das Rückenmark und dessen Hüllen können dagegen dieser starken Zug- und Drehwirkung nicht widerstehen und reißen.

Bei 6 von 8 aufeinanderfolgenden Todesfällen von Kleinkindern wurden subarachnoidale Blutungen und Rückenmarks- und Hirnstammverletzungen gesehen (WALTER u. TEDESCHI 1970). In jedem dieser Fälle war die Gewalteinwirkung so geringgradig gewesen, daß sie nicht bemerkt worden war.

LEVENTHAL (1960) konnte an Leichenmaterial zeigen, daß die Wirbelsäule des Kindes etwa 5 cm auseinandergezogen werden konnte, während das Rückenmark viel weniger elongierbar war.

Der *Mechanismus*, der zu anderen als geburtstraumatischen Rückenmarksschäden führt, ist ähnlich dem bei Geburtstraumen. Ausgeprägte Beugung des verhältnismäßig großen Kopfes verursacht Zugwirkung mit Überdehnung des

Tabelle 87. Altersverteilung der Kinder bei 55 Wirbelbrüchen. (Aus GELEHRTER 1961)

0–5 Jahre	6–10 Jahre	11–15 Jahre	16–18 Jahre
1	2	16	36

Rückenmarks und seiner Hüllen. Das Rückenmark ist mit den zervikalen und lumbalen Nervenwurzeln relativ fest verankert; die traumatischen Schäden treten durchwegs im Übergangsgebiet zwischen Hals- und Brustmark auf. Le Blanc u. Nadell (1974) teilten 3 Beobachtungen von vollständiger Durchtrennung des Rückenmarks mit, ohne daß Schäden an der Wirbelsäule nachweisbar waren.

Das *Rückenmark* bei Kleinkindern zeigt oft *ausgedehnte Erweichungen* und ischämische Infarkte. Solche Schäden können schon nach relativ geringfügigen Gewalteinwirkungen auftreten (Ahmann et al. 1975). Es handelte sich um zwei Kleinkinder im Alter von 22 Monaten und 4 Jahren, die jeweils nach einer leichten Gewalteinwirkung eine schlaffe Lähmung beider Arme bzw. eine schlaffe Quadriplegie mit Beteiligung der Sphincteren nach einigen Stunden entwickelten. Eines der Kinder war von einer Schaukel gestoßen worden, das andere hatte einen Schlag ins Gesicht erlitten. Es lagen weder Frakturen noch Dislokationen der Wirbelsäule vor. Die Myelographie war negativ. Die Autoren nahmen bei beiden Kindern eine Hyperextensionsverletzung an. Die morphologische Untersuchung deckte eine ischämische Infarzierung des Halsmarks, besonders der grauen Substanz auf, ohne daß, wie bereits weiter oben ausgeführt, eine von außen einwirkende Druckwirkung nachweisbar war. Die Autoren äußerten den Verdacht, daß die Infarzierung die Folge von Spasmen der distalen Äste der Aa. sulcicentrales waren, eine Erklärung, die für mich wenig Überzeugungskraft hat. Ein verzögertes Einsetzen von Lähmungen von bis zu 4 Tagen war auch von Pang u. Wilberger (1982) berichtet worden.

Thrombotische Verschlüsse der *A. vertebralis* sind bei *Kindern* sehr selten. Meist erfolgte eine Gewalteinwirkung im Bereich der atlantookzipitalen Region mit Beteiligung der A. vertebralis. In einigen Beobachtungen entwickelten sich die Schäden im Anschluß an eine Gewalteinwirkung gegen den Schädel (Latchaw et al. 1974). In Fällen von *spontanen thrombotischen Verschlüssen* kommen nichttraumatische Ursachen in Frage, wie Embolien nach bakterieller Endocarditis, thrombotische Verschlüsse bei Arteriitis, Meningitis, Blutgerinnungsstörungen, thermischen Verbrennungen u. a.

2. Verletzungen der Wirbelsäule im Kleinkindes- und Kindesalter

Verletzungen der Wirbelsäule bei Kindern sind selten (Jaki 1930; Arendt 1958; Gelehrter u. Vitalli 1960; Howorth u. Petrie 1964; Vinz 1964, 1965; Broger 1968; Povacs 1969; Maurer et al. 1970; Branzovsky 1972; Aufdermaur 1974; Meinecke 1974; Henkert u. Pazolt 1979; Grauer u. Ansorg 1981; Hill et al. 1984).

Bis etwa zum 7. Lebensjahr verlaufen die Frakturen des Zahnfortsatzes des Epistropheus als Apophysenablösung (Blockey u. Purser 1956; Ewald 1971; u. a.). Die Apophyseolyse tritt im Bereich der subdentalen Synchondrose auf, die etwa nach dem 7. Lebensjahr verknöchert. Kinder über 7 Jahre weisen dieselben Frakturtypen auf wie Erwachsene (Balau u. Hupfauer 1974). Nach Rettig (1957) gibt es in der oberen HWS keine für Kinder typische Verletzungsformen.

Die Fraktur des Zahnfortsatzes verheilt häufig nur bindegewebig, woraus sich die Möglichkeit von Spätluxationen ergibt (Ehalt 1961; Gelehrter 1960).

Eine *Henkersfraktur* bei einem 12 Monate alten Kind wurde von WEISS u. KAUFMAN (1973) mitgeteilt.

RENARD et al. (1978/1979) teilten die Befunde von 3 ungewöhnlichen Beobachtungen von Rückenmarksverletzungen bei Kindern mit.

Fall 1: Ein 8jähriger Junge wurde mit einer unvollständigen Tetraplegie 24 h nach einem Sturz auf einen Heuwender eingeliefert. Es bestand eine komplette motorische Lähmung unterhalb von C5 und ein sensorischer Ausfall unterhalb von Th1. Alle Reflexe waren nicht auslösbar. Ein *Myelogramm* zeigte eine schmale Zone von Lipiodol außerhalb der spinalen Dura mater bei C4/C5. Eine genaue Untersuchung der Haut zeigte eine parasagittal liegende 3 cm im Durchmesser messende Wunde etwa 5 cm links der Mittellinie bei C4/C5. Bei dem *operativen Eingriff* wurde eine Fraktur der Lamina von C4 gefunden, die Lamina war perforiert und projizierte in den Canalis vertebralis. Ein komprimierendes epidruales Hämatom wurde nach Laminektomie von L3, L4 und L5 evakuiert. Eine Durchbohrung der spinalen Dura mater konnte links seitlich und hinten wahrgenommen werden. Nach Öffnung der Dura erschien das Halsmark unauffällig. Die bestehende Meningitis wurde in den nächsten zwei Wochen intensiv behandelt. Einer der metallenen Arme des Heuwenders hatte diese perforierende Wunde verursacht. Die neurologischen Befunde bildeten sich graduell zurück, es blieb aber eine schwere Spastik hauptsächlich der unteren Extremitäten bestehen.

Fall 2: Ein 11jähriger Junge war mit seinem Rücken bei einem Sturz aus seiner eigenen Länge auf eine Eisenstange gefallen, die in Zement einbetoniert war. Nach dem Sturz bestand eine schlaffe Paraplegie unterhalb von Th3. Die Untersuchung der Haut des Rückens zeigte eine minimale Hautwunde unterhalb der rechten Scapula, die genäht wurde. Es bestanden keine Veränderungen auf den Röntgenaufnahmen, jedoch lag ein rechtsseitiger Pneumothorax vor. Drei Tage später zeigte ein *Myelogramm* eine meningeale Fistel vor Th2 mit einer Passage von Kontrastmittel in das Mediastinum. Bei einer *Laminektomie* von Th2, Th3 und Th4 wurden 2 Öffnungen in der spinalen Dura mater gesehen, eine anterior von Th2, die zweite posterior von Th1 und Th2. In der letztgenannten Öffnung konnte ein schmales Knochenfragment des Wirbelkörpers von Th2 gefunden werden, das das Rückenmark durchdrungen hatte, dabei die anterolateralen und posterioren Funiculi der rechten Seite der grauen Substanz zerstörend. Die *chirurgische Exploration* des Thorax zeigte eine querverlaufende Wunde im 6. thorakalen Zwischenwirbelraum. Die Eisenstange hatte den Thorax durchdrungen, einen Pneumothorax verursacht, ein kleines Knochenfragment von Th2 abgesprengt, es nach hinten und oben verlagert und hatte dabei die Rückenmarksverletzung verursacht. Die Rehabilitation verlief erfolgreich, zurück blieb eine mäßige Spastik.

Fall 3: Ein 13 Monate alter Junge wurde mit einer Luxation von Th12 hinter L1 und einer schlaffen Parese unterhalb Th12 eingewiesen. Die angegebene Vorgeschichte war vage und konfus. Es stellte sich heraus, daß das Kind von seinem alkoholisierten Vater zu Hause gehalten wurde und einige Tage zuvor heftige Schläge auf sein Gesäß erhalten hatte. Die Mutter hatte die Lähmung der unteren Extremitäten bereits einige Tage bevor das Kind zur Behandlung eingeliefert wurde, bemerkt. Das Kind hatte im Alter von 6 Wochen eine purulente Meningitis gehabt und war mental *retardiert*. Die Luxation wurde stabilisiert. Zwei Wochen später stellte sich eine Rückkehr der motorischen Funktionen ein, mit Ausnahme des linken Fußes. Fünfzehn Monate später lag eine vollständige Wiederherstellung vor, wegen der früher aufgetretenen Meningitis blieb eine mentale Retardierung zurück.

In den beiden ersten Fällen war eine penetrierende Verletzung übersehen bzw. genäht worden. Im ersten Fall wurde zunächst eine Meningitis diagnostiziert, aber die perforierende Verletzung wurde wegen der Winzigkeit der Hautwunde übersehen. Im zweiten Fall war die Wunde genäht worden. Es war sogar die Diagnose einer Leukämie gestellt worden. Im dritten Fall war die wirkliche

Anamnese nur sehr schwer und verzögert zu erhalten. Es handelte sich um einen Fall von Kindesmißhandlung.

GRAUER u. ANSORG (1981) berichteten über 22 Kinder im Alter von 3–14 Jahren mit Frakturen und Luxationen der Wirbelsäule. Sie machten 4,3 % der von 1960–1976 behandelten Patienten mit einer Wirbelsäulenverletzung aus.

Als Unfallursache dominierte eindeutig der Sturz aus großer Höhe, während der Verkehrsunfall kaum eine Rolle spielte.

Bei 17 von 22 Kindern lagen *stabile Frakturen* ohne neurologische Symptomatik vor, wobei 7mal mehrere Wirbel zugleich frakturiert waren.

Unter den 5 *instabilsten Brüchen* fanden sich 4 Luxationsfrakturen mit gleichzeitiger kompletter Querschnittslähmung.

Als häufigste Bruchform zeigte sich eine keilförmige Deformierung des Wirbelkörpers mit Spongiosaverdichtungszonen.

HILL et al. (1984) berichteten über 122 Patienten im Alter zwischen 2 und 18 Jahren mit Wirbelsäulenverletzungen im Zeitraum von 1969–1979. Es konnten 2 Gruppen unterschieden werden: Bei Kindern bis zu 8 Jahren wurden lediglich Verletzungen der oberen Halswirbelsäule beobachtet, bei älteren Kindern auch Verletzungen der gesamten Wirbelsäule wie bei Erwachsenen. Bei 74 von 122 Patienten war das Rückenmark mitverletzt; 27 Patienten hatten neurologische Ausfallserscheinungen. 5 Todesfälle traten durch Pneumonie auf und ein Todesfall durch Arrosionsblutung nach Tracheotomie.

Das *pathologisch-anatomische Untersuchungsgut* von AUFDERMAUR (1984) umfaßt insgesamt 25 Frakturen von Neugeborenen bis zum 15. Lebensjahr. Mit Ausnahme von 3 Entbindungsfällen waren alle Patienten im motorisierten Straßenverkehr verunfallt.

In sämtlichen Fällen von AUFDERMAUR war die knorpelige Endplatte geborsten; bei 8 Patienten war eine, bei 2 Patienten waren 2 und bei 2 weiteren Patienten je 3 knorpelige Endplatten verletzt. Die obere knorpelige Endplatte war 12mal und die untere 6mal verletzt, eine Ratio von 2:1. Die Läsionen in der Zervikal-, Thorakal- und Lumbalregion waren ähnlich. Die Endplatten waren in der Wachstumszone zersplittert.

3. Schußverletzungen der Wirbelsäule bei Kindern

Schußverletzungen der Wirbelsäule bei Kindern bieten Besonderheiten. Die einzelnen knöchernen Elemente der Wirbelsäule sind viel kleiner als die der Erwachsenen. Die Geschosse übertragen ihre kinetische Energie dabei auf engerem Raum, so daß das Ausmaß der Gewebeläsionen und -zerstörungen größer als beim Erwachsenen sein kann. Es sind daher die Wirbelsäulenverletzungen bei Kindern im allgemeinen als unstabil zu betrachten. Die Zahl der kindlichen Patienten mit einer Paraplegie ist größer.

4. Frakturen der Halswirbelsäule bei Kindern

Es gibt nur wenige Darstellungen, die sich mit den Frakturen der Halswirbelsäule bei Kindern befassen. Diese Frakturen bei Kindern verlaufen im allgemeinen gutartig, wenngleich in Einzelfällen durchaus schwere Schäden vorkommen können. Ob diese Halswirbelsäulenverletzungen bei Kindern wirklich so selten sind, wie allgemein angegeben wird, steht noch dahin.

In der Literatur mitgeteilte Kasuistiken: PETTERSSON (1949) veröffentlichte 4 Beobachtungen von Frakturen der Halswirbelsäule von Kindern, 3, 4, 9 1/2 und 15 Jahre alt. Die beiden jüngsten Patienten hatten Frakturen des Dens epistrophei. Bei einem Kind verlief die Fraktur durch die Basis des Dens, der 3–4 mm nach vorn verlagert war, so daß eine Subluxation zwischen Atlas und Epistropheus bestand. Die 2. Fraktur lag nahe der Spitze des Dens, die nach rückwärts verlagert war. Das 9 1/2jährige Mädchen hatte eine Luxationsfraktur zwischen C2 und C3 mit einer Subluxation von C2 gegenüber C3. Der ältere Junge hatte eine Kompressionsfraktur von C6 und C7 sowie eine Subluxation von C6 nach hinten.

Der *2. Patient* hatte eine indirekte Verletzung erlitten. Der Patient war ausgerutscht, fiel mit gestreckten Beinen auf sein Gesäß, wobei sein Kopf sich hin und her bewegte. Im ersten Fall war der Patient bei einem Verkehrsunfall zu Boden geschleudert worden. Der *3. Patient* war 2 Monate vor der Aufnahme von einem oder mehreren herabstürzenden Holzstücken in den Nacken getroffen worden. Der *4. Unfall* war die Folge eines Kopfsprunges mit Aufschlagen des Kopfes auf den Boden des Beckens. In keinem Fall bestanden Lähmungen.

ZIKE (1959) berichtete über zwei Kinder mit einer schweren progressiven, verspätet einsetzenden Neuropathie nach Verletzung der Halswirbelsäule. Eines der Kinder verstarb 3 Jahre nach der Gewalteinwirkung, das zweite Kind ist 5 Jahre nach der Gewalteinwirkung infolge einer spastischen Quadriplegie völlig behindert. Das erste Kind war im Alter von 25 Monaten von einer Leiter gefallen, das zweite Kind war im Alter von 19 Monaten von einem Kfz erfaßt worden.

a) Unfallursachen

In der Serie von HACHEN (1977, 1978) von 18 Kindern, vom Geburtsalter bis zum 15. Lebensjahr reichend, lagen meist Verkehrsunfälle vor, gefolgt von Stürzen, die bei Spiel und Sport aufgetreten waren.

GRAUER u. ANSORG (1981) fanden in ihrer Serie von 22 Kindern im Alter von 3–14 Jahren Sturzfolgen.

b) Verletzungstypen

Es ließen sich in der Serie von HILL et al. (1984) zwei typische Gruppen erfassen, einmal eine solche von Patienten 8 Jahre alt oder jünger, die exklusiv Verletzungen der oberen Zervikalregion erlitten hatten und eine ältere Gruppe mit Verletzungen, die die gesamte Halsregion umfaßte.

In der jüngeren Gruppe fanden sich viele Weichteilverletzungen – Subluxationen waren häufiger als Frakturen. In der älteren Gruppe waren sowohl Verletzungsmuster als auch Unfallursachen die gleichen wie bei Erwachsenen. Frakturen kamen häufiger vor als Verletzungen der knorpeligen Strukturen.

c) Lokalisation

RUCKSTUHL et al. (1976) fanden bei 26 Kindern im Alter von 3–17 Jahren, bei denen 65 Frakturen der Wirbelsäule vorlagen, die mittlere Brustwirbelsäule war im wesentlichen befallen.

ANDERSON u. SCHUTT (1980) berichteten über eine Serie von 154 Patienten mit Wirbelsäulenverletzungen, bis zu 15 Jahre alt, in der die Halswirbelsäule am häufigsten befallen war, gefolgt von mittlerer bis unterer Brustwirbel- und Lendenwirbelsäule.

In der klinischen Studie von GRAUER u. ANSORG (1981) waren die mittlere und untere Brustwirbelsäule sowie die Halswirbelsäule hauptsächlich betroffen, die Lendenwirbelsäule dagegen war selten beteiligt.

In dem pathologisch-anatomischen Untersuchungsgut von AUFDERMAUR (1984) betrafen 14 Verletzungen die Halswirbelsäule, 8 die Brust- und 3 die Lendenwirbelsäule.

d) Häufigkeit

Wirbelsäulenverletzungen im *Kleinkindes-* und *Kindesalter* sind selten. Fälle wurden mitgeteilt von BURKE (1971), GLASAUER u. CARES (1971), MEINECKE (1972), BORNE et al. (1983) sowie HILL et al. (1984). Die Wirbelsäulenverletzungen in dieser Altersgruppe machen nur 0,2% aller Brüche und Verrenkungen aus (GELEHRTER 1961). Die Häufigkeit von Frakturen und Luxationen bei Kindern und Jugendlichen wurde von GRAUER u. ANSORG (1981) mit 1–4% aller Wirbelsäulenverletzungen genannt.

Wirbelsäulenverletzungen bei Kindern machen etwa 2,5% (GELEHRTER 1957) oder 3,3% (FORNI 1947) aller Wirbelverletzungen aus. In der Serie von AUFDERMAUR (1974), die weiter unten ausführlicher besprochen wird, sind diese Verletzungen doch nicht so selten, wie es aus den bisherigen Literaturangaben schien. In der Serie von AUFDERMAUR machten sie 12% aller Wirbelsäulenverletzungen aus.

Um einen Überblick über die Häufigkeit von kindlichen Hals-/Nackenverletzungen zu geben, haben HILL et al. (1984) alle entsprechenden Patienten im Children's Hospital in Columbus im amerikanischen Bundesstaat Ohio im Zeitraum von 1969–1979 ausgewertet. 122 Patienten mit kindlichen Hals-/Nackenverletzungen machten 1,4% aller neurochirurgischen Aufnahmen in dieser Zeit aus. Unter den 122 Patienten hatten 74 Verletzungen der Wirbelsäule, von ihnen hatten 27 neurologische Ausfälle. Kraftfahrzeugunfälle waren in 31% die Ursache, Kopfsprungverletzungen und Stürze aus der Höhe je 20%, Verletzungen beim amerikanischen Fußball in 8%, andere Sportverletzungen in 11% und sonstige Ursachen in 10%.

Im ersten Lebensjahrzehnt sind die 3 oberen Halswirbelkörper in erheblichem Maße gegeneinander beweglich. Sie können Subluxationen vortäuschen, obwohl sie als physiologisch anzusehen sind, sie werden deshalb als *Pseudosubluxation* bezeichnet (BAILEY 1952). Die Häufigkeit dieser Pseudosubluxationen im Kindesalter wurde von CATELL u. FILTZER (1956) eingehend untersucht.

Die *Pseudosubluxation* ist von der echten *traumatischen Subluxation* oft nur sehr schwer abzugrenzen; denn auch die Pseudosubluxationen können zu vorübergehenden Lähmungen infolge von Gelenkblockaden führen. Sie wurden besonders nach Tonsillektomien beschrieben (HUPFAUER 1972; WERNER u. NAZ 1953 u.a.).

Traumatische Subluxation von *C2/C3* kann von physiologischer Beweglichkeit differenziert werden: (1) Es liegt eine *klinische Vorgeschichte* von *Flexionsverletzung* der *Halswirbelsäule* vor, (2) es bestehen *klinische Zeichen*, die für *Traumafolgen* sprechen, wie Muskelspasmen, traumatischer Torticollis, Nackenstarre etc., (3) *Kopf-* und *Halsbewegungen* sind *schmerzhaft*, (4) es liegt ein *neurologischer Befund* vor, (5) es besteht *Schmerzempfindlichkeit* über den *Dornfortsätzen* der *Halswirbelsäule* und (6) es finden sich bei *röntgenologischer Untersuchung* Anzeichen für *Vorwärtsverlagerung des Wirbels* nicht nur bei Beugung, sondern auch in neutraler Lage und Hyperextension der Halswirbelsäule.

Auf die große Zahl von physiologischer Überbeweglichkeit im Segment C2/C3 bei Kindern im Alter zwischen 1 und 7 Jahren, nämlich in 24%, hatten

CATELL u. FILTZER (1956) aufmerksam gemacht. Sie führten das (1) auf die erhebliche Beweglichkeit der Halswirbelsäule bei Kindern zurück, (2) C2 stellt eine Art Hauptdrehpunkt bei Bewegungen dar, und (3) die fast horizontale Lage der Gelenkfazetten bei C2 und C3 erlauben eine Vorwärtsverlagerung. Die Gelenkfazetten bei Kindern sind in einer mehr horizontalen Lage angeordnet als bei Erwachsenen. Als normale Variante der Vorwärtsverschiebung von C2/C3 oder C3/C4 wird von SULLIVAN et al. (1958) bis zu 4 mm als physiologisch angegeben.

Wirbelsäulenverletzungen bei Kindern unterscheiden sich von denen Erwachsener dadurch, daß bei den erstgenannten Knochenverletzungen röntgenologisch nicht nachgewiesen werden. Wegen der Elastizität der kindlichen Wirbelsäule können sich Verletzungen der Wirbelsäule mit ursprünglicher Dislokation spontan wieder reduzieren, so daß zwar der Rückenmarksschaden nachweisbar ist, nicht jedoch der der Wirbelsäule.

Die Zahl der Kleinkinder und Kinder, die in Kraftfahrzeugunfällen verletzt werden, nimmt ständig zu. Der Mutter scheint der *sicherste Platz* für *das Kind im Wagen ihr Schoß* zu sein. Dieser Platz dagegen ist der *gefährlichste*, denn das Kind kann bei *plötzlicher Verzögerung* des *Wagens* zwischen *vorderem Teil* des *Fahrzeuginnenraumes* und der *vorwärtsgeschleuderten Mutter eingeklemmt* werden. Eine weitere Unart besteht darin, Kleinkinder und Kinder während der Fahrt unangeschnallt auf dem Vordersitz stehen zu lassen. Der Sitz wirkt wie ein Trampolin und die nicht angeschnallten Kinder werden bei plötzlichen Verzögerungen gegen vordere und obere Fahrzeuginnenteile geschleudert und dabei verletzt. Die Höhe der erlittenen Verletzungen an Wirbelsäule und/oder Rückenmark ist gewöhnlich im Zervikal- oder Thorakalbereich. Fast alle diese Verletzungen können durch entsprechende spezielle Kombinationen von Kindersitzen mit Sicherheitsgurten vermieden werden. Kraftfahrzeughersteller haben spezielle Kindersitze für Kraftfahrzeuge entworfen (BURG et al. 1970). Ein in einem solchen Kindersitz vorschriftsmäßig angeschnalltes Kind erlitt eine Hyperflexionsverletzung (NEVILLE 1981).

Eine weitere Methode für den Transport von Kleinkindern in Kraftfahrzeugen besteht darin, eine Kindertrage auf dem Rücksitz mit einer Längsseite parallel zur Längsachse des Wagens so zu befestigen, daß die hinteren Ständer durch die Sicherheitsgurte und die vorderen durch einen nichtgebrauchten mittleren Sitzgurt vom Vordersitz gesichert werden. Das Kleinkind liegt mit den Füßen nach vorn in der Trage. Einen weiteren Schutz, besonders bei Überrollen des Fahrzeugs bietet ein über der Trage befestigtes Maschennetz.

e) Geschlechtsverteilung

Die Häufigkeit von männlichen zu weiblichen Patienten betrug in der Serie von AUFDERMAUR (1974) 11:1, Befunde, die denen von entsprechenden Verletzungen bei Erwachsenen ähnlich sind (LOB 1954; CAMPANACCI 1964; STRINGA 1965; RÜDY 1969).

IX. Extreme Bewegungen der HWS und plötzlicher Krippentod (Sudden Infant Death Syndrome, SIDS)

Auf mögliche Zusammenhänge zwischen extremen Bewegungen des Kleinkindes und dem plötzlichen Krippentod (Sudden Infant Death Syndrome, SIDS) hatten GILLES et al. (1979) hingewiesen. Diese Autoren hatten sorgfältige Zerlegungen im Bereich der Atlantookzipitalregion vorgenommen und hatten dabei häufig ein Mißverhältnis zwischen der Größe des Foramen occipitale magnum und dem hinteren Atlasbogen bei Kindern, die an SIDS verstorben waren, wahrgenommen. Bei diesen Fällen ragte der hintere Bogen des Atlas in die hintere Schädelgrube vor und übte einen direkten Druck auf die Medulla oblongata und auf die Gefäße dieser Region aus. Das veranlaßte SATERNUS et al. (1986) einer traumatischen Genese bei SIDS Fällen nachzugehen.

Eine Verkleinerung des sagittalen Durchmessers des zervikalen Spinalkanal von Kleinkindern tritt bei Rückwärtsneigung des Kopfes, die mit Hyperextension der HWS verbunden ist, ein. Diese Einengung am a.p. Durchmesser des zervikalen Spinalkanals war bei Erwachsenen bereits bekannt.

SATERNUS et al. (1986) entnahmen bei 6 Kleinkindern, die an SIDS verstorben waren, die Halswirbelsäule und führten einen Schnitt durch die mittlere Schädelgrube und die Sella turcica. Nach Fixierung in Formalin wurden beide Vertebralarterien angiographisch dargestellt. Danach wurde eine Myelographie mit Bariumsulfat durchgeführt. Die Myelographien wurden in neutraler Stellung und in Hyperextension des Kopfes durchgeführt.

Der *intradurale sagittale Durchmesser in Höhe des 2. Halswirbelkörpers* (*SD/C2*) wurde bei 6 SIDS-Fällen myelographisch vermessen. Dieser SD/C2 war abhängig von der Körpergröße, dem Körpergewicht und dem Alter. In Kontrast zum Normalbefund wird altersabhängig der primär enge cervicale Spinalkanal herausgearbeitet. Dieser Befund, vom Adulten her klinisch, radiologisch und autoptisch näher eingegrenzt, wird in den ersten beiden Monaten bei einem SD/C2 von 0,5 cm, für den 3. Monate von 0,6 cm und im 4. bei 0,65 cm angenommen. Eine potentielle Gefährdung des Säuglings besteht bei diesem primär engen Spinalkanal durch eine lageabhängige Abnahme des SD/C2. Im Vergleich zur Neutralhaltung nahm der SD/C2 bei genormter Dorsalflexion signifikant ab.

Neben primär engen Raumverhältnissen besteht nach den vorliegenden Messungen eine weitere potentielle Gefährdung des Säuglings bei ausgiebiger Verkürzung des SD/C2 unter maximaler Dorsalflexion. Dabei fanden sich myelographisch Verminderungen des SD/C2 um fast die Hälfte der Ausgangsweite. Es bestand jedoch keine faßbare Beziehung zwischen dem primär engen Spinalkanal und dem Ausmaß der Querschnittsänderung unter der Dorsalflexion.

HARRIS u. ADELSON (1969) untersuchten 19 aufeinanderfolgende Fälle von plötzlichem Krippentod (crib deaths). Obwohl keines der verstorbenen Kleinkinder Folgen eines mechanischen Traumas an der Hals- oder Brustwirbelsäule zeigten, bestand doch häufig eine epidurale Kongestion der Gefäße, manchmal begleitet von lokalen epiduralen Blutungen.

Einige Kinder, bei denen aus klinischen Gründen die Diagnose eine SIDS gestellt wurde, sind ohne Zweifel infolge Kindesmißhandlung oder des

„Shaken Baby Syndrome" verstorben; sie stellen zahlenmäßig die kleinere Gruppe im SIDS dar. Die ophthalmologische Untersuchung vermag hier wesentliche differentialdiagnostische Beiträge zu leisten.

Einige Fälle von Apnoe gehörten in die Gruppe der Kindesmißhandlung oder des „Shaken-Baby-Syndrome" (BERGER 1979; ROSEN et al. 1986).

X. Das Syndrom des mißhandelten Kindes (Battered-Child-Syndrom)

1. Einführung

Der Ausdruck „Battered-Child-Syndrome" war von KEMPE et al. 1962 eingeführt worden. In der Literatur wird auch von einem „Battered-Baby-Syndrome", „Syndrom der Kindesmißhandlung" oder „Kindesmißhandlungssyndrom" gesprochen. In einem getrennten Kapitel wurden die Whiplash-Schüttelverletzungen des Kleinkindes dargestellt, vgl. S. 306.

2. Häufigkeit

Die Häufigkeit von Kindesmißhandlungen wird auf etwa einen Fall pro 1000 Lebendgeburten geschätzt (KEMPE 1971). Das entspricht etwa 380 Fällen für eine Bevölkerung von 1 Mill. pro Jahr. Etwa 10% aller Verletzungen von Kindern unter 5 Jahren, die in amerikanischen Notaufnahmeräumen behandelt werden, sind die Folge von Mißhandlungen (HOLTER u. FRIEDMANN 1968). Die Mortalität in den USA beträgt etwa 1% oder 760 Todesfälle pro Jahr (SCHMITT u. KEMPE 1975).

Eltern, die ihre Kinder mißhandeln, kommen aus allen sozioökonomischen Gruppen, ethnische, geographische, religiöse, berufliche Untergruppen eingeschlossen. Auch spielt das Ausbildungsniveau keine Rolle (LAUER et al. 1974). Kindesmißhandlung ist häufiger in ärmeren Bevölkerungsschichten, und Frauen sind insofern häufiger beteiligt als Männer, als die Mütter mehr Zeit mit ihren Kindern verbringen. Dieser Unterschied entfällt, wenn die Väter arbeitslos sind (SCHMITT u. KEMPE 1975).

Mehr als 90% der mißhandelnden Eltern können weder als psychotisch, psychopathisch oder soziopathisch eingestuft werden. Sie haben ihre Kinder in Zornausbrüchen mißhandelt, die meist durch kindliches Fehlverhalten provoziert waren.

3. Mitgeteilte Kasuistiken und Serien

In der Beobachtung von DICKSON u. LEATHERMAN (1978) lag zunächst kein Verdacht auf Kindesmißhandlung vor, und das 2jährige Kind war wegen einer Wirbelsäulenkyphose behandelt worden. Prügel waren die Ursache einer Th12/L1 Dislokation bei einem 13 Monate alten Kind (RENARD et al. 1978).

Es ist wichtig, daß Pathologen und Gerichtsmediziner bei Autopsien dieses Syndrom in Erwägung ziehen.

SWISCHUK (1969) teilte 7 Beobachtungen von Wirbelsäulenverletzungen beim „Kindesmißhandlungssyndrom" mit, bei einer dieser Beobachtungen lag zusätzlich noch eine Rückenmarksverletzung vor.

Die Zahl der Wirbelsäulen- und Rückenmarksverletzungen beim Syndrom des mißhandelten Kindes ist geringer als diejenige der Extremitäten- und Schädelhirnverletzungen. In einzelnen Fällen fanden sich Verschmälerungen der Zwischenwirbelscheiben, Kompressionsfrakturen von Wirbelkörpern, in einem Falle eine Wirbelsäulenfraktur mit Luxation. Diese Verletzungen können als Folge von Hyperflexionen der HWS angesehen werden.

Cullan (1975) teilte die Befunde von 5 Kleinkindern mit, alle jünger als 2 Jahre, deren röntgenologische Befunde für eine traumatische Verletzung der Wirbelsäule typisch waren. Die traumatischen Veränderungen fanden sich in unterschiedlichen Höhen der Wirbelsäule. Jedes der Kleinkinder hatte zusätzliche traumatische Schäden an den Extremitäten oder am Schädel. Mangels genauer Vorgeschichte konnten zum Mechanismus der Schädigungen keine verläßlichen Angaben gemacht werden. Die radiologischen Befunde ergaben jedoch Hinweise auf eine Schädigung durch Hyperflexionsmechanismen. Die oben genannten Verletzungen waren nicht tödlich. Cullan hob hervor, daß Wirbelsäulenverletzungen oft dann übersehen werden, wenn neurologische Befunde fehlen. Einer seiner Patienten war irrtümlicherweise wegen einer Osteomyelitis behandelt worden, da Ärzte eine heilende Wirbelsäulenfraktur mit Gibbusbildung falsch interpretierten.

Gosnold u. Sivaloganathan (1980) berichteten über einen Fall von Kindesmißhandlung. Eine Mutter brachte mit ihrem Freund ein 9 Monate altes Kleinkind mit multiplen, unterschiedlich alten, stumpfen Verletzungen des Gesichts, der Kopfschwarte, des Nakkens, des Rumpfes und der Gliedmaßen in den Notaufnahmeraum mit der Bemerkung „es habe eben aufgehört zu atmen".

Das Kind war bereits tot, mit Rigor mortis von einigen Stunden Dauer.

Bei der *gerichtlichen Leichenöffnung* fand sich eine massive Blutung aus einer gerissenen Leber und der rechten Nebenniere stammend, vergesellschaftet mit Frakturen von 5 Rippen. In Höhe des 6.–10. Thorakalsegmentes fand sich eine extradurale und im Th10 eine zentrale Blutung etwas seitlich des Zentralkanals.

Der *Entstehungsmechanismus* der Rückenmarksverletzung bestand nicht in wiederholtem Schütteln, sondern das Kleinkind war in die Höhe geworfen worden und beim Niederfallen war es in der rechten mittleren Thorakalregion durch das Knie des Mißhandlers gestoppt worden. Es muß eine starke Traktion bei Laterioflexion der BWS vorgelegen haben.

Kleinmann u. Zito (1984) berichteten über Abrisse von Dornfortsätzen bei Kindern nach Schüttelverletzungen. Während die ersten Röntgenaufnahmen noch normal sein können, finden sich bei späteren Untersuchungen ausgedehnte Verletzungen in den umgebenden Weichteilen. Diese Befunde werden wahrscheinlich häufig übersehen. Die Autoren empfehlen, eine Röntgenaufnahme der Wirbelsäule im seitlichen Strahlengang vorzunehmen, wenn Kindesmißbrauch vermutet wird.

Frank et al. (1985) berichteten die Folgen von Schütteltraumen bei 4 Säuglingen. Das Alter lag zwischen 5 Wochen und 6 Monaten, alle Säuglinge waren weiblichen Geschlechts. Es fanden sich folgende Befunde: Retinale und präretinale Blutungen, Ventrikelerweiterung, Hirnatrophie, später, geistige Retardierung, Spastik, Blindheit. Bei einem Kind fand sich ein subdurales Hämatom. Keines der Kinder hatte eine Schädelfraktur.

Die Körperschäden werden in Bd. 13/VI.B. abgehandelt.

S. Frakturen der ankylotischen Wirbelsäule und deren Folgen

I. Historisches

Spondylitis ankylopoetica war zuerst von VON BECHTEREW (1894, 1897), STRÜMPELL (1897) sowie Pierre MARIE (1898) beschrieben worden und ist auch als Bechterew-Strümpell-Marie-Erkrankung bekannt. Man spricht im angelsächsischen Sprachraum von „Rheumatoid arthritis". Die Spondylarthritis ankylopoetica gehört in den Formenkreis der rheumatischen Erkrankungen, die den gesamten Organismus befallen. Jedoch bevorzugt dieser systematische entzündliche Prozeß das gesamte Skelettsystem, vor allem wird die Wirbelsäule in Mitleidenschaft gezogen. Die Wirbelsäule ist mit ihren Gelenken, Ligamenten (die verkalken) und Zwischenwirbelscheiben besonders befallen mit dem Ergebnis einer zunehmenden Versteifung dieser Strukturen. In der Regel findet die Versteifung in kaudokranialer Richtung statt bis die gesamte Wirbelsäule in eine versteifte Einheit verändert ist. Die pathologischen Veränderungen gleichen denen der rheumatischen Polyarthritis. Spondylitis ankylopoetica kommt bei Männern sehr viel häufiger als bei Frauen vor.

Bei *röntgenologischer Untersuchung* der *Wirbelsäule* lassen sich nach GUTTMANN (1976) 3 Typen bestimmter pathologischer Veränderungen unterscheiden: (1) Der *Bambustyp*, (2) der *Eisenbahngleistyp* und (3) der *kombinierte Bambus- und Eisenbahngleistyp*.

Während die gesamte Wirbelsäule, auch die Halswirbelsäule, versteift ist, bleiben noch Bewegungen im Bereich des atlanto-okzipitalen Überganges bestehen, die jedoch zu atlantoaxialen Dislokationen mit neurologischen Komplikationen führen können.

II. Literaturübersichten

Übersichten über Spondylosis ankylopoetica wurden von BAIRD et al. (1955), HART (1955) sowie GRAHAM (1960) veröffentlicht.

III. Spontane Dislokationen

Spontane Dislokationen bei Spondylosis ankylopoetica kommen vor (SHARP u. PURSER 1961).

IV. Dislokationen nach Gewalteinwirkung

Das Rückenmark ist bei Frakturen der Wirbelsäule von Patienten mit einer Spondylosis ankylopoetica häufig betroffen (BERGMANN 1949; HOLLIN et al. 1965; GRISOLIA et al. 1967; HUNTER u. DUBO 1978). Bei *Vorliegen einer Spondylitis ankylopoetica* kann bereits eine *geringfügige Gewalteinwirkung* zu *schweren Wirbelsäulenfrakturen* und *Verletzungen des Rückenmarks* führen (BERGMAN 1949; KORNBLUM et al. 1952; MARGULIES et al. 1955; FREEMAN 1961; HOLLIN et al. 1965; HANSEN et al. 1967; JANDA et al. 1968). Von HUNTER u. DUBO (1978) wurde hervorgehoben, wie trivial manche Gewalteinwirkungen sind. Schon geringfügige Kopfverletzungen können sofortigen Tod herbeiführen (WOODRUFF u. DEWING 1963). GUTTMANN (1976) hob hervor, daß triviale Unfälle oder Bagatelltraumen, wie Stolpern und Fallen beim Gehen, schwere Rückenmarksschäden hervorrufen können. Weiterhin besteht oft eine Diskrepanz zwischen den geringfügigen traumatischen Schäden an der Wirbelsäule und den schweren Schäden am Rückenmark. Die Sterblichkeit ist groß, WOODRUFF u. DEWING (1963) geben eine Mortalität von etwa 50% an. Eine Literaturübersicht gaben HANSEN et al. (1967).

V. Verletzungen von Halswirbelsäule und Halsmark

Nach Gewalteinwirkungen können Frakturen mit Dislokationen der Halswirbelsäule auftreten. Am häufigsten kommen Verletzungen der Halswirbelsäulenregion vor (STIASNY 1933; BERGMAN 1949; HINCK 1959; ROGERS 1957; RAND u. STERN 1961; WOODRUFF u. DEWING 1963; HOWORTH u. PETRIE 1964), sie führen zu Tetraplegien (STIASNY 1933; BERGMAN 1949; LOB 1954; SHARP u. PURSER 1961; HOWARTH u. PETRIE 1964; GUTTMANN 1961; BRAAKMAN u. PENNING 1971; BURKE 1971; HARDY u. ROSSIER 1972).

Das Befallensein der Halswirbelsäule bei Spondylitis war zuerst von GARROD im Jahre 1890 beschrieben worden.

Die untere Halswirbelsäulenregion ist bei Patienten mit einer Spondylosis ankylopoetica der häufigste Sitz der Fraktur. Etwas mehr als die Hälfte der Patienten erleiden diese Frakturen nach leichteren Verletzungen (HUNTER u. DUBO 1978).

STÖRIG u. SCHILLING (1963) berichteten über 5 eigene Beobachtungen. Alle hatten zum Zeitpunkt der Gewalteinwirkung bereits das Endstadium der Spondylitis ankylopoetica erreicht. Mit Ausnahme des 5. Falles führten relativ leichte Gewalteinwirkungen zu Verletzungen der unteren Halswirbelsäule. Bei zwei Patienten erfolgten die Frakturen ohne entdeckt zu werden. Bei zwei weiteren wurden sie infolge ungenügender röntgenologischer Untersuchungen übersehen und erst später erkannt.

VI. Einteilung der Myelopathien im Bereich der Halswirbelsäule

Spondylitis ankylopoetica vermag *Myelopathien* infolge *Dislokationen* und Frakturen *zervikaler Wirbelkörper* zu verursachen: (1) *Zwischen C1 und C2* (*atlantoaxial*) und (2) *unterhalb von C2* (*subaxial*). In den meisten der in dieser Gruppe mitgeteilten Beobachtungen lag die Fraktur bei C5/C6 oder C6/C7. Die große Mehrzahl dieser Verletzungen war die Folge von Hyperextensionsmechanismen, der von HARDY u. ROSSIER (1972) mitgeteilte Fall von Fraktur mit Dislokation bei C5/C6 ereignete sich nach ausgeprägter Hyperflexie der HWS (GUTTMANN 1976).

1. Atlantoaxiale Dislokationen und Frakturen zervikaler Wirbelkörper

In der *1. Gruppe resultiert* eine *Verlagerung zwischen Atlas und Zahnfortsatz des Axis*. Obwohl die neurologischen Veränderungen trotz erheblicher Verlagerungen dieser beiden Strukturen oft außerordentlich gering sind, vermögen bereits brüske Kopfbewegungen oder leichte lokale Gewalteinwirkungen zu schweren und auch tödlichen Komplikationen zu führen.

Beobachtungen, die zur Gruppe (1) gehören, wurden mitgeteilt von Davis u. Markley (1951), Vignon u. Patet (1955), Margulies et al. (1955), Hauge (1958), Storey (1958), Pratt (1959), Sharp u. Purser (1961), Stevens et al. (1971), Mathews (1974); solche, die zur Gruppe (2) gehören, von Hauge (1958), Storey (1958), Kornblum et al. (1952), Gibson (1957), Martel u. Page (1960), De Blecourt u. Veenstra (1960), Hopkins (1967).

Pecker et al. (1960) berichteten über einen 63jährigen Patienten, bei dem sich nach einem Motorradunfall eine Querfraktur bei C6/C7 ohne Dislokation entwickelt hatte, wenige Stunden später trat eine schlaffe Tetraplegie auf. Bei der Operation fand sich ein ausgedehntes epidurales Hämatom, das sich über 3 Wirbel ausdehnte und nach dessen Entfernung sich die Lähmungen weitgehend zurückbildeten.

Einer der Patienten in der Serie von Woodruff u. Dewing (1963), 33jährig und bettlägrig, und dessen Gewicht des Kopfes allein ausreichte, der beim Umlagern für einen kurzen Moment nicht unterstützt wurde und zurückfiel, eine Fraktur bei C5/C6 mit Querschnittslähmung und tödlichem Ausgang hervorzurufen.

Hill (1966) beschrieb einen Patienten, bei dem anläßlich einer Augenoperation Bewegungen des Kopfes auf dem Operationstisch, um eine bessere Beleuchtung zu gewähren, zu sofortigem Tod führten.

Grogono (1966) teilte die Krankengeschichte eines Patienten mit vollständig versteifter Wirbelsäule mit, der eine Instabilität der atlantoaxialen Verbindung hatte. Die einzige Möglichkeit für ihn zu essen bestand darin, sich hinzulegen und den Kopf vorwärtszuneigen, um sein einziges beweglich verbliebenes Gelenk bewegen zu können, um Essen in den Mund zu bekommen. Der Patient überlebte etwa ein Jahr.

Govender u. Charles (1987) beschrieben bei einem 52jährigen Patienten mit einer Spondylosis ankylopoetica eine Fraktur des Dens epistrophei. Der Verletzungsmechanismus bestand in einer Hyperextension der HWS mit Rückwärtsverlagerung.

2. Subaxiale Dislokationen und Frakturen zervikaler Wirbelkörper

Frakturen und solche mit Dislokationen können im gesamten Wirbelsäulenbereich vorkommen. Sie sind jedoch im Halswirbelsäulenbereich häufiger und führen zu Tetraplegien (Stiasny 1933; Bergmann 1949; Lob 1954; Sharp u. Purser 1961; Horworth u. Petrie 1964; Guttmann 1966; Braakman u. Penning 1971; Burke 1971; Hardy u. Rossier 1972).

Stiasny (1933) berichtete über einen Patienten mit einer Fraktur bei C5/C6 mit neurologischen Ausfallerscheinungen.

Lob (1954) teilte die Krankengeschichte eines Patienten mit, der aus 3 m Höhe herabfiel und mit dem Kopf aufschlug. Der Patient erlitt eine Winkelbildung der Wirbelsäule zwischen C6/C7 mit einer Separation des verknöcherten vorderen Längsbandes und einer Fraktur der Gelenkkapseln von C6, ohne daß es dabei zu einer Rückenmarksbeteiligung kam.

Bergmann (1949) veröffentlichte 4 Beobachtungen von Halswirbelsäulenfrakturen, meist zwischen C5 und C6. Diese Frakturen betrafen die Bandscheiben und nicht die

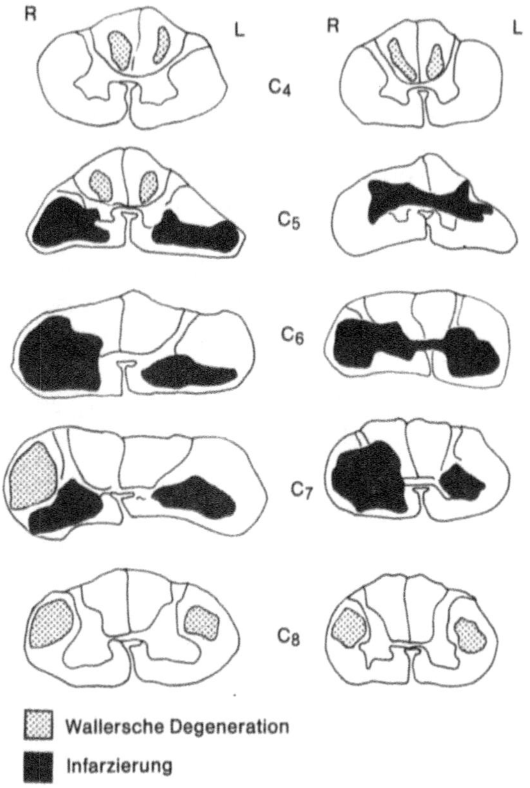

Abb. 215. Zeichnungen von Querschnitten des Rückenmarks von C4–C8 bei Patient 1 (*links*) und Patient 2 (*rechts*). Gepunktete Zonen zeigen Wallersche Degeneration und schwarze Zonen Infarzierung. (Aus HUGHES 1977)

Wirbelkörper selbst. Im allgemeinen bestand keine Beziehung zwischen dem Ausmaß der Dislokationen und der Schwere der Rückenmarksverletzungen. In einem Fall lag eine ausgeprägte Dislokation zwischen C5 und C6 vor, während die neurologischen Befunde geringfügig waren. In einer anderen Beobachtung dagegen mit Sturz unter Alkoholeinfluß mit Anprall gegen die Schulterregion bestand eine sofortige Tetraplegie, obwohl nur eine geringe Dislokation vorlag.

SHARP u. PURSER (1961) berichteten über Schäden am Rückenmark bei 7 der 22 Patienten ihrer Serie.

HUGHES (1977) veröffentlichte Krankengeschichte und morphologische Befunde von zwei Patienten, die an einer schweren Spondylitis ankylopoetica litten und bei denen eine spastische Parapare mit einer Parese der oberen Extremitäten verbunden war (Abb. 215). Bei beiden Patienten wurde bei der Autopsie eine Subluxation zwischen den Wirbelkörpern C4/C5 gefunden mit Rückwärtsverlagerung der oberen linken Kante des Wirbelkörpers von C5 in den Spinalkanal.

Fall 1: Die beim Tode 57jährige Patientin litt in den 7 vorhergehenden Jahren an einer schweren seropositiven rheumatischen Arthritis; sie war mit Steroiden und Azathioprine behandelt worden. *Röntgenaufnahmen* ergaben schwere Veränderungen an der *Halswirbelsäule* im Sinne einer Spondylosis ankylopoetica. Es entwickelte sich eine progressive spastische Paraparese, rechts stärker als links ausgeprägt, verbunden mit einer komplizierten Sensibilitätsstörung. Ein Jahr vor ihrem Tode entwickelte sich Schwäche in beiden

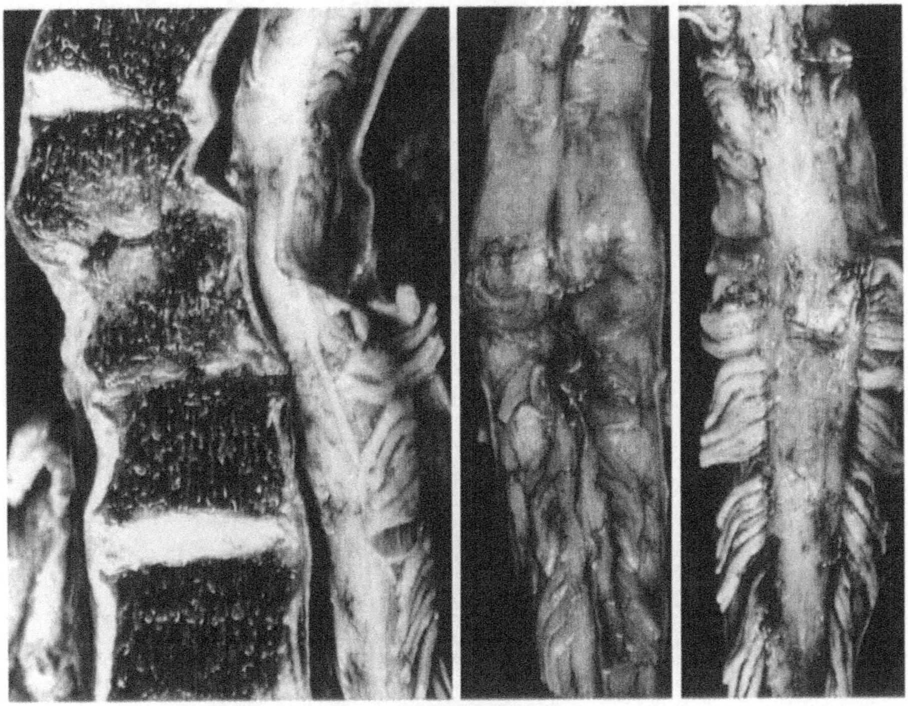

a b c

Abb. 216a–c. Sagittalschnitt durch die Halswirbelsäule. **a** Medialer Anteil der rechten Hälfte des Sagittalschnittes. Das Rückenmark ist wieder in den Spinalkanal eingelegt worden. Es liegt eine Subluxation bei C4/C5 vor, und es besteht eine Rückwärtsverlagerung der oberen und hinteren Kante des 5. Halswirbelkörpers. **b** Vorderfläche des Zervikalmarks mit Abflachung bei C4/C5. Das Rückenmark ist hier bleich und die A. spinalis ant. zeigt keine Füllung. **c** Die Rückfläche des Zervikalmarks zeigt Druckwirkung bei C3, C4 und bei C4/C5, verursacht durch die Laminae des 3. und 4. Halswirbelkörpers. (Aus HUGHES 1977)

Armen, rechts mehr als links. Die Patientin verstarb an den Folgen einer Bronchopneumonie.

Die Hals- und obere Brustwirbelsäule waren mit dem Rückenmark in situ fixiert worden. Die Aa. vertebrales waren mit Kontrastmitteln gefüllt worden und erwiesen sich als durchgängig. Es fand sich in der oberen Halswirbelsäulenregion eine nach hinten gerichtete Konvexität. Der untere Teil zeigte in vorderen Anteilen eine etwa 1,5 cm im Durchmesser messende Schwellung mit einer Vorwärtsprotrusion des 4. Halswirbelkörper (Abb. 216a, b). Die Laminae des 3. und 4. Halswirbelkörpers verursachten Eindellungen im Rückenmark. Zwischen C4 und C5 konnte eine Zwischenwirbelscheibe nicht nachgewiesen werden, in diesem Bereich lag eine Luxation vor. Die schwerste Eindellung des Rückenmarks war durch die Rückwärtsverlagerung der oberen Hinterkante des 5. Halswirbelkörpers verursacht. Ein Knochendorn ragte in das Halsmark hinein.

Die *weichen Häute des Rückenmarks* waren normal, abgesehen von einer Verdickung in der Nachbarschaft der Bandscheibe C4/C5. HUGHES hob hervor, daß eine einzelne A. spinalis ant. nachweisbar war, die ihren Hauptzufluß über die linksseitigen Nervenwurzeln von Th1 erhielt. Die Vorderfläche des Halsmarks am C4/C5 Segment war abgeflacht, wobei die A. spinalis ant. komprimiert worden war und kein Blut enthielt. Die erhebliche Eindellung des Rückenmarks (der antero-posteriore Durchmesser betrug 0,45 cm) und die Abblassung können in Abb. 216 gesehen werden. Horizontalschnitte des Rückenmarks zeigten eine etwa dreieckige Form dieser Struktur.

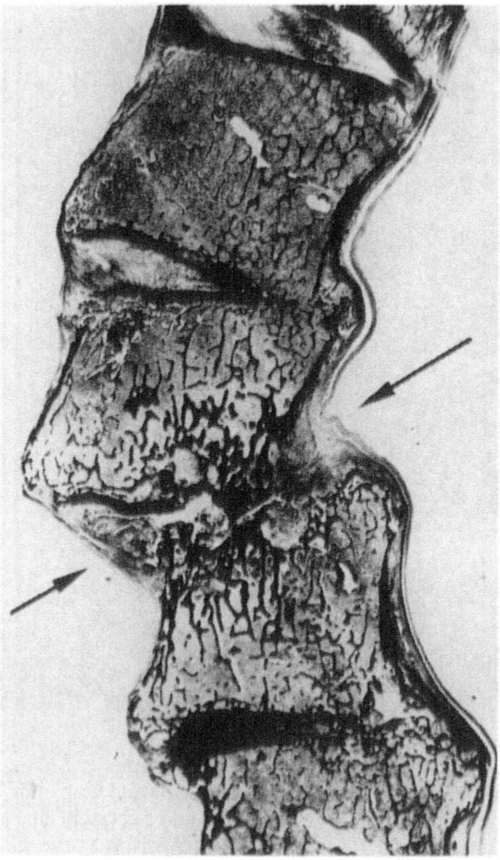

Abb. 217. Patient 1. Foto von einem Sagittalschnitt der entkalkten Halswirbelsäule. Es besteht eine Subluxation zwischen den Wirbelkörpern von C4 und C5 (*Pfeile*) mit adventitiellem Granulationsgewebe. Es finden sich degenerative Veränderungen an den Zwischenwirbelscheiben oberhalb und unterhalb der Subluxation. Weil, ×2,5. (Aus Hughes 1977)

Abbildung 217 zeigt einen Sagittalschnitt der entkalkten Wirbelsäule mit einer Subluxation zwischen den Wirbelkörpern von C4/C5 (Pfeile) mit adventiellem Granulationsgewebe.

Bei der *histologischen Untersuchung* – jedes Segment von C1–Th3 wurde untersucht – ergab sich, daß die Gefäße des Rückenmarks nicht verschlossen waren. Sowohl die A. spinalis ant. als auch die A. spinalis post. waren durchgängig. Die Kapillaren in den zentralen Anteilen des Rückenmarks von C4–C8 zeigten Proliferationen. Auch die spinalen Venen waren durchgängig. Das Rückenmark von C1–C4 zeigte Gewebsveränderungen im Sinne einer aufsteigenden Wallerschen Degeneration, besonders der Hinterstränge. In den Segmenten C5, C6 und C7 fand sich eine große unregelmäßig gestaltete Zone mit partieller Nekrose (Abb. 218, 219). Unterhalb von C7 wurden Zeichen einer Wallerschen Degeneration in beiden Pyramidenseitensträngen gesehen. Die spinalen Nervenwurzeln waren nicht direkt befallen, die geweblichen Veränderungen konnten als sekundär zu denen im Rückenmark aufgefaßt werden.

Fall 2: Der beim Tode 61jährige Patient hatte seit 11 Jahren an einer schweren rheumatischen Arthritis gelitten und war mit Steroiden behandelt worden. Während der

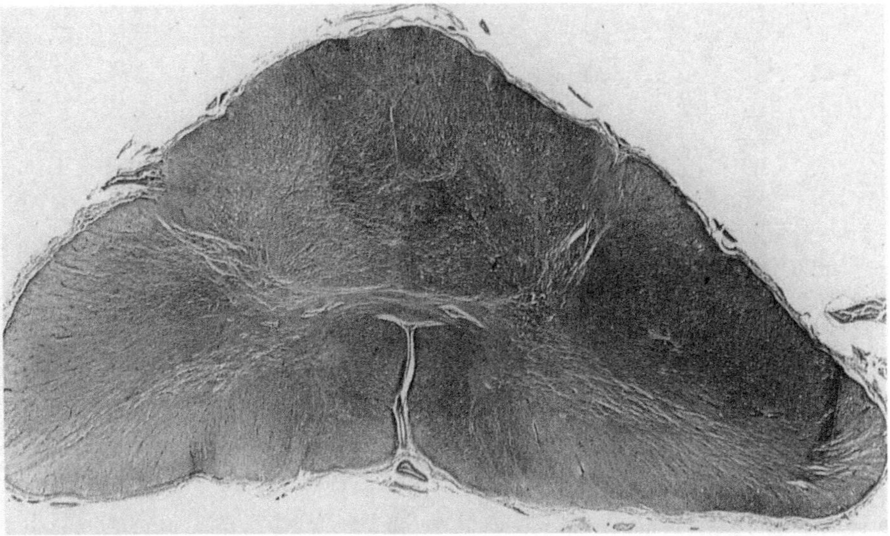

Abb. 218. Patient 1. Histologischer Schnitt durch das Halsmark in Höhe von C5. Das Halsmark zeigt einen unregelmäßigen dreieckigen Querschnitt. Abflachung der A. spinalis ant. Für Ausschnittvergrößerung s. Abb. 219. Weil Markscheidentechnik, ×10. (Aus HUGHES 1977)

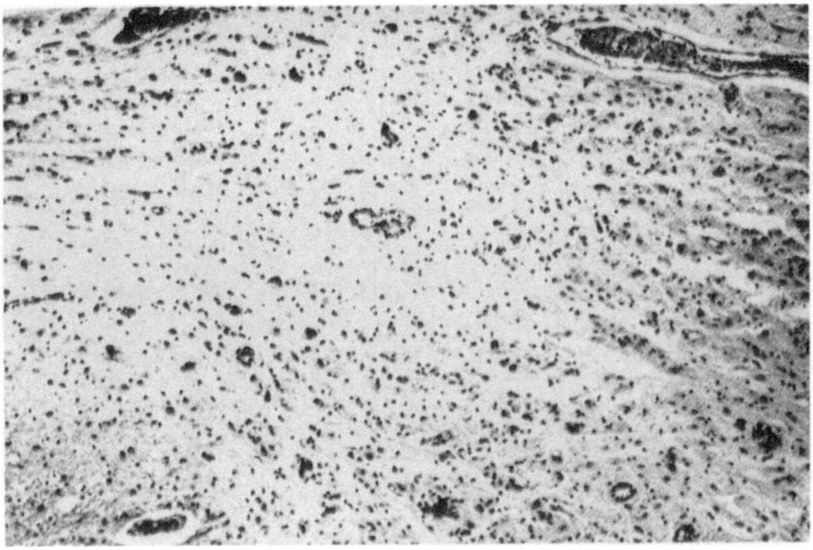

Abb. 219. Patient 1. Anteil des Zervikalmarks bei C5 mit Infarzierung im Bereich des linken Vorderhorns. Hämatoxylin-Eosin, ×60. (Aus HUGHES 1977)

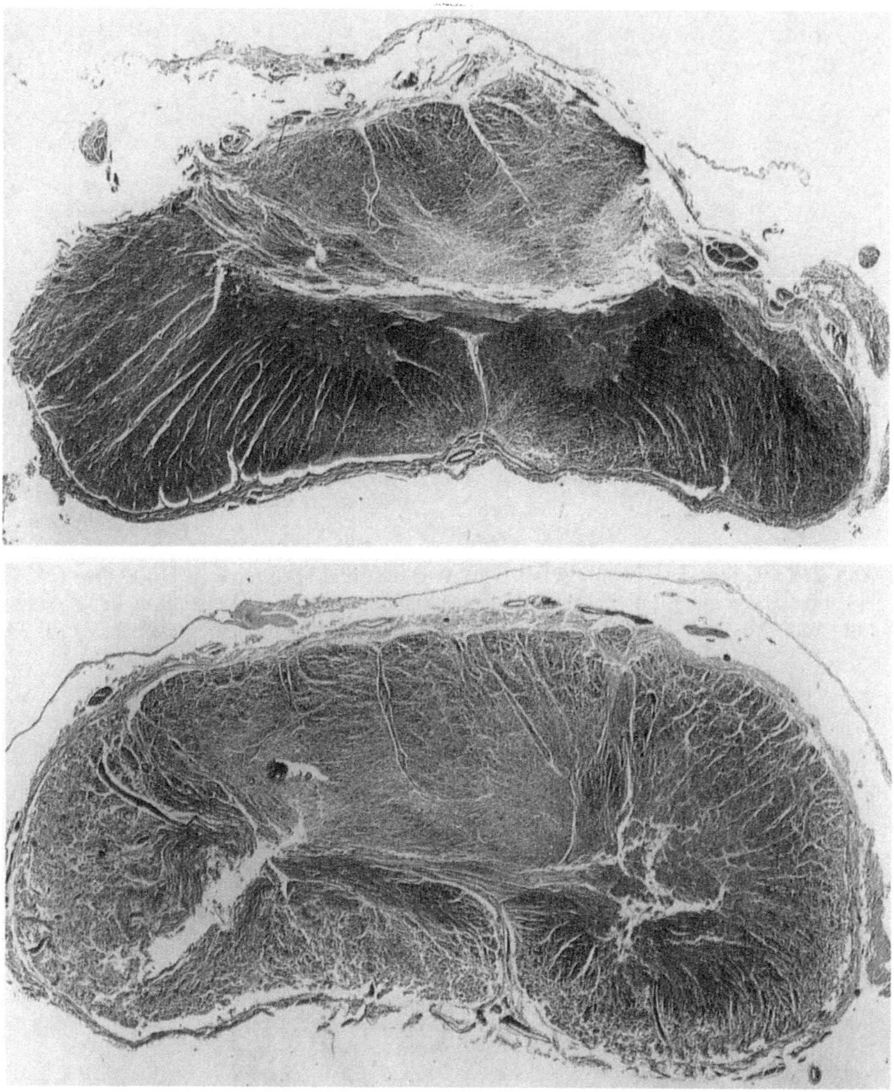

a b

Abb. 220 a, b. Patient 2. Histologischer Schnitt durch das Zervikalmark in Höhe von C5 und C6. **a** Halsmark bei C5. Dreieckige Form des Rückenmarks. Es besteht eine Fibrose der Meningen, die A. spinalis ant. ist abgeflacht. **b** Halsmark bei C6. Fibrose der Leptomeningen. Infarzierung des Rückenmarks. Weil Markscheidentechnik, ×10. (Aus Hughes 1977)

letzten beiden Lebensjahre hatte er eine Schwäche der oberen Extremitäten mit einer spastischen Paraparese entwickelt. *Röntgenaufnahmen der Wirbelsäule* ergaben schwere Veränderungen. Der Patient verstarb an den Folgen eines Herzkranzgefäßprozesses und einer Bronchopneumonie.

Teile der Okzipitalregion, die das Foramen occipitale magnum umgeben, wurden mit der Halswirbelsäule entfernt. Es bestand eine Skoliose mit einer Kurvenbildung von C2–C7 nach links konvex.

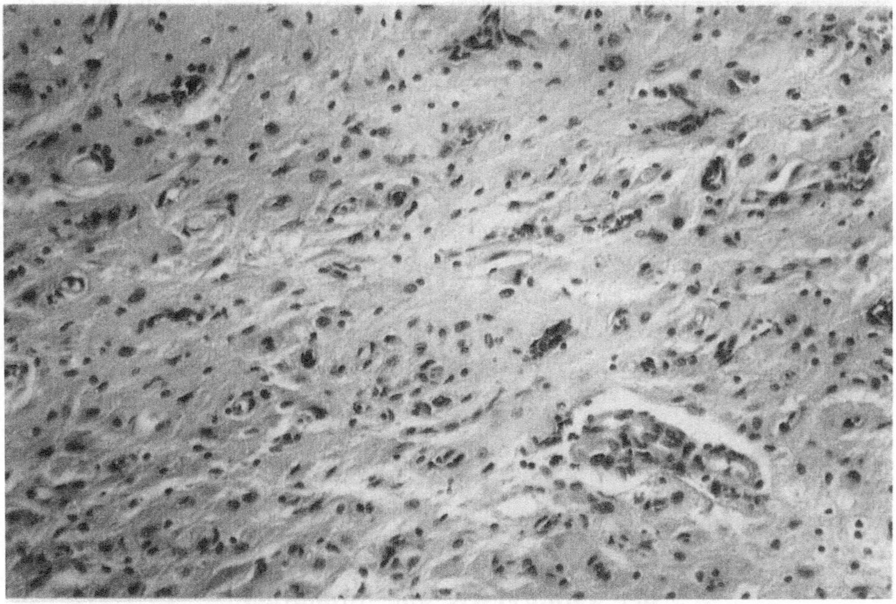

Abb. 221. Patient 2. Ausschnitt aus dem Halsmark in Höhe von C6 (gleicher Querschnitt wie in Abb. 220. Infarzierung eines Vorderhorns). Hämatoxylin-Eosin, ×125. (Aus Hughes 1977)

Die Halswirbelsäule wurde durch einen Sagittalschnitt, der der Kurvatur folgte, zerlegt, wobei Einzelheiten der Veränderungen an der Halswirbelsäule sichtbar wurden. Atlas und Axis waren verhältnismäßig normal. Die Bandscheibe zwischen C2 und C3 war degeneriert. Der Zwischenraum zwischen dem 3. und 4. Halswirbelkörper war stellenweise knöchern verbunden. Zwischen C4 und C5 lag eine Subluxation vor, bei der der obere Anteil nach vorn verlagert war. Die hintere obere Kante des 5. Halswirbelkörpers war nach hinten in den Spinalkanal verlagert, das Lumen erheblich einengend. Das Bild glich dem beim 1. Patienten gesehenen. Die Zwischenwirbelscheibe C4/C5 war infolge der Subluxation zerstört. Beide Aa. vertebrales waren durchgängig.

Zwischen C2 und C7 war das Halsmark erheblich verformt. An der Vorderfläche des Rückenmarks fanden sich Eindellungen durch die Segmente C5 und C6 (Abb. 220a, b; 221). Diese Segmente des Rückenmarks waren bleich und die A. spinalis ant. war blutlos. *Zerlegungen des Rückenmarks* in *Horizontalscheiben* zeigten eine dreieckförmige Konfiguration bei C5 und C6.

Die Segmente von C1–Th3 wurden eingehend histologisch untersucht. Die weichen Häute waren von C1–C8 verdickt, weniger ausgeprägt von Th1–Th3. Das Maximum der Verdickung bestand bei C5/C6. Die Blutgefäße waren durchgängig und zeigten keine Thromben oder Verschlüsse. Das Rückenmark von C1–C4 zeigte Veränderungen einer aufsteigenden Wallerschen Degeneration in den Hintersträngen. Im Bereich der Segmente von C5–C7 fanden sich Infarzierungen des Rückenmarks, die die rechtsseitigen weißen Strangareale und umgebenden Anteile des Vorderhorns einnahmen. Unterhalb von C7 lagen gewebliche Veränderungen im Sinne einer absteigenden Wallerschen Degeneration in den Pyramidenseitensträngen vor.

Sowohl die klinischen als auch die morphologischen Befunde sind erstaunlich ähnlich. Bei beiden Patienten hatte eine Spondylitis ankylopoetica über einen Zeitraum von vielen Jahren bestanden. In beiden Fällen lag röntgenologisch eine subaxiale Dislokation zwischen C4 und C5 vor. In beiden Fällen hatte ein Knochenanteil der oberen und hinteren Fläche des oberen Halswirbelkörpers (also C5) in den Spinalkanal hineingeragt und das

Rückenmark eingedrückt und komprimiert. Eine zentral gelegene Infarzierung des Rückenmarkgewebes hatte sich entwickelt. In beiden Fällen waren die Aa. vertebrales durchgängig und unauffällig, ebenso die A. spinalis ant. und A. spinalis post.

VII. Verletzungen der thorakolumbalen Region

Frakturen der ankylotischen Brust- und Lendenwirbelsäule kommen weniger häufig vor, sie wurden von ABDI (1904), GUTTMANN (1961), ROSENBERG u. HOROWITZ (1965), GRISOLIA et al. (1967), HANSEN et al. (1967), OSGOOD et al. (1973, 1975) sowie BERNINI et al. (1981) mitgeteilt. Sie kommen in dieser Region seltener als in der Zervikalregion vor. Ein Patient mit multiplen Wirbelsäulenfrakturen der ankylopoetischen Wirbelsäule bei Th3, Th4 und Th10, der an einer Paraplegie litt, wurde von BERNINI et al. (1981) beschrieben. Brust- und Lendenwirbelsäulenverletzungen, die Ähnlichkeiten mit Sicherheitsgurtverletzungen hatten, teilten GELMAN u. UMBER (1978) mit.

VIII. Läsionen der Cauda equina bei Spondylosis ankylopoetica

Läsionen der Cauda equina bei Spondylosis ankylopoetica sind sehr selten. BOWIE u. GLASGOW (1961) teilten die Befunde von 3 Patienten mit. Die neurologischen Symptome traten lange Zeit nach dem Vorliegen des rheumatischen Prozesses auf. Die Verfasser verweisen darauf, daß die Pathogenese der progressiven Cauda equina-Syndrome nicht erklärt werden kann. Die normalen myelographischen Befunde schließen eine Kompression von Nervenwurzeln durch einen hinteren Prolaps einer lumbalen Zwischenwirbelscheibe aus, auch ließ sich eine Arachnoiditis adhaesiva ausschließen.

AGNETTI et al. (1979) teilten die Befunde eines 54jährigen Patienten mit, der seit vielen Jahren an einer Spondylosis ankylopoetica litt. Der Patient war wegen einer alkoholischen Psychose stationär aufgenommen worden. Er hatte einen generalisierten tonisch-klonischen Krampfanfall, bei dem er zu Boden stürzte. Er klagte an den beiden folgenden Tagen über Nackenschmerzen. Drei Tage nach dem ersten Anfall kam es zu einem weiteren. Er hatte eine schlaffe Tetraparese. Es traten zwei weitere Krampfanfälle mit Niederstürzen auf. Wegen des neurologischen Befundes wurde eine Laminektomie von Th8–C6 ausgeführt, die ein epidurales Hämatom in dieser Region zeigte. Es lag eine Wirbelbogenfraktur von C6 vor.

IX. Strukturveränderungen an der Wirbelsäule

Die Strukturveränderungen an der Wirbelsäule selbst wurden von GIBSON (1957), HOPKINS (1967), BALL u. SHARP (1971) sowie HUGHES (1977) untersucht. Daraus kann entnommen werden, daß es sich um einen progredienten Prozeß handelt, bei dem ein Wirbelkörper gegenüber dem nächstgelegenen verlagert wurde. Die Bandscheibe wird infolge Ausbreitung des rheumatischen Granulationsgewebes zerstört. Diese Prozesse führen zu einer Lockerung im Gefüge der Wirbelsäule an den Zwischenwirbelscheiben und ermöglichen eine Luxation und Dislokation zwischen zwei aneinandergrenzenden Wirbelkörpern. Das rheumatische Granulationsgewebe besteht aus fibrösen Gewebewucherungen, polymorphkernigen Leukozyten, Lymphozyten, Plasmazellen und Histiozyten.

X. Verkalkungen und Verknöcherungen der Ligamente

Verkalkungen und Verknöcherungen der Ligamente verändern die Wirbelsäu- in eine lange starre Röhre (GUTTMANN 1966). Die Wirbelsäule bricht deshalb bei Belastung wie ein Röhrenknochen. Gleichzeitig vorliegende Osteoporose verstärkt die Verletzungsgefahr (MARTEL u. PAGE 1960). Die Fraktur verläuft in der Regel durch die Zwischenwirbelscheibe. Das Bild ist dem einer Hyperextensionsverletzung mit Riß des vorderen Längsbandes vergleichbar.

XI. Neuropathologische Befunde

HUGHES hebt hervor, daß in seinen beiden Beobachtungen, zentrale Anteile des Rückenmarks eine partielle Nekrose zeigten. In beiden Fällen waren die Aa. vertebrales durchgängig. Sie können jedoch betroffen sein in Fällen von Spondylitis ankylopoetica, bei denen es zu einer atlantookzipitalen Dislokation kommt (WEBB et al. 1968). Thrombosen der A. spinalis ant. bei zervikaler Spondylosis wurde mitgeteilt (HUGHES u. BROWNELL 1964), nicht jedoch bei Spondylosis ankylopoetica.

HUGHES (1977) nahm an, daß die zentral gelegenen Gewebeschäden am Rückenmark die Folge von intermittierenden Verschlüssen der Rückenmarksgefäße, besonders der A. spinalis ant., bei Kopf- und Halsbewegungen seien. Als Alternative führte dieser Autor Spasmen der spinalen Gefäße infolge der mechanischen Einwirkung an. Die letztgenannte Erklärung scheint mir weniger einleuchtend.

XII. Prozesse an der Aorta bei Patienten mit einer Spondylosis ankylopoetica

An der Aorta können bei Patienten mit einer Spondylosis ankylopoetica verschiedene Prozesse auftreten. Es können im einzelnen vorliegen: Dilatation des Klappenringes der Aorta (KEWALRAMANI et al. 1975) sowie aneurysmaartige Erweiterungen der thorakalen Aorta (DUVERNOY u. SCHATZ 1966). In der von FAZL et al. (1981) mitgeteilten Beobachtung war die Aorta mit dem verkalkten Lig. longitudinale ant. fest verbunden. Es fanden sich sonst keine anderen Veränderungen an der Aorta, mit Ausnahme einer Nekrose an der Stelle der Ruptur. Die Dislokation der gebrochenen Wirbelsäule führte zur Verletzung der Aorta.

Es handelte sich um einen 53jährigen Patienten mit einer Spondylosis ankylopoetica, der eine Fraktur der verknöcherten Wirbelsäule bei Th12/L1, als Folge eines geringfügigen Sturzes erlitt. Es lag eine Paraparese vor, Anurie und es bestand eine Ruptur der Aorta. Die *Autopsie* zeigte eine Fistel zwischen der Aorta und dem Subarachnoidalraum.

T. Frakturen der Wirbelsäule und deren Folgen bei Krampfbehandlungen, Epilepsie, Tetanus, Stürzen bei Unfällen, bei Suizidanten, im Alkoholrausch, durch Sicherheitsgurte und iatrogene Schäden

I. Wirbelsäulenfrakturen nach Elektro- und Cardiazolschockbehandlung

1. Einführung

Um Konvulsionen bei Elektroschockbehandlungen zu erzeugen, sind etwa 100–300 Volt für eine Dauer von 0,3 s notwendig.

2. Häufigkeit

Die Häufigkeit von Frakturen (nicht nur solche der Wirbelsäule) wird von Autoren wie folgt angegeben: In der Serie von 3000 behandelten Patienten von MEDUNA u. FRIEDMAN (1939) kamen sie in 1,1% vor und in der von SAMUEL (1943) in seiner Serie von 420 behandelten Patienten in 2,8%. KELLY (1954) fand Frakturen der Wirbelsäule bei 1% der 2200 mit Elektroschocks zwischen 1942 und 1952 behandelten Patienten. Insgesamt waren 37000 Konvulsionen induziert worden. Von den insgesamt 53 Frakturen und Dislokationen, die gesehen wurden, betrafen 21 die Wirbelsäule (Tabelle 88). Mehr als 80,9% der Frakturen traten bei Elektroschocks mit Ausnahme des ersten auf.

Einen wesentlich höheren Prozentsatz von Wirbelfrakturen berichteten POLATIN (1940) mit 40% und HOROWITZ (1940) mit 20%. TAYLOR (1943) berichtete dagegen, wie auch die weiter oben genannten Autoren, über nur 0,5–5% entsprechender Frakturen. Diese unterschiedlichen Zahlenangaben sind wohl damit zu erklären, daß in einigen Kliniken alle Patienten nach Elektroschockbehandlung röntgenologisch untersucht wurden. Während in anderen eine solche Untersuchung erst dann erfolgte, wenn über Beschwerden im Rückenbereich geklagt wurde.

Eine neuere Serie wurde LUTZ (1967) mitgeteilt. Bei 20 Patienten wurden nach Elektroschockbehandlung in 5% Wirbelbrüche diagnostiziert. Es handelte sich um 33 Patienten mit Kompressionsfrakturen, die zwischen dem 3. und 8. Brustwirbel auftraten. Die meisten waren leichter Natur, jedoch waren einige ausgeprägter. In keinem Fall lagen neurologische Ausfallerscheinungen vor. Alle Frakturen traten vor dem 5. Elektroschock auf.

Tabelle 88. Verteilung der Wirbelsäulenfrakturen bei Elektroschockbehandlung. (Aus J. P. KELLY 1954)

Brustwirbelsäule	4	5	6	7	8	8	10	11	12					
Lendenwirbelsäule										1	2	3	4	5
Zahl der Frakturen	5	4	5	5	2	2	2				ein Fall (2–4)			

3. Verteilung der Wirbelfrakturen

Die Verteilung der Wirbelsäulenfrakturen in der Serie von KELLY (1954) ergibt, daß von den 21 Beobachtungen 17 eine Fraktur eines einzelnen Wirbels, zwei eine Fraktur von zwei aneinander grenzenden Wirbeln (Th4 und Th5) und zwei eine Fraktur von 3 Wirbeln zeigten. Die Frakturen befanden sich in der Brustwirbelsäule mit einer Ausnahme, wo Frakturen bei L2 und L4 mit einer solchen bei Th10 kombiniert waren. Die häufigsten Lokalisationen waren Th4, Th5 oder Th6. Frakturen unterhalb von Th7 waren selten, es fanden sich keine im Halswirbelsäulenbereich.

4. Frakturtypen

Die als *Folge* der *Elektroschockbehandlung auftretenden Wirbelbrüche* bieten so viele Besonderheiten, daß ihre gesonderte Besprechung gerechtfertigt scheint. Sie zeigten nach Einführung der Elektroschocktherapie anstelle der Cardiazolschocktherapie eine dadurch verminderte Häufigkeit von Frakturen von 22% auf 5%.

Die Herabsetzung der Intensität der Konvulsionen durch Anwendung von Curarepräparaten (Succinylchlorid) führte auch zu einer weiteren Reduktion der Häufigkeit von Wirbelsäulenbrüchen.

Schockbehandlung mit Cardiazol wurde von MEDUNA (1935) beschrieben. Die Einführung von Elektroschock zur Behandlung von Patienten mit endogenen Psychosen durch CERLETTI u. BINI (1938) führte zu weiteren Beschreibungen von Frakturen an Röhrenknochen und Wirbelkörpern. *Die nach Elektroschockbehandlung vorkommende Wirbelfraktur ist ein Stauchungsbruch*, welcher nach wiederholter maximaler Beugung einer umschriebenen Region der Brustwirbelsäule mit heftigem Aufeinanderprall benachbarter Wirbelkörper in ihren vorderen Anteilen zustande kommt (Abb. 222). Es können im einzelnen vorliegen: (1) *Absprengung von kleinen Knochenfragmenten oder -keilen* aus dem *vorderen*

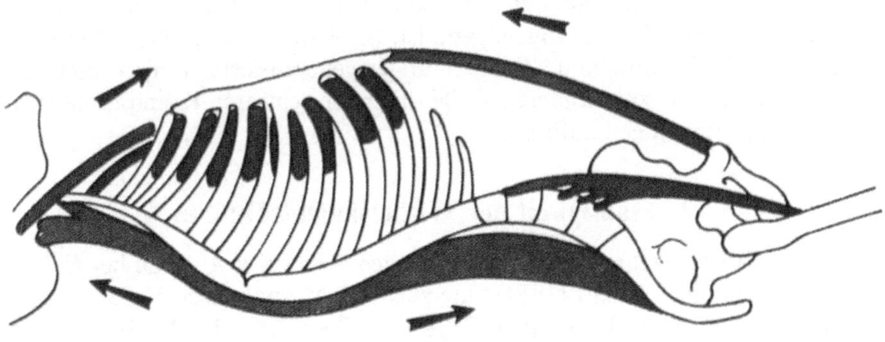

Abb. 222. Schematische Darstellung der im Krampfzustand auf die Wirbelsäule einwirkenden Muskelkräfte. Der große ventrale Muskelzug zwischen Füßen und Kopf, unter Zwischenschaltung der ebenfalls verkrampften Zwischenrippenmuskeln will die Wirbelsäule im ganzen vorwärts biegen. Die mächtigen Rückenstrecker halten krampfhaft Hals- und Lendenteil in Lordose fixiert. Deshalb kann sich allein über der Brustwirbelsäule die beugende Kraft auswirken, so daß dort der Zusammenbruch von Wirbelkörpern erfolgt. (Aus JUNGHANNS 1986)

Wirbelkörperanteil, (2) *Impressionen der ventralen Deckplatten mit Verminderung des vertikalen Durchmessers*, (3) *Zusammenstauchung der gesamten Spongiosa des* Wirbelkörpers oder (4) *keilförmige Kompression eines oder mehrerer Wirbelkörper*. Hervorzuheben ist, das immer die ventralen Anteile der Wirbelkörper befallen sind, daß Frakturen der Wirbelbögen sowie der Dornfortsätze nicht vorkommen. Daraus kann geschlossen werden, daß die wiederholten Beugungen während des Krampfes für den Schaden verantwortlich zu machen sind und nicht die Überstreckungen.

Bailsford (1948) nannte diese Frakturen „disc repercussion fracture", er gewann den Eindruck, als seien sie durch wiederholte „Schläge" ausgehämmert worden. Allgemein ist die obere Deckplatte des Wirbelkörpers beteiligt.

Die Keilform der Fraktur läßt daran denken, daß sie Folge plötzlicher Flexion sind, wie bereits weiter oben ausgeführt wurde. Es liegt noch ein anderer Typ vor, nämlich die bereits genannte „disc repercussion"-Fraktur, wobei Material der Zwischenwirbelscheibe in die obere Deckplatte eines Wirbelkörpers „gehämmert" wird.

Diese Frakturen gehen im allgemeinen ohne jegliche Schädigung von Nervenwurzeln und des Rückenmarks einher. Sie sind i. allg. nicht schwerwiegend, es war keine Fixierung notwendig. Neurologische Befunde lagen nicht vor.

Allgemein wird die Meinung vertreten, daß sich die Häufigkeit von Frakturen verringerte, nachdem die Cardiazolschocktherapie durch die Elektroschocktherapie ersetzt wurde. Smith et al. (1942) stellten eine Verringerung dieser Frakturen von 22% auf 5% fest.

II. Wirbelsäulenfrakturen nach generalisierten zerebralen Anfällen bei Epilepsie

1. Einführung

Die Literatur, die sich mit den Verletzungen der HWS bei Epileptikern, deren antikonvulsive Medikation ungenügend ist, beschäftigt, ist spärlich. Die Verletzungen der HWS sind einmal Folge häufiger generalisierter tonisch-klonischer Krampfanfälle und zum anderen Folge häufiger schwerer Krampfanfälle, bei denen Sturzverletzungen auftreten.

2. Häufigkeit der Wirbelsäulenfrakturen

Wirbelsäulenfrakturen nach *generalisierten zerebralen Anfällen* bei *Epilepsie* wurden beschrieben. Kelly (1954) untersuchte röntgenologisch 52 Patienten mit chronischer Epilepsie. Er fand 4 Fälle von Frakturen der Wirbelsäule, das entspricht einer Häufigkeit von 7,7%. Hervorzuheben ist, daß diese Frakturen vorher nicht bekannt waren. Die Angaben aus der Literatur schwanken erheblich. Cook u. Sands (1941) fanden Wirbelsäulenfrakturen bei 10,4%, Caplan (1946) bei 33%, Reed u. Dancey (1940) bei 34,2% und Moore et al. (1941) bei 66%. Vasconcelos (1973) beschrieb Kompressionsfrakturen bei etwa 15% der Patienten mit epileptischen Anfällen. Die Frakturen müssen auf die Muskelkontraktionen zurückgeführt werden (JUNGHANNS 1968). Frakturen als Folge von Stürzen bei Anfällen können in einzelnen Fällen nicht ausgeschlossen werden. Sie sind jedoch in der Regel auf die Muskelkontraktionen zurückzuführen.

ALLEN et al. (1982) beschrieben die Befunde an der HWS bei 7 solchen Epileptikern, die bei Krampfanfällen gestürzt waren und immer wieder Gewalteinwirkungen gegen die HWS erlitten hatten. Sie beschrieben Veränderungen an der HWS, die weit über das altersentsprechende Maß hinausgehen, nämlich: Blockwirbelbildungen mit Fraktur, Verknöcherung des vorderen und hinteren Längsbandes, hochgradig ausgeprägte Spondylosen und Spondylarthrosen und Hernien der Zwischenwirbelscheiben mit z.T. erheblichen Einengungen des Spinalkanals mit allen Folgeerscheinungen. Die Autoren verweisen besonders auf die Gefahr einer zervikalen Myelopathie als Folge dieser traumatischen Schäden hin.

3. Lokalisation

Die Lokalisation der Wirbelsäulenfrakturen bei Epileptikern ist von der Elektroschocktherapie verschieden. KELLY fand die Frakturen beim 1. Patienten bei Th 7 und L 3, beim 2. Patienten bei Th 8, beim 3. Patienten bei Th 12 und beim 4. Patienten bei L 3 und L 4. Keine Fraktur der Brustwirbelsäule wurde oberhalb von Th 7 gefunden. Etwa bei der Hälfte der Patienten ist ein Wirbelkörper befallen, es können jedoch auch zwei Wirbelkörper beteiligt sein.

4. Frakturtypen

Der Typ der Fraktur war dem bei Elektroschocktherapie ähnlich. Diese Frakturen sind sicherlich nicht die Folge von Sturzverletzungen, sondern Folge der Konvulsionen. Die Unterschiede im Verteilungsmuster bei beiden Gruppen können wohl durch den Umstand erklärt werden, daß die Epileptiker im allgemeinen stehen, wenn ihr Anfall beginnt, während Patienten, bei denen ein Elektroschock durchgeführt wird, auf ihrem Rücken liegen.

III. Wirbelsäulenfrakturen bei Tetanus

1. Einführung und Häufigkeit

Vorkommen von Wirbelsäulenfrakturen bei Tetanus wurden von verschiedenen Autoren beschrieben. Während eine Gruppe von Autoren, die über eine große Gruppe von 91 Beobachtungen berichteten, solche Komplikationen überhaupt nicht erwähnten, nennen andere Autoren etwa in 50% Wirbelsäulenfrakturen (DIETRICH et al. 1940; ZÜRCHER 1950; ARMENGAUD u. FRAMENT 1960; PIRAME 1963; DAVIS u. ROWLAND 1965), von VERONESI (1956) wurden sogar 88% angegeben. Frakturen der oberen Brustwirbelsäule bei Patienten in Westafrika, die an Tetanus litten, wurden von DAVIS u. ROWLAND (1965) mitgeteilt. Sie fanden solche Frakturen bei 19 von 33 Patienten mit einer ausgeprägten Kompression der Wirbelkörper bei Kindern. MUKHERJEE (1974) berichtete über ähnliche Frakturen und wertete die hierhergehörende Literatur aus. BOHRER teilte 1965 seine Beobachtungen aus dem Universitätshospital von Isphadan, Nigeria, mit, in dem jährlich etwa 200 Patienten mit akutem Tetanus behandelt werden.

2. Altersverteilung

Frakturen der Wirbelsäule bei Tetanus sind häufiger bei Patienten unter 20 Jahren (ROBERG 1937; DIETRICH et al. 1940; VERONESI 1956; PIRAME 1963; DAVIS u. ROWLAND 1965). COLANGELO (1959) teilte die Krankengeschichte eines 16jährigen Jungen mit Tetanus mit, der multiple Kompressionsfrakturen der 3.–9. Brustwirbelkörper hatte.

3. Geschlechtsverteilung

Die Frakturen treten häufiger beim männlichen Patienten auf (SCHMORL u. JUNGHANNS 1959; DAVIS u. ROWLAND 1965).

4. Lokalisation

Am häufigsten befallen sind Th4–Th8 mit Frakturen – am häufigsten vorkommend bei Th5 und Th6; sie sind darüber hinaus auch die schwersten (DIETRICH u. KARSHNER 1940; DAVIS u. ROWLAND 1965; ZÜRCHER 1950; ARMENGAUD u. FRAMENT 1960; ROBERG 1937; SCHMORL u. JUNGHANNS 1959; GOLDING 1950; QUINLAN 1954). In einzelnen Fällen können die Frakturen aber auch weiter nach kaudal bis zu Th9 vorkommen (DAVIS u. ROWLAND 1965; GOLDING 1950). Die Hals- und Lendenwirbelsäule ist fast nie befallen, obwohl einzelne Fälle beschrieben wurden (MIDDLEMISS 1961).

5. Pathologie der Wirbelkörperschäden

Die Wirbelkörper sind in der Horizontalebene gestaucht, mit oder ohne Vorliegen von Keilbildung anterior und einem verschiedenen Grad von Kyphose. Dislokationen kommen nicht vor, und die Deckplatten, Pedikel und andere Teile der Wirbelkörperbögen sind nicht beteiligt.

Die meisten Autoren hoben hervor, daß die Bandscheiben unverändert bleiben (DIETRICH u. KARSHNER 1940; ZÜRCHER 1950; QUINLAN 1954), jedoch sind vereinzelt auch traumatische Veränderungen an den Zwischenwirbelscheiben beschrieben worden (DAVIS u. ROWLAND 1965; BOHRER 1965).

6. Symptome der Tetanusinfektion

Man kann die Symptome nach Tetanusinfektion in 2 Gruppen einteilen: (1) Eine *beständige Zunahme* des *Muskeltonus* von verschiedenen Muskelgruppen mit dem Ergebnis von *Trismus* und *Risus sardonicus*, und (2) kommt es zu *intermittierenden Spasmen der Muskulatur*, sog. Tetanospasmen oder *tetanische Konvulsionen*. Die *klassische Stellung*, die der Patient einnimmt, ist die von *Opisthotonus mit gebeugten und adduzierten Armen* und *gestreckten Beinen und Füßen*. RAND (1938) sprach im Zusammenhang von Wirbelsäulenfrakturen bei Tetanus von einem „*paradoxen Symptomenkomplex*,“ nämlich das Vorkommen von Frakturen vom Flexionstyp bei einem Patienten in Opisthotonusstellung.

IV. Verletzungsmuster nach Stürzen bei Unfällen bei Suizidalen, Sturz im Alkoholrausch, durch Sicherheitsgurte und iatrogene Schäden

1. Verletzungsmuster der Rückenmarksläsion nach Unfällen und Suiziden

a) Einführung

Die Frage, die sich stellt, ist, ob sich die Verletzungsmuster der traumatischen Rückenmarksschäden bei verunfallten Patienten und Suizidalen voneinander unterscheiden.

Eine interessante Auswertung einer großen Serie von 783 Patienten mit einer Paraplegie legten Girard et al. (1980) vor, von denen 525 unfallbedingt waren.

Von allen Sturzverletzungen wurden die Sportverletzungen ausgeschlossen. Es lagen 132 Unfälle vor, Stürze von Dächern, Gerüsten, Bäumen etc.; sie machten 24,7% aller traumatischen Paraplegien aus und 24 suizidale Sprünge, 4,5% aller traumatischen Paraplegien.

Die Suizidanten waren jung (58,3% waren jünger als 30 Jahre, es fanden sich viele weiblichen Geschlechts unter ihnen (18 weiblich und 6 männlich). Alle Unfallopfer waren dagegen männlich.

47,6% der Suizidalen waren arbeitslos, im Vergleich zu 14,3% bei den Unfällen.

90% der Suizidalen hatten eine Vorgeschichte mit psychiatrischer Behandlung, der Fenstersturz ist oft der erste Suizidversuch und ein Drittel von ihnen findet während Behandlungen in Psychiatrischen Anstalten statt.

Tabelle 89 zeigt die unterschiedlichen verletzten Segmente bei Suizidanten und Unfällen.

Tabelle 89. Die Verteilung der Wirbelsäulen- und Rückenmarksverletzungen bei Suizidanten und Verunfallten. (Aus Girard et al. 1980)

	Fensterstürze 24 (4,5%)	Stürze anläßlich von Unfällen 133 (29,2%)
Region der Wirbelsäule		
Zervikal	6,9%	18,4%
Hohe Thorakalregion	20,7%	11,0 %
Untere Thorakalregion	10,3%	22,8%
Thorakolumbalregion	37,7%	39,7%
Lumbal	24,1%	8,0%
Höhe der Rückenmarksverletzung		
Tetraplegie	9,1%	25,6%
Th2–Th6	18,2%	14,0%
Th7–Th11	4,6%	20,6%
Th12–L1	18,2%	13,2%
L2–S2	45,5%	24,8%
Cauda equina	4,5%	1,7%
Gleichzeitige Frakturen von unteren Extremitäten und Becken	62,0%	27,0%

b) Verletzungen der Wirbelsäule

Verletzungen der Wirbelsäule zeigen die gleichen Segmente für Verletzungen der Brustwirbelsäule mit Th12–L1, es liegen jedoch Unterschiede für die Halswirbel- und Lendenwirbelsäulenregion vor. Suizidale haben in 24,1% Lendenwirbelsäulen- und in 6,9% zervikale Dislokationen im Gegensatz zu etwa 8% und 18,4% in der anderen Gruppe.

c) Verletzungen des Rückenmarks

Der Unterschied ist bei den Verletzungen des Rückenmarks in beiden Gruppen viel stärker, bei Suiziden ist die Thorakolumbalregion sehr viel häufiger betroffen.

Die Autoren fassen zusammen: Die Paraplegien nach Sprung aus dem Fenster treten hauptsächlich bei jungen arbeitslosen Frauen mit einer Vorgeschichte von psychiatrischer Behandlung auf. Die Wirbelsäulen- und Rückenmarksläsionen sind vorwiegend thorakolumbal.

Nach Ansicht der Autoren scheint eine Parallele zwischen der Sturzhöhe und dem Segment der Wirbelsäulenläsion zu bestehen. Sprünge aus dem 1. oder 2. Stockwerk führen meist zu Halswirbelsäulenschäden mit kombinierten traumatischen Schäden an Kopf und Thorax. Die Sprünge aus höheren Stockwerken führen bevorzugt zu thorakolumbalen und sakralen Verletzungen mit traumatischen Läsionen der unteren Extremitäten.

Girard et al. (1980) erinnern an den Beitrag von Toe (1978), der von seinen Erfahrungen in Rangoon berichtete. Dort sind die Kokosnußbäume sehr hoch und diejenigen, die sie erklettern, stürzen manchmal herab und machen dort etwa 70% aller Paraplegiker aus; die Läsionen betreffen die Thorakalregion.

Bei einem Fall auf die Füße ist die Thorakolumbalregion größeren Belastungen ausgesetzt als die Zervikalregion. In einem Prozentsatz ausgedrückt steigt die Belastung eines einzelnen zervikalen Wirbelkörpers von 7% des Gesamtgewichtes des Körpers auf etwa 25% bei Th6, auf etwa 50% bei L1 und 60% bei L5 (Rotondo 1975).

Gerard et al. (1980) sind der Meinung, daß der Suizidant mehr in vertikaler Position abspringt. Er sei mehr mit den Fallschirmspringern vergleichbar, bei denen die Thorakolumbalregion bevorzugt befallen ist (Teyssandier 1968).

2. Sturz im Alkoholrausch

Beim Sturz im Alkoholrausch liegen einige Besonderheiten vor, die eine getrennte Besprechung der Befunde rechtfertigen. Es handelt sich um einen Sturz aus dem Gang oder Stand auf ebener Grundlage. Im allgemeinen kommt es bei diesen Stürzen nicht zu ernsthaften Verletzungen, Störungen des Bewußtseins durch die Gewalteinwirkung liegen durchwegs nicht vor, man spricht häufig von Bagatellunfällen. Sonderfälle stellen Stürze von Betrunkenen beim Treppensteigen vor, die zu ernsthaften Schädelhirn- und Begleitverletzungen führen können.

Es gibt jedoch eine Sondergruppe der Sturzverletzungen auf die im folgenden eingegangen wird. Soyka (1961) beschrieb die Befunde bei 3 älteren Arbeitern, die in einem massiven Alkoholrausch stolperten und dabei nach vorn stürzten und mit dem Gesicht auf dem Boden aufschlugen. Diese Patienten zogen sich nur geringfügige Platz- oder Schürfwunden an Stirn und Wangen zu und verloren das Bewußtsein. Nach dem Erwachen hatten sie oder entwickelten sich bei ihnen erhebliche schlaffe Lähmungen und Sensibilitätsstörungen an den Armen und spastische Symptome an den Beinen.

Nach dem vermeintlichen Sturz im Alkoholrausch entwickelte sich, wie SOYKA (1961) angab, aufgrund einer direkten Gewalteinwirkung eine traumatische zervikale Hämatomyelie. Der Verfasser hob hervor, daß sich an der Wirbelsäule keine traumatischen Schäden nachweisen ließen; die Gewalteinwirkung müsse „indirekt" auf das Rückenmark eingewirkt haben.

Die Läsionen als indirekt zu bezeichnen, ist seitens des Verfassers berechtigt. Wir müssen uns aber vergegenwärtigen, daß der Terminus „indirekte Verletzung" aber auch in einem anderen Sinne gebraucht wird, nämlich um Verletzungen vom sog. Whiplashtyp zu beschreiben, bei denen die direkt auf den angeschnallten Torso einwirkende Gewalt indirekt über die Hals-Nackenregion auf den Kopf fortgeleitet wird.

Nicht berechtigt ist dagegen die klinische Diagnose einer traumatischen Hämatomyelie, um die pathomorphologischen Veränderungen zu beschreiben. Die Diagnose Hämatomyelie darf, wie ich im entsprechenden Kapitel, s. S. 74 bereits ausgeführt habe, nur feingeweblich gestellt werden. Unter den makroskopisch als sog. Hämtomyelie beschriebenen Alterationen handelt es sich fast immer um hämorrhagische Nekrosen.

So führt auch NEU (1961) in einer Diskussionsbemerkung zu der Mitteilung von SOYKA (1961) aus, daß er selbst 4 Patienten beobachtet habe, die die gleichen klinischen Erscheinungen zeigten, wie sie SOYKA beschrieb. Es heißt bei NEU: „Wir haben ferner bei der Obduktion eines Falles bei der Untersuchung des Rückenmarks nicht die Zeichen einer Hämtomyelie, sondern einer Nekrose feststellen können..."

Die hier geschilderten Verletzungen können als akute zentrale Rückenmarksverletzung (Syndrome of acute central spinal cord injury), wie von R. C. SCHNEIDER (1951) beschrieben, diagnostiziert werden. Einzelheiten zu diesem Syndrom sind auf S. 440 dargestellt.

Der Alkoholberauschte bietet bei Stürzen oder Unfällen weitere Probleme. Einmal kann die Alkoholwirkung Bewußtseinsstörungen und klinische Befunde maskieren, zum anderen hat sicherlich der Alkohol eine verschlimmernde Wirkung auf ein eventuell sich entwickelndes Hirnödem. Bei Berauschten sind auch die sonst vorhandenen Abstützmechanismen, die der Nüchterne bei Stürzen hat, entweder erheblich eingeschränkt oder aber fehlen ganz.

3. Verletzungen durch Sicherheitsgurte in Kraftfahrzeugen

Ein Syndrom von Frakturen der Wirbelsäule zwischen dem 1. und 3. Lendenwirbelkörper bei Kraftfahrzeuginsassen, die einen Sicherheitsgurt tragen, beschrieb CHANCE im Jahre 1948.

Dieses Syndrom besteht: (1) In einem Zerreißen des Wirbelkörpers durch einen horizontalen Riß, ebenso der Wirbelbögen und Pedikel, (2) es besteht keine oder nur eine minimale Erniedrigung der Vorderfläche des betroffenen Wirbelkörpers, (3) der nächstobere Wirbelkörper ist weder vorwärts noch seitwärts verlagert, und (4) die Lokalisation der Verletzung liegt in der Mehrzahl der Fälle zwischen dem 1. und 3. Lendenwirbelkörper.

Entsprechende Beobachtungen wurden von SMITH (1969) und FUENTES et al. (1984) mitgeteilt.

Im folgenden werden noch Beobachtungen mitgeteilt, bei denen es bei einer Schwangeren, die einen Bauchgurt angelegt hatte, bei einem Frontalzusammenstoß zu einer traumatischen Ruptur des Uterus gekommen war (RUBOVITS 1964) und bei einer aus dem Fahrzeug geschleuderten PKW-Fahrerin, die einen Diagonalgurt trug, zu einer Zerreißung der Wirbelsäule und des Rückenmarks bei C2/C3 gekommen war (BIERWAG 1970).

RUBOVITS (1964) beschrieb eine traumatische Ruptur eines Uterus mit einem 6 Monate alten Fötus durch einen Bauchgurt. Die im 6. Monat schwangere Patientin saß im rechten Frontsitz eines PKWs, der auf einer geteilten Fahrbahn bei etwa 35 Meil/h mit einem die mittlere Fahrbahnbegrenzung überrollenden PKW frontal zusammenstieß.

Die Patientin war nicht bewußtlos, sie hatte multiple Verletzungen im Gesichtsbereich und an den Extremitäten. Es fand sich ein bandartiger Abdruck des Bauchgurtes im unteren Abdominalbereich.

Der schwangere Uterus konnte durch Palpation getastet werden. Die Patientin hatte seit dem Unfall keine Kindesbewegungen mehr gespürt, es konnten auch keine fötalen Herztöne gehört werden.

Eine *Röntgenaufnahme* des Abdomen, die etwa 48 h nach dem Unfall vorgenommen wurde, ergab die Diagnose. Der Fötus lag quer im oberen Abdomen mit darüberliegenden Darmschlingen. Der Schatten des Uterus war im unteren Abdominalbereich sichtbar.

Eine Laparotomie zeigte einen Riß von etwa 6 cm Länge im linken Horn des Uterus. Plazentagewebe verschloß den Riß. Die Nabelschnur konnte in den oberen Bauchraum verfolgt werden, wo sich auch der tote Fötus befand.

BIERWAG (1970) beschrieb eine tödliche Verletzung durch einen Diagonalgurt. Eine 23jährige PKW-Fahrerin wird aus dem sich überschlagenden Fahrzeug durch eine aufgesprungene Tür hinausgeschleudert. Dabei bleibt sie mit dem Kopf in ihrem Diagonalgurt hängen, wobei zum einen durch die Kante des Sicherheitsgurtes die Haut, die vorderen Halsmuskeln und der Kehlkopf durchschnitten werden und zum anderen durch das „Momentum" des Körpers die Halswirbelsäule abgerissen wird. Die Wirbelsäule war im Bereich der Bandscheibe zwischen dem 2. und 3. Halswirbel abgetrennt, das zerrissene Rückenmark ragte einige Zentimeter aus dem unteren Teil hervor und dieser Teil der Halswirbelsäule lag mit dem Längsband und der prävertebralen Muskulatur bloß. Der kopfwärts gelegene Teil der Halswirbelsäule hing zusammen mit dem gebrochenen Zungenbein, dem Kehldeckel, Teilen der Schilddrüse und der zerissenen Halsmuskulatur an der Schädelbasis und am Unterkiefer. Auffallend war, daß die Halsschlagadern nicht durchtrennt, sondern an ihren Abgangsstellen, d.h. rechts an der A. anonyma und links am Aortenbogen, abgerissen waren.

4. Iatrogene Rückenmarkschäden

a) Einführung

Über iatrogene Rückenmarkschäden berichteten WEINGARTEN (1962), TOWBIN (1964), SCHWARZ u. BEVILACQUA (1964), KILLEN u. FORSTER (1966), BIKFALI u. CALATARUD-MALDONADO (1967), RÜDIGER u. WÖCKEL (1972), KONDO et al. (1979), SHIRAISHI et al. (1979) sowie MEINECKE (1978, 1979).

Eine zusammenfassende Darstellung von Rückenmarkschäden, die nach diagnostischen und therapeutischen Maßnahmen auftraten, legte MEINECKE (1978, 1979, 1980) vor.

b) Diagnostische und therapeutische Eingriffe, bei denen Rückenmarkschäden auftreten können

Rückenmarkschäden können nach diagnostischen und therapeutischen Maßnahmen auftreten. Derartige Schäden wurden beschrieben nach: (1) Arteriographie der A. vertebralis, (2) Aspirationsbiopsien von Halswirbelkörpern mit einer Nadel, (3) Akupunkturbehandlung, (4) Zugwirkung am Kopf, (5) Intubationsschäden bei akut Verletzten, (6) manueller Therapie, (7) Lagerung bei Röntgenaufnahmen akut Verletzter, (8) Kontrastmittelschäden und (9) *spinaler Anästhesie.*

(1) *Schäden nach Arteriographie der A. vertebralis* wurden in einem gesonderten Kapitel in der Abhandlung über die Schädelhirnverletzungen in Bd. 13/VI.B eingehend beschrieben, auf die ich verweise.

(2) *Aspirationsbiopsien von Halswirbelkörpern mit einer Nadel* werden allgemein als eine sichere Methode angesehen (HARTMAN u. PHALEN 1967; GLADSTEIN u. GRANTHAM 1974; COLLINS 1975; DEBNAM u. STAPLE 1975; EVARTS 1975).

MCLAUGLIN et al. (1976) berichteten über einen 18jährigen Sportler, der über Schmerzen in hinteren Nackenanteilen und beiden Armen klagte. Der Patient hatte anläßlich eines Ringwettbewerbes eine oberflächliche Verletzung des linken Ellbogens erlitten. Die Wunde war genäht worden, platzte auf und wurde erneut genäht. Im Wundsekret fand sich Staphylococcus aureus und für zwei Wochen wurden hohe Dosen von Keflex (cephalexin) verabfolgt. Der Patient hatte verschiedene Gewalteinwirkungen gegen die Hals-/Nackenregion bei Ausübung von amerikanischem Fußball und Ringen erlitten.

Die *Röntgenaufnahmen der Wirbelsäule* ergaben Verdacht auf einen infektiösen Prozeß der Zwischenwirbelscheibe C5/C6. Eine direkte Aspirationsbiopsie wurde durchgeführt und Material für einen Sensibilitätstest wurde injiziert und wieder aspiriert. Das aspirierte Material ergab keinen Bakteriennachweis.

Anderthalb Stunden nach der Aspiration lag eine Tetraparese vor. Patellar- und Achillessehnenreflexe fehlten. Anästhesie links unterhalb von Th8 und rechts unterhalb Th11. Die Paraparese bildete sich in den nächsten Stunden und Tagen zurück. Die physiologischen Eigenreflexe waren wieder auslösbar. Bei einer Nachuntersuchung 18 Monate später war der Patient beschwerdefrei und hatte einen unauffälligen neurologischen Befund.

Man kann nur vermuten, aufgrund welches Mechanismus sich die Tetraparese entwickelte. Sie kann die Folge einer Anschwellung, Blutung oder des Einspritzens der Kochsalzlösung gewesen sein.

(3) *Akupunkturbehandlung.* Schäden des Rückenmarks durch Akupunkturnadeln wurden von KONDO et al. (1979) sowie SHIRAISHI et al. (1979) mitgeteilt.

(4) *Zugwirkung am Kopf bei zervikaler Traktion* (FIEBRAND 1964; GUTTMANN 1971; BRAAKMAN u. PENNING 1971, 1976; BURKE 1971; MEINECKE 1974; FRIED 1974; FIELDING u.HAWKINS 1977).

(5) *Intubationsschäden bei akut Verletzten* (BRAAKMAN u. PENNING 1971).

(6) *Manuelle Therapie*. Diese Schäden werden besprochen in Bd. 13/VI.B.

(7) *Lagerung bei Röntgenaufnahmen akut Verletzter* (FOGELHOLM u. KARLI 1975; KLEMS 1977).

(8) *Kontrastmittelschäden*. MARGOLIS et al. (1956) untersuchten die Pathomorphologie und Topographie von Kontrastmediumschäden im Rückenmark von Hunden nach Injektionen in die Aorta. Die Autoren fanden schwere Schäden im Sinne einer Myelomalazie, Ergebnisse, die zeigen, daß das bisherige Konzept, daß Kontrastmittel lediglich einen vorübergehenden Effekt auf die Blut-Hirnschranke hinterlassen, falsch ist. Die Autoren gebrauchten eine 30% Lösung von Urokon. Die myelomalazischen Herde im Rückenmark sind scharf umschrieben und korrespondieren zu bestimmten Gefäßversorgungsgebieten. Es scheint, daß eine als toxisch anzusehende Konzentration von Kontrastmedium die Blut-Hirnschranke im Rückenmark durchdringt. Die Läsionen sind schwerer als die rein ischämischen, die nach einer Kompression der Aorta von einstündiger Dauer auftreten (KROGH 1945).

(9) *Spinale Anästhesie* (STÖHR u. MAYER 1976). SCHWARZ u. BEVILACQUA (1964) berichteten über Rückenmarksverletzungen nach spinaler Anästhesie. Berichte über mehrere Anästhetika die zur Zeit benutzt werden liegen vor. Klinisch kann es zu sofortiger Paraplegie oder einer solchen nach mehreren Wochen kommen. Bei histologischer Untersuchung lagen ausgedehnte Entmarkungen der weißen Substanz, Gefäßveränderungen und eine Arachnoiditis vor.

U. Intradurale Abrisse von Nervenwurzeln vom Rückenmark

I. Einführung

Intradurale Abrisse von Nervenwurzeln vom Rückenmark oder extraspinale Risse derselben können die Vorder- und Hinterwurzeln zu gleicher Zeit befallen. Da sich die distalen Wurzelenden retrahieren, füllt sich der entstehende Hohlraum mit Liquor. Es beginnt eine bindegewebige Proliferation von Zellen der Dura und Arachnoidea, die den Riß verschließen und den Hohlraum auskleiden. Es entsteht so eine *traumatische „falsche" Meningozele* (WHITE u. HANELIN 1954). Man kann auch von einem *posttraumatischen Diverticulum* sprechen. Da sich dieser Hohlraum mit Radiopaque füllt, kann er bei einer Myelographie sichtbar gemacht werden (FINNEY u. WULFMAN 1960; HARRIS et al. 1973).

II. Historisches

Ein intraduraler Ausriß von Nervenwurzeln, die den Plexus brachialis bilden, wurde von FRAZIER u. SKILLERN im Jahre 1911 beschrieben. MURPHEY (1949) teilte die Befunde bei Myelographien von Plexus brachialis Ausrissen mit und beschrieb „Pseudomeningozelen" oder „diverticulum – like structures extending through the intravertebral foramen into the brachial plexus".

Der erste intradurale lumbale Nervenwurzelausriß wurde von FINNEY u. WULFMAN (1960) beschrieben.

III. Verletzungen des Plexus brachialis

Stärkere Gewalteinwirkungen gegen Schulter oder Oberarm mit abrupten Bewegungen des Schulterblattes nach oben, unten oder außen führen zu massivem Zug am Plexus brachialis (FRYKHOLM 1951). *Infolge Traktion des Plexus brachialis kann es zu Ab- und Ausrissen desselben kommen.*

Der *Plexus brachialis* (*C5 – Th1*) ist mit seinen einzelnen epiduralen Nervenscheiden außerodentlich fest mit den Querfortsätzen der Halswirbelkörper verbunden. Das ergibt einen sehr guten Schutz der Nervenwurzeln gegen Überstreckung. Bei einer erheblichen Traktion reißen die Nervenwurzeln jedoch direkt am Rückenmark ab. Gewöhnlich sind mehrere oder sämtliche Segmente betroffen.

IV. Häufigkeit von Läsionen des Plexus brachialis

Um die Häufigkeit dieser kombinierten Verletzungen von Rückenmark und Plexus brachialis zu bestimmen, sahen GRUNDY u. SILVER (1983) das Archiv von 7000 Patienten des Stokes Mandeville Hospitals von 1944 bis August 1981 durch. Von diesen 7000 Patienten trugen 4965 traumatisch bedingte Lähmungen des Rückenmarks davon. Bei 31 dieser Fälle lagen kombinierte Verletzungen mit einer Schädigung des Plexus brachialis vor, das entspricht einer Häufigkeit von *einem* in 160 Fällen.

Als *Unfallursachen* fanden sich: 10 Motorradunfälle, 2 Motorradsoziusunfälle, 4 PKW-Unfälle, ein Unfall eines Frontsitzbeifahrers, ein Rücksitzbeifahrer, 3 Fahrradfahrer, 3 Fußgänger, 2 Patienten mit Stürzen aus der Höhe und 5 Schußverletzungen. Die 5 Patienten mit Schußverletzungen waren Soldaten, es handelte sich um Kriegsverletzungen. Keiner der Fahrzeugfahrer oder -insassen trug einen Sicherheitsgurt. 12 der Patienten (46%) waren Motorradfahrer im Alter zwischen 16 und 21 Jahren. 23 von den 26 Verletzten – die Schußverletzungen wurden hier ausgeklammert – trugen zusätzlich Schädelhirnverletzungen davon, oft sehr schwere; bei 19 Patienten lag Bewußtlosigkeit vor. Fünf von ihnen hatten eine Bewußtlosigkeit von mehr als 24 h.

Bei 5 Patienten bestand eine Tetraplegie, die Läsion des Plexus brachialis wurde inkorrekt der gleichzeitig vorhandenen Tetraplegie zugeschrieben.

Die Häufigkeit von Läsionen des Plexus brachialis bei schwer verletzten, aber überlebenden Motorradfahrern wurde mit 1 in 1000 angegeben (Editorial 1980), diese Verletzungen scheinen zuzunehmen (ANDREW u. WALLACE 1978).

V. Zervikale Ausrisse von Nervenwurzeln

Spinale Nervenwurzeln können vorzüglich durch Zugkräfte, die bei plötzlichen erheblichen Verlagerungen und/oder Deformationen von benachbarten Strukturen entstehen, mit denen sie in Verbindung stehen, verletzt werden. Wird eine Nervenwurzel über die Grenzen ihrer Elastizität gestreckt, kommt es zu traumatischen Schäden, besonders an ihrer schwächsten Stelle, meistens im Bereich ihrer Anheftung an das Rückenmark. Ausrisse von zervikalen Nervenwurzeln sind die schwerste Komplikation einer Reihe von erheblichen Verletzungen, bei denen extreme Bewegungen der Halswirbelsäule, ausgeprägte Verlagerungen der oberen Extremitäten im Schultergürtelbereich auftreten.

Bei diesen Verletzungstypen kommt es zu ausgeprägten Zugwirkungen an den Nervenwurzeln, die extravertebral im Bereich des Plexus brachialis zunächst auftreten. Diese Zugkräfte werden nach zentral weitergeleitet und führen, falls sie groß genug sind, zu Avulsionen der Nervenwurzeln vom Halsmark.

Zum Verständnis des Schädigungsmechanismus ist die Kenntnis der verschiedenen anatomischen Strukturen dieser Region notwendig.

Subarachnoidalraum: Feine Züge von Bindegewebe der Pia mater umschließen jede Nervenfaser mit einer endoneuralen Scheide. Die Nervenfasern der Wurzeln sind in parallel verlaufenden Bündeln angeordnet, die locker zusammenhängen. Die Nervenwurzeln haben keine epi- oder perineurale Scheiden wie sie periphere Nerven besitzen.

Obwohl das Endoneurium eine gewisse Stärke und Elastizität besitzt, ist der Zustand des Perineurium und in einem geringeren Maße das des Epineurium doch wichtiger, die Integrität der Nervenfasern zu erhalten, wenn ein peripherer Nervenstrang gestreckt wird (SUNDERLAND u. BRADLEY 1961). Ein Vergleich der

Stärke und Elastizität von spinalen Nervenwurzeln und peripheren Nerven ergibt, daß die erstgenannten eher reißen als die letztgenannten (SUNDERLAND u. BRADLEY 1961).

Wird eine Nervenwurzel gezerrt oder gestreckt, so ist die Dehnung bevor eine Schädigung der Strukturen eintritt von der Länge abhängig, denn kurze Nervenwurzeln reißen eher als lange. Weiterhin ist die Toleranz eines Nerven größer, je langsamer die Zugwirkung erfolgt, dagegen kommt es bei plötzlicher starker Zugwirkung eher zu traumatischen Schäden. Daraus ergibt sich, daß die sehr kurzen Nervenwurzeln des Plexus brachialis bei Traktionskräften besonders gefährdet sind.

Der Locus minoris resistenciae der spinalen Nervenwurzeln liegt an der Stelle, wo die Verbindung zum Halsmark besteht. Die Verbindungen, mit dem Lig. lenticulare sind derart, daß die Zugwirkung an der spinalen Dura mater auf das Halsmark weitergeleitet wird.

Foramen intervertebrale: Die Foramina intervertebralia für die Nervenwurzeln C5–C8 und Th1 stellen kurze Kanäle dar, die nur eine Länge von einigen Millimetern haben. SUNDERLAND (1974) hob hervor, daß der Terminus intervertebraler Tunnel treffender als Foramen intervertebrale sei, daß der letztgenannte jedoch als allgemein bekannt beibehalten werden müsse. Zu jedem Foramen intervertebrale findet sich eine vordere und eine hintere Nervenwurzel, die unmittelbar hinter dem Hinterwurzelganglion verschmelzen und den Nervus spinalis bilden.

Die anatomischen Beziehungen der verschiedenen Gewebe zeigt Abb. 223. Im Foramen intervertebrale zeigt jedes Paar von vorderen und hinteren Nervenwurzeln eine trichterförmige Ausstülpung der Arachnoidea und der spinalen Dura

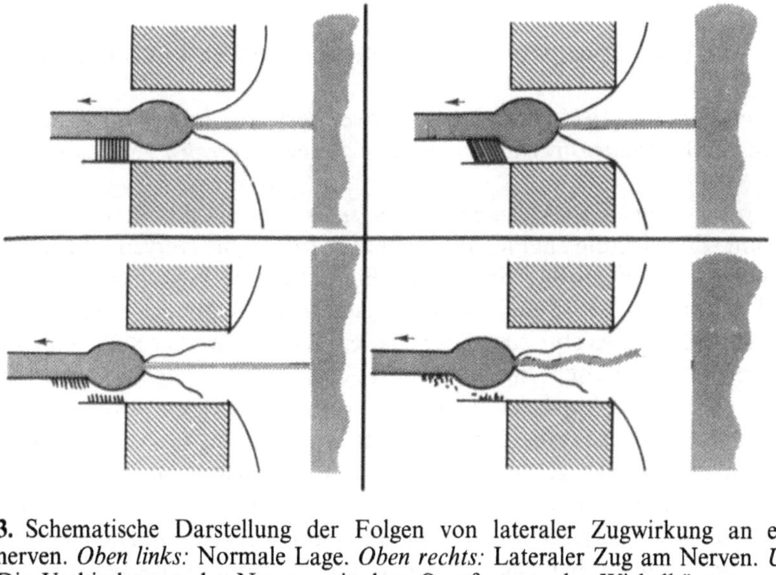

Ab. 223. Schematische Darstellung der Folgen von lateraler Zugwirkung an einem Spinalnerven. *Oben links:* Normale Lage. *Oben rechts:* Lateraler Zug am Nerven. *Unten links:* Die Verbindungen des Nerven mit dem Querfortsatz des Wirbelkörpers werden durchgerissen. *Unten rechts:* Ab- oder Ausriß der Nervenwurzel. Zur Vereinfachung ist lediglich eine Wurzel, die dorsale, abgebildet. (Aus SUNDERLAND 1974)

mater, so daß eine sackartige Ausdehnung des Durasackes entsteht. Am Trichtergrund durchdringt jede Nervenwurzel, sowohl die vordere als auch die hintere, die Meningen unabhängig voneinander; dabei sind sie von einer tunnelartigen Scheide, bestehend aus spinaler Dura mater und Arachnoidea, umgeben. Einige Nervenwurzeln ziehen intradural zunächst bis zu 8–10 mm unterhalb des Foramen intervertebrale, durch das sie verlaufen. Erst in diesem Bereich durchdringen sie die Arachnoidea und die spinale Dura mater. Die Nervenwurzeln zeigen daher bei ihrem Durchtritt durch die spinale Dura mater eine Winkelform (PFITZNER 1884; DUVAL u. GUILLAIN 1898, 1901; BALDWIN 1908; CORDIER et al. 1936; FRYKHOLM 1951; REID 1958, 1960; ROTH 1965, 1966; SHAPIRO 1968; NATHAN u. FEUERSTEIN 1970; ADAMS u. LOGUE 1971; SUNDERLAND 1974).

Das Bindegewebe, das das nervöse Parenchym im Bereich des Foramen intervertebrale umgibt, ist bedeutend dicker als der Durchmesser für die vorderen und hinteren Wurzeln. Bindegewebe und Nervenwurzeln nehmen nur etwa 35–50% des gesamten Durchmessers des Foramen intervertebrale ein, so daß noch reichlich freier Raum vorhanden ist. Hervorzuheben ist, daß das nervöse Parenchym und dessen Hüllen nicht mit der Wandung des Foramen intervertebrale verbunden sind, mit Ausnahme der Eintrittsregion, wo sich einige bindegewebige Fasern mit der Kapsel der Articulatio intervertebralis verbinden.

Funktionelle Besonderheiten: Die Nervenwurzeln und ihre Umhüllungen können sich bei Bewegungen der Wirbelsäule sowohl nach innen als auch nach außen durch das Foramen intervertebrale bewegen. Wirkt auf einen peripheren Nerven Zug ein, so können sich die Spinalnerven und die Wurzelnerven nach außen bewegen (DANA 1882; GILLETTE 1882; SYMINGTON 1882; BOWLBY 1889; DUVAL u. GUILLAIN 1898, 1900, 1901; MALLY 1899; EATON 1941; INMAN u. SAUNDERS 1942; SMITH 1956; SUNDERLAND 1974).

VI. Verletzungsmechanismen bei Nervenwurzelausrissen

SUNDERLAND (1974) unterscheidet zwei Verletzungsmechanismen: (1) Einen *peripheren Verletzungsmechanismus* und (2) einen *zentralen Verletzungsmechanismus.*

(1) Der *periphere Verletzungsmechanismus* ist recht gut untersucht und daher bekannt. Zugwirkung am Plexus brachialis wird auf die Nervenwurzeln fortgeleitet und erzeugt auch hier Streckung. Bei abnormer Zugwirkung treten Überstreckung und Ausrisse auf. Ausgeprägte Plexuslähmungen können die Folge sein. Schwere und Ausbreitung des Schadens hängt von einer Reihe von Variablen ab, wie Stärke, Zugrichtung und Zeitdauer der einwirkenden Kräfte. Zunächst kommt es zu einem Abriß der bindegewebigen Verbindungen des Spinalnerven mit dem Processus transversus. Das tritt dann ein, wenn der Querfortsatz frakturiert ist. Danach wird die gesamte Nervenwurzel mit dem Spinalnerven durch das Foramen intervertebrale nach außen gerissen. Dabei wird auch das spitze Ende der Duratasche ins Foramen gezogen und dort festgeklemmt. Die Nervenwurzeln stehen jetzt unter erheblicher Zugspannung. Die Endphase beginnt, wenn die spinale Dura mater reißt. Die Folge ist Abriß der Nervenwurzeln vom Rückenmark (SUNDERLAND 1974).

Es wird in der Literatur übereinstimmend darauf verwiesen, daß die vorderen Nervenwurzeln gegen Zugwirkung vulnerabler als die hinteren sind (GUILLENMOT 1897; ALPERT 1898; DUVAL u. GUILLAIN 1898, 1901; GALLAVARDIN u. REBATTU 1907; FRAZIER u. SKILLERN 1911; BOYER 1911; TURNER u. BAKST 1949; TARLOV u. DAY 1954; CARAYON et al. 1959; SUNDERLAND u. BRADLEY 1961; WEBER 1962; FLEMMING 1965; ROBLES 1968). Die Erklärung liegt darin, daß die Vorderwurzel dünner als die entsprechende Hinterwurzel ist. Ein weiterer Faktor besteht darin, daß die Hinterwurzel eine dickere durale Umhüllung hat als die Vorderwurzel (SUNDERLAND 1974).

Risse der *spinalen Dura mater* sind von der Ausbildung von *traumatischen Divertikeln* oder *Meningozelen*, die bis in oder gar durch die Foramen reichen können, abhängig. Sie lassen sich angiographisch darstellen (JAEGER u. WHITELY 1953; RAYLE et al. 1955; MENDELSOHN et al. 1957; TAYLOR 1962).

(2) Der *zentrale Verletzungsmechanismus:* Bei diesem Verletzungstyp muß die Hypothese gesichert werden, ob abrupte Bewegungen der Halswirbelsäule zu einer Überstreckung und schließlich zum Reißen der Spinalwurzeln führen können. Da die Länge der Nervenwurzeln sehr gering ist, sie betragen lediglich einige Millimeter, können abrupte Bewegungen sie zum Reißen bringen (SUNDERLAND 1974).

Die Zahl der Patienten mit traumatischen zervikalen Wurzelausrissen nimmt ständig zu. Es sind besonders die jungen Motorrad- und Mopedfahrer beteiligt.

JÖRGENSEN u. LUND (1985) beschrieben die Befunde von 7 Patienten, die traumatische zervikale Wurzelavulsionen aufwiesen. Die Patienten hatten ein Durchschnittsalter von 18 Jahren, alle hatten Unfälle mit zweirädrigen Motorfahrzeugen erlitten. Die Folgen waren Lähmungen der entsprechenden oberen Extremität und therapieresistente Phantomschmerzen. Eine chirurgische Behandlung ist nicht möglich.

VII. Kombinierte Verletzungen des Rückenmarks und des Plexus brachialis

Kombinierte Verletzungen von Rückenmark und Plexus brachialis können vorkommen: bei Patienten mit einer Fraktur der Halswirbelsäule, jedoch ohne Tetraplegie, bei denen das Halsmark nicht verletzt ist, kann eine Läsion des Plexus brachialis fälschlicherweise der Wirbelsäulenverletzung zugeschrieben werden.

Bei Patienten mit einer Fraktur der Brustwirbelsäule und einer Paraplegie, sind falsche Diagnosen von Frakturen der HWS und BWS mit Tetraplegie möglich.

VIII. Traumatische lumbosakrale Divertikel oder Meningozelen

Traumatische lumbosakrale Divertikel oder Meningozelen sind sehr viel seltener als solche im *Zervikalbereich* (NOSIK 1955; FINNEY u. WULFMAN 1960; GOODELL 1966; ALKER et al. 1967; PAYNE u. THOMSON 1969; CARLSON u. HOFFMAN

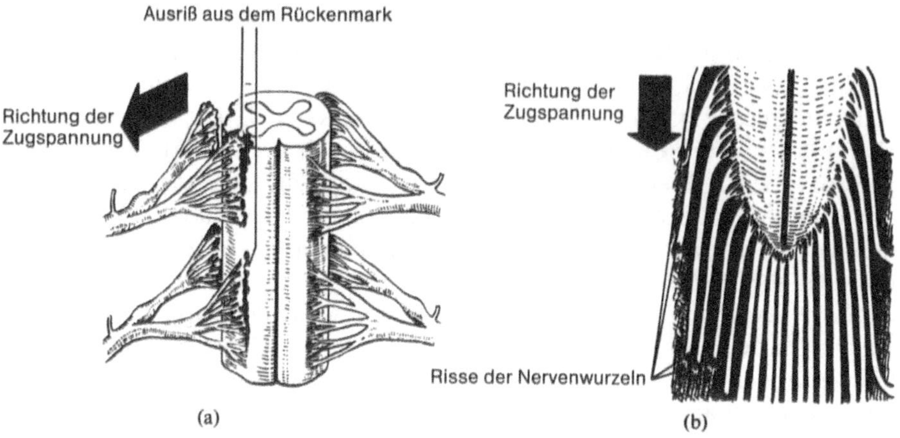

Abb. 224 a, b. Folge von Zugwirkung auf zervikale und lumbosakrale Nervenwurzeln. **a** Bei einer Verletzung des Plexus brachialis wirkt eine fast horizontale Zugkraft auf die zervikalen Nervenwurzeln ein. Ausrisse von Nervenwurzeln vom Rückenmark können die Folge sein. **b** Die Zugwirkung die sich bei Beckenfrakturen auf die lumbosakralen Nervenwurzeln auswirkt, ist fast, parallel zur Achse des Rückenmarks. Es treten Risse in den langen Wurzelnerven der Cauda equina auf. Ausrisse aus der Lumbalanschwellung des Rückenmarks sind nicht bekannt. (Aus HUITTINEN 1972)

1971; EISENBERG et al. 1972; HARRIS et al. 1973; MCLENNAN et al. 1973; BARNETT u. CONOLLY 1975; PADBERG u. COENE 1975; BARBERA et al. 1977).

Sie sind die Folge von Nervenwurzelausrissen in diesem Bereich. Da bisher nur 17 Fälle in der Literatur beschrieben wurden, könnte man sie für seltene Verletzungen halten. Jedoch zeigt eine Arbeit von HUITTINEN (1972), der 6 intradurale Verletzungen der lumbosakralen Nervenwurzeln bei 42 autoptisch untersuchten Fällen mit Beckenfrakturen untersuchte, daß die Zahl der klinischen Beobachtungen von traumatischen Nervenwurzelausrissen doch viel größer wäre, wenn mehr Patienten diese Verletzungen überleben würden und wenn bei an ihren Verletzungen erlegenen Patienten nach ihnen gefahndet würde.

Nicht in allen klinisch mitgeteilten Beobachtungen fanden sich röntgenologisch nachweisbare Beckenfrakturen oder Frakturen mit Luxationen des Sakroiliakalsegmentes. Es muß daher angenommen werden, daß maximale Zugwirkung durch den N. ischiadicus die Ursache der Ausrisse war (FINNEY u. WULFMAN 1960; CARLSON u. HOFFMAN 1971; EISENBERG et al. 1972; BARBERA et al. 1977).

Aus den pathologischen Untersuchungen von HUITTINEN (1972) können folgende Schlüsse gezogen werden: Nervenwurzeln der Cauda equina vom 3. Lumbal- bis zum 3. Sakralsegment sind proximal des Spinalganglions gerissen, jedoch distal von der lumbalen Rückenmarksanschwellung. Während die zervikalen Nervenwurzeln in einem rechten Winkel vom Halsmark abzweigen, verlaufen die Nervenwurzeln der Cauda equina dagegen fast parallel zum Rückenmark, bevor sie den Spinalkanal verlassen (Abb. 224a, b). Wirkt eine Zugbeanspruchung auf die Nervenwurzeln ein, so ist die Zugwirkung im Halsmarkbereich verschieden von der Cauda equina. Die verschiedene Vektorrichtung der Zugbeanspruchung erklärt die verschiedenen Typen des Gewebeschadens in der Zervikalregion und an der Cauda equina.

IX. Lumbosakrale Nervenverletzungen

Wegen der engen räumlichen Beziehungen des Plexus lumbosacralis zum knöchernen Becken treten traumatische Schäden, vor allem bei Frakturen mit Dislokationen von hinteren Anteilen des knöchernen Beckens, auf.

Die erste größere klinische Studie dieser Verletzungen mit einer ausführlichen Auswertung der Literatur wurde von Lam (1936) vorgelegt. Der Verfasser berichtete über 16 Patienten mit Beckenbrüchen, die er in einer Periode von einem Jahr sah. Von den 16 Patienten wiesen 6 zusätzlich Nervenverletzungen auf. Um diese Verletzungen detaillierter untersuchen zu können, wertete der gleiche Verfasser die Befunde von 100 aufeinanderfolgenden Patienten mit Beckenfrakturen aus.

Während die Häufigkeit von Nervenläsionen in der von Lam (1936) zusammengestellten Serie aus der Literatur lediglich 0,75% betrug, lag sie bei seiner eigenen Serie bei 9% (Tabelle 90).

In der Serie von Lam (1936) waren die folgenden Nerven beteiligt: Der Peronaeusanteil des N. ischiadicus (6mal), der N. cutaneus femoris lat. (3mal), in einem Falle bilateral, der N. glutaeus sup. (einmal) und dorsale Äste der ersten 3 Sakralnerven (einmal).

Es kann als gesichert gelten, daß Verletzungen von Nerven bei Pelvisfrakturen häufiger sind als allgemein angenommen wird. Solche Nervenverletzungen können auch dann vorkommen, wenn knöcherne Läsionen des hinteren Becken-

Tabelle 90. Zusammenfassende Darstellung der Häufigkeit von Nervenverletzungen in Serien von Beckenbrüchen, die in der Literatur mitgeteilt wurden. (Aus Lam 1936)

Autor	Zahl der Fälle	Zahl der Nervenverletzungen
Quain (1916)	127	0
Caldwell (1919)	1	0
Ryan (1920)	21	0
Forsee (1924)	6	0
Orator (1924)	61	3
Watts (1925)	46	1
Gunzer (1928)	24	2
Westerborn (1928)	306	2
Sever (1928)	51	1
Boorstein (1929)	100	0
Harding (1929)	127	0
Colp u. Findlay (1929)	35	0
Noland u. Conwell (1930)	125	3
Peabody (1930)	8	1
McNeely u. Willems (1930)	33	0
Todd (1931)	47	0
Parker (1931)	19	1
Magnus (1931)	587	0
Coray (1932)	5	0
Leadbetter (1933)	100	0
Noland u. Conwell (1933)	60	0
Insgesamt	1889	14

ringes fehlen. Weitere Beobachtungen wurden von BONIN (1945), PATTERSON u. MORTON (1961, 1972), GOODELL (1966), RAF (1966), FROMAN u. STEIN (1967), HUITTINEN u. SLATIS (1972) mitgeteilt.

Eine detaillierte pathologische Studie über 42 forensische Autopsien wurde von HUITTINEN (1972) vorgelegt. Die Patienten waren nach Arbeits-, Haushalts- und Verkehrsunfällen mit Beckenfrakturen verstorben. 46% der Patienten mit einer doppelten verticalen Fraktur des Beckens hatten einen neurologischen Dauerschaden, besonders an den lumbosacralen Segmenten. Risse von Nervenwurzeln der Cauda equina wurden in 6 Fällen gesehen, Spinalnerven vom 3. Lumbal- bis zum 3. Sakralsegment waren beteiligt. In einem Fall war die Läsion bilateral. Der Autor fand, daß sowohl die Vorder- als auch die Hinterwurzeln gerissen waren; die Rißstelle lag zwischen dem Spinalganglion und dem lumbalen Segment des Rückenmarks. Ausrisse aus dem Rückenmark selbst wurden nicht beobachtet. Traumatische Schäden waren sowohl auf Kompression als auch Überdehnung zurückzuführen. Histologisch lagen intraneurale, perineurale und epineurale Blutungen vor sowie Risse von Nervenfasern.

X. Kongenitale Verengung des Canalis spinalis in Kombination mit mechanischer Gewalteinwirkung und Spondylosis

Die klinischen radiologischen und pathologischen Befunde bei kongenitaler Stenose des Spinalkanals (congenital spinal stenosis) sind erst in den letzten 20 Jahren erkannt und beschrieben worden.

Eine kongenitale Verengung des Canalis spinalis im a.p. Durchmesser von 12 mm oder weniger muß als Gefahr für das Halsmark angesehen werden. Die normale Weite im a.p. Durchmesser reicht von 12–22 mm, bei einem Durchschnitt von 17 mm.

Die Stenose des zervikalen Spinalkanals kann zu schweren Myelopathien führen, wenn zusätzlich noch eine traumatische Schädigung der HWS oder eine Spondylose vorliegt.

STRATFORD (1977) berichtete über eine Serie von 12 Patienten, bei denen Messungen des sagittalen Durchmessers bei C4, C5 und C6 ergaben, daß mindestens ein Wert 12 mm oder weniger betrug. Alle 12 Patienten zeigten Anzeichen für das Vorliegen einer Myelopathie.

Die kongenitalen Stenosen können für viele Jahre symptomlos sein. Jedoch kann die *Trias* von *konnataler Stenose* des *Canalis spinalis*, von *mechanischer Gewalteinwirkung* und Spondylose entweder akut oder chronisch, zu einer schweren Myelopathie führen.

Nach Ansicht von GUELMANN et al. (1977) ist die Stenose des lumbalen Spinalkanals häufiger als die des zervikalen. Die Autoren berichteten über 35 Beobachtungen mit einer hauptsächlichen spondylotischen Ätiologie. Alle Patienten waren männlich und zwischen 50 und 70 Jahre alt. Schmerzen und Claudicatio waren die wesentlichen neurologischen Befunde.

V. Begleitverletzungen bei Wirbelsäulen-/Rückenmarksschäden

„Unter den Begriff „Begleitverletzung" fallen jene zusätzlichen Unfallfolgen, die nicht unmittelbar das Rückenmark betreffen. Das breite Spektrum reicht von der einfachen Prellung oder Wunde bis zur lebensbedrohlichen Mitbeteiligung des Hirns oder anderer innerer Organe" MEINECKE (1973). Man spricht auch von *Mehrfachverletzungen.*

Nach der Ansicht von MEINECKE (1973) ist das Ausmaß an Begleitverletzungen abhängig von der beim Unfall einwirkenden Gewalt. Das ist richtig, man sollte jedoch als zweiten wesentlichen Faktor die Vektorrichtung der einwirkenden Gewalt hinzufügen.

Bei Kriegsverletzungen beträgt die Häufigkeit der Begleitverletzungen 65% (BARNETT 1965), bei verwundeten Soldaten aus dem Vietnamkonflikt 67% (JACOBSON u. BORS 1971).

Der Anteil der Mehrfachverletzten unter den 900 Patienten der Serie von MEINECKE (1983) betrug 56%. Im einzelnen handelte es sich um Schädelhirn- und Brustkorbverletzungen, Frakturen der Gliedmaßen, Verletzungen der Bauchorgane und solche des Beckens.

Brustkorbverletzungen sind *häufig.* An die Möglichkeit eines verspätet auftretenden *Hämatothorax* muß gedacht werden, obwohl auf den ersten Röntgenaufnahmen keine Brüche sichtbar waren. Ein *Pneumothorax* kann *spontan* vorliegen aber auch *verspätet auftreten,* vor allem beim *Vorliegen von Rippenbrüchen.*

Frakturen von Gliedmaßen: Frakturen der langen Röhrenknochen liegen vor allem an den unteren Extremitäten vor.

Verletzungen der *Bauchorgane* können in Milzrupturen, Zwerchfellzerreißung, Magen-, Nieren-, Harnleiter-, Blasen- oder Harnröhrenverletzungen bestehen.

Bei Wirbelsäulen- und/oder Rückenmarksverletzungen muß immer an die große Zahl von Begleitverletzungen gedacht werden. GUTTMANN (1973) fand in einer Serie von 396 Patienten mit Lähmungen als Folge von Gewalteinwirkungen bei 113 (28%) schwerwiegende Begleitverletzungen von Schädel, Gehirn, langen Röhrenknochen, Becken, Rippen, Sternum, Schulterblatt und Schlüsselbein sowie inneren Organen. Über die Begleitverletzungen bei Stich- und Schnittverletzungen von Wirbelsäule und/oder Rückenmark habe ich an anderer Stelle ausführlich hingewiesen (s. S. 470). Über Begleitverletzungen von Thorax und Abdomen bei 18 Patienten mit Rückenmarksverletzungen berichteten BRICKER et al. (1971). SODERSTROM et al. (1983) werteten die Befunde von 288 Patienten mit Halsmarkverletzungen aus und fanden bei 12 signifikante intraabdominelle Verletzungen. MEINECKE (1968) berichtete, daß bei einer Serie von 595 Patienten mit traumatischen Schäden des Rückenmarks bei 340 (57,1%) Begleitverletzungen vorlagen, bei 31% Thoraxverletzungen und bei 37% Extremitätenverletzungen. Unter 250 Patienten mit Rückenmarksverletzungen fanden TRICOT u.

Tabelle 91. Art und Häufigkeit von Begleitverletzungen bei 588 Patienten mit Wirbelfrakturen. (Aus B. D. KATTHAGEN u. REHN 1980). 276 (= 46,94%) der Wirbelsäulenverletzten erlitten keine Begleitverletzungen. Bei 312 (= 53,06%) der Verletzten wurden 546 Begleitverletzungen gefunden. Es handelte sich hierbei um:

	Anzahl	%
1. Schädelverletzungen	126	23,08
2. Rippenbrüche	57	10,44
a) ohne Organbeteiligung	45	
b) mit Lungenverletzung	12	
3. Frakt. u. Lux. der oberen Gliedmaßen einschließlich Schultergürtel	57	10,44
4. Becken- und Kreuzbeinbrüche	52	9,52
5. Knöchelbrüche, Fersenbeinbrüche (17), Fußwurzel- und Mittelfußknochenbrüche Sprunggelenksluxationen u. -luxationsfrakturen	39	7,14
6. Frakt. u. Lux. Oberschenkel, Kniegelenk, Unterschenkel (ohne Knöchel)	35	6,41
7. Sternumfrakturen	2	0,37
8. Verbrennungen 1.–2. Grades	2	0,37
9. Blasenzerreißung	1	0,18
10. Weichteilverletzungen Körperprellungen, Zerrungen, kleine Wunden	175	32,05
	546	100,00

HALLOT (1968) nur 28 Begleitverletzungen. In einer Serie von 114 traumatischen Rückenmarksverletzungen sahen JACOBSON u. BORS (1970) in 67% wesentliche Begleitverletzungen.

Eine Sammelstatistik aus Angaben der Literatur mit 1525 Patienten, die von MEINECKE (1976) vorgelegt wurde, ergibt, daß bei 756 Verletzten (49,5%) Begleitverletzungen bestanden. BILOW (1978) fand unter 103 Querschnittsgelähmten in 39 Fällen (38%) Begleitverletzungen, FLESCH et al. (1977) unter 40 Patienten 17 (42,5%) und HUBBARD (1974) unter 63 Patienten 7 (50%).

Art und Häufigkeit der Begleitverletzungen bei 588 Patienten mit Wirbelsäulenfrakturen aus der Serie von KATTHAGEN u. REHN (1980) sind in Tabelle 91 dargestellt.

HALL et al. (1981), die 1007 Patienten mit Rückenmarksverletzungen behandelten, fanden bei 11 Fällen Risse des Zwerchfells. Diese Beobachtungen machten 2,7% der Patienten mit Rückenmarksläsionen unterhalb des mittleren Brustmarkes aus. Rippenfrakturen lagen bei 11,1% vor.

Wirbelsäulen- und/oder Rückenmarksverletzungen in mehreren Segmenten können bei schweren Gewalteinwirkungen vorkommen. CALENOFF et al. (1978) untersuchten 7 solcher Patienten und fanden 32 (4,5%) mit multiplen nicht miteinander in Verbindung stehenden Wirbelsäulenverletzungen. TOERGE et al. (1978) untersuchten 400 entsprechende Patienten und fanden 18 (4,5%) mit weiteren Wirbelsäulenverletzungen.

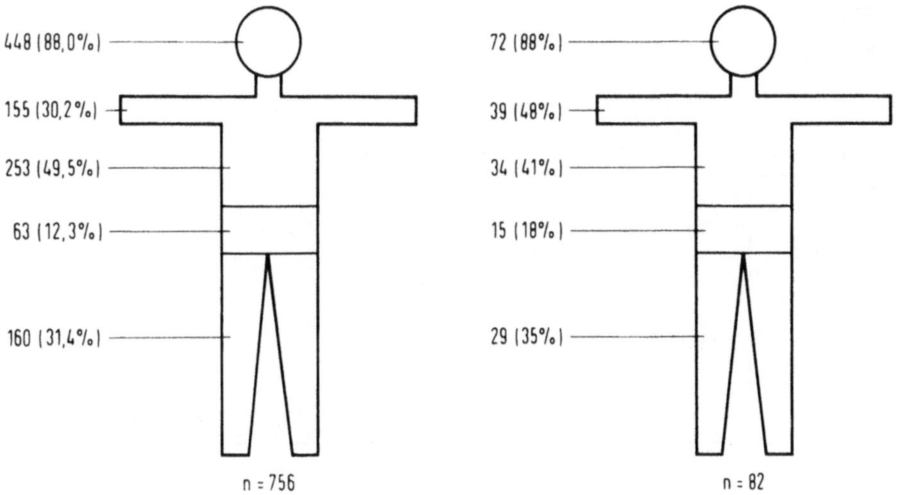

Abb. 225 a, b. Verteilung der Begleitverletzungen auf die einzelnen Körperabschnitte. (Krankenhaus Bergmannsheil Bochum). n = 756. Verteilung der Begleitverletzungen bei Querschnittslähmungen (Berufsgenossenschaftliches Unfallkrankenhaus Hamburg). n = 82. (Aus MEINECKE 1973)

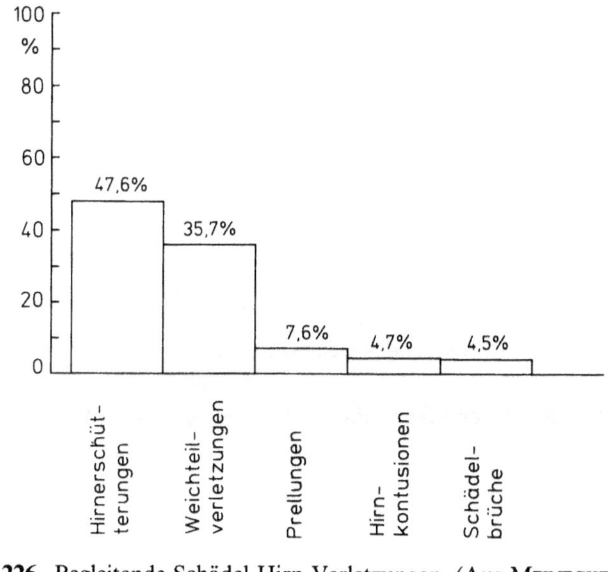

Abb. 226. Begleitende Schädel-Hirn-Verletzungen. (Aus MEINECKE 1980)

Verteilung der Begleitverletzungen

Im Zeitraum von 1963–1977 wurden im „Bergmannsheil" Bochum 588 Patienten mit knöchernen Wirbelverletzungen (ohne Berücksichtigung der Patienten mit Querschnittssymptomatik) stationär behandelt, davon 182 Zechenunfälle, 99 andere Arbeitsunfälle und 29 Wegeunfälle, insgesamt also 310 (ca. 53%)

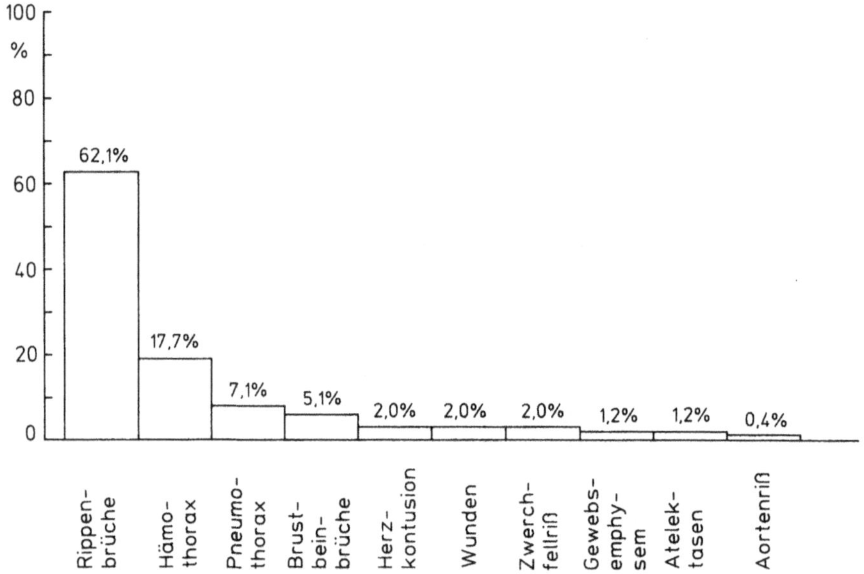

Abb. 227. Begleitende Brustkorbverletzungen. (Aus MEINECKE 1973)

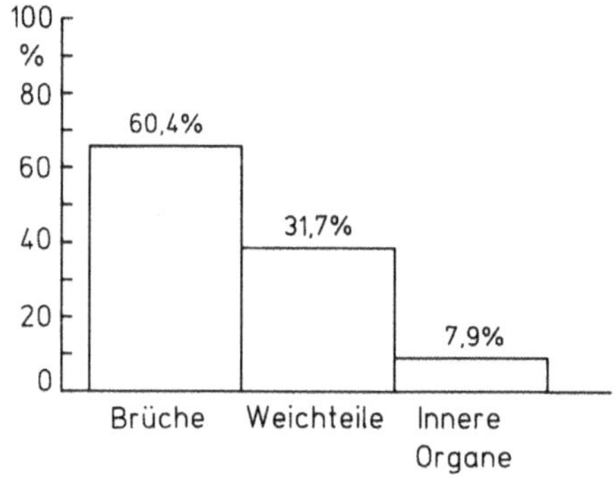

Abb. 228. Begleitende Becken-Bauch-Verletzungen. (Aus MEINECKE 1973)

berufsgenossenschaftlich versicherte Unfälle. 276 Patienten erlitten keine Begleitverletzungen, bei 312 der Verletzten wurden 546 Begleitverletzungen gefunden.

Die Verteilung der Begleitverletzungen auf die einzelnen Körperabschnitte bei 756 Beobachtung zeigt Abb. 225a, b. Die hervorstechende Mitbeteiligung des Schädels entspricht nach MEINECKE (1983) einer allgemeinen Erfahrung bei Mehrfachverletzten. Erste Ergebnisse in Hamburg (MEINECKE 1963) zeigen einen prozentualen Anstieg der Beteiligung der oberen Gliedmaßen und ein Absinken der Brustkorbbeteiligung. Eine Zunahme der Zweiradunfälle könnte als Ursache in Betracht kommen.

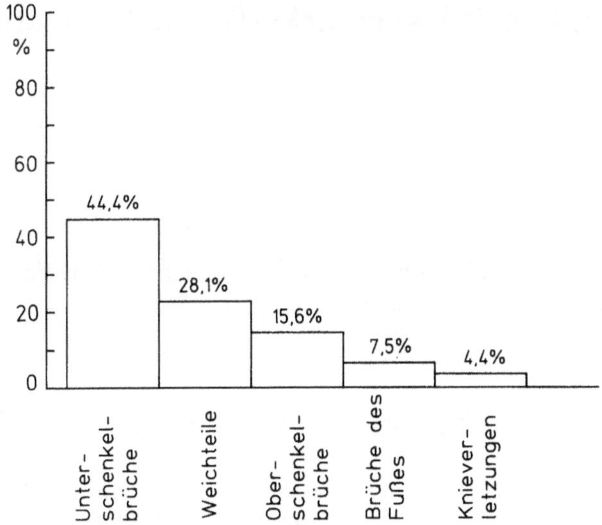

Abb. 229. Begleitende Verletzungen der unteren Gliedmaßen. (Aus MEINECKE 1973)

Begleitende Schädelhirnverletzungen sind in Abb. 226 dargestellt.
Brustkorbverletzungen finden sich in Abb. 227.
Bauch- und Beckenverletzungen zeigt Abb. 228.
Begleitende Verletzungen der Gliedmaßen sind in Abb. 229 dargestellt.

W. Trauma und Rückenmarks-/Wirbelsäulentumoren

Mitteilungen über Beobachtungen von Rückenmarks-/Wirbelsäulentumoren nach Gewalteinwirkungen sind sehr selten.

I. Intraspinales Meningeom

HOLLÄNDER et al. (1971) berichteten über eine 38jährige Patientin, bei der sich ein intraspinales Meningeom im Bereich einer 19 Jahre alten traumatischen Impressionsfraktur des 12. Brustwirbelkörpers fand. Die Autoren halten den Zusammenhang von Trauma und Meningeombildung für wahrscheinlich.

II. Spinale Epidermoide

Die erste Mitteilung eines intraspinalen Epidermoids stammt von CHIARI aus dem Jahre 1883. CRUVEILHIER (1829) hatte diese Geschwülste „Perltumoren" genannt.

Bei Lumbalpunktionen kann ein kleines durch die Punktionsnadel ausgestanztes Hautstück in den Subarachnoidalraum gepreßt werden, von dem aus sich *spinale Epidermoide* entwickeln können (MANNO et al. 1962; SHAYWITZ 1972; BATNITZKY et al. 1977; HALCROW et al. 1985). BERTRAND et al. (1956) sowie CHAPTAL et al. (1961) hatten die Hypothese vertreten, daß bei Lumbalpunktionen Hautfragmente durch die Punktionsnadel in den Subarachnoidalraum eingebracht werden, aus denen sich später Epidermoide bilden. OECONOMOS u. CARACALOS (1957) war die Häufigkeit von Epidermoiden bei Kindern aufgefallen, bei denen wegen einer Meningitis häufig Lumbalpunktionen durchgeführt worden waren. In diesem Zusammenhang ist eine Angabe von GIBSON u. NORRIS (1958) von Interesse, die bei 30 Fällen von Punktionen mit einer kleinen Nadel (18–23) in 69% Fragmente der Epidermis im Lumen der Nadeln nachgewiesen hatten. CHAPTAL et al. (1961) fanden ebenfalls in Punktionsnadeln, die ohne eine Stilette benutzt wurden, Hautfragmente.

OBLU et al. (1967) brachten Hautstückchen in den subarachnoidalen Raum von Hunden nach einer Laminektomie oder bei Hilfe einer Lumbalpunktion. Bei den nach 6 und 12 Monaten untersuchten Tieren zeigte die histologische Untersuchung Epidermoide.

Eine Autopsie bei einem Patienten, der 14 Jahre vor seinem Tode eine Schrotschußverletzung der Brustwirbelsäule erlitten hatte, ergab zahlreiche intradurale Epidermoide und Lipome, die als Folge der traumatischen Schädigung aufgefaßt wurden (SHMITH u. TIMPERLEY 1984).

III. Spinales Neurinom

HOLZER (1974) berichtete über einen Patienten, der 1945 als 34jähriger Soldat von einer Pistolenkugel rechts im Rücken getroffen wurde. Das Projektil durchschlug den rechten Wirbelbogen des 12. Brustwirbelkörpers und blieb im Bereich des Überganges zum

Wirbelkörper stecken. Im Lazarett wurde die Schußwunde operativ versorgt, das Projektil aus unbekannten Gründen belassen. Der Patient war nach Ausheilung der Wunde völlig beschwerdefrei.

24 Jahre später, im Jahre 1969, fiel dem Patienten auf, daß er den Kickstarter seines Motorrades mit dem rechten Fuß nicht mehr kraftvoll durchtreten konnte. Einige Monate später griff die Schwäche auch auf das linke Bein über.

Zwei Jahre später bestand bei *stationärer Aufnahme* eine inkomplette Querschnittslähmung ab Th11. Die *Röntgenaufnahme* der Brustwirbelsäule ließ einen metalldichten Fremdkörper am Übergang des rechten Wirbelbogens in den Wirbelkörper erkennen.

Bei der *Operation* sah man nach Entfernung des Wirbelbogens von L1 und des schon teilweise resezierten Wirbelbogens von Th12, daß die Spongiosa am rechten Ursprung des 12. Wirbelbogens grauschwarz verfärbt war. Darunter lag in unmittelbarer Nachbarschaft zum Abgang der Wurzel von Th12 das gesuchte Pistolengeschoß, das entfernt wurde. Der Abgang selbst war durch höckeriges Tumorgewebe von Olivengröße umgewandelt worden. Die Dura breit durchwachsend, zeigte sich ein intraduraler Teil eines Geschwulstes von einiger Größe, die den Conus medullaris von rechts her verdrängte und eindellte. Die Geschwulst war von einer Kapsel umgeben. Die *histologische Untersuchung* ergab ein *Neurinom.*

X. Bedeutung der Computertomographie für die Diagnose posttraumatischer Schäden an Wirbelsäule und Rückenmark

I. Einführung

Die radiologische Diagnose von Frakturen und Dislokationen der Wirbelsäule ist schwierig. Die Anatomie der Wirbelsäule ist verwickelt, ihre gekurvten Oberflächen umgreifen verschiedene Elemente und überlappen sie. Weiterhin sind die einzelnen Wirbelkörper durch eine Reihe von Komplexen und verschiedenartigen Gelenken miteinander verbunden. Die Wirbelkörper unterscheiden sich nicht nur in allen verschiedenen Regionen von zervikal bis kaudal, sondern innerhalb einer Region bestehen ebenfalls erhebliche Unterschiede in ihrer Form. Die Überlappung aneinanderliegender Wirbelstrukturen macht die Diagnose von traumatischen Schäden bei konventioneller röntgenologischer Untersuchung schwierig, oft unmöglich.

Einen bedeutenden Fortschritt in der Diagnostik brachte die Computertomographie und später die magnetische Resonance Imagingmethode. Diese Methoden erlaubten Darstellungen in praktisch jeder Ebene. Die Computertomographie ergibt eine delikate Darstellung der knöchernen Bestandteile der einzelnen Wirbel. Die magnetische Resonance Imagingmethode stellt besonders gut das Rückenmark, die Spinalwurzeln und das umliegende Weichteilgewebe dar.

Für eine ausgezeichnete Darstellung der traumatischen Schäden der Wirbelsäule mit Hilfe der klassischen Röntgenologie verweise ich auf die zusammenfassende Darstellung von GEHWEILER et al. (1980).

Die Einführung der Computertomographie der Wirbelsäule seit etwa 1975 hat die Diagnostik der traumatischen Schäden dieser Struktur bereichert und in gewissem Maße revolutioniert. Einzelheiten von knöchernen Läsionen der Wirbelsäule, Form und Integrität des Canalis spinalis und traumatische Schäden an der spinalen Dura mater können jetzt direkt sichtbar gemacht werden. Die Computertomographie liefert genaue Details der komplexen topographischen Beziehungen von knöchernen Anteilen von Wirbelsäule, Zwischenwirbelscheiben, Ligamenten, Gelenkkapseln, Gefäßen und umgebende paraspinalen Weichteilen (ALFIDI et al. 1977; POST 1980).

II. Vergleich konventioneller und computertomographischer Untersuchungen

Die besondere Bedeutung der Computertomographie für die Diagnose traumatischer Schäden an der Wirbelsäule liegt darin, daß Regionen, die bisher mit den klassischen Röntgenmethoden nur beschränkt untersucht werden konnten, wie der kraniozervikale Übergang und die zervikothorakale Übergangsregion mit dieser neuen Methode einer weit besseren Diagnostik zugänglich sind.

Die Computertomographie ist bei Frakturen und Luxationen der Wirbelsäule dann angebracht, wenn die konventionelle Röntgenologie diagnostisch nicht ausreicht. Diese Methode leistet besonders gute diagnostische Hilfen bei traumatischen Prozessen der kraniozervikalen Übergangsregion, wie Frakturen des Dornfortsatzes des Epistropheus, Frakturen mit Dislokationen der atlantoaxialen Verbindungen und Frakturen, der Gelenkfazettengelenke (BINET et al. 1977; MARAVILLA et al. 1978).

Frakturen des vorderen und hinteren Bogens des Atlas sind manchmal an Röntgenaufnahmen schwierig zu diagnostizieren, die Computertomographie ist hier überlegen.

Die *Jefferson-Berstungsfraktur des Atlas* (JEFFERSON 1920) kann auf lateralen Röntgenaufnahmen gelegentlich nicht erfaßt werden. Liegen irgendwelche Zweifel an der endgültigen Diagnose vor, so ist eine computertomographische Untersuchung angezeigt.

Frakturen des Epistropheus können verschiedene Komponenten dieses Halswirbels befallen. Sie können mit einer atlantoaxialen Dislokation verbunden sein.

Die *Henkersfraktur* (*hangman's fracture*) stellt eine bilaterale Fraktur durch die Pedikel zwischen dem Wirbelkörper und dem hinteren Bogen, als auch Subluxation des Wirbelkörpers des Axis nach vorn über C3 dar. Verletzungen der Zwischenwirbelscheibe C2/C3 können zusätzlich vorliegen (HARDY 1966; GEHWEILER et al. 1980). Die röntgenologische Darstellung erfordert eine genaue Erfassung der Anatomie von Atlas und Axis. Das Computertomogramm zeigt deutlich den Spinalkanal, ebenso Frakturfragmente, die in den Spinalkanal verlagert sein können.

Bei *atlantoaxialen Frakturen mit Dislokationen* zeigt sich im Röntgenbild eine Vergrößerung des Abstandes zwischen dem Zahnfortsatz und dem vorderen Atlasbogen. Die röntgenologische Diagnose läßt sich gewöhnlich mit der Lateralaufnahme stellen. In Zweifelsfällen muß ein Computertomogramm durchgeführt werden.

Bei der *Tränentropfenfraktur mit Dislokationen* ist gewöhnlich ein Wirbelkörper, meist an der unteren Halswirbelsäule, betroffen. Diese sehr instabilen Frakturen sind gewöhnlich mit schweren Weichteilverletzungen kombiniert, vor allem Durchtrennung des Lig. longitudinale post., von Zwischenwirbelscheiben und manchmal auch dem Lig. longitudinale ant. Die Röntgendiagnose stellt gewöhnlich kein Problem dar.

Berstungsfrakturen der unteren Halswirbelsäule haben einen ähnlichen Mechanismus wie die Jefferson-Fraktur von C1. Eine axiale auf den Vertex einwirkende Gewalt stellt bei einer aufrecht gehaltenen HWS die Verletzungsursache dar. Starke axiale Kräfte wirken auf die Zwischenwirbelscheiben ein. Bleibt der Annulus fibrosus intakt, so kann der Nucleus pulposus in einen unter ihm liegenden Wirbelkörper gedrückt werden. Dabei kommt es zu einer explosionsartigen Berstung dieses Wirbelkörpers. Die Fragmente können in alle Richtungen verlagert werden, auch nach hinten und in den Wirbelkanal. Die Computertomographie ist die optimale diagnostische Methode, weil sie das Ausmaß der Frakturverlagerung in den Wirbelkanal am besten zeigt.

Die *Schipperfraktur* (*Clay Shoveler's fracture*) stellt eine Abrißfraktur der Dornfortsätze von Th1, C7 oder Th2 dar (CANCELMO 1972). Die röntgenologische Diagnose ist gewöhnlich im seitlichen Strahlengang gut möglich. Das abgerissene Dornfortsatzfragment ist schräg in der Horizontalebene sichtbar.

Die *Sicherheitsgurtfrakturen* stellen Hyperflexionsfrakturen mit Dislokationen dar, die bei Personen auftreten, die einen Bauchgurt ohne Schultergurt tragen. Im allgemeinen sind die oberen lumbalen Wirbelkörper betroffen. Eine Einteilung dieser Frakturen mit Dislokationen kann in zwei Gruppen vorgenommen werden:

(1) Abrisse der hinteren Ligamente, bei denen das Lig. longitudinale post., die Gelenke der Apophysen und Zwischenwirbelscheiben beteiligt sind, ohne daß es zu knöchernen Verletzungen gekommen ist, oder aber Abrißfrakturen der Gelenkfortsätze.

(2) Hintere Abrißfrakturen der Wirbelbogen in einer mehr oder minder horizontalen Ebene. Es gibt 3 Varianten dieser Fraktur:

(a) Smith-Fraktur (SMITH u. KÄUFER 1969) bei der eine horizontale Fraktur durch den hinteren Wirbelbogen, nicht jedoch durch den Dornfortsatz verläuft. Das Lig. interspinosum und Lig. supraspinosum ist ebenfalls gerissen. Eine kleine Fraktur des posterior-superioren Anteils des Wirbelkörpers liegt vor.

(b) Chance-Fraktur (CHANCE 1948); sie ist ähnlich der Smith-Fraktur, hier setzt sich die Fraktur durch die Dornfortsätze fort.

(c) Horizontalfraktur, bei der eine horizontale Bogenfraktur durch den Wirbelkörper verläuft, der nach vorn verlagert ist, so daß eine vollständige transversale Durchtrennung oder Spaltung der Wirbelsäule vorliegt. Für eine eindeutige Diagnose ist eine Computertomographie notwendig.

Stenosen des Wirbelkanals als Komplikation einer Fraktur mit einer Dislokation können zu traumatischen Schäden am Rückenmark führen. Für eine eindeutige Diagnose ist hier die Computertomographie notwendig.

IMHOF et al. (1986) berichteten bei 41 Unfallpatienten über vergleichende konventionelle und computertomographische Untersuchungen bei Wirbelsäulenverletzungen. Die Computertomographie erwies sich vor allem beim Nachweis von Frakturen der mittleren und hinteren osteoligamentären Wirbelsäulenabschnitte, beim Nachweis von Frakturfragmenten im Wirbelkanal, bei Wirbelkanaleinengungen sowie bei intra- und paraspinalen Weichteilveränderungen als vorteilhaft. Als nicht unwesentlicher Nebenaspekt wird auf die Möglichkeit einer gleichzeitigen computertomographischen Untersuchung von gesamten Körperabschnitten hingewiesen zum Ausschluß einer inneren Organverletzung.

III. Kernspintomographie

Die Kernspintomographie bietet bei Verletzungen im Bereich des kraniozervikalen Überganges die besten diagnostischen Befunde. Die übrigen radiologischen Methoden führen in dieser Region durchwegs nicht zu befriedigenden Ergebnissen.

Eine elegante Methode, um serienmäßige Computertomographien von Wirbelsäule und Rückenmark mit den anatomischen Strukturen tödlich Verletzter vergleichen zu können, hat RAUSCHNING (1983) angegeben. Unfixierte und nicht entkalkte Gewebeblöcke wurden in genau definierten Positionen tiefgefroren und mit einem Computertomographen mit hoher Resolution in axialen, frontalen, sagittalen und schrägen Ebenen untersucht und anschließend in der gleichen Ebene mit Hilfe eines Kryomikrotoms in Dünnschnitte geschnitten. Farbaufnahmen der leicht angetauten Oberfläche der Gewebeschnitte ergaben Details der anatomischen Strukturen in ihren normalen Farben und ausgezeichneter Auflösung für Details.

IV. Magnetic Resonanz Imaging

Magnetic Resonanz Imaging der traumatisch geschädigten Wirbelsäule und der neuralen Elemente, besonders am kraniozervikalen Übergang, hat sich als sehr erfolgversprechend herausgestellt (McArdle et al. 1986). Diese Technik ist ebenfalls nichtinvasiv, intrathekale Kontrastmittelinjektionen können unterbleiben. Das Rückenmark selbst kann mit der MRI-Methode untersucht werden. Im axialen Scan kann die Schmetterlingsfraktur der grauen Substanz dargestellt werden (Chakeres et al. 1987). Risse der ligementären Strukturen können identifiziert werden.

Y. Besondere Sektionstechniken für die Erfassung von traumatischen Schäden der Wirbelsäule, besonders der Halswirbelsäule und des Halsmarks

Das Ausmaß der traumatischen Schäden an Halswirbelsäule, Zwischenwirbelscheiben, Ligamenten und Muskulatur ist schwer erfaßbar. Bei einer Routineautopsie werden diese Strukturen nur oberflächlich oder gar nicht untersucht. Erst mit Hilfe von speziellen Autopsietechniken kann das Schadensmuster im Hinblick auf Qualität und Ausbreitung erfaßt werden.

Oberflächlich sichtbare Folgen einer Gewalteinwirkung können nur geringfügig sein oder ganz fehlen. Das kann dann auftreten, wenn die Oberfläche der einwirkenden Gewalt deformierbar und nachgiebig ist oder aber wenn es sich um eine direkte Gewalteinwirkung gegen den Torso handelt, die auf die anatomischen Strukturen der Hals-/Nackenregion indirekt fortgeleitet wird.

Die morphologische Untersuchung des Rückenmarks, insbesondere des kraniozervikalen Überganges, ist aus verschiedenen Gründen beschränkt: (1) Die Zahl der Autopsien hat in den letzten 30 Jahren drastisch abgenommen, (2) Wirbelsäule und Rückenmark werden bei Autopsien oft gar nicht oder nur unzulänglich untersucht. Oft wird eine feingewebliche Untersuchung ganz unterlassen, und (3) die typische Schnittführung, das Gehirn bei einer Leichenöffnung vom oberen Halsmark abzutrennen, zerstört gerade die wichtigsten Segmente C1 und C2.

(1) Es ist eine bekannte Tatsache, daß die Zahl der vorgenommenen Leichenöffnungen in den letzten 3 Jahrzehnten sowohl in den USA als auch europäischen Ländern drastisch abgenommen hat. Während noch in den frühen 50er Jahren eine Autopsiehäufigkeit von etwa 50% bestand, liegt sie jetzt in der Nähe von etwa 20% (Roberts 1978). Price (1981) sowie McCormick (1981) kommentierten vor allem im Hinblick auf die Auswirkungen, die dieser Trend für die Neuropathologie hat: „To predict what neuropathology may lose if this trend continues, it is necessary to review some of the gains of the... neurosyphilis, cerebrovascular disease, and storage disorders in which fundamental observations have been made by postmortem examination. Consider what deficiencies or distortions of information might have resulted had autopsy not been available“ (Price 1981). Man kann zu dieser Liste auch die traumatischen Schäden von Gehirn und Rückenmark anfügen. Einige der Gründe für das Absinken der Autopsiezahlen hat McCormick (1981) genannt: „The expence of the autopsy, lack of interest on the post of some clinicians, absence of both interest and relevant expertise among some pathologists, excessive delay in completing autopsy reports, lack of concern for the autopsy on the past of many ‚academic‘ pathologists, and fear of possible legal repercussions from incorrect clinical diagnoses are among many suggested causes“. Beim gleichen Autor heißt es weiter: „Perhaps a greater misfortune is the belief of some of our clinical colleagues that currently available

diagnostic techniques, computed tomography being the most notable example, having made the autopsy obsolet".

Unsere Kenntnisse der pathologischen Anatomie des Rückenmarks sind gering im Vergleich zu denen des Gehirns, ganz einfach, weil in einer Routineautopsie der Canalis spinalis gar nicht geöffnet und das Rückenmark nicht untersucht wird. Es ist hervorzuheben, daß Angaben über die Technik zur Entfernung und Untersuchung der oben genannten Strukturen von nur wenigen Autoren veröffentlicht wurden (NAUWERCK 1912; SCHMINCKE 1929, 1930, 1932). Ausführliche Arbeiten wurden vorgelegt von KERNOHAN (1933), BECKER (1959), DOTZAUER (1978), SATERNUS (1979). Auf die besonderen Belange bei der Untersuchung traumatischer Schäden mit besonderen Autopsietechniken ging OSTERTAG (1947) ein. Eine detaillierte Besprechung der verschiedenen Techniken wurde von STOCHDORPH (1969) veröffentlicht. Sowohl KERNOHAN (1933) als auch BECKER (1959) schlugen eine Technik mit einem Zugang von anterior vor, während UNTERHARNSCHEIDT et al. (1982, 1983) eine Technik mit einem Zugang von posterior vorschlugen.

HINZ (1968) gab eine Autopsietechnik für die Untersuchung der kraniozervikalen Übergangsregion an, ein Verfahren, das von SATERNUS (1979) modifiziert und ausgebaut wurde. Der letztgenannte Autor entfernte die Halswirbelsäule in toto mit der hinteren Schädelgrube. Es erfolgt zunächst eine schichtweise Zerlegung der Nacken-/Halsmuskulatur. Die A. carotis comm., die V. jugularis, der Larynx und das Zungenbein werden in situ präpariert. Die Zerlegung findet statt, nachdem das Gehirn und Herz entnommen worden sind. Vor der Zerlegung werden Röntgenaufnahmen der Halswirbelsäule in 4 Ebenen durchgeführt. SATERNUS untersuchte insgesamt 162 Variable, zusätzlich 62 Variable wurden zur Einstufung der degenerativen Prozesse angewandt.

REHMAN (1981) entwickelte eine Autopsietechnik für eine schichtweise Untersuchung der anatomischen Strukturen der Kopf- und Hals-/Nackenregion für Verunfallte, die an den Folgen von traumatischen Schäden dieser Region verstarben. Diese Autopsietechnik ist weitgehend identisch mit der, die von UNTERHARNSCHEIDT (1982, 1983) für die Autopsie von Rhesusaffen entwickelt wurde, die indirekten Gewalteinwirkungen des Kopfes und der Hals-/Nackenregion in der $-Gx$ und $+Gx$ Vektorrichtung (Hyperflexion/Hyperextensions- und Hyperextension/Hyperflexionstraumen vom Whiplashtyp) ausgesetzt waren.

Bei Anwendung der Standardleichenöffnung bei traumatischen Wirbelsäulen-/Rückenmarksverletzungen kann in vielen Fällen (1) die Todesursache nicht geklärt werden, (2) viele Traumafolgen vor allem im Bereich der HWS bleiben unerkannt. Wie sich aus der Besprechung der Literatur und aus eigenen Erfahrungen an menschlichem Material und aus Tiermodellen ergab, kann eine gezielte präparative Untersuchung der Halswirbelsäule mit all ihren umgebenden Strukturen, einschließlich der Aa. vertebrales, sowie des Rückenmarks unerwartete Befunde aufdecken.

SATERNUS u. BORNSCHEUER (1983) berichteten, daß in Köln in den beiden vor der Publikation liegenden Jahren in 14% der Fälle die Todesursache nicht geklärt werden konnte.

Die Autoren erörtern eine Erweiterung der Standarduntersuchungen, die sich auf folgende Bereiche bezieht:

Bei auch nur geringen Begleitverletzungen kann es posttraumatisch zu massiven intraspinalen Raumeinengungen kommen. Speziell epidurale Blutungen sind eine häufige Folge von Gewalteinwirkungen. Sie betrafen in SATERNUS' (1979) Material in 30% die CO/C2 Region und erwiesen sich in 2,6% der Traumen als Todesursache.

Sehr viel seltener sind traumatische Bandscheibenvorfälle in den Spinalkanal. Ein solcher Befund ist ohne präparative Aufarbeitung der HWS bei der Obduktion nicht zu erfassen.

Die Aa. vertebrales müssen dargestellt werden, da Schäden in diesem Gefäßgebiet bei Routineautopsien nicht aufgedeckt werden können.

Röntgenologisch nicht nachgewiesene Verletzungen an den knöchernen Anteilen der HWS, den Zwischenwirbelscheiben, den Bändern und Gelenken an der HWS und am kraniozervikalen Übergang sind nur nach spezieller schichtweiser Präparation der HWS-Region nachweisbar, wie die Auswertung der Literatur zeigt.

Ebenso lassen sich die kongenitalen Fehlbildungen nur nach Präparation dieser Region exakt erfassen.

SATERNUS u. BORNSCHEUER (1983) werfen die Frage auf, ob Röntgenuntersuchungen der oberen Halswirbelsäule die präparatorische Arbeit ersetzen können.

Diese Autoren, die besonders große Erfahrungen aufgrund eigener Forschungsbeiträge auf diesem Gebiet besitzen, verweisen mit Recht darauf, daß das typische HWS-Trauma eine Weichteilverletzung ist, somit radiologisch an der Leiche kaum erkannt werden kann.

Auf die große Diskrepanz zwischen röntgenologischer und pathologisch-anatomischer Exploration haben, wie SATERNUS u. BORNSCHEUER (1983) hervorgehoben, besonders IMHÄUSER u. DOTZAUER (1977) sowie SCHMIDT u. KALLIERIS (1980) hingewiesen.

SATERNUS u. BORNSCHEUER (1983) führten in 100 Fällen eine vertikale Nukleographie der Bewegungssegmente C2/C3–C7/Th1 durch. Als Ergebnis zeigte sich, daß die Trennung zwischen bestehenden Spaltsystemen bei der Osteochondrose und traumatisch erweiterten nukleographisch nicht möglich ist. Die Verfasser vertreten die Meinung, daß mit vertretbarem radiologischem Aufwand keine ausreichende Diagnostik an der Leiche möglich und daher die pathologisch-anatomische Untersuchung bei allen Traumen und den nicht primär bei der Obduktion geklärten Todesfällen erforderlich ist. Diese Untersuchung der Halswirbelsäule, des Rückenmarks und möglichst auch der Aa. vertebrales sollte sinnvollerweise ihren Platz vor den weiterführenden Untersuchungen haben.

Z. Embolien von Nucleus-pulposus-Gewebe im Rückenmark

I. Einführung

Der erste Fall von embolischem Verschluß von Rückenmarksgefäßen durch Nucleus-pulposus-Gewebe erfolgte meines Wissens durch NAIMAN et al. im Jahre 1961. Weitere Beobachtungen wurden veröffentlicht von LATERRE (1962), FEIGIN et al., 2 Fälle (1965), BODECHTEL (1968), neuropathologische Untersuchung durch STOCHDORPH, LVOVSKIY (1960), JURKOVIC u. EIBEN (1969), VUIA u. ALEXIANU (1969), KEPES u. REYNARD (1973), HUBERT et al. (1974), PFEIFFER et al. (1976), SCHAIRER u.VON ALBERT (1977) sowie ROITZSCHE (1975). Insgesamt sind mir aus der Literatur 12 Mitteilungen bekannt geworden.

NAIMAN et al. (1961), die die Literatur der letzten 25 Jahre vor Veröffentlichung ihrer Arbeit über vaskuläre Komplikationen von Krankheiten und Verletzungen der Zwischenwirbelscheiben und des Rückenmarks durchsahen, fanden keine früheren Mitteilungen über Embolien von Nucleus-pulposus-Gewebe im Rückenmark. Mir selbst sind auch keine entsprechenden Fallmitteilungen bekannt geworden.

Aus dem Fehlen von entsprechenden Fallmitteilungen schlossen NAIMAN et al. (1961), daß ein solches Syndrom sehr selten ist. Ich glaube aber, daß das Wissen um ein solches Syndrom zu einer histologischen Untersuchung des Rückenmarks überhaupt Anlaß geben soll, oder zu einer ausführlicheren Untersuchung, als sie routinemäßig durchgeführt wird. Es würde für mich nicht überraschend sein, dann zu erfahren, daß ein solches Syndrom doch nicht so selten vorkommt wie angenommen wird.

Von den 12 mitgeteilten Beobachtungen entwickelten sich die Embolien von Nucleus-pulposus-Gewebe viermal unmittelbar nach dem Unfall, in einer weiteren von KEPES u. REYNARD (1973) veröffeotlichten Beobachtung hatte ein Kraftfahrzeugunfall 3 Wochen zurückgelegen. Bei den restlichen 7 Beobachtungen hatte kein Unfall bestanden, und es fehlten auch körperliche Belastungen oder Anstrengungen in der Vorgeschichte. Bei dem Patienten von LATERRE (1962) hatten die Beschwerden nachts eingesetzt. Die Zeitspanne zwischen dem Beginn der Lähmung bis zum Tode lag zwischen 3 h und 11 Monaten.

Bei einer Gewalteinwirkung kann davon ausgegangen werden, daß Zwischenwirbelscheiben mechanisch verletzt werden. Die Deutung der übrigen Beobachtungen ohne Gewalteinwirkung in der Vorgeschichte ist schwieriger. Man kann aber wohl auch hier eine Loslösung von Teilen des Zwischenwirbelscheibengewebes aus anderen Ursachen annehmen. Hormonelle Einflüsse (Überwiegen der Frauen im Verhältnis 3:1, Schwangerschaft, Östrus bei Hunde) wurde von SCHAIRER u. von ALBERT (1977) diskutiert.

II. Erklärungsversuche zum Eindringen verletzten Bandscheibengewebes in das Gefäßsystem

Wie kommt es zum Eindringen von Anteilen des verletzten Bandscheibengewebes in das Gefäßsystem? NAIMAN et al. (1961) hatten bereits Überlegungen darüber angestellt. (1) Die Autoren nahmen an, daß bei einer Verletzung, meist wohl einer Subluxation, Bestandteile der Zwischenwirbelscheibe in den R. neuromedullaris der A. intercostalis gelangen und infolge gleichzeitiger lokaler Drucksteigerung eine Verlagerung des Zwischenwirbelscheibengewebes in die Spinalarterien vor sich geht. Es wird hervorgehoben, daß dieser Mechanismus nur bei Gewalteinwirkung vorkommen könne, aber gleichzeitig hat man sich zu erinnern, daß bei den vielen Verletzungen der knöchernen Wirbelsäule und des Bandapparates solche Embolien von Zwischenwirbelscheibengewebe nicht mitgeteilt wurden. (2) Weiterhin denken NAIMAN et al. (1961) an persistierende Gefäße im Nucleus pulposus (im Kindesalter enthält die Zwischenwirbelscheibe gewöhnlich Blutgefäße, die sich bis ins Jugendalter erhalten können); bei Zunahme des Druckes im Nucleus pulposus könne eine Art Injektion von geborstenem Material der Zwischenwirbelscheibe in das Gefäßsystem und dann retrograd in die A. radicularis stattfinden. (3) Anormale Gefäßbildung und -verzweigungen, eventuell mit Mißbildungen am äußeren Gefäßnetz der Zwischenwirbelscheibe, könnten bei Druckanstieg Gewebebestandteile der Zwischenwirbelscheibe in das Gefäßsystem einpressen.

Die Embolie aus dem das Rückenmark umgebenden Venenplexus können nur über arteriovenöse Anastomosen, in die A. spinalis ant. eindringen (SCHAIRER u. von ALBERT 1977). Solche arteriovenösen Anastomosen von 0,1–0,22 mm Durchmesser wurden von ROLL (1958) und von VUIA u. ALEXIANU (1969) dargestellt.

Die erste Möglichkeit scheint mir die einleuchtendste zu sein. Die Folgen der Mikroembolien von Nucleus-pulposus-Gewebe im Rückenmark sind denen vergleichbar, die man bei Fettembolie sieht. Das Fehlen von Nervenzellveränderungen, gliöser Reaktion und Markscheidenschäden ist mit der kurzen Überlebenszeit zu erklären.

FEIGIN et al. (1965) diskutierten noch die Möglichkeit, daß Nucleus-pulposus-Gewebe über die Sinus der Marksubstanz des Wirbelkörpers in die epi- und subduralen Venenplexus gelangen könne. Wichtig ist der Hinweis, daß die Abgrenzung zwischen dem Wirbelknochen und der Zwischenwirbelscheibe beim Menschen nicht immer scharf ist und daß häufig Einbrüche von Knorpelgewebe in den Knochen des Wirbelkörpers erfolgen unter dem Bilde des Schmorl-Knötchens. Bei Gewalteinwirkung oder anderen mechanischen Belastungen an der Wirbelsäule ist damit ein Eindrücken und Einpressen von Anteilen der Zwischenwirbelscheibe in die Marksinus möglich. FEIGIN et al. (1965) postulierten, daß von hier die epiduralen Venen, die Verbindungen mit den subduralen Venengeflechten haben, eine retrograde Verlagerung von gelösten Fragmenten der Zwischenwirbelscheibe in die Rückenmarksvenen ermöglichen. Dadurch komme es zu einem Verschluß zahlreicher Venen des Rückenmarks, die wiederum die geschilderten Erweichungen im Rückenmark verursachen. Dieser letztgenannte Mechanismus wurde von SCHAIRER u. von ALBERT (1977) als nicht sehr wahrscheinlich angesehen.

Aus Angaben der Literatur ergibt sich, daß die Emboli nur in Arterien und Arteriolen gefunden wurden (NAIMAN et al. 1961; LATERRE 1962; LVOVKIY 1969; SCHAIRER u. von ALBERT 1977). Vereinzelt fanden SCHAIRER u. von ALBERT (1977) Bandscheibenreste auch noch in Kapillaren innerhalb des Rückenmarks. Die letztgenannten Autoren weisen darauf hin, daß in den Beobachtungen von KEPES u. RAYNARD (1973), HUBERT et al. (1974) sowie ROITZSCH (1975) nach den beigefügten Abbildungen nur Arterien und Arteriolen betroffen waren, allerdings beschrieben diese Autoren im Text auch Venen. In den Mitteilungen von FEIGIN et al. (1965) wird in beiden Fällen angegeben, daß es sich um Embolien in Venen handle. Nur an einer Stelle wurde im 2. Fall ein Embolus in einer Arterie gefunden. Hier wenden SCHAIRER u. von ALBERT (1977) aber erneut ein, daß anhand der beigefügtenAbbildungen eine sichere Entscheidung, ob es sich um Venen- oder Arterienäste handle, nicht zu treffen sei. Die letztgenannten Autoren fertigten lückenlose Serienschnitte an und konnten feststellen, daß von der Embolie betroffenen Gefäße auf der arteriellen Seite des Gefäßbaumes lagen, daß es sich also nicht um Venen handle.

Wissenswert scheint mir, daß gleichartige Prozesse auch bei Hunden beschrieben worden sind. GRIFFITHS (1973) und GRIFFITHS et al. (1975) fanden Emboli von Nucleus-pulposus-Gewebe in Arterien, und ZAKI et al. (1974) fanden sie in Venen des Rückenmarks.

III. Klinische Befunde

Die klinische Symptomatik zeigt ein aufsteigendes, zunächst asymmetrisches, später ein komplettes Querschnittsbild, ein Befund, der für akute spinale Durchblutungsstörungen nicht ungewöhnlich ist. Die Beschwerden treten oft plötzlich, manchmal während der Nacht auf, mit erheblichen Schmerzen im Rücken, in Schultern und Hals. Im allgemeinen gehen Empfindungsstörungen den Lähmungen voraus. Das Syndrom der A. spinalis ant. entwickelt sich dagegen innerhalb von Stunden bis Tagen, es zeigt im allgemeinen nicht den sich über Minuten hinziehenden progredienten Verlauf der Nucleus-pulposus-Embolie.

Lediglich in einer der veröffentlichten Beobachtungen wurden klinisch keine Symptome gefunden. Es handelt sich um Fall 3 von FEIGIN et al. (1955), bei dem ein kleiner Embolus in einer eine Hinterwurzel begleitenden Vene des Sakralbereiches als Zufallsbefund festgestellt worden war.

Hervorgehoben werden muß, daß bei keiner der mitgeteilten Beobachtungen die Röntgenaufnahmen der Wirbelsäule, die Myelographien oder die Untersuchung des Liquors einen diagnostischen Hinweis geliefert haben (PFEIFFER et al. 1976).

IV. Auswahl von in der Literatur mitgeteilten Serien

NAIMAN et al. (1961) berichteten über einen 15jährigen Jungen, der beim Basketballtraining mit einem anderen Spieler kollidierte, nach rückwärts geschleudert wurde und mit dem Gesäß und dann mit der rechten Schulter auf dem Boden aufschlug. Der Spieler war in der Lage, selbst wieder aufzustehen und spielte bis zum Ende des Trainings 10 min später weiter. Zwanzig min später an seinem Pult im Klassenraum verspürte er plötzlich starke Schmerzen im Epigastrium, so daß er sich krümmen mußte. Innerhalb der nächsten 10–15 min strahlte der Schmerz in seinen Rücken, die Schulter- und die Hals-/Nackenregion aus. Die Schmerzen ließen schrittweise nach, nachdem er auf ein Sofa gelegt worden war. Etwa 40 min nach der Kollision erbat er ein Glas Wasser und bemerkte, daß er nicht in der

Lage war, das Glas zum Munde zu führen. Innerhalb der nächsten 45 min bis zum Eintreffen eines Krankenwagens bildete sich eine zunehmende Schwäche aller Extremitäten aus. Gleichzeitig bestanden Schwierigkeiten beim Atmen.

Im *Notaufnahmeraum* 1 3/4 h nach der Kollision war der Patient bewußtseinsklar, jedoch in schwerem Schock, blaß und hatte wenige oberflächliche Atemzüge.

Nach intratrachealer Intubation und Sauerstoffzufuhr besserte sich zwar seine Gesichtsfarbe, aber er war nicht in der Lage, ohne Assistenz zu atmen.

Die *neurologische Untersuchung* zeigte keine Hirnnervenausfälle, und der Augenhintergrund war normal. Es bestand eine schlaffe Tetraparese und völlige Areflexie. Es bestand eine vollständige Atemlähmung mit Ausnahme einer geringgradigen Bewegung der Bauchmuskulatur. Die Prüfung der Sensibilität ergab eine Analgesie nach oben auf beiden Seiten bis zu Th 3/Th 4 ziehend. Die *vorläufige Diagnose* lautete: Schädigung des Halsmarks, wahrscheinlich Hämatomyelie oder Querschnittsmyelitis. Etwa 3 h nach der Kollision Herzstillstand und *Exitus*.

Eine Röntgenaufnahme der Halswirbelsäule vor der Autopsie war unauffällig.

Autopsie: Gehirn und Rückenmark wurden in toto entfernt. Der eröffnete Wirbelkanal war unauffällig. Bei makroskopischer Betrachtung von Schnitten durch das formolfixierte Gehirn ließen sich keine Auffälligkeiten wahrnehmen.

Die inneren Ogane waren normal, die Lungen zeigten akutes Ödem.

Der auffälligste Befund bei *mikroskopischer Untersuchung des Rückenmarks* waren multiple kleine frische Blutungen, die am stärksten in der grauen Substanz anzuteffen waren. Sie waren am zahlreichsten im mittleren Halsmarkbereich, fanden sich jedoch in allen untersuchten Segmenten des Rückenmarks. Zusätzlich zu den Blutungen fanden sich Fragmente von Nucleus-pulposus-Gewebe in einer Anzahl von Schnitten. Mit der H.-E. Färbung konnte Knorpelgewebe und Bindegewebe nachgewiesen werden. Die Embolien waren in der unteren Medulla oblongata und im Rückenmark von C2–Th7 nachweisbar. Ihr Vorkommen entsprach dem Ausbreitungsbereich der A. spinalis ant. Kein Anhalt für Ödem, Nervenzellveränderungen, Entmarkungen oder entzündliche Reaktionen konnte gefunden werden.

Es bestand kein Zweifel, daß es sich um eine arterielle Embolie des Rückenmarks mit Knorpelgewebe, vergesellschaftet mit petechialen Blutungen handelte. Spezialfärbungen mit der PAS-, der Eisen-Hämatoxylin-Safranintechnik und der Alcianblaufärbung bestätigen, daß es sich bei dem Material um Nucleus-pulposus-Gewebe handelte. Die Embolie muß über die A. spinalis ant. erfolgt sein.

Aus den klinischen und neuropathologischen Befunden kann geschlossen werden, daß der Gewebeschaden in der unteren Medulla oblongata und im Rückenmark die Folge von multiplen Mikroembolien von Nucleus-pulposus-Gewebe und die direkte Folge einer Gewalteinwirkung war. Die Embolie erfolgte über das Ausbreitungsgebiet der A. spinalis ant.

Die A. spinalis ant. bildet sich an der Ventralfläche der unteren Medulla oblongata durch Vereinigung aus 2 Ästen, die den Aa. vertebrales entstammen. Sie verläuft in der Fissura mediana ventralis und wird verstärkt durch Zuflüsse aus kleinen radiculären Zweigen, die mit den Nervenwurzeln in den Spinalkanal durch die Foramina intervertebralia eintreten. Lediglich 6–8 dieser Aa. radiculares tragen zur Blutversorgung des Rückenmarks bei.

Laterre (1962) berichtete über eine 31jährige Patientin, deren Vorgeschichte unauffällig war, die über plötzlich einsetzende Rückenschmerzen klagte. Kurze Zeit später stellte sich Schwäche der Extremitäten ein, die in eine vollständige Quadriparese und Anästhesie unterhalb von Th2 überging. Die Patientin, die 3 Monate stationär behandelt worden war, starb infolge einer Pyelonephritis.

Die *Autopsie* zeigte eine Abflachung des Rückenmarks von C6–Th1. Im Rückenmark fanden sich ventrale nekrotische Bezirke und Emboli von fibrokartilaginösem Gewebe in den Arterien ventraler Anteile des Rückenmarks in dem oben genannten Areal.

Feigin et al. (1965) berichteten über 3 weitere Fälle von fibrokartilaginöser Embolie des Venensystems des Rückenmarks. Zwei der Patienten verstarben, während ein 3. Patient, der einen einzelnen Embolus in einer Vene in der Umgebung eines Hinterwurzelganglions hatte, keine Beschwerden vorlagen. In der 2. Beobachtung war ein kleines verschlossenes Gefäß möglicherweise eine kleine Arterie. Die Autoren diskutieren, ob das Knorpelgewebe nicht durch eine arteriovenöse Anastomose in die Arterie gelangt sein könnte. FEIGIN et al. konnten Schmorl-Knötchen in Wirbelkörpern nachweisen, zusätzlich bestanden degenerative Veränderungen an den Zwischenwirbelscheiben.

Fall BODECHTEL, neuropathologische Untersuchung und Diagnose durch STOCHDORPH (1968):

28jährige Frau wurde mit der Diagnose „*Landry-Paralyse*" bei „*Polyneuritis*" eingewiesen. Die Patientin war im 7. Monat schwanger, fühlte sich wohl. Sie bemerkte bei der Arbeit plötzlich, daß zunächst das linke Bein und zugleich das rechte Bein eingeschlafen waren, an den Fußsohlen bestanden Parästhesien. Sie ruhte sich auf einem Sessel aus; als sie versuchte, sich zu erheben, kam es zu einer starken Schwäche beider Beine. Das pelzige Gefühl breitete sich aus und wurde auch an den Händen spürbar. Nachlassen der groben Kraft an den Händen, so daß sie am Nachmittag nur noch den linken Arm in der Schulter etwas zu bewegen vermochte.

Bei der *stationären Aufnahme* bestand eine schlaffe Parese des rechten Beines, das linke Bein konnte noch gering im Hüftgelenk gebeugt werden. Die PSR waren bds. erloschen, ebenso die ASR. Der rechte Arm war schlaff gelähmt, links war noch eine geringfügige Bewegung im Schultergelenk möglich. Außerdem bestand eine fast vollständige Anästhesie von C5 abwärts. Die Reflexe an den oberen Extremitäten waren ebenfalls nicht auslösbar. Wegen der Gefahr einer Schlucklähmung wurde eine *Tracheotomie* durchgeführt. Am Nachmittag konnte die Patientin zwar noch selbständig essen, auch die Atemkapazität war zunächst noch ausreichend. Am nächsten Tag bestand aber eine vollständige schlaffe Tetraparese mit Areflexie, mit Herabsetzung der Sensibilität auch im Rachen. Vier Tage nach der Aufnahme kam es zu einer Ateminsuffizienz, so daß künstliche Beatmung notwendig wurde. Am nächsten Tag kam es zu hyperpyretischen Temperaturen. Es traten große zerebrale Krampfanfälle auf. Am Morgen des 6. Tages kam es ganz plötzlich zum *Exitus*, vermutlich bedingt durch eine Blutung im Magen-Darm-Kanal, die durch eine nicht diagnostizierte Perforation eines akuten Magenulkus entstanden war, das als neurogen aufgefaßt wurde. Die in utero befindlichen Zwillinge waren abgestorben.

Die von STOCHDORPH durchgeführte *neuropathologische Untersuchung* deckte keine Myelitis auf, wie angenommen worden war, sondern es fanden sich über das ganze Rückenmark bis hinauf zur Medulla oblongata konfluierende Nekroseherde, vielfach in Keilform. Dabei zeigte sich als Ursache dieser zweifellosen Myelomalazie keine arteriellen Verletzungen, sondern *venöse*, vermutlich *retrograde Embolien* von *Faserknorpelgewebe*, die wahrscheinlich aus degenerierten Bandscheibenanteilen stammten.

LVOVSKIY (1969) berichtete über einen 31jährigen Patienten, bei dem die klinischen Symptome akut nach einer harmlosen Rauferei eingesetzt hatten.

JURKOVIC u. EIBEN (1970) berichteten über eine 66jährige Patientin, die nach dem Tragen einer schweren Last während eines Einkaufes, am folgenden Tag Schmerzen in der Lumbosakralregion verspürte. Danach stellte sich eine Paraplegie ein. Die Patientin verstarb 18 Tage später an den Folgen einer Sepsis und einer Lungenembolie.

Die *Autopsie* zeigte Knorpelgewebeemboli in den Venen des Rückenmarks in verschiedenen Regionen des Rückenmarks. Schmorl-Knötchen bestanden in 4 Lendenwirbelkörpern.

KEPES u. REYNARD (1973) veröffentlichten die Beobachtung einer 38jährigen Patientin, die morgens wegen rechtsseitiger Nackenschmerzen aufwachte und ihren rechten Arm nicht mehr bewegen konnte. Wenige Minuten später kollabierte die Patientin. Im Krankenhaus hatte sie einen generalisierten zerebralen Krampfanfall, dem Apnoe folgte. Sie wurde in einem Respirator beatmet und blieb für 3 Tage bewußtlos. Nach Wiedererlangung des Bewußtseins lag eine schlaffe Quadriplegie vor. Die Röntgenaufnahmen der HWS waren unauffällig.

Drei Wochen vor Beginn dieser Beschwerden und Symptome war die Patientin in einem Kfz-Unfall verwickelt; der Wagen stieß gegen einen Zementbehälter. Da anscheinend keine Verletzungen vorlagen, wurde sie nicht ärztlich untersucht.

Nach 3wöchigem Krankenhausaufenthalt trat erneut tiefes Koma auf. Sie starb 6 Wochen nach Auftreten der ersten Symptome an Nieren- und Herzversagen, sowie einer Pneumonie.

Die *Autopsie* zeigte eine Tracheobronchitis mit ausgeprägter beidseitiger Bronchopneumonie, Leberverfettung und multiple Magenulzera.

Das *Gehirn* war geschwollen. *Medulla oblongata* und *Rückenmark* zeigten eine Erweichung, die vordere Anteile des unteren Drittels der Medulla oblongata und der ersten 4 Zervikalsegmente einnahm. Die befallenen Zonen waren gelbbraun verfärbt, jedoch nicht hämorrhagisch. Die Rückenmarkssegmente unterhalb von C4 waren normal.

Die *histologische Untersuchung* bestätigte eine ausgeprägte Infarzierung der vorderen Hälfte der ersten 4 Zervikalsegmente. Die Medulla oblongata zeigte einen großen keilförmigen Infarkt, dessen Basis zur Vorderfläche gelegen war. In dem infarzierten Bereich fanden sich zahlreiche fettenthaltende Gitterzellen und eine Proliferation von astrogliösen Elementen. Sowohl die graue als auch weiße Substanz war betroffen.

Es lag keine Atheromatose der Gefäße vor. Arteriolen und Venen der spinalen Pia mater und des Rückenmarks waren entweder partiell oder total mit einer amorphen Substanz ausgefüllt, die sich bei Spezialfärbung als Knorpelgewebe herausstellte. Im Bereich des 2. Zervikalsegmentes war ein gewisser Ast der A. spinalis ant. durch Knorpelgewebsmaterial ausgefüllt.

Hubert et al. (1974) berichteten über eine 63jährige Patientin mit plötzlich einsetzendem schweren Schmerz im Nacken, unmittelbar von Gangstörungen gefolgt. Es findet sich eine schlaffe Lähmung des linken Armes, eine Parese des rechten Armes und eine schlaffe Lähmung der linken unteren Extremität. Die Patientin ist zyanotisch, die akzessorischen Atemmuskeln werden benützt. Der Tod tritt wenige Stunden nach der Aufnahme ein.

Die *histologische Untersuchung des Rückenmarks* zeigt eine Verlegung der A. spinalis ant. und von spinalen Venen durch Emboli von Knorpelgewebe im Zervikalbereich. Beide Vorderhörner zeigen ischämische Nervenzellveränderungen. Eine gliöse Reaktion besteht nicht.

Peiffer et al. (1976) teilten folgende Beobachtungen mit:

Bei einem 36jährigen Patienten mit einer Lumbalgie-Vorgeschichte trat kurz nach einem Sturz ein typisches A. spinalis ant.-Syndrom mit initialen Schmerzen sowie einer Paraplegie mit Sensibilitätsstörungen auf. In den myelomalazischen Herden fanden sich multiple Emboli fibrokartilaginösen Materials mit Nucleus-pulposus Zellen. Die pathophysiologische Grundlage bildet wahrscheinlich eine Embolisierung des Nucleus-pulposus-Gewebes aus Schmorl-Knötchen über die Bluträume des angrenzenden Wirbelkörpers mit retrograder Verschleppung über die perispinalen Venenplexus in die Rückenmarksvenen und – über venös-arterielle Anastomosen – in Rückenmarksarterien. Ursache der Strömungsumkehr sind nach Angaben der Autoren vermutlich kurzfristige Erhöhungen des intraabdominellen Druckes.

Die Autoren fanden auf den Rückenmarksquerschnitten eine sich in verschiedenen Schnitthöhen auf die Pyramidenvorderstränge, die angrenzenden Stranggebiete sowie alle Vorderhörner beschränkende Gewebsnekrose, in anderen Schnitthöhen eine Totalnekrose des gesamten Querschnittes. Der Schwerpunkt der Veränderungen lag aber jeweils im unmittelbaren Zuflußgebiet der A. spinalis ant. Die Nekrosen wiesen zum kleineren Teil das Bild der Koagulationsnekrosen auf, zum größeren Teil lag eine Kolliquationsnekrose vor, wobei im Nekroseherd reichlich Lipophagen anzutreffen war. In den Randgebieten war das Gewebe stark spongiös aufgelockert. Die Markscheiden waren aufgequollen, die Axone vielfach geschwollen. Die Autoren fanden bei den im Nekrosebereich liegenden Gefäßen bzw. Leptomeningealvenen und -arterien in der vorderen Fissur wiederholt das Lumen weitgehend oder völlig verschließende Substanzen, die sich bei van Gieson-Färbung rot bis rotbraun anfärben, bei Trichromfärbung bläulich. Diese Substanzen liegen der Wand an oder sind mit dieser verschmolzen; hin und wieder sind sie lumenwärts bereits von einer dünnen Endothelschicht umgeben. An einzelnen Stellen konnten die eben genannten Autoren bei der Giemsa-Färbung im Inneren der intravaskulären Substanzablagerungen blasige Kerne vom Typ der Chondrozyten und Nucleus-pulposus-Zellen, die von einer metachromatischen rosa gefärbten Substanz in Form eines weiteren Hofes umgeben waren, erkennen.

Alle Autoren stimmen darüber überein, daß das Knorpelgewebe aus den Bandscheiben stammt, und zwar von einer oder mehreren Zwischenwirbelscheiben. Es unterliegt keinem Zweifel, daß Gewalteinwirkungen eine Rolle in der Embolisierung des Nucleus-pulposus-Gewebes spielten. Jedoch lagen keine offenkundlichen Gewalteinwirkungen bei den von LATERRE, BODECHTEL u. FEIGIN et al. veröffentlichten Fällen vor.

Neben Gewalteinwirkungen für die Verursachung der Knorpelgewebsembolien muß die mögliche Rolle von Geschlechtshormonen diskutiert werden, denn 5 der 6 Patienten waren Frauen. Die Patientin von BODECHTEL war im 7. Monat schwanger.

V. Pathogenese

Pathogenetisch nehmen NAIMAN et al. neben einer Ruptur des Annulus fibrosus ein direktes Eindringen des Knorpelgewebes in die gleichfalls gerissenen Aa. radiculares an. Eine andere Möglichkeit besteht darin, daß Knorpelgewebe in anomale Gefäße in der direkten Umgebung der Zwischenwirbelscheiben gelangt. FEIGIN et al. vertraten die Meinung, daß der erste Schritt in dem Eindringen von Zwischenwirbelscheibengewebe in das Knochenmark der Wirbelkörper bestehe (Schmorl-Knötchen). Von da gelangt das Gewebe durch Venen und kleine Sinus des Knochenmarks des Wirbelkörpers bei Erhöhung des intrathorakalen Druckes retrograd in Venen des Rückenmarks, in Analogie zu retrograder venöser Ausbreitung von Metastasen von Prostatakarzinomen (BATSON 1940). Diese Theorie erklärt am überzeugendsten das vorzugsweise Vorhandensein von Knorpelgewebsemboli in den Venen des Rückenmarks. Nach den Untersuchungen von SUH u. ALEXANDER (1939) liegen direkte Anastomosen zwischen den Venen des Rückenmarks und den radikulären Venen vor.

Anhang: Experimentelle Untersuchungen an Tiermodellen

I. Historisches

Die ersten experimentellen Untersuchungen über Rückenmarksverletzungen gehen auf SCHMAUS (1890) zurück, der Schläge auf Holzplatten, die über der Wirbelsäule von vertikal aufgehängten Kaninchen befestigt waren, ausführte und Rückenmarksverletzungen erzeugte. Der Autor beschrieb degenerative Veränderungen am Rückenmark. Die gebrauchte Nomenklatur kann heute nicht mehr als adäquat bezeichnet werden.

BIKELES (1895) führte ähnliche Versuche aus. WATSON (1891) unternahm mit Hunden Fallversuche an einem eigens dafür konstruierten Gerät. Er konnte die Befunde von SCHMAUS nicht bestätigen. KIRCHGÄSSER (1897) sowie SCAGLIOSI (1898) untersuchten Rückenmarkstraumen bei Kaninchen und beschrieben degenerative Veränderungen in den weißen Strangarealen und Veränderungen an den Vorderhornzellen ohne Vorliegen von Blutungen oder traumatischen Schäden an der Wirbelsäule.

DE LUZENBERGER (1898) beschrieb degenerative Veränderungen in den anterolateralen weißen Strangarealen von Meerschweinchen nach mechanischer Gewalteinwirkung.

SPILLER (1899) berichtete über morphologische Schäden am Rückenmark einer jungen Katze, die durch eine zufallende Tür eingeklemmt worden war; er berichtete über degenerative Veränderungen der Vorder- und Vorderseitenstränge des Rückenmarks.

STCHERBAK (1907) beschrieb nach Vibrationsanwendung eine Nekrose der grauen Substanz des Rückenmarks.

D'ABUNDO (1916) berichtete über nekrotische Veränderungen in den Hintersträngen nach Zentrifugation von Kleintieren.

MAIRET u. DURANTE (1917, 1919) berichteten über Blutungen im Rückenmark von Kaninchen, die Explosionen ausgesetzt waren.

MARINESCO (1918) beschrieb ähnliche Blutungen im Rückenmark von Gänsen, die Explosionen ausgesetzt waren.

AYER (1919) komprimierte das Rückenmark von Tieren durch Parafininjektion. Der Autor berichtete, abgesehen von einigen entzündlichen Veränderungen am Rückenmark, über normale Befunde.

ROUSSY et al. (1920) verabfolgten Schläge auf die Brustwirbelsäule von Meerschweinchen und einem Kaninchen und berichteten über Veränderungen an den Markfasern; indirekte Gewalteinwirkungen führten angeblich zu intrazellulären Veränderungen.

Bei diesen experimentellen Untersuchungen wurde kein Versuch unternommen, die einwirkenden physikalischen Kräfte zu messen, so daß keinerlei Werte über die Intensität der einwirkenden Gewalt vorliegen. Die Beschreibung der morphologischen Gewebsreaktion ist durchwegs nicht adäquat, die angewandten Färbetechniken und die benutzte Nomenklatur für die Beschreibung der Gewebeschäden ist inadäquat und unzureichend.

II. Verletzungstypen im Tiermodell

Im Tiermodell wurden folgende Verletzungstypen entwickelt und angewandt:

1. Frühe, jetzt nur noch historisch zu betrachtende Experimente

Frühe, jetzt wohl nur noch *historisch* zu betrachtende *Experimente* mit groben undifferenzierten Gewalteinwirkungen ohne jegliche Kenntnis der auftretenden physikalischen Größe und durchwegs unzureichenden histologischen Untersuchungen und/oder inadäquater Nomenklatur bei der Beschreibung der traumatischen Gewebeschäden.Eine Auswahl dieser Arbeiten wurde im vorhergehenden Abschnitt vorgelegt.

2. Herabfallen von Gewichten bekannter Masse und Oberfläche aus einer bestimmten Höhe

Herabfallen eines Gewichtes von bekannter Masse und Oberfläche aus einer bestimmten Höhe innerhalb einer reibungsarmen Röhre auf das freigelegte Rückenmark (ALLEN 1911, 1914; OSTERHOLM 1974; NEMECEK 1978, 1981, etc). Es handelt sich um eine umschriebene lokalisierte Gewalteinwirkung auf das Rückenmark, meist auf die intakt gelassene spinale Dura mater. Die Gewalteinwirkung erfolgt durchwegs auf die freigelegte dorsale Thorakalregion. Dem Rückenmark wird dabei eine umschriebene *Prellung* oder *Kontusion* durch den einwirkenden Impaktor zugefügt. Die Analyse dieser Kontusionsschäden ergibt jedoch überraschende morphologische Einzelbefunde, weil etwa echte Kontusionsschäden an der Auftreffstelle in der weißen Substanz entweder fehlen oder nur geringfügig sind. Der wesentliche pathomorphologische Gewebeschaden vollzieht sich in der zentral gelegenen grauen Substanz, die pathomorphologische Gewebsveränderungen im Sinne einer progredienten zentralen hämorrhagischen Nekrose erzeugt. Kommt es bei höherer Intensität der einwirkenden Gewalt doch zu direkten Gewebeschäden an der Einwirkungsstelle im Bereich der weißen Substanz, so ist dieser Gewebeschaden immer weniger ausgeprägt als der in der zentral gelegenen grauen Substanz. Es soll vorweggenommen werden, daß es ein klinisches Äquivalent für diesen Gewebeschaden nach dorsaler Gewalteinwirkung auf das Rückenmark von Menschen gibt, das ist die von BIEMOND beschriebene Contusio spinalis post. Wir werden später aber sehen, daß es gleichgültig ist, ob die umschriebene Gewalt auf die Hinterstränge, Seitenstränge oder Vorderstränge einwirkt, denn die wesentlichen Gewebeschäden finden sich immer im zentral gelegenen Rückenmarksgrau. Die Hinterstränge wurden in der Versuchsanordnung deshalb gewählt, weil sie experimentell am einfachsten zugänglich waren. Theoretisch könnte auch ein Zugang von anterior gewählt werden, etwa den Operationsverfahren von CHIPAULT u. CLOWARD entsprechend. Sie würden nur größere Anforderungen an die operative Technik zur Freilegung des Rückenmarks stellen. Die Ergebnisse dieser experimentellen Untersuchungen werden im folgenden Abschnitt eingehender besprochen, weil sie wesentliche Einblicke in die Deutung entsprechender Läsionen am Rückenmark des Menschen erlauben. Die entsprechende Literatur kann naturgemäß nur in Auswahl und zusammengefaßter Form besprochen werden; dem näher Interessierten wird das Studium der Originalarbeiten und monographischen Darstellungen dringend empfohlen.

Einige Autoren hatten in den 20er Jahren Versuche durchgeführt, bei denen auf das freigelegte Rückenmark von Hunden ein Fingerdruck ausgeübt worden war. Der Finger wirkte hier als Impaktor. Die Methode hat jedoch den Nachteil, daß der Fingerdruck nicht exakt reproduziert werden kann wie ein in einer reibungsarmen Röhre herabfallender Impaktor.

MCVEIGH (1923) legte das Rückenmark von Hunden frei und komprimierte es mit einem Finger. Er erzeugte so Blutungen in der grauen Substanz und Ödeme in den Vorder- und Seitensträngen.

THOMPSON (1923) legte das Rückenmark von Hunden frei und übte Druck durch eine Fingerspitze oder den Handgriff eines Skalpells aus. Der Autor beschrieb konisch konfigurierte Zonen mit Blutungen und degenerativen Veränderungen. Die Gewebeschäden erstreckten sich von der Verletzungsstelle nach kranial und kaudal. Der Autor verglich diese Gewebsalterationen mit denen, die er nach Schußverletzungen des Rückenmarks von Menschen gesehen hatte.

3. Aufblasen von Ballons oder Manschetten

Aufblasen von Ballons oder Manschetten, die entweder *epidural* oder *subdural* gelegen sind und in unterschiedlichem Maße für verschiedene Zeiträume aufblasbar sind und damit einen *ringförmigen Druck* mit Kompression auf das entsprechende *Rückenmarkssegment* ausüben. Auch diese Modelle lassen sich standardisieren. Sie unterscheiden sich von solchen mit plötzlich einsetzender Gewalteinwirkung.

Aufblasbare Ballons über oder um das Rückenmark von Hunden wurden von Tarlov u. Klinger (1954) sowie Tator u. Deeke (1972, 1973) angewandt. In derartigen Versuchen kann sowohl die Zeitspanne für den Anstieg der Druckerhöhung als auch die Zeitdauer der Einwirkung des Druckes variiert werden. Die neurologischen Befunde waren im wesentlichen abhängig von der Schnelligkeit, mit der der erhöhte Druck erzielt wurde, von seiner Dauer und Intensität. Kamiya (1967) komprimierte vordere Anteile des Halsmarks von Hunden mit verschiedenen epidural gelegenen Objekten. Die Mikrovaskulatur des Rückenmarks wurde mit Hilfe intravaskulär verabfolgten Bariumsulfates untersucht. Zentrale Durchblutungsstörungen ließen sich nachweisen, obwohl die A. spinalis ant. lediglich geringgradige Kompressionen zeigte. Wurde eine Durchblutungsstörung sowohl in der A. spinalis ant. als auch in den zentralen Gefäßen des Rückenmarks an de Stelle der Kompression sichtbar, so kam es in längsverlaufenden Rückenmarksgefäßen in der Umgebung des Zentralkanals zu einer kompensatorischen Erweiterung. Schramm et al. (1979), die das Rückenmark gradweise komprimierten, fanden ähnliche histologische Veränderungen wie die bei der Allen-Methode, nämlich Überwiegen der Gewebeschäden in der grauen Substanz. De La torre (1981) hob hervor, daß bei anterior gelegenen Ballonen eine Kompression der A. spinalis ant. eintrete, die das morphologische Bild beeinflusse.

Eine ähnliche Versuchsanordnung wurde von Craig (1932) entwickelt, der Knochenwachs in den extraduralen Raum von Hunden einbrachte. Der Autor beschrieb degenerative Gewebsalterationen der Hinterstränge in Höhe der Kompression und zystische Veränderungen kaudal der Kompressionsstelle.

4. Glatte Durchschneidungen des Rückenmarks mit Skalpell

Glatte Durchschneidungen des Rückenmarks mit Hilfe eines feinen scharfen Skalpells entweder in einer horizontalen Ebene (Zusammenhangsdurchtrennung) oder in der Längsrichtung von *dorsal* her. Wird das Rückenmark durch eine dorsale longitudinal verlaufende Myelotomie verletzt, auch wenn der Schnitt über mehrere Segmente verläuft, so ist die Gewebsreaktion recht gering oder praktisch nicht nachweisbar. Diese Verletzungstypen entsprechen beim Menschen Messerstichverletzungen.

Schlote (1967) führte Schnittverletzungen der Hinterstränge von Ratten mit einem Rasiermesser durch. Neun Stunden nach der Verletzung konnte der Autor bei elektronenmikroskopischer Untersuchung ein Plasmaexudat in der Umgebung der Verletzungsstelle in der grauen Substanz nachweisen, das in den extrazellulären Raum infiltrierte. Einige der Zellmembranen des Neuropils waren aufgerissen; dadurch konnte Plasma in das Zytoplasma eindringen. Fibrin konnte zwischen den Gefäßen und dem Neuropil nachgewiesen werden.

5. Quetschverletzungen des Rückenmarks

Quetschverletzungen des Rückenmarks durch Quetschungen mit Pinzetten oder Zangen etc. Auch dieser Verletzungsmechanismus ist in gewissem Maße quantifizierbar, als das Ausmaß der Quetschung und die Zeit, die die Schädigung einwirkt, bedingt erfaßbar sind. Die Reaktion des Rückenmarksgewebes auf diese mehr muldenförmig einwirkende, das Gewebe zusammendrückende und quetschende äußere Gewalt, muß von solchen bei glatten Durchschneidungen unterschieden sein. Fontaine et al. (1954) quetschten das Rückenmark von Hunden mit einer Knochenklemme. Sie berichteten über Störungen des Stoffwechsels, einer Hypoproteinämie und Hypokalämie.

6. Indirekte Verletzungen von Kopf und Hals in der –Gx Vektorrichtung

Indirekte Verletzungen von Kopf und Hals nach direkter Beschleunigung oder Verzögerung des gurtgeschätzten Torsos in der –Gx Vektorrichtung, Hyperflexions-/Hyperextensionsverletzungen der HWS (UNTERHARNSCHEIDT et al. 1977; UNTERHARNSCHEIDT 1982, 1983), vgl. S. 256.

7. Indirekte Verletzungen von Kopf und Hals in der +Gx Vektorrichtung

Indirekte Verletzungen von Kopf und Hals nach direkter Beschleunigung oder Verzögerung des gurtgeschützten Torsos in der +Gx Vektorrichtung, Hyperextensions-/Hyperflexionsverletzungen der HWS (UNTERHARNSCHEIDT 1984, 1986), vgl. S. 280.

8. Injektion von Blut in die graue Substanz des Rückenmarks

Injektion einer bestimmten Menge Blut mit Hilfe eines Mikroinjektors mit nachfolgendem Hämatom in der grauen Substanz des Rückenmarks führt zu einer *hämorrhagischen Nekrose*, die auf die benachbarten weißen Strangareale übergreift.

9. Verschießen von Projektilen auf Wirbelsäule und Rückenmark

Systeme, bei denen durch Luftdruck Projektile einerseits auf die *Wirbelsäule* und andererseits auf das *freigelegte Rückenmark* verschossen wurden (ALBIN et al. 1976). Die Versuche zeigen, daß durch die intakte Wirbelsäule eine erhebliche Absorption von Energie erfolgt. ALBIN et al. (1976) benutzten ein System, bei dem durch Luftdruck Projektile verschossen wurden. Wirkte eine Kraft von 400 g/cm auf das freigelegte Rückenmark von Katzen ein, so entwickelten sich irreversible Paraplegien, es war eine einwirkende Kraft von mehr als 100000 g/cm notwendig, um die gleichen Schäden zu erzeugen, wenn das Projektil über der intakten Wirbelsäule bei Th9/Th10 einwirkte. Diese Versuche zeigen, daß durch die intakte Wirbelsäule eine erhebliche Absorption von Energie erfolgt.

10. Einwirkung rasanter Geschosse auf die Wirbelsäule

Untersuchungen über die Wirkung von rasanten Geschossen, die auf die Wirbelsäule einwirken (BROOKHART et al. 1948). Die verwandten *Stahlkugeln* mit einem *Durchmesser* von *3,2 mm* trafen die *Dornfortsätze*, *penetrierten* jedoch *nicht* den *Canalis spinalis*. BROOKHART et al. (1948) untersuchten die Wirkungen von rasanten Geschossen, die auf die Wirbelsäule einwirkten. Die Autoren verursachten Geschoßwunden in der Region von Th5 und L5 mit Stahlkugeln, die einen Durchmesser von 3,2 mm und eine Auftreffgeschwindigkeit von etwa 1014,5 m/s hatten. Die Geschosse penetrierten nicht den Canalis vertebralis, trafen jedoch die Dornfortsätze oder durchdrangen Gewebe zwischen den Wirbelkörpern. Die 53 Katzen wurden zwischen 9 und 15 Tagen nach der Gewalteinwirkung untersucht. Bei 37 der 53 Katzen fanden sich Reste subduraler Blutungen. Es bestand keine Korrelation zwischen der Schwere der Knochenverletzungen und dem Vorliegen von Blutungen, noch zwischen dem Ausmaß der klinischen Befunde und dem Ausmaß der Blutungen.

11. Moderne experimentelle Untersuchungen an verschiedenen Tierspezies mit Messung von physikalischen und physiologischen Daten und Beschreibung der morphologischen Befunde

Die ersten experimentellen Untersuchungen unter standardisierten Bedingungen wurden von ALLEN (1911) am freigelegten Rückenmark von Hunden durchgeführt. Damit beginnt die Ära Tiermodelle bei der Erforschung bestimmter Unfallabläufe einzusetzen. Die Untersuchungen von ALLEN fanden damals erstaunlicherweise keinen Widerhall, selbst der Ausbruch des 1. Weltkrieges, auch nicht der des 2. Weltkrieges brachten eine Auseinandersetzung mit seinen Ergebnissen. Erst seit dem Ende der 60er Jahre hat eine neue Phase in der Erforschung der traumatischen Schäden des Rückenmarks begonnen. Der Einsatz von Tiermodellen mit verschiedenen Spezies hat zu einer Renaissance der experimentellen Rückenmarksforschung geführt. Unser Verständnis der Pathogenese von bestimmten Typen traumatischer Rückenmarksschäden ist in dieser Epoche erheblich bereichert worden. Im folgenden werden diese neuen Ergebnisse, die in Tiermodellen erarbeitet wurden, deshalb etwas ausführlicher dargestellt, weil sie (1) wichtige Befunde für die Deutung der Pathogenese menschlicher Rückenmarksschäden enthalten, die Ergebnisse des Tierversuches sind auf die Situation des verletzten Menschen bedingt übertragbar, (2) im deutschen Sprachraum bisher noch weitgehend unbekannt geblieben sind und noch nicht umfassend dargestellt wurden, (3) bereits erste, wenn auch noch bescheidene und begrenzte Modelle erarbeitet wurden, mit deren Hilfe die Wirksamkeit oder Nichtwirksamkeit therapeutischer Maßnahmen getestet werden können und (4) bisher in ihrer Pathogenese noch völlig unbekannt gebliebene Prototypen von Verletzungen von Wirbelsäule und Rückenmark aus dem Bereich wilder Spekulation auf eine solide und fundierte naturwissenschaftliche Basis gebracht werden konnten. Hier denke ich besonders an die indirekten traumatischen Schäden des freibeweglichen Kopfes und Rückenmarks (ebenso des Halses und Nackens), bei denen der fixierte Körpertorso in verschiedenen Vektorrichtungen (ausgedehnte und vorläufig abgeschlossene Untersuchungsprojekte liegen in der $-Gx$ und $+Gx$ Vektorrichtung der einwirkenden Gewalt vor) beschleunigt oder verzögert wurde (UNTERHARNSCHEIDT et al. 1977; UNTERHARNSCHEIDT 1982, 1983, 1986). Der mit dem Thema vertraute Leser wird unschwer erkennen, daß ich hier von den sog. Whiplashverletzungen oder den Verletzungen vom sog. Whiplashtyp spreche, jedoch zögere, diesen letztlich falschen und irreführenden Terminus zu benutzen. Ich habe in einem früheren Kapitel dargelegt, daß dieser Begriff sich so fest in der Medizin verankert hat, daß er nicht mehr ausrottbar ist. Zumindestens sollten wir dann von den sog. Whiplashverletzungen sprechen. Auf S. 245 habe ich dargelegt, daß dieser Terminus ein Monster ist, eine Art „medizinischer Frankenstein".

Ich werde im folgenden versuchen, in dieses weite Gebiet von experimentellen Untersuchungen mit Tiermodellen einige Ordnung zu bringen, indem ich versuche – es gelingt nicht immer konsequent – nach bestimmten prototypischen Verletzungsvorgängen und Vektorrichtungen der einwirkenden Gewalt aufzugliedern. Nach Aufführung und Diskussion dieser Modelle wird zu prüfen sein, welche davon eine Übertragung oder Extrapolierung auf den verletzten Patienten zulassen und welche Schlüsse sich aus ihnen ziehen lassen im Hinblick auf therapeutische Maßnahmen, um Schutzmaßnahmen zu entwickeln, die diese Unfalltypen in der Zukunft ganz verhindern oder mit möglichst geringem Körperschaden überlebbar machen.

ALLEN (1911) hatte Blutungen in der grauen Substanz des Rückenmarks bei Patienten gefunden, die nach Wirbelsäulen- und/oder Rückenmarksverletzungen verstorben waren. Diese Befunde veranlaßten ALLEN eine experimentelle Methode zu entwickeln, um ähnliche Gewebeschäden im Tiermodell zu erzeugen. Der Autor entwickelte eine Vorrichtung, mit der er ein Gewicht (Impaktor) aus verschiedener (bekannter) Höhe in einer reibungsarmen Röhre, die etwa in einem rechten Winkel zur Längsrichtung des Rückenmarks gehalten wurde, auf die nach Laminektomie freigelegte Dura spinalis der dorsalen Thorakalregion von Hunden fallen ließ. Der entstandene Aufprall, ausgedrückt in g/cm war abhängig von der Fallhöhe (in cm) und dem benutzten Gewicht (in g). Es handelte sich also um eine umschriebene Gewalteinwirkung auf das durch die Dura spinalis geschützte dorsale Thorakalmark, ein Vorgang, der, wenn der Schwellenwert erreicht wurde, eine Prellung oder Contusio spinalis erzeugte. Zum ersten Mal war es jetzt möglich, die auf das Rückenmark einwirkende Gewalt exakt zu messen, unter standardisierten Bedingungen zu wiederholen und die klinischen und feingeweblichen Befunde (Output) Daten mit physikalischen (Input) Daten zu korrelieren.

ALLEN berichtete, daß eine Gewalteinwirkung von 300 g/cm eine vorübergehende Paraplegie und ein Aufprall von 339 g/cm eine vollständige Paraplegie erzeugte, die sich nach 7 bis 10 Tagen zurückbildete. Bei einem Aufprall von 420 g/cm traten schwere klinische Symptome auf, wie vollständige spastische Paraplegie, körperlicher Verfall, Lähmung von Blase und Darm und trophische Störungen. Ein Aufprall von 450 g/cm verursachte das klinische Bild eines Querschnittsyndroms des Rückenmarks mit nachfolgendem Tod.

ALLEN machte noch eine weitere interessante Feststellung bei 5 Hunden mit einem, wie er es nannte, „*Hyperimpact*“ von 540 g/cm (30 g Gewicht in einer Fallhöhe von 18 cm), indem er einen longitudinalen Einschnitt von etwa 1–1,5 cm Länge durch das Rückenmark machte. Diese Hunde zeigten eine weitgehende Besserung, sie hatten im schlimmsten Fall lediglich eine leichte Spastizität der hinteren Extremitäten, nicht ausgeprägt genug, um sie am Laufen und Springen zu hindern. ALLEN betonte, daß der gleiche Aufprall ohne longitudinale Myelotomie zu schwersten Ausfallerscheinungen geführt hatte, wie er sie eingangs geschildert hatte. Blutungen in der grauen Substanz und lokales Ödem waren die wesentlichen traumatischen Gewebeschäden mit einem Maximum etwa 4 h nach der Gewalteinwirkung.

Die Allen-Methode wurde von einer Reihe von Untersuchern weiterentwickelt und standardisiert (TOMASULA et al. 1969; OSTERHOLM 1974, 1978; DOHRMANN et al. 1975; DOHRMANN u. PANJABI 1976; COLLINS u. KAUER 1979).

Vor allem OSTERHOLM und seinen Mitarbeitern (1971, 1972) gebührt das Verdienst, die Allen-Technik weiter standardisiert und quantifiziert zu haben. Hervorzuheben ist die große Zahl der Versuche sowie die exakte Beschreibung der traumatischen Gewebeschäden in Bezug auf die Überlebenszeit. OSTERHOLM hob hervor, daß es mit dieser Methode möglich sei, eine größere Gewalt auf normales Rückenmarksgewebe über einen Zeitraum von Millisekunden einwirken zu lassen. Die Gewalt wirkt nur kurz ein, das Gewicht wird weggenommen, so daß kein anhaltender Druck oder Verformung auf das Gewebe einwirkt. Die Zusammenfassung von OSTERHOLM scheint mir jedoch nur zum Teil zutreffend, wenn er schreibt: „ALLEN's impaction model simulates conditions which occur within very restricted and few clinical situations. The usual injury setting undoubtedly has impacting deforming forces as a major issue. But in addition to that, some element of continuing pressure of deformation can be commonly identified in terms of unreduced fracture dislocations, exploded vertebral body fragments, tissue edema and ambient spinal hemorrhaging.“ Das Allen-Modell erlaubt uns, im Tiermodell Gewebeschäden zu studieren, die die Folge einer einmaligen und kurzfristigen Gewalteinwirkung sind, wobei die einwirkende Gewalt (hier der Impaktor) gleich nach der Gewalteinwirkung entfernt wird.

Derartige, nur kurzfristig einwirkende Gewalt, gibt es in der menschlichen Neuropathologie durchaus, so daß diese Methode ein brauchbares Tiermodell darstellt. Um die Folge anhaltender Gewalt zu studieren, bieten sich andere Methoden an. Einzelheiten über derartige experimentelle Projekte habe ich bereits auf S. 634 aufgeführt. Ich verweise auf die monographische Darstellung von Technik und Gewebeschäden von OSTERHOLM (1978).

HUNG et al. (1975) benutzten Schnellbildphotographie (1500–3000 Bilder/s) und fanden, daß das Rückenmark in posteroanteriorer Richtung nach einer Gewalteinwirkung von 300 g/s für einen Zeitraum von etwa 7 ms um die Hälfte zusammengedrückt wird. Im Liquor konnten positive und negative Druckwellen beobachtet werden. Sie konnten beobachten, daß mit zunehmender posterior einwirkender Gewalt die motorischen Funktionen von Katzen dann sich nicht zurückbildeten, wenn das Rückenmark im anteroposterioren Durchmesser auf 4 mm komprimiert worden war. Diese statische Kraft betrug lediglich 15% der dynamischen Kraft, die die gleiche Deformation hervorrief.

KOOZEKANANI et al. (1976) untersuchten die Allen-Methode mit Hilfe von Schnellbildphotographie. Die Untersuchungen ergaben, daß die Größe der Laminektomie an der Verletzungsstelle einen wesentlichen Faktor darstellt im Hinblick auf die übertragene Energie.

DOHRMANN u. PANJABI (1976) benutzten die Allen-Technik am durabedeckten Rückenmark von Katzen bei Th5/Th6 mit Gewichten von 400 g/cm. Die Autoren benutzten 5 verschiedene Kombinationen von Gewichten und Höhen, alle 400 g/cm ergebend. Die kinetische Energie, die vom Rückenmark in der Gruppe gemessen wurde bei einem Gewicht von 49 g, das aus einer Höhe von 10 cm herabfiel, war etwa 100mal höher als das bei einem Herabfallen von 5 g aus einer Höhe von 80 cm. Ein größeres Gewicht aus einer geringeren Fallhöhe verursachte geringere Gewebeschäden als ein kleineres Gewicht, das aus einer größeren Höhe herabfiel.

Weitere Bemühungen um die Standardisierung der Methode von ALLEN wurden von NEMECEK (1981, 1984) sowie NEMECEK et al. (1977, 1982) unternommen, die Untersuchungen an 404 Kaninchen und 62 Katzen durchführten.

Die pathomorphologischen Befunde am Rückenmark verschiedener Tierspezies nach lokaler Kontusion wurden veröffentlicht von WAGNER et al. (1969, 1970, 1971), GOODKIN u. CAMPBELL (1969), ASSENMACHER u. DUCKER (1971) sowie DUCKER et al. (1971). Der wesentliche Befund bestand in hämorrhagischen Nekrosen in der grauen Substanz, Gewebeveränderungen, die progressiv waren und sich in die Umgebung ausdehnten. Gleichzeitig lagen Ödemschäden in der weißen Substanz vor. Die traumatischen Gewebeschäden standen in direkter Beziehung zur Intensität der einwirkenden stumpfen Gewalt. WHITE et al. (1969) konnten zeigen, daß Hypothermie, die in den ersten 4 h nach der Gewalteinwirkung angewandt wurde, die Entwicklung der hämorrhagischen Nekrosen und des Ödems milderte. Wurden diese therapeutischen Maßnahmen jedoch 6–8 h nach der lokalen Kontusion verabfolgt, so hatten sie keinen Einfluß auf die pathomorphologischen Befunde des Rückenmarks.

FAIRHOLM u. TURNBULL (1971) konnten bei angiographischer Darstellung des Rückenmarks von Hunden und Kaninchen nach spinaler Kontusion einen Austritt von Kontrastmedium aus kleinen Gefäßen der grauen Substanz in das umliegende Gewebe bis zu 48 h nach der Gewalteinwirkung zeigen. Gleichzeitig besteht eine Blockade in der Perfusion in den zentroposterioren Gefäßen für einen Zeitraum von 4 h nach der Gewalteinwirkung. FRIED u. GOODKIN (1971) konnten diese Befunde bestätigen bei Perfusionen mit Bariumsulfat; das Maximum der Störung bestand nach 24 h.

GREEN et al. (1971) sowie WAGNER et al. (1971) beschrieben bei Katzen eine Ausdehnung des Ödems nach distal innerhalb der ersten 8 h nach der spinalen Kontusion. Eine Stunde nach der lokalen Gewalteinwirkung fand sich das Ödem vorwiegend in der grauen Substanz, während nach 4 h die weiße Substanz in unmittelbarer Umgebung betroffen war. Nach 8 h war das gesamte Segment ödematos.

Nach mechanischer Gewalteinwirkung auf das Rückenmark im Tiermodell konnte mit Hilfe von fluoreszierenden Indikatoren gezeigt werden, daß eine Extravasation von Plasmaproteinen aus gewissen Kapillaren der grauen Substanz stattfindet (GREEN u. WAGNER 1973). Danach dehnt sich das Ödem radiär in die umgebende weiße Substanz aus. Dieser Prozeß gleicht weitgehend dem von kälteinduziertem Ödem in der grauen Substanz des Großhirns, das sich zunächst in der grauen Substanz entwickelt und sich dann in die weiße Substanz fortsetzt (KLATZO et al. 1962).

Die experimentellen Untersuchungen wurden von ALBIN et al. (1967, 1968, 1969) weitergeführt, die eine Modifikation der Allen-Technik anwandten. Sie konnten die Befunde von ALLEN (1911) bestätigen, daß ein herabfallendes Gewicht am Rückenmark von Hunden und Affen Paraplegien zu erzeugen vermochte. Wurde jedoch lokale Hypothermie innerhalb von 4 h nach der Kontusion des Rückenmarks durchgeführt, so besserten sich die meisten sensorischen und motorischen Funktionen. Wurde diese Behandlung jedoch erst 8 h nach der Gewalteinwirkung verabfolgt, so blieb die Paraplegie bestehen. Ähnliche experimentelle Untersuchungen wurden von DUCKER u. HAMIT (1969) durchgeführt. Diese Autoren konnten Besserungen des Befundes erzielen, wenn Hypothermie oder Steroide innerhalb der ersten 3 h nach der Gewalteinwirkung angewandt wurden. HARTZOG et al. (1969) behandelten Paviane, die eine Kontusion des Rückenmarks erlitten hatten, mit hyperbarischer Sauerstofftherapie; sie berichteten über funktionelle Besserungen. In ähnlichen Untersuchungen an Hunden beschrieben KELLEY et al. (1972) wesentliche Besserungen nach hyperbarischer Sauerstofftherapie. BLACK u. MARKOWITZ (1971) fanden bei Affen mit einer Kontusion des Rückenmarks, daß Steroide die Wiederherstellung der Funktionen verbesserten, während ein Einschnitt in die spinale Dura einen schädigenden Einfluß hatte. Die Prozentsätze der Affen, bei denen eine Besserung eintrat, waren die gleichen mit einer Laminektomie, die sich über ein Segment erstreckte und solchen, die an 3 Segmenten vorgenommen worden waren.

KELLY et al. (1970) berichteten über einen ausgeprägten Abfall der Sauerstoffsättigung in der Region des Rückenmarks, die der Kontusion ausgesetzt war. DUCKER u. PEROT (1971) registrierten etwa 1–2 h nach der Kontusion des Rückenmarks einen Abfall in der lokalen Durchblutung und einen Abfall der lokalen Sauerstoffsättigung zwischen 1–3 h. LOCKE et al. (1971) berichteten über einen Anstieg der Milchsäurewerte im Rückenmark nach lokaler Kontusion.

STEWART u. WAGNER (1979) erzeugten eine Kontusion des Rückenmarks von Katzen durch ein herabfallendes Gewicht. Zehn Minuten vorher waren fluoreszinlabelliertes Albumin und fluoreszinlabellierte Dextrane mit Molekulargewichten von 20000, 40000, 70000 oder 150000 intravenös injiziert worden. Die Tiere wurden 8 h nach der Gewalteinwirkung getötet.

An der Stelle der Kontusion konnte ein ausgeprägter Austritt von Albumin und Dextran bei bestehenden umschriebenen Blutungen gesehen werden. Die Fluoreszenz war rostral und kaudal der Kontusionen am ausgeprägtesten in der weißen Substanz des Rükkenmarks. Sie war besonders deutlich in den zentral gelegenen Anteilen der Vorder-, Seiten-und Hinterstränge, sie reichte etwa 1,5 cm nach oben und unten. Die Seitenstränge waren am stärksten betroffen, die Hinterstränge am wenigsten. Die stärkste Fluoreszinkonzentration lag nicht im Zentrum der Kontusionsherde, sondern einige Millimeter nach rostral und kaudal. Diese Ausbreitung des Ödems im Rückenmark scheint sich entlang den anatomischen Strukturen der weißen Substanz des Rückenmarks zu entwickeln. Das Ödem dehnt sich nicht durch Diffusion aus, sondern durch Massenfluß; Moleküle verschiedenen Molekulargewichtes migrieren mit der gleichen Geschwindigkeit. Ein interessanter Befund besteht darin, wie ich bereits kurz erwähnte, daß der Austritt von Plasmaproteinen auch in einiger Entfernung vom Kontusionsherd erfolgt, also aus Gefäßen, die zwar traumatisch geschädigt sind, jedoch keine Kontinuitätstrennung der Wand aufweisen. Von KOBRINE et al. (1975) wurde ein Verlust der Autoregulation und eine Hyperämie der Seitenstränge im Kontusionsbereich berichtet. Ein anderer Mechanismus für das Auftreten von Ödem wurde von RAPOPORT (1976) diskutiert, nämlich durch Überstreckung der Kapillarwand.

Die Allen-Methode blieb das am häufigsten benutzte Tiermodell, einmal weil die Verletzungen leicht zu produzieren und reproduzieren sind, und zum anderen, weil der resultierende Gewebeschaden konstant ist.

FRIEDE (1960, 1961) unternahm zwei Serien von Experimenten mit Katzen. In der 1. Gruppe wurden Katzen kontrollierte Gewalteinwirkungen auf den Kopf mit einem pneumatischen Hammer verabfolgt und in einer 2. Gruppe wurden die Katzen mit ihren Köpfen in einem Kragen befestigt, 75 cm tief zu fallen, wobei es sich der abrupten Verzögerung zu einer starken Überdehnung der Hals-/Nackenregion kam. FRIEDE hob hervor, daß die klinischen Symptome bei beiden Unfallmechanismen nicht voneinander zu unterscheiden waren. „The experiment of cervical stretch was crucial, for it demonstrated that all the typical symptoms of experimental concussion may be produced by stretching the neck in the cervical region without actually delivering a blow to the skull."

Die meisten Katzen wurden 8 Tage nach dem Versuch getötet, eine optimale Überlebenszeit, um eine optimale Chromatolyse zu erzeugen. Der Anteil des Halsmarks von kaudalen Anteilen des 4. Ventrikels bis zum 2. Zervikalsegment wurde in der Mittelsagitalebene geschnitten, eine Hälfte wurde in Paraffin eingebettet, die andere für Gefrierschnitte verwendet. Die histologische Untersuchung dieser Katzen zeigte typische Läsionen der Nervenzellen in Kerngebieten des Hirnstammes. Chromatolyse und Untergang von Nervenzellen wurde in der Formatio vestibularis und weniger häufig in anderen Kerngebieten des Hirnstammes gesehen. Diese Nervenzellveränderungen stellen nach FRIEDE eine axonale Reaktion auf Schädigungen der großen Fasern in der oberen Halsregion dar.

Von großer Bedeutung waren typische pathomorphologische Veränderungen von Fasern an der Ventralfläche von C1. Diese Gewebeschäden wurden bei allen Katzen gefunden, die ein Kommotionssyndrom erlitten hatten. Der Gewebeschaden fand sich in einer kegelförmigen Zone zu beiden Seiten der Fissura mediana ventralis mit deren Spitze zum Zentrum gerichtet. Der wesentliche Schaden bestand bei C1, schnell in Richtung zur Medulla oblongata abnehmend. Am meisten befallen waren die dickeren Fasern, in ausgeprägten Herden waren jedoch auch die mittleren und dünnen betroffen. Die Markscheiden zeigten Entmarkungen kaudal zurLäsionsstelle. Kleinere Blutungen in der Region des Zentralkanals wurden manchmal gefunden.

Windle u. Groat (1945) hatten Chromatolyse von Nervenzellen in Kerngebieten der Medulla oblongata als Folge einer direkten Schädigung der Neurone gedeutet. Friede hob hervor, daß es keine befriedigende Erklärung dafür gebe, daß nur diese wenigen Kerngebiete geschädigt waren, während die übrigen völlig intakt blieben. Es handelt sich nach der Auffassung von Friede hier um eine axonale Reaktion. Es fehlte bei diesen Tieren auch jeglicher Hinweis auf Zellschäden in der Großhirnrinde.

Die Gewebsalterationen an der Ventralfläche von C1 finden sich in der selben Region, wo sich die Spitze des Zahnfortsatzes des Epistropheus findet, so daß diese Struktur für den Gewebeschaden verantwortlich gemacht werden muß.

Friede stellte Ausgüsse der hinteren Schädelgrube und des Spinalkanals her (nachdem der Inhalt entnommen war). In einem Fall ließ er die plastische Substanz fast härten, ehe er einen Versuch in der gleichen Art unternahm wie bei den lebenden Katzen. Nachdem die Substanz völlig gehärtet war, konnte eine tiefe Eindellung durch die Spitze des Zahnfortsatzes nachgewiesen werden.

Diese Serie von Friedes Experimenten zeigte, daß der grundlegende Mechanismus bei diesem Typ von experimenteller Commotio (Friede benutzte den Ausdruck „experimental concussion") durch Streckung des Halsmarks um den Zahnfortsatz ausgelöst wurde. Friede hob hervor, daß die klinischen Zeichen einer direkten zervikalen Überstreckung von denen nach einer direkten Gewalteinwirkung gegen den Kopf nicht unterschieden werden konnten. Der wesentliche pathomorphologische Befund besteht in Schäden der dicken Fasern an der Ventralfläche des obersten Halsmarks bei C1. Die Veränderungen in den Kerngebieten des Hirnstammes waren sekundär zu dieser Faserschädigung.

Friede gebrauchte für dieses spezifische pathogenetische Syndrom den Terminus *„experimental acceleration concussion"*. Die traumatischen Schäden, über die Friede berichtete, sind ohne Zweifel intravital entstanden.

Das Areal, in dem sich die Gewebeschäden finden, über die Friede berichtete, ist praktisch identisch mit dem eigener Versuche mit indirekter Beschleunigung in der $-Gx$ Vektorrichtung. Neben den umschriebenen Schäden an den Faserbahnen, hauptsächlich in den ventralen Fasciculi fanden sich noch zusätzlich morphologische Veränderungen bei unseren Affen. Es lagen, worauf ich bereits hingewiesen hatte, progrediente hämorrhagische Nekrosen in der grauen Substanz vor.

Diese Ergebnisse gaben Veranlassung, eine Gruppe von verschiedenen Typen von experimenteller Konkussion zu definieren. Ich gebrauche hier zunächst mit Absicht den Terminus „Konkussion", weil er so in den Originalarbeiten gebraucht wurde, er ist wohl dem Terminus „experimentelle Commotio cerebri" gleichzusetzen. Im einzelnen existieren nach meiner Meinung 3 Typen von experimenteller Konkussion: (1) Das *klinische Syndrom* der *„echten experimentellen zerebralen Konkussion"* als *Folge* von *direkter Gewalteinwirkung* gegen den *freibeweglichen Kopf*, die Richtung der Gewalt ist im wesentlichen *linear* oder *translational*, dieser Typ könnte auch die *experimentelle zerebrale Beschleunigungskonkussion* im *engeren Sinne* genannt werden. Beim Menschen würde ich hier vom eigentlichen *Kommotionssyndrom* (*Hirnerschütterungssyndrom*) sprechen. (2) Das *klinische Syndrom* der *experimentellen Beschleunigungskonkussion mit extremer Hals-/Nackenstreckung* als *Folge* von *direkter Gewalteinwirkung* gegen den *Kopf*. (3) Das *klinische Syndrom* der *experimentellen Beschleunigungskonkussion mit extremer Hals-/Nackenstreckung* als *Folge* der *Beschleunigung* des *völlig gurtfixierten Torsos aber freibeweglichem Kopf und Hals/Nacken*. Im letzten Fall wird die Beschleunigung vom Beschleunigungsschlitten über das Gurtsystem auf den Torso übertragen und dann über die Hals-/Nackenregion auf den Kopf.

Hume ADAMS (1975) diskutierte die pathomorphologischen Befunde von FRIEDE: „It has been suggested by FRIEDE that direct damage to nerve fibres in the upper cervical spinal cord as a result of shear stress of the craniocervical junction is a factor in the production of concussion in various experimental animals. It might, therefore, be thought that similar damage would be observed in man, but in a series of 32 fatal blunt head injuries, the author has not been able to find significant numbers of retraction balls or microglial scars in serial blocks of the lower medulla and the upper three cervical segments of the spinal cord.“

Leider führt ADAMS keine näheren Angaben an, um welche Typen von geschlossenen Schädelhirnverletzungen es sich gehandelt hatte, die er untersuchte. Viele tödliche direkte Gewalteinwirkungen gegen den Kopf führen lediglich zu geringer oder keiner Überstreckung der Hals-/Nackenregion. Es würde wichtig sein, derartige histologische Untersuchungen auf solche tödlichen Schädelhirnverletzungen bei Menschen auszudehnen, die mit erheblicher Überstreckung der Hals-/Nackenregion einhergehen. Hier sind weitere morphologische Untersuchungen angebracht.

Einige experimentelle Untersuchungen mit indirekter Gewalteinwirkung von Kopf und Hals-/Nackenregion (UNTERHARNSCHEIDT 1983, 1984, 1986) wurden bereits im Kapitel über die Whiplashverletzungen auf S. 256 und 280 referiert und diskutiert.

12. Elektronenmikroskopische Untersuchungen

Elektronenmikroskopische Untersuchungen durch DOHRMAN et al. (1971, 1972) ergaben, daß die Mikrovaskulatur des Rückenmarks sehr sensitiv gegen physikalische Gewalteinwirkung ist. Die feingeweblichen Alterationen treten hauptsächlich in der grauen Substanz auf. Schon innerhalb von 5 min erweitern sich die postkapillären Venolen und sind mit Erythrozyten gefüllt. Rote Blutkörperchen penetrieren nach etwa 15–30 min das Endothel der Gefäßwand durch Lücken im Endothel und durch rupturierte Gefäßwände und können im perivasculären Raum wahrgenommen werden. Interessant ist, daß Gefäßrupturen innerhalb von 15 min nach einer kontusionellen Rückenmarksschädigung nachweisbar sind und dann in Zahl und Größe zunehmen. Das heißt nicht alle Gefäßrupturen sind also rhektisch und entstehen im Augenblick der Gewalteinwirkung. Vakuolenformationen und Schwellungen, typisch für ischämische Endothelschäden, finden sich innerhalb von 4 h in kapillären und postkapillären Venolen sowohl in der grauen als auch in der weißen Substanz.

In der *weißen Substanz* vollziehen sich ebenfalls charakteristische strukturelle Alterationen. In den ersten 5 min gleichen die Markscheiden denen von nichttraumatisierten Tieren, aber bereits nach 15–20 min zeigten einige vergrößerte periaxonale Räume. Nach etwa einer Stunde liegen Veränderungen an den Markscheiden vor mit Erweiterung der Marklamellen und erheblich vergrößerte periaxonale Räume. Die Autoren postulieren, daß die Schäden in der Mikrovaskulatur bei Rückenmarksverletzungen primär sind und daß die Veränderungen an den Nervenzellen sekundär zu den Gefäßveränderungen und zur Ischämie auftreten.

Experimentelle Untersuchungen von GOODMAN et al. (1974) an Affen ergaben, daß schon nach 5 min die Integrität der endothelialen Verbindungen in der grauen Substanz verloren war. Es bestand eine Vergrößerung des extrazellulären Raumes durch Ödem, und die gliösen Elemente waren infolge zytotoxischen Ödems geschwollen. Die Endothelialzellen der Kapillaren trennten sich und legten die Basalmembran frei. Es bilden sich Aggregate und Thromben aus Thrombozyten, die kleine Gefäße völlig verschließen. Die Hämostase führt zu verringerter Blutzufuhr. GLEDHILL et al. (1973) führten aus, daß die wesentliche Reaktion auf Kompression des Rückenmarks in den weißen Strangarealen in Entmarkungen und an den Axonen in Veränderungen im Sinne der Wallerschen Degeneration bestand. GRIFFITHS et al. (1978) berichteten über Proliferation von astrogliösen Elementen und Extravasate von Protein. LAMPERT u. CRESSMAN (1966) untersuchten die Markscheiden degenerierender Axone 4–50 Tage nach Durchschneidung der aszendierenden dorsalen Bahnen im Brustmark von Ratten nach Trauma. In der Umgebung der Gewalteinwirkung fanden sich reichlich Makrophagen, die degenerierende Axone und Myelinscheiden phagozytierten. Die Markscheiden verwandelten sich in einheitlich geschichtete Strukturen.

Das geschichtete Material löste sich dann in amorphe kugelige lipoidhaltige Körper auf. Im Halsmark und in der unteren Medulla oblongata kam es zu Veränderungen fast aller Markscheiden, jedoch blieben einige noch 52 Tage nach dem Trauma intakt.

Bei experimenteller Verletzung des Rückenmarks kann akutes Ödem, das kurz nach der Gewalteinwirkung einsetzt, bis etwa zum 15. Tag nachgewiesen werden mit vorwiegendem Befall der weißen Substanz (YASHON et al. 1973; MARTINEZ et al. 1981). Das Einsetzen des Ödems bei Katzen erfolgte etwa 24 h nach der Verletzung, mit dem Maximum bei etwa 3–6 Tagen und einer Rückbildung um den 9. Tag.

13. Elektronenmikroskopische Befunde nach Unterbrechung markhaltiger Fasern im Rückenmark

Die Unterbrechung einer markhaltigen Faser in der weißen Substanz des Rückenmarks führt zu einer Reihe von Gewebereaktionen, die elektronenmikroskopisch erfaßbar sind (Abb. 230, 231 a–e). Innerhalb von Minuten erfolgt ein *Ausfließen* von *Axoplasma* aus dem *proximalen* und *distalen Stumpf*, ein Prozeß, der sich über einige Stunden fortsetzt. Das Ausfließen von Axoplasma variiert von Faser zu Faser, ist aber am ausgeprägtesten in den größeren. Die kleineren Fasern, ob markscheidenhaltig oder nicht, zeigen keinen Axoplasmaausfluß. Die Folge davon sind *axoplasmafreie Markscheiden.* Nach etwa einer Stunde finden sich die durchtrennten Fasern nicht länger im Bereich der Durchtrennungsstelle, sondern liegen 1–2 mm von der Durchtrennungsstelle im sonst nicht verletzten Rückenmark. Es scheint, daß sich *submikroskopische Barrieren* in der Marksubstanz bilden, die den Ausfluß von Axoplasma hemmen und schließlich ganz unterbrechen. Etwa *3 h nach Durchschneidung* beginnen die *Enden* der *Achsenzylinder anzuschwellen.* Sie sind dann mit *axoplasmatischen Organellen*, wie *Mitochondrien*, *dichten Körpern*, *Vesikeln* und *Neurofilamenten* gefüllt. Solch ein *angeschwollenes Ende* eines *Achsenzylinders* wird „*terminaler club*" genannt. Der Raum zwischen Markscheide und dem terminal club erweitert sich ebenfalls und ist mit Flüssigkeit, die anscheinend unter Druck steht, gefüllt. Auch die *Markscheide* wird dann *erweitert* und formt eine *runde* oder *ovale Zyste*. Man nennt das eine *Myelinmikrozyste* (KAO et al. 1977).

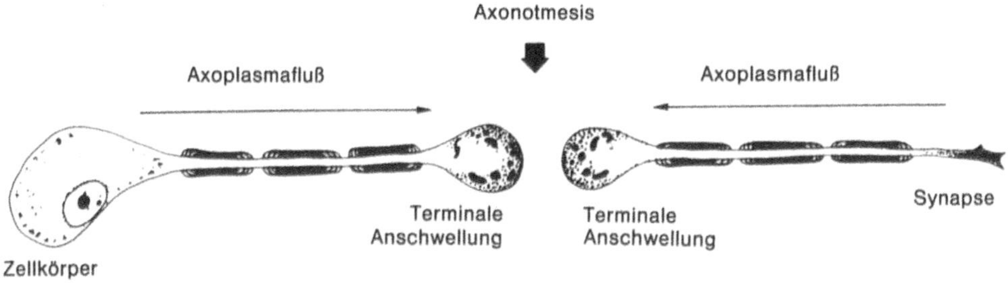

Abb. 230. Schematische Darstellung des Auftretens von traumatischem Axoplasma-Fluß (FRIEDE 1964) und seine Beziehung zur Bildung der terminalen Anschwellung in einem durchtrennten Axon. In dem proximalen Axon ist der Fluß proximal – distal, während er im distalen Axon proximal gerichtet ist. Axoplasmainhalte wie Mitochondrien, dichte Körper (dense bodies), klare Zysten (clear vesicles) und Katecholaminfasern (dense core vesicles) werden also zwangsläufig in die terminale Anschwellung hineinbewegt, ähnlich wie in einer elektrophoretischen Bewegung. Die terminalen Anschwellungen werden daher von histochemischen Techniken, die die entsprechenden Enzyme markieren, stark angefärbt. Man beachte, daß zentrale Chromatolyse des Nervenzellkörpers und Degeneration der Synapsenknospe ebenfalls gleichzeitig geschehen. (Aus KAO 1980)

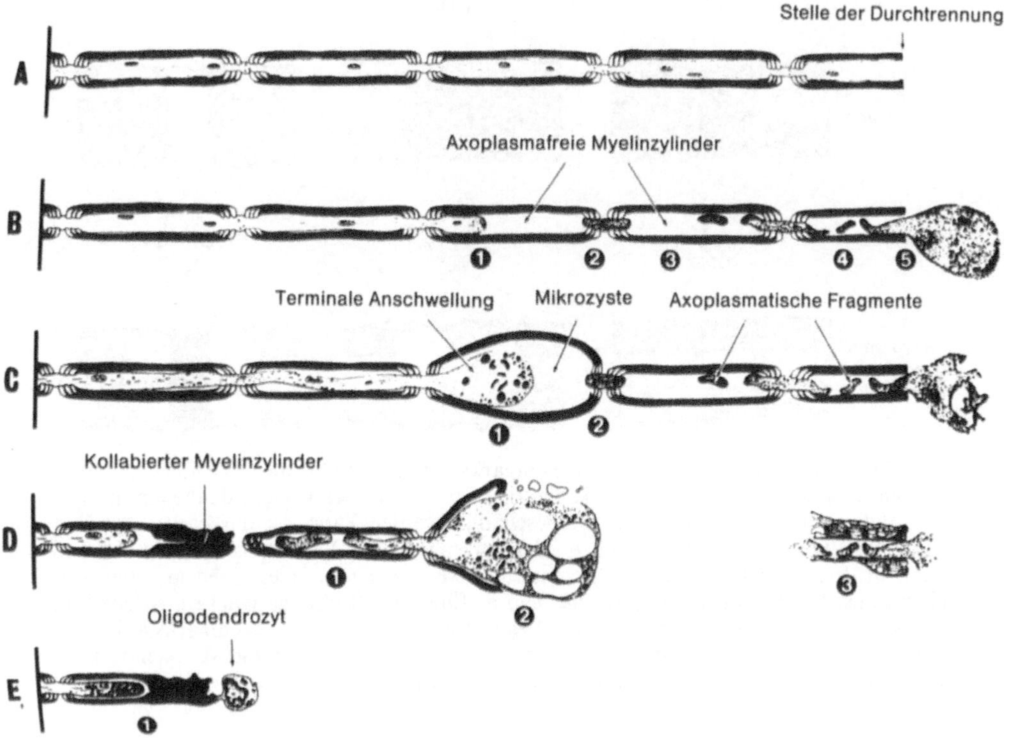

Abb. 231 A–E. Schematische Darstellung des räumlich-zeitlichen Musters der axonalen Reaktion nach Durchtrennung. Ein fast identischer Vorgang ereignet sich nahe den Schnittflächenenden des proximalen wie des distalen Axons, nur daß im distalen Axon eine Waller-Degeneration im Stadium stattfindet. Die Veränderungen durch fünf Ranvier-Knoten sind wie folgt dargestellt: Minuten nach der Rückenmarkdurchtrennung fließt Axoplasma von der Schnittfläche der myelinisierten Fasern (**B**-5) entfernt; der leere Myelinzylinder (**B**-3) reicht bis zur Schnittläche der Faser. In den beteiligten Fasern entstehen am Ende vom Axon (**B**-1) Barrieren, die das Passieren von Axoplasma blockieren. Später, da das Axoplasma weiterhin fließt, beginnen Organellen sich am Ende des Axon in einer Anschwellung anzusammeln (**C**-1) und Flüssigkeit sammelt sich im Myelinzylinder zu einer Microzyste an (**C**-2). Wenn der benachbarte Paraknoten von einem Hindernis (**C**-2) obstruiert wird, verursacht der Druck des Flüssigkeittransudates in der Mikrozyste deren Dilatierung und eventuelle Ruptur (**D**-2). Da die Endschwellung (**D**-2) ebenfalls ruptuiert, werden Organellen, die ursprünglich in der terminalen Anschwellung enthalten waren, in den extrazellulären Raum freigesetzt. Es folgt Autolyse des Rückenmarkgewebes an der ursprünglichen Schnittfläche des Rückenmarks (**D**-3). Der autolytische Vorgang wird der Freisetzung und Aktivierung lysosomaler Enzyme zugeschrieben, die sich in der terminalen Anschwellung angesammelt hatten (**C**-1). Wenn die terminale Anschwellung rupturiert (**C**-2), wird das der terminalen Anschwellung zugehörige Axon erneut unterbrochen (**D**-1) und ein neues Axonende (**D**) entsteht in größerer Entfernung zur Schnittfläche des Rükkenmarks. Zu einem viel späteren Zeitpunkt wird die terminale Anschwellung inaktiv; sie ist dann von einer Myelinscheide umgeben (**E**-1). (Aus Kao et al. 1977)

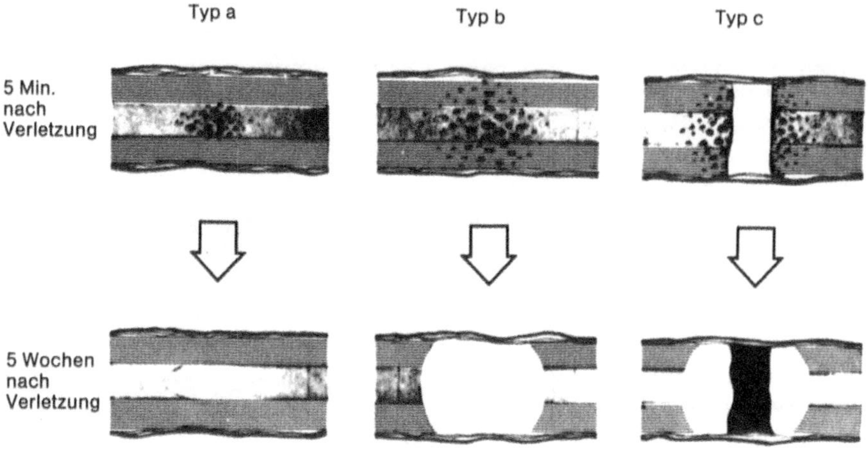

Abb. 232. Eine Klassifizierung der Rückenmarksverletzung aufgrund des endlichen pathologischen Bildes des verletzten Rückenmarks. Trotz zahlloser Verschiedenheiten der Art und Weise, in der das Rückenmark geschädigt werden kann, ist das endgültige Bild verletzter Rückenmarke drei Wochen oder länger nach der Verletzung sehr ähnlich und kann in drei einfache Grundmuster unterteilt werden, deren jedes einen anderen Mechanismus der Wundheilung darstellt. Typ a: Eine unvollständige Rückenmarksläsion, mit Kavitation in der grauen Substanz. Typ b: Eine vollständige Rückenmarksläsion, die Kavitation in der weißen Substanz hervorruft. Typ c: Eine vollständige Rückenmarksläsion, mit gleichzeitig vorliegenden Hohlräumen und Bindegewebsnarben. (Aus KAO 1980)

Im *proximalen Stumpf* verläuft die *Richtung* des *axoplastischen* Flusses von *proximal nach distal*, während im *distalen Stumpf* der Fluß von *distal nach axial* gerichtet ist. Der Inhalt des Axoplasma ist damit in Richtung auf die Stümpfe gerichtet. KAO et al. (1977) gebrauchten den Vergleich mit einer elektrophoretischen Bewegung. Auch dieses Material ist im Stumpfbereich durch die gleiche, oben bereits beschriebene Barriere aufgehalten. Die *Organellen verbleiben am Stumpfende*, während die *Flüssigkeit in den Markscheiden transsudiert* und dort *Mikrozysten* formt (MARTINEZ u. FRIEDE 1970).

Die *Myelinlamellen* und *-septen* reißen ein und verschwinden mit zunehmender Expansion der *terminalen clubs* und *Mikrozysten.*

Etwa einen Tag nach der Durchschneidung der markhaltigen Faser nimmt der Druck innerhalb der Mikrozysten derartig zu, daß sie schließlich aufplatzen. Dabei kann der terminal club auch aufreißen. Alle *Flüssigkeit*, die in diesen Strukturen angesammelt war, findet sich jetzt im *interstitiellen* oder *extrazellulären Raum* des *Rückenmarks.* Unter den verstreuten Organellen befinden sich *Lysosome*, von denen bekannt ist, daß sie mehr als 50 verschiedene Enzyme enthalten, alle *hydrolytischer Natur* und mit *saurem pH.* Die experimentellen Befunde unterstützen die Vorstellung, daß die verstreuten lysosomalen Enzyme zu einer *Autolyse* des *umliegenden Rückenmarksgewebes* führen, die dann das typische Bild einer *Verflüssigungsnekrose* zeigt (KAO u. CHANG 1977).

Zusammenfassend kann festgestellt werden, daß nach den elektronenmikroskopischen Untersuchungen von KAO et al. (1977) eine markhaltige Faser des Rückenmarks nach Durchschneidung nicht nur nicht in der Lage ist zu regenerieren, sondern mehr und mehr Anteile der Struktur verloren gehen und daß sich die durchtrennten Enden mehr und mehr von der Stelle der Transsektion entfernen. Erst nach mehreren Wochen, wenn der axoplasmatische Fluß sich verringert oder ganz aufhört, treten inaktive terminale clubs auf, die nur wenige Organellen enthalten und keine Mikrozysten bilden und die vollständig von gefalteten Myelinscheiden umgeben sind (KAO et al. 1977).

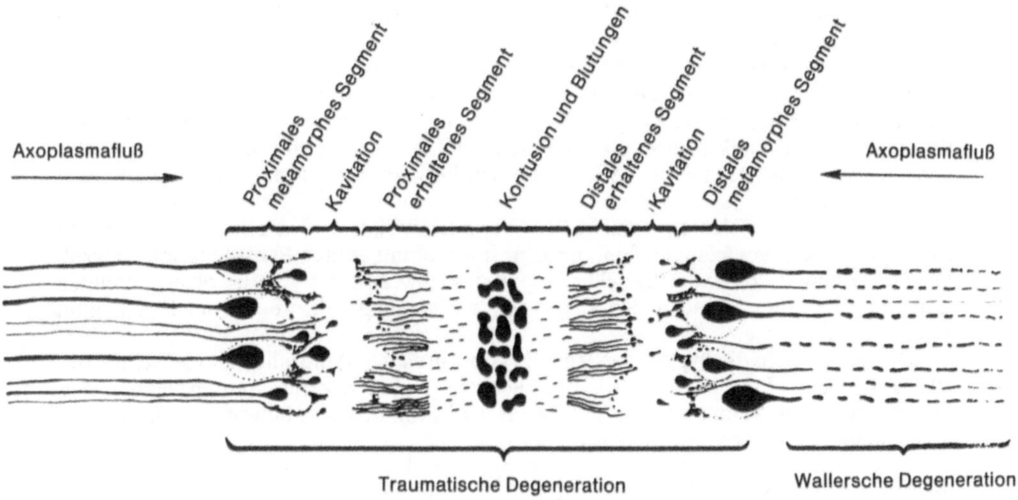

Abb. 233. Schematische Zeichnung des vorgeschlagenen Mechanismus der lysosomalen Autolyse im Rückenmark bei Kontusion. Während die Scherkraft Axonotmese der groß- und mittelkalibrigen Fasern Blutungen in der weißen Substanz verursacht hat, sind die kleinen Fasern weniger betroffen und es findet deshalb an der Stelle Kontusion und keine sofortige Myelotmese statt. Nach 24 h entwickeln sich axonale terminale Anschwellungen und Microzysten proximal und distal an entfernter Stelle. So wie sich die terminalen Anschwellungen vergrößern und aufbrechen beginnen die Microzysten zusammenzufließen. Auf diese Weise wird der Anteil der weißen Substanz, der die Gewalteinwirkung erlitt vom Rückenmark getrennt (d.h. Autotomie). Da die axonale terminale Anschwellung und die Mikrozysten nicht am Ort der Axonotmese entstehen, ist es klar, daß außer den intakten, von der mechanischen Gewalteinwirkung unverletzten kleinen Fasern zumindest 1–2 mm von verletzten Fasern ebenfalls infolge des Zusammenfließens der Mikrozysten vom Rückenmark getrennt werden. Lysosomale Enzyme werden freigesetzt und aktiviert, die sonst in den terminalen Anschwellungen einbehalten sind. Die charakteristische Verflüssigungsnekrose beginnt also in einiger Entfernung und schreitet auf den Mittelpunkt der Verletzung vor. Siehe Text für zusätzliche Einzelheiten. (Aus Kao 1980)

Gleichgültig welche experimentelle Methode zur traumatischen Schädigung des Rückenmarks angewandt wird, sind die Gewebsalterationen im Rückenmark recht ähnlich. Sie können nach den Angaben der Autoren in 3 einfache grundlegende Gewebemuster (Abb. 232) eingeteilt werden: (1) *Typ A*, eine *inkomplette Rückenmarkschädigung*, bei der schließlich *zystische Hohlräume* in der *grauen Substanz* gefunden werden, (2) *Typ B*, *komplette* oder *inkomplette Rückenmarkschädigungen*, bei denen sich schließlich zystische Hohlräume in der weißen Substanz finden, und (3) *Typ C*, eine *komplette* oder *inkomplette Schädigung* des Rückenmarks, in denen sich eine *Kombination* von *zystischen Hohlräumen* und *bindegewebigen Narben* findet.

Eine typische *Typ 4 Läsion* wird beispielsweise durch den Aufprall eines Gewichts von 20 g aus 10 cm Höhe auf das freigelegte Rückenmark des Hundes erzeugt. Der Gewebeschaden findet sich im wesentlichen in der grauen Substanz und zeigt gleich nach der Gewalteinwirkung eine lokale Freisetzung von lysosomalen Enzymen, die normalerweise im Perikaryon nahe dem Zellkern der Nervenzellen gespeichert sind (Kao et al. 1977) (Abb. 233). Elektronenmikroskopische Untersuchung direkt nach der Gewalteinwirkung zeigt Rupturen der Zellmembranen mit Verstreuung der interzellulären Organellen (Nemecek et al. 1971). Innerhalb weniger Stunden nach der Gewalteinwirkung sind die Zellkörper nicht mehr färbbar mit histochemischen Methoden zur Darstellung der sauren Phosphatase. Wahrscheinlich beruht das darauf, daß die lysosomalen Enzyme, die normalerweise im Perikaryon enthalten sind, in die Umgebung diffundieren und nicht länger nachgewiesen werden können.

Zusätzlich entwickeln sich Minuten nach der Gewalteinwirkung feine petechiale Blutungen in der grauen Substanz und mehr Nervenzellen werden durch das sich ausbildende perifokale Ödem geschädigt. Es muß hervorgehoben werden, daß die Blutungen in der weißen Substanz immer geringer ausgeprägt sind und oft ganz fehlen können. Wie RIGAMONTI et al. (1978) mit Recht hervorheben, ist das Rückenmark nicht vollständig zerstört.

Einen Tag nach der experimentellen Gewalteinwirkung wird eine enge Zone von Neuropil, die die geschädigte Zone umgibt, intensiv mit saurer Phosphatase angefärbt. Danach kommt es zu einem schnellen Verfall des Gewebes, das von der oben genannten Zone umgeben ist. Es finden sich Zytolyse, Verflüssigungsnekrose und im Endstadium zystische Hohlräume.

Die direkte Schädigung der weißen Substanz durch den Aufprall eines Gewichtes von 20 g aus 20 cm Höhe ist minimal. Lediglich einige der dickeren Achsenzylinder sind unterbrochen. Das kann bereits am 1. Tag aus der Formation von einigen terminalen clubs in der weißen Substanz geschlossen werden.

Aus diesen experimentellen Untersuchungen von KAO et al. (1977) kann geschlossen werden, daß lysosomal bedingte und ausgelöste Autolyse der grundlegende Mechanismus ist, der zur Zerstörung der grauen Substanz führt. Im einzelnen kommt es: (1) Zu einer *direkten Schädigung* der *Nervenzellenmembranen* durch die *mechanische Gewalt* durch die *unmittelbare Freisetzung von lysosomalen Enzymen;* (2) *Austritt* von *Flüssigkeit* und *Erythrozyten tritt parallel auf* und *verstärkt* den *Gewebeschaden* und (3) eine *weitere Quelle* für *lysosomale Enzyme* stammt vom *Neuropil,* das die geschädigte Gewebezone umgibt.

KAO et al. (1980) hoben hervor, daß eine sich ausbreitende ischämische Nekrose, wie von OSTERHOLM (1974) angenommen wurde, deshalb nicht als der verursachende Faktor angesehen werden kann, da die Gewebsnekrose auf die graue Substanz begrenzt ist und sich auch in die weiße Substanz ausdehnt. Auch kann das Auftreten von Makrophagen nicht für die Gewebsnekrosen verantwortlich gemacht werden, weil solche Zellen erst 1–2 Wochen nach der Gewalteinwirkung nachgewiesen werden, zu einem Zeitpunkt, in dem die Gewebsnekrose bereits abgeschlossen ist. KAO (1980) ist zuzustimmen, wenn er feststellt, daß die wesentliche Funktion der Makrophagen die Phagozytose des Zelldebris nach der Gewebsnekrose ist.

Eine typische *Typ B* Läsion kann beispielsweise durch Aufprall eines Gewichts von 40 g aus einer Höhe von 10 cm auf das freigelegte Rückenmark von Hunden erzeugt werden oder durch eine schnelle Kompression oder Quetschung des Rückenmarks zwischen den Gliedern einer Blutstillungszange, deren Glieder bis auf eine Entfernung von 1 mm zusammengedrückt werden (RIGAMONTI et al. 1978). Dieser Schädigungsmechanismus verursacht sowohl traumatische Schäden der Nervenzellen in der grauen Substanz, als auch eine Durchtrennung von einer großen Zahl von myelinhaltigen Fasern in der weißen Substanz. Die dünneren markhaltigen Fasern bleiben wiederum unverletzt. Der fast selektive Ausfall von dicken markhaltigen Fasern bei diesen mechanischen Gewalteinwirkungen ist als *Laplacesches Gesetz* bekannt (STILLWELL 1973). Es ergibt sich, daß, wenn eine Druckwirkung auf eine gemischte Population von verschiedenenkalibrigen markhaltigen Fasern erfolgt, ein größerer Druck auf die Außenwand der dickeren Fasern einwirkt. Elektronenmikroskopische Untersuchungen zeigen, daß die dickeren markhaltigen Fasern traumatisch geschädigt sind, während die dünneren unverletzt bleiben (DOHRMAN et al. 1972).

Innerhalb von Minuten nach der Gewalteinwirkung finden sich kleine verstreute petechiale Blutungen in der grauen und weißen Substanz, dabei bleibt das Rückenmark insgesamt in seiner Kortinuität erhalten. Histochemische Untersuchungen zu diesem Zeitpunkt zeigen keine abnormen Lysosomenansammlungen in den weißen Strangarealen. In der grauen Substanz ist das histologische Bild ähnlich wie es bei Typ A Läsionen gesehen wird.

Die ersten Anzeichen für Ansammlungen von axonalen Lysosomen werden etwa 3 h nach der Gewalteinwirkung gesehen. Sie finden sich in den großen und mittleren Achsenzylindern und können sowohl nach distal als auch proximal von der Verletzungsstelle gesehen werden. Nach den elektronenmikroskopischen Untersuchungen von KAO (1980) beginnt der Prozeß der Zerstörung der weißen Substanz in einiger Entfernung von der Verletzungsstelle und dehnt sich nach proximal und distal aus wie bisher angenommen wurde.

Einen Tag nach der Gewalteinwirkung ist der Gewebezusammenhang im Rückenmark noch erhalten, aber es haben sich bereits massenhaft terminale clubs entwickelt. Sie haben sich sowohl rostral als auch distal von der Verletzungsstelle gebildet. Die Köpfe der terminal clubs sind alle zur Verletzungsstelle gerichtet. Im rostralen Verletzungsbereich sind die terminalen clubs nach distal und im distalen Bereich nach rostral gerichtet. KAO (1980) unterscheidet bei stärkerer Vergrößerung 2 Typen von saurer Phosphatase Anfärbung, nämlich einmal enthält der terminale club dichtgepacktes tropfenförmiges Material, das eine positive saure Phosphatasereaktion zeigt und dessen Zonen scharf abgegrenzt sind, und zum anderen eine andere Form von Phosphataseaktivität, eher diffus angefärbt, die in Form eines Halos um die terminalen clubs herum angeordnet ist. Diese mehr diffuse Grenzzone ist nur undeutlich abgegrenzt und wird gegenüber dem umgebenden Gewebe schwächer, wohl eine Folge der Diffusion der lysosomalen Enzyme in das jeder terminale club, wendet man Silberimprägnationsmethoden an, von einem ungefärbten ovalen Raum umgeben ist, die sogenannte Mikrozyste. In der weißen Substanz bleiben nur die kleinkalibrigen Achsenzylinder intakt, sie sind nicht imprägniert mit reduziertem Silber. Sie sind zu diesem Zeitpunkt noch in Kontinuität mit dem übrigen Rückenmark. Viele dieser Achsenzylinder können bis in die Zone der terminalen clubs verfolgt werden, wo sie die Mikrozysten in Kurven umlaufen.

Als nächstes kommt es zur Ruptur der terminalen clubs und die Mikrozysten verschmelzen. Dadurch wird die Verletzungsstelle, die der Gewalteinwirkung ausgesetzt war, vom restlichen Rückenmark getrennt. Nach etwa einer Woche ist es zu einer vollständigen Trennung gekommen; sie erfolgte an 2 Stellen, einer rostralen und distalen Zone, wo sich die meisten terminalen clubs und Mikrozysten finden. Die Folge davon sind 2 Stümpfe, ein proximaler und ein distaler, jeder mit einer großen Zahl von terminalen clubs begrenzt. In der Lücke zwischen beiden Stümpfen finden sich die kleinkalibrigen Markfasern, die von Erythrozyten und Gewebsdebris umgeben sind. Obwohl sie im Augenblick der Gewalteinwirkung nicht geschädigt wurden, kann man jetzt Fragmentierungen sehen, aber sie sind durch reduziertes Silber noch nicht imprägniert. In der Folge kommt es zu weiterer Verflüssigungsnekrose in der Lückenzone. Die Fragmente der Achsenzylinder brechen immer mehr ab, werden kürzer und werden schließlich von Makrophagen phagozytiert. Am Ende der 3. Woche findet sich in diesem Bereich ein unregelmäßig gestalteter Hohlraum (KAO 1986).

Der Unterschied zwischen Typ A- und Typ B-Läsionen besteht darin, daß sich bei den erstgenannten der Gewebeschaden an der Einwirkungsstelle der Gewalt als Folge von lokaler Freisetzung von Lysosomen aus geschädigten Nervenzellen entwickelt, beim letztgenannten ist die Menge der freigesetzten Lysosomen an der Verletzungsstelle minimal, dagegen bilden sich proximal und distal der Verletzungsstelle terminale clubs und Mikrozysten, die sich in Richtung zur Verletzungsstelle ausdehnen.

Eine *Typ C*-Läsion ist die Folge einer erhöhten Gewalteinwirkung auf das Rückenmark und kann durch ein Gewicht von 50 g, das aus einer Höhe von 10 cm und mehr, oder durch vollständige Zangendurchquetschung des Rückenmarks erfolgen. Es besteht eine unmittelbare Durchtrennung des Rückenmarks und es liegt eine Lücke zwischen den beiden Stümpfen vor. Die Größe der Lücke zwischen den beiden Stümpfen ist unterschiedlich. Die Lücke ist gefüllt mit Gewebedebris, Erythrozyten, Leukozyten, Fibroblasten und ist später von einer bindegewebigen Narbe umgeben. Proximal und distal davon finden sich gliöse und mesodermal-gliöse Narbenbildungen.

Bei der weiter oben genannten *Durchtrennung* des *Rückenmarks* kommt es auch zu *Durchtrennungen* von *Blutgefäßen*. Diese *rhektischen Blutungen*, die sich in der geschädigten Rückenmarkszone ausbreiten, führen zu einer zusätzlichen Erweiterung der Lücke zwischen dem proximalen und distalen Stumpf. Auch diese Anteile werden später während der Phase des mobilen Abbaus phagozytiert und danach organisiert.

Über eine *besondere Form* der *Durchtrennung* des *Rückenmarks* berichteten KAO u. CHANG (1977); mit Hilfe *mikrochirurgischer Techniken durchtrennten* sie das *Rückenmark subpial*, eine *Methode*, bei der *praktisch keine Blutungen* auftreten. Die *Lücke zwischen den beiden Stümpfen ist minimal.* Da *Bindegewebe nicht* in die *Lückenzone* eindringen kann, findet sich gegen Ende der 2. Woche lediglich ein *zylindrischer Hohlraum zwischen proximalem* und *distalem Stumpf.* Der *Mechanismus* der *Wundheilung* ist nach Kao u. Chang (1977) daher *identisch* mit dem von *Typ B.*

Die Struktur der Wandung, die die Endstadien der Gewebealterationen, nämlich zystische Defekte, auskleidet, ist bei Typ A, B und C-Läsionen sehr ähnlich, nämlich der größte Teil der Wandung ist von einer kontinuierlichen Basalmembran ausgekleidet (Kao et al. 1977). Die dem Rückenmark zugewandte Seite der Membran ist von astrogliösen Zellelementen mit deren Fußplatten eingenommen. Oligodendroglia hat keinen direkten Kontakt mit der Basalmembran. Der Zentralkanal des Rückenmarks steht mit dem zystischen Defekt in direkter Verbindung. Ependymzellen kleiden daher an der Wandung des zystischen Defekts, der nahe dem Zentralkanal liegt, einen Teil der Hohlraumwandung aus. Zwischen Ependymzellschicht und Astrozytenformation findet sich keine Basalmembran (Kao et al. 1977).

Kommt es zu einem solchen Einströmen von Liquor in den zystischen Defekt, daß es die Absorption übertrifft, so kommt es zu einer Ausdehnung des zystischen Hohlraums auf Kosten des Rückenmarkgewebes. Man kann von *aszendierenden* und *deszendierenden Myelopathien* sprechen, einige Autoren sprechen auch von *traumatischen Syringomyelien* (Freeman 1959; Barnett et al. 1966), ein Terminus, der nicht gebraucht werden sollte.

Kao (1986) ist der Meinung, daß diese zystische Defektbildung (Kao spricht nicht sehr glücklich von Kavitation) ein für das Rückenmark typischer Prozeß ist. Das ist nicht richtig, denn ähnliche oder identische Gewebsprozesse spielen sich auch im Gehirn ab, wie Spatz bei Erweichungen und sog. Rindenprellungsherden zeigen konnte. Der Ausdruck Kavitation für das Endstadium dieser Schäden sollte nicht gebraucht werden. Es handelt sich dabei, den Anschauungen von Spatz folgend, um das 3. Stadium, das End- oder Defektstadium einer hämorrhagischen Nekrose.

III. Regeneration beim Menschen

Es sind keine überzeugenden Beobachtungen von funktioneller Wiederherstellung motorischer oder sensorischer Funktionen nach Rückenmarksdurchtrennung beim Menschen mitgeteilt worden. Die Proliferation astrogliöser Elemente, die zu einem dichten gliösen Faserfilz führt, stellt für die regenerierenden Achsenzylinder eine unüberwindliche Barriere dar. Das größte Problem besteht wohl darin, daß Achsenzylinderwachstum vom Segment oberhalb der Verletzungsstelle die darunter gelegene Vorderhornzellen nicht erreicht und deshalb keine synaptischen Verbindungen mit ihnen eingeht.

Literatur

Abdi O (1904) Über einen Fall von chronischer Arthritis ankylopoetica der Wirbelsäule. Fraktur der Wirbelsäule und Quetschung der Cauda equina. Mitt Hamburgischen Staatskrank Anst 4:57–74

Abel MS (1958) Moderately severe whiplash injuries of the cervical spine and their roentgenologic diagnosis. Clin Orthop 12:189–208

Abel MS (1971) Occult traumatic lesions of the cervical vertebrae. Green, St Louis

Abercrombie J (1828) Pathological and practical researches on diseases of the brain and the spinal cord. Waugh & Innes, Edinburgh

Abercrombie J (1834) Pathological and practical researches on diseases of the brain and the spinal cord. Waugh & Innes, Edinburgh

Abeshouse BS, Bogorad DE (1935) Perinephritic abscess and diseases of vertebrae and spinal cord; review of literature and report of case of perinephritic abscess associated with abscess of cord. Urol Cutan Rev 39:295–301

Aboulker J, Metzger J, David M, Engel P, Ballivet J (1965) Les myélopathies cervicales d'origine rachidienne. Neurochirugie 11:87–98

Abrams HL (1957) The vertebral and azygous venous systems, and some variations in systemic venous return. Radiology 69:508–526

Abroms IF, Bresnan MJ, Zuckerman JE, Fischer EG, Strand R (1973) Cervical cord injuries secondary to hyperextension of the head in breech presentation. Obstet Gynecol 14:369–378

Adachi B (1928) Das Arteriensystem der Japaner, Bd. 1. Verlag der Kaiserlich-japanischen Universität, Kyoto, S 119–134

Adams C (1976) Cervical spondylotic radiculopathy and myelopathy. In: Vinken PJ, Bruyn GW in collaboration with Braakman R (eds) Injuries of the spine and spinal cord, part II. Handbook of clinical neurology, vol 26. North Holland, Amsterdam Oxford, pp 97–112

Adams CBT, Logue V (1971) Studies in cervical spondylotic myelopathy. I. Movement of the cervical roots, dura and cord, and their relation to the course of the extrathecal roots. Brain 94:557–568

Adams DP (1982) Wound ballistics: A review. Milit Med 147:831–835

Adams JH (1975) The neuropathology of head injuries. In: Vinken PJ, Bruyn GW in collaboration with Braakman R (eds) Injuries of the brain and skull, part I. Handbook of clinical neurology, vol 23. North Holland, Amsterdam Oxford, pp 35–66

Adams JH, Cameron HM (1965) Obstetrical paralysis due to ischemia of the spinal cord. Arch Dis Child 40:93–96

Adamkiewicz A (1881) Die Blutgefäße des menschlichen Rückenmarks. I. Theil. Die Gefäße der Rückenmarkssubstanz. Sitzungsber Akad Wissensch Wien, Math-Naturw Klasse 84:469–502

Adamkiewicz A (1882) Die Blutgefäße des menschlichen Rückenmarks. II. Theil. Die Gefäße der Rückenmarksoberfläche. Sitzungsber Akad Wissensch Wien, Math-Naturw Klasse 85:101–130

Adebahr G, Erkrath KD (1982) Blutungen in den Halslymphknoten bei Erwürgen und Erdrosseln. Beitr Gerichtl Med 40:135–137

Adebahr G, Erkrath KD (1982) Der cervicale Lymphknoten bei Gewalteinwirkung auf den Hals. Z Rechtsmed 88:79–91

Adornato DC, Collis JS (1972) Stab wounds of the spinal cord. Int Surg 57:147–150

Adson AW (1925) Diagnosis and treatment of tumors of the spinal cord. Northwest Med (Seattle) 24:309–317
Agha FP, Raji MR (1982) Oesophageal perforation with fracture dislocation of cervical spine due to hyperextension injury. Br Radiol 55:369–372
Agnetti V, Monaco F, Mutani R (1979) Post-convulsive spinal epidural hematoma in ankylosing spondylitis. Europ Neurol 18:230–233
Agnoli A, Grote E, Schirmer HF, Mulch G (1974) Zur Problematik der traumatischen Arteria-carotis-Thrombose. Dtsch Med Wochenschr 99:1245–1248
Ahmann PA, Smith SA, Schwartz JF, Clark DB (1975) Spinal cord infarction due to minor trauma in children. Neurology 25:301–307
Ainslie JP (1958) Paraplegia due to spontaneous extradural or subdural haemorrhage. Br J Surg 45:556–567
Alajouanine T, Castaigne P, Lhermitte F (1949) L'hématome sous-dural interrachidien a évolution fatale, complication rare de l'hémophilie. Cont Soc Med Hop (Paris) 22: 194–201
Alajouanine T, Petit-Dutaillis D (1930) Le nodule fibro-cartilagineux de la face postérieure des disques inter-vertébraux. I. Etude anatomique et pathogénique d'une variété nouvelle de compression radiculo-médullaire extra-durale. Presse Méd 38:1657–1662
Alajouanine T, Petit-Dutaillis D (1930) Le nodule fibro-cartilagineux de la face postérieure des disques inter-vertebraux. II. Etude clinique et thérapeutique d'une variété nouvelle de compression radiculo-médullaire extra-durale. Presse Méd 38:1749–1751
Albassir A (1979) Fractures du rachis dorsal et lombaire sans troubles neurologiques. Acta Orthop Belg 45:509–520
Albertengo JH (1953) Hematoma subdural subagudo de la medula espinal. An Cirug (Rosario) 18:17–123
Albin MS, White RJ, Locke GS et al. (1967) Localized spinal cord hypothermia: Anesthetic effect and application to traumatic injury. Anesth Analg 46:8–16
Albin MS, White RJ, Acosta-Rua G, Yashon D (1968) Study of functional recovery produced by delayed localized cooling after spinal cord injury in primates. J Neurosurg 29:113–120
Albin MS, White RJ, Yashon D et al. (1968) Functional and electrophysiologic limitations of delayed spinal cord cooling after impact injury. Surg Forum 19:423–424
Albin MS, White RJ, Yashon D, Harris LS (1969) Effects of localized cooling on spinal cord trauma. J Trauma 9:1000–1008
Albin MS, Hung KT, Bunigin L, Janetta PF (1976) Energy attenuation in a new experimental model for closed impact injury of the spinal cord. Anat Rec 184:341
Albrand OW, Corkill G (1976) Broken necks from diving accidents: A summer epidemic in young men. Am J Sportsmed 4:107–110
Albrand OW, Walter J (1975) Underwater deceleration curves in relation to injuries from diving. Surg Neurol 4:461–464
Alessi D, Fasiani GM (1940) Der metastatische Rückenmarksabscess; klinisch-chirurgischer Beitrag. Arch Psychiatr 111:695–706
Alexander E, Masland R, Harris C (1953) Anterior dislocation of the first cervical vertebra simulating cerebral birth injury in infancy. Am J Dis Child 85:173–181
Alexander RC, Schor DP, Smith WL (1986) Magnetic resonance imaging of intracranial injuries from child abuse. J Pediatr 109:975–979
Alfidi RJ, Haaga J, Weinstein M, De Groot J (1977) Computed tomography of the human body. An atlas of normal anatomy. Mosby, St. Louis
Alker GJ, Glasauer FE, Zoll JG, Schlagenhauff R (1967) Myelographic demonstration of lumbosacral nerve root avulsion. Radiology 89:101–104
Alker GJ, Oh YS, Leslie EV, Lehotay J, Panaro VA, Eschner EG (1975) Postmortem radiology of head and neck injuries in fatal traffic accidents. Radiology 114:611–617
Allen AR (1911) Surgery of experimental lesions of spinal cord equivalent to crush injury of fracture dislocation of spinal column. A preliminary report. J Am Med Ass 57:878–880
Allen AR (1914) Remarks on the histopathological changes in the spinal cord due to impact. An experimental study. J Nerv Ment Dis 41:141–147

Allen BL, Ferguson RL, Lehmann TR, O'Brien RP (1982) A mechanistic classification of closed, indirect fractures and dislocation of the lower cervical spine. Spine 7:1–27
Allen HD, Ten Bensel RW, Raile RB (1968) The battered child syndrome. I. Medical aspects. Minnesota Med 51:1793–1799
Allen HD, Ten Bensel RW, Raile RB (1969) The battered child syndrome. III. Legal aspects. Minnesota Med 52:345–347
Allen HD, Ten Bensel RW, Raile RB (1969) The battered child syndrome. IV. Summary. Minnesota Med 52:539–540
Allen HD, Kosciolek EJ, Ten Bensel RW et al. (1969) The battered child syndrome. Social and psychiatric aspects. Minnesota Med 52:155–156
Allen JP (1970) Birth injury to the spinal cord. Northw Med (Seattle) 69:323–326
Allen JP (1976) Birth injuries to vertebral arteries, chap. 5. In: Vinken PJ, Bruyn GW, in collaboration with Braakman R (eds) Injuries of the spine and spinal cord, part II. Hanbook of clinical neurology, vol 26. North Holland, Amsterdam Oxford, pp 51–56
Allen JP (1976) Spinal cord injury at bith, chap 8. In: Vinken PJ, Bruyn GW in collaboration with Braakman R (eds) Injuries of the spine and spinal cord, part I. Handbook of clinical neurology, vol 25. North Holland, Amsterdam Oxford, pp 155–174
Allen JP, Myers GG, Condon VR (1969) Laceration of the spinal cord related to breech delivery. J Am Med Ass 208:1019–1022
Allen JW, Kendall BE, Kochen RS et al. (1982) Acute cervical cord injuries in patients with epilepsy. J Neurol Neurosurg Psychiatry 45:884–892
Allen KL (1952) Neuropathies caused by bony spurs in the cervical spine with special reference to surgical treatment. J Neurol Neurosurg Psychiatry 15:20–36
Allison G, Kravitz E (1975) Letter: Auricular chondritis secondary to acupuncture. New Engl J Med 243:780
Alpert E (1898) Paralysie traumatique radiculaire inféreure du plexus brachial. Autopsie, trenttrois ans après l'accident. Bull Soc Med Hôsp (Paris) 35:613–619
Althoff B (1979) Fracture of the odontoid process. An experimental study. Acta Orthop Scand (Suppl) 177:3–9
Altmann HW, Schubothe H (1942) Funktionelle und organische Schädigungen des zentralen Nervensystems der Katze im Unterdruckexperiment. Beitr Pathol Anat 107:3–116
Amacher AL, Li KT (1973) Indirect trauma as a cause of acute infantile subdural hematomas. Can Med Assoc J 108:1530
Amiel GJ (1955) Approach to delivery of hyperextended foetus. J Obstet Gynecol Br Emp 62:102–105
Aminoff MJ (1976) Spinal angiomas. Blackwell, Oxford
Amitani K, Tsuyuguchi Y, Hukuda S (1976) Delayed cervical myelopathy caused by bomb shell fragment. J Neurosurg 44:626–627
Amussat JZ (1843) Recherches expérimentales sur les blessures des artères et des veines. Résumé des trois mémoires ens à l'Academie royal des Sciences. Dupont, Paris
Amyes EW, Anderson FM (1956) Fracture of the odontoid process (report of 63 cases). Arch Surg 72:377–393
Anagnostopoulos DI, Gortuai P (1972) Spontaneous spinal subdural haematoma. Br Med J I:30
Anderodias-Gautret (1930) Siege decomplete pendant la grossesse avec hyperextension de la tete decelere par la radiographie. Bull Fed Soc Obstet Gynecol Lang Franc 19: 385–386
Anderson DW, McLaurin RL (1980) Introduction. J Neurosurg (Suppl) 53:S1–S2
Anderson LD (1983) Fractures of the odontoid process of the axis. In: Bailey RW, Sherk HH, Dunn EJ, Fielding JW, Long DL, Ono K, Penning L, Stauffer ES (eds) The cervical spine. The Cervical Spine Research Soc. Lippincott, Philadelphia Toronto, pp 206–223
Anderson LD, D'Alonzo RT (1974) Fractures of the odontoid process of the axis. J Bone Joint Surg 56A:1663–1674
Anderson MJ, Schutt AH (1980) Spinal injury in children: A review of 156 cases seen from 1950 through 1978. Mayo Clin Proc 55:499–504

Andrew T, Wallace WA (1978) Do brachial plexus lesions occur at initial impact in motorcyclists? Brit Med J I:1668
Angelis J de (1972) Hazards of subdural and epidural anesthesia during anticoagulant therapy: A case report and review. Anesth Analog 51:676–679
Antonelli G (1932) Paraplegia spastica insorta 36 anni dopo gli effeti immediati di una ferita da coltello della spina dorsale con permanenza del frammento infiso. Policlinico 39:467–477
Apolo JO (1987) Bloody cerebrospinal fluid: Traumatic tap or child abuse? Pediatr Emerg Care 3:93–95
Apuzzo MLJ, Weiss MH, Ackerson T, Harvey P, Kurze T (1977) Fractures of the odontoid process: An analysis of 45 cases. Paper No. 283. Internat Congr Series, No. 418, Sixth Internat Congr Neurol Surg, Sao Paulo, Brazil, 19–25 June 1977, Excerpta Media, Amsterdam, p 114
Apuzzo MLJ, Weiss MH, Ackerson T, Harvey P, Kurze T (1977) Fractures of the odontoid process: An analysis of 45 cases. In: Internat Congr Series, No 416, Internat Congr Neurol Surg, Sao Paulo, Brazil, 19–24 June 1977, p 283
Apuzzo MLJ, Heiden JS, Weiss MH, Ackerson TT, Harvey JP, Kurze T (1978) Acute fractures of the odontoid process. An analysis of 45 cases. J Neurosurg 48:85–91
Arasil E, Tascioglu AO (1982) Spontaneous migration of an intracranial bullet to the cervical spinal canal causing Lhermitte's sign. Case Report J Neurosurg 56:158–159
Arendt W (1958) Luxationsfraktur der unteren Brustwirbelsäule beim Säugling. Arch Orthop Unfall-Chir 50:120–123
Arlet J, Pujol M, Buc A, Geraud G, Gayrard M, Latorzeff S (1976) Role de l'hyperostose vertébrale dans les myélopathies cervicales. Rev Rhum 43:167–175
Armengaud M, Frament V (1960) Les fractures du rachis dans le tétanos. Med Afrique Noire 12:16–30
Armstrong JR (1952) Lumbar disk lesions. Livingstone, Edinburgh
Armstrong JR (1965) The pathology of lumbar disc lesions. London Clin Med J 6:25–33
Arnold JG (1955) The clinical manipulations of spondylochondrosis (spondylosis) of the cervical spine. Ann Surg 141:872–889
Arnold W, Höhndorf M, Nenning H (1974) Eine Wertung unfallbdingter Halsmarkschädigungen aus klinischer, morphologischer und therapeutischer Sicht. Beitr Orthop Traumatol 21:547–599
Arseni C, Nash F (1963) Protrusion of thoracic intervertebral discs. Acta Neurochir 11:3–33
Arx M von (1898) Ein Fall von halbseitiger Verletzung des Rückenmarks. Correspondenzbl Schweiz Aerzte (Basel) 28:389–392
Arzt PK (1944) Abscess within the spinal cord. Review of literature and report of 3 cases. Arch Neurol Psychiat 51:533–543
Ashe L (1966) The expendables – The whiplash victims. In: Curran WJ, Chayet NL (eds.) Trauma and the automobile. Anderson, Cincinnati, OH
Askenasy HM, Braham J, Kosary IZ (1960) Delayed spinal myelopathy following atlanto-axial fracture dislocation. J Neurosurg 17:1100–1104
Assenmacher DR, Ducker TB (1971) Experimental traumatic paraplegia. The vascular and pathological changes seen in reversible and irreversible spinal cord lesions. J Bone Joint Surg 53A:671–680
Audic B, Maury M (1969) Secondary vertebral deformities in childhood and adolescence. Paraplegia 7:11–16
Aufdermaur M (1984) Spondylosis ankylans. In: Doerr W, Seifert G (Hrsg) Pathologie der Gelenke und Weichteiltumoren II. Springer, Berlin Heidelberg New York (Spezielle pathologische Anatomie, Bd 18/II, S. 977–1050)
Aufdermaur M (1984) Bandscheibendegenerationen und ihre Folgen. In: Doerr W, Seifert G (Hrsg) Pathologie der Gelenke und Weichteiltumoren II. Springer, Berlin Heidelberg New York (Spezielle pathologische Anatomie, Bd 18/II, S. 1051–1236)
Austin GM (ed) (1983) The spinal cord, 3rd edn. Igaku-Shoin, New York Tokyo
Avanzini S (1961) L'iperestenzione della testa fetale nella presentazione podalica. Riv. Obstet Ginecol Prat 43:967–983

Ayer JB (1919) Cerebrospinal fluid in experimental compression of the spinal cord. Arch Neurol Psychiatr 2:158–164
Baghai P, Sheptak PE (1982) Penetrating spinal injury by a glass fragment: Case report. Neurosurgery 11:419–422
Bahlmann H, Ossenkopp G (1963) Thrombotischer Verschluß der Arteria spinalis anterior nach Bagatelltrauma. Dtsch Z Nervenheilkd 184:308–315
Bailey DK (1952) The normal cervical spine in infants and children. Radiology 59:712–719
Bailey P (1900) Traumatic hemorrhages into the spinal cord. Med Rec (New York) 57: 324–329
Bailey RW (1983) Dislocations of the cervical spine. In: Bailey RW, Sherk HH, Dunn EJ, Fielding JW, Long DL, Ono K, Penning L, Stauffer ES (eds) The cervical spine. The Cervical Spine Research Society, Lippincott, Philadelphia, pp 362–387
Bailey W (1937) Anomalies and fractures of the vertebral articular processes. J Am Med Ass 108:266–270
Baird JP, Morrison RJG, Hart FD, Ward WR (1955) Discussion on some aspects of ankylosing spondyitis. Proc Royal Soc Med 48:201–210
Bakay L, Cares HL, Smith RJ (1970) Ossification in the region of the posterior longitudinal ligament as a cause of cervical myelopathy. J Neurol Neurosurg Psychiatry 33:263–268
Baker AH (1961) Cerebrovascular disease. IX. The medullary blood supply and the lateral medullary syndrome. Neurology 11:852–861
Bakke SN (1936) Spondylosis ossificans ligamentosa localisata. Fortschr Geb Röntgenol 53:411–417
Bakowski E (1963) Hyperextension des Kopfes bei Beckenendlagen. Geburtshilfe Frauenheilkd 23:729–736
Balau J, Hupfauer W (1974) Die Differentialdiagnose von Verletzungen der atlanto-axialen Region im Kindesalter. Arch Orthop Unfall Chir 78:343–355
Baldwin WM (1908) The topography of spinal nerve roots. Anat Rec 2:155–156
Balla JI (1980) The late whiplash syndrome. Austral New Zeal J Surg 50:610–614
Ballas S, Toaff R, Jaffa AJ (1978) Deflexion of the fetal head in breech presentation. Incident, management, and outcome. Obstet Gynecol 52:653–655
Banach S (1970) Spontaneous subdural hematoma of the spinal cord. Neurol Neurochir Pol 4:243–246
Barat M (1973) Myelopathie et cervicarthrose. Med Interne 8:281–297
Barber KE, Cross RR (1952) The urinary tract as a cause of death in paraplegia. J Urol 67:494–502
Barbera J, Broseta J, Aigüelles F, Barcia-Salorio JL (1977) Traumatic lumbosacral meningocele. Case report. J Neurosurg 46:536–541
Barbieri P, Verdecchia C (1957) Vertebral arteriography by percutaneous puncture of the subclavian artery. Acta Radiol 48:444
Bard G, Jones MD (1964) Cineradiographic recording of traction of the cervical spine. Arch Phys Med Rehab 45:403–406
Bargon G (1981) Sportverletzungen der Halswirbelsäule. Röntgenblätter 34:81–85
Barnes FR (1930) Case of suppurative transverse myelitis. New Engl J Med 203:725–727
Barnes R (1948) Paraplegia in cervical spine injuries. J Bone Joint Surg 30B:234–244
Barnett HG, Connolly ES (1975) Lumbosacral nerve root avulsion: Report of a case and review of the literature. J Trauma 15:532–535
Barnett HJM (1973) Trauma and syringomyelia. In: Barnett HJM, Foster JB, Hudgson P (eds) Syringomyelia. Saunders, London Philadelphia, pp 127–128
Barnett HJM (1973) Syringomyelia consequent on minor to moderate trauma. In: Barnett HJM, Foster JB, Hudgson P (eds) Syringomyelia. Saunders, London Philadelphia, pp 174–178
Barnett HJM, Jousse AT (1973) Nature, prognosis and management of posttraumatic syringomyelia. In: Barnett HJM, Foster JB, Hudgson P (eds) Syringomyelia. Saunders, London Philadelphia, pp 154–164
Barnett HJM, Jousse AT (1973) Case records of author's series of posttraumatic syringomyelia. In: Barnett HJM, Foster JB, Hudgson P (eds) Syringomyelia. Saunders, London Philadelphia, pp 165–174

Barnett HJM, Jousse AT (1973) Syringomyelia as a late sequel to traumatic paraplegia and quadriplegia – clinical features. In: Barnett HJM, Foster JB, Hudgson P (eds) Syringomyelia. Saunders, London Philadelphia, pp 129–153
Barnett HJM, Jousse AT (1976) Posttraumatic syringomyelia (cystic myelopathy). In: Vinken PJ, Bruyn GW, in collaboration with Braakman R (eds) Injuries of the spine and spinal cord, part II. Handbook of clinical neurology, vol 26. North Holland, Amsterdam Oxford, pp 113–158
Barnett HJM, Rewcastle NB (1973) Syringomyelia and tumors of the neworis system. In: Barnett HJM, Foster JB, Hudgson P (eds) Syringomyelia. Saunders, London Philadelphia, pp 261–301
Barnett HJM, Botterell EH, Jousse AT, Wynn-Jones M (1966) Progressive myelopathy as a sequel to traumatic paraplegia. Brain 89:159–174
Barnett HJM, Jousse AT, Morley TP, Lougheed WM (1971) Posttraumatic syringomyelia. Paraplegia 9:33–37
Barnett HJM, Jousse AT, Ball MJ (1973) Pathology and pathogenesis of progressive cystic myelopathy as a late sequel to opinal cord injury. In: Barnett HJM, Foster JB, Hudgson P (eds) Syringomyelia. Saunders, London Philadelphia, pp 179–219
Barnett HJM, Foster JB, Hudgson P (eds) (1973) Syringomyelia. Saunders, London Philadelphia
Barnett T, Moss BB (1957) Whiplash injuries. Gen Pract 16:122–123
Barnett JC (1965) Analysis of wounds involving the thoracic canal incurred in the Korean War. In: Coates JB, Meirowsky A (eds) Neurological surgery of trauma. US Governm Printing Office, Washington, DC, pp 333–335
Barraquer-Bordas L, Barraquer-Ferré L, Duran F, Modolell A, Tolosa R, Torruela-Pausas J, Segarra-Obiol JM (1953) Myelopathie très tardive consécutive à une fracture odontoidienne avec luxation atlantoaxoidienne. Rev Neurol 89:193–207
Bartolotti L (1961) La deflessione primitiva della testa fetale nella presentazione podalica. Riv Ostet Ginecol 16:384–391
Barwood AJ (1976) Principles and problems of high speed ejection. AGARD Report No 642, pp 61–64
Basauri L, Loayza P, Palma M (1977) Cervical spine and spinal cord injuries: Analysis of 91 cases. Paper No 373. Internat Congr series, No 418, Sixth Internat Congr Neurol Surg, Sao Paulo, Brazil, 19–25 June 1977, Excerpta Medica, Amsterdam, pp 147–148
Batnitzky S, Keuder TR, Measley J et al. (1977) Iatrogenic intraspinal epidermoid tumors. J Am Med Ass 297:148
Batson OV (1940) The function of the vertebral veins and their role in the spread of metastases. Ann Surg 112:138–149
Batson OV (1940) The vertebral veins and their role in the spread of metastasis. Ann Surg 112:138–149
Batson OV (1942) The vertebral vein system as a mechanism for the spread of metastases. Am J Roentgenol Rad Ther 48:715–718
Bauer F (1953) Dysphagia due to cervical spondylosis. J Laryngol 67:615–630
Baumgartner HR (1963) Eine neue Methode zur Erzeugung von Thromben durch gezielte Überdehnung der Gefäßwand. Z Ges Exper Med 137:227–247
Baunach A (1951) Die Deflexionshaltung des kindlichen Kopfes bei Beckenendlagen und ihre Bedeutung für die Diagnose des intrauterinen Fruchttodes. Zentralbl Gynäkol 73:1727–1732
Beahrs OH, Schmidt HW (1959) Dysphagia caused by hypertrophic changes in the cervical spine. Ann Surg 150:297
Beals EK, Hickman NW (1972) Industrial injuries of the back and extremities. Comprehensive evaluation, an aid in prognosis and management: a study of one hundred and eighty cases. J Bone Joint Surg 54A:1593–1611
Bechterew W von (1894) Akinesia algera. Dtsch Z Nervenkrankh 5:430–458
Bechterew W von (1897) Von der Verwachsung oder Steifigkeit der Wirbelsäule. Dtsch Z Nervenheilkd 11:327–337
Becker EB (1975) A photographic data system for determination of 3-dimensional effects of multiaxis impact acceleration on living humans. Proc Soc Photo-Optical-Instrument Eng, vol 57, Palo Verdes Estates, CA

Becker EB (1977) Stereoradiographic measurement for anatomically mounted instruments. Proc 21th Stapp Car Crash Conf, Soc Autom Engin, Warrendale, PA, pp 475–505
Becker EB, Willems G (1975) A validated method for instrumental measurement of human head and neck response to impact acceleration. Proc 19th Stapp Car Crash Conf, Soc Automot Eng, Warrendale, PA
Becker F (1963) Luxationsfraktur zwischen Atlas und Epistropheus im Kleinkindesalter. Arch Orthop Unfallheilkd Chir 55:682–688
Becker V (1959) Zur Sektionstechnik der Halswirbelsäule. Virchows Arch Pathol Anat 332:384–388
Beckmann EL, Ziegler JE, Duane TD, Hunter HN (1973) Some observations on human tolerance to accelerative stress. Phase II. Preliminary studies on primates. J Aviat Med 24:277
Beckmann G, Endris R, Stömmer P (1983) Zum Verletzungsmuster bei nichttödlichen Schleudersitzausschüssen. Wehrmed Monatsschr 27:313–319
Bedbrook GM (1976) Injuries of the thoracolumbar spine with neurological symptoms. In: Vinken PJ, Bruyn GW, in collaboration with Braakman R (eds) Injuries of the spine and spinal cord, part I. Handbook of clinical neurology, vol 25. North Holland, Amsterdam Oxford, pp 437–466
Bedbrook GM (1982) Fracture dislocations of the spine with and without paralysis: The case for conservatism and against operative techniques. In: Leathe KE, Hoaglund FT, Riseborough EJ (eds) Controversies in orthopedic surgery. Saunders, Philadelphia
Bedbrook G, Clark WB (1981) Thoracic spine injuries with spinal cord damage. J Royal Coll Surg (Edinburgh) 26:264–271
Bedford PD, Bosanquet FD, Russell WR (1952) Degeneration of the spinal cord associated with cervical spondylosis. Lancet II:55–59
Beevor CE (1902) A case of congenital spinal muscular atrophy (family type) and a case of hemorrhage into the spinal cord at birth, giving similar symptoms. Brain 25:85–108
Begg AC, Falconer MA, McGeorge M (1946) Myelography in intervertebral disk lesions: A correlation with operative findings. Br J Surg 34:141–157
Begin (1840/41) Observation de plaie par instrument piquant et tranchant au cou, avec lésion partielle d'une des moitiés de la moelle épiniere. Bull Acad Med (Paris) 6:201–208
Behrman RE, Vaughan VC (1983) (eds) Nelson's textbook of pediatrics, 12th edn. Saunders, Philadelphia
Behrman SJ (1962) Fetal cervical hyperextension. Clin Obstet Gynecol 5:1018–1030
Belfrage H (1923) Ein Fall von geburtstraumatischer Querschnittsläsion des Rückenmarks. Acta Paediatr 3:91–99
Belis V, Manolescu A (1965) Fracture directe isolée de l'atlas. Ann Med Leg 45:536–539
Bell C Sir (1830) The nervous system of the human body. Orne Brown & Green, London
Bell HS (1969) Basilar artery insufficiency due to atlanto-occipital instability. Am Surg 35:695–700
Bell HS (1970) Paralysis of both arms from injury of the upper portion of the pyramidal decussation: "Cruciate paralysis". J Neurosurg 33:376–379
Benda C (1921) Ältere Stadien von Gehirn- und Rückenmarksverletzungen. In: Schjerning O von (Hrsg) Handbuch über ärztliche Erfahrung im Weltkrieg (Pathologische Anatomie), Bd 8. Barth, Leipzig, S 404
Benhabyles M, Brattstrom H, Sunden G (1970) Dysphagia and dysphonea as complications in spondylarthritis ankylopetica with cervical osteophytes. Acta Orthop Scand 41:396–401
Bennett G (1964) History. In: Howorth MB, Petrie JG (eds) Injuries of the spine. Williams & Wilkins, Baltimore, pp 1–59
Bennett HS, French JH (1980) Elevated intracranial pressure in whiplash-shaken infant syndrome detected with normal computerized tomography. Clin Pediatr 19:633–634
Benninghoff A (1954) Lehrbuch der Anatomie des Menschen. Dargestellt unter Bevorzugung funktioneller Zusammenhänge. 3 Bd. Urban & Schwarzenberg, Berlin
Benninghoff A (1967) Lehrbuch der Anatomie des Menschen, Bd 3. Urban & Schwarzenberg, München Berlin
Bentley G, McSweeney T (1968) Multiple spinal injuries. Br J Surg 55:565–570

Benzel EC, Hadden TA, Coloman JE (1987) Civilian gunshot wounds to the spinal cord and cauda equina. Neurosurgery 20:281–285
Bergamaschi G (1820) Sulla mielitide stenica e sul tetano, loro identico. Med Thesis, Torri, Pavia
Berger D (1979) Child abuse simulating "near-miss" sudden infant death syndrome. J Pediatr 95:554–556
Berger E (1977) Neurological deficit in cervical spine injuries without X-ray evidence of trauma. Paper No 374 Internat Congr Series, No 418, Sixth Internat Congr Neurol Surg, Sao Paulo, Brazil, 19–25 June, 1977, Excerpta Medica, Amsterdam, p 148
Bergmann EW (1949) Fractures of the ankylosed spine. J Bone Joint Surg 31 A:669–671
Bergmann E (1922) Z Neurol 12:377
Berkheiser EJ, Seidler F (1931) Nontraumatic dislocations of the atlanto-axial joint. J Am Med Ass 96:517–523
Berlin-Heimendahl S von (1960) Die Krankheiten des Neugeborenen und Frühgeborenen. Enke, Stuttgart
Bernini PM, Floman Y, Marvel JP (1981) Multiple thoracic spine fractures complicating ankylosing hyperostosis of the spine. J Trauma 21:811–814
Bertelsmann (1903) Tod einer Tracheotomierten durch Erhängen. Vierteljahresschr Gerichtl Med 26:251
Bertrand I, Guillaume J, Samson M (1956) A propos d'un cholésteatome intrarachidien lombaire. Rev Neurol 95:396–400
Besserer G (1952) Zwei Fälle von fixierter Deflexionshaltung bei Beckenendlage während Schwangerschaft und Geburt. Zentralbl Gynäkol 74:1446–1450
Beumer (1914) Die Unterscheidung von Menschen- und Tierknochen in forensischer Beziehung. In: Loche T (Hrsg) Gerichtsärztliche und polizeiärztliche Technik. Bergmann, Wiesbaden, S 351
Beutel EW, Roberts JD, Langstrom HT, Barker WL (1980) Subarachnoid-pleural fistula. J Thorac Cardiovasc Surg 80:21–24
Bhagwanani SG, Price HV, Laurence KM, Ginz G (1973) Risks and prevention of cervical cord injury in the management of breech presentation with hyperextension of the fetal head. Am J Obstet Gynecol 115:1159–1161
Bharucha EP, Dastur HM (1964) Craniovertebral anomalies (a report of 40 cases). Brain 87:469–480
Bick EM, Copel JW (1950) Fractures of the vertebrae in the aged. Geriatrics 5:74–81
Biemond A (1953) Diseases of the cord and peripheral nerves. (Holländisch). Wetenschappelijke Uitgeverij, Amsterdam, p 177
Biemond A (1964) Contusio cervicalis posterior. Nederl T Geneesk 108:1333–1335
Bier A (1899) Versuche über Cocainisirung des Rückenmarkes. Dtsch Z Chir 51:361–369
Bierwag K (1970) Dekapitation durch unzweckmäßigen Sicherheitsgurt. Unfallheilkunde 73:421–424
Bikeles G (1895) Zur pathologischen Anatomie der Hirn- und Rückenmarkserschütterung. Neurol Centralbl 14:463–464
Bikfali A, Calatayud-Maldonado V (1967) Rückenmarkschädigungen nach intrathorakalen Eingriffen. Thoraxchir 15:31–38
Billard CM (1839) A treatise on the diseases of infants, founded on recent clinical observations and investigations in pathological anatomy made at the Hospice des Enfants-Trouves: With a dissertation on the viability of the child. Transl by J Stewart. Aalard, New York
Billig HE (1956) The mechanism of whiplash injuries. Int Rec Med GP Clin 169:3–7
Billmire ME, Myers PA (1985) Serious head injury in infants: Accident or abuse? Pediatrics 75:340–342
Bilow H (1978) Behandlung der frischen HWS-Verletzungen in den ersten sechs Monaten/Mehrfachverletzung bei Querschnittslähmung. Hefte Unfallheilkd 132: 314–318
Binet F, Moro JJ, Marangola JP, Hodge CT (1977) Cervical spine tomography in trauma. Spine 2:162–171
Bingel A, Hampel E (1934) Spättod nach Erhängen. Beitrag zur Klinik und Anatomie der Kreislaufstörungen im Gehirn. Z Neurol 149:640

Bischof W, Frowein RA (1967) Zur Spätmyelomalazie nach Kompressionsfraktur. Zentralbl Neurochir 28:61–66
Black P, Markowitz RS (1971) Experimental spinal cord injury in monkeys: Comparison of steroids and local hypothermia. Surg Forum 22:409–411
Black PM, Zevras NT, Caplan LR, Ramirez LF (1978) Subdural hygroma of the spinal meninges: A case report. Neurosurgery 2:52–54
Blackwill TM, Blackburne JS (1976) Fracture-dislocations of the sacrum. Report of three cases. J Bone Joint Surg 58B:467–470
Blackwood NJ (1908) Atlanto-occipital dislocation: Case of fracture of the atlas and axis, and forward dislocation of the occiput on spinal column, life being maintained for 34 hours and 40 minutes by artificial respiration, during which laminectomy was performed upon third cervical vertebra. Ann Surg 47:654–658
Blau JN, Logue V (1961) Intermittent claudication of the cauda equina. An unusual syndrome resulting from central protrusion of a lumbar vertebral disc. Lancet I:1081–1086
Blecourt JJ de, Veenstra SM (1960) Transverse lesions in a patient with juvenile rheumatoid arthritis caused by subluxation of some cervical vertebra. Acta Rheum Scand 4:251–255
Blikra G (1969) Intradural herniated lumbar disc. J Neurosurg 31:676–679
Blockey NJ, Purser DW (1956) Manipulative (chiropractic) dislocating of the atlas. J Am Med Ass 85:1356–1359
Blockey NJ, Purser DW (1956) Fractures of the odontoid process of the axis. J Bone Joint Surg 38B:794–817
Bodechtel G, Guttmann E (1929) Zur Begutachtung der Rückenmarksschädigungen bei leichten Unfällen. Dtsch Z Ges Gerichtl Med 19:284–295
Böger G (1905) Ein Fall von Malum suboccipitale Rheumaticum. Arch Orthop Mechanotherap Unfallchir 3:97–100
Böhler J (1962) Surgical fixation of the cervical spine from the anterior approach. Langenbecks Arch Klin Chir 298:1004–1005
Böhler J (1978) Konservative und operative Behandlung der Verletzungen der Occipitocervicalregion. In: Meinecke FW (Hrsg) Pathologie und Klinik der Okzipito-Zervikalregion. In: Junghanns H (Hrsg) Die Wirbelsäule in Forschung und Praxis, Heft 76. Hippokrates, Stuttgart, S 99–103
Böhler J (1980) Frakturen und Pseudarthrosen des Dens axis. In: Buri C, Rüter A (Hrsg) Verletzungen der Wirbelsäule. Hefte Unfallheilkd 149. Springer, Berlin Heidelberg New York, S 97–114
Böhler L (1956) The treatment of fractures. Grune & Stratton, New York
Böhmer K (1939/1940) Tötung durch Erhängen. Dtsch Z Ges Gerichtl Med 32:449–453
Böhmig R, Prévot R (1931) Vergleichende Untersuchungen zur Pathologie und Röntgenologie der Wirbelsäule. Fortschr Geb Röntgenstr 43:541–575
Boettiger (1915) Kopfschuß – Halsschuß. Dtsch Med Wochenschr 41:874
Bohlman HH (1979) Acute fractures and dislocations of the cervical spine: An analysis of 300 hospitalized patients and review of the literature. J Bone Joint Surg 61A:1119–1142
Bohlman HH (1985) Treatment of fractures and dislocations of the thoracic and lumbar spine. J Bone Joint Surg 67A:165–169
Bohlman HH, Ducker TB, Lucas JT (1982) Spine and spinal cord injuries. In: Rothman RH, Simeone FA (eds) The spine, 2 vols, vol 2, 2nd edn. Saunders, Philadelphia, pp 661–756
Bohrer SP (1965) Spinal fractures in tetanus. Radiology 85:1111–1116
Boijsen E (1954) The cervical spinal canal in intraspinal expansive processes. Acta Radiol 42:101–115
Bolton B (1939) The blood supply of the human spinal cord. J Neurol Neurosurg Psychiatry 2:137–148
Bolton PM, Wood CB, Quartey-Papafio B, Blumgart LH (1973) Blunt abdominal injury: A review of 59 consecutive cases undergoing surgery. Br J Surg 60:657–663
Bonadio WA (1989) Interpreting the traumatic lumbar puncture. Contemp Pediatr 6: 109–116

Bonduelle M, Bluygues P, Testard R (1953) Syndrome médullaire a type de paraplégie spasmodique secondaire à une arthrose cervicale. Rev Neurol 88:120–121
Bone RC, Nahum AM, Harris AS (1974) Evaluation and correction of dysphagia-producing cervical osteophytosis. Laryngoscope 84:2045–2050
Boni R (1957) Sopra un raro caso di frattura del tuberculo anteriore dell' atlante. Radiol Med (Torino) 43:455
Bonnin JG (1945) Sacral fractures and injuries to the cauda equina. J Bone Joint Surg 2:113–127
Boorstein S (1929) Fractures of the true pelvic ring, review of 100 cases treated at Ford ham Hospital 1918–1928 (statistics and discussion of treatment). Am J Surg 7:633–643
Borchardt MF (1915) Zwei Fälle von Rückenmarksschußverletzung. Berl Klin Wochenschr 9:222–223
Borchardt MF (1915) Demonstration von Präparaten zur Pathologie der Rückenmarksschüsse. Neurol Centralbl 34:324
Borne G, Bedou G, Garidou JP et al. (1983) Les traumatismes du rachis cervical chez l'enfant. J Chir 120:455–459
Bosch H, Stauffler ES, Nickel VL (1971) Incomplete traumatic quadriplegia: A ten-year review. J Am Med Ass 216:473–478
Bosworth DM (1959) Whiplash: An unacceptable medical term. J Bone Joint Surg 41 A:16
Borst M (1917) Einwirkung der Schußverwundung und sonstiger Kriegsbeschädigungen auf die einzelnen Körperregionen. In: Borchard-Schmieden (Hrsg) Lehrbuch der Kriegschirurgie. Barth, Leipzig
Botterell EH, Joussee AT, Aberhart C, Cluff JW (1946) Paraplegia following war. Canad Med Ass J 55:249–259
Bourgougnon (1875) These de Paris, zit. nach Pannike (1980)
Bowerman JW, McDonald EJ (1961) Radiology of athletic injuries: Football. Radiology 117:33–36
Bowie EA, Glasgow GL (1961) Cauda equina lesions associated with ankylosing spondylitis. Report of three cases. Br Med J II:24–29
Bowlby AA (1889) Injuries and diseases of nerves and their surgical treatment. Churchill, London
Boyer A (1831) Traité des maladies chirurgicales, et des operations qui leurs conviennent, 4th edn. Boyer & Migneret, Paris
Boyer GF (1911) The complete histopathological examination of the nervous system of an unusual case of obstetrical paralysis, forty-one years after birth and review of the literature. Proc Royal Soc Med 5:31–58
Braaf MM, Rosner S (1958) Whiplash injuries of the neck: Symptoms, diagnosis, treatment and prognosis. New York State J Med 58:1501–1507
Braaf MM, Rosner S (1966) Whiplash injury of neck – fact or fancy. Int Surg 46:176–182
Braakman R, Penning L (1968) The hyperflexion sprain of the cervical spine. Radiol Clin Biol 37:309–320
Braakman R, Penning L (1971) Injuries of cervical spine and cord. Williams & Wilkins, Baltimore
Braakman R, Penning L (1971) Injuries to the cervical spine. Excerpta Medica, Amsterdam
Braakman R, Penning L (1976) Injuries of the cervical spine. In: Vinken PJ, Bruyn GW (eds) Injuries of the spine and spinal cord, part I. Handbook of clinical neurology, vol 25. North Holland, Amsterdam Oxford, pp 227–380
Braakman R, Penning L (1977) Management and prognosis of cervical cord lesions without traumatic radiological spine abnormalities. Paper No 376. Internat Congr Series, No 418, Sixth Internat Congr Neurol Surg, Sao Paulo, Brazil, 19–25 June 1977, Excerpta Medica, Amsteram, p 149
Bradford DS, McBride G (1987) Surgical management of thoracolumbar spine fractures with incomplete neurologic deficits. Clin Orthop 218:201–216
Bradford FK, Spurling RG (1945) The intervertebral disc with special reference to rupture of annulus fibrosus with herniation of the nucleus pulposus, 2nd edn. Thomas, Springfield
Brailsford JF (1947) Radiographic evidence of damage to bones and joints. Gen Praction 18:257–260

Brain R (1954) Spondylose cervicale. Rev Neurol 90:209–216
Brain R (1954) Cervical spondylosis. Ann Intern Med 41:439–446
Brain WR (1948) Brachial neuralgia. Lancet I:393–395
Brain WR (1948) Rupture of intervertebral discs in the cervical region. J Bone Joint Surg 30B:388–389
Brain WR (1948) Rupture of the intervertebral disc in the cervical region. Proc Royal Soc Med 49:509–511
Brain WR (1949) Rupture of the intervertebral disc in the cervical region. Clin J 78:97–100
Brain WR, Wilkinson M (1967) Cervical spondylosis and other disorders of the cervical spine. Saunders, Philadelphia
Brain WR, Northfield D, Wilkinson M (1952) The neurological manifestations of cervical spondylosis. Brain 75:187–225
Brakemann O (1936) Haltung und Konfiguration des kindlichen Kopfes bei Beckenendlage. Z. Geburtsh Gynaekol 112:154–182
Bramwit DN, Schmelka DD (1967) Traumatic subarachnoid-pleural fistula. Radiology 89:737–738
Brandis HJ von (1934) Schwere Skiunfälle. Bruns Beitr Klin Chir 159:117–128
Brandt RA (1980) Chronic spinal subdural hematoma. Surg Neurol 13:121–123
Branzovsky T (1972) Wirbelsäulenverletzungen im Kindesalter. Z Kinderchir (Suppl) II:628–632
Brashear HR, Venters GC, Preston ET (1975) Fractures of the neural arch of the axis. A report of twenty-nine cases. J Bone Joint Surg 57A:879–887
Bratzke H, Maxeiner H (1983) Zur Handlungsfähigkeit und Todesursache bei mißglücktem Erhängen. In: Barz J, Bösche J, Froberg H, Joachim H, Käppner R, Mattern R (Hrsg) Fortschritte der Rechtsmedizin. Festschrift für Georg Schmidt, Springer, Berlin Heidelberg New York, S 42–48
Braunstein PW, Moore JO (1959) The fallacy of the term "whiplash injury". Am J Surg 97:522–529
Breig A, El-Nadi AF (1966) Biomechanic of the cervical spinal cord. Relief of contraction and overstretching of the spinal cord. Acta Radiol 4:603–624
Breig A, Turnbull J, Hassler G (1966) Effects of mechanical stresses on the spinal cord in cervical spondylosis. J Neurosurg 25:45–56
Breitenecker L (1955) zit. nach Mueller B (1975)
Brenner H, Jellinger K, Prosenz P, Tschabitscher H (1965) Inkomplettes Querschnittssyndrom im unteren Halsmark nach traumatischer Subclaviathrombose. Monatsschr Unfallheilkd 68:522–533
Breschet G (1828–1832) Recherches anatomiques, physiologiques et pathologiques sur le systeme veineux et specialement sur les cavaux veineux des os. Villaret, Paris
Bresnan MJ, Abroms IF (1974) Neonatal spinal cord transection secondary to intrauterine hyperextension of the neck in breech presentation. J Pediatr 84:734–737
Bricker DL, Morton JR, Okies JE et al. (1971) Surgical management of injuries to the vena cava. J Trauma 11:725–735
Bricker DL, Waltz TA, Telford RJ, Beall AC (1971) Major abdominal and thoracic trauma associated with spinal cord injury: Problems in management. J Trauma 11:63–75
Briedal P (1969) Ossification of posterior longitudinal ligament in the cervical spine: "The Japanece disease" occurring in patients of British descent. Austral Radiol 13:311–313
Brihaye J, Flament-Durand J, Retif J (1977) Pathology of cervical spinal cord lesions without radiologically demonstrable injury of the cervical spine. Proc Sixth Internat Congr Neurosurg, Sao Paulo, 19–25 June 1977, Internat Congr Series, No 418, pp 77–78
Brinkmann B, Kopps E, Wischhusen F, Kleiber M (1981) Halskompression und arterielle Obstruktion. Z Rechtsmed 87:59–73
Brinkmann B, Püschel K, Bause HW, Doeln M (1981) Zur Pathophysiologie der Atmung und des Kreislaufs bei Tod durch obstruktive Asphyxie. Z Rechtsmed 87:103–116
Brocher JEW (1955) Die Okzipito-Zervikalgegend. Eine diagnostisch-pathogenetische Studie. Thieme, Stuttgart

Brocher JEW (1966) Die Wirbelsäulenleiden und ihre Differentialdiagnose, 4. Aufl. Thieme, Stuttgart, S 477–523
Brocher JEW, Willert HG (1980) Differentialdiagnose der Wirbelsäulenerkrankungen, 6. überarb. u. erweit. Aufl. Thieme, Stuttgart
Brodkey JS, Miller CF, Harmody RM (1980) The syndrome of acute central cervical spinal cord injury revisited. Surg Neurol 14:251–257
Broger E (1968) Rare frattura del rachide cervicale nella prima infaza. Chirurgia degli Organi di Movimento 57:70–74
Bromage PR (1954) Spinal epidural analgesia. Williams & Wilkins, Batimore, p 101
Brooke WS (1944) Complete transverse cervical myelitis caused by traumatic herniation of an ossified nucleus pulposus. J Am Med Ass 125:117–120
Brooker AE, Barter AW (1965) Cervical spondylosis. Clinical study with comparative radiology. Brain 88:925–936
Brookhart JM, Groat RW, Windle WF (1948) A study of the mechanics of gunshot injury to the spinal cord of the cat. Mil Surg 102:386–395
Brooks WH, Young AB (1976) High school football injuries: Prevention of injury to the central nervous system. Southern Med J 69:1258–1260
Brouardel P (1897) La pendaison, la strangulation, la suffocation. Ballière, Paris
Browder J, Meyers R (1940) Pyogenic infections of spinal epidural space; consideration of anatomic and physiologic pathology. Surgery 10:296–308
Brower AC, Downey EF (1981) Kümmell disease: report of a case with serial radiographs. Radiology 141:363–364
Brown MM, Little M (1939) Severance of the cervical part of the spinal cord without displacement of vertebrae. Med J Austral 1:798–799
Brown T, Hansen RV, Yorra AS (1957) Some mechanical tests on the lumbosacral spine with particular reference to the intervertebral discs. A preliminary report. J Bone Joint Surg 39A:1135–1167
Brown-Séquard CE (1868/1869) Lectures on the physiology and pathology of the nervous system and on the treatment of organic nervous affections. Lancet II:593, 659, 755, 821 und I:219, 703, 873
Brown-Séquard E (1961) Lectures on the diagnosis and treatment of the principal forms of paralysis of the lower extremities. Collins, Philadelphia
Bruce DA, Schut L, Sutton LN (1982) Brain and cervical spine injuries occurring during organized sports activities in children and adolescents. Clin Sports Med I:405–514
Brückner R (1962) Nachuntersuchungsergebnisse nach Wirbelfrakturen. Zentralbl Chir 87:1925–1933
Brunner FX (1978) Über die Arterien des Hirnstammes. Vorkommen, Zahl, Durchmesser und Variationen. Med Dissertation, Universität Würzburg
Brunon J, Robin M, Mansug L (1978) Les luxations atloido-axiodiennes traumatiques a propos de deux observations a révélation tardive. Neurochirurgie 24:337
Bruyn GW, Bosma NJ (1976) Spinal extradural haematoma. In: Vinken PJ, Bruyn GW in collaboration with Braakman R (eds) Injuries of the spine and spinal cord, part II, Handbook of clinical neurology, vol 26. North Holland, Amsterdam Oxford, pp 1–30
Bucher HU, Boltshauser E, Friedrich J, Isler FW (1979) Birth injury to the spinal cord. Helv Paediatr Acta 34:517–527
Bucholz RW, Burkhead WZ (1979) The pathological anatomy of fatal atlanto-occipital dislocations. J Bone Joint Surg 61A:248–250
Bucholz RW, Burkhead WZ, Graham W, Petty C (1979) Occult cervical spine injuries in fatal traffic accidents. J Trauma 19:768–771
Bucknill TM, Blackburn JS (1976) Fracture-dislocation of the sacrum. J Bone Joint Surg 58B:467–470
Büchner F (1948) Experimentelle Entwicklungsstörungen durch allgemeinen Sauerstoffmangel. Klin Wochenschr 26:38–42
Bucynski AZ, Makowski J (1974) A case of traumatic transection of cervical spinal cord by glass. Paraplegia 12:167–169
Budin E, Sondheimer F (1966) Lateral spread of the atlas without fracture. Radiology 87:1095–1098

Bürkle de la Camp H (1959) Zur Behandlung der Halswirbelsäulenluxationen. Langenbecks Arch Klin Chir 292:514–522
Bufe W (1937) Isolierte Verletzungen des Halsrückenmarkes ohne Beteiligung des Knochens, mit besonderer Berücksichtigung der Hämatomyelie. Monatsschr Unfallheilkd 44:427–434
Buhr AJ (1966) The aging spine, fractures and osteoporosis. Nova Scotia Med Bull 45:317–321
Bull GM (1942) The syndrome of atlantoaxial dislocation. Clin Proc 1:336
Burg FD, Douglass JM, Diamond E et al. (1970) Automotive restraint devices for the pediatric patient. Pediatrics 45:49–53
Burke DC (1971) Spinal cord trauma in children. Paraplegia 9:1–14
Burke DC (1971) Hyperextension injuries of the spine. J Bone Joint Surg 53B:3–12
Burke DC (1972) Spinal cord injuries from water sports. Med J Aust II:1190–1194
Burke DC, Murray DC (1976) The management of thoracic and thoracolumbar injuries of the spine with neurological involvement. J Bone Joint Surg 58B:72–78
Burns JW (1928) An unusual attitude of child in utero. Lancet II:751–752
Burr CW (1920) Hemorrhage into spinal cord at birth. Am J Dis Child 19:473–477
Burrows EH (1963) The sagittal diameter of the vertebral canal in cervical spondylosis. Clin Radiol 14:77–86
Burry HC, Gowland H (1981) Cervical injury in rugby football. A New Zealand survey. Br J Sports Med 15:56–59
Butler AB, Green CD (1970) Haematoma following epidural anaesthesia. Can Anaesth Soc J 17:635–639
Butler RM, Moser FH (1968) The padded dash syndrome: Blunt trauma to the larynx and trachea. Laryngoscope 78:1172–1182
Buzzard EF, Symonds CP (1928) Diffuse and focal diseases of the spinal card, chap 25. In: Osler's modern medicine, 3rd edn, vol 6, Lea & Febiger, Philadelphia, pp 509–595
Byers RK (1975) Spinal cord injuries during birth. Develop Med Child Neurol 17:103–110
Byrnes DP, Russo GL, Ducker TB, Conley RA (1977) Sacrum fractures and neurological damage: Report of two cases. J Neurosurg 47:459–562
Cabezudo JM, Carillo R, Areito E et al. (1980) Accidental stab wound of the cervical spinal cord from in front. Acta Neurochir 53:175–180
Cadwalader WB (1919) Acute softening of the brain and cord without hemorrhage in nonpenetrating gunshot wounds caused by impact contusion. Arch Neurol Psychiat 2:244–245
Caffey J (1972) On the theory and practice of shaking infants. Am J Dis Child 124:161–169
Caffey J (1974) The whiplash shaken infant syndrome: Manual shaking by the extremities with whiplash-induced intracranial and intraocular bleeding, linked with residual permanent brain damage and mental retardation. Pediatrics 54:396–403
Caldwell CE (1919) Fractures of the pelvis and their complications. Ohio State Med J 15:798–800
Calenoff L, Chessare JW, Rogers LF, Toerge J, Rosen JS (1978) Multiple level spinal injuries: Importance of early recognition. Amer J Roentgenol 130:665–669
Calvé J, Galland M (1930) The intervertebral nucleus pulposus, its anatomy, its physiology, its pathology. J Bone Joint Surg 12A:555–578
Cammack KV (1957) Whiplash injuries to the neck. Am J Surg 93:663–666
Campannaci M (1964) Fratture vertebrali (revisione di 707 casi trattati per lesione traumatica recente). II. Frattura cervicali. Chirurgia degli Organi di Movimento 52:454–465
Campbell AMG, Phillips DG (1960) Cervical disc lesions with neurological disorder. Br Med J II:481–485
Campbell E, Meirowsky A (1953) Penetrating wounds of the spinal cord. In: Bowers F (ed) Surgery of trauma. Lippincott, Philadelphia, p 605
Cancelmo JJ (1972) Clay-shoveler's fracture. A helpful diagnostic sign. Am J Roentgenol 115:540–543
Caplan G (1946) Fractures of dorsal vertebrae in epilepsy and convulsion therapy. J Ment Sci 92:766–783
Capon NB (1922) Intracranial traumata in the newborn. J Obstet Gynaecol Br Emp 29:572–590

Cappellani S (1937) Malattie del neonato di origine obstetrica. Arch Obstet Gynecol 1:570–582
Carayon A, Cheynet M, Blane JF (1959) La place des arrachements radiculaires dans les élongations du plexus brachial. Rev Chir Orthop 45:855–864
Carey ME (1985) Brain and spinal wounds caused by missiles. In: Long DM (ed) Current therapy in neurological surgery 1985–1986. Decker, Toronto, pp 114–117
Carl A, Delman A, Engler G (1985) Displaced transverse sacral fractures. Clin Orthop 194:195–198
Carlson DH, Hoffman HB (1971) Lumbosacral traumatic meningocele. Report of a case. Neurology 21:174–176
Carlson MJ, Stauffer RN, Payne WS (1974) Ankylosing vertebral hyperostosis causing dysphagia. Arch Surg 109:567–570
Carpenter S (1961) Injury of neck as cause of vertebral artery thrombosis. J Neurosurg 18:849–853
Carrera GF, Williams AL, Haughton VM (1980) Computed tomography in sciatica. Radiology 137:433–437
Carrea R, Girardo M, Eurnekian A (1954) Hematoma cronico epidural y subdural espinal. Relato de tres casos y analisis de la literatura sobre el tema. Medicina (Buenos Aires) 14:379–397
Carson J, Gumpert J, Jefferson A (1971) Diagnosis and treatment of thoracic intervertebral disc protrusions. J Neurol Neurosurg Psychiatry 34:68–77
Cassirer R (1903) Ueber metastatische Abscesse im Centralnervensystem. Arch Psychiat 36:153–206
Cassirer R (1918) Über Nachbarschafts- und Fernsymptome bei Verletzungen der Halswirbelsäule und des Rückenmarkes. Dtsch Z Nervenheilkd 58:52–88
Castillo R, Kahn EA (1950) Asymptomatic transfixion of spinal cord by a knife blade. J Neurosurg 7:179–184
Catell HS, Fitzer DL (1965) Pseudosubluxation and other normal variations in the cervical spine in children. J Bone Joint Surg 47A:1295–1309
Caterini H, LangerA, Sama JC, Devanesan M, Pelosi M (1975) Fetal risk in hyperextension of the fetal head in breech presentation. Am J Obstet Gynecol 123:632–636
Cattamanchi GR, Tamaskar V, Egel RT, Singh RS, Yrapsis NS, Patel V, Rathi M (1981) Intrauterine quadriplegia associated with breech presentation and hyperextension of fetal head. A case report. Am J Obstet Gynecol 140:831–833
Cavazzani G (1899) Ascesso centrale traumatico del midallo spinale operato e quarito. Riv Ven Sci Med 30:481–493
Cerletti U, Bini L (1938) An nuovo metodo di shockterapia „L'elettroshock". Boll della R Accad Med Roma 64:36–138
Chakeres DW, Flickinger F, Breshnahan JC, Beattic MS, Weiss KL, Miller CA, Stokes BT (1987) MR imaging of acute spinal cord trauma. Am J Neuroradiol 8:5–10
Chance GQ (1948) Note on a type of flexion fracture of the spine. Br J Radiol 21:452–453
Chapman GP, Weller RO, Normand ICS, Gibbens D (1978) Spinal cord transection in utero. Br Med J II:398
Chaptal J, Jean R, Pagès A, Bonnet H, Roustan M (1961) Kystes épidemiques intrarachidiens par inchosion consécutive à des ponctions lambaires répétees; deux observations. Arch Franc Pediatr 18:908–914
Carcot JM (1879) Lectures on the diseases of the nervous system. Lea, Philadephia
Charcot JM (1889) Lecons du mardi à la Salpétrière: Policliniques. Lecrosnier & Babé, Paris
Charcot JM (1892/1893) Hospice de la Salpétrière. Cliniques des maladies du système nerveux. 2 vols. Babé, Paris, p 333
Chiari H (1883) Zentrales Cholesteatom des Dorsalmarks mit vollkommen entwickelter auf- und absteigender Degeneration. Prag Med Wochenschr 142:429–452
Chiari H (1900) Ueber Myelitis suppurativa bei Bronchiektasie. Z Heilkd 1:351–372
Chiaruttini M (1987) Transverse sacral fracture with transient neurologic complication. Ann Emerg Med 16:111–113
Chopart F, Desault PJ (1796) Etude de maladies chirurgicales et des operations qui leur conviennent. Villier, Paris

Chrisman OD, Snook GA, Stanitis JM, Keedy VA (1965) Lateral flexion neck injuries in athletic competition. J Am Med Ass 192:613-615
Christ B, Jacob HJ, Jacob M, Seifert R, Hinrichsen K (1987) Über die Entwicklung der kraniozervikalen Übergangsregion. Befunde an Vogelchimären und menschlichen Embryonen. Verhandl Anat Gesellsch 81:565-566
Christ B, Jacob HJ, Seifert R (1988) Über die Entwicklung der zervikookzipitalen Übergangsregion. In: Hohmann D, Kügelgen B, Liebig K (Hrsg) Neuroorthopädie 4, Erkrankungen des zervikookzipitalen Übergangs. Spondylolisthesis. Wirbelsäule in Arbeit und Beruf. Springer, Berlin Heidelberg New York London Paris Tokyo, S 13-22
Chubb RM, Detrick WR, Shannon RH (1965) Compression fractures of the spine during USAF ejections. Aerosp Med 36:968-972
Churchill JA (1959) Spastic diplegia in premature birth. Henry Ford Hosp Med Bull 7: 257-261
Cimellaro M, Pozzi M (1965) Il traumatismo midollare nel parto per il podice. Clin Obstet Ginecol 67:327-335
Clara M (1953) Das Nervensystem des Menschen, 2. Aufl. Barth, Leipzig
Clark RA (1965) Analysis of wounds involving the thoracic canal incurred in the Korean War. In: Coates, Meirowsky (eds) Neurological surgery of trauma. US Governm Print Office, Washington, DC, pp 337-340
Clarke E, Robinson RK (1956) Cervical myelopathy: complication of cervical spondylosis. Brain 79:483-510
Clarke KS (1977) A survey of sports related spinal cord injuries in schools and colleges, 1973-1975. J Saf Res 9:140-147
Clarke KS (1982) An epidemiological view. In: Torg JS (ed) Athletic injuries to the head, neck and face. Lea & Febiger, Philadelphia, pp 15-25
Clarke KS, Powell JW (1979) Football helmets and neurotrauma - An epidemiological review of three seasons. Med Sci Sports 11:138
Claude H, Lhermitte J (1914/15) Etude clinique et anatomo-pathologique de la commotion médullaire directe par projectiles de guerre. Ann Med 2:479-506
Claude H, Lhermitte J, Loyez M (1914) Étude histologique d'un cas de commotion médullaire par éclatement d'orbis. Rev Neurol II:1073-1074
Clemens HJ (1961) Die Venensysteme der menschlichen Wirbelsäule (Morphologie und funktionelle Bedeutung). De Gruyter, Berlin
Clemens HJ (1967) Beitrag des Morphologen zum Problem der spinalen Mangeldurchblutung. Verh Deutsch Gesellsch Inn Med, 72. Kongr, Bergmann, München, S 1059-1080
Clemens HJ (1970) Die Vaskularisation der Wirbelsäule und des Rückenmarks. In: Trostdorf E, Stender HS (Hrsg) Wirbelsäule und Nervensystem. Thieme, Stuttgart
Clemens HJ, Quast H von (1960) Untersuchungen über die Gefäße des menschlichen Rückenmarkes. Acta Anat 42:277-306
Clevenger SV (1899) Spinal concussion surgically considered as a cause of spinal injury and neurologically restricted to a certain symptom group for which is suggested the destination of Erichsen's diseases as one form of the traumatic neurosis. Davis, London
Cloward RB (1973) Reduction of traumatic dislocation of the cervical spine with loked facets. Technical note. J Neurosurg 38:527-531
Cloward RB, Buzaid LL (1952) Discography. Technique, indications and evaluation of the normal and abnormal intervertebral disc. Am J Roentgenol 68:552-564
Cloward RB, Yuhl ET (1955) Spontaneous intraspinal hemorrhage and paraplegia complicating dicumarol therapy. Neurology 5:600-602
Cobb S, Coleman CC (1921) The course of recovery following trauma of the spinal cord. Arch Surg 3:132-139
Cogan MIC (1973) Necrotizing mediastinitis secondary to descending cervical cellulitis. Oral Surg 36:307-320
Cohen H, Rogers L (1944) War injuries of the spine and cord. In: Bailey H (ed) Surgery of modern warfare, 3rd edn. vol 2. Williams & Wilkins, Baltimore, pp 635-658
Cohen RA, Kaufman RA, Myres PA, Towbin RB (1986) Cranial computed tomography in the abused child with head injury. Am J Roentgenol 146:97-102

Coin CG, Pennink M, Ahmad WD, Keranen VJ (1979) Diving-type injury of the cervical spine: Contribution on computed tomography to management. J Computer Ass Tomogr 3:363–372
Colangelo C (1959) Compression fractures of the thoracic vertebrae in a patient with tetanus. J Am Med Ass 170:455–457
Colangelo EJ (1974) The cervicocranium and the aviator's protective helmet. US Navy Med 64:132–134
Coleman JE, Benzel EC, Hadden T (1986) Gunshot wounds to the spinal cord and cauda equina in civilians. Surg Forum 37:496–498
Collalto PM, DeMuth WW, Schwentker EP, Booa DK (1986) Traumatic atlanto-occipital dislocation. J Bone Joint Surg 68A:1106–1109
Collier J (1916) Gunshot wounds and injuries of the spinal cord. Lancet I:711–716
Collins HR, Lund D (1985) Baseball injuries. In: Schneider RC, Kennedy JC, Plant ML (eds) Sports injuries. Mechanisms, prevention, and treatment. Williams & Wilkins, Baltimore, pp 64–78
Collins JD (1975) Percutaneous vertebral biopsy. J Nat Med Ass 67:220
Collins TA (1968) Five-year injury experience in escape from USAF ejection seat equipped aircraft. Aerosp Med, June
Collmann H, Rimpau W (1978) Raumforderndes spinales subarachnoidales Hämatom nach Lumbalpunktion. Nervenarzt 49:605–608
Colp R, Findlay RT (1929) Fractures of the pelvis. Surg Gynecol Obstet 44:847–853
Comarr AE, Kaufman AA (1956) A survey of the neurological results of 858 spinal cord injuries – a comparison of patients treated with and without laminectomy. J Neurosurg 13:95–106
Commandeur M (1910) Attitude en extension forcee de la tete foetale dans un cas de presentation du siege. Bull Fed Soc Obstet Gynecol Lang Franc 13:215–218
Cone WV, Turner X (1983) zit. nach Austin GM (1983)
Cook LC, Sands DE (1941) Spinal injuries in convulsion therapy. J Ment Sci 87:230–240
Cooke JV (1911) Hemorrhage into the cauda equina following lumbar puncture. Proc Pathol Soc Philadelphia 14:104
Cooper Sir A (1836) Account of the first successful operation performed on the common carotid artery, for aneurism, in the year 1808. Guy's Hosp Rec 1:53
Coray QB (1932) Fractures of the pelvis as met within motorcycle accidents; report of cases. California West Med 36:392–394
Corbin JL (1961) Recherches anatomiques sur la vascularisation artérielle de la moelle. Leur contribution à l'étude de l'ischémie médullaire d'origine artérielle. Masson, Paris
Corbin JL (1961) Arteres de la moelle et pathologies ischemiques medullaries. Presse Med 69:1271–1274, 1341–1344
Cordier B, Coulouma P, van Vasseveld F (1936) L'anatomie et l'importance clinique du nerv ganglio – radiculare. Encéphale 31:139–158
Corner EM (1907) Rotary dislocations of the atlas. Ann Surg 45:9–26
Cornish BL (1968) Traumatic spondylolisthesis of the axis. J Bone Joint Surg 50B:31–43
Cotler JM, Vernace JV, Michalski JA (1986) The use of Harrington rods in thoracolumbar fractures. Orthop Clin North Am 17:87–103
Courtin C (1883) Lésion traumatique de la partie postérieure du bulbe rachidien. Compt Rend Soc Biol 35:698–702
Courtin RF (1952) Some practical aspects of lumbar puncture. Postgrad Med 12:157–161
Courville CB (1950) Pathology of the central nervous system, 3rd edn. Pacific Press Publ Ass, Mountain View, CAL
Coutelle C (1960) Über epidurale Blutungen in den Wirbelkanal bei Neugeborenen und Säuglingen und ihre Beziehungen zu deren anderen perinatalen Blutungen. Z Geburtsh Gynäkol 156:19–52
Coutts MB (1934) Atlanto-epistropheal subluxations. Arch Surg 29:297–311
Couvelaire A (1903) Hémorragies du systeme nerveux central des nouveau-nés dans leurs rapports avec la naissance prematuree et l'accouchement laborieux. Anal Gynecol Obstet 59:253

Coventry MB, Ghormley RK, Kernohan JW (1945) The intervertebral disc: Its microscopic anatomy and pathology. II. Changes in the intervertebral disc concomitant with age. J Bone Joint Surg 27:233–247
Craig WMcK (1932) Pathology of experimental compression of the spinal cord. Proc Staff Meet Mayo Clin 7:680–682
Craigie HH (1961) Vascular supply of the spinal cord. Section 2. In: Augstin GM (ed) The spinal cord, 3rd edn. Thomas, Springfield, pp 47–70
Cramer F, McGowan F (1944) The role of the nucleus pulposus in the pathogenesis of the so-called recoil injuries of the spinal cord. Surg Gynecol Obstet 79:516–521
Crandall PH, Batzdorf U (1966) Cervical spondylotic myelopathy. J Neurosurg 25:57–66
Crandal PH, Hannafee WN (1964) Cervical spondylotic myelopathy studied by air myelography. Am J Roentgenol 92:1260–1269
Creze J, Courtillie P, Rouchy R (1954) A propos de la deflexion primitive de la tete dans la presentation du siege. Bull Fed Soc Gynecol Obstet Lang Frac 6:102–103
Crock HV (1976) Traumatic disc injury. In: Vinken PJ, Bruyn GW in collaboration with Braakman R (eds) Injuries of the spine and spinal cord, part I. Handbook of clinical neurology, vol 25. North Holland, Amsterdam Oxford, pp 481–512
Crock HV, Yoshizawa H (1976) The blood supply of the vertebral column. Clin Orthop 115:6–21
Crock HV, Yoshizawa H (1977) The blood supply of the vertebral column and spinal cord in man. Springer, New York Wien
Cromack JR, Ziperman HH (1975) Three-point belt induced injuries: A comparison between laboratory surrogates and real world accident victims. Proc 19th Stapp Car Crash Conf, Soc Automot Engin, Warrendale, PA, pp 1–24
Cromwell LD, Kerber C, Ferry PC (1977) Spinal cord compression and hematoma: An unusual complication in a hemophiliac infant. Am J Roentgenol 128:847–849
Crooks F, Birkett AN (1944) Fractures and dislocations of the cervical spine. Am J Surg 31:252–265
Crosby EC, Humphrey T, Lauer EW (1962) Correlative anatomy of the nervous system. MacMillan, New York
Crothers B (1922) The effect of breech extraction upon the central nervous system of the fetus. Med Clin North Am 5:1287–1304
Crothers B (1923) Changes of pressure inside the fetal craniovertebral cavity. Surg Gynecol Obstet 37:790–801
Crothers B (1923) Injury of spinal cord in breech extraction as important cause of foetal death and paraplegia in childhood. Am J Med Sci 165:94–110
Crothers B, Payne RS (1959) The natural history of cerebral palsy. Harvard University Press, Cambridge, MASS
Crothers B, Putnam MC (1927) Obstetrical injuries of the spinal cord. Medicine 6:41–126
Crothers B, Putnam MC (1927) Cord birth injuries. In: Ford FR, Crothers B (eds) Birth injuries of central nervous system: Part II, Medical monographs, vol 2. Williams & Wilkins, Baltimore
Crowe HE (1928) Injuries to the cervical spine. Paper presented at the meeting of the Western Orthopaed Ass, San Francisco, CAL
Crutchfield WG (1936) Further observation on the treatment of fracture dislocations on the cervical spine with skeletal traction. Surg Gynecol Obstet 63:513–517
Cruveilhier J (1829) Anatomie pathologique du corps humain. Ballieres, Paris
Cruz A, Chandler JR (1973) Management of penetrating wounds to the neck. Surg Gynecol Obstet 137:458–460
Cullan JC (1975) Spinal lesions in battered babies. J Bone Joint Surg 57B:364–366
Cunningham JS (1930) Human infection with Actinomyces necrophorus: Bacteriologic and pathologic report of 2 cases terminating fatally. Arch Pathol 9:843–868
Curran WJ, Chayet NL (1966) Trauma and the automobile. Anderson, Cincinnati, OH
Cushing H (1898) Haematomyelia from gunshot wounds of the spine. A report of two cases with recovery following symptoms of hemilesions of the cord. Am J Med Sci 115:654

Cushing H (1927) Case of head injuries and injuries to the spine and peripheral nerves in the Forward Hospitals. In: Medical Departm US Army in the World War. Governm Print Office, Washington, DC, pp 1–25
Cushing H (1927) Organization and activities of the neurological service, American Expeditionary Forces. In: Hanson AM (ed) The Medical Departement of the United States Army in the World War, Surgery. Part I, vol 11. US Governm Printing Office, Washington, DC, pp 749–758
Cuvilliers (1743) Zit nach Chipault A (1893) Etudes de chirurgie medullarie. Paris
Czekalowa L (1969) A case of compound fracture of the 5th cervical vertebrae after a boxing injury with late spinal cord complications (Polnisch). Pol Rev Radiol Nucl Med 33: 650–653
Czornack F, Bernhard J (1980) Behandlungsergebnisse nach Wirbelkompressionsfrakturen der Brust- und Lendenwirbelsäule. Unfallheilkunde 83:119–122
Czyzewitz JR (1909) Fall von Wirbelsäulen- und Rückenmarksschädigung bei einem Neugeborenen. Zentralbl Gynäkol 33:308
D'Abundo G (1916) Alterazioni nel sistema nervoso centrale consecutive a particolari commozioni traumatiche. Riv Ital Neuropatol 9:145–171
Dally (1875) Du torticolis occipito-atloidien. Bul Gen Therap 89:354–356
Dana CL (1882) The mechanical effect of nerve-stretching upon the spinal cord. Med Rec 22:113–115
Dandy WE (1926) Abscesses and inflammatory tumors in the spinal epidural space (so-called pachymeningitis externa). Arch Surg 13:477–494
Dandy WE (1929) Loose cartilage from intervertebral disk. Simulating tumor of the spinal cord. Arch Surg 19:660–672
Dandy WE (1942) Serious complications of ruptured intervertebral discs. J Am Med Ass 6:474–477
Daniaux H, Beck E, Seykora P, Wörsdörfer O (1988) Traumatologie und Therapie des zervikookzipitalen Überganges. In: Hohmann D, Kügelgen B, Liebig K (Hrsg) Neuroorthopädie 4. Erkrankungen des zervikookzipitalen Übergangs. Spondylolisthesis. Wirbelsäule in Arbeit und Beruf. Springer, Berlin Heidelberg New York Tokyo, S 141–145
Daniels JT (1946) Fractures and dislocations of the spine in warfare. Am J Surg 72:414–423
Daro D, Mitchell L (1984) Child abuse fatalities continue to rise: The results of a 1988 annual 50-state survey. National Committee for Child Abuse, Chicago, ILL
Darwish H, Sarnat H, Archer C, Brownell K, Kotagal S (1981) Congenital cervical spine atrophy. Muscle Nerve 4:106–110
David JH (1887) Punctured wound in back; knife passing between fifth and sixth dorsal vertebrae and penetrating membranes of spinal cord and probably injuring it. Trancact South Carolina Med Ass, p 101
Davis D, Bohlman H, Walker AE, Fischer R, Robinson E (1971) The pathological findings in fatal craniospinal injuries. J Neurosurg 34:603–613
Davis FW, Markley HE (1951) Rheumatoid arthritis with death from medullary compression. Ann Intern Med 35:451–454
Davis L (1953) The principles of neurological surgery. Lea & Febiger, Philadelphia
Davis L (1954) Treatment of spinal cord injuries. Arch Surg 69:488–495
Davis L, Martin J (1947) Studies upon spinal cord injuries. II. The nature and treatment of pain. J Neurosurg 4:483–491
Davis PR, Rowland HAK (1965) Vertebral fractures in West Africans suffering from tetanus: A clinical and osteological study. J Bone Joint Surg 47 B:61–71
Davison C (1945) Pathology of spinal cord as result of trauma. Res Publ Ass Nerv Ment Dis 24:151–187
Davison C (1945) Pathology of the spinal cord as a result of trauma. In: Trauma of the central nervous system, vol 24. Williams & Wilkins, Baltimore, pp 151
Daw E (1970) Hyperextension of the head in breech presentation. Brit J Clin Pract 24:485–487

Deacon AL (1951) Hyperextension of the head in a breech presentation. J Obstet Gynecol Br Emp 58:300–301
Debnam JW, Staple TW (1975) Needle biopsy of bone. Radiol Clin North Am 13:157–164
Debuch L (1936) Die Schipperkrankheit und ihre Behandlung. Arch Orthop Unfall Chir 37:223–231
Deister J (1962) Bogenringfraktur des 2. Halswirbels, eine seltene Verletzung beim Wasserspringen. Sportarzt 13:245–248
Deitch EA, Grimes WR (1984) Experience with 112 shotgun wounds of the extremities. J Trauma 24:600–603
Dejerine J (1914) Sémiologie des affections du système nerveux. Masson, Paris
Delank HW (1970) Grundriß der Unfallneurologie. Dietrich, Darmstadt
De la Torre JC (1981) Spinal cord injury. Review of basic and applied research. Spine 6:315–335
Dellenbach P, Isch F, Muller P, Levy G (1964) La deflexion primitive de la tete foetal dans la presentation du siege. Gynecol Obstet 63:661–680
Demme R (1876) Klinische Mittheilungen aus dem Gebiet der Kinderheilkunde: Medizinische Berichte über die Tätigkeit des Jenner'schen Kinderspitals in Bern im Laufe des Jahres 1875, zit. nach Woltman u. Adson (1926)
Denny F (1951) The flying fetus. A case of hyperextended attitude encountered in a transverse presentation. J Obstet Gynecol Br Emp 58:427–429
Depassio J, Toraldo C, Minaïre P et al. (1983) Les traumatismes vertébraux avec signes neurologiques au cours de la pratique d'un sport. Sem Hôp Paris 59:131–135
Dettling J, Schönberg S, Schwarz F (1957) Lehrbuch der gerichtlichen Medizin, Karger, Basel
Deutsch H (1917) Ein Fall symmetrischer Erweichung im Streifenhügel und im Linsenkern. Jahrb Psychiatr 37:237
Devic M, Mansuy L, Aimard G, Michel F, Thierry A, Eyssette M, Dufoix A (1968) Les myélopathies cervicales: Incidences thérapeutiques chirurgicales. A propos de 35 observations. Rev Neurol 118:299–310
Dewey P, Browne PSH (1968) Fracture-dislocation of the lumbosacral spine with cauda equina lesion. J Bone Joint Surg 50B:635–638
Diaz FG, Yock DH, Rockswol GL (1978) Spinal subarachnoid hematoma after lumbar puncture producing acute thoracic myelopathy: Case report. Neurosurgery 3:404–406
Di Chiro G, Fried LC (1971) Blood flow currents in spinal cord arteries. Neurology 21:1088–1096
Di Chiro G, Fried LC, Doppman JL (1976) Experimental spinal cord angiography. Br J Radiol 43:19–30
Di Chiro G, Wener L (1973) Angiography of the spinal cord. A review of contemporary techniques and applications. J Neurosurg 39:1–29
Dickson RA, Leatherman KD (1978) Spinal injuries in child abuse: Case report. J Trauma 18:811–812
Dide M, Lhermitte J (1917) La diplegie brachiale spasmodique, consecutive aux blessures par coup de deu de la region cervicale. Prog Med 32:1
Dietrich H (1958) Halsmarkschädigung nach Bagatell-Traumen bei kongenitaler Blockwirbelbildung der HWS (Klippel-Feilsches Syndrom). Monatsschr Unfallheilkd 61:330
Dietrich HF, Karshner RG, Stewart SF (1940) Tetanus and lesions of the spine in childhood. J Bone Joint Surg 22B:43–54
Dietrich J, Fried H (1967) Liquorfisteln nach Glassplitterverletzung. Zentralbl Chir 92:2396–2397
Dirnhofer R, Sigrist T (1977) Chronisches subdurales Hämatom nach Schleudertrauma. In: Schneider V (Hrsg) Festschrift für Walter Krauland. Zentrale Universitätsdruckerei, Berlin, S 103–120
Dittrich P (1895) Über Geburtsverletzungen des Neugeborenen und deren forensische Bedeutung. Vierteljahresschr Gerichtl Med (3. Folge) 9:203–257
Djergaian RS, Roberts JD, Ditunno JF, Angstadt J (1982) Subarachnoid-pleural fistula in traumatic paraplegia. Arch Phys Med Rehabil 63:188–189
Djindjian R, Hurth M, Houdart R et al (1970) L'angiographie de la moëlle épiniere. Masson, Paris

Dörffel EW, Lehmann R (1963) Halswirbelsäulenverletzung bei Kopfsprung in seichtes Wasser. Radiol Diagn 4:181–195
Döring G (1936) Zur Histopathologie des Gehirns bei Spättod nach Erhängen und Carotisuntersuchung. Virchows Arch Pathol Anat 296:666–680
Döring G (1955) Commotio medullae spinalis. In: Lubarsch O, Henke F, Rössle R (Hrsg) Handbuch der speziellen pathologischen Anatomie und Histologie, Bd III/3: Scholz W (Hrsg) Nervensystem. Springer, Berlin Göttingen Heidelberg, S 231–238
Dohrmann GJ, Panjabi MM (1976) Spinal cord deformation velocity, impulse, and energy related to lesion volume in "standardized" trauma. Surg Forum 27:466–468
Dohrmann GJ, Panjabi MM (1976) "Standardized" spinal cord trauma: Biomechanical parameters and lesion volume. Surg Neurol 6:263–267
Dohrmann GJ, Wagner FC, Bucy PC (1971) Fine structure of myelinated nerve fibers in transitory traumatic paraplegia. Fed Proc 30:287
Dohrmann GJ, Wagner FC, Bucy PC (1971) The microvasculature in transitory traumatic paraplegie. An electron microscopic study in the monkey. J Neurosurg 35:263–271
Dohrmann GJ, Wagner FC, Bucy PC (1971) Transitory traumatic paraplegia. An electron microscopic study in monkey. J Neurosurg 35:263–271
Dohrmann GJ, Wagner FC, Bucy PC (1972) Transitory traumatic paraplegia: Electron microscopy of early alterations in myelinated nerve fibers. J Neurosurg 36:407–415
Dommisse GF (1975) Morphological aspects of the lumbar spine and lumbosacral region. Orthop Clin North Am 6:163–175
Dommisse GF (1975) The arteries and veins of the human spinal cord from birth. Churchill Livingstone, Edinburg
Dommisse GF, Grobler L (1976) Arteries and veins of the lumbar nerve roots and cauda equina. Clin Orthop 115:22–29
Dooling EC, Richardson EP (1976) Delayed encephalopathy after strangling. Arch Neurol 33:196–199
Dorndorf W, Gänshirt H (1972) Die Klinik der arteriellen cerebralen Gefäßverschlüsse. In: Gänshirt H (Hrsg) Der Hirnkreislauf. Physiologie, Pathologie, Klinik. Thieme, Stuttgart, S 512–650
Dorr LD, Harvey JP (1981) The traumatic lesions in fatal acute spinal column injuries. Clin Orthop 157:178–190
Dotzauer G (1978) Die Okzipito-Zervikalregion aus der Sicht des Gerichtsmediziners. In: Meinecke FW (Hrsg) Pathologie und Klinik der Okzipito-Zervikalregion. Bd 76: Junghanns H (Hrsg) Die Wirbelsäule in Forschung und Praxis, Hippokrates, Stuttgart, S 72–79
Dotzauer G, Adebahr G (1964) Trauma and Carotisthrombose. Dtsch Z Ges Gerichtl Med 55:237–241
Dougherty CM, Mickey LJ, Moore JT (1953) Hyperextension of the fetal head in breech presentation. Am J Obstet Gynecol 66:75–78
Dowling T, Epstein JA, Epstein NE (1985) S1–S2 sacral fracture involving neural elements of the cauda equina. Spine 9:851–853
Dreyfus P, Six B, Dorfmann H, Seze S de (1972) La hernie discale dorsale. Sem Hôp 48:3045–3052
Dripps R, Vandam J (1951) Hazards of lumbar puncture. J Amer Med Ass 14:1118–1121
Dublin AB, Marks WM, Weinstock D, Newton TM (1980) Traumatic dislocation of the atlanto-occipital articulation (AOA) with short-term survival. With a radiographic method of measuring the AOA. J Neurosurg 52:541–546
Dubreuilh W (1877) Bull Soc Anat Physiol Norm Pathol de Bordeaux 8:13–26
Ducker TB, Hamit FH (1969) Experimental treatment of acute spinal cord injuries. J Neurosurg 30:693–697
Ducker TB, Kindt GW, Kempe LG (1971) Pathological findings in acute experimental spinal cord trauma. J Neurosurg 35:700–708
Ducker TB, Perot PL (1971) Spinal cord oxygen and blood flow in trauma. Surg Forum 22:413–415
Ducker TB, Perot PL (1971) Local tissue oxygen and blood flow in the acutely injured spinal cord. Proc Veterans Adm Spinal Cord Inj Conf 18:29–32

Dürig M, Zdrojewski B (1977) Intradurale Sequestration einer cervikalen Diskushernie. Arch Orthop Unfallheilkd Chir 87:151–157
Dunbar HS, Ray BS (1961) Chronic atlanto-axial dislocations with late neurologic manifestations. Surg Gynecol Obstet 113:757–762
Duncan IM (1874) Laboratory note: On the tensile strength of the fresh adult foetus. Br Med J II:763–764
Dunn D, Dhopesh V, Mobini J (1979) Spinal subdural hematoma. J Am Med Ass 241:1712–1713
Duret H (1873) Note sur les artéres nourricières et sur les vaisseaux capillaires de la moelle épiniere. Progr Med 1:284
Duval P, Guillain G (1898) Pathogénie des accidents nerveux consécutifs aux luxations et traumatismes de l'épaule. Paralysies radiculaires traumatiques du plexus brachial. Arch Gén Méd 2:143–191
Duval P, Guillain G (1900) Sur le méchanisme de production des paralysies radiculaires traumatiques du plexus brachial. Gaz Hebd Méd 5:649
Duval P, Guillain G (1901) Les paralysies radiculaires du plexus brachial. Steinheil, Paris
Duvernoy WFC, Schatz IJ (1966) Rheumatoid spondylitis associated with aneurysmal dilatation of the entire thoracic aorta. Henry Ford Hosp Med Bull 14:309–312
Dvorak J (1988) Rotationsinstabilität der oberen Halswirbelsäule. In: Hohmann D, Kügelgen B, Liebig K (Hrsg) Neuroorthopädie 4. Springer, Berlin Heidelberg New York Tokyo, S 37–60
Dyck P, Doyle J (1977) Atlanto-epistropheal subluxation due to os odontoideum. Clinical manifestations and treatment in children. Paper No 316. Internat Congr Series, No 418, Sixth Internat Congr Neurol Surg, Sao Paulo, Brazil, 19–25 June 1977, Excepta Medica, Amsterdam, p 126
Eaton LM (1941) Pain caused by disease involving the sensory nerve roots (root pain). J Am Med Ass 177:1435–1439
Eck PJ van, Chaffin DB, Foust DR, Baum JK, Synder RG (1975) A bibliography of whiplash and cervical kinematic measurement. Highway Safety Res Inst, Washington D.C.
Edelson RN (1976) Spinal subdural hematoma, chap 2. In: Vinken PJ, Bruyn GW in collaboration with Braakman R (eds) Injuries of the spine and spinal cord, part II. Handbook of clinical neurology, vol 26. North Holland Amsterdam Oxford, pp 31–38
Edelson RN, Chernik NL, Posner JB (1974) Spinal subdural hematomas complicating lumbar puncture. Arch Neurol 31:134–137
Edgar MA, Fisher TR, McSweeney R, Park WM (1972) Tetraplegia from hangman's fracture: Report of a case with recovery. Injury 3:199–202
Ehalt W (1961) Verletzungen bei Kindern und Jugendlichen. Enke, Stuttgart
Eiselsberg A von (1917) Über Abszesse in der Medulla oblongata. Arch Chir 108
Eiselsberg A von (1922) Handbuch ärztlicher Erfahrung im Weltkrieg 1914/1918, Bd 1. Barth, Leipzig, S 638
Eisenberg AB (1979) Retinal hemorrhages in the battered child. Child's Brain 5:40–44
Eisenberg KS, Sheft DJ, Murray WR (1972) Posterior dislocation of the hip producing lumbosacral nerve root avulsion. A case report. J Bone Joint Surg 54A:1083–1086
Eisenlohr C (1892) Dtsch Med Wochenschr 18:111–113
Eismont FJ, Bohlman HH (1978) Posterior atlanto-occipital dislocation with fractures of the atlas and odontoid process: Report of a case with survival. J Bone Joint Surg 60A:397–399
Elgjo KM (1962) Intraspinal hemorrhages in newborns. Acta Pathol Microbiol Scand 56:1–5
Elliott GR, Sachs E (1911) Observations on fracture of the odontoid process of the axis with intermittent pressure paralysis. Ann Surg 54:876–882
Elliot HC (1945) Cross-sectional diameters and areas of the human spinal cord. Anat Rec 93:287–293
Elliott JM, Rogers LF, Wissinger JP, Lee JF (1972) The hangman's fracture. Fractures of the neural arch of the axis. Radiology 104:303–307

Ellis WG, Green D, Holzaepfel NR, Sahs AL (1960) The trampoline and serious neurological injuries. A report of five cases. J Am Med Ass 174:1673–1676
El Sallab RA, Laws JW (1965) Oesophageal and tracheal pseudo tumours due to anterior cervical osteophytes. Br J Radiol 38:682–684
Elsberg CA (1931) The extradural ventral chondromas (ecchondroses), their favorite sites, the spinal cord and root symptoms they produce, and their surgical treatment. Bull Neurol Inst (New York) 1:350–388
Ely LW (1911) Subluxation of the atlas. Report of two cases. Ann Surg 54:20–29
Emminger E (1966) Zur pathologischen Anatomie des Schleudertraumas der Halswirbelsäule. Langenbecks Arch Klin Chir 316:445–457
Emminger E (1967) Weichteilschäden nach HWS-Traumen. Physik Med Rehab 8:58–64
Emminger E (1968) Pathologisch-anatomische Befunde bei frischer Halswirbelsäulenverletzung. Verhandl Orthop Gesellsch 54:282–293
Engler J (1967) Die Unfälle im Kindesalter. Z Kinderchir 4:48–58
Enriquez G, Aso C, Lucaya J, Creixell S, Fernandez E (1976) Traumatic cord lesions in the newborn infant. Ann Radiol 19:179–186
Eppinger RH, Augustyn K, Robkins JH (1978) Development of a promising universal thoracic trauma prediction methology. Proc 22nd Stapp Car Crash Conf, Soc Automot Engin, Warrendale, PA, pp 211–268
Epstein BS (1976) The spine. A radiological test and atlas, 4th edn. Lea & Febiger, Philadelphia
Epstein JA, Carras R, Levine LS, Epstein BS (1969) The importance of removing osteophytes as part of the surgical treatment of myeloradiculopathy in cervical spondylosis. J Neurosurg 30:220–226
Epstein N, Epstein JA, Benjamin V, Ransohoff J (1980) Traumatic myelopathy in patients with cervical spinal stenosis without fracture or dislocation. Spine 5:489–496
Erdmann H (1967) Über Schichtuntersuchungen an der Wirbelsäule. Radiologe 7:142–149
Erdmann H (1968) Die röntgenologische Diagnostik der Schleudertraumen der HWS. Beih Orthop 104:273–282
Erdmann H (1973) Schleuderverletzung der Halswirbelsäule. In: Junghanns H (Hrsg) Die Wirbelsäule in Forschung und Praxis, Bd 56. Hippokrates, Stuttgart
Erichsen JE (1882) On concussion of the spine, nervous shock and other obscure injuries of the nervous system in their clinical and medico-legal aspects. Longmans Green, London, rev edit Wood, New York, 1883
Erös R (1986) Unfälle beim militärischen Fallschirmspringen in der Bundeswehr. Teil 1. Wehrmed Monatsschr 30:168–170
Etington GH (1912) zit nach Wood-Jones F (1913)
Estrera AS, Platt MR, Mills LJ (1979) Traumatic injuries of the diaphragm. Chest 75:306–313
Evans DK (1983) Dislocations at the cervicothoracic junction. J Bone Joint Surg 65:124–127
Evans RF (1979) Tetraplegia caused by gymnastics. Br Med J II:732
Evarts C (1975) Diagnostic techniques: Closed biopsy of bone. Clin Orthop 107:100–111
Evarts CM (1970) Traumatic occipito-atlantal dislocation. Report of a case with survival. J Bone Joint Surg 52A:1653–1660
Eve PF (1851) zit. nach Peniston (1851)
Evrad JR, Hilrich N (1955) Hyperextension of the fetal head in breech presentations. Obstet Gynecol 5:789–792
Ewald FC (1971) Fracture of the odontoid process in a seventeen-months old infant treated with a halo. J Bone Joint Surg 51A:1636–1640
Ewing CL (1966) Vertebral fracture in jet aircraft accidents: A statistical analysis for the period 1959 through 1963, US Navy. Aerosp Med 37:505–508
Ewing CL, Thomas DJ (1972) Human head and neck response to impact acceleration. NAMRL Monograph No 21, August 1972
Ewing CL, King AI, Prasad P (1969) Structural considerations of the human vertebral column under +Gz impact acceleration. Am Inst Aeronaut Astronaut (AIAA), paper no 71–144

Ewing CL, King AI, Prasad P (1972) Structural considerations of the human vertebral column under +Gz impact acceleration. J Aircraft 9:84–90

Fabritius H (1909) Ein Fall von Stichverletzung des Rückenmarks. Zugleich ein Beitrag zur Frage über die Leitungsbahnen im Rückenmark. Dtsch Z Nervenheilkd 37:415–454

Fager CA (1973) Results of adequate posterior decompression in the relief of spondylic cervical myelopathy. J Neurosurg 38:684–692

Fairbrother T (1852) Paraplegia-Abscess of spinal narrow. Med Times Gaz 5:190–191

Fairholm DJ, Turnbull IM (1971) Microangiographic study of experimental spinal cord injuries. J Neurosurg 35:277–286

Falls FH (1917) Opisthotonus foetus. Surg Gynecol Obstet 24:65–67

Fardon DF (1979) Displaced transverse feature of the sacrum with nerve root injury: Report of a case with successful operative management. J Trauma 19:119–122

Farfan HF (1979) Biomechanik der Lendenwirbelsäule. In: Junghanns H (Hrsg) Die Wirbelsäule in Forschung und Praxis, Bd 80. Hippokrates, Stuttgart

Farfan HF, Huberdeau RM, Dubow HI (1972) Lumbar intervertebral disc degeneration: the influence of geometrical features on the pattern of disc degeneration – a post mortem study. J Bone Joint Surg 54A:492–510

Farthing JW (1948) Atlanto-cranial dislocation with survival. North Carolina Med J 9:34–36

Faulwetter F (1953) Überstreckungsbruch der Wirbelsäule mit Zerreißung von Aorta und Vena cava. Monatsschr Unfallheilkd 56:112–114

Fay T (1942) Surgical management of spinal cord trauma and the neurogenic bladder. Penn Med J 46:221–227

Fazio C (1938) L'angioarchitettonica del midollo spinale umano e i suoi rapporti con la citomielo-architettonica. Riv Pat Nev Ment 52:252–291

Fazl M, Bilbao JM, Hudson AR (1981) Laceration of the aorta complicating spinal fracture in ankylosing spondylitis. Neurosurgery 8:732–734

Feigel K (1934) zit nach Naujoks H (1934)

Feinberg (1876) Fall von Wirbelfraktur und Rückenmarkabszess. Berl Klin Wochenschr 13:463–465

Feigin I, Popoff N, Adachi A (1965) Fibrocartilagenous venous emboli to the spinal cord with necrotic myelopathy. J Neuropathol Exper Neurol 24:63–74

Feldman KW, Brewer DK (1984) Child abuse, cardiopulmonary resuscitation, and rib fractures. Pediatrics 73:339–342

Felix W, Lüddecke E (1929) Der lymphogene Schiefhals. Z Orthop Chir 50:329–337

Ferner H, Kautzky R (1959) Die Arterien des Gehirns. In: Olivecrona H, Tönnis W (Hrsg) Handbuch der Neurochirurgie, Bd I/1. Springer, Berlin Göttingen Heidelberg, S 39–54

Ferris B, Hutton P (1983) Anteriorly displaced transverse fracture of the sacrum at the level of the sacro-iliac joint. J Bone Joint Surg 65A:407–409

Ferry PC, Tuff E, Eson JB (1974) On shaking and subdural hematomes in infancy. Child Neurol Soc Abstr 24:14

Fiebrand H (1964) Beitrag zur Frage der Entstehung spinaler Gefäßverschlüsse. Med Welt 18:1023–1025

Fielding JW (1974) Tears of the transverse ligament of the atlas. J Bone Joint Surg 56A:1683–1691

Fielding JW, Hawkins RJ (1977) Atlanto-axial rotatory fixation (Fixed rotatory subluxation of the atlanto-axial joint). J Bone Joint Surg 59A:37–44

Fielding JW, Cochran GVB, Lawsing JF, Hohl M (1974) Tears of the transverse ligament of the atlas. J Bone Joint Surg 56:1683–1691

Fielding JW, Hensinger RN, Hawkins RJ (1980) Os odontoideum. J Bone Joint Surg 62A:376–383

Fields A (1956) The autonomic nervous system in whiplash injury. Internat Rec Med GP Clin 169:8–10

Fine PR, Stafford MA, Miller JM, Stover SL (1979) gunshot wounds of the spinal cord: A survey of literature and epidemiologic study of 48 lesions in Alabama. Alabama J Med Sci 13:173–180

Finney LA, Wulfman WA (1960) Traumatic intradural lumbar nerve root avulsion with associated traction injury to the common peroneal nerve. Am J Roentgenol 84:952–957
Fischer H, Masel H, Teiner R (1975) Zerebraler Insult am Steuer oder posttraumatische Karotisthrombose. Z Rechtsmed 76:73–80
Fisher RG (1965) Protrusions of thoracic disc. The factor of herniation through the dura mater. J Neurosurg 22:591–593
Fitz-Hugh GS, Wallenborn WM, Mc Govern F (1971):420–441
Fitzwilliams DCL (1934) Inflammatory dislocation of the atlas. Br Med J II:107–109
Fleming JFR (1973) The neurosurgeon's responsibility in "whiplash" injuries. Clin Neurosurg 20:242–252
Flemming F (1965) Zur Therapie der geschlossenen Armplexusläsionen. Bruns Beitr Klin Chir 211:487–503
Flesch JR, Leider LL, Erickson DL et al (1977) Harrington instrumentation and spine fusion for unstable fractures and fracture-dislocations of the thoracic and lumbar spine. J Bone Joint Surg 59A:143–153
Floman Y, Fast A, Pollack D, Yosipovitch Z, Robin GL (1986) The simultaneous application of an interspinous compressive wire and Harrington distraction rods in the treatment of fracture-disslocation of the thoracic and lumbar spine. Clin Orthop 205:207–215
Flint LM, Snyder WH, Perry MO et al (1973) Management of major vascular injuries in the base of the neck. Arch Surg 106:407–413
Föderl V (1931) Die Halsmarkquetschung, eine Unterart der geburtstraumatischen Schädigung des Zentralnervensystems. Arch Gynäkol 143:598–634
Födisch HJ, Kloss K (1966) Thrombotische Verschlüsse im Stromgebiet der Arteria carotis nach stumpfen Schädel-Hirntraumen. Hefte Unfallheilkd 88:1–48
Foerster O (1929) Die traumatischen Läsionen des Rückenmarkes auf Grund der Kriegserfahrungen. (Der Mechanismus ihres Zusammenkommens und die pathologisch-anatomischen Veränderungen). In: Bumke O, Foerster O (Hrsg) Handb Neurol, 2. Teil, 4. Abschn. Springer Berlin, S 1721–1936
Foerster O (1936) Symptomatologie der Erkrankungen des Rückenmarkes und seiner Wurzeln. In: Bumke O, Foerster O (Hrsg) Handbuch der Neurologie, Bd V. Springer Berlin, S 1–403
Fogelholm R, Karli P (1975) ‚Iatrogenic' brain stem infarction. A complication of X-ray examination of the cervical spine and following posterior tamponation of the nose. Europ Neurol 13:6–13
Fontaine R, Mandel P, Dany A et al (1954) Etude du déséquilibre biochimiqué provoque, par les traumatismes médullaires, chez l'homme et chez le chien. Lyon Chir 49:395–408
Fontan A, Verger P, Battin JJ (1964) Le traumatisme médullaire neonatal. Ann pediat 40:231–239
Foo D, Bignami A, Rossier AB (1982) Post-traumatic acute anterior cord syndrome: Pathologic studies of two patients. Surg Neurol 17:370–375
Foo D, Sarkarati M, Rossier AB, Bignami A (1979) Delayed paralysis of the deltoids due to selective anterior horn necrosis in a patient with traumatic tetraplegia. Ann Neurol 6:366–367
Forcier P, Horsey WJ (1970) Calcification of the posterior longitudinal ligament at the thoraco-lumbar junction: Case report. J Neurosurg 32:684–685
Ford FK (1952) Syncope, vertigo and disturbances of vision resulting from intermittent obstruction of the vertebral arteries due to a defect in the odontoid process and excessive mobility of the second cervical vertebra. Bull Johns Hopkins Hosp 91:168–173
Ford FK (1952) Diseases of the nervous system in infancy, childhood and adolescence, 3rd edn. Thomas, Springfield
Ford FR (1925) Breech delivery in its possible relations to injury of spinal cord with special reference to infantile paraplegia. Arch Neurol Psychiatr 14:742–750
Ford FR, Clark D (1956) Thrombosis of basilar artery with softenings in the cerebellum and brainstem due to manipulation of the neck. A report of two cases with one postmortem examination. Bull Johns Hopkins Hosp 98:37–42
Ford FR, Crothers B, Putnam MC (1927) Birth injuries of the central nervous system. Medicine Monographs, vol XI. Williams & Wilkins, Baltimore

Forestier J, Rotes-Querol J (1950) Senile ankylosing hyperostosis of spine. Ann Rheumatol Dis 9:321–330
Forsee CG (1924) Clinical observations on pelvic factures. Am J Surg 38:145–149
Forsyth HF (1964) Extension injuries of the cervical spine. J Bone Joint Surg 46A:1792–1797
Foster JB, Hudgson P (1973) Historical introduction. In: Barnett HJM, Foster JB, Hudgson P (eds) Syringomyelia. Saunders, London Philadelphia, pp 3–10
Fountain SS, Hamilton RD, Jameson RM (1977) Transverse fractures of the sacrum. J Bone Joint Surg 59A:486–489
Francisco JT (1970) Smothering in infancy: The relationship to crib death syndrome. Southern Med J 63:1110–1114
Franco J, Alayza F (1948) Hematoma subdural del raquis. Un caso clinico. Rev Neuro-Psiquiat 11:584
Frangenheim P (1915) Schußverletzungen des Rückenmarkes und der Wirbelsäule. Münch Med Wochenschr 43:697–699
Frangenheim P (1916) Resultate der operativen Behandlung der Rückenmarksschüsse. Münch Med Wochenschr 63:685–688
Frank Y, Zimmerman R, Leeds NMD (1985) Neurological manifestations in abused children who have been shaken. Developm Med Child Neurol 27:312–316
Franke D, Joster E (1963) Symptomarme Frakturen des Dens epistrophei. Med Welt 34:1665–1667, 1677–1678
Franke K (1980) (Hrsg) Traumatologie des Sports, 2. Aufl. Thieme, Stuttgart
Frankel CJ (1959) Medico-legal aspects of injuries to the neck. J Am Med Ass 169:216–223
Frankel HL, Montero FA, Penny PT (1980) Spinal cord injuries due to diving. Paraplegia 18:118–122
Franken EA (1975) Spinal cord injury in the newborn infant. Radiology 3:101–104
Frazier CH (1918) Surgery of the spine and spinal cord. Appleton, New York, London
Frazier CH, Skillern PG (1911) Supraclavicular subcutaneous lesions of the brachial plexus not associated with skeletal injuries: with a report of a case of avulsion of the anterior and posterior spinal roots. J Am Med Ass 57:1957–1963
Fredenberg ZB, Miller WT (1963) Degenerative disease of the cervical spine. A comparative study of asymptomatic and symptomatic patients. J Bone Joint Surg 45A:1171–1178
Freeman GE (1961) Correction of severe deformity of the cervical spine in ankylosing spondylitis with the halo device. A case report. J Bone Joint Surg 43A:549–552
Freeman LW (1959) Ascending spinal paralysis. Case presentation. J Neurosurg 16:433–443
Freiberger RH, Wilson PD, Nicholas JA (1965) Acquired absence of the odontoid process. J Bone Joint Surg 47A:1231–1236
Fried LC (1974) Cervical spinal cord injury during skeletal traction. J Am Med Ass 229:181–183
Fried LC, Goodkin B (1971) Microangiographic observations on the experimentally traumatized spinal cord. J Neurosurg 35:709–714
Friedberg H (1880) Beiträge zur gerichtlichen Medicin. III. Über ein neues Zeichen des Erwürgungsversuches. Virchows Arch Pathol Anat 79:409–424
Friede R (1960) Specific cord damage at the atlas level as a pathogenetic mechanism in cerebral concussion. J Neuropathol Exper Neurol 19:266–279
Friede RL (1961) Experimental acceleration concussion. Pathology and mechanics. Arch Neurol 4:449–463
Friede RL (1961) The pathology and mechanics of experimental cerebral concussion. Wright Air Devel Div, Air Res & Devel Command, US Air Force, Wright-Patterson Air Force Base, OH. WADD Technical Report 61–256
Friedell MT, Eklund AM (1943) Experimental immersion blast injury. Preliminary report. US Naval Med Bull 41:353–363
Friedrich-Schöler E, Friedrich MH (1980) Selbstmord durch Erhängen vor Zeugen. Beitr Gerichtl Med 38:293–296
Froboese C (1969) Mediastinum. In: Seifert, Uehlinger (Hrsg) Spezielle pathologische Anatomie, Bd 4, Springer, Berlin Heidelberg New York, S 431–655

Froman G, Stein A (1967) Complicated crushing injuries of the pelvis. J Bone Joint Surg 49 B:24–32
Fryer DI (1962) Experience with safety harnesses. Ann Occup Hyg 5:113–127
Fruin AH, Pirotte TP (1977) Traumatic atlanto-occipital dislocation. Case report. J Neurosurg 46:663–666
Frumin MJ, Schwartz H (1952) Continuous segmental peridural anesthesia. Anesthesiology 13:488–495
Frykholm R (1951) Lower cervical nerve roots and their investments. Acta Chir Scand 101:457–471
Frykholm R (1951) Lower cervical vertebrae and intervertebral discs: Surgical anatomy and pathology. Acta Chir Scand 101:345–359
Frykholm R (1951) Cervical nerve root compression resulting from disc degeneration and root-sleeve fibrosis. A clinical investigation. Acta Chir Scand (Suppl) 160:1–149
Frykholm R (1969) Die zervikalen Bandscheibenschäden. In: Olivecrona H, Tönnis W (Hrsg) Handbuch der Neurochirurgie, Bd 7/1. Wirbelsäule und Rückenmark. Springer Berlin Heidelberg New York, S 72–163
Frykman G, Hilding S (1970) Trampoline jumping can cause serious injury. (Schwedisch). Lakartidningen 67:5862–5864
Fuchs EC, Tegtmeier (1974) The problem of gunshot injuries of the spinal cord and cauda equina (Report on 10 patients). Neurochirurgia 17:153–162
Fullenlove TM (1954) Congenital absence of the odontoid process. Radiology 63: 72–73
Fuentes JM, Bloncourt J, Bourbotte G, Castan P, Vlahovitch B (1984) La fracture de Chance. Neurochirurgie 30:113–118
Fugazzola F (1946) Sindrome disfagica da osteofitosi della colonna cervicale. Minerva Med 1:507–508
Fulton J (1942) Blast and concussion in the present war. New Engl J Med 226:1–8
Funk FJ, Wells RE (1975) Injuries of the cervical spine in football. Clin Orthop 109: 50–58
Furuya K, Yamaura I, Takayana M (1968) Ossification of the posterior longitudinal ligament in cervical spine: A necropsy case. J Jap Orthop Ass 42:1136–1138
Gabrielsen MA (ed) (1981) Diving injuries – Prevention of the most catastrophic of all sport-related injuries. Council for National Cooperation in Aquatics
Gabrielsen TO, Maxwell JA (1966) Traumatic atlanto-occipital dislocation: With report of a patient who survived. Am J Roentgenol Rad Ther Nucl Med 97:624–629
Gagel O (1942) Fernschädigung des Rückenmarks bei einem Trauma der Halswirbelsäule. Z Ges Neurol Psychiatr 174:670–680
Galland M (1930) Les déplacements divers du nucléus pulposus intervertébral (ante, latéro, et retropulsions) (Luxations postérieure et paraplegie). Arch Francobelges Chir 32: 479–487
Galland M (1930) Les hernies nucléaires vertébrales intraspongieuses. Bull Mém Soc Méd Hôp Paris No 9:275–288
Gallavardin L, Rebattu J (1907) Paralysie radiculaire brachiale d'origine obstétricale; arranchement probable des racines sensitives. Lyon Méd 109:1045–1051
Gamache FW, Voorhies RM (1980) Hypertrophic cervical osteophytes causing dysphagia. J Neurosurg 53:338–344
Gamper E, Stiefler G (1937) Klinisches Bild und anatomischer Befund nach Drosselung. Ein Beitrag zur Frage der örtlichen Vulnerabilität. Arch Psychiatr 106:744–778
Garber JN (1964) Abnormalities of the atlas and axis vertebrae – congenital and traumatic. J Bone Joint Surg 46 A:1782–1791
Garcia DJ (1966) Investigation of non-linearities in the whiplash problem. Thesis, Tulane University, New Orleans, LA
Gardner WJ (1965) Hydrodynamic mechanism of syringomyelia: Its relationship to myelocele. J Neurol Neurosurg Psychiatry 28:247–259
Garfin SR, Botle MJ, Waters RL, Nickel VL (1986) Complications in the use of the halo fixation device. J Bone Joint Surg 68 A:320–325

Garipuy A (1935) Dystocie de la tete derniere dans une presentation du siege par deflexion de la tete, rendant impossible la manoevre de mauriceau. Bull Fed Soc Obstet Gynecol Lang Franc 24:252–254
Garrett JW, Morris DF (1972) Performance evaluation of automobile head restraints. 700034, Soc Automot Engin, Warrendale, PA
Gaspar P, Roux FX, Davous P, Rondot P (1982) Hématome sousarachnoidien dorsolumbaire. Une complication rare de la ponction lombaire. Sem Hôp Paris 58:873–875
GasparVG, Silva ME (1980) Spinal cord lesions due to water sports and occupations: The experience in 20 years. Paraplegia 18:106–108
Gasul BM Jaffe RH (1935) Acute spinal epidural abscess: A clinical entity. Arch Pediatr 52:361–390
Gay JR, Abbott KH (1953) Common whiplash injuries of the neck. J Am Med Ass 152:1698–1704
Gaza N (1916) Frühbeobachtungen von traumatischer Rückenmarkslähmung mit schnellem Rückgang der Lähmungserscheinungen. Dtsch Med Wochenschr 42:975–977
Gehring R, Michaelis LS (1968) Statistics of acute paraplegia and tetraplegia on a national scale. Paraplegia 6:93–95
Gehweiler JA, Duff DE, Martinez S, Miller MD, Clark WM (1976) Fractures of the atlas vertebra. Skeletal Radiol 1:97–102
Gehweiler JA, Clark WM, Powers B, Schaaf RE, Miller MD (1979) Cervical spine trauma: The common combined conditions. Radiology 30:77–86
Gehweiler JA, Osborne RL, Becker RF (1980) The radiology of vertebral trauma. Saunders, Philadelphia
Gelehrter G (1957) Die Wirbelkörperbrüche im Kindes- und Jugendalter. Arch Orthop Unfallchir 49:253–263
Gelehrter G (1960) On the behavior of the spinal canal in forward displacement of the atlas. Arch Orthop Unfallchir 52:27–31
Gelehrter G (1961) In: Ehalt W (Hrsg) Verletzungen bei Kindern und Jugendlichen. Enke, Stuttgart
Gelehrter G (1967) Schädelbruch im Mutterleib durch Verkehrsunfall. Monatsschr Unfallheilkd 70:501–505
Gelehrter G, Vittali HP (1960) Verletzungsformen der Halswirbelsäule mit Ausnahme der Kopfgelenke. Arch Orthop Unfallchir 52:287–310
Geley L, Hartl H (1972) Geburtsverletzungen. In: Rehbein F (Hrsg) Der Unfall im Kindesalter. Klinik – Rehabilitation – Prophylaxe. Hippokrates, Stuttgart, S 178–185
Gelman MI, Umber JS (1978) Fractures of the thoracolumbar spine in ankylosing spondylitis. Am J Roentgenol 130:485–491
Gentleman D, Harrington M (1981) Penetrating injury of the spinal cord. Injury 16:7–8
Geraud (1753) Observation sur un coup de feu a l'epine. Mem de l'Acad Royale de Chir 2:515–517
Gerchow J, Heberle B (1978) Traumatische Carotisthrombose. Z Rechtsmed 81:243–248
Gerlach J, Jensen HP, Koos W, Kraus H (1967) Pädiatrische Neurochirurgie. Thieme, Stuttgart
Gerlock AJ, Mirfakhraee M, Benzel EC (1983) Computed tomography of traumatic atlantooccipital dislocation. Neurosurgery 13:316–319
Gernez L, Poiret C (1953) Le pronostic des attitudes deflechies de la tete foetale dans la presentation du siege. Bull Fed Soc Gynecol Obstet Lang Franc 5:573–581
Gershon-Cohen J, Rechtman AM, Schraer H (1953) Asymptomatic fractures in osteoporotic spines of the aged. J Am Med Ass 153:625–627
Gershon-Cohen J, Budin GE, Glauser F (1954) Whiplash fractures of cervicodorsal spinous processes. Resemblance to shoveler's fracture. J Am Med Ass 155:560–561
Gerstel G (1941) Zur Patho- und Histogenese der Dornfortsatzbrüche (sogenannte Schipperkrankheit). Monatsschr Unfallheilkd 48:385–397
Geserick G, Lignitz E, Dahse B (1976) Zum Beweiswert der Simonschen Blutung als vitales Erhängungszeichen. Kriminalstatistik 26:78–80
Geserick G, Lignitz E, Patzelt D (1976) Zum Aussagewert der ventralen Bandscheibenblutungen. Beitr Gerichtl Med 34:259–263

Giacomini G (1886) Sull' esistenza dell' „os odontoideum" dell' uomo. Giorn R Accad Med Torino 49:24
Gibberd GF (1935) (1939) Muscular spasm in foetus a factor in production of malpresentation. J Obstet Gynekol Br Emp 42:596–599
Gibberd GF (1939) The factors influencing the attitude of the foetus in utero. Proc Royal Soc Med 32:1223–1229
Gibson HJ (1957) Ankylosing spondylitis: Aetiology and pathology. J Fac Radiol 8: 193–200
Gibson T, Norris W (1958) Skin fragments romoved by injection needles. Lancet II: 983–985
Gilbert A (1882) Un cas d'hémilésion de la moelle épinière. Arch Neurol 3:273–281
Giles FH, Bina M, Sortel A (1979) Infantile atlantooccipital instability: The potential danger of extreme extension. Am J Dis Child 133:30–37
Gilg T, Eisenmenger W (1982) Plötzlicher, unerwarteter Tod bei seltenen zerviko-occipitalen Anomalien und inadäquatem Trauma. Z Rechtsmed 89:207–214
Gilles FH, Bina M, Sotrel A (1979) Infantile atlantooccipital instability. Am J Dis Child 133:30–37
Gillette (1882) Deux cas de l'élongation du sciatique pour névralgie rebelle. Bull Mém Acad Chir (Paris) 8:162–169
Gillilan LA (1958) The arterial blood supply of the human spinal cord. J Comp Neurol 110:75–100
Gillilan LA (1962) Blood vessels, meninges, cerebrospinal fluid. In: Crosby EC (ed) Correlative anatomy of the nervous system. Macmillan, New York
Gingrich TF (1968) Spinal epidural hematoma following continuing epidural anesthesia. Anesthesiology 29:162–163
Girard PF, Garde A, Devic M (1954) Contribution à l'étude anatomique des manifestations médullaires observées au cours des discarthroses. Rev Neurol 90:48–52
Girard R, Minaire P, Castanier M, Berard E, Perrineriche B (1980) Spinal cord injury by falls: Comparison between suicidal and accidental cases. Paraplegia 18:381–385
Girdany BR, Sieber WK, Osman MZ (1969) Traumatic pseudodiverticulums of the pharynx in newborn infants. New Engl J Med 280:237–240
Gladstein MO, Grantham SA (1974) Closed skeletal biopsy. Clin Orthop 103:75–79
Glaister DH (1976) Physiological limitations to high speed escape. AGARD Report No 612, pp 55–59
Glasauer FE, Cares HL (1972) Traumatic paraplegia in infancy. J Am Med Ass 219:38–41
Gleason JO, Urist MR (1965) Atlanto-axial dislocation with odontoid separation in rheumatoid disease. Clin Orthop 42:121–129
Gleason TF, Massey TH (1991) Late sequelae of spinal trauma, chap 22. In: Errico TJ, Bauer RD, Waugh T (eds) Spinal trauma. Lippincott, Philadelphia, pp 563–580
Gledhill RF, Harrison BM, McDonald WI (1973) Demyelination and remyelination after acute spinal cord compression. Exper Neurol 38:472–487
Godlewski S, Aboulker J, Lapresle J, Pequignot H (1968) Les myélopathies cervicales par étroitesse du canal rachidien. Presse Med 78:1821–1825
Gött T (1909) Über einen seltenen Lähmungstypus nach Geburtstrauma. Jahrb Kinderkl 19:422
Golding FC (1950) A textbook of X-ray diagnosis, 2nd edn, vol 4: Shanks SC, Kerley P (eds) Lewis, London, p 203
Golding MD, Economou SG (1965) Stud gun injuries. J Trauma 5:670–677
Goldthwait JE (1911) The lumbo-sacral articulation; an explanation of many cases of "lumbago", sciatica and paraplegia. Boston Med Surg J 164:365–372
Gonzales TA, Vance M, Helpern (1940) Legal medicine: Pathology and toxicology. Appleton Century Crofts, New York
Gonzales TA, Vance M, Helpern M, Umberger CJ (1954) Legal medicine, 2nd edn. Appleton-Century Crofts, New York
Good J (1913) Judicial hanging (letter). Replay to the paper of Wood-Jones F (1913) The ideal lesion produced by hanging. Lancet I:193–194

Good RP, Nickel VL (1980) Cervical spine injuries resulting from water sports. Spine 5:502–506
Goodell CL (1966) Neurological deficits associated with pelvic fractures. J Neurosurg 24:837–842
Gooding MR, Wilson CB, Hoff JT (1975) Experimental cervical myelopathy. Effects of ischemia and compression on the canine cervical spinal cord. J Neurosurg 43:9–17
Goodkin R, Campbell JB (1969) Sequential pathologic changes in spinal cord injury: A preliminary report. Surg Forum 20:430–432
Goodman JH, Bingham G, Hunt WE (1974) Edema formation and central hemorrhagic necrosis following impact injury to primate spinal cord. Surg Forum 25:440–442
Gordon N, Marsden B (1970) Spinal cord injury at birth. Neuropaediatrics 2:112–118
Gorman W (1974) The alleged "whiplash" injury. Arizona Med 31:411–413
Gorter K (1976) Influence of laminectomy on the course of cervical myelopathy. Acta Neurochir 33:265–281
Gosnold JK, Sivaloganathan S (1980) Spinal cord damage in a case of nonaccidental injury in children. Med Sci Law 20:54–57
Gotten N (1956) Survey of one hundred cases of whiplash injury after settlement of litigaton. J Am Med Ass 162:865–867
Govender S, Charles RW (1987) Fracture of the dens in ankylosing spondylitis. Injury 18:213–214
Gowers WR (1888) Clinical lecture on birth palsies. Lancet I:709–711
Gowers WR (1888) A manual of diseases of the nervous system. Blakiston
Gowers WR (1903) Syringal haemorrhage into the spinal cord. Lancet II:993–997
Gowers WR (1904) Lectures on diseases of the nervous system, 2nd series. Churchill, London
Graham DC (1960) Spontaneous atlanto-axial subluxation in rheumatoid arthritis and ankylosing spondylitis. Arthrit Rheum 3:446–447
Grant FC (1948) Surgical experiences with extramedullary tumors of the spinal cord. Ann Surg 128:679–684
Grasset J (1944) A propos de quelques attitude de deflexion foetale in utero. Gynecol Obstet 44:35–38
Graubard DJ, Ritter HH (1949) Isolated fracture of the atlas: Report of two cases. Ann Surg 130:261–266
Grauer G, Ansorg P (1981) Kindliche Wirbelsäulenverletzungen. Zentralbl Chir 106:588–594
Gravelles WD de, Kelley JH (1969) Injuries following rear-end automobile collisions. Thomas, Springfield
Gray's descriptive and applied anatomy (1980), Longmans Green, London
Greeley PW (1930) Bilateral (90°) rotatory dislocation of the atlas upon the axis. J Bone Joint Surg 12:958–962
Green BA, Wagner FC (1973) Evolution of edema in the acutely injured spinal cord: A fluorescence microscopic study. Surg Neurol 1:98–101
Green BA, Wagner FC, Bucy PC (1971) Edema formation within the spinal cord. Transact Am Neurol Ass 96:244–245
Green BA, Gabrielsen MA, Hall WJ, O'Heir J (1980) Analysis of swimming pool accidents resulting in spinal cord injury. Paraplegia 18:94–100
Greenberg AD (1968) Atlanto-axial dislocations. Brain 91:655–684
Greenberg J, McKeever PE, Balentine JD (1978) Lysosomal activity in experimental spinal cord trauma: An ultrastructural cytochemical evaluation. Surg Neurol 9:361–364
Greenfield JG (1953) Malformations et dégénérescences des disques intervertébraux de la region cervical. Rev Med Suisse Rom 73:227–250
Greenfield JG, Russell DS (1963) Traumatic lesions of the central and peripheral nervous systems. In: Blackwood W, McMenemy WH, Meyer A, Norman RM, Russel DS (eds) Greenfield's neuropathology, 2nd edn. Arnold, London, p 461
Greig DM (1931) Clinical observations on the surgical pathology of bone. Oliver & Boyd, Edinburgh

Gresham GA (1975) A color atlas of forensic pathology. Wolfe Medical, London
Griffith HB, Gleave JRW, Taylor RG (1966) Changing patterns of fracture in the dorsal and lumbar spine. Br Med J I:891–894
Griffiths ER (1980) Spinal injuries from swimming and diving treated in the Spinal Department of Royal Perth Rehabilitation Hospital: 1956–1978. Paraplegia 18:109–117
Griffiths IR (1973) Spinal cord blood flow in dogs: 1. The 'normal' flow. J Neurol Neurosurg Psychiatry 36:34–41
Griffiths IR (1973) Spinal cord blood flow in dogs: 2. The effect of the blood gases. J Neurol Neurosurg Psychiatry 36:42–49
Griffiths IR (1973) Spinal cord blood flow in dogs: 3. The effect of blood pressure. J Neurol Neurosurg Psychiatry 36:914–920
Griffiths IR (1973) Spinal cord infarction due to emboli arising from the intervertebral discs in the dog. J Comp Pathol 83:225–332
Griffiths IR, Baker J, Palmer AC (1975) Cholesterol masses in association with spinal cord infarction due to intervertebral disc emboli. Acta Neuropathol 33:85–88
Griffiths IR, Burns N, Crawford AR (1978) Early vascular changes in the spinal gray matter following impact injury. Acta Neuropathol 41:33–39
Grinker RR, Bucy PC (1949) Neurology, 4th edn. Thomas, Springfield
Grinker RR, Guy CC (1927) Sprain of cervical spine causing thrombosis of anterior spinal artery. J Am Med Ass 88:1140–1142
Grisolia A, Bell RL, Peltier LF (1967) Fractures and dislocations of the spine complicating ankylosing spondylitis. J Bone Joint Surg 49A:339–344
Grobovschek M, Scheibelbrandner W (1983) Atlanto-occipitale dislocation. Neuroradiology 25:173–174
Grogan DP, Buchholz RW (1981) Acute lead intoxication from a bullet in an intervertebral disc space. J Bone Joint Surg 63A:1180–1182
Grogono BJS (1954) Injuries of the atlas and axis. J Bone Joint Surg 36B:397–410
Grogono BJ (1966) Problems in the rehabilitation of the tetraplegic patient. Manitoba Med Rev 46:184–191
Gros C, Vlahovitch B, Mohasseb G (1960) La tétraplégie traumatique à prédominance brachiale. Neurochirurgie 3:92–112
Gross A, Trela F, Lisowski Z et al (1981) Isolated subarachnoid haemorrhage caused by fractures of the atlas. (Polnisch mit englischer Zusammenf). Arch Med Sadowej 31:67–72
Gross AG (1958) Impact thresholds of brain concussion. A Aviat Med 29:725–732
Gross AG (1958) A new theory on the dynamics of brain concussion and brain injury. J Neurosurg 15:548–561
Grundy DJ, Silver JR (1983) Combined brachial plexus and spinal cord trauma. Injury 15:57–61
Grunert W, Mallach HJ (1986) Luftembolie beim Tod durch Strangulation. In: Eisenmenger W, Liebhardt E, Schuck M (Hrsg) Medizin und Recht. Festschrift für Wolfgang Spann. Springer, Berlin Heidelberg New York Tokyo, S 175–179
Guadagni AP (1946) Fracture of the first cervical vertebra, complicated by cerncal rib. J Am Med Ass 130:276–277
Guelmann JM, Albuquerque PT, Pinto JD, Siqueira MG, Zamora V (1977) Lumbar spinal stenosis. Paper No 615. Internat Congr Series, No 418, 6th Internat Congr Neurosurg, Sao Paulo, Brazil, 16–25 June 1977, Excerpta Medica, Amsterdam, p 235
Guilhem P, Pontonnier A, Baux R (1951) Deux cas de presentation du siege avec hyperextension du cou. Bull Fed Soc Gynecol Obstet Lang Frac 3:705–707
Guillain G (1920) Travaux neurologiques de guerre. Masson, Paris
Guillain G, Garcin R (1931) Le syndrome de Brown-Séquard d'orgine traumatique. Ann Med Interne 29:361–385
Guillemot Y (1897) Une endémie de paralysies radiculaires obstéticales. Ann Gynecol Obstét (Paris) 47:35–52
Gunzer H (1925) Über Beckenfrakturen. Beitr Klin Chir 133:617–625

Gurdjian ES, Darmody WR, Thomas LM (1969) Recurrent strokes due to occlusive disease of extracranial cerebral vessels. Transact Am Neurol Ass 94:11–14

Gurdjian ES, Lange WA, Patrick LM, Thomas LM (eds) (1970) Impact injury and crash protection. Thomas, Springfield

Guthkelch AN (1971) Infantile subdural haematoma and its relationship to whiplash injuries. Br Med J II:430–431

Guthikonda M, Schmidek HH, Walman LJ, Snyder TM (1979) Spinal subdural hematoma: Case report and review of the literature. Neurosurgery 5:614–616

Gutterman P (1977) Acute spinal subdural hematoma following lumbar puncture. Surg Neurol 7:355–356

Guttmann L (1953) The treatment and rehabilitation of patients with injuries of the spinal cord. In: Cope Z (ed) History of the second world war, Surgery, Her Majesty's Stationery Office, London, p 422

Guttmann L (1954) Statistical survey on 1000 paraplegics. Proc Royal Soc Med 47:1099–1109

Guttmann L (1961) Traumatic paraplegia and tetraplegia in ankylosing spondylitis. Paraplegia 4:188–201

Guttmann L (1969) Spinal deformities in traumatic paraplegies and tetraplegies following surgical procedures. Paraplegia 7:38–49

Guttmann L (1972) Prinzipien und Methoden in der Behandlung und Rehabilitation von Rückenmarksverletzten. In: Kessel FK, Guttmann L, Maurer G (Hrsg) Neuro-Traumatologie, Bd 2, Rückenmark, periphere Nerven. Urban & Schwarzenberg, München Berlin Wien, S 76–163

Guttmann L (1973) Gunshot injuries to the spinal cord. In: Guttmann L (ed) Spinal cord injuries. Comprehensive management and research. Blackwell, Oxford, pp 159–169

Guttmann L (1973) Associated injuries. In: Guttmann L (ed) Spinal cord injuries. Comprehensive management and research. Blackwell, Oxford, pp 175–178

Guttmann L (1976) Gunshot injuries of the spinal cord. In: Guttmann L (ed) Spinal cord injuries. Comprehensive management and research. Blackwell, Oxford, pp 177–187

Guttmann L (1976) Spinal cord injuries, 2nd edn. Blackwell, Oxford

Guttmann L (1976) Tetraplegia in ankylosing spondylitis. In: Vinken, PJ, Bruyn GW, in collaboration with Braakman R (eds) Injuries of the spine and spinal cord, part II. Handbook of clinical neurology, vol 26. North Holland, Amsterdam Oxford, pp 175–184

Guttmann L (1976) Spinal shock. In: Vinken PJ, Bruyn GW in collaboration with Braakman R (eds) Injuries of the spine and spinal cord, part II. Handbook of clinical neurology, vol 26, North Holland Amsterdam Oxford, pp 243–266

Guttmann L (1976) The conservative management of closed injuries of the vertebral column resulting in damage to the spinal cord and spinal roots. In: Vinken PJ, Bruyn GW in collaboration with Braakman R (eds) Injuries of the spine and spinal cord, part II. Handbook of clinical neurology, vol 26. North Holland Amsterdam Oxford, pp 255–306

Guy MJ, Zahra M, Senguptu RP (1979) Spontaneous spinal subdural hematoma during general anesthesia. Surg Neurol 11:199–200

Haberda A (1903) Über die Art des Vollzuges der Todesstrafe. Arch Kriminol Anthropol 1:230–257

Haberda A, Reiter M (1894) Experimentelle und klinische Beiträge zur Lehre vom Tode durch Erhängen. Vierteljahresschr Gerichtl Med (3. Teil) 60/61:126–147

Hachen HG (1977/1978) Spinal cord injury in children and adolescents: Diagnostic pitfalls and therapeutic considerations in the acute stage. Paraplegia 15:55–64

Hacker H (1987) Radiological investigations. In: Vigouroux (ed) Advances in neurotraumatology, vol 2. Harris P (ed) Thoracic and lumbar spine and spinal cord injuries. Springer, Wien New York, pp 41–49

Hadley LA (1948) Atlanto-occipital fusion, ossiculum terminale and occipital vertebra as related to basilar impression with neurological symptoms. Am J Roentgenol 59:511–524

Hadley MD, Carter LP (1985) Sacral fracture with pseudomeningocele and cerebrospinal fluid fistula: Case report and review of the literature. Neurosurgery 16:843–846
Haidvogel M, Borkenstein M, Stix H, Fritsch G (1978) Geburtstraumatische Rückenmarksläsionen. Wien Med Wochenschr 128:63–67
Hakkal HG (1973) Clay shoveler's fracture. Am Fam Physician 8:104–106
Halcrow SJ, Crawford PJ, Craft AW (1985) Epidermoid spinal cord tumor after lumbar puncture. Arch Dis Childh 60:978–979
Hall JC, Douglas MC, Burke D (1981) Rupture of diaphragm associated with spinal cord injury. Austral New Zeal J Surg 51:594–597
Hall RDM (1940) Clay-shoveler's fracture. J Bone Joint Surg 22:63–75
Hall RGH (1952) Hyperextension of the head in breech presentation. J Obstet Gynecol Br Emp 59:244–245
Hallervorden J (1929) Defekte und Mißbildungen sowie früh erworbene Schädigungen des Gehirns und Rückenmarks. Fortschr Neurol Psychiatr 1:527
Hamel E, Frowein RA, Karimi-Nejad A, Friedmann G (1978) Cervical myelopathy. Neurosurg Rev 1:101–110
Hamilton AM (1906) Railway and other accidents. Baillière Tindall, London
Hamilton AR (1951) Injuries of the atlanto-axial joint. J Bone Joint Surg 33B:434–435
Hammer A, Schwartzbach AL, Darre E, Osgaard O 1981) Severe neurologic damage resulting from trampolining. (Dänisch). Ugeskr Laeger 143:2970–2974
Hammond FAL (1906) A case of stab wound of the spinal cord. Indian Med Gazette 41:323
Hampton AO, Robinson JM (1936) The roentgenographic demonstration of rupture of the intervertebral disc into the spinal canal after the injection of Lipiodol: With special reference to unilateral lumbar lesions accompanied by low back pain with "sciatic" radiation. Am J Roentgenol 36:782–803
Han SY, Witten DM, Mussleman JP (1976) Jefferson fracture of the atlas. J Neurosurg 44:368–371
Hancock DO (1973) A study of 49 patients with acute spinal extra-dural abscess. Paraplegia 10:285–288
Handwerck C (1901) Zur pathologischen Anatomie der durch Dystokie entstandenen Rückenmarksläsion. Virchows Arch Pathol Anat Physiol Med 164
Hansen ST, Taylor TKF, Honet JC, Lewis FR (1967) Fracture dislocations of the ankylosed thoracic spine in rheumatoid spondylitis. Marie-Strümpell disease. J Trauma 7:827–837
Hanson AM (1927) Management of gunshot wounds of the head and spine in forward hospitals. In: Hanson AM (ed) The Medical Department of the United States Army in the World War, Surgery, part I, vol II. US Governm Printing Office, Washington, DC, pp 776–794
Harcourt B, Hopkins D (1971) Ophthalmic manifestations of the battered-baby syndrome. Br Med J III:398–401
Hardin CA, Williamson WP, Steegman AT (1960) Vertebral artery insufficiency produced by cervical osteoarthritic spurs. Neurology 10:855–858
Harding MC (1929) Fractures of the pelvis. California West Med 31:320–322
Hardy AG (1965) The treatment of paraplegia due to fracture – dislocations of the dorsolumbar spine. Paraplegia 3:112–123
Hardy AG, Rossier AB (1972) Tetra- und Paraplegia. In: Nigst H (Hrsg) Spezielle Frakturen- und Luxationslehre, Bd I/2. Thieme, Stuttgart, S 64–140
Hardy AG, Rossier AB (1975) Spinal cord injuries. Orthopedic and neurological aspects. Thieme, Stuttgart
Hardy KJ (1966) Closed traumatic rupture of the diaphragm. Austral New Zeal J Surg 35:222–225
Harolson RH, Boyd (1969) Posterior dislocation of the atlas on the axis without fracture. Report of a case. J Bone Joint Surg 51A:561–572
Harris HA (1941) A note on the clinical anatomy of the veins, with special reference to the spinal veins. Brain 64:291–300
Harris JH, Edeiken-Monroe B, Kopaniky DR (1986) A practical classification of acute cervical spine injuries. Orthop Clin North Am 17:15–30

Harris JL, Cunningham EB (1965) Stress fractures of the lumbar vertebrae. J Occup Med 7:255–256
Harris LS, Adelson L (1969) "Spinal injury" and sudden infant death. A second look. Am J Clin Pathol 52:289–295
Harris PH (1968) Associated injuries in traumatic paraplegia and tetraplegia. Paraplegia 5:215–220
Harris RI, MacNab I (1954) Structural changes in the intervertebral discs: Their relationship to low back pain and sciatica. J Bone Joint Surg 36B:304–322
Harris WR, Rathbun JB, Wortzman G, Humphrey JG (1973) Avulsion of the lumbar roots complicating fracture of the pelvis. J Bone Joint Surg 55A:1436–1442
Harris W (1911) Two cases of spontaneous hematorrhachis or intrameningeal spinal hemorrhage, one cured by laminectomy. Proc Roentgenol Soc Med 5:115–122
Harris W, Hamblen DL, Ojemann RG (1968) Traumatic disruption of cervical intervertebral disk from hyperextension injury. Clin Orthop 60:163–167
Hart FD (1955) Ankylosing spondylitis, review of 184 cases, with appendix: laboratory investigations, by NF Maclagan. Ann Rheumatol Dis 14:77–83
Hart J (1830) Case of an cysted absces in the centre of the spinal cord. Dublin Hosp Rep 5:522–524
Hartley J (1958) Modern concepts of whiplash injury. New York State J Med 58:3306–3310
Hartman JT, Phalen GS (1967) Needle biopsy of bone. Report of three representative cases. J Amer Med Ass 200:201–203
Hartmann zit nach Kissinger P (1899)
Hartmann F (1900) Klinische und pathologisch-anatomische Untersuchungen über die unkomplizierten traumatischen Rückenmarkserkrankungen. Jahrb Psychiatry Neurol 19:380–472
Hartzog JT, Fisher RG, Snow C (1969) Spinal cord trauma: Effect of hyperbaric oxygen therapy. Proc Ann Clin Spinal Cord Inj Conf 17:70–71
Hassler O (1963) The arteries of the spinal cord. Differences in morphology at various levels. Anat Anz 112:19–24
Hatchette S (1941) Isolated fracture of the atlas. Radiology 36:233–235
Hauge T (1958) So-called spontaneous cervical dislocations. Acta Chir Scand (Suppl) 23:1–28
Haughton S (1886) On hanging, considered from a mechanical and physiological point of view. Philosoph Magazine J Sci (4th ser) 32:23–34
Haughton VM, Eldevik OP, Magnaes B et al (1982) A prospective comparison of computed tomography and myelography in the diagnosis of herniated lumbar disk. Radiology 142:103–110
Hausbrandt F, Meier A (1936) Zur Kenntnis der geburtstraumatischen and extrauterin erworbenen Schäden des Zentralnervensystems bei Neugeborenen. Frankf Z Pathol 49:22–62
Hawkes CD (1957) Whiplash injuries of the head and neck. Arch Surg 75:828–833
Hawkins GW (1962) Flexion and extension injuries of the cervico-capital joints. Clin Orthop 24:22–32
Hayek H von (1927) Untersuchungen über Epistropheus, Atlas und Hinterhauptsbein. Gegenbaurs Morphol Jahrb 58:269–347
Hayek H (1931) Klinik und Pathologie der Lumbosacralregion. Zentralbl Chir 58:2531
Haymaker W (1969) Bing's local diagnosis in neurologic diseases, 15th edn, Mosby, St Louis
Haymaker W, Strughold H (1957) Atmospheric hypoxidosis. In: Lubarsch O, Henke H, Rössle K (Hrsg) Handbuch der speziellen pathologischen Anatomie, Bd XIII/1B: Nervensystem, Scholz W (Hrsg). Springer, Berlin Göttingen Heidelberg, S 1699–1711
Haynes WG (1946) Acute war wounds of the spinal cord. Analysis of 184 cases. Am J Surg 72:424–433
Heck CV (1956) Hoarseness and painful deglutition due to massive cervical exostoses. Surg Gynecol Obstet 102:657–660
Hecker C (1853) Beiträge zu der Lehre von der Todesart der Kinder während der Geburt. Verhandl Ges Geburtsheilkd, Berlin, 1. Teil, S 208

Heiden JS, Weiss MH, Rosenberg AW, Apuzzo MLJ, Kurze T (1975) Management of cervical spinal cord trauma in southern California. J Neurosurg 43:732–736
Heiden JS, Weiss MH, Rosenberg AW, Kurze T, Apuzzo MLJ (1975) Penetrating gunshot wounds of the cervical spine in civilians (review of 38 cases). J Neurosurg 42:575–579
Heiden JS, Weiss MH, Rosenberg AW, Kurze T, Apuzzo MLJ (1977) Penetrating gunshot wounds of the cervical spine in civilians. Paper 382. Internat Congr Series, No 418, Sixth Internat Congr Neurol Surg, Soa Paulo, Brazil, 19–25 June 1977, Excerpta Medica, Amsterdam, p 151
Heiligenthal (1900) Die chronische Steifigkeit der Wirbelsäule (Bechterew) und die chronisch ankylosierende Entzündung der Wirbelsäule (Strümpell) Spondylose rhizomyelique (P. Marie). Zentralbl Granzgeb Med Chir 3:11
Heineke H (1917) Lehrbuch der Kriegschirurgie. Verletzungen der Wirbelsäule und des Rückenmarks. Barth, Leipzig
Helfer RE, Slovis TL, Black M (1977) Injuries resulting when small children fall out of bed. Pediatrics 60:533–535
Hellmann K (1925) Über stumpfe Verletzung des Kehlkopfes durch Strangulation. Z Hals Nasen Ohrenheilkd 13:115–128
Hellner H (1934) Halswirbelkörperfrakturen beim Schwimmen und bei gymnastischen Bodenübungen. Münch Med Wochenschr 42:1615–1619
Hellstrom B, Sallmander U (1968) Prevention of spinal cord injury in hyperextension of the fetal head. J Am Med Ass 204:107–110
Helperin SW, Cohen DD (1971) Hematoma following epidural anesthesia: Report of a case. Anesthesiology 35:641–644
Helwig FC (1937) Histopathologic studies of the brain in delayed death following strangulation. Southern Med J 30:531–535
Hemsath EA (1934) Birth injury of the occipital bone with a report of 32 cases. Am J Obstet Gynecol 27:194–203
Henderson PA (1956) Hyperextension of the foetus in case of transverse lie. J Obstet Gynecol Br Emp 63:260
Hendler BH, Quinn PD (1978) Fatal mediastinitis secondary to odontogenic infection. J Oral Surg 36:308–310
Henkert K, Pazolt HJ (1979) Gesichtspunkte bei der Behandlung von Brust- und Lendenwirbelfrakturen im Kindesalter. Zentralbl Chir 104:1509–1510
Henneaux J (1956) Nécrose médullaire par thrombose de l'artère spinale antérieure. Acta Neurol Psychiatry Belg 56:365–385
Henneberg R (1915) Erweichung des Sakralmarks nach Schuß in die Brustwirbelsäule. Neurol Zentralbl 34:541–544
Henneberg R (1915) Erweichung des Sakralmarkes nach Schuß in die Brustwirbelsäule. Berl Klin Wochenschr 82:859–860
Henzel JH (1967) The human spinal column and upward ejection acceleration: An appraisal of biodynamic implications. AMRL-TR 66-233, Aerosp Med Res Lab, September
Henzel JH, Clarke N, Moler GC et al (1965) Compression fracture of thoracic vertebrae apparently resulting from experimental impact, a case report. AMRL-TR-65-134, US Air Force Aerospace Med Res Lab, August 1–8, 1965
Hering HE (1927) Der Karotissinusreflex auf Herz und Gefäße vom normal-physiologischen, pathologischen und klinischen Standpunkt. Steinkopf, Dresden
Herlihy WF (1947) Revision of the venous system: The role of the vertebral veins. Med J Austral 34:661–672
Herkowitz HN, Samberg LC (1978) Vertebral column injuries associated with tobogganing. J Trauma 18:806–810
Herren RY, Alexander L (1939) Sulcal and intrinsic blood vessels of human spinal cord. Arch Neurol Psychiatry 41:678–687
Herzog R (1952) Spätbild einer geburtstraumatischen Hämatomyelie. Z Orthop Grenzgeb 82:477–479
Hetzel H (1960) Der thrombotische Verschluß der Arteria radicularis ventralis, der Arteria spinalis anterior und der Arteria spinalis posterior. Dtsch Z Nervenheilkd 180:300–316

Hetzel H (1965) Beitrag zur Klinik und pathologischen Anatomie vaskulärer Rückenmarksschädigungen. Paracelsus-Beihefte. Heft 38. Hollinek, Wien
Heusner (1948) zit bei Hutchinson FD (1955)
Hiemer W, Gerstner JC (1984) Verletzungen der Wirbelsäule nach Unfällen ziviler Kleinflugzeuge. Unfallheilkunde 87:176–179
Higgins LS, Enfield SA, Marshall RJ (1965) Studies on vertebral injuries sustained during aircrew ejection. Technology Inc, Final Report, Contract No NONR 4675(00) Office Naval Res, Washington DC, May
Hilding DA, Tachdjian MO (1960) Dysphagia and hypertrophic spurring of the cervical spine. New Engl J Med 263:11–14
Hill A (1966) Discussion to Guttmann's paper: Traumatic paraplegia and tetraplegia in ankylosing spondylitis. Paraplegia 4:202
Hill SA, Miller CA, Kosnick EJ, Hunt WE (1984) Pediatric neck injuries. J Neurosurg 60:700–706
Hiller HG (1972) Battered or not – a reappraisal of metaphyseal fragility. Am J Roentgenol Rad Ther Nucl Med 114:241–246
Hillmann JW, Sprofkin BE, Parrish RF (1954) Birth injury of cervical spine producing "cerebral palsy syndrome". Am Surg 20:900–906
Hinchey JJ, Bickel WH (1945) Fracture of the atlas. Review and presentation of data on eight cases. Ann Surg 121:826–832
Hinck VC (1959) Cervical fracture dislocation in rheumatoid spondylitis. Am J Roentgen Radium Ther Nucl Med 82:257–258
Hinz P (1968) Vielschichtige Untersuchungsmethoden zur Erfassung pathomorphologischer Sektionsbefunde nach Schleudertraumen der Halswirbelsäule. Dtsch Z Ges Gerichtl Med 64:204–216
Hinz P (1970) Die Verletzung der Halswirbelsäule durch Schleuderung und Abknickung. In: Junghanns H (Hrsg) Die Wirbelsäule in Forschung und Praxis, Bd 47. Hippokrates, Stuttgart
Hinz P, Coermann RR, Lange W (1969) Das Verhalten der Halswirbelsäule bei der Simulation von Auffahrunfällen. Monatsschr Unfallheilkd 72:321–328
Hinz P, Plaue R (1972) Die Begutachtung von Schleuder- und Abknickverletzungen der Halswirbelsäule. Aktuelle Orthop 4:1–20
Hipp E (1961) Gefahren der chiropraktischen und osteopathischen Behandlung. Med Klinik 56:1020–1022
Hipp E, E Keyl W (1963) Frakturen an Atlas und Axis. Fortschr Med 81:589–596
Hirsch C (1955) The reaction of intervertebral discs to compression forces. J Bone Joint Surg 37A:1188–1196
Hirsch C, Nachemson A (1963) Clinical observation on the bone of ejected pilots. Aerop Med 34:629–632
Hirvensalo M (1947) On microscopic hemorrhages of the medulla oblongata in premature infants. Ann Med Int Fenniac 36:489–499
Hitchcock CW (1917) Spinal cord abscess. J Am Med Ass 68:1318
Hitchcock CW (1917) Cord compression. J Am Med Ass 68:1474
Hitchcock ER, Karmi MZ (1928) Sports injuries to the central nervous system. J Royal Coll Surg (Edinburgh) 27:46–49
Hodge JR (1964) The whiplash injury. Ohio Med J 60:762–766
Hodge JR (1971) The whiplash neurosis. Psychosomatics 12:245–249
Hodgson AR (1969) Chirurgie de la myélopathie des cervicarthroses. Rheumatologie 21:27–210
Hofbauer J (1907) Über die Verletzungen der kindlichen Halswirbelsäule bei schwierigen Extraktionen am Beckenende. Zentralbl Gynäkol 31:354–358
Hoffmann GT, Carrion CA (1977) Axis neural arch fractures (the "hangee" fracture mechanism). Paper No 384. In: Internat Congr Series, No 418, 6th Internat Congr Neurol Surg, Sao Paulo, Brazil, 19–24 June 1977, Excerpta Medica, Amsterdam, p 151
Hoffmeister HP (1964) Beitrag zur Wirbelsäulenverletzung beim Neugeborenen. Geburtsh Frauenheilkd 24:1085–1090

Hofmann E von (1876) Justifikation durch den Strang. Wien Med Wochenschr 26:1265–1267
Hofmann E von (1886) Zur Kenntnis der Entstehungsarten von Kehlkopffrakturen. Wien Med Wochenschr 44:1466
Hofmann E von (1881) Zur Kenntnis der Befunde am Halse von Erhängten. Wien Med Presse Nr 48
Hofmann E von (1893) Lehrbuch der gerichtlichen Medizin. Urban & Schwarzenberg, Wien Leipzig
Hofmann E von (1923) Lehrbuch der gerichtlichen Medizin. Urban & Schwarzenberg, Berlin Wien
Hofmann E von, Haberda A (1927) Lehrbuch der gerichtlichen Medizin. Urban & Schwarzenberg, Berlin Wien
Holcomb AHS (1961) B-58 capsule drop tests to determine load factors produced on various soils. Stanley Aviation Report # 1218, June 1961
Holcomb AHS, Huheey M (1961) Minimal compression fracture of T3 as a result of impact. Symposion on Impact and Acceleration Stress, November 1961
Holczabek W (1949) Eine seltene Pfählungsverletzung. Beitr Gerichtl Med 18:69–72
Holczabek W (1964) Erstaunliche Aktionsfähigkeit nach Erhängungsversuch mit Reißen des Strickes. Der Tod trat erst ein, nachdem der Mann mit nicht gelockerter Halsschlinge noch 160 m weit gegangen war. Arch Kriminol 134:6–11
Holdsworth FW (1963) Fractures, dislocations and fracture-dislocations of the spine. J Bone Joint Surg 45B:6–20
Holdsworth FW (1970) Review article – fractures, dislocations, fracture-dislocations of the spine. J Bone Joint Surg 52A:1534–1551
Holdsworth FW, Hardy A (1953) Early treatment of paraplegia from fractures of the thoracolumbar spine. J Bone Joint Surg 35B:540–550
Holländer H, Kosmaoglou V, Sturm W (1971) Intraspinales Meningeom nach Wirbelfraktur. Zentralbl Neurochir 32:179–185
Hollin SA, Cros SW, Levin P (1965) Fracture of the cervical spine in patients with rheumatoid spondylitis. Am Surg 31:532–536
Holman CB (1966) The roentgenologic diagnosis of herniated intervertebral disc. Radiol Clin North Am 4:171–183
Holmes G (1915) Spinal injuries of warfare. I. The pathology of acute spinal cord injuries. Br Med J II:769–774
Holmes G (1915) Spinal injuries of warfare. II. The clinical symptoms of gunshot injuries of the spine. Br Med J II:815–821
Holmes G (1915) Spinal injuries of warfare. III. The sensory disturbance in spinal injuries. Br Med J II:855–861
Holter JC, Friedman SD (1968) Child abuse: Early case finding in the emergency department. Pediatrics 42:128–138
Holzer FJ (1952) Hufschlag oder Mord (zugleich ein Beitrag zur Entstehung von Thrombosen bei Strangulation). Beitr Gerichtl Med 19:48–52
Holzer FJ (1955) Verschluß der Wirbelsäulenschlagader am Kopfgelenk mit nachfolgender Thrombose durch Seitwärtsdrehung des Kopfes. Eine Gefahr bei Operationen am Hals mit starker Seitwärtsdrehung. Dtsch Z Ges Gerichtl Med 44:422–426
Holzer FJ, Kloss K (1962) Tödliche Wirbelsäulenverletzungen. Wien Klin Wochenschr 74:125–129
Holzer P (1974) Traumatische Geschwülste am Nervensystem und seinen Hüllen unter besonderer Berücksichtigung eines Falls von Wurzelneurinom in der Nähe eines Steckschusses. Zentralbl Neurochir 35:55–59
Homén EA (1895) Un cas d'abscès de la moelle. Rev Neurol 3:97–102
Höök O, Lidval H, Aström KE (1960) Cervical disc protrusions with compressionof the spinal cord. Report of a case. Neurology 10:834–841
Hooper (1973) Low back pain and manipulation. Med J Austral 1:549–551
Hopf A (1958) Die Verletzungen der Wirbelsäule. In: Hohmann G, Hackenbroch M, Lindemann K (Hrsg) Handbuch der Orthopädie, Bd 2. Thieme, Stuttgart, S 458–536

Hopkins A, Rudge P (1973) Hyperpathia in the central cervical cord syndrome. J Neurol Neurosurg Psychiatry 36:637–642
Hopkins JS (1967) Lower cervical rheumatoid subluxation with tetraplegia. J Bone Joint Surg 49B:46–51
Horne JG, Mueller P (1977) Spontaneous spinal extradural haematoma. Can J Surg 20:379–381
Horton WG (1958) Further observations on the elastic mechanism of the intervertebral disc. J Bone Joint Surg 40B:552–559
Hoskins T (1979) Rugby injuries to the cervical spine in English schoolboys. Practitioner 223:365–366
Houdart R, Djindjian R, Julian H, Murth M, avec la collaboration de Mm Levebvre et Faure C (1965) Données nouvelles sur la vascularisation de la moelle dorso-lombaire. Application radiologique et intéret chirurgical. Rev Neurol 112:472–476
Howell HS, Prinz RA, Pickleman JR (1976) Anaerobic mediastinitis. Surg Gynecol Obstet 143:353–359
Howorth MB, Petrie JG (1964) Injuries of the spine. Williams & Wilkins, Baltimore
Hrbek J (1955) Rückenmarkskompression durch Bandscheibenvorfall Th2/3. Ein Beitrag zur Klinik, Anatomie, Histologie und Pathophysiologie des Mechanismus der Rückenmarkskompression. Acta Univ Palackianae Olomucensis 5:95–100
Huang PS, Laha RK (1978) Akylosing hyperostosis of the cervical spine. Surg Neurol 9:273–274
Hubbard DD (1974) Injuries of the spine in children and adolescents. Clin Orthop 100: 56–65
Hubert JP, Ectors M, Ketelbant-Balasse P, Flamm-Durand J (1974) Fibrocartilaginous venous and arterial emboli from the nucleus pulposus in the anterior spinal system. Europ Neurol 11:164–171
Huddleston OL (1958) Whiplash injuries. California Med 89:319–321
Hudgins WR (1970) The predictive value of myelography in the diagnosis of ruptured lumbar discs. J Neurosurg 32:152–162
Hübner A (1959) Thrombose der Rückenmarksschlagader als Unfallfolge. Monatsschr Unfallheilkd 62:71–74
Huelke DF, Mendelsohn RA, States JD, Melvin JW (1979) Cervical fractures and fracture dislocations sustained without head impact. Paper 790132. In: the human neck – Anatomy, injury mechanisms and biomechanics. Soc Automot Engin, Warrendale, PA, SP-438, pp 17–23
Huelke DF, Moffatt EA, Mendelsohn RA, Melvin JW (1979) Cervical fractures and fracture dislocations – An overview. Paper 790131. In: The human neck – Anatomy, injury mechanisms and biomechanics. Soc Automot Engin, Warrendale, PA, Sp-438, pp 9–15
Hughes JT (1966) Pathology of the spinal cord. Lloyd-Luke, London
Hughes JT (1966) Pathological findings following the intrathecal injection of ethyl alcohol in man. Paraplegia 4:167–175
Hughes JT (1976) Diseases of the spine and spinal cord. In: Blackwood MW, Corsellis JAN (eds) Greenfield's neuropathology. Arnold, London, pp 652–687
Hughes JT (1977) Spinal cord involvement by C4–C5 vertebral subluxation in rheumatoid arthritis: A description of 2 cases examined at necropsy. Ann Neurol 1:575–582
Hughes JT, Brownell B (1963) Spinal cord damage from hyperextension injury in cervical spondylosis. Lancet I:687–690
Hughes JT, Brownell B (1964) Cervical spondylosis complicated by anterior spinal artery thrombosis. Neurology 14:1073–1077
Huittinen VM (1972) Lumbosacral nerve injury in fracture of the pelvis. A postmortem radiographic and patho-anatomical study. Acta Chir Scand (Suppl) 429:3–43
Huittinen VM, Slätis P (1972) Nerve injury in double vertical pelvic fracture. Acta Chir Scand 138:571–575
Hult L (1954) Cervical, dorsal and lumbar spinal syndromes. Acta Orthop Scand 17:1–102
Hulme A, Dott NM (1954) Spinal epidural abscess. Br Med J I:64–68

Hung TK, Albin MS, Brown TD et al. (1975) Biomechanical response to open experimental spinal cord injury. Surg Neurol 4:271–276
Hunter T, Dubo H (1978) Spinal fractures complicating ankylosing spondylitis. Ann Intern Med 88:546–549
Hupfauer W (1972) Nichttraumatische atlantoaxiale Dislokation. Med Klin 67:773–777
Hurt RW, Macalister MD, Russell JA (1977) Spinal subdural haematoma: An unusual complication of lumbar puncture. Surg Neurol 8:296–307
Hurt RW, Shaw MDM, Russell JA (1977) Spinal subdural hematoma: An unusual complication of lumbar puncture. Surg Neurol 18:291–297
Husby J, Sorensen KH (1974) Fracture of the odontoid process of the axis. Acta Orthop Scand 45:182–192
Hussain KK (1974) Serum hepatitis associated with repeated acupuncture. Br Med J II:41–42
Hutchinson EC, Yates PO (1956) The cervical portion of the vertebral artery a clinico-pathological study. Brain 79:319–331
Hutchinson EC, Yates PO (1957) Carotico-vertebral stenosis. Lancet I:2–8
Hutchinson FD (1955) Non-tuberculous spinal epidural abscess. Canad Med Ass J 72:208–210
Hutton PW (1956) Acute osteomyelitis of cervical spine with epidural abscess. Br Med J I:153–154
Ianovici N, Läkätusu R (1977) Cervical centro-medullary contusion. Paper No 207. Internat Congr Series, No 418, Sixth Internat Congr Neurol Surg, Sao Paulo, Brazil, 19–25 June 1977, Excerpta Medica, Amsterdam, p 83
Iglauer S (1938) A case of dysphagia due to an osteochondroma of the cervical spine-osteotomy-recovery. Ann Otol Rhinol Laryngol 47:799–803
Imhäuser G, Dotzauer G (1977) Grenzen der Röntgendiagnostik an der verletzten Wirbelsäule. Hefte Unfallheilkd 129:271–275
Imhof H, Hajek P, Kumpan W, Schratter M, Wagner M (1986) CT in the diagnosis of acute injuries to the spine. Radiologe 26:242–247
Insurance Institute for Highway Research (1978) Washington, DC
Irwin J, Abbon RJ, Burt AA, Harriman D (1985) Brainstem signs in acute cervical cord trauma. Paraplegia 23:82–88
Isu T, Iwasaki Y, Sasaki H, Abe H (1985) Spinal cord and root injuries due to glass fragments and acupuncture needles. Surg Neurol 23:255–260
Italiano P (1966) Interpretation of fracture mechanism in pilots ejected, mainly in regard to F/104G aircraft. Riv Med Aeron Spaz 29:193–228
Italiano P (1966) Interpretation of the mechanism of fractures in jet plane pilots. Riv Med Aeron Spaz 29:407–410
Italiano P (1966) Les fratture vertebrali del piloti negli incidenti da elicuttero. Riv Med Aeron Spaz 29:577–602
Jabbari B, Pierce JF, Boston S, Echols DM (1977) Brown-Séquard syndrome and cervical spondylosis. J Neurosurg 47:556–560
Jaccoud S (1881) Études de pathogénie et de semiotique: Les paraplégies et l'ataxie du mouvement. Delahaye, Paris
Jackson H (1950) Diagnosis of minimal atlanto-axial subluxation. Br J Radiol 22:672–674
Jackson JH (1864) Illustrations of disease of the nervous system. London Hosp Rep I
Jackson JH (1872) On a case of paralysis of the tongue from hemorrhage in the medulla oblongata. Lancet II:770
Jackson JH (1886) Paralysis of the tongue, palate and vocal cord. Lancet I:689
Jackson R (1869) Case of spinal apoplexy. Lancet II:5–6
Jackson R (1956) The cervical syndrome. Thomas, Springfield
Jackson RH (1927) Simple uncomplicated rotary dislocation of the atlas. Surg Gynecol Ostet 45:156–164
Jacob H (1939) Über die diffuse Hemisphärenmarkerkrankung nach Kohlenoxydvergiftung mit Fällen mit klinisch intervallärer Verlaufsform. Z Neurol 167:161–179
Jacob H (1952) Strangulationsmyelopathie bei einem Kinde. Zentralbl Neurol 116:339

Jacob H (1957) Strangulation. In: Lubarsch O, Henke F, Rössle R (Hrsg) Handbuch der speziellen pathologischen Anatomie und Histologie, Bd XIII/IB. Scholz W (Hrsg) Nervensystem. Springer, Berlin Göttingen Heidelberg, S 1712–1731
Jacob H, Pyrkosch W (1951) Frühe Hirnschäden bei Strangtod und in der Agonie. Arch Psychiat Nervenkrankh 187:177–186
Jacob H, Mumme C, Solcher H (1962) Entmarkung bei cerebralen Ödemschäden (Strangulationsmyelopathie). Arch Psychiatr Nervenkrankh 203:311–320
Jacobs C (1918) Atlas and axis subluxation. Am Orthop Surg 16:357–364
Jacobs GB, Berg RA (1971) The treatment of acute spinal cord injuries in a war zone. J Neurosurg 34:164–167
Jacobson SA, Bors E (1970) Spinal cord injury in Vietnamese combat. Paraplegia 7:263–281
Jaeger R, Whitely WH (1953) Avulsion of the brachial plexus. Report of six cases. J Am Med Ass 153:633–636
Jahna H (1961) Behandlung und Behandlungsergebnisse von 36 Brüchen des Dens epistrophei. Hefte Unfallheilkd 68:99–148
Jahna H (1977) Vorschläge zur Vermeidung von Pseudoarthrosen nach Frakturen des Dens axis. Unfallchirurgie 3:19
Jahna H, Wittich H (1966) Erfahrungen mit der Behandlung von 1456 Halswirbelsäulenverrenkungen und Verrenkungsbrüchen. Symp Österreichische Gesellsch Unfallheilkd, Wien, 1966
Jaki J (1930) Beiträge zur Lehre von Wirbelsäulenverletzungen. Arch Orthop Unfallchir 28:640–679
Jakimowicz W, Pajak B (1962) Diplegie brachiale d'orgine vasculaire apres un gros traumatisme. Rev Neurol 106:702–704
Jakob A (1919) Zur Pathologie der Rückenmarkserschütterung. Z Ges Neurol Psychiatr 51:247–258
James OE, Hamel HA (1955) Whiplash injuries of the neck. Missouri Med 52:423–426
James T (1961) An unusual vertical fracture of the 5th lumbar vertebra. J Bone Joint Surg 43A:579–581
Janda WE, Kelly PJ, Rhoton AL, Layton DD (1968) Fracture-dislocation of the cervical part of the spinal column in patients with ankylosing spondylitis. Proc Mayo Clin 43:714–721
Janecka IP, Rankow RM (1971) Fatal mediastinitis following retropharyngeal abscess. Arch Otolaryngol 93:630–633
Janes JM, Hooshmand H (1965) Severe extension-flexion injuries of the cervical spine. Proc Mayo Clin 40:353–369
Janis KM (1972) Epidural hematoma following postoperative epidural analgesia: A case report. Anesth Analg 51:689–692
Janzen R (1959) The legal insurance significance of basilar impression. Monatsschr Unfallheilkd 62:361–368
Jarosch K, Hinz P (1969) Hinterhauptsabriß von der Halswirbelsäule. Monatsschr Unfallheilkd 72:89–99
Jefferiss CD (1976) An unusual seat belt injury in a doctor. Injury 7:310–312
Jefferson G (1920) Fracture of the atlas vertebra. Report of four cases and a review of those previously reported. Br J Surg 7:407–422
Jefferson G (1927) Fractures of the first cervical vertebra. Br Med J 11:153–154
Jefferson G (1928) Discussion on spinal injuries. Proc Royal Soc Med (Sect Orthopaed) 21:625–636
Jefferson G (1960) Remarks on fractures of the first cervical vertebra. In: Selected papers. Pitman, London
Jellinger K (1963) Die pathologische Anatomie und Histologie der Rückenmarkstraumen. Wien Klin Wochenschr 75:566–569
Jellinger K (1964) Zur Morphologie und Pathogenese spinaler Läsionen bei Verletzungen der Halswirbelsäule. Acta Neuropathol 3:451–468
Jellinger K (1966) Zur Orthologie und Pathologie der Rückenmarksdurchblutung. Springer, Wien New York

Jellinger K (1966) Experimentelle Untersuchungen zur Frage der arteriellen Versorgungsgebiete des Rückenmarks. Acta Neuropathol 6:201–208
Jellinger K (1969) Zur Morphologie und Pathogenese traumatischer Querschnittslähmungen. In: Junghanns H (Hrsg) Die Wirbelsäule in Forschung und Praxis, Bd 42. Hippokrates, Stuttgart, S 9–38
Jellinger K (1972) Circulation disorders of the spinal cord. Acta Neurochir 26:327–337
Jellinger K, Schwingshackel A (1973) Birth injury of the spinal cord. Neuropaediatrie 4:111–123
Jellinger K, Lunglmayer G, Vass K (1967) Progressive Spätmyelopathie nach Luxationsfraktur des Dens epistrophei. Dtsch Z Nervenheilkd 190:107–135
Jennett WB (1956) A study of 25 cases of compression of the cauda equina by prolapsed intervertebral discs. J Neurol Neurosurg Psychiatry 19:109–116
Jörgensen H, Lund E (1985) Traumatske rodavulsioneri medulla. Frek ven sforögelse blandt unge motorcykel – og knallest körere. (Dänisch mit englisch. Zusammenfassung). Ugeskr Laeger 147:1979–1982
Johns K (1945) Fracture of the atlas. Med J Austral I:201
Joffe R, Appleby A, Arjona V (1966) "Intermittent ischaemia" of the cauda equina due to stenosis of the lumbar canal. J Neurol Neurosurg Psychiatry 29:315–318
Johnson RM, Southwick WO (1982 Surgical approaches to the spine. In: Rothman RH, Simeone FA (eds) The spine, 2nd edn, vol 1. Saunders, Philadelphia, pp 67–187
Jolly F (1895) Comment on birth injury, in Berliner Gesellschaft für Psychiatrie und Nervenkrankheiten. Zentralbl Neurol 14:792
Jonas AF (1911) Spinal fractures: Opinions based on observations of sixteen patients. J Am Med Ass 57:859–863
Jonasch E (1972) Brüche der Wirbelsäule. In: Nigst H (Hrsg) Spezielle Frakturen und Luxationslehre, Bd I/II. Wirbelsäule, Tetra- und Paraplegie, Becken. Thieme, Stuttgart, S 1–63
Jones EL (1970) Birth trauma and the cervical spine. Arch Dis Child 45:147
Jones FD, Woosley RE (1981) Delayed myelopathy secondary to retained intraspinal metallic fragment: Case report. J Neurosurg 55:979–982
Jones RE, Bucholz RW, Schaefer SD et al. (1979) Cervical osteomyelitis complicating transpharyngeal gunshot wounds to the neck. J Trauma 19:630–634
Jones WA (1943) Old stab wounds of spinal cord with subsequent widespread pigmentation of the spinal cord and base of the brain. J Am Med Ass 121:1004–1006
Jones WL, Madden WF, Luedeman GW (1964) Ejection seat acceleration and injuries. Aerosp Med 35:559–562
Jong RN de (1958) The neurologic examination. Hoeber, New York
Joosten EM, Hommes OR, Meijer E (197) Spinal arachnoideal bloedstolsel alscompliatie van een lumbale punctile gedurende therpie met anticoagulantia. (Holländisch). Nederl T Geneesk 114:1364–1366
Juhl M, Seerup KK (1983) Os odontoideum: A cause of atlanto-axial instability. Acta Orthop Scand 54:113–118
Jumentie J (1915) Traumatisme vertébral, hématomyelie et ramollissement médullaire. Rev Neurol 13:732–735
Jung E (1960) Syringomyelie in Kombination mit Entwicklungsstörungen der Niere und mit schwerer Wirbelsäulenverletzung. Med Klin 66:1678–1679
Junghanns H (1955) Verletzungen der Wirbelsäule. In: Bürkle de la Camp H, Rostock P (Hrsg) Handbuch der Unfallheilkunde, 2. Aufl, Bd 2. Enke, Stuttgart, S 548–564
Junghanns H (1968) Chondrosis (Osteochondrosis) intervertebralis und Spondylosis doformans in ihren Beziehungen zum Trauma und zur Begutachtung. In: Junghanns H (Hrsg) Die Wirbelsäule in Forschung und Praxis, Bd 40. Hippokrates, Stuttgart
Junghanns H (1986) Die Wirbelsäule unter den Einflüssen des täglichen Lebens, der Freizeit, des Sportes. Mit einführenden Kapiteln zur Entwicklung, Anatomie, Pathologie, Biomechanik u.a. In: Junghanns H (Hrsg) Die Wirbelsäule in Forschung und Praxis, Bd 100. Hippokrates, Stuttgart
Jurkovic I, Eiben E (1970) Fatal myelomalacia caused by massive fibrocartilaginous venous emboli from nucleus pulposus. Acta Neuropathol 15:284–287

Juvara E, Dimitriu V (1928) Luxation atlanto-axodienne avec phenomens compressifs. Operation secondaire. Chir Rachidienne Lyon Chir 25:668–670

Kaczmareck H (1964) Die Verletzungen der Halswirbelsäule beim Wasserspringen. Med und Sport 4:139–144

Kadyi H (1886) Über die Blutgefäße des menschlichen Rückenmarks. Anat Anz 1:304–314

Kadyi (1889) Über die Blutgefäße des menschlichen Rückenmarkes. Gubrynowicz & Schmidt, Lemberg

Kaeser HE (1955) Einseitige Carotisthrombose nach Strangulation. Confin Neurol 15:369–375

Käuffer H, Hayes JT (1966) Lumbar fracture-dislocations: A study of twenty-one cases. J Bone Joint Surg 48A:712–730

Kahle W, Leohnhardt H, Platzer W (1986) Nervous system and sensory organs. Atlas and textbook of human anatomy, vol 3. Thieme, Stuttgart

Kahn EA (1947) The role of the dentate ligaments in spinal cord compression and the syndrome of lateral sclerosis. J Neurosurg 4:191–199

Kahn EA (1959) On spinal cord injuries. J Bone Joint Surg 41A:6–11

Kahn EA, Yglesias L (1935) Progressive atlanto-axial dislocation. J Am Med Ass 105: 348–352

Kalle E (1933) Beobachtungen über den Tod bei Hinrichtungen mit dem Strang. Dtsch Z Ges Gerichtl Med 22:192–203

Kallieris D, Mattern R, Händel W (1986) Belastbarkeitsgrenzen und Verkehrstechnik des angegurteten PKW-Insassen beim Seitenaufprall. Phase II. Ansätze für Verletzungsprädilektionen. Schriftwerk Forschungsvereinigung Automobiltechnik, (FAT) Nr 60

Kalm H (1953) Über die Entstehung und Lokalisation der Querschnittslähmung. Dtsch Z Nervenheilkd 170:261–273

Kamiya T (1967) Experimental study on anterior spinal cord compression with special emphasis on vascular disturbances. Nagoya J Med Sci 31:171–190

Kamiyama S, Käppner R, Schmidt G (1971) Verletzungskombinationen bei tödlichen Verkehrsunfällen. Monatsschr Unfallheilkd 74:10–30

Kao CC (1980) Spinal cord cavitation after injury. In: Windle WF (ed) The spinal cord and its reaction to traumatic injury. Anatomy – physiology – pharmacology – therapeutics. Dekker, New York Basel, pp 249–270

Kao CC (1980) Spinal cord reconstruction after traumatic injury. In: Windle WF (ed) The spinal cord and its reaction to traumatic injury. Anatomy – physiology – pharmacology – therapeutics. Dekker, New York Basel, pp 271–290

Kao CC, Chang LW (1977) The mechanism of spinal cord cavitation following spinal cord transection. Part I: A correlated histochemical study. J Neurosurg 46:197–209

Kao CC, Chang LW, Bloodworth JMB (1977) Electron microscopic observation of the mechanism of terminal clubformation in transected spinal cord axons. J Neuropathol Exper Neurol 36:140–156

Kao CC, Chang LW, Bloodworth JMB (1977) the mechanism of spinal cord cavitation following spinal cord transection. Part 2: Electron microscope observations. J Neurosurg 46:745–756

Kao CC, Chang LW, Bloodworth JMB (1977) The mechnism of spinal cord cavitation following spinal cord transection. Part 3: Delayed grafting with and without spinal cord retransection. J Neurosurg 46:757–766

Kao CC, Chang LW, Bloodworth JMB (1977) Axonal regeneration across transected mammalian spinal cords: An electron microscopic study of delayed microsurgical nerve grafting. Exper Neurol 54:591–615

Kaplan B (1972) Evaluation of the Grumman NK-J5 ejection seat in respect to spinal alignment. USA ARL – TR – 72 – 10. Army Aeromedical Research Laboratory, Fort Rucker, AL, February 1972

Karim NO, Nabors MW, Golocovsky M, Cooney FD (1986) Spontaneous migration of a bullet in the spinal subarachnoid space causing delayed radicular symptoms. Neurosurgery 18:97–100

Kattan KR (1975) "Trauma" and "no-trauma" of the cervical spine. Thomas, Springfield

Katthagen BD, Rehn J (1980) Formveränderungen von Wirbelfrakturen im Röntgenbild unter frühfunktioneller Therapie. In: Burri C, Rüter A (Hrsg) Verletzungen der Wirbelsäule. Hefte Unfallheilkd, Heft 149. Springer, Berlin Heidelberg New York, S 139–146

Kautzky R (1950) Beitrag zur Kenntnis traumatischer Rückenmarkszysten. Zentralbl Neurochir 10:110–117

Kawashima K (1910) Zur Kenntnis der eitrigen Myelitis. Virchows Arch Pathol Anat 200:461–487

Kaye JJ, Dunn AW (1977) Cervical spondylitic dysphagia. Southern Med J 70:613–615

Kazarian LE (1975) The primate as a model for crash injury. Proc 19th Stapp Car Crash Conf, Soc Automot Engin, Warrendale, PA, pp 931–963

Kazarian LE (1977) F/FB-III escape injury mechanism assessment. Aerospace Medical Research Laboratory. Wright Patterson Air Force Base, Ohio, AMRL-TR-77-60, Oct

Kazarian LE (1982) Injuries to the human spinal column: Biomechanics and injury classification. Exerc Sports Sci Rev 9:297

Kazarian LE (1983) Classification of simple spinal column injuries. In: Ewing CL, Thomas DL, Sances A, Larson SJ (eds) Impact injury of the head and spine. Thomas, Springfield, pp 72–93

Kazarian LE (1983) Upper cervical spine injuries – a review of seven cases. Paper No 16, Abstracts, Eleventh Annual Meeting, Cervical Spine Res Soc. The Breakers, Palm Beach, FLA, December 7–10, 1983

Kazarian LE, Belk WF, Hoffmann HP (1980) Traumatic lesions of the cervical spine, 1971–1979. Incidence-severity and classification. AGARD Conf Proc No 286. Aircrew safety and survivability (limited to combat aircraft). Paper presented at the Aerospace Medical Panel Specialists Meeting held in Bodo, Norway, May 20–23, 1980, pp A13-1 bis A13-13

Keene JS (1984) Radiographic evaluation of thoracolumbar fractures. Clin Orthop 189:58–64

Keene JS (1987) Thoracolumbar fractures in winter sports. Clin Orthop 216:39–49

Keene JS, Goletz TH, Lilleas F et al (1982) Diagnosis of vertebral fractures: A comparison of conventional radiography, conventional tomography and axial tomography. J Bone Joint Surg 64A:586–595

Keferstein (1915) Ein spät endeckter Mord. Z Medizinalbeamte 28:286–294

Keim HA (1973) Low back pain. Ciba Clin Sympos, vol 25, No 3, pp 24–25

Kelly DL, Lassiter KRL, Calogero JA, Alexander E (1970) Effects of local hypothermia and tissue oxygen studies in experimental paraplegia. J Neurosurg 33:554–563

Kelly DL, Lassiter KRL, Vongsvivut A, Smith JM (1972) Effect of hyperbaric oxygenation an tissue oxygen studies in experimental paraplegia. J Neurosurg 36:425–429

Kelly JP (1954) Fractures complicating electro-convulsive therapy and chronic epilepsy. J Bone Joint Surg 36B:70–77

Kempe CH (1971) Paediatric implications of the battered baby syndrome. Arch Dis Child 46:28–37

Kempe CH, Silverman FN, Steele B, Drögemüller W, Silver HK (1962) The battered child syndrome. J Am Med Ass 181:17–24

Kempe L (1986) Operative neurosurgery, vol 2. Springer, Berlin Heidelberg New York

Kennedy E (1836) Observations on cerebral and spinal apoplexy, paralysis and convulsions of newborn infants. Dublin J Med Sci 10:419–444

Kennedy F, Denker PG, Osborne R (1943) Early laminectomy for spinal cord injury not due to subluxation. Am J Surg 60:13–21

Kepes JJ, Reynard JD (1973) Infarction of spinal cord and medulla oblongata caused by fibrocartilaginous emboli. Report of case. Virchows Arch Abt A Pathol Anat 361:185–193

Keppler D (1917) Klinik and Pathologie der Rückenmarksschußverletzungen. Bruns Beitr Klin Chir 106:312–342

Kernohan JW (1933) Removal of spinal cord by anterior route. Am J Clin Pathol 3:455–458

Kertzner B, Madden WA (1950) Dysphagia caused by exostoses of the cervical spine. Gastroenterology 16:589–592
Keuter EJW (1969) Non-traumatic atlanto-axial dislocation associated with nasopharyngeal infections (Grisel's disease). Acta Neurochir 21:11–22
Keuth U (1964) Geburtstraumatische Verletzungen von Wirbelsäule und Rückenmark. Fortschr Med 82:797–799
Keuth U (1971) Geburtstraumatische Schädigungen. In: Bierich JR, Grüttner R, Schäfer KH (Hrsg) Physiologie und Pathologie der Neugeborenenperiode. Springer, Berlin Heidelberg New York (Handbuch der Kinderheilkunde, Bd I/2, S 126
Kewalramani LS, Kraus JF (1977) Acute spinal-cord lesions from diving: Epidemiological and clinical features. Western J Med 126:353–361
Kewalramani LS, Thomas RG (1975) Injuries to the cervical spine from diving accidents. J Trauma 15:130–142
Kewalramani LS, Orth MS, Taylor RG (1975) Injuries to the cervical spine from diving accidents. J Trauma 15:130–142
Kewalramani LS, Taylor RG, Albrand OW (1975) Cervical spine injury in patients with ankylosing spondylitis. J Trauma 15:931–934
Kewalramani LS, Kraus JF, Sterling HM (1980) Acute spinal cord lesions in a pediatric population: Epidemiological and clinical features. Paraplegia 18:206–219
Kewalramani LS, Orth MS, Krauss JF et al (1981) Cervical spine injuries resulting from collision sports. Paraplegia 19:303–312
Key CA (1838) Paraplegia depending on disease of the ligaments of the spine. Guy's Hosp Rep 3:17
Key AG, Retief PJM (1970) Spinal cord injuries. An analysis of 300 new lesions. Paraplegia 7:243–249
Kieffer SA, Binet EF, Esquerra JV, et al (1978) Clinical and radiological evaluation of Amipaque and Pantopaque. Radiology 129:695–705
Kienböck R (1918/1919) Über die Verletzungen im Bereich der obersten Halswirbel und die Formen der Kopfverrenkung. Die typische Luxation des Kopfes im unteren Kopfgelenk („Luxation des Atlas") mit Abbruch des Epistropheuszahns. Fortschr Röntgenstr 26:95–150
Kihlberg JK (1969) Flexion-torsion neck injury in rear impacts. Cornell Aeronautical Lab Rep, No VJ-2721-R-2, April 1969
Killen DA, Foster JH (1966) Spinal cord injury as a complication of contrast angiography. Surgery 59:969–981
Kilian HF (1854) De spondylliasthesi gravissimae pelvangustiae causa nuper detecta. Georg, Bonnae
Kimball RJ, Carter RL, Schneider RC (1985) Competitive diving injuries, In: Schneider RC, Kennedy JC, Plant ML (eds) Sports injuries. Mechanisms, preventation, and treatment. Williams & Wilkins, Baltimore, pp 192–211
King AG (1986) Spinal column trauma. In: Anderson LD (ed) Introductional course lectures, vol 35. Mosby, St. Louis
King OJ, Glass WW (1960) Spinal subarachnoid hemorrhage following lumbar puncture. Arch Surg 80:547–577
Kinkead RJ (1885) Nine cases of death by hanging. Lancet I:657–648, 701–703
Kinnier Wilson AB (1965) Externally powered splints in the treatment of paraplegies. Paraplegia 3:215–217
Kinnunen K, Tervahartiala P (1986) Massive prevertebral hematoma after cervical injury – a case report. Röntgenblätter 39:66–67
Kirby NG (1974) Parachuting injuris. Proc Royal Soc Med 67:17–21
Kirchgässer G (1897) Experimentelle Untersuchungen über Rückenmarkserschütterung. Dtsch Z Nervenheilkd 11:406–419
Kirkpatrick D, Goodman SJ (1975) Combined subarachnoid and subdural spinal hematoma following spinal puncture. Surg Neurol 3:109–111
Kissinger P (1899) Totale Luxation des Kopfes nach vorn. Zentralbl Chir 26:424
Kissinger P (1900) Luxationsfraktur im Atlantooccipitalgelenk. Zentralbl Chir 27:933

Kiwerski MD (1980) Cervical spine injuries caused by diving into water. Paraplegia 18:101–104
Kladetzky J (1954) Die Entwicklung des Dens epistrophei. Gegenbaurs Morphol Jahrb 94:520–550
Klatzo I, Muguel J, Obenasek R (1962) The application of fluorescein labelled serum proteins to the study of vascular permeability in the brain. Acta Neuropathol 2:144–160
Klaue R (1948) Beitrag zur pathologischen Anatomie der Verletzungen des Rückenmarks mit besonderer Berücksichtigung der Rückenmarkskontusion. Ein Vergleich zwischen Rückenmarks- und Gehirnverletzungen. Arch Psychiatr Nervenkr 180:206–270
Klaue R (1969) Die traumatischen Schädigungen des Rückenmarks und seiner Hüllen. In: Krenkel W (Hrsg) Wirbelsäule und Rückenmark I. Springer, Berlin Heidelberg New York (Handbuch der Neurochirurgie, Bd VII/1, S 374–400)
Klaus EJ, Andresen R (1960) Über eine tödliche Verletzung der Halswirbelsäule beim Wasserspringen 29:1309–1311
Klein R (1936) Analyse der Erholungsphase nach Strangulation of Grund einer Beobachtung. Monatsschr Psychiatr 93:93–101
Kleinman PK, Zito JL (1984) Avulsion of the spinous processes caused by infant abuse. Radiology 151:389–391
Klemperer WW (1959) Spinal cord injuries in World War II. II. Operative findings and results in 201 patients. US Armed Forces Med J 10:701–714
Klems H (1977) Halswirbelsäulenfraktur bei Spondylarthritis ankylopoetica. Arch Orthop Unfallchir 87:203–211
Kline DG (1966) Atlanto-axial dislocation simulating a head injury: Hypoplasia of the odontoid. J Neurosurg 24:1013–1016
Klopfenstein HW (1969) Compression fracture of the seventh thoracic vertebra caused by experimental impact: A case report. Paper presented at the 40th Ann Scient Meet, Aerospace Med Ass, San Francisco, CAL, May 5–8, 1969
Knese KH (1936) Das Kopfgelenk der aquatilen Säuger. Gegenbaurs Morphol Jahrb 78:314–376
Knight G (1943) War injuries of the spine and spinal cord. In: Maingot R, Slesinger EG, Fletcher E (eds) War wounds and injuries, 2nd edn. Williams & Wilkins, Baltimore, p 499
Knoflach JG (1933) Verletzungen beim Skisport und ihre Ursachen. Dtsch Z Chir 241: 246–272
Knoflach JG (1933) Pfählungsverletzungen beim Wintersport. Wien Klin Wochenschr 46:356–358
Knowlton RW (1938) A flying foetus. J Obstet Gynecol Br Emp 45:834–835
Kobrine AI, Doyle TF, Martins AN (1975) Local spinal cord blood flow in experimental traumatic myelopathy. J Neurosurg 42:144–149
Koch BM, Eng GM (1979) Neonatal spinal cord injury. Arch Phys Med Rehabil 60: 378–381
Kocher TH (1896) Die Verletzungen der Wirbelsäule, zugleich als Beitrag zur Physiologie des menschlichen Rückenmarks. Mitt Grenzgeb Med Chir 1:415–480
Kohlbry CO (1923) Birth hemorrhage into the spinal cord with resultant bladder and kidney complications. Am J Dis Child 26:242–249
Kohli C, Palmer A, Gray GH (1974) Spontaneous intraspinal hemorrhage causing paraplegia. Ann Surg 179:197–199
Koizumi M (1962) Three cases of paraplegia with ossification of the ligamentum flavum. (Japanisch). Clin Surg 17:1181–1188
Kondo A, Koyama T, Ishikawa J, Yamasaki T (1979) Injury to the spinal cord produced by acupuncture needle. Surg Neurol 11:155–156
Koochembere CT, Morris RC (1952) Human factors relative to the problem of escape-ejection acceleration. ASTIA AD 14347
Kooy FH (1920) Rupture of spinal cord in dystocia. J Nerv Ment Dis 52:1–24
Koozckanani SH, Vise WM, Hashemi RM, McGhee RB (1976) Possible mechanisms for observed pathophysiological variability experimental spinal cord injury by the method of Allen. J Neurosurg 44:429–434

Korbin WM (1958) Spinal epidural abscess – a review of the literature and report of a case. Bull Los Angeles Neurol Soc 23:21–26
Korobis J (1961) Selbstmord durch Nackenschnitt. (Polnisch mit französischer Zusammenf). Arch Med Sadowej 12:60–63. Ref. Dtsch Z Ges Gerichtl Med 52:298, 1961/1962
Kornblum D, Clayton ML, Nash HH (1952) Nontraumatic cervical dislocations in rheumatoid spondylitis. J Am Med Ass 148:431–435
Kosven AM (1965) O lechenii oslozhnennykh peremolov pozvonochnika. (Russisch). Ortop Travm Protez 26:56–58
Kovacs A (1955) Subluxation and deformation of the cervical apophyseal joints. Acta Radiol 43:1
Krämer G (1980) Das zerviko-zephale Beschleunigungstrauma („HWS-Schleudertrauma") in der Begutachtung unter besonderer Berücksichtigung zentralnervöser und psychischer Störungen. Aktuelle Neurol 7:211–230
Krämer G (1983) HWS-Schleudertraumen. Zur Pathogenese der zerebralen Beteiligung und persistierender posttraumatischer Störungen. Med Welt 34:1134–1140
Krantz P (1984) Isolated disruption of the transverse ligament of the atlas: An injury easily overlooked at post-mortem examination. Injury 12:168–170
Kraus JF (1980) Injury to the head and spinal cord. The epidemiological relevance of the medical literature published from 1960 to 1978. J Neurosurg (Suppl) 53:S3–S10
Kraus JF (1980) A comparison of recent studies on the extent of the head and spinal cord injury problem in the United States. J Neurosurg (Suppl) 53:S35–S43
Krespi YP, Grossman BG, Berktold RE et al (1985) Mediastinitis and neck abscess following cervical spinal fracture. Am J Otolaryngol 6:29–31
Krösl W (1987) Der Kausalitätsbegriff im Allgemeinen: Versicherungsrechtliche Probleme des sogenannten Peitschenschlagsyndroms aus unfallchirurgischer Sicht. In: Das sogenannte Schleudertrauma der Halswirbelsäule (Versuch einer Objektivierung). Forschung und Praxis der Begutachtung, Heft 30, S 9–17
Krogh E (1945) Effect of acute anoxia on the large motor cells in the spinal cord. Acta Jutlandica (Suppl) 17
Krogh E (1945) Studies on the blood supply to certain regions in the lumbar part of the spinal cord. Acta Physiol Scand 10:271–279
Kroghdahl T, Torgersen O (1940) Das „Unco-Vertebralgelenk" und die „Arthrosis deformans unco-vertebralis"; eine pathologisch-anatomische und röntgenologische Studie. Acta Radiol 21:231–262
Krohn PL, Whitteridge D, Zuckerman S (1942) Physiological effects of blast. Lancet I:252–258
Krull E (1956) Tödlicher Unfall durch Bolzensetzwerkzeug. Kriminalistik 10:101–103
Kubic CS, Adams RD (1946) Occlusion of the basilar artery – a clinical and pathological study. Brain 69:73–121
Kümmell H (1895) Über die traumatischen Erkrankungen der Wirbelsäule. Dtsch Med Wochenschr 21:180–181
Küstner O (1889) Die Verletzungen des Kindes bei der Geburt. Müllers Handbuch der Geburtshilfe 3:297
Kuhlendahl H (1957) Traumatische Rückenmarksschädigung ohne Wirbelbruch. Zentralbl Chir 30:1269
Kuiper JJ (1974) Letter: Pneumothorax as complication of acupuncture. J Am Med Ass 229:1422
Kupcha P, An H, Cotler M (1989) Gunshot injuries to the cervical spine. Paper No 11. Cervical Spine Research Society, 17th Annual Meet, 5.–8. December 1989, New Orleans, LA, pp 35–36
Laasonen EM (1977) Missed sacral fractures. Ann Clin Res 9:84–87
Laffont A (1919) Un cas de presentation du siege avec foetus en hyperextension. Rupture de sac dure merien pendant l'extraction. Bull Fed Soc Obstet Gynecol Lang Franc 18:50–54
Laiho K, Isokoski M, Hirvonen J, Ojala K, Marttila A, Tenhu M (1968) Über die Obduktionsbefunde beim Selbstmord durch Erhängen. Dtsch Z Ges Gerichtl Med 63:63–69

Lam CR (1936) Nerve injury in fracture of the pelvis. Ann Surg 104:945–951
Lampert PW, Cressman MR (1966) Fine structural changes of myelin sheaths after axonal degeneration in the spinal cord or rats. Am J Pathol 49:1139–1146
Lang J (1981) Klinische Anatomie des Kopfes: Neurokranium, Orbita, Kraniozervikaler Übergang. Springer, Berlin Heidelberg New York
Lang J (1983) Clinical anatomy of the head. Neurocranium – orbit – craniocervical regions. Wilson RR, Winstanley DP (Translat). Springer, Berlin Heidelberg New York Tokyo
Lang J (1983) Funktionelle Anatomie der Halswirbelsäule und des benachbarten Nervensystems. In: Hohmann D, Kügelgen B, Liebig K, Schirmer M (Hrsg) Halswirbelsäulenerkrankungen mit Beteiligung des Nervensystems. Neuroorthopädie 1. Springer, Berlin Heidelberg New York Tokyo, S 1–118
Lang J (1986) Craniocervical region, osteology and articulations. Neuro-Orthoped 1:67–92
Lang J (1986) Craniocervical region, central nervous system and envelopes. Neuro-Orthoped 2:1–14
Lang J (1986) Basic anatomic considerations concerning the surgical approaches to the spinal column. In: Wenker H, Klinger M, Brock M, Reuter F (eds) Advances in neurosurgery, vol 14. Springer, Berlin Heidelberg, pp 25–36
Lang J, Baldauf R (1983) Beitrag zur Gefäßversorgung des Rückenmarks. Gegenbaurs Morphol Jahrb 129:57–95
Lang J, Emminger A (1963) Über die Textur des Ligamentum denticulatum und der Dura mater spinalis. Z Anat Entwickl Gesch 123:505–522
Langermann (1916) Zur Kasuistik des Erhängungstodes. Z Medizinalbeamte 29:589–594
Langreuter (1886) Über die mechanischen Verhältnisse des Strangulationstodes. Vierteljahresschr Gerichtl Med (3. Folge) 45:295–309
La Sorte F, Brown N (1959) Ruptured anterior nucleus pulposus between Th1 and Th2 causing a discrete esophageal defect and minimal dysphagia. Am J Surg 98:631–634
Latchaw RE, Seeger JF, Gabrielsen TO (1974) Vertebrobasilar arterial occlusions in children. Neuroradiology 8:141–147
Laterre EC (1962) Syndrome spinal antérieure par embolies multiples de tissue fibrocartilagineux. Rev Neurol 106:685–690
Latner AL (1942) Low-pressure phase of blast. Lancet II:303
Laubichler W, Spielmann (1986) Das Psychosyndrom der Halswirbelsäule. In: Eisenmenger W, Liebhardt E, Schuck M (Hrsg) Medizin und Recht. Festschrift für Wolfgang Spann. Springer, Berlin Heidelberg New York London Paris Tokyo, S 191–199
Lauer B, Ten Bröck ET, Grossman M (1974) Battered child syndrome: Review of 130 patients with controls. Pediatrics 54:67–70
Laursen B (1969) Diving accidents. Fractures of the cervical spine sustained by diving into too shallow water. Ugeskr Laeger 131:1121–1122
Lausberg G (1966) Differentialtherapeutische Erörterungen bei Rückenmarks- und Caudaverletzungen. Dtsch Med Wochenschr 91:1109–1114
Lausberg G (1970) Akutmaßnahmen bei Wirbelsäulenverletzungen mit und ohne Rückenmarksbeteiligung. Langenbecks Arch Chir 327:981–986
Lawatschek R (1911) Ein Fall von Hämatomyelie mit kompletter Leitungsunterbrechung bei einem Neugeborenen mit viermonatiger Lebensdauer. Arch Kinderheilkd 56:1–16
Lawniczak G, Sances A, Larson SJ, Gabrielsen MA (1986) Diving injuries. In: Sances A, Thomas DJ, Ewing CL, Larson SJ, Unterharnscheidt F (eds) Mechanisms of head and spine trauma. Aloray, New York, pp 265–303
Lazar MR, Salvaggio AT (1959) Hyperextension of the fetal head in breech presentation. Obstet Gynecol 14:198–199
Lazorthes G, Poulhés J, Bastide G, Chancolle AR, Zadeh O (1962) La vascularisation de la moëlle épiniere. Rev Neurol 106:535–557
Lazorthes G, Poulhés J, Bastide G, Rouleau G, Chancolle AR (1957) Recherches sur la vascularisation artérielle de la moëlle. Applications a la pathologie médullaire. Bull Acad Nat Med 41:464–477
Lazorthes G, Poulhés J, Bastide G, Rouleau J, Chancolle AR (1958) La vascularisation artérielle de la moëlle. Recherches anatomiques et applications à la pathologie médullaire et à la pathologie aortique. Neurochirurgie 4:3–19

Lazorthes G, Geraud J, Espagno J, Amaral-Gomes F, Moron P (1961) Syndrome de Brown-Séquard et hernie discale cervicale. A propos de 5 observations. Neurochirurgie 7:228–231
Lazorthes Y, Roulleau J, Zadeh JO, Lagarrique J (1969) Myélopathies par rétrécissement du canal rachidien cervical. Rev Med Toulouse 5:419–427
Lazorthes G, Gouaze A, Zadeh JO, Santini JJ, Lazorthes Y, Burdin P (1971) Arterial vascularization of the spinal cord: Recent studies of the anastomotic substitution pathways. J Neurosurg 35:253–262
Lazzari E, Russo A, Vertova F (1964) Scomposizione del muro posteriore e lesioni mieliche nelle fratture e lesioni vertebrali. Considerazioni e statistiche personali. Minerva Radiol Fisioter Radiobiol 9:176–181
Leadbetter GW (1933) Fractures of the pelvis. Southern Med J 25:742–745
Le Blanc HJ, Gray LW, Kline DG (1969) Stab wounds of the cauda equina. Case report. J Neurosurg 31:683–685
Le Blanc HJ, Nadell J (1974) Spinal cord injuries in children. Surg Neurol 2:411–414
Ledgerwood AM (1977) The management of shotgun wounds. Surg Clin North Am 57:111–120
Leichsenring F (1969) Pathologisch-anatomische Befunde in der Halswirbelsäulenregion bei verstorbenen Patienten mit Schleudertraumen. Dtsch Med Wochenschr 89: 1469–1475
Leidholt JD (1963) Spinal injuries in sports. Surg Clin North Am 43:351–361
Leon J (1952) La hiperrotacion y la deflexion de la cabezza del feto en presentation pelviana. Obstet Ginecol Lat Amer 10:116–121
Leopold RL, Dillon H (1968) Helping the patient with whiplash injuries. Hospital Physician, July, 71–76
Lerner SM, Guttermann P, Jenkins F (1973) Epidural hematoma and paraplegia after numerous lumbar punctures. Anesthesiology 39:550–551
Lesné, Belloir (1922) Actinomycosis of spinal cord. (Französisch), Ann Med 12:329–336
Lesoin F, Blondel M, Dhellemmes P, Thomas OE, Viaud C, Jomin M (1982) Posttraumatic atlanto-occipital dislocation revealed by sudden cardiorespiratory arrest. Lancet II:447–448
Lesoin F, Rousseaux M, Viaud C, Combelles G, Leys D, Carini S, Clarisse J, Jomin M (1985) Hématomes épiduraux rachidiens post-traumatiques. Ann Chir 39:251–255
Lesser A (1881) Über die localen Befunde beim Selbstmord durch Erhängen. Vierteljahresschr Gerichtl Med (3. Folge) 35:201–248
Lesser A (1892) Atlas der gerichtlichen Medizin. Schottländer, Breslau
Leventhal HR (1960) Birth injuries of the spinal cord. J Pediatr 56:447–453
Levy A, Stula D (1971) Neurochirurgische Aspekte bei Antikoagulantienblutungen im Zentralnervensystem. Dtsch Med Wochenschr 96:1043–1048
Leyden E (1878) Ein Fall von Rückenmarkserschütterung durch Eisenbahnunfall (Railway spine). Arch Psychiatr 8:31–42
Lhermitte J (1917) Etude des lésions histologiques fines de la commotion de la moëlle êpiniere. Ann Med (Paris) 4:295–307
Lhermitte J (1921) Etude histologique d'un cas de commotion de la moëlle épinière. Rev Neurol 27:476–477
Lhermitte J, Boveri P (1912) Sur un cas de cavité médullaire consécutive a une compression bulbaire chez l'homme et étude expérimentale des cavités spinales produites par la compression. Rev Neurol 23:385–393
Licen E (1917) Beiträge zur Histopathologie der Schußverletzungen des Rückenmarks. Monatsschr Psychiatr Neurol 42:86–118
Lièvre JA, Camus JP, Joublin M, Pradat P, Metzger J, Aboulker J (1970) Myélopathie cervicales d'origine rachidienne (une série de 17 cas traités par laminectomie étendue). Ann Med Int 121:551–557
Lilly GD, Lee RM (1949) Complications of anticoagulant therapy. Surgery 26:957–969
Lindberg U, Hagberg B, Olsson Y, Sourander P (1975) Injury of the spinal cord at birth. A report of two cases. Acta Pediatr Scand 64:546–550
Lindemann K, Kuhlendahl H (1953) Die Erkrankungen der Wirbelsäule. Enke, Stuttgart

Linden MA, Manton WI, Stewart RM, Thal ER, Feit H (1982) Lead poisoning from retained bullets: Pathogenesis, diagnosis, and management. Ann Surg 195:305–313
Lindenberg R, Freytag E (1970) Brainstem lesions characteristic of traumatic hyperextension of the head. Arch Pathol Lab Med 90:509–515
Lindgren S (1969) Verletzungen durch Sicherheitsgurte. Hefte Unfallheilkd 99:246–249
Lindner H (1986) Chronification of the posttraumatic pains of the cervical spine and the suboccipital region. Manuelle Med 24:77–80
Link K (1950) Zur Pathogenese des subduralen Hämatoms und der Pachymeningitis haemorrhagica interna. 2. Jahresversamml Deutsch Gesellsch Neurochir, Göttingen, 19.–21. Sept. 1949. Zentralbl Neurochir 10:264–265
Link K, Schleussing H (1955) Die offenen Verletzungen der Dura mater cerebralis und spinalis sowie der Blutleiter. Die traumatischen Blutungen im Bereich der harten Hirnhaut. In: Lubarsch O, Henke F, Rössle R (Hrsg) Handbuch der speziellen pathologischen Anatomie und Histologie, Bd 13/3. Scholz W (Hrsg) Nervensystem. Springer, Berlin Göttingen Heidelberg, S 1–21
Link K, Schleussing H (1955) Die offenen Verletzungen des Gehirns und des Rückenmarks. In: Lubarsch O, Henke F, Rössle R (Hrsg) Handbuch der speziellen pathologischen Anatomie und Histologie, Bd 13/3. Scholz W (Hrsg) Nervensystem. Springer, Berlin Göttingen Heidelberg, S 22–83
Lipow EG (1955) Whiplash injuries. Southern Med J 48:1304–1311
Lipschitz R (1967) Associated injuries and complications of stab wounds of the spinal cord. Paraplegia 5:75–82
Lipschitz R (1971) Stichverletzungen der Wirbelsäule. In: Kessel FK, Guttmann L, Maurer R (Hrsg) Neuro-Traumatologie mit Einschluß der Grenzgebiete. Bd 2, Rückenmark, periphere Nerven. Urban & Schwarzenberg, München Berlin Wien, S 184–196
Lipschitz R (1976) Stab wounds of the spinal cord. In: Vinken PJ, Bruyn GW, in collaboration with Braakman R (eds) Handbook of clinical neurology. Injuries of the spine and spinal cord, part I, vol 25. North Holland, Amsterdam Oxford, pp 197–207
Lipschitz R, Block J (1962) Stab wounds of the spinal cord. Lancet II:169–172
Lipson SJ (1977) Fracture of the atlas associated with fractures of the odontoid process and transverse ligament ruptures. J Bone Joint Surg 59A:940–943
Liss L (1965) Fatal cervical spinal cord injury in a swimmer. Neurology 15:675–677
Little WJ (1843) Course of lectures on the deformity of the human frame. Lancet I: 318–322
Litzmann CCT (1880) Ein Beitrag zur Kenntnis der spinalen Lähmung bei Neugeborenen. Arch Gynäkol 16:87–106
Lizuka J (1972) Intracranial and intraspinal hematomas associated with anticoagulant therapy. Neurochirurgia 15:15–25
Lloyd JH (1984) Traumatic affections of the cervical region of the spinal cord, simulating syringomeylia. J Nerv Ment Dis 21:345–358
Lob A (1954) Die Wirbelsäulenverletzungen und ihre Ausheilung. Thieme, Stuttgart
Lönnerblad L (1934) Disruption fracture of spinous processes as a trade injury. Acta Chir Scand 74:434
Lösener (1908) Über den Tod durch Erwürgen vom gerichtsärztlichen Standpunkt. Vierteljahresschr Gerichtl Med (3. Folge) 36:10–80
Logue V (1952) Thoracic intervertebral disc prolaps with spinal cord compression. J Neurol Neurosurg Psychiatry 15:227–241
Loken AC (1953) Cerebrale Anoxie nach Strangulation. Acta Med Leg (Liege) 6:83
Lombardi G, Passerine A (1964) Spinal cord diseases: Radiographic and myelographic analysis. Williams & Wilkins, Baltimore
Lombardi V (1970) Postoperative subdural hematoma with associated extradural arachnoid cyst of the spine. Case report. Acte Neurol (Napoli) 25:123–125
Longley JD, Trueman GE (1961) Fetal cervical hyperextension. J Can Ass Radiol 12:96–98
Lorme TL de (1967) Axis pedicle fractures. J bone Joint Surg 49A:1472

Lottes JA, Luh AM, Leydig SM, Fries JW, Brust DO (1959) Whiplash injuries of the neck. Missouri Med 56:645–650

Louis A (1763) Mémoire sur une question anatomique relative à la jurisprudence; dans lequel on établit les principes pour destinguer, à l'inspection d'un corps trouve pendu, les signes due suicide d'avec ceux de l'assassinat. Cavlier, Paris

Lounavaara KI (1949) Forward subluxation of the atlas following birth trauma. Acta Paediatr 37:341–348

Lovaas ME, Castillo RC, Deutschman MS (1985) Traumatic subarachnoid pleural fistula. Neurosurgery 17:650–652

Love JG (1937) Fractures of the spine with involvement of the spinal cord. Surg Clin North Am 17:1103–1114

Love JG, Kiefer EJ (1950) Root pain paraplegia due to protrusion of thoracic intervertebral discs. J Neurosurg 7:62–69

Lowman RM, Finkelstein A (1942) Air myelography for demonstration of cervical spinal cord. Radiology 39:700–706

Luce EA, Griffing WA (1978) Shotgun injuries of the upper extremity. J Trauma 18:487–492

Ludwig KS (1953) Zur Frühentwicklung des Dens epistrophei und seiner Bänder beim Menschen. Morphol Jahrb 93:98–112

Ludwig KS (1957) Die Frühentwicklung des Atlas und der Occipitalwirbel beim Menschen. Acta Anat 30:444–461

Ludwig S (1984) Shaken baby syndrome: A review of 20 cases. Ann Emerg Med 13:104–107

Luschka H (1858) Die Halbgelenke des menschlichen Körpers. Reimer, Berlin

Lutz EG (1967) Electroconvulsive therapy and cerebral inhibition changes of susceptibility to fractures during electroconvulsive therapy. Int J Neuropsychiatr 3:125–130

Luyendyk W (1962) Canalografie. Med Thesis, Universität Leyden

Luzenberger A de (1898) Su d'una special alterazione delle cellule gangliari prodotta da trauma sperimentale. Neurol Centralbl 17:363

Lvovskiy AM (1969) Embolism of the spinal vessels by tissues of the intravertebral discs. (Russisch). Zh Nevropat Psikhiat 8:1151

Maccartee CC, Griffin PP, Byrd EB (1972) Ruptured calcified thoracic disc in a child. J Bone Joint Surg 54A:1272–1274

MacCarty CS, Mendelsohn RA (1954) Injury of the cervical vertebrae with sequela after 50 years. Mayo Clin Proc 29:372–375

Macken J, Martin F (1949) Myelopathies tardives des fracture-luxations du rachis cervical meconnues, avec un intervalle libre s'etendant sur de nombreuses annees. Monatsschr Psychiatr Neurol 117:121–139

MacNab I (1973) The whiplash syndrome. Clin Neurosurg 20:232–241

MacNab I (1982) Acceleration extension injuries of the cervical spine. In: Rothman RH, Simeone FA (eds) The spine, 2nd edn, vol 2. Saunders, Philadelphia, pp 647–660

Maekawa K, Masaki T, Kokubun Y (1976) Fetal spinal-cord injury secondary to hyperextension of the neck. No effect of Cesarean section. Developm Med Child Neurol 18:229–232

Magnus G (1931) Über Beckenbrüche, Behandlung und Resultate. Mitteilung von 1210 Fällen. Arch Klin Chir 167:667–670

Magnus G (1933) Über Dornfortsatzbrüche. Monatsschr. Unfallheilkd 40:199–203

Mahon R, Poisson R (1953) Déflexion primitive de la tête dernière; accouchement sans accident par les voies naturelles. Bull Féd Soc Gynecol Obstet Lang Franc 5:46

Maiman DJ, Cusick JF (1982) Traumatic atlanto-axial dislocation. Surg Neurol 18:388–392

Mair WGP, Druckman R (1953) The pathology of spinal cord lesions and their relations to clinical features in protrusions of the cervical intervertebral disc. Brain 76:70–91

Mairet A, Durante G (1917) Etude expérimentale du syndrome commotional. Presse Med 25:478

Mairet A, Durante G (1919) Contribution a l'etude experimentale de lésions commotionelles. Rev Neurol 35:97–110

Malgaigne JF (1855) Traite des fractures et des luxations. In: Des fracture, vol I. Des luxations, vol II. Paris

Malik GM, Sapico FL, Montgomerie JZ (1982) Severe vertebral osteomyelitis in patients with spinal injury. Arch Intern Med 142:807–808

Malin JP, Schiffer R (1975) Die zervikale, progressive zystische Myelopathie. Eine Spätkomplikation akuter traumatischer Querschnittssyndrome im lumbalen Bereich. Aktuelle Neurol 2:59

Mally F (1899) Etude sur les paralysies traumatiques de l'épaule et du bras. Rev Chir 19:436–450

Manno NJ, Uihlein A, Kernohan JW (1962) Intraspinous epidermoids. J Neurosurg 19:754–765

Marano SR, Calica AB, Sonntag VKH (1986) Bilateral upper extremity paralysis (Bell's cruciate paralysis) from a gunshot wound to the cervicomedullary junction. Neurosurgery 18:642–644

Marar BC (1974) The pattern of neurological damages as an aid to the diagnosis of the mechanism in cervical spine injuries. J Bone Joint Surg 56A:1648–1654

Marar BC (1974) Hyperextension injuries of the cervical spine. The pathogenesis of damage to the spinal cord. J Bone Joint Surg 56A:1655–1662

Marar BC, Orth MC (1974) Hyperextension injuries of the cervical spine. The pathogenesis of damage to the spinal cord. J Bone Joint Surg 56A:1655–1662

Maravilla KR, Cooper PR, Sklar FH (1978) The influence of thin-section tomography on the treatment of cervical spine injuries. Radiology 127:131–139

Marburg O (1917) Die Kriegsverletzungen des Rückenmarks. Bergmann, Wiesbaden

Marburg O (1919) Zur Pathologie der Kriegsbeschädigungen des Rückenmarks. Arb Neurol Inst Wien 22:498–556

Marburg O (1921) Pathologische Anatomie und Klinik der traumatischen Schädigung des Rückenmarks. Dtsch Z Nervenheilkd 70:10–33

Marburg O (1936) Die traumatischen Erkrankungen des Gehirns und Rückenmarks. In: Bumke O, Foerster O (Hrsg) Handbuch der Neurologie, Bd 11/1. Springer, Berlin, S 1–177

Marburg O, Ranzi E (1918) Die Kriegsbeschädigungen des Rückenmarks und ihre operative Behandlung. Arch Klin Chir 111:71–191, 276–282

Margolis G, Tarazi AK, Grimson KS (1956) Contrast medium injury to the spinal cord produced by aortography. J Neurosurg 13:349–365

Margulies MS (1930) Pathologische Anatomie und Klinik der akuten thrombotischen Erweichugen bei spinaler Lues. Dtsch Z Nervenheilkd 113:113–145

Margulis ME, Katz I, Rosenberg M (1955) Spontaneous dislocation of the atlanto-axial joint in rheumatoid spondylitis. Recovery from quadriplegia following surgical decompression. Neurology 5:290–294

Marie P (1898) Sur la spondylose rhizomyélique. Rev Med I:285–315

Marinesco G (1918) Lésions commotionelles expérimentales. Rev Neurol 34:329–331

Mariottine A, Delfini R, Ciappetta P, Paolella G (1984) Lumbar disc hernia secondary to gunshot injury. Neurosurgery 15:73–75

Markus JH, Morgan RM, Eppinger RH, Kallieris D, Mattern C, Schmidt GG (1983) Human response and injury from lateral impact. Proc 27th Stapp Car Crash Conf, Soc Automot Engin, Warrendale, PA, pp 419–432

Maroon JC, Steele PB, Berlin R (1980) Football head and neck injuries. An update. Clin Neurosurg 27:414–429

Martel W (1961) The occipito-atlanto-axial joints in rheumatoid arthritis and ankylosing spondylitis. Am J Roentgenol 86:223–240

Martel W, Page JW (1960) Cervical vertebral erosions and subluxations in rheumatoid arthritis and ankylosing spondylitis. Arthr Rheum 3:546–556

Martin C, Maury M (1964) Syndrome syringomyélique apres paraplégie traumatique. A propos de six cas de syndrome syringomyélique cervical survenant dans des paraplégies dorsales ou lombaires. Presse Med 72:2839–2842

Martin R, Saller K (1959/1960) (Hrsg) Lehrbuch der Anthropologie in systematischer Darstellung, 3. völlig umgearb u. erweit. Aufl. 2 Bd. Fischer, Stuttgart
Martin RC (1942) Atlas-axis dislocation following cervical infection. J Am Med Ass 118:874–875
Martinez AJ, Friede RL (1970) Accumulation of axoplasmic organelles in swollen nerve fibers. Brain Res 19:183–198
Martinez JL, Garcia DJ (1968) A model for whiplash. J Biomech 1:23–32
Martinez LJ, Alderman JL, Kagan RS, Osterholm JL (1981) Spatial distribution of edema in the cat spinal cord after impact injury. Neurosurgery 8:450–453
Martinez SN, Papineau LJ, Norha C (1977) Surgical management of spontaneous atlanto-axial subluxation in rheumatoid arthritis. Paper No 623. Internat Congr Series, No 418, Sixth Internat Congr Neurol Surg, Sao Paulo, Brazil, 16–26 June 1977, Excerpta Medica, Amsterdam, p 237
Martinez S, Morgan CL, Gehweiler JA, Powers B, Miller MD (1979) Unusual fractures and dislocations of the axis vertebra. Skelet Radiol 3:206
Maschka J (1881) Handbuch der gerichtlichen Medizin. Laupp, Tübingen
Masden JC, Breuer AC, Schoene WC (1979) Spinal subarachnoid hematomas: Clue to a source of bleeding in traumatic lumbar puncture. Neurology 29:872–876
Mason JK (1962) Aviation accident pathology. A study of fatalities. Butterworths, London
Mathews JA (1974) Atlanto-axial subluxation in rheumatoid arthritis. Ann Rheum Dis 33:526–531
Mathewson JH (1956) Dynamics of car crashes. Symposium on whiplash injuries. Internat Rec Med GP Clin 169:29–30
Matson DD (1946) Treatment of compound spine injuries in forward army hospitals. J Neurosurg 3:114–119
Matson DD (1946) The treatment of acute compound injuries of the spinal cord due to missiles. Thomas, Springfield
Matson DD (1948) The treatment of acute craniocerebral injuries due to missels. Thomas, Springfield
Matson DD (1953) Craniocerebral trauma. In: Bowers F (ed) Surgery in trauma. Lippincott, Philadelphia, pp 605
Matson DD (1959) The management of acute compound battle – incurred injuries of the spinal cord. In: Surgery in World War II, vol II. Office of the Surgeon General. Dept. of the Army, Washington, DC
Matson DD (1959) Surgical treatment of birth defects within the central nervous system. J Chron Dis 10:131–138
Matson DD (1969) Neurosurgery in infancy and childhood, 2nd edn. Thomas, Springfield
Matthes HG (1935) Dornfortsatzabrisse, eine typische Verletzung bei schweren Erdarbeiten. Chirurg 7:665–671
Maurer G, Hipp E, Bernett P (1970) Wirbelfrakturen im Kindesalter. Fortschr Med 88:633–636
Maurer HJ, Schwarzhoff V (1971) Unfallmechanismus und Wirbelverletzung – Katamnestische röntgenologische Untersuchung. Hefte Unfallheilkd 108:13–29
Mauss T (1921) Über die traumatischen Rückenmarksschädigungen und deren Behandlung unter besonderer Berücksichtigung der Spätfälle. Z Ges Neurol Psychiatr 46:1–58
Mauss T, Krüger H (1918) Über die unter dem Bilde der Meningitis serosa circumscripta verlaufenden Kriegsschädigungen des Rückenmarks und ihre operative Behandlung. Dtsch Z Nervenheilkd 62:1–116
Mayer ET, Peters G (1971) Pathologische Anatomie der Rückenmarksverletzungen. In: Kessel FK, Guttmann L, Maurer G (Hrsg) Neuro-Traumatologie mit Einschluß der Grenzgebiete. Bd 2. Rückenmark, periphere Nerven. Urban & Schwarzenberg, München Berlin Wien, S 39–61
Mayfield FH (1966) Cervical spondylosis. Observations based on surgical treatment of 400 patients. Postgrad Med 38:345–357
Mayfield FH, Cazan GM (1942) Spinal cord injuries. Analysis of six cases showing subarachnoid block. Am J Surg 55:317–325
Mayfield F, Griffith J (1957) Whiplash injuries. J Michigan Med Soc 56:1142–1146, 1161

Mayo H (1836) Outline of human pathology. The spinal cord. Renshaw, London
McAfee PC, Yuan A, Frederickson BE, Lubicky P (1983) The value of computed tomography in thoracolumbar fractures. An analysis of one hundred consecutive cases and a new classification. J Bone Joint Surg 64B:461–473
McArdle C, Wright J, Prevost W et al (1986) MR imaging of the acutely injuried patient with cervical traction. Radiology 159:273–274
McCormick WF (1981) The declining autopsy rate and its significance for neuropathology: Two view prints. J Neuropathol Exper Neurol 40:490–492
McCravey A (1945) War wounds of spinal cord. A plea for early exploration of spinal cord and cauda equina injuries. J Am Med Ass 129:152–153
McCurdy JA, Macinnis EL, Hays LL (1977) Fatal mediastinitis after a dental infection. J Oral Surg 35:726–729
McElhaney J, Snyder RG, States JD, Gabrielsen MA (1979) Biomechanical analysis of swimming pool neck injuries. Paper 790137. In: Human neck – Anatomy, injury mechanisms and biomechanics. Soc Automot Engin, Warrendale, PA, SP 438, pp 47–53
McElhaney J, Roberts V, Paver J, Maxwell M (1983) Etiology of trauma to the cervical spine. In: Ewing CL, Thomas DJ, Sances A, Larson SJ (eds) Impact injury of the head and spine. Thomas, Springfield, pp 41–44
McFadden JT (1972) Tissue reactions to standard neurosurgical metallic implants. J Neurosurg 36:598–603
McGrory BE, Fenichel GM (1977) Hangman's fracture subsequent to shaking in an infant. Ann Neurol 2:82
McHenry RR (1963) Analysis of the dynamics of automobile passenger-restraint systems. Proc 7th Stapp Car Crash Conf, Thomas, Springfield, pp 207–249
McHenry RR, Naab KN (1966) Computer simulation of the crash victim – A validation study. Proc 10th Stapp Car Crash Conf, Soc Automot Engin, New York, pp 126–163
McIntire RT (1956) Opening remarks. Symposium on whiplash injuries. Internat Rec Med GP Clin 169:2
Mc Ivie JK (1946) Congenital absence of the odontoid process. Radiology 46:268
McKeever DC (1960) The mechanisms of the so-called whiplash injury. J Orthopaed 2:3–6
McKenzie JA, Williams JF (1971) The dynamic behaviour of the head and cervical spine during "whiplash". J Biomech 4:477–490
McLaughlin RE, Miller WR, Miller CW (1976) Quadriparesis after needle aspiration of the cervicale spine. Report of a case. J Bone Joint Surg 58A:1167–1168
McLennan JE, McLaughlin WT, Skillicorn SA (1973) Traumatic lumbar nerve root meningocele. Case report. J Neurosurg 39:528–532
McPhee IB (1981) Spinal fractures and dislocations in children and adolescents. Spine 6:533–537
McRae DL (1953) Bony abnormalities in the region of the foramen magnum: Correlation of the anatomic and neurologic findings. Acta Radiol 40:335–353
McRae DL (1956) Asymptomatic intervertebral disc protrusions. Acta Radiol 46:9–27
McRae (1960) The significance of abnormalities of the cervical spine. Am J Roentgenol 84:3–25
McRae DL, Barnum AS (1953) Occipitalization of the atlas. Am J Roentgenol 70:23–46
McVeigh JF (1923) Experimental cord crushes with special reference to the mechanical factors involved and subsequent changes in the areas of the cord affected. Arch Surg 7:573–600
Medelman JP (1939) Fractures of the sacrum. Their incidence in fracture of the pelvis. Am J Roentgenol 42:100–103
Medunà LJ von (1935) Die Konvulsionstherapie der Schizophrenie. Psychol Neurol Wochenschr 37:317–319
Meduna LJ von, Friedman E (1939) The convulsive-irritative therapy of the psychoses, surrey of more than 3000 cases. J Am Med Ass 112:501–509

Meeks LW, Renshaw TS (1973) Vertebral osteophytosis and dysphagia. Two case reports of the syndrome recently termed ankylosing hyperostosis. J Bone Joint Surg 55A:197–201
Meinecke FW (1968) Frequency and distribution of associated injuries in traumatic paraplegia and tetraplegia. Paraplegia 5:196–209
Meinecke FW (1970) Rückenmarkschäden bei Schleuderverletzungen der Halswirbelsäule. Dtsch Med Wochenschr 95:1209–1212
Meinecke FW (1972) Querschnittslähmungen im Kindesalter nach Unfällen. Kinderchir (Suppl 2) 633
Meinecke FW (1973) Die Verletzungen der Wirbelsäule mit Markschäden. In: Zenker R, Deucher F, Schink W (Hrsg) Chirurgie der Gegenwart, Bd 4. Unfallchirurgie. Urban & Schwarzenberg, München Berlin Wien, S 16–1 bis 16–51
Meinecke FW (1973) Begleitverletzungen bei Querschnittslähmungen. In: Zenker R, Deucher F, Schink W (Hrsg) Chirurgie der Gegenwart, Bd 4. Unfallchirurgie. Urban & Schwarzenberg, München Berlin Wien, S 16a–1 bis 16a–19
Meinecke FW (1974) Wirbelbrüche – Querschnittslähmungen. In: Rehn J (Hrsg) Unfallverletzungen bei Kindern. Springer, Berlin Heidelberg New York
Meinecke FW (1978) Halsmarkschäden nach diagnostischen und therapeutischen Maßnahmen. Hefte Unfallheilkd 132:350–355
Meinecke FW (1978) Pathologie und Klinik der Okzipito-zervikalregion. Hippokrates, Stuttgart
Meinecke FW (1979) Spinal cord lesions after diagnostic and therapeutic procedures. Paraplegia 17:284–293
Meinecke FW (1980) Verletzungen der Wirbelsäule und des Rückenmarkes. In: Baumgartl F, Kremer K, Schreiber HW (Hrsg) Spezielle Chirurgie für die Praxis, Bd 3, Teil 2. Haltungs- und Bewegungsapparat. Thieme, Stuttgart
Meinecke FW (1983) Begleitverletzungen bei Querschnittslähmungen. In: Zenker R, Deucher F, Schink W (Hrsg) Chirurgie der Gegenwart, Bd 4. Unfallchirurgie. Urban & Schwarzenberg, München Berlin Wien, S 16a-1 bis 16a-19
Meirowsky AM (1963) Penetrating wounds of the spinal canal. Problems of paraplegia and notes on autonomic hyperreflexia and sympathetic blockade. Clin Orthop 27:90–110
Meirowsky AM (1965) Penetrating spinal cord injuries. General considerations. Chap 25. In: Coates JB (ed) Neurologic surgery of trauma. Office Surg Gen, Dept Army, Washington, DC, pp 287–305
Meixner K (1919) Fragliches Erhängen bei Lage der Schlinge über dem Kinn. Wien Klin Wochenschr 32:978–980
Melchior JC, Tygstrup I (1963) Development of paraplegia after breech presentation. Acta Paediat Scand 52:171–176
Melzak J (1969) Paraplegia among children. Lancet II:45–48
Mendelsohn DB, Meyerson M, Friedman R (1983) Fracture of the anterior arch of the atlas: The result of direct oropharyngeal trauma. Clin Radiol 34:157–160
Mendelsohn RA (1979) Anatomy and trauma of the cervical spinal cord. Paper 790133. In: The human neck – Anatomy, injury mechanisms and biomechanics. SP-438. Soc Automot Engin, Warrendale, PA, pp 25–29
Mendelsohn RA, Weiner IH, Keegan JM (1957) Myelographic demonstration of brachial plexus root avulsion. Arch Surg 75:102–107
Mennen U (1981) A survey of spinal injuries from diving. A study of patients in Pretoria and Cape Town. South African Med J 59:788–790
Messerer O (1880) Über Elastizität und Festigkeit der menschlichen Knochen. Cotta, Stuttgart
Messerer O (1900) Über den Befund bei Erstickung durch Einwirkung auf den Hals. Münch Med Wochenschr 47:726–729, 771–773
Mestdagh H (1976) Morphological aspects and biomechanical properties of the vertebroaxial joint (C2/C3). Acta Morphol Nederl Scand 14:19–30
Mettler FA (1948) Neuroanatomy, 2nd edn. Mosby, St Louis

Meyer JS, Leidermann H, Denny-Brown D (1956) Electroencephalographic study of insufficiency of the basilar and carotid arteries in man. Neurology 6:455–477

Meyer JS, Sheehan S, Bauer RB (1960) An arteriographic study of cerebrovascular disease in man. I. Stenosis and occlusion of the vertebral-basilar arterial system. Arch Neurol 2:27–45

Meyer JS, Wegner K, Kane CA, Reinmuth OM (1956) Electroencephalographic evaluation of treatment of obstructive disease of the basilar and carotid arteries. Neurology 7: 765–776

Meyerding HW (1938) Spondylolisthesis as an etiologic factor in backache. J Am Med Ass 111:1971–1976

Michaelis LS, Braakmann R (1976) Current terminology and classification of injuries of the spine and spinal cord. In: Vinken PJ, Bruyn GW in collaboration with Braakmann R (eds) Injuries of the spine and spinal cord, part I. Handbook clinical neurology, vol 25. North Holland, Amsterdam Oxford, pp 145–153

Michaels L, Prevost MJ, Crang PF (1969) Pathological changes in a case of os odontoideum (separate odontoid process). J Bone Joint Surg 51 A:965–972

Middlemiss H (1961) Topical radiology. Internat Med Book Corp, New York, pp 70–72

Middleton JM, Treacher JH (1911) Injury of the spinal cord due to rupture of an intervertebral disc during muskular effort. Glasgow Med J 76:1–6

Miller C, Rechtine GR (1985) Sacral fractures. Orthop Review 14:681–687

Miller CA (1985) Penetrating wounds of the spine. In: Wilkins RH, Rengachary SS (eds) Neurosurgery, vol 2. McGraw-Hill, San Francisco, pp 1746–1748

Miller H (1961) Accident neurosis. Br Med J I:919–925, 992–998

Miller LS, Cotler HB, Delucia FA et al (1987) Biomechanical analysis of cervical distraction. Spine 12:831–837

Miller MD, Gehweiler JA, Martinez S, Charlton OP, Daffner RH (1978) Significant new observations on cervical spine trauma. Am J Roentgenol 130:659–663

Milloy FJ, Correl NO, Langston HT (1959) Persistent subarachnoid pleural space fistula: Report of a case. J Am Med Ass 169:1467–1469

Minagi H, Gronner AT (1969) Calcification of the posterior longitudinal ligament: A cause of cervical myelopathy. Am J Roentgenol Rad Ther Nucl Med 105:365–369

Minaire P, Castanier M, Girard R, Berard E, Deidier C, Bourret J (1978) Epidemiology of spinal cord injury in the Rhone-Alpes region, France 1970–1975. Paraplegia 16:76–87

Minderhout JM, Braakman R, Penning L (1969) Os odontoideum. Clinical, radiological and therapeutic aspects. J Neurol Sci 8:521–544

Mingazzini G (1917) Neurologia di guerra/ferite da proiettile del cervelo e midello spinale. Policlinico (Sez Pract) 24:22–23

Mingazzini G (1917) Wounds of brain and spinal column. Policlinico (Sez Med) 24:121, 172, 189

Missliwetz J, Depastas G (1985) Begutachtung des Verletzungsgrades in Österreich anhand von 200 Gutachten aus dem Wiener gerichtsmedizinischen Institut. Beitr Gerichtl Med 43:423

Missliwetz J, Mortinger H (1987) Kenntnisse über das sogenannte Schleudertrauma der Halswirbelsäule und mögliche Simulation. Med Sachverständige 83:128–130

Mixter SJ, Osgood RB (1910) Traumatic lesions of the atlas and axis. Ann Surg 51:193–207

Mixter SJ, Osgood RB (1910) Traumatic lesions of the atlas and axis. Am J Orthop Surg 7:348–370

Mixter WJ (1937) Major injuries to the spine. New Engl J Med 217:899–902

Mixter WJ, Barr JS (1934) Rupture of the intervertebral disc with involvement of the spinal canal. New Engl J Med 211:210–215

Moersch FP (1922) Actinomycosis of the central nervous system. Arch Neurol Psychiatr 7:745–752

Moiel RH, Raso E, Waltz TA (1970) Central cord syndrome resulting from congenital narrowness of the cervical spinal canal. J Trauma 10:502–510

Mollan RAB, Walt PCH (1982) Hangman's fracture. Injury 14:265–267

Moncada R, Warpeha R, Pickleman J et al (1978) Mediastinitis from odontogenic and deep cervical infection. Anatomic pathways of propagation. Chest 73:497–500

Monk MW, Morgan M, Sullivan LK (1980) Side impact sled and padding development. Proc 24th Stapp Car Crash Conf, Soc Automot Engin, Warrendale, PA, pp 255–326
Moore MT, Winkelman NW, Solis-Cohen L (1941) Asymptomatic vertebral fractures in epilepsy, comparison with vertebral fractures due to metra zol – induced convulsions. J Ment Neur Dis 94:309–323
Moreton RD (1966) Spondylolysis. J Am Med Ass 195:671–673
Morgagni GB (1976) De sedibus et causis morborum per anatomen indagatis. Epist X, Art 13. Translated by Alexander B
Morrison LF (1955) The cervical spine and the globus syndrome. Transact Am Laryngol Assoc 76:161–172
Morrison A (1960) Hyperextension injury of the cervical spine with rupture of the oesophagus. J Bone Joint Surg 42B:356–357
Mortara RW, Flanagan M (1980) Acute central cervical spinal cord syndrome caused by missile injury: Case report and brief review of the syndrome. Neurosurgery 6:176–180
Morton SA (1943) The differential diagnosis of traumatic lesions of the spine. Radiology 41:560–564
Moseley HG (1957) US Air Force experience with ejection seat escape. Symposium: Problems of escape from high performance aircraft sous la direction de Phoebus CP. J Aviat Med 28:69–74
Moser H (1962) Schleuderverletzung der Halswirbelsäule. In: Junghanns H (Hrsg) Die Wirbelsäule in Forschung und Praxis, Bd 25. Hippokrates, Stuttgart, S 206–207
Mott FW (1916) The Lettsonian lectures on the effects of high explosiones upon the central nervous system. Lancet I:331
Mouradian WH, Fietti VG, Cochran CVB, Fielding JW, Young J (1978) Fractures of the odontoid. A laboratory and clinical study of mechanisms. Orthop Clin North Am 9:985–1011
Moxon W (1881) Blood supply of the spinal cord. Lancet I:575
Moyson F, Wattiez R (1966) Le faux torticolis aigu. Acta Paediatr Belg 20:259–270
Mueller B (1975) Gerichtliche Medizin, 2. Bd. 2. Aufl. Springer, Berlin Heidelberg New York
Müller KHG (1980) Eine seltene Atlasfraktur; Berstungsfraktur Typ Jefferson. Fortschr Röntgenstr 132:468–469
Müller KM, Löbker U (1971) Perinatale kindliche Wirbelsäulenverletzungen. Zentralbl Allg Pathol 114:209–219
Mueller W (1871) Beitrag zur pathologischen Anatomie und Physiologie des menschlichen Rückenmarks. Festschrift für Ried. Voss, Leipzig
Mukherjee SK (1974) Fractured vertebra following tetanus. J Indian Med Ass 63:158–160
Muller P, Dellenbach P, Levy G et al (1963) La deflexion primitive de la tete foetale: sa signification nosologique, ses consequences obstetricales et sa therapeutique. Bull Fed Soc Gynecol Obstet Lang Franc 15:535–537
Munro D (1943) Cervical cord injuries. A study of 101 cases. New Engl J Med 229:919–933
Munro D (1943) Thoracic and lumbosacral cord injuries. J Am Med Ass 122:1055–1063
Munro D (1946) Rehabilitation of patients totally paralysed below waist, with special reference to making them ambulatory and capable of earning their own living; control of urination. New Engl J Med 204:207–216
Murakami N, Muroga T, Sobue I (1978) Cervical myelopathy due to ossification of the posterior longitudinal ligament. A clinicopathology study. Arch Neurol 35:33–36
Murphy JP (1949) Lumbar intervertebral disc protrusion contralateral of the side of symptoms and signs, myelographic verification in 2 cases. Am J Roentgenol 61:77–79
Murray DS (1957) Post-traumatic thrombosis of the internal carotid artery and vertebral arteries after nonpenetrating injuries of the neck. Br J Surg 44:556–561
Murray PM, Finegold SM (1984) Anaerobic mediastinits. Rev Infect Dis (Suppl 1) 6: 123–127
Murray-Leslie CF, Lintott DJ, Wright V (1977) The spine in sport and military parachutes. Ann Rheum Dis 36:332–342
Mushin AS, Morgan (1971) Ocular injury in the battered baby syndrome. Report of cases. Br J Opthalmol 55:343–347

Nachemson A (1960) Fracture of the odontoid process of the axis. Acta Orthop 29: 185–217
Nachemson A (1966) The load on lumbar discs in different positions of the body. Clin Orthop 45:107–122
Nachemson A, Morris JM (1964) In vivo measurements of intradiscal pressure. Discometry, a method for the determination of pressure in the lower lumbar discs. J Bone Joint Surg 46A:1077–1092
Naffziger HC (1938) The neurological aspects of injuries to the spine. J Bone Joint Surg 20:444–448
Nagashima C (1972) Cervical myelopathy due to ossification of the posterior longitudinal ligament. J Neurosurg 37:653–660
Nagle DB (1957) Whiplash injuries of the cervical spine. Radiology 69:823–827
Nagoulitch I, Borne G, Belval J (1968) Spinal cord wounds due to firearms and knives. Comparative study of 50 cases. Lyon Chir 64:424–433
Nagyfy SF (1949) Opisthotonus fetalis. West J Surg 57:165–166
Nahum AH (1969) Immediate care of acute blunt laryngeal trauma. J Trauma 9:112–125
Naiman JL, Donohue WL, Prichard JS (1961) Fatal nucleus pulposus embolism of spinal cord after trauma. Neurology 11:83–87
Nakanishi T, Toyokura Y, Mannen T et al (1967) Osteosis of cervical posterior ligament. Clinical findings and radiological features. (Japanisch). Clin Neurol (Tokyo) 7:607–617
Nathan H, Feuerstein M (1970) Angulated course of spinal nerve roots. J Neurosurg 32:349–352
Nathan PW, Smith MC (1955) Long descending tracts in man. I. Review of present knowledge. Brain 78:248–303
Nathanson L, Lewitan A (1941) Deformities and fractures of vertebrae as a result of senile and presenile osteoporosis. Am J Roentgenol 46:197–202
Naujoks H (1934) Die Geburtsverletzungen des Kindes. Enke, Stuttgart
Nauwerck C (1912) Sektionstechnik für Studierende und Ärzte, 5. Aufl. Fischer, Jena
Nelson RB (1954) Breech presentation with hyperextension of the neck. Med Ann Distr Columbia 23:559–562
Nemecek S (1978) Morphological evidence of microcirculatory disturbances in experimental spinal cord trauma. In: Cervos-Navarro J et al (eds) Advances in neurology, vol 20. Raven Press, New York, pp 395–405
Nemecek S (1981) Subacute stage of experimental spinal cord trauma: Patency of spinal cord vessels in correlation with motor function. In: Cervos-Navarro J, Fritschka E (eds) Cerebral microcirculation and metabolism. Raven Press, New York, pp 369–374
Nemecek S (1984) Experimental spinal cord trauma. The extent of spinal cord lesion as related to motor dysfunction. (Tschechisch mit engl Zusammenf). Suppl to collection of Scientific work of the Charles University, Faculty of Medicine, Hradec Kralove. Universita Karlova 27:443–594
Nemecek S, Petr R, Suba P, Rozsival V, Melka O (1977) Longitudinal extension of oedema in experimental spinal cord injury – evidence for two types of post-traumatic oedema. Acta Neurochir 37:7–16
Nemecek S, Suba P, Cerman J, Skopec F (1982) Experimental contusion of the spinal cord. Quantitative assessment of the permeability of spinal vessels for 125 J Albumin. (Tschechisch mit engl Zusammenf). Ceskosl Neurol Neurochir 45:292–297
Neu O (1961) Diskussionsbemerkung für vorstehende Arbeit von Soyka D: Traumatische zervikale Hämatomyelien bei vermeitlichen Bagatellunfällen im Alkoholrausch. Nervenarzt 32:81
Neuhof H (1937) Acute infections of mediastinum with special reference to mediastinal suppuration. J Thorac Surg 6:184–196
Neville BGR (1981) Hyperflexion cervical cord injury in a children's car seat. Lancet II:103–104
Newman PH, Stone KH (1963) The etiology of spondylolisthesis. J Bone Joint Surg 45B:39–59
Nicholson JT, Armour WS (1951–1953) The surgical recognition and treatment of cervical spine injuries. Surg Clin North Amer. Philadelphia, Saunders, pp 1571–1584

Nicoll EA (1949) Fractures of the dorso-lumbar spine. J Bone Joint Surg 31 B:376–394
Nieda S, Abe T, Kuribayashi R et al (1973) Case of a cardiac injury resulting from acupuncture. Jap J Thor Surg 26:881–883
Nielsen JM (1941) Textbook of clinical neurology. Hoeber, New York London
Nigst H (Hrsg) (1972) Spezielle Frakturen- und Luxationslehre, 5. Bd. Thieme, Stuttgart
Nievergelt K (1947) Maladie de Grisel (Torticollis nasopharyngien). Helv Paediat Acta 2:445–455
Noeske K (1958) Über die arterielle Versorgung des menschlichen Rückenmarks. Gegenbaurs Morphol Jahrb 99:455–497
Noetzel H (1943) Über die pathologische Anatomie der traumatischen Meningitis bei Hirnschußverletzungen. Arch Psychiatr Nervenkr 115:392–418
Nold WA, Höhndorf H, Henning H (1974) Eine Wertung unfallbedingter Halsmarksschädigungen aus klinischer, morphologischer und therapeutischer Sicht. Beitr Orthop 21:547–559
Noland L, Conwell HE (1930) Acute fractures of the pelvis, treatment and results in 125 cases. J Am Med Ass 94:174–178
Noland L, Conwell HE (1933) Fracture of the pelvis, summary of treatment and results attained in 185 cases. Surg Gynecol Obstet 56:522–525
Nolte C (1887) Brown-Séquard'sche Halbseitenläsion des Rückenmarkes. Georgi, Bonn
Nonne M (1925) Kompression des Halsmarks durch eine chronisch entstandene Luxation zwischen Atlas und Epistropheus sowie zwischen Schädelbasis und Atlas. Arch Psychiatr Nervenkr 74:264
Nordt JC, Stauffer ES (1981) Sequelae of atlanto-axial stabilization in two patients with Down's syndrome. Spine 6:437–440
Norman MG, Wedderburn LCW (1973) Fetal spinal cord injury with cephalic delivery. Obstet Gynecol 42:355–358
Norrel H, Wilson CB (1970) Early anterior fusion for injuries of the cervical spine. J Am Med Ass 214:525–530
Northrop CH, Eto RT, Loop JW (1975) Vertical fractures of the sacral ala. Significance of non-continuity of the anterior superior sacral foraminal line. Am J Roentgenol 124:102–104
Nosik WA (1955) Intercranial hypotension secondary to lumbar nerve sleeve tear. J Am Med Ass 157:1110–1111
Nothnagel H (1884) Über Rückenmarksabszeß. Wien Med Bl 7:287–290
Nugent GR (1959) Clinicopathologic correlations in cervical spondylosis. Neurology 9:273–281
Nurick S (1972) The pathogenesis of the spinal cord disorders associated with cervical spondylosis. Brain 95:87–100
Obersteiner H (1879) Über Erschütterungen des Rückenmarks. Wien Med Jahrb 314: 531–562
Oblu N, Wasserman L, Sandulesen G, Onotrei T (1967) Experimental investigation of the origin of intraspinal epidermoid cysts. Acta Neurol Scand 43:79–86
O'Brien JJ, Butterfield, WL, Gossling HR (1977) Jefferson fracture with description of the transverse ligament. A case report. Clin Orthop 126:135–138
O'Carrall PF, Shechan JM, Gregg TM (1981) Cervical spine injuries in rugby football. Irisch Med J 74:377–379
Odom GL, Finney W, Woodhall B (1958) Cervical disk lesion. J Am Med Ass 166:23–28
Oeconomos D, Caracalos A (1957) Cholestéatomas intrarachidiens multiples, complication tardive d'injections intrarachidiennes pour méningite tuberculeuse de l'enfance. Etude neurochirurgicale de 10 cas opérés. Rev Neurol 97:81–101
Ogilvy C (1914/1915) Subluxations of the atlas upon the axis. Am J Orthop Surg 12:314–331
Ohry A, Rozin R (1984) Acute spinal cord injuries in the Lebanon War, 1982. Israel Med Sci 20:345–349
Okamoto Y, Yasuma T (1967) Ossification of the posterior longitudinal ligament of cervical spine with or without myelopathy. J Jap Orthop Ass 40:1349–1360
Oliver JE (1975) Microcephaly following baby battering and shaking. Br Med J II:262–264

Ollivier d'Angiers CP (1824) Über das Rückenmark und seine Krankheiten. Voss, Leipzig
Ollivier d'Angiers CP (1824) Traité de la moëlle épinière et de ses maladies. Crevot, Paris
Ollivier d'Angiers CP (1837) De la moelle et de ses maladies, vol 1. Mequignon-Marais, Paris
Olson NR (1970) Dashboard injuries of the larynx. Proc 14th Ann Conf Amer Ass Automot Engin, pp 29–33
Onji Y, Akiyama H, Shimomura Y et al (1967) Posterior paravertebral ossification causing cervical myelopathy: A report of 18 cases. J Bone Joint Surg 49 A:1314–1328
Oppenheim H, Krause F (1909) Über Einklemmung bzw. Strangulation der Cauda equina. Dtsch Med Wochenschr 35:697–700
Oppenheimer A (1942) Calcification and ossification of vertebral ligaments (spondylitis ossificans ligamentosa): Roentgen study of pathologenesis and clinical significance. Radiology 38:160–173
Orator V (1924) Dauerergebnisse bei Beckenfrakturen. Bericht über 70 Fälle der Jahre 1901–1921. Arch Klin Chir 124:387–418
Ordog GJ (1987) Penetrating neck trauma. J Trauma 27:543–554
Orfila (1849) zit nach Haberda A (1903)
Osgood CP, Ackerman E, Martin LG (1973) Fractures of the cervical spine in rheumatoid spondylitis. J Neurosurg 39:764–769
Osgood CP, Martin LG, Ackermann E (1973) Fracture-dislocation of the cervical spine with ankylosing spondylitis: Report of two cases. J Neurosurg 39:764–769
Osgood CP, Abbasy M, Mathews T (1975) Multiple spine fractures in ankylosing spondylitis. J Trauma 15:163–166
Osgood RB, Lund CC (1928) Fractures of the odontoid process. New Engl J Med 198:61–72
Ostapowicz G (1961) Spinal cord involvement in spinal injuries. (Deutsch) Hefte Unfallheilkd 66:121–127
Osterholm JL (1974) The pathophysiological response to spinal injury. The current status of related research. J Neurosurg 40:5–33
Osterholm JL (1978) The pathophysiology of spinal cord trauma. Thomas, Springfield
Osterholm JL, Mathews GJ (1971) Treatment of severe spinal cord injuries by biochemical norepinephrine manipulation. Surg Forum 22:415–417
Osterholm JL, Mathews GJ (1971) A proposed biochemical mechanism for traumatic spinal cord hemorrhagic necrosis: Successful therapy for severe injuries by metabolic blockade. Transact Am Neurol Ass 96:187–191
Osterholm JL, Mathews GJ (1972) Altered norepinephrine metabolism following experimental spinal cord injury, part I. Relationship to hemorrhagic necrosis and post-wounding neurological deficits. J Neurosurg 36:386–394
Osterholm JL, Mathews GJ (1972) Altered norepinephrine metabolism following experimental spinal cord injury: II. Protection against traumatic spinal cord hemorrhagic necrosis by norepinephrine synthesis blockade with alpha methyl tyrosine. J Neurosurg 36:395–401
Osterholm JL, Mathews GJ (1972) Spinal pathways mediating traumatic hemorrhagic necrosis. Transact Am Neurol Ass 97:187–191
Ostertag B (1947) Die Sektion der Wirbelsäule und des Wirbelkanals (insbesondere bei Verletzungen). Zentralbl Allg Pathol Anat 83:357–358
Ott K, Tarlov E, Crowell R, Papadakis N (1976) Retained in tracranial metallic foreign bodies. Report of two cases. J Neurosurg 44:80–83
Ott T (1928) Unsere Erfahrung über die Entstehung und den Verlauf der isolierten Querfortsatzfrakturen der Lendenwirbelsäule. Bruns Beitr Klin Chir 144:605–620
Otte D, Kühnel A, Suren EG, Weber H, Gotzen L, Schockenhoff G, Vu-Han V (1982) Erhebungen am Unfallort. Unfall- und Sicherheitsforschung. Straßenverkehr Heft 37, Bundesanstalt für Straßenwesen, Köln
Overton MC, Hood RM, Farris RG (1966) Traumatic subarachnoid-pleural fistula. Case report. J Thor Cardiovasc Surg 51:729–731
Owen WB (1917) Knife wound of the spinal column. Int J Surg 30:244–245
Owen-Smith MS (1968) Fractures of the odontoid process of the axis. Proc Royal Soc Med 61:41–43

Ozer H, Barki Y, Bertran V (1972) Traumatic arachnoidopleural fistula. Report of a case. J Canad Ass Radiol 23:287–289
Padberg G, Coene LNM (1975) Traumatic disruption of the sacral root sheath. J Neurol Neurosurg Psychiatry 38:819–821
Page H (1885) Injuries of the spine and cord without apparent mechanical lesions and nervous shock in their surgical and medico-legal aspects, 2nd edn. Churchill, London
Page CP, Story JL, Wissinger JP, Branch CL (1973) Traumatic atlantooccipital dislocation. Case report. J Neurosurg 39:394–397
Paillas JE, Sedan R (1959) Fractures et luxations du rachis cervical. J Chir (Paris) 77:50–66
Paillas JE, Legre J, Pellegrin J, Bonnal J (1955) Myelopathie cervicale chronique et tardive consecutive a des fractures atlantoido-axoidiennes meconnues. Neurochirurgie 1:76–84
Palacios E, Brackett CE, Leary DJ (1971) Ossification of the posterior longitudinal ligament associated with a herniated intervertebral disk. Radiology 100:313–314
Palaszeck TR (1957) Hyperextension of the fetal head in breech presentation. J Michigan State Med Soc 56:345–346
Pallis C, Jones AM, Spillane JD (1954) Cervical spondylosis. Incidence and implications. Brain 77:274–289
Palma AF de (1970) The management of fractures and dislocations, 2nd edn. Saunders, Philadelphia London Toronto
Palma AF de, Rothman RH (1970) The intervertebral disc. Saunders, Philadelphia
Pang D, Wilberger JE (1982) Spinal cord injury without radiographic abnormalities in children. J Neurosurg 57:114–129
Pankratz H, Schuller E, Josephi E (1986) Dekapitation beim Erhängen. Arch Kriminol 178:157–161
Pannike A (1980) Brüche der Dorn- und Querfortsätze. In: Burri C, Rüter A (Hrsg) Verletzungen der Wirbelsäule. Hefte Unfallheilkd, Heft 149. Springer, Berlin Heidelberg New York, S 185–198
Panzner R (1966) Unfallhäufigkeit im Kindesalter. Beitr Orthop Traumatol 13:348–354
Paradies LH, Gregory CF (1966) The early treatment of close-range shotgun wounds to the extremities. J Bone Joint Surg 48A:425–435
Paradis GR, Janes JM (1973) Posttraumatic atlanto-axial instabilitiy: The fate of the odontoid process fracture in 46 cases. J Trauma 13:359–367
Paredes ESD, Kishore PRS, Ward JD (1981) Cervical spine subdural hematoma. Surg Neurol 15:477–479
Park WM, McCall IW, McSweeney T, Jones BF (1980) Cervicodorsal injury presenting as sternal fracture Clin Radiol 31:49–53
Parker OW (1931) Fractures of the pelvis. Minnesota Med 14:29–41
Parrot T (1869) Note sur un cas de rupture de la moëlle, chez un nouveau-né, par suite de manoeuvres pendant l'accouchement. Bull Mem Soc Med Hosp (Paris) 6:38–45
Parrot J (1870) Note sur un cas de rupture de la moëlle, chez un nouveau-né, par suite de manoeuvres pendant l'accouchement. L'Union Med 9:137–145
Patrick LM (1961) Caudo-cephaled static and dynamic injuries to the vertebrae. Proc 5th Stapp Car Crash Conf, University of Minesota, Minneapolis, MIN
Patrick LM, Levine RS (1975) Injuries to unembalmed cadavers in simulated collisions. Proc 19th Stapp Car Crash Conf, Soc Automot Engin, Warrendale, PA, pp 79–115
Patscheider H (1961) Zur Entstehung von Ringbrüchen des Schädelgrundes. Dtsch Z Ges Gerichtl Med 52:13–21
Patterson FP, Morton KS (1961) Neurologic complications of fractures and dislocations of the pelvis. Surg Gynecol Obstet 42:702–706
Patterson FP, Morton KS (1972) Neurological complications of fractures and dislocations of the pelvis. J Trauma 12:1013–1023
Patterson HA, Byerly G (1958) Esophageal obstruction due to lesions of the cervicale spine. Ann Surg 147:863–867
Patterson SP, Mulliniks RC, Schreier PC (1967) Breech presentation in the primigravida. Am J Obstet Gynecol 38:404–410
Patzakis MJ, Knopp A, Elfering M, Hoffer M, Harvey JP (1974) Posterior dislocation of the atlas on the axis; a case report. J Bone Joint Surg 56A:1260–1262

Payne EE, Spillane JD (1957) The cervical spine: An antomo-pathological study of 70 specimens (using a special technique) with particular reference to the problem of cervical spondylosis. Brain 80:571–596
Payne RF, Thomson JLG (1969) Myelography in lumbo-sacral plexus injury. Br J Radiol 42:840–845
Payne WS, Larson RH (1969) Acute mediastinitis. Surg Clin North Am 49:999–1009
Peabody CW (1930) Disruption of the pelvis with luxation of the innominate bone. Arch Surg 21:971–994
Peacock WJ, Shrobree RD, Key AG (1977) A review of 450 stab wounds of the spinal cord. South African Med J 51:961–964
Pearse HE (1938) Mediastinitis following cervical suppuration. Ann Surg 108:599–611
Pechy K von (1929) Zur Kenntnis der gutartigen Wirbelsäulengeschwülste im Wirbelkanal. Frankf Z Pathol 37:562–567
Peck FC (1957) A calcified thoracic intervertebral disc with herniation and spinal cord compression in a child. Case report. J Neurosurg 14:105–109
Pecker J, Javalet A, Le Menn G (1960) Spondylarthrite ankylosante et paraplegie par hematorrhachis extradural traumatique. Presse Med 68:183–184
Peham H (1894) Über Carotisrupturen beim Tode durch Erhängen. Vierteljahresschr Gerichtl Med (3. Folge) (Suppl 8) 176–191
Pfeiffer J, Wenig C, Mäusle E (1976) Akutes Querschnittssyndrom durch Embolien von Nucleus-pulposus-Gewebe. Dtsch Med Wochenschr 101:583–586
Peltier LF (1965) Complications associated with fractures of the pelvis. J Bone Joint Surg 47A:1060–1069
Peniston T (1851/1852) Partial paralysis of the right leg, occasioned by a stab, with a dagger, between the tenth and eleventh dorsal vertebrae; medical testimony in the case. New Orleans Med Soc J 8:22–36
Penning L (1962) Some aspects of plain radiography of the cervical spine in chronic myelopathy. Neurology 12:513–519
Penning L (1964) Nonpathologic and pathologic relationships between the lower cervical vertebrae. Am J Roentgenol 91:1036–1050
Penning L (1968) Functional pathology of the cervical spine. Excerpta Medica, Amsterdam New York London
Penning L (1968) Functional pathology of the cervical spine. Williams & Wilkins, Baltimore
Penning L, van der Zwaag P (1966) Biomechanical aspects of spondylotic myelopathy. Acta Radiol 5:1090–1102
Perese DM, Francasso JE (1959) Anatomical considerations in surgery of the spinal cord. A study of vessels and measure ments of the cord. J Neurosurg 16:314–325
Perey O (1957) Fracture of the vertebral end-plate in the lumbar spine. An experimental biomechanical investigation. Acta Orthop Scand (Suppl) 25:1–101
Perot P, Feindel W, Lloyd-Smith D (1966) Hematomyelia as a complication of syringomyelia. Gower's syringal hemorrhage. Case report. J Neurosurg 25:447–451
Pescatori G (1938) Spasma dell'esofago da spondilosi deformante inpertrofica cervicale. Gior Clin Med 19:398–401
Peters G (1970) Klinische Neuropathologie. Spezielle Pathologie der Krankheiten des zentralen und peripheren Nervensystems, 2. völl neubearb Aufl. Thieme, Stuttgart
Peters G (1970) Pathologische Anatomie der Verletzungen des Gehirns und seiner Häute. In: Kessel FK, Guttmann L, Maurer G (Hrsg) Neuro-Traumatologie mit Einschluß der Grenzgebiete, Bd 1, Schädel-Hirn Verletzungen, Urban & Schwarzenberg, München Berlin Wien, S 31–91
Petersen C (1982) Frakturen der Wirbelsäule durch Erhängen. Arch Kriminol 170:29–34
Peterson F, Haines W, Webster R (1923) Legal medicine and toxicology, 2nd edn. Saunders, Philadelphia
Peterson HO, Kieffer SA (1972) Radiology of intervertebral disc disease. Sem Roentgenol 7:260–276
Petren K (1910) Über die Bahnen der Sensibilität im Rückenmarke, besonders nach den Fällen von Stichverletzung studiert. Upsala Lakaref Forh 15:211–285

Petren K (1910) Über die Bahnen der Sensibilität im Rückenmarke, besonders nach den Fällen von Stichverletzung studiert. Arch Psychiatr Nervenkr 47:495–557
Petterson G (1949) Fractures of the cervical spine in children. Acta Chir Scand 98:288–294
Pfitzner W (1884) Über Wachstumsbeziehungen zwischen Rückenmark und Wirbelkanal. Morphol Jahrb 9:99–116
Phillips TW, Kling TF, McGillicuddy JE (1981) Spontaneous ventral spinal epidural hematoma with anterior cord syndrome: report of a case. Neurosurgery 9:440–443
Pia HW, Tönnis W (1952) Diagnose und Therapie zervikaler Bandscheibenschäden. Dtsch Med Wochenschr 78:1089–1093
Pierrepoint A (1974) Executioner: Pierrepoint. Coronet Books, Hodder & Stoughton
Pierrepoint A (1974) Executioner: Pierrepoint. Harrap, London
Pierson RC (1923) Spinal and cranial injuries of the baby in breech deliveries. Surg Obstet Gynecol 37:802
Pierson RC (1923) Spinal and cranial injuries of the baby in breech deliveries. A clinical and pathological study of thirty-eight cases. Surg Gynecol Obstet 37:802–815
Piggot J, Gordon DS (1979) Rugby injuries to the cervical cord. Letter to the editor. Br Med J I:193
Pinczewski L, Taylor TKF, Ryan MD (1983) Hangman's fracture: Nonoperative management with the halocast. Austral New Zeal J Surg 53:71–76
Piotrowski W (1965) Kopfsprungverletzungen der Halswirbelsäule. Langenbecks Arch Klin Chir 313:575–579
Piotrowski W, Kräger M, Tornow K (1979) Das spinale epidurale Hämatom. Nervenarzt 50:426–431
Pirame Y (1963) Aspects du tetanos en Haute Volta. Presse Med 71:1043–1046
Pisani G, Conti T (1958) Ricerche sperimentale sulla vascularizzazione del midollo spinale. Arch Ital Chir 83:144–148
Piscol K (1972) Die Blutversorgung des Rückenmarks und ihre klinische Relevanz. Schriftenr Neurol, Bd 8. Springer, Berlin Heidelberg New York
Pitkin GP (1927) Controllable spinal anesthesia. J Med Soc New Jersey 24:425–438
Pitman MI, Pitman CA, Greenberg IM (1977) Complete dislocation of the cervical spine without neurologic deficit. A case report. J Bone Joint Surg 59A:134–135
Plauchu M (1910) Deformation de la tete foetale de deux enfants nes en presentation du siege. Bull Fed Soc Obstet Gynecol Lang Franc 13:295–296
Plaut HF (1937) Fracture of atlas or developmental abnormality? Radiology 29:227–231
Plaut HG (1938) Fractures of the atlas resulting from automobile accidents. A survey of the literature and report of six cases. Am J Roentgenol 40:867–890
Plaut HG (1938) Fractures of the atlas resulting from automobile accidents. The value of X-ray views for its diagnosis. J Am Med Ass 110:1892–1894
Plaut M (1972) War wounds of the central nervous system: Surgical results. J Trauma 12:613–619
Poer DH (1946) Newer concepts in the treatment of the paralyzed patients due to wartime injuries of the spinal cord. Ann Surg 123:510–515
Poinso R, Charpin J (1946) Une cause rare de dysphagie: la spondylose cervicale. Rev Rheumatol 13:327–330
Polgar F (1929) Über interarkuelle Wirbelverkalkung. Fortschr Geb Röntgenstr 40: 292–298
Polatin P (1940) Vertebral fractures as a complication of convulsions in hypoglycemic shock and metrazol therapy in psychiatric disorder. J Am Med Ass 115:433–436
Pollock RA, Purvis JM, Apple DF et al (1981) Esophageal and hypopharyngeal injuries in patients with cervical spine trauma. Ann Otol Rhinol Laryngol 90:232–327
Polson CJ (1955) The essentials of forensic medicine. English University Press, London
Polson CJ (1961) Strangulation – accident, suicide or homicide. J Forens Sci soc 1:1–8
Polson CJ (1965) The essentials of forensic medicine, 2nd edn. Pergamon Press, Oxford
Polster J (1980) Entstehungsmechanismen und Verletzungsformen von Frakturen und Luxationen. In: Burri C, Rüter A (Hrsg) Verletzungen der Wirbelsäule. Hefte Unfallheilkd, Heft 149, Springer, Berlin Heidelberg New York, S 5–34

Ponsold A (Hrsg) (1967) Lehrbuch der gerichtlichen Medizin. Für Mediziner und Juristen, 3. Aufl. Thieme, Stuttgart
Pool JL (1945) Gunshot wounds of the spine. Observations from an evacuation hospital. Surg Gynecol Obstet 81:617–622
Portnoy HD et al (1971) Mechanisms of cervical spine injury in auto accidents. AAAM Proc, pp 58–83
Post MJD (1980) Radiologic evaluation of the spine: Current advances with emphasis on computed tomography. Masson, New York
Post MJD (1980) CT-update: The impact of time, and high resolution on the diagnosis of spinal pathology. In: Post MJD (ed) Radiographic evaluation of the spine: Current advances with emphasis on computed tomography. Masson, New York, pp 259–294
Potter EL (1940) Fetal and neonatal death; statistical analysis of 2000 autopsies. J Am Med Ass 115:996–1001
Potts CS (1910) Intradural cyst of the spinal meninges removed by operation. Remarks on the location of the spinal centers for testicular sensibility. J Nerv Ment Dis 37:621–625
Pouyanne L, Bombard M, Senegas J, Barouk L (1969) Les fractures de l'axis. J Chir 98: 7–17
Povacs F (1969) Behandlungsergebnisse und Prognose von Wirbelbrüchen bei Kindern. Chirurg 40:30–33
Powers B, Müller MD (1979) Traumatic anterior atlanto-occipital dislocation. Neurosurgery 4:12–17
Pratt TLC (1959) Spontaneous dislocation of the atlanto-axial articulation occurring in ankylosing spondylitis and rheumatoid arthritis. J Fac Radiol (London) 10:40–43
Pribilla O (1962) Über eine tödliche Verletzung der Halswirbelsäule beim Bodenturnen. Monatsschr Unfallheilkd 65:143–148
Pribilla O, Zöllner K (1963) Chirurgische und pathologisch-anatomische Befunde bei Verkehrsunfällen. Dtsch Z Ges Gerichtl Med 54:72–77
Pribitkoff GI, Malolietkoff SL (1901) Nevropatol Psikhiat 1:85–102
Price RA (1981) The declining autopsy rate and its significance for neuropathology; two view-points. J Neuropathol Exper Neurol 40:489–490
Pridmore BR, Aherne WA (1974) Spinal cord injury of the fetus during delivery with Kielland's forceps. J Obstet Gynaecol Br Commonw 81:168–172
Prokop O, Göhler W (1976) Forensische Medizin. 3. überarb. Aufl. Fischer, Stuttgart Wien
Püschel J (1930) Der Wassergehalt normaler und degenerierter Zwischenwirbelscheiben. Beitr Pathol Anat 84:123–130
Puppe (1908) Atlas und Grundriß der Gerichtlichen Medizin. Lehmann, München
Purser DW (1969) Displaced fracture of the sacrum. J Bone Joint Surg 51B:316–317
Purviance CC (1957) The whiplash injury. California Med 86:99–103
Pygott F, Hutton CF (1959) Vertebral arteriography by percutaneous brachial artery catheterization. Br J Radiol 32:112–119
Quain EP (1916) Rupture of bladder associated with fracture of the pelvis. Surg Gynecol Obstet 23:55–63
Quinlan AG (1954) Post-tetanic kyphosis: Report of a case. New Engl J Med 253:374–376
Rader JP (1955) Chronic subdural hematoma of the spinal cord; report of a case. New Engl J Med 253:374–376
Radner S (1951) Vertebral angiography in catherization, new method employed in 221 cases. Acta Radiol (Suppl) 87:1–134
Rado W (1967) How to handle an injuried diver. Swimming Pool Data & Reference Annual 34:130–134
Raf L (1966) Double vertical fractures of the pelvis. Acta Chir Scand 131:298–305
Ramadier JO, Bombart M (1964) Fractures et luxations due rachis cervical sans lesions médullaires. Lésions des 5 dernieres vertebres cervicales. Rev Chir Orthop 50:3–34
Ramadier JO, Perraguin JJ (1959) Fractures et luxations du rachis cervical. Ann Chir 13:901–916
Ramadier JO, Aleon JF, Servant J (1976) Les fractures de l'apophyse odontoïde. 94 cas dont 61 traités par arthrodèse. Rev Chir Orthop 62:171–189
Rambeaut u. Renault (1864) zit nach Hayek H (1931)

Ramon-Soler R (1970) Traumatisme insolite de l'atlas: Fracture transvèrsale de son arc antérieure. Rev Chir Orthop 56:487–490
Rand CW (1938) Post-tetanic gibbus: A paradoxical symptom complex. Report of 3 cases. Bull Los Angeles Neurol Soc 3:141–149
Rand RW, Crandall P (1962) Central spinal cord syndrome in hyperextension injuries of the cervical cord. J Bone Joint Surg 44B:1415–1422
Rand RW, Stern WE (1961) Cervical fractures of the ankylosed rheumatoid spine. Neurochirurgia 4:137–148
Rankin RM, Flothow PG (1946) Pyogenic infection of the spinal epidural space. Western J Surg 54:320–323
Rapoport ST (1976) Modification of cerebrovascular permeability by hypertonic solutions and conditions which after autoregulation of cerebral blood flow. In: Cervos-Navarro J et al. (eds) The cerebral vessel wall. Raven Press, New York, pp 215–223
Rapp GF (1978) Problems with the Trampoline. II. Safety suggestions for trampoline use. Pediatr Ann 7:730–732
Rapp GF, Nicely PG (1978) Trampoline injuries. Am J Sports Med 6:269–271
Rauber AA (1876) Elasticität und Festigkeit der Knochen. Engelmann, Leipzig
Rauschke J (1957) Über den Eintritt der Bewußtlosigkeit bei atypischer Erhängung. Dtsch Z Ges Gerichtl Med 46:206–211
Rauschning W (1983) Computed tomography and cryomicrotomy of lumbar spine specimens. A new technique for multiplanar anatomic correlation. Spine 8:170–180
Rayle AA, Gay BB, Meadors JL (1955) The myelogram in avulsion of the brachial plexus. Radiology 65:65–72
Raymond F (1896) Lecons sur les maladies du système nerveux (annee 1894–1895), recueillies et publiées par Ricklin et Souques. Doin, Paris
Raynor RB, Kingman AF (1968) Cervical spine injuries. J Trauma 8:597–604
Reader DC (1976) Current and future escape systems. AGARD Report No 642, pp 65–66
Rebucci GG, Gamberini S (1961) Temporary tetraparesis caused by fracture of the odontoid process of the epistropheus, 35 year development. G Psychiatr Neuropatol 89:913–922
Redmond J, Thompson A, Hutchinson M (1983) Acute central spinal cord injury due to disco dancing. Br Med J 286:1704
Redlich E (1917) Ueber Rückenmarkserschütterung. Jahrb Psychiatr 38:103
Reed GE, Dancey TE (1940) Compression fractures of the vertebral bodies following induced and "idiopathic" convulsions. Can Med Ass J (N S) 42:38–39
Rehman I (1981) Detailed layer by layer autopsy for head and neck trauma. Report to US Dept Navy
Rehn H (1968) Die knöchernen Verletzungen der Wirbelsäule (Bedeutung des Erstbefundes für die spätere Begutachtung). In: Junghanns H (Hrsg) Die Wirbelsäule in Forschung und Praxis, Bd 40. Hippokrates, Stuttgart, S 131–138
Rehn J, Meinecke FW (1968) Die Nachbehandlung von Wirbelverletzten, ihre berufliche Wiedereingliederung und ihre gutachterliche Bewertung. Landarzt 44:1697–1703
Reid JD (1958) Ascending nerve roots and tightness of dura mater. New Zealand Med J 57:16–26
Reid H (1983) Birth injury to the cervical spine and spinal cord. Acta Neurochir (Suppl) 32:87–89
Reid JD (1960) Effects of flexion-extension movements of the head and spine upon the spinal cord and nerve roots. J Neurol Neurosurg Psychiatry 23:214–221
Reid JD (1960) Ascending nerve roots. J Neurol Neurosurg Psychiatry 23:148–155
Reid JD, Kennedy J (1925) Extradural spinal meningeal hemorrhage without gross injury to the spinal column. Brit Med J II:946
Reineboth (1867) Tod eines Tracheotomierten durch Erhängen. Vierteljahresschr Gerichtl Med (3. Folge) 9:265
Reinhardt (1915) Durchschüsse und Steckschüsse des Rückenmarks. Dtsch Med Wochenschr 41:220
Reinhold H, Sauerbrey R (1959) Beitrag zur Pathogenese der Epicondylitiden an Schulter und Ellenbogen. Z Ges Inn Med 14:804–810

Reinstrup E (1954) Der Erhängte ging 9 m und starb. Nord Kriminal Takn Tidsskr 24:97–99, Ref Deutsch Z Ges Gerichtl Med 44:450, 1955/1956
Reischauer F (1949) Untersuchungen über den lumbalen und cervikalen Bandscheibenvorfall. Thieme, Stuttgart
Reisner A (1932) Wirbeldornfortsatzbrüche durch Muskelzug. Röntgenpraxis 4:287–293
Reiter A (1944) Die Frühentwicklung der menschlichen Wirbelsäule. II. Mitt: Die Entwicklung der Occipitalsegmente und der Halswirbelsäule. Z Anat Entwickl Gesch 113:66–104
Reiter C (1982) Unfall beim Versuch der Selbsttötung. Arch Kriminol 169:17–24
Renard M, Tridon M et al. (1978) Three unusual cases of spinal cord injury in childhood. Paraplegia 16:130–134
Rengachary S, Murphy D (1974) Subarachnoid hematoma following lumbar puncture causing compression of the cauda equina. Case report. J Neurosurg 41:252–254
Rether JR, Otte D (1984) Verletzungen der Halswirbelsäule beim Verkehrsunfall. Unfallheilkunde 87:524–530
Rettig H (1957) Beitrag zum Problem der Behandlung der spastischen Kinderlähmung. Arch Orthop Unfallchir 48:273–320
Reuss AR von (1921) Diseases of the newborn. Wood, New York
Reuter F (1901) Über die anatomischen Befunde beim Tode durch Erdrosseln und durch Erhängen. Z Heilkd 22:145–172
Reuter F (1927) Mord oder Totschlag durch Halsdurchschneidung? Dtsch Z Ges Gerichtl Med 10:279
Reuter F (1933) Lehrbuch der gerichtlichen Medizin. Urban & Schwarzenberg, Berlin Wien
Reuther H (1983) Spinale Zirkulationsstörungen. In: Hopf HC, Poeck K, Schliack H (Hrsg) Neurologie in Praxis und Klinik. 3 Bd. Bd 1. Thieme, Stuttgart New York, S 2.84–2.102
Richwein R, Hübner K (1960) Beitrag zur Frage der traumatischen Rückenmarksschädigung bei Blockwirbelbildung. Zentralbl Chir 85:1142–1146
Rickenbacher J, Landolt AM, Theiler K (1985) Applied anatomy of the back. Springer, Berlin Heidelberg New York Tokyo
Ricker G (1921) Die pathologische Anatomie der frischen mechanischen Kriegsschädigungen des Rückenmarks und seiner Hüllen. In: Schjerning O, Aschoff L (Hrsg) Handbuch ärztlicher Erfahrung im Weltkriege 1914/18. Bd 8, Barth, Leipzig, S 388–403
Ricker G (1919) Die Entstehung der pathologisch-anatomischen Befunde nach Hirnerschütterung in Abhängigkeit vom Gefäßnervensystem des Gehirns. Virchows Arch Pathol Anat 226:180–212
Rijsbosch JKC (1971) Fracture of the posterior arch of the atlas (combined with fracture of the spinous process of the sixth and seventh cervical vertebrae). Arch Chir Neerl 23: 83–89
Rissmann P (1930) Schädigungen des Rückenmarks im Bereiche der Halswirbelsäule bei Neugeborenen ohne Läsionen im Cerebrum. Zentralbl Gynäkol 54:913–914
Ritter C (1949) Die Entstehung der akuten eitrigen Osteomyelitis und die Beziehung zu den eitrigen Knochenschußverletzungen. Beitr Klin Chir 177:93–112
Riviere M (1952) Un cas de presentation du siege avec deflexion primitive de la tete. Bull Fed Soc Gynecol Obstet Lang Franc 4:717–718
Roaf R (1960) A study of the mechanics of spinal injuries. J Bone Joint Surg 42 B:810–823
Roberg OT (1937) Spinal deformity following tetanus and its relation to juvenile kyphosis. J Bone Joint Surg 19:603–609
Roberts A, Wickstrom J (1973) Prognosis of odontoid fractures. Acta Orthop Scand 44:21–30
Roberts VL, Noyes FR, Hubbard RP, McCabe J (1971) Biomechanics of snowmobile injuries. J Biomech 4:569–577
Roberts WC (1978) The autopsy: Its dedine and a suggestion for its revival. New Engl J Med 229:332–338
Robertson WC, Lee YE, Edmonson MB (1979) Spontaneous spinal epidural hematoma in the young. Neurology 29:120–122
Robles J (1968) Brachial plexus avulsion: A review of diagnostic procedures and report of six cases. J Neurosurg 28:434–438

Robotti GC, Steinsiepe K, Geissmann A (1986) Computertomographie bei Verletzung der Halswirbelsäule. Röntgenblätter 39:29–32
Roda JM, Castro A, Blázquez MG (1984) Hangman's fracture with complete dislocation of C2 on C3. J Neurosurg 60:633–635
Rodkey GV (1966) the management of abdominal injuries. Surg Clin North Am 46: 627–644
Rodrigues N (1897) Un cas de blessure de la moelle épinière par un instrument piquant. Ann Hyg 38:562
Roesler P (1900) Die Stichverletzungen des Rückenmarkes in gerichtlich-medizinischer Beziehung. Friedreich's Blätter Gerichtl Med 51:408, 52:67
Röthig W, Leopold D (1984) Histologische Schädigungsmuster der Rückenmarksverletzung beim Verkehrsunfall. Kriminal Forens Wissensch 55/56:30–33
Röthig W, Leopold D (1985) Pathogenese und Morphologie der Wirbelsäulen-Rückenmark-Verletzung. In: Lang G, Reding R (Hrsg) Schädel-Hirn- und Mehrfachverletzungen. Barth, Leipzig, S 55–56
Rogers LF (1971) The roentgenographic appearance of transverse or Chance fracture of the spine: The seat belt fracture. Amer J Roentgenol 111:844–849
Rogers WA (1957) Fractures and dislocations of the cervical spine. An end-result study. J Bone Joint Surg 39A:341–376
Roitzsch E (1975) Die Faserknorpelembolie der Rückenmarksgefäße – eine seltene Ursache der Myelomalazie. Zentralbl Allg Pathol 119:100–103
Rokitansky C (1874) Über den Gebrauch des Forceps am nachfolgenden Kopf. Wien Med Presse 15:73
Roll D (1958) Über die Arterien der Pars caudalis des menschlichen Rückenmarks und das Vorkommen arterio-venöser Anastomosen im Stromgebiet der A. radicularis magna. Gegenbaurs Morphol Jahrb 99:425–454
Romanes GJ (1965) The arterial blood supply of the human spinal cord. Paraplegia 2: 199–207
Romanick PC, Smith TK, Kopaniky DR, Oldfield D (1985) Infection about the spine associated with low-velocity-missile injury to the abdomen. J Bone Joint Surg 67A:1195–1201
Romer AS (1976) Vergleichende Anatomie der Wirbeltiere. Parey, Hamburg Berlin
Rompe G, Krahl H (1972) Sportschäden und Sportverletzungen. 1. Wirbelsäule und Becken. Z Orthop 110:100–107
Rorke LB (1982) Pathology of perinatal brain injury. Raven Press, New York
Rosen CL, Frost JD, Glaze DG (1986) Child abuse and recurrent infant apnea. J Pediatr 109:1065–1067
Rosenberg AW (1957) Stab wounds of the spinal cord. Report of 3 cases. Bull Los Angeles Neurol Soc 22:79–84
Rosenberg MA, Horowitz AI (1965) Fracture-dislocation of the cervical spine with rheumatoid spondylitis: Case report and review of literature. J Can Ass Radiol 16:241–243
Rosenberg NJ (1975) Degenerative spondylolisthesis: Predisposing factors. J Bone Joint Surg 57A:467–474
Ross J (1880) Distribution of the arteries of the spinal cord. Brain 3:80–84
Rossen R, Kabat H, Anderson JP (1943) Acute arrest of cerebral circulation in man. Arch Neurol Psychiatr 50:510–528
Rossi O (1931) Linee fondamentali di traumatologia del sistema nervoso centrale. Riv Pat Nerv Ment 38:797–877
Rossier AB, Werner A, Wildi E, Berney J (1968) Contribution to the study of late cervical syringomyelic syndromes after dorsal or lumbar traumatic paraplegia. J Neurol Neurosurg Psychiatry 31:99–105
Roth M (1965) Caudal end of the spinal cord. I. Normal pneumographic features. Acta Radiol (Diagn) 3:177–188
Roth M (1966) Vertebro-medullary interrelations as observed in gas myelography. Acta Radiol (Diagn) 4:569–580
Rotondo G (1975) Spinal injury after ejection in jet pilots: Mechanisms, diagnosis, follow-up, and prevention. Aviat Space Environ Med 46:842–848

Rotstein OD, Rhame FS, Molina E, Simmons RC (1986) Mediastinitis after whiplash injuries. Can J Surg 29:54–56

Rouhana SW, Foster ME (1985) Lateral impact – An analysis of the statistics in the NCSS. Proc 29th Stapp Car Crash, Soc Automot Engin, Warrendale, PA, pp 79–98

Rouquès L, David M (1951) Hernie discale cervicale rappelant la sclérose latérale amyotrophique avec signes aberrants. Rev Neurol 85:380–382

Roussy G, Lhermitte J (1918) Blessures de la moëlle et de la queue de cheval. Masson, Paris

Roussy G, Lhermitte J, Cornil L (1920) Etude expérimentale des lésions commotionelles de la moëlle épinière. Ann Med 8:335–353

Rowe GG, Roche MB (1953) The etiology of separate neural arch. J Bone Joint Surg 35A:102–110

Rowe KW, Brooks CJ (1984) Head and neck injuries in Canadian forces ejections. Aviat Space Environm Med 55:313–315

Rowell CE (1965) Fracture of sacrum with hemisaddle anesthesia and cerebrospinal fluid leak. Med J Austral 1:16–19

Roy FH (1984) Ocular differential diagnosis, 3rd edn. Lea & Febiger, Philadelphia

Roy-Camille R, Saillant G, Gagna G, Mazel C (1985) Transverse fracture of the upper sacrum: Suicidal jumper's fracture. Spine 10:838–845

Rubovits FE (1964) Traumatic rupture of the pregnant uterus from "seat belt" injury. Am J Obstet Gynecol 90:828–829

Ruckstuhl J, Morscher E, Jani L (1976) Behandlung und Prognose von Wirbelfrakturen im Kindes- und Jugendalter. Chirurg 47:458–467

Rudeck P (1987) Probleme der Schleuderverletzung der Halswirbelsäule aus der Sicht des Rechtsanwaltes. In: Das sogenannte Schleudertrauma der Halswirbelsäule (Versuch einer Objektivierung). Forschung und Praxis der Begutachtung, Heft 30, S 100–107

Rüdiger KD, Wöckel W (1972) Morphologische Spätbefunde nach geburtstraumatischer Rückenmarksläsion. Schweiz Med Wochenschr 102:545–548

Rüdy K (1969) Zustandekommen und Folgeerscheinungen von Verletzungen der Wirbelsäule. Schweiz Med Wochenschr 99:1433–1438

Rüter A, Schulte J (1980) Die Behandlung pathologischer Wirbelfrakturen. In: Burri C, Rüter A (Hrsg) Verletzungen der Wirbelsäule. Hefte Unfallheilkd, Heft 149. Springer, Berlin Heidelberg New York, S 224–237

Ruff RL, Dougherty JH (1981) Evaluation of acute cerebral ischemia for anticoagulant therapy: Computerized tomography or lumbar puncture. Neurology 31:736–740

Ruge C (1875) Über die Verletzungen des Kindes durch Extraction bei ursprünglicher oder durch Wendung herbeigeführter Beckenendlage nebst kurzer Beleuchtung der Extraction. Z Geburtsh Gynäkol 1:69

Russel LW (1957) Whiplash injuries of the spine. J Florida Med Ass 43:1099–1104

Russell NA, Benoit BG (1983) Spinal subdural hematoma. A review. Surg Neurol 20:133–137

Russell NA, Mangan MA (1980) Acute spinal cord compression by subarachnoid and subdural hematoma occuring in association with brachial plexus avulsion. J Neurosurg 52:410–413

Russell NA, Maroun FB, Jacob JC (1981) Spinal subdural hematoma occurring in association with anticoagulant therapy: Report of a case and review of the literature. Can J Neurol Sci 8:87–89

Ryan WJ (1920) Fractures of the pelvis. Ann Surg 71:347–359

Sabiston CP, Wing PC (1986) Sacral fractures: Classification and neurologic implications. J Trauma 26:1113–1115

Sachs E (1917) Deventer-Müller und Veit-Smellie in ihren Beziehungen zur Wirbelsäulenzerreißung. Z Geburtsh Gynäkol 79:450

Sackett JF, Strother CM, Quaglieri CE et al (1977) Metrizamide – CSF contrast medium. Analysis of clinical application in 215 patients. Radiology 123:779–782

Saffouri HH, Ward PH (1970) Surgical correction of dysphagia due to cervical osteophytes. Ann Rhinol Laryngol 83:65–70

Sahs AL (1942) Vascular supply of the monkey's spinal cord. J Comp Neurol 76:403–415

Saillant G, Bleynie JF (1979) Fracture des pédicules de axis. In: Roy-Camille (ed) Rachis cervical traumatique non neurologique. Masson, Paris, pp 88–96

Saldeen T (1967) Fatal neck injuries caused by use of diagonal safety belts. J Trauma 7: 856–862
Samuel E (1943) Some complications arising during electrical convulsive therapy. J Ment Sci 89:81–84
Sances A, Myklebust J, Cusick J, Weber R, Houterman C, Larson SJ, Walsh P, Chilbert M, Prieto T, Zyvoloski M, Ewing C, Thomas D, Saltzberg B (1981) Experimental studies of brain injury. Proc 25th Stapp Car Crash Conf, Soc Automot Engin, Warrendale, PA, pp 149–194
Sances A, Myklebust JB, Larson SL, Cusick JF, Weber RC, Walsh PR (1981) Bioengineering analysis of head and spine. CRC Critical Rev in Bioengineering 5:79–122
Sances A, Myklebust J, Houterman C, Weber R, Lepkowski J, Cusick J, Larson S, Ewing C, Thomas D, Weiss M, Berger M, Jessop ME, Saltzberg B (1982) Head and spine injuries. AGARD Conf Proc on impact injury caused by linear acceleration: Mechanism, prevention, and cost. No 322, Cologne, Germany, April 26–29, 1982, pp 13-1 bis 13-34
Sances A, Myklebust J, Kostreva D, Cusick JF, Weber R, Houterman C, Larson SJ, Maiman D, Walsh P, Chilbert M, Unterharnscheidt F, Ewing C, Thomas D, Siegesmund K, Ho K, Saltzberg B (1982) Pathophysiology of cervical injuries. Proc 26th Stapp Car Crash Conf, Soc Automot Engin, Warrendale, PA, pp 41–70
Sances A, Myklebust J, Larson S, Cusick JF, Weber R (1982) The evoked potential – a biomechanical tool. In: Ewing CL, Thomas DJ, Sances A, Larson SJ (eds) Impact injury of head and spine. Thomas, Springfield, pp 231–285
Sances A, Myklebust JB, Maiman DJ, Larson SJ, Cusick JF, Jodat RW (1984) The biomechanics of spinal cord injuries. CRC Crit Review Biomed Eng 11:1–76
Sances A, Yoganandan N, Pintar F, Larson S (1989) Injury biomechanics of the human cervical column. Paper No 13. Cervical Spine Research Society, 17th Annual Meet, 5.–8. December 1989, New Orleans, LA, pp 39–40
Sanchez-Juan J, Lopez-Escobar M (1964) Hematoma subdural raquido. Rev Espan Oto-Neuro-Oftalmol 23:248–252
Sassard WR, Heinig CF, Pitts WR (1974) Posterior atlanto-axial dislocation without fracture. Case report with successful conservative treatment. J Bone Joint Surg 56A:625–628
Saternus KS (1973) Traumatische Veränderungen an der Halswirbelsäule. Acta Traumatol 2:289–293
Saternus KS (1977) Das Schleudertrauma des Halses. Unfallchirurgie 3:11–17
Saternus KS (1978) Halsweichteil-, Wirbelsäulen- und Rückenmarksverletzungen bei Unfalltodesfällen. – Die Bandscheibenverletzung. Hefte Unfallheilkd 132:297–302
Saternus KS (1978) Verletzungen der Halswirbelsäule beim Suizid durch Erhängen. Z Rechtsmed 81:299–308
Saternus KS (1979) Die Verletzungen von Halswirbelsäule und von Halsweichteilen. In: Junghanns H (Hrsg) Die Wirbelsäule in Forschung und Praxis, Bd 84. Hippokrates, Stuttgart
Saternus KS (1984) Injury of the vertebral artery in suicidal hanging. Forensic Sci Int 25:265–275
Saternus KS (1985) Bruchformen des Atlas. I. Frakturen der Massa lateralis. Beitr Gerichtl Med 43:63–68
Saternus KS (1986) Das Spektrum der Hangman's fracture. Aktuelle Traumatol 16: 169–175
Saternus KS (1987) Traumatische Komplikationen bei der Reanimation. Notarzt 3:7–11
Saternus KS, Bornscheuer HH (1983) Welche Zusatzinformationen sind bei der Obduktion durch weiterführende Röntgenuntersuchung zu erwarten? Beitr Gerichtl Med 41: 333–338
Saternus KS, Fuchs V (1982) Ist die A. vertebralis bei der Reanimation gefährdet? Manuelle Med 20:101–104
Saternus KS, Fuchs V (1985) Ist die A. vertebralis bei der Reanimation gefährdet? In: Gutmann G (Hrsg) Arteria vertebralis, Traumatologie und funktionelle Pathologie. Springer, Berlin Heidelberg New York Tokyo, S 153–160
Saternus KS, Palm W (1974) Zum Verletzungsmuster der HWS nach Erhängen. Beitr Gerichtl Med 32:273

Saternus KS, Thrunc C (1987) Zur Traumatologie der Ligamenta alaria. Aktuelle Traumatol 17:214–218
Saternus KS, Messler H, Palm W (1978) Die knöcherne Verletzung der HWS beim Tod durch Erhängen. Z Rechtsmed 82:55–69
Saternus KS, Koebke J, Tamaska J von (1986) Neck extension as a cause of SIDS. Forensic Sci Int 31:167–174
Saunders JB de CM, Inman VT (1939) The intervertebral disc. A critical and collective review. Int Abstr Surg 69:14–29
Saunders WH (1971) Cervical osteophytes and dysphagia. J Otol Rhinol Laryngol 79:1091–1097
Savastano A (1960) Traumatic compression fractures of the dorso-lumbar portion of the spine. J Int Coll Surg 34:93–101
Scagliosi G (1898) Über die Gehirnerschütterung und die daraus im Gehirn und Rückenmark hervorgerufenen histologischen Veränderungen. Virchows Arch Pathol Anat 152:487–525
Scarff JE (1960) Injuries of the vertebral column and spinal cord. In: Brock S (ed) Injuries of the brain and spinal cord and their coverings, 4th edn. Springer, New York, pp 530–589
Schaaf RE, Gehweiler JA, Miller MD, Powers P (1978) Lateral hyperflexion injuries of the cervical spine. Skel Radiol 3:73
Schachtschneider H (1936) Der hintere Bandscheibenprolaps in seinen klinischen Auswirkungen. Fortschr Röntgenstr 54:107–129
Schaake T, Schafer ER (1970) Spontaneous haemorrhage in the spinal canal. J Neurol Neurosurg Psychiatry 33:715–716
Schackwitz A (1920) Agonale Fraktur der Halswirbelsäule bei Herzschuß. Med Klin 16:923–924
Schaefer JH (1953) Whiplash injuries of the neck (letter to the editor). J Am Med Ass 153:974
Schaefer JH (1956) Importance of whiplash injury. Symposium on whiplash injury. Int Rec Med GP Clin 169:28
Schaefer O (1897) Über Blutergüsse in den Wirbelkanal bei Neugeborenen und deren Ursachen. Arch Gynäkol 53:278–308
Schairer E (1934) Weiße Erweichung des Rückenmarks als Spätfolge eines Unfalls. Monatsschr Unfallheilkd 41:337–340
Schairer E, Albert HH von (1977) Aufsteigende Querschnittssymptomatik bei embolischem Verschluß der Rückenmarksarterien durch Bandscheibengewebe. Münch Med Wochenschr 119:1433–1436
Schatzker J, Rorabeck CH, Waddell JP (1971) Fractures of the dens (odontoid process). An analysis of thirty-seven cases. J Bone Joint Surg 53 B:392–405
Scheil H (1953) Über die Durchgängigkeit der Halsgefäße für Luft beim Erhängen. Dtsch Z Ges Gerichtl Med 42:294–300
Scher AT (1977) Rugby injuries to the cervical spinal cord. South African Med J 51: 473–475
Scher AT (1978) Double fractures of the spine: An indication for routine radiographic examination of the entire spine after injury. South African Med J 53:411–413
Scher AT (1978) Injuries to the cervical spine sustained while carrying loads on the head. Paraplegia 16:94–101
Scher AT (1978) Ligamentous injury of the cervical spine: two radiological signs. South African Med J 53:802–804
Scher AT (1978) Spinal cord injuries due to diving accidents. J Sports Med Phys Educ Fitn 18:67–70
Scher AT (1978) The high rugby tackle – An avoidable cause of cervical spinal injury? South African Med J 53:1015–1018
Scher AT (1979) Anterior cervical subluxation: An unstable position. Am J Roentgenol 133:275–280
Scher AT (1981) Overdistraction of cervical spinal injuries? South African Med J 59: 603–605

Scher AT (1981) Diving injuries to the cervical spinal cord. South African Med J 59: 603–605
Scher AT (1981) Vertex impact and cervical dislocation in rugby players. South African Med J 59:227–228
Scher AT (1983) Hyperextension trauma in the elderly: An easily overlooked spinal injury. J Trauma 23:1066–1068
Scher AT (1983) Rugby injuries of the upper cervical spine. South African Med J 64: 456–458
Scherzer E (1987) Das Schleudertrauma der Halswirbelsäule aus nervenärztlicher Sicht. In: Das sog. Schleudertrauma der Halswirbelsäule (Versuch einer Objektivierung). Forschung und Praxis der Begutachtung, Heft 30, S. 18–44
Schiller F, Neligan G, Budtz-Olsen O (1948) Surgery in haemophilia: A case of spinal subdural haematoma producing paraplegia. Lancet II:842–845
Schimkat H (1979) A concept of increasing compatibility of passenger cars. 7th ESV Conf, Paris
Schinz HR, Baensch WE, Friedl L, Uehlinger E (1967) Roentgen diagnostics, vol 2. 2nd Amer edn. Grune & Stratton, New York
Schlegel KF (1958) Der Atlasberstungsbruch nach Jefferson. Hefte Unfallheilkd 56: 161–164
Schlenker G, Huegel A (1976) Komplikationen bei Anwendung der Akupunktur. Dtsch Med Wochenschr 101:241–243
Schlesinger H (1894) Über Rückenmarksabszess. Arb Inst Anat Physiol d. Centralnervensystems Wien Univ, No 2:114–136
Schlesinger H (1897) Zur Lehre von Rückenmarksabszess. Dtsch Z Nervenheilkd 10: 410–418
Schlesinger H (1902) Die Syringomyelie, 2. Aufl. Maudrich, Wien
Schleussing H (1958) Meningitis ohne die spezifischen Formen. Eitrige, nichteitrige, seröse Meningitis (ohne die meningealen Cysten). In: Lubarsch O, Henke F, Rössle R (Hrsg) Handbuch der speziellen pathologischen Anatomie und Histologie, Bd 13/2/A. Scholz W (Hrsg) Nervensystem. Springer, Berlin Göttingen Heidelberg, S 1–100
Schlote W (1967) Plasmatische Infiltration der Extra- und Intracellularräume der grauen Substanz (plasmatische Infiltrationsnekrose) nach experimentellen Trauma. Acta Neuropathol 8:171–184
Schlueter CF (1970) Some economic dimensions of traumatic injuries. J Trauma 10: 915–920
Schmaus H (1889) Die Kompressionsmyelitis. Bergmann, München
Schmaus H (1890) Beiträge zur pathologischen Anatomie der Rückenmarkserschütterung. Virchows Arch Pathol Anat 122:326–356, 470–495
Schmaus H (1890) Die Kompressionsmyelitis bei Karies der Wirbelsäule. Bergmann, Wiesbaden
Schmaus H (1890) Zur pathologischen Anatomie der Rückenmarkserschütterung. Münch Med Wochenschr 28
Schmaus H (1897) Commotio spinalis. In: Lubarsch O, Ostertag R (Hrsg) Ergebnisse der allgemeinen Pathologie und pathologischen Anatomie des Menschen und der Tiere. Bergman, Wiesbaden, S 674–713
Schmaus H, Saki S (1901) Vorlesungen über die pathologische Anatomie des Rückenmarks. Bergmann, München
Schmehling E (1967) Anatomische Rückenmarksbefunde bei ein Jahr überlebtem traumatischen Bandscheibenprolaps. Med Dissertation, Universität Heidelberg
Schmidek HH, Smith DA, Kristiansen TK (1984) Sacral fractures. Neurosurgery 15: 735–746
Schmidt G, Kallieris D (1973) Rekonstruktion des Unfallherganges bei Halsverletzungen. Z Rechtsmed 72:1–7
Schmidt W (1901) Ein Beitrag zur Statistik des Erhängungstodes. Med Dissertation, Universität Berlin
Schmincke A (1929) Zur Sektionstechnik der Wirbelsäule. Zentralbl Allg Pathol Pathol Anat 47:177–180

Schmincke A (1930) Noch einmal zur Sektionstechnik der Wirbelsäule. Zentralbl Allg Pathol Pathol Anat 50:49–50
Schmincke A (1932) Sektionstechnisches. Zentralbl Allg Pathol Pathol Anat 53:273–275
Schmitt BD, Kempe CH (1975) The battered child syndrome. In: Vinken PJ, Bruyn GW in collaboration with Braakman R (eds) Injuries of the brain an skull. Part I, Handbook of clinical neurology, vol 23. North Holland, Amsterdam Oxford, pp 602–608
Schmorl G (1928) Über Chordareste in den Wirbelkörpern. Zentralbl Chir 55:2305–2310
Schmorl G (1928) Über die bisher nur wenig beachteten Eigentümlichkeiten ausgewachsener und kindlicher Wirbel. Arch Klin Chir 150:420–442
Schmorl G (1928) Zur Erkenntnis der Wirbelkörperepiphyse und der an ihr vorkommenden Verletzungen. Arch Klin Chir 158:35–45
Schmorl G (1928) Über Knorpelknötchen an den Wirbelbandscheiben. Fortschr Röntgenstr 38:265–279
Schmorl G, Junghanns H (1932) Die gesunde und kranke Wirbelsäule im Röntgenbild. Pathologisch-anatomische Untersuchungen. Fortschr Röntgenstr (Suppl) 43:1–211
Schmorl G, Junghanns H (1953) Die gesunde und die kranke Wirbelsäule in Röntgenbild und Klinik. Pathologisch-anatomische Untersuchungen. Thieme, Stuttgart
Schmorl G, Junghanns H (1957) Die gesunde und die kranke Wirbelsäule in Röntgenbild und Klinik. Pathologisch-anatomische Untersuchungen. 3. erg. Aufl. Thieme, Stuttgart
Schmorl G, Junghanns H (1959) The human spine in health and disease: anatomopathological studies. Grune & Statton, New York, pp 133–141
Schmorl G, Junghanns H (1968) Die gesunde und die kranke Wirbelsäule in Röntgenbild und Klinik, 5. völlig neubearb Aufl. Thieme, Stuttgart
Schmorl G, Junghanns H (1971) The human spine in health and disease. 2nd Amer edn. Grune & Stratton, New York
Schmücker E (1961) Geschoßwanderung und Herdhofwirkung bei wirbelnahen Schußverletzungen. Orthop Grenzgeb 94:436–438
Schneider M (1951) In: Kreislauf und Gehirn. Steinkopf, Heidelberg
Schneider M (1952) Chemie und Stoffwechsel der Nervengewebe. Mosbacher Colloquium. Springer, Berlin Göttingen Heidelberg
Schneider M (1953) Durchblutung und Sauerstoffverbrauch des Gehirns. Verhandl Deutsch Gesellsch Kreislaufforsch 19:1026
Schneider M (1956) Hypoxie und Anoxie. Therap Woche 6:217–221
Schneider PG (1928) Zerreißung des Bandapparates zwischen Hinterhaupt und Halswirbelsäule. Beitr Gerichtl Med 8:96–104
Schneider RC (1949) Acute traumatic posterior dislocation of an intervertebral disc with paralysis. J Bone Joint Surg 31 A:566–570
Schneider RC (1951) A syndrome in acute cervical spine injuries for which early operation is indicated. J Neurosurg 8:360–367
Schneider RC (1955) The syndrome of acute anterior spinal cord injury. J Neurosurg 12:95–122
Schneider RC (1959) Chronic neurological sequelae of acute trauma to the spine and spinal cord. I. The syndrome of chronic anterior spinal cord injury or compression. Herniated intervertebral disks. J Bone Joint Surg 41 A:449–456
Schneider RC (1960) Chronic neurological sequelae of acute trauma of the spine and spinal cord. II. The syndrome of acute central cervical spinal cord injury followed by chronic anterior cervical cord injury (or compression syndrome). J Bone Joint Surg 42 A:253–260
Schneider RC (1966) Serious and fatal neurosurgical football injuries. Clin Neurosurg 12:226–236
Schneider RC (1969) Trauma to the spine and spinal cord. In: Kahn EA, Crosby EC, Schneider RC, Taren JA (eds) Correlative neurosurgery, 2nd edn. Thomas, Springfield, pp 597–648
Schneider RC (1970) Vascular insufficiency and differential distortion of brain and spinal cord caused by cervico-medullary football injuries. J Neurosurg 33:363–375
Schneider RC (1970) Concomitant craniocerebral and spinal trauma, with special reference to the cervico medullary regions. Clin Neurosurg 17:266–309

Schneider RC (1973) Head and neck injuries in football. Williams & Wilkins, Baltimore
Schneider RC (1975) Spinal cord injuries. The immediate complete areflexic tetraplegia syndrome. In: Advances in Neurosurgery, vol 3. Springer, Berlin Heidelberg New York
Schneider RC (1985) The treatment of the athlete with neck, cervical spine, and spinal cord trauma. In: Schneider RC, Kennedy JC, Plant ML (eds) Sports injuries. Mechanisms, prevention, and treatment. Williams & Wilkins, Baltimore, pp 676–698
Schneider RC, Crosby EC (1959) Vascular insufficiency of brain stem and spinal cord in spinal trauma. Neurology 9:643–656
Schneider RC, Crosby EC (1980) Injuries involving the cervico-medullary junction. Neurotraumatology (Tokyo) 3:1–32
Schneider RC, Kahn AE (1956) Chronic neurological sequelae of acute trauma to the spine and spinal cord. I. The significance of the acute-flexion or "teardrop" cervical fracture-dislocation of the cervical spine. J Bone Joint Surg 38 A:985–997
Schneider RC, Knighton R (1959) Chronic neurological sequelae of acute trauma to the spine and spinal cord. III. The syndrome of chronic injury to the cervical spinal cord in the region of the central canal. J Bone Joint Surg 41 A:905–919
Schneider RC, Knighton R (1959) Chronic sequelae of acute trauma to the spine and spinal cord. J Bone Joint Surg 41 A:965–970
Schneider RC, Lemmen LJ (1952) Traumatic internal carotid artery thrombosis secondary to nonpenetrating injuries to the neck. A problem in the differentialdiagnosis of craniocerebral trauma. J Neurosurg 9:495–507
Schneider RC, Schemm GW (1961) Vertebral artery insufficiency in acute and chronic spinal trauma: With special reference to the syndrome of acute central cervical spinal cord injury. J Neurosurg 18:348–360
Schneider RC, Webster JE, Lofstrom JE (1949) A follow-up report of spinal cord injuries in a group of World War II patients. J Neurosurg 6:118–126
Schneider RC, Cherry G, Pantek H (1954) The syndrome of acute central cervical spinal cord injury. With special reference to the mechanism involved in hyperextension injuries of the cervical spine. J Neurosurg 11:546–577
Schneider RC, Thompson JM, Bebin J (1958) The syndrome of acute central cervical spinal cord injury. J Neurol Neurosurg Psychiatry 21:216–227
Schneider RC, Reifel E, Crisler HO, Osterbaan BG (1961) Serious and fatal football injuries involving the head and spinal cord. J Am Med Ass 177:362–367
Schneider RC, Papo M, Alvarez CS (1962) The effects of chronic recurrent spinal trauma in high-diving. A study of Acapulco's divers. J Bone Joint Surg 44 A:648–656
Schneider RC, Livingston KE, Cave AJE, Hamilton G (1965) "Hangman's fracture" of the cervical spine. J Neurosurg 22:141–154
Schneider RC, Gosch HH, Norrell H, Jerva M, Combs LW, Smith RA (1970) Vascular insufficiency and differential distortion of brain and cord caused by cervicomedullary football injuries. J Neurosurg 33:363–375
Schneider RC, Crosby EC, Russo RH, Gosch HH (1973) Traumatic spinal cord syndromes and their management. Clin Neurosurg 20:424–492
Schneider RC, Kahn EA, Crosby EC, Taren JA (1982) Correlative neurosurgery. 2 vols, 3rd edn. Thomas, Springfield
Schneider V (1979) Das „Schütteltrauma" des Säuglings – eine besondere Form der Kindesmißhandlung. Münch Med Wochenschr 121:171–176
Schneider V, Woweries J, Grumme T (1979) Das „Schüttel-Trauma" des Säuglings. Münch Med Wochenschr 121:171–176
Schöche J, Leopold D, Wenzel O (1981) Spinale Traumen bei tödlichen Unfallverletzungen. Zentralbl Neurochir 42:9–18
Scholz W (1933) Einiges über progressive und regressive Metamorphosen der astrocytären Glia. Z Ges Neurol Psychiat 147:489–504
Scholz W (1933) Über die Entstehung des Hirnbefundes bei der Epilepsie. Z Ges Neurol Psychiat 145:471–515
Scholz W (1941) Über den Einfluß chronischen Sauerstoffmangels auf das menschliche Gehirn. Z Neurol 171:426

Scholz W (1949) Histologische und topische Veränderungen und Vulnerabilitätsverhältnisse im menschlichen Gehirn bei Sauerstoffmangel, Ödem and plasamatischen Infiltrationen, Problemstellung und feingewebliche Situation. Arch Psychiat Z Neurol 181:621–665
Schramm J, Hashizume K, Fukushima T, Takahashi H (1979) Experimental spinal cord injury produced by slow graded compression. Alterations of cortical and spinal evoked potentials. J Neurosurg 50:48–57
Schreiber A, Jacob HAC, Suezawa Y (1988) Biomechanische Studien zur Ätiologie der Spondylisthesis. In: Hohmann D, Kügelgen B, Liebig K (Hrsg) Neuroorthopädie 4. Erkrankungen des zervikookzipitalen Übergangs. Spondylolisthesis. Wirbelsäule in Arbeit und Beruf. Springer, Berlin Heidelberg New York Tokyo, S 223–227
Schröder G (1962) Ungewöhnliche Sportverletzungen beim Bodenturnen – isolierte Atlasfraktur. Sportarzt 13:222
Schroeder S, Promper C (1986) Anatomie. In: Thurn P, Friedmann G (Hrsg) Computertomographie der Wirbelsäule und des Spinalkanals, 2. Aufl. Enke, Stuttgart, S 9–38
Schube PG, Raskin N (1936) Cerebral hemorrhages following lumbar spinal puncture. J Nerv Ment Dis 84:636–659
Schurno A (1915) Halswirbelluxation als Narkosefolge. HNO Wegweiser 15:361–364
Schuster A (1915) Demonstration von Kriegsverletzungen. Neurol Centralbl 34:70–72
Schuster A (1915) Diskussion. Neurol Centralbl 34:543
Schuster A (1915) Demonstration eines Falles von spinaler Hemiplegie. Neurol Centralbl 34:615–616
Schutt CH, Dohan FC (1968) Neck injury to women in auto accidents. A metropolitan plague. J Am Med Ass 206:2689–2692
Schwarz GA, Bevilacqua JE (1964) Paraplegia following spinal anesthesia. Clinicopathological report and review of literature. Arch Neurol 10:308–321
Schwarz GA, Wigton RS (1937) Fracture-dislocations in the region of the atlas and axis, with consideration of delayed neurological manifestations and some roentgenographic features. Radiology 28:601–607
Schwarzacher (1928) Beiträge zum Mechanismus des Erhängungstodes. Dtsch Z Gerichtl Med 11:145–153
Schweigel KF (1977) Treatment of odontoid fractures by the halo-thoracic brace technique. J Bone Joint Surg 59B:509
Scoppetta C, Vaccario ML (1978) Central cervical cord syndrome after heading a football. Lancet I:1269
Scoppetta C, Vaccario ML (1978) Hyperextension injury of cervical spine (letter). Lancet II:1054
Scully RE, Galdabini JJ, McNeely BU (1978) Case records of the Massachusetts General Hospital. Weekly clinicopathological exercises. Case 15. New Engl J Med 298:894–902
Seidel K, Saternus KS (1972) Myelographisch anatomische Untersuchungen an Halswirbelsäulenpräparaten Unfallverletzer Arch Orthop Unfallchir 72:10–20
Selecki BR, Williams HB (1970) Injuries to the cervical spine and cord in man. Mervyn Archdall Med Monogr, No 7, Austral Med Ass Publ Co, Sidney
Seletz E (1958) Whiplash injuries. Neurophysiological basis for pain and methods used for rehabilitation. J Am Med Ass 168:1750–1755
Sellier K (1969) Schußwaffen und Schußwirkungen. Ballistik – Medizin – Kriminalistik. In: Weinig E, Berg S (Hrsg) Arbeitsmethoden der medizinischen und naturwissenschaftlichen Kriminalistik, Bd 8. Schmid-Römhild, Lübeck
Seljeskog EL, Chou SN (1976) Spectrum of the hangman's fracture. J Neurosurg 45:3–8
Sellier K, Unterharnscheidt F (1963) Mechanik und Pathomorphologie der Hirnschäden nach stumpfer Gewalteinwirkung auf den Schädel. Hefte Unfallheilkd 76. Springer, Berlin Göttingen Heidelberg
Semmes RE, Murphey F (1943) The syndrome of unilateral rupture of the sixth cervical intervertebral disk with compression of the seventh cervical nerve root. A report of four cases with symptoms simulating coronary disease. J Am Med Ass 121:1209–1214
Sever JW (1928) Fractures of the pelvis. New Engl Med 199:16–30
Severy DM, Mathewson JH, Bechtol CP (1955) Controlled automobile rear-end collisions, an investigation of related engineering and medical phenomena. Canad Serv Med J 11:727–759

Sezen F (1971) Retinal hemorrhages in newborn infants. Br J Ophthalmol 55:248–253
Shannon N, Symon L, Logue V, Cull D, Kang J, Kendall B (1981) Clinical features, investigation and treatment of post-traumatic syringomyelia. J Neurol Neurosurg Psychiatry 44:35–42
Shapiro R (1968) Myelography, 2nd edn. Year Book, Chicago
Sharp J, Purser DW (1961) Spontaneous atlanto-axial dislocation in ankylosing spondylitis and rheumatoid arthritis. Ann Rheum Dis 20:47–77
Shaywitz BA (1972) Epidermoid spinal cord tumors and previous lumbar punctures. J Pediatr 80:638–640
Sheehan S, Bauer RB, Meyer JS (1960) Vertebral artery compression in cervical spondylosis: Arteriographic demonstration during life of vertebral artery insufficiency due to rotation and extension of the neck. Neurology 10:968–986
Shelven T van (1919) Trauma und Nervensystem. Karger, Berlin
Sherk HH (1978) Fractures of the atlas and odontoid process. Orthop Clin North Am 9:973–1001
Sherk HH (1978) Atlanto-axial instability and acquired basilar invagination in rheumatoid arthritis. Orthop Clin North Am 9:1053–1063
Sherk HH, Nicholson JT (1970) Fractures of the atlas. J Bone Joint Surg 52A:1017–1024
Sherman RT, Parrish RA (1963) Management of shotgun injuries: A review of 252 cases. J Trauma 3:76–86
Shield LK, Dickens DR, Jensen F (1981) Atlanto-axial dislocation with spinal cord compression in Down syndrome. Aust Paediatr J 17:114–116
Shields CL, Fox JM, Stauffer ES (1978) Cervical cord injuries in sports. Phys Sports Med 6:71–76
Shiraishi S, Goto I, Kuroiwa Y et al (1979) Spinal cord injury as a complication of acupuncture. Neurology 29:1188–1190
Shrosbree RD (1977) Acute central cervical spinal cord syndrome - Aetiology, age incidence and relationship to the orthopedic injury. Paraplegia 14:251–258
Shrosbree RD (1978) Spinal cord injuries as a result of motorcycle accidents. Paraplegia 16:102–112
Shulman ST, Madden JD, Shanklin DR, Esterly JR (1971) Transection of spinal cord: A rare obstetrical complication of cephalic delivery. Arch Dis Child 46:291–294
Sicard A (1963) Les séquelles des lésions traumatiques de la charnière cervico-occipitale. Rev Rheumatol 30:545–551
Sicard A, Lavarde G (1964) Les lésions traumatiques méconnues de la charnière cervico-occipitale. Radiol Clin 8:1–4
Sights WP (1969) Ballistic analysis of shotgun injuries to the central nervous system. J Neurosurg 31:25–33
Sights WP, Bye RJ (1970) The fate of retained intracerebral shotgut pellets. An experimental study. J Neurosurg 33:646–653
Silver JR (1979) Rugby injuries to the cervical cord. Letter to the editor. Br Med J I: 192–193
Silver JR (1984) Injuries of the spine sustained in rugby. Br Med J 288:37–46
Silfvast J (1901) Ein Fall von Abszess des Rückenmarks nebst retrobulbärer Neuritis. Dtsch Z Nervenheilkd 20:94–102
Silversides JL (1950) Basilar artery stenosis and thrombosis. Proc Royal Soc Med 47: 290–293
Silverstein A (1979) Neurological complications of anticoagulant therapy: A neurologist's review. Arch Intern Med 139:217–220
Simmonds (1915) Anatomische Präparate, Geschoßwanderung im Wirbelkanal. Dtsch Med Wochenschr 4:1053
Simon A (1968) Vitale Reaktion im Bereich der Lendenwirbelsäule beim Erhängen. Wissensch Z Univ Halle 17:591–597
Simpson RK, Venger BH, Narayan RK (1990) Penetrating spinal injuries. In: Pitts LH, Lagner FC (eds) Craniospinal trauma. Thieme, New York, pp 197–212
Sittig O (1927) Metastatischer Rückenmarksabszess bei septischem Abortus. Z Ges Neurol Psychiatr 107:146–151

Six E, Alexander E, Kelley DL, Davis CH, McWhorter JM (1979) Gunshot wounds to the spinal cord. Southern Med J 72:699–702

Skala JA (1896) Casop Lek Cesk 35, 213–216

Sköld G (1978) Fracture of the neural arch and odontoid process of the axis: A study of their causation. Z Rechtsmed 82:89–103

Sköld G (1978) Fracture of the axis caused by hanging. Z Rechtsmed 80:329–331

Sköld G (1983) Fractures of the arches of the atlas: A study of their causation. Z Rechtsmed 90:247–258

Skuginna A, Hierholzer G, Ludolph E (1980) Funktionelle Behandlung bei Frakturen der Brust- und Lendenwirbelsäule. In Burri C, Rüter A (Hrsg) Verletzungen der Wirbelsäule. Hefte Unfallheilkd, Heft 149. Springer, Berlin Heidelberg New York, S 129–138

Smart CN, Sanders CR (1976) The costs of motor vehicle related spinal cord injuries. Insurance Institute for Highway Safety, Washington DC, II:1–12

Smialek JE, Chason JL, Kshirsager, V, Spitz WU (1981) Secondary intracranial subarachnoid haemorrhage due to spinal missile injury. J Forensic Med 26:431–434

Smith CG (1956) Changes in length and position of the segments of the spinal cord with changes in posture of the monkey. Radiology 66:259–266

Smith CML, Timperley WR (1984) Multiple intraspinal and intracranial epidermoids and lipomata following gunshot injury. Neuropathol Appl Neurobiol 10:235–239

Smith FP (1969) Experimental biomechanics of intervertebral disc rupture through a vertebral body. J Neurosurg 30:134–139

Smith LH, Hughes J, Hastings DW, Alpers BJ (1942) Electroshock treatment in the psychoses. Am J Psychiatry 98:558–561

Smith WS, Käufer H (1969) Patterns and mechanisms of lumbar injuries associated with lap seat belts. J Bone Joint Surg 51 A:239–254

Sneed RC, Stover SL, Fine PR (1986) Spinal cord injury associated with all-terrain vehicle accidents. Pediatrics 77:271–274

Snyder CH (1942) Shoveler's fracture („Schipperkrankheit"). J. Michigan State Med Soc 41:847–849

Snyder RG (1958) Zit nach Snyder RG (1973)

Snyder RG (1970) Occupant restraint systems of automotive, aircraft, and manned space vehicles: An evaluation of the State – of the Art and future concepts. In: Gurdjian ES, Lange WA, Patrick LM, Thomas LM (eds) Impact injury and crash protection. Thomas, Springfield, pp 496–563

Snyder RG (1970) Human impact tolerance. In: 1970 International automobile safety conference compendium. Soc Automot Engin, Publication P-30, pp 712–782

Shyder RG, Snow CC, Young JW, Crosby WM, Price GT (1973) Pathology of trauma attributed to restraint systems in crash impacts. Aerosp Med 39:812–829

Snyder RG, Chaffin DB, Schneider LW, Foust DR, Bowman BM, Abdelnour TA, Baum J (1975) Basic biomechanical properties of the human neck related to lateral huperflexion injury. Highway Research Institute, University of Michigan, Ann Arbor, MICH, UM-HSRI-BI-75-4, Final Report, March 1975

Sobotta J, Becher H (1962) Atlas der Anatomie des Menschen, Bd 3, 16. Aufl. Urban & Schwarzenberg, München Berlin Wien

Soderstrom CA, McArdle DQ, Ducker TB et al (1983) The diagnosis of intra-abdominal injury in patients with cervical cord trauma. J Trauma 23:1061–1065

Solotuchin AS (1933) Die Blutversorgung der Wirbelsäule des Menschen. Fortschr Röntgenstr 47:175–182

Sommers HM (1982) Indigenous microbiota in the human. In: Simmons RL, Howard RJ (eds) Surgical infectious diseases. ACC New York, pp 29–38

Sonntag VR, Hadley MN (1990) Surgical approaches to the thoracolumbar spine. Clin Neurosurg 36:168–185

Sorgo A, Sorgo W (1950) Die klinische und unfallrechtliche Bedeutung der traumatischen Nekrosezyste im Rückenmark. Wien Med Wochenschr 100:187–188

Southwick WO (1980) Current concepts review: Management of fractured dens (odontoid process). J Bone Joint Surg 62A:482–486

Souques MM, Mégevand J (1916) Prognostic de l'hématomyélie centrale par blessures de guerre, à propos de deux ens de dissociation syringomyélique de la sensibilité. Rev Neurol 29:280–283
Souza SW de, Davis JA (1974) Spinal cord damage in a newborn infant. Arch Dis Child 49:70–74
Sovio OM, Van Peteghem PK, Schweigel JF (1984) Cervical spine injuries in rugby players. Can Med Ass J 130:735–736
Soyka D (1961) Traumatische cervicale Haematomyelien bei vermeintlichen Bagatellunfällen im Alkoholrausch. Nervenarzt 32:79–81
Spaide RF (1987) Shaken baby syndrome. Ocular and computed tomographic findings. J Clin Neuroopthalmol 7:108–111
Spaide RF, Swengel RM, Sharre DW, Mein CE (1990) Shaken baby syndrome. Am Fam Physiciam 41:1145–1152
Spasik P, Rezic A (1970) Ein Beitrag zur Kenntnis des Entstehungsmechanismus der Schädelbasisbrüche. Z Rechtsmed 67:324–328
Spatz H (1919) Über eine besondere Reaktionsweise des unreifen Zentralnervengewebes. Z Ges Neurol Psychiatr 53:363–394
Spatz H (1920) Über degenerative und reparatorische Vorgänge nach experimentellen Verletzungen des Rückenmarks. Z Ges Neurol Psychiat 58:327–337
Spatz H (1921) Über die Vorgänge nach experimenteller Rückenmarksdurchtrennung mit besonderer Berücksichtigung der Unterschiede der Reaktionsweise des reifen und unreifen Gewebes nebst Beziehungen zur menschlichen Pathologie (Porenzephalie und Syringomyelie). In: Nissl und Alzheimer (Hrsg) Histol Histopath Arb Großhirnrinde, Erg Band, Jena, Fischer, S 49–364
Spatz H (1935) Anatomie des Mittelhirns. In: Bumke O, Foerster O (Hrsg) Handbuch der Neurologie, Bd 1. Springer, Berlin
Spatz H (1939) Pathologische Anatomie der Kreislaufstörungen des Gehirns. Z Ges Neurol Psychiatr 167:301–357
Spatz H (1941) Gehirnpathologie im Kriege. Von den Gehirnwunden. Zentralbl Neurochir 6:162–212
Spence KF, Pitlyk PJ (1968) Atlanto-axial locked dislocation causing spinal cord compression: Operative reduction and fusion. J Trauma 8:605–613
Spence KF, Decker S, Sell KW (1970) Bursting atlantal fracture associated with rupture of the transverse ligament. J Bone Joint Surg 52A:543–549
Spencer HR (1891) On visceral haemorrhages in stillborn children: Injuries to the spinal cord. Transact Obstet Soc (London) 33:270
Spencer HR (1892) On visceral haemorrhages in stillborn children. An analysis of 130 autopsies; being a contribution to the study of the causation of stillbirth. Transact Obstet Soc (London) 33:203–300
Sperry EG (1957) Mechanical trauma of high speed and high altitude bailout. Am J Surg 93:723–733
Spillane JD, Lloyd GHT (1952) Diagnosis of lesions of the spinal cord in association with osteoarthritic disease of the cervical spine. Brain 75:177–186
Spiller WG (1899) A critical summary of recent literature on concussion of the spinal cord with some original observations. Am J Med Sci 118:190–198
Spiller WG (1903) Traumatic lesions of the spinal cord without fracture of the vertebrae. Univ Pennsylv Med Bull 15:483–488
Spira M (1967) Shotgun injuries of the face. Reconstr Surg 39:449–458
Spitzenberger O (1936) Arthritische Randzackenbildungen an der Halswirbelsäule als Ursache von Schluckbeschwerden. Roentgenpraxis 8:159–160
Splener CW, Benfield JR (1976) Esophageal disruption from blunt and penetrating external trauma. Arch Surg 111:663–667
Spring M (1975) The practical medical aspects of acupuncture. Bull New York Acad Sci 51:914–921
Spurling RG (1959) The European theater of operations. In: Woodhall B (ed) The Medical Department of the United States Army. Surgery in World War II. Neurosurgery, vol 2, chap 4. US Governm Printing Office, Washington, DC, pp 25–30

Spurling RG, Scoville WB (1944) Lateral rupture of the cervical intervertebral discs. A common cause of shoulder and arm pain. Surg Gynecol Obstet 78:350–358
Srch M, Havel V, Skrane O (1965) Beiträge zur intermittenten Erstickung der Hunde. Deutsch Z Ges Gerichtl Med 56:421–431
Stack (1965) zit nach Janes u. Hooshmand (1965)
Stack BH (1975) Letter: Pneumothorax associated with acupuncture. Br Med J I:96
Staffeldt K (1963) Zur Morphogenese der pathologisch-anatomischen Befunde bei der "Commotio medullae spinalis". Arch Psychiatr Nervenkr 204:328–341
Stamforth P, Watt I (1982) Extradural "plumboma": A rare cause of acquired spinal stenosis. Br J Radiol 55:772–774
Stammers FAR (1938) Spinal epidural suppuration with special reference to osteomyelitis of vertebrae. Br J Surg 26:366–374
Stammer FAR, Frazer P (1933) Spontaneous dislocation of the atlas with report of a case. Lancet II:1203–1205
Stapp JP (1951) Human exposure to linear deceleration, part 2. The forward-facing position and the development of a crash hardness. WADC TR 5915 part 2, Wright Air Development Center, Wright-Patterson AFB, OH
Stapp JP (1957) Human tolerance to deceleration. Am J Surg 93:734–740
Stapp JP (1959) Escape from aircraft. In: Evard E, Bergeret P, Van Wulfften Palthie PM (eds) Medical aspects of flight safety. Pergamon Press, London
Stapp JP (1961) Effects of linear acceleration. In: Armstrong HG (ed) Aerospace medicine. Williams & Wilkins, Baltimore, pp 263–283
Starck D (1978–1982) Vergleichende Anatomie der Wirbeltiere, Bd I (1978), Bd II (1979), Bd III (1982) Springer, Berlin Heidelberg New York
States JD, Korn MW, Masengill JB (1969) The enigma of whiplash injuries. Proc 13th Am Ass Automot Med, pp 83–108
States JD et al (1972) Injury frequency and head restraint effectiveness in rear-end impact accidents. Proc 16th Stapp Car Crash Conf, Soc Automot Engin, New York, pp 228–257
Staub (1838) Fall einer tödlichen Rückenmarksverletzung durch eine zwischen dem Atlas und Epistropheus eindringende Stichwunde. Z Staatsarzneikunde 35:406–442
Stauffer ES, Wood RW, Kelly EG (1979) Gunshot wounds of the spine: The effects of laminectomy. J Bone Joint Surg 61 A:389–392
Stech E, Payne P (1966) Dynamic models of the human body. AMRL-TR-66-157, WPAFB OH
Steegmann AT (1939) Encephalopathia following anesthesia, histologic study of 4 cases. Arch Neurol 41:955–977
Steegmann AT (1952) Syndrome of the anterior spinal artery. Neurology 2:15–35
Steegmann TA (1962) Vascular diseases of the spinal cord. In: Baker AB (ed) Clinical neurology, 2nd edn. Hoeber, pp 1615–1638
Steer CM, Bonney W (1962) Obstetric factors in cerebral palsy. Am J Obstet Gynecol 83:526–531
Steinbrück K (1980) Wirbelsäulenverletzungen beim Reiten. Teil I, Teil II. Unfallheilkunde 83:366–372, 373–376
Steinbrück K (1986) Sportschäden und Verletzungen der Wirbelsäule beim Reiten. Z Orthop Grenzgeb 117:591–592
Steinbrück K, Paeslack V (1978) Trampolinspringen – ein gefährlicher Sport? Münch Med Wochenschr 120:985–988
Steinbrück K, Paeslack V (1980) Analyse von 139 Rückenmarksverletzungen bei Wassersportunfällen. Paraplegia 18:86–93
Stern WE, Rand RW (1959) Birth injuries to the spinal cord. A report of two cases and review of the literature. Am J Obstet Gynecol 78:498–512
Sterzi G (1904) Die Blutgefäße des Rückenmarks. Untersuchungen über die vergleichende Anatomie und Entwicklungsgeschichte. Anat Hefte 74:1–364
Steudel WI, Ingunza W (1977) The syndrome of acute central cervical spinal cord injury after a gunshot lesion. Case report. J Neurosurg 47:290–292

Stevens JC, Cartlidge NEF, Saunders M et al (1971) Atlanto-axial subluxation and cervical myelopathy in rheumatoid arthritis. Quart J Med 40:391–408

Stevenson CS (1949) Transverse or oblique presentation of the fetus in last ten weeks of pregnancy, its causes, general nature and treatment. Am J Obstet Gynecol 58:432–446

Stewart DH, Watkins ES (1969) Spinal cord compression by chronic subdural hematoma. Case report. J Neurosurg 31:80–82

Stewart FT, Harte RH (1902) A case of severed spinal cord in which myelorrhaphy was followed by partial return of function. Philadelphia Med J 9:1016–1020

Stewart GC, Gehweiler JA, Laib RH, Martinez S (1977) Horizontal fracture of the anterior arch of the atlas. Radiology 122:349–352

Stewart TD (1953) The age incidence of neural arch defects in Alaskan natives, considered from the standpoint of etiology. J Bone Joint Surg 35A:937–950

Stewart WB, Wagner FC (1979) Fascicular distribution of spinal cord edema following experimental trauma. In: Popp AJ et al (eds) Neural trauma. Raven Press, New York, pp 131–135

Stewart WB, Wagner FC (1979) Vascular permeability changes in the contused spinal cord. Brain Res 169:163–167

Stiasny H (1933) Fraktur der Halswirbelsäule bei Sponydylarthritis ankylopoetica (Bechterew). Zentralbl Chir 60:998–1001

Stilling B (1859) Neue Untersuchungen über den Bau des Rückenmarks. Hotop, Cassel

Stillwell GK (1973) The law of Laplace. Mayo Clin Proc 48:863–869

Stillwell WT, Fielding W (1978) Acquired os odontoideum: A case report. Clin Orthop 135:71–73

St. John JR, Rand CW (1953) Stab wounds of the spinal cord. Bull Los Angeles Neurol Soc 18:1–24

Stochdorph O (1961) Zur Deutung histologischer Befunde (Kamm- und Wirbelbildung von Nervenfasern) bei chronischen Kreislaufstörungen des Rückenmarks. Acta Neurochir (Suppl) 7:386–387

Stochdorph O (1969) Pathologie des Rückenmarks. In: Krekel W (Hrsg) Wirbelsäule und Rückenmark I. Springer, Berlin Heidelberg New York (Handbuch der Neurochirurgie, Bd VII/1, S 238–304)

Stockey B (1928) Compression of spinal cord due to ventral extradural cervical chondromes; diagnosis and surgical treatment. Arch Neurol Psychiatr 20:275–291

Stöhr M (1988) Neurologische und neurophysiologische Befunde bei Spondylolisthesis. In: Hohmann D, Kügelgen B, Liebig K (Hrsg) Neuroorthopädie 4. Erkrankungen des zervikookzipitalen Übergangs. Spondylolisthesis. Wirbelsäule in Arbeit und Beruf. Springer, Berlin Heidelberg New York Tokyo, S 255–262

Stöhr M, Mayer K (1976) Nervenwurzelläsionen durch Neuraltherapie. Dtsch Med Wochenschr 101:1218–1220

Störig E, Schilling E (1963) Die Fraktur der Wirbelsäule bei Spondylarthritis ankylopoetica. Z Orthop Grenzgeb 97:492–502

Stöwsand D, Salam J, Müller W (1974) Frakturen im Dens axis. Z Orthop 112:875

Stoephasius E (1972) Klinik, Pathologie und Therapie der traumatischen Querschnittslähmungen. Aktuelle Traumatol 2:7

Stofft E (1968) Das Ligamentum transversum atlantis als funktionell-strukturierter Dens-Halteapparat. Anat Anz 123:157–168

Stolke D, Weidner A, Galanski M (1982) Hirnabszeß als Komplikation bei Extensionsbehandlung nach Halswirbelsäulenverletzungen. Aktuelle Traumatol 12:153–154

Stoltzenberg F (1911) Zerreißungen der intervertebralen Gelenkskapsel der Halswirbelsäule, eine typische Geburtsverletzung. Berl Klin Wochenschr 48:1741–1744

Stone L, Roback HN (1937) Myelomalacia without thrombosis following indirect trauma (strain). J Am Med Ass 108:1698–1701

Stone RS (1980) Report on diving. Little, Chicago

Stookey B (1928) Compression of the spinal cord due to ventral extradural cervical chondromas. Diagnosis and surgical treatment. Arch Neurol Psychiatr 20:275–290

Stookey B (1940) Compression of spinal cord and nerve roots by herniation of nucleus pulposus in cervical region. Arch Surg 40:417–432

Stoops N, King R (1965) Chronic myelopathy associated with cervical spondylosis. Its response to laminectomy and foraminectomy. J Am Med Ass 192:281–284
Stopford JSB (1916) The arteries of the pons and medulla oblongate. I. The gross anatomy of the vessels of the hind brain, with special reference to their bulbar branches and relation to cranial nerves. J Anat 50:255–280
Storey G (1958) Changes in the cervical spine in rheumatoid arthritis with compression of the cord. Ann Phys Med 4:216–218
Stover SL, Fine PR (1986) (eds) Spinal cord injury: The facts and figures. The National Spinal Cord Injury Statistical Center, University of Alabama at Birmingham. Birmingham, ALA
Stover SL, Fine PR (1987) The epidemiology and economics of spinal cord injury. Paraplegia 25:225–228
Strassmann F (1895) Lehrbuch der gerichtlichen Medizin. Enke, Stuttgart, S 272
Stratford J (1957) Myelopathy caused by atlanto-axial dislocation. J Neurosurg 14:97–104
Stratford J (1977) Congenital narrowing of the cervical spinal canal. Paper Nr. 117. Internat Congr Series, Nr. 418, Sixth Internat Congr Neurol Surg, Sao Paulo, Brazil, 19–25 June 1977, Excerpta Medica, Amsterdam, p 127
Stickner M, Binder H, Maly J (1987) Das zerviko-zephale Schleudertrauma der Halswirbelsäule. In: Das sogenannte Schleudertrauma der Halswirbelsäule (Versuch einer Objektivierung). Forschung und Praxis der Begutachtung, Heft 30, S 66–82
Stringa G (1965) Lesioni traumatiche della colonna cervicale (statistica e classificatione). Arch Putti Chir Organ Mov 20:53–71
Stringer WL, Kelly DL, Johnston FR et al (1980) Hyperextension injury of the cervical spine with esophageal perforation. Case report. J Neurosurg 53:541–543
Stroebe H (1894) Experimentelle Untersuchungen über die degenerativen und reparatorischen Vorgänge bei der Heilung von Verletzungen des Rückenmarks nebst Bemerkungen zur Histogenese der sekundären Degenerationen im Rückenmark. Beitr Pathol Anat 15:383–490
Strümpell A von (1897) Bemerkungen über die chronische ankylosierende Entzündung der Wirbelsäule und der Hüftgelenke. Dtsch Z Nervenheilkd 11:338–342
Sudek P (1923) Überdehnungsverrenkung des Atlas. Dtsch Z Chir 183:289–303
Suh TH, Alexander L (1939) Vascular system of the human spinal cord. Arch Neurol Psychiatr 41:659–677
Sullivan AW (1949) Subluxation of the atlanto-axial joint: Sequel to inflammatory process of the neck. J Pediatr 35:451–464
Sullivan CR, Bruwer AJ, Harris LE (1958) Hypermobility of the cervical spine in children: A pitfall in the diagnosis of cervical dislocation. Am J Surg 95:636–640
Sunderland S (1974) Meningeal-neural relations in the intervertebral foramen. J Neurosurg 40:756–763
Sunderland S (1974) Mechanisms of cervical nerve root avulsion in injuries of the neck and shoulder. J Neurosurg 41:705–714
Sunderland S, Bradley KC (1961) Stress-strain phenomena in human spinal nerve roots. Brain 84:120–124
Suter J, Mumenthaler M (1977) Gutachterliche Aspekte bei Schleuderverletzungen der Halswirbelsäule. Eine Studie von Fällen, die eine Rente oder Kapitalabfindung erhielten. Arch Orthop Unfallchir 90:325–342
Suzuki K, Udagawa E, Nagano E et al (1962) Ectopic calcification in the cervical epidural space and its clinical significanece. (Japanisch). J Jap Orthop Ass 36:256
Swischuk LE (1969) Spine and spinal cord trauma in the battered child syndrome. Radiology 92:733–738
Sylvestre M, Muller JM, Delahaye P (1985) Les atteintes cervicales dans les accidents vibratoires aigus des avions des combat. Med Aeronaut Spat 24:7–11
Symington J (1882) The physics of nerve-stretching. Br Med J I:770–771
Symonds C (1953) The inter-relation of trauma and cervical spondylosis in compression of the cervical cord. Lancet I:451–454
Symonds Sir CP, O'Brien MD (1973) Persönliche Mitteilungen. Barnett HJM u. Jousse AT 1976

Tamassia (1898) zit nach Haberda A (1903)
Tan GC, Hamilton SGL, Gibson P, Simpson JA (1973) Ruptured diaphragm: Experience in a major accident centre over a ten year period. Aust New Zeal J Surg 43:163–168
Tanguy A, Chabannes J, Deubelle A et al (1982) Intraspinal migration of a bullet with subsequent meningitis. J Bone Joint Surg 64 A:1244–1245
Taniguchi RM, Blattau J, Hammon WM (1985) Surfing. In: Schneider RC, Kennedy JC, Plant ML (eds) Sports injuries. Mechanisms, prevention, and treatment. Williams & Wilkins, Baltimore, pp 271–294
Tank ES, Eraklis AJ, Gross RE (1968) Blunt abdominal trauma in infants and children. J Trauma 8:439–448
Tank ES, Davis R, Hold JF, Morley GW (1971) Mechanisms of trauma during breech delivery. Obstet Gynecol 38:761–768
Tanon L (1908) Les arteres de la moëlle dorso lumbaire. Med Thesis, Universität Paris
Taptas JN, Andreadis A, Cordolis NT (1971) Les hernies discales lombaires sous-durales. Neurochirurgie 17:51–57
Tarlov IM, Day R (1954) Myelography to help localize traction lesions of the brachial plexus. Am J Surg 88:266–271
Tarlov IM, Klinger H (1954) Spinal cord compression studies. II. Time limits for recovery after acute compression in dogs. Arch Neurol Psychiatr 71:271–290
Tarlov IM, Klinger H (1954) Spinal cord compression studies. III. Time limites for recovery after acute compression in dogs. Arch Neurol Psychiatr 71:588–597
Tarriere C, Hue B, Fayon A, Walfisch G (1982) Lateral accidents. Joint Biomechanical Research Project KOB. Unfall- und Sicherheitsforschung, Straßenverkehr, Heft 34, Bundesanstalt für Straßenwesen, Köln
Tartarini E, Nocetie D, Fiechi DC (1959) Mielopatia tardiva secondaria a lussazione dell'atlante sull' epistrofeo per separazione dell' apofisi odontoide. Minerva Neurochir 3:80–88
Tatlow WFC, Bammer HG (1957) Syndrome of vertebral artery compression. Neurology 7:331–340
Tator CH (ed) (1981) Early management of acute spinal cord injury. Raven Press, New York
Tator CH, Deeke L (1972) Normothermic vs. hypothermic perfusion in the treatment of acute experimental spinal cord injury. Surg Forum 23:435–438
Tator CH, Deeke L (1973) Value of normothermic perfusion, hypothermic perfusion and durotomy in the treatment of acute spinal cord fracture. J Neurosurg 39:52–64
Tator CH, Palm J (1980) The issue of spinal injuries due to diving and aquatic activities. Proc Aquatic Spinal Injuries, the Royal Life Saving Society of Canada, Toronto, ONT, Canada, pp 9–12
Taylor AR (1951) The mechanism of injury to the spinal cord in the neck without damage to the vertebral column. J Bone J Surg 33 B:543–547
Taylor AR (1953) Mechanism and treatment of spinal cord disorders associated with cervical spondylosis. Lancet 264:717–720
Taylor AR, Blackwood W (1948) Paraplegia in hyperextension cervical injuries with normal radiographic appearances. J Bone J Surg 30 B:245–248
Taylor (1920) The principles and practice of medical jurisprudence, vol 1. Rev and ed by Smith FJ, Churchill, London
Taylor H (1943) Regular Meet, Philadelphia Psychiat Soc, Nov. 13, 1942, Electroshock therapy, Arch Neurol 49:789–791
Taylor JC (1948) Breech presentation with hyperextension of the neck and intrauterine dislocation of cervical vertebrae. Am J Obstet Gynecol 56:381–385
Taylor PE (1962) Traumatic intradural avulsion of the nerve roots of the brachial plexus. Brain 85:579–602
Terayama K, Mariyama S, Miyashite R et al. (1964) Ossification of the posterior longitudinal ligament in the cervical spine. (Japanisch). Othrop Surg 15:1083–1095
Termansen NB (1974) Hangman's fracture. Acta Orthop Scand 45:529–539
Teyssandier J (1968) Le rachis du parachutiste. Concours Méd 90:3767–3773
Thevenoz F (1976) Prophylaxe der Discopathie. Doc Geigy, Folia Rheumatol, Basel

Thiel M (1982) Kausalfaktoren für Extremverletzungen der Halswirbelsäule. Z Rechtsmed 88:249–256
Thomas DJ, Jessop ME (1986) Experimental head and neck injury from inertial forces. In: Sances A, Thomas DJ, Ewing CL, Larson SJ, Unterharnscheidt F (eds) Mechanisms of head and spine trauma. Aloray, New York, pp 351–396
Thompson JE (1923) Pathological changes occurring in the spinal cord, following fracture dislocation of the vertebrae. Ann Surg 78:260–293
Thompson-Walter J (1927) The treatment of the bladder in spinal injuries in the war. Proc Royal Soc Med 30:1233–1240
Thorburn W (1887) Cases of injury to the cervical region of the spinal cord. Brain 9: 510–514
Thorburn W (1922) Diagnosis and treatment of intrathecal tumours of spinal cord. Br Med J I:49–51
Thorburn W (1922) Surgery of spinal cord. Lancet II:1313–1316
Tinsley M (1946) Compound injuries of the spinal cord. J Neurosurg 3:306–309
Tipold E (1987) Ergebnisse computertomographischer Untersuchungen nach einer Verstauchung der Halswirbelsäule. In: Das sogenannte Schleudertrauma der Halswirbelsäule (Versuch einer Objektivierung). Forschung und Praxis der Begutachtung, Heft 30, S 89–99
Tkaczuk H (1968) Tensile human properties of human lumbar longitudinal ligaments. Acta Orthoped Scand (Suppl) 115:1–69
Todd MH (1931) Fractures of the pelvis. Virginia Med Monthly 57:781–786
Töndury G (1958) Entwicklungsgeschichte und Fehlbildungen der Wirbelsäule. Hippokrates, Stuttgart
Tönnis D (1961) Durchblutungsstörungen des Rückenmarkes bei Wirbelsäulenerkrankungen. Arch Orthop Unfallheilkd Chir 53:433–444
Tönnis D (1961) Mangeldurchblutung als Ursache von Rückenmarksschädigungen. Münch Med Wochenschr 103:1338–1343, 1370–1377
Tönnis D (1961) Über die ischämische Entstehung von Spastik bei traumatischen Rückenmarksschädigungen. Fortschr Neurol Psychiatr 29:445–463
Tönnis D (1962) Deficient blood circulation as a cause of spinal cord lesion. Münch Med Wochenschr 103:1370–1372
Tönnis D (1963) Rückenmarkstrauma und Mangeldurchblutung. Beitr Neurochir. Heft 5. Barth, Leipzig
Toerge JE, Rosen JS, Calenoff L (1978) Secondary spinal lesions in spinal cord injury patients. Arch Phys Med Rehabil 59:343–345
Toews A, De la Rocha AG (1980) Oropharyngeal sepsis with endothoracic spread. Can J Surg 23:265–268
Tolo VT, Weiland AJ (1979) Unsuspected atlas fracture and instability associated with oropharyngeal injury. Case report. J Trauma 19:278–280
Tomasi LG, Rosman NP (1975) Purtscher retionopathy in the battered child syndrome. Am J Dis Child 129:1335–1337
Tomasula JJ, De Crescito V, Goodkin R, Campbell JB (1969) A survey of the management of experimental spinal cord trauma. Proc 17th Vet Adm Spinal Cord Injury Conf, New York, pp 12–16
Tomaszek DE (1985) Sacral fractures and neurologic deficit: Diagnosis and management. Contemp Orthop 11:51–55
Tominaga S (1976) Pathogenesis of cervical spondylotic myelopathy. Arch Jap Chir 45: 51–68
Topliff EE, Daly JS (1931) Accidental puncture of the cerebrospinal canal. Can Med Assoc J 24:836–838
Torg JS, Truex RC, Quedenfeld TC et al. (1979) The national football head and neck injury registry report and conclusions 1978. J Am Med Ass 241:1477–1479
Torklus D von, Gehle W (1972) The upper cervical spine. Regional anatomy, pathology and traumatology. A systematic radiological atlas and textbook. Grune & Stratton, New York, Thieme, Stuttgart
Torklus D von, Gehle W (1975) Die obere Halswirbelsäule. Thieme, Stuttgart

Torr JBD (1957) The arterial supply of the foetal spinal cord. J Anat 91:576
Torr JBD (1957) The dependence of blood supply of the spinal cord on certain aortic segments. J Anat 91:612
Toulouse R (1947) Deux cas de deflexion de la tete au cours de presentation du siege. Gynecol Obstet 46:347–349
Toulouse R, Dubois J (1952) Deflexion primitive du foetus (Presentation de radiographies). Bull Fed Soc Gynecol Franc 4:400–401
Toverud KU (1936) Etiological factors in neonatal mortality with special reference to cerebral hemorrhage. Acta Paediatr 18:249–271
Towbin A (1964) Spinal cord and brain stem injury at birth. Arch Pathol 77:620–632
Towbin A (1968) Spinal injury related to the syndrome of sudden death ('crib-death') in infants. Am J Clin Pathol 49:562–567
Towbin A (1968) Cerebral palsy, chap 138. In: Minckler J (ed) Pathology of the nervous system, 3 vol, vol 2. McGraw-Hill, New York, pp 1832–1850
Towbin A (1969) Latent spinal cord and brain stem injury in newborn infants. Develop Med Child Neurol 11:54–68
Tribe CR (1963) Causes of death in the early and late stages of paraplegia. Paraplegia 1: 19–47
Tricot A, Hallot R (1968) Traumatic paraplegia and associated fractures. Paraplegia 5:211–215
Tricot R et al. (1964) Hemorragie sous-durale intrarachidienne, hémorragie et ramollissement médullaires au cours d'un traitement anticoagulant chez une mitrale. Bull Soc Med Hôp (Paris) 115:627–637
Trimble MR (1981) Post-traumatic neurosis. From railway spine to the whiplash. Wiley, Chichester New York Brisbane Toronto
Trostdorf E, Busse KA (1953) Bandscheibenvorfall mit Halsmarkquetschung. Zentralbl Neurochir 13:326–338
Tsukimoto H (1960) A case report: Autopsy of syndrome of compression of spinal cord owing to ossification within spinal canal of cervical spine. Arch Jap Chir 29:1003–1007
Turcot R, Gagnon RM, Joassin AM et al. (1979) Anaerobic mediastinitis and septic shock secondary to esophageal perforation. Can J Surg 22:382–384
Tureen LL (1938) Effect of experimental temporary vascular occlusion on the spinal cord. Arch Neurol Psychiatr 39:455–466
Tureen LL (1938) Circulation of the spinal cord and the effect of vascular occlusion. Ass Res Nerv Ment Dis Proc 18:394–437
Turnbull F (1970) Persönliche Mitteilung an HSM Banett u. AT Jousse 1976
Turnbull IM (1971) Microvasculature of the human spinal cord. J Neurosurg 35:141–147
Turnbull IM (1972) Blood supply of the spinal cord. In: Vinken PJ, Bruyn GW (eds) Vascular diseases of the nervous system, part II. Handbook of clinical neurology, vol 12. North Holland, Amsterdam Oxford, pp 478–491
Turner LB, Bakst AA (1949) Phrenic nerve paralysis associated with Erb's palsy in the newborn: A clinical and anatomomicropathologic study. J Mount Sinai Hosp 15:374–379
Tveten L (1976) Spinal cord vascularity. III. The spinal arteries in man. Acta Radiol Diag 17:257–273
Ullmann O (1898) Ueber Rückenmarksabscess. Z Klin Med 16:39–55
Unger SW, Tucker WS, Mideza MA, Wellon HA, Chandler JG (1980) Carotid arterial trauma. Surgery 87:477–487
Unterharnscheidt F (1956) Das synkopale cervicale Vertebralissyndrom. Nervenarzt 27:481–486
Unterharnscheidt F (1959) Syndrome mit synkopalen Anfällen bei Affektionen der Halswirbelsäulen-Nackenregion und ihre differentialdiagnostische Abgrenzung. Festschrift für Prof Y Uchimura. Psychiatr Neurol Japon 61:394–405
Unterharnscheidt F (1982) Neuropathology of the rhesus monkey undergoing – Gx impact acceleration. AGARD Conf Proc No 322, Impact injury caused by linear acceleration: Mechanisms, prevention, and cost. Aerospace Medical Pan Specialists' Meeting, Cologne, West-Germany, pp 17-1 to 17-34

Unterharnscheidt F (1983) Neuropathology of the rhesus monkey undergoing – Gx impact acceleration. Proc AGARD conference impact injury caused by linear acceleration mechanism, prevention, cost. Cologne, FRG, 26–29 April, 1982, pp 17-1 bis 17-34
Unterharnscheidt F (1983) Neuropathology of Rhesus monkeys undergoing – Gx impact acceleration, chap 4. In: Ewing CL, Thomas SJ, Sances A, Larson SJ (eds) Impact injury of the head and spine. Thomas, Springfield, pp 94–176
Unterharnscheidt F (1984) Traumatische Hirnschäden – Spezielle Nosologie. In: Rauschelbach HH, Jochheim KA (Hrsg) Das neurologische Gutachten. Thieme, Stuttgart New York, S 118–147
Unterharnscheidt F (1984) Morphological findings in rhesus monkeys undergoing +Gy mpact acceleration. Cervical Spine Research Society, Paper No 1, Abstr. Twelfth Annual Meet, New Orleans, LA, p 15
Unterharnscheidt F (1985) Boxing injuries. In: Schneider RC, Kennedy JC, Plant ML (eds) Sports injuries. Mechanisms, prevention, and treatment. Williams & Wilkins, Baltimore, pp 462–495
Unterharnscheidt F (1986) Pathological and neuropathological findings in Rhesus monkeys subjected to – Gx and + Gx indirect impact acceleration. A correlation of animal data and human pathology. In: Sances A, Thomas DJ, Ewing CL, Larson SJ, Unterharnscheidt F (eds) Mechanics of head and spine trauma. Aloray, New York, pp 565–663
Unterharnscheidt F, Higgins LS (1969) Pathomorphology of experimental head injury due to rotational acceleration. Acta Neuropathol 12:200–204
Unterharnscheidt F, Higgins LS (1969) Neuropathologic effects of translational and rotational acceleration on the head in animal experiments. In: Walker AE, Caveness WF, Critchley McD (eds) The late effects of head injury. Thomas, Springfield, pp 158–167
Unterharnscheidt F, Higgins LS (1969) Traumatic lesions of brain and spinal cord due to non-deforming angular acceleration of the head. Texas Rep Biol Med 27:127–166
Unterharnscheidt F, Sellier K (1966) Closed brain injuries: Mechanics and pathomorphology. In; Caveness WF, Walker AE (eds) Head injury. Conference Proceedings. Lippincott, Philadelphia Toronto, pp 321–341
Unterharnscheidt F, Ewing CL, Thomas DJ, Jessop ME, Rogers JE, Willems G (1977) Preliminary report on the neuropathological findings in rhesus monkeys undergoing short-duration – Gx acceleration. Paper No 201, Sixth Internat Congr Neurol Surg, Sao Paulo, Brazil, 14–25 June 1977, p 86
Urechia CI (1935) Abscès de la moelle épinière et de la région paravertebrale correspondante. Bull Mem Soc Med Hôp (Paris) 51:809–811
US Naval Flight Surgeons Manual (1968) Emergency escape from aircraft. US Governm Printing Office, Washington, DC, pp 585–628
Valentin H (1924) Pathologisch-anatomische Beiträge zur Kenntnis der Geburtslähmung. Z Orthopaed Chir 45:337
Vanezis P (1980) Traumatic vertebral arteriovenous fistulae. Med Sci Law 20:188–191
Vanezis P (1980) Neck injury patterns observed in fatally injured road traffic accident victims - retrspective study. J Drug Research 5:743–746
Vasconcelos D (1973) Compression fractures of the vertebrae during major epileptic seizures. Epilepsia 14:323–328
Vellacolt PN, Webb-Johnson AE (1919) Spinal injury with retention of urine. Lancet 196:733–737
Veraguth O (1929) Neurologische Skizzen. Schweiz Med Wochenschr 59:154–158
Verbiest H (1963) Spondylolisthesis: The value of radicular signs and symptoms. J Int Coll Surg 39:461–481
Verbiest H (1976) Neurogenic intermittent claudication. In: Vinken PJ, Bruyn GW (eds) Handbook of clinical neurology, vol 20. North-Holland Publ, Amsterdam, pp 611–807
Vermelin H, Robin M, Facq J (1948) Presentation du siege complet avec deflexion primitive de la tete; degagement spontane en occipito-posterieure. Gynecol Obstet 47:1250–1253
Vermooten V (1921) A study of the fracture of the epistropheus due to hanging with a note on the possible causes of death. Anat Rec 20:305–311

Vernon S (1957) Whiplash injury and liability. Am J Surg 94:535–536
Veronesi R (1956) Clinical observations on 712 cases of tetanus subject to four different methods of treatment: 18.2% mortality rate under a new method of treatment. Am J Med Sci 323:629–647
Vest M (1956) Zur geburtstraumatisch bedingten Querschnittsläsion des Rückenmarks (Hämatomyelie). Ann Paediatr 186:321–337
Vignon G, Patet R (1955) La luxation antérieure spontanée de l'atlas. Rev Lyon Med 4:693–701
Vignon G, Colombet P, Boch JC, Calved V, Meunier P (1977) Les myélopathies des cervicarthroses. A propos des 14 observations personelles dont 12 opérées. Rev Rhumat 44:239–248
Vigouroux RP, Baurand C, Reynier Y (1977) Post-traumatic impairment of the upper extremities in patients without traumatic cervical spine lesion but with a cervical arthrosis. Paper No 208. Internat Congr Series, No 418, Sixth Internat Congr Neurol Surg, Sao Paulo, Brazil, 19–25 June 1977, Excerpta Medica, Amsterdam, p 83
Vigouroux RP, Reynier Y, Baldini M (1983) Traumatic lesions of cranio-cervical junction. In: Samii M, Brihaye J (eds) Traumatology of the skull base. Anatomy, clinical and radiological diagnosis, operative treatment. Springer, Berlin Heidelberg New York Tokyo, pp 214–226
Vinters HV, Barnett JH, Kaufman JC (1980) Subdural hematoma of the spinal cord and widespread SAH complicating anticoagulant therapy. Stroke 11:459–464
Vinz H (1964) Die Subluxationen im Bereich der oberen Halswirbelsäule bei Kindern. Arch Orthop Unfallchir 56:531–542
Vinz H (1964) Frakturen im Bereich von Brust- und Lendenwirbelsäule bei Kindern. Zentralbl Chir 89:817–827
Vinz H (1965) Wirbelkörperbrüche bei Kindern – Ergebnisse einer Nachuntersuchung. Zentralbl Chir 90:626–636
Virchow R (1857) Untersuchungen über die Entwicklung des Schädelgrundes im gesunden und krankhaften Zustande und über den Einfluß derselben auf Schädelform, Gesichtsbildung und Gehirnbau. Reimer, Berlin
Vogel P, Meyer HH (1937) Über eine akute Querlähmung des Rückenmarks und ihre anatomische Grundlage (Verschluß der vorderen Spinalarterie). Dtsch Z Nervenheilkd 143:217–228
Vogt J (1867) Lähmung der vasomotorischen Unterleibsnerven nach Rückenmarksverletzung. Würzburger Med Z
Voigt GE (1962) Zur Mechanik der Ringbrüche der Schädelbasis und der Verletzungen der oberen Halswirbelsäule. Arch Orthop Chir Unfallchir 54:598–611
Voigt GE (1972) Aufschlagverletzungen von Kopf und Hals bei frontalen Zusammenstößen. Hefte Unfeilhlkd 110:20–27
Voigt GE (1977) Atlas- und Atlasfrakturen bei Verkehrsunfällen. Proc Internat Verkehrsmed Kongr, Wien, pp 284–286
Voigt GE (1977) Wirbelsäulenverletzungen bei sogenannten ungeschützten Verkehrsteilnehmern. Hefte Unfallheilkd 129:284–286
Volbert H, Schweitzer H (1954) Über Häufigkeit, Lokalisation und Ätiologie von Blutungen im Wirbelkanal bei unreifen Früchten und Frühgeborenen. Geburtsh Frauenheilkd 14:1041–1048
Volkmann J (1936) Über Wirbeldornfortsatzbrüche. Zentralbl Chir 63:124–126
Vollmar J (1957) Die typischen Verletzungen des Auto- und Motorradfahrers. Langenbecks Arch Klin Chir 286:54–90
Vulcan AP, King AI (1970) Forces and moments sustained by the lower vertebral column of a seated human during seat-to-head acceleration. In: Perrone N (ed) Dynamic response of biomechanical systems. Am Soc Mechan Engin, New York, pp 84–100
Vuia O, Alexianu (1969) Arteriovenous shunt in the spinal cord circulation. Acta Neurol Scand 45:216–223
Wachsmuth W, Wölk H (1935) Über Sportunfälle und Sportschäden. Thieme, Leipzig
Wackenheim A (1974) Roentgen diagnosis of the cranio-vertebral region. Springer, Berlin Heidelberg New York

Wackenheim A (1988) Eine andersartige Pathogenese des Os odentoideum mobile: Das zu kurze Ligamentum transversum. In: Hohmann D, Kügelgen B, Liebig K (Hrsg) Neuroorthopädie 4. Erkrankungen des zervikookzipitalen Übergangs. Spondylolisthesis. Wirbelsäule in Arbeit und Beruf. Springer, Berlin Heidelberg New York Tokyo, S 61–64
Wagner FC, Dohrmann GJ, Taslitz N et al. (1969) Histopathology of experimental spinal cord trauma. Proc 17th VA Spinal Cord Inj Conf, pp 8–10
Wagner FC, Dohrmann GJ, Bucy PC (1970) Early alteration in spinal cord morphology following experimental trauma. Fed Proc 29:289
Wagner FC, Dohrmann GJ, Bucy PC (1971) Histopathology of transitory traumatic paraplegia in the monkey. J Neurosurg 35:272–276
Wagner W, Stolper P (1898) Die Verletzungen der Wirbelsäule und des Rückenmarks. Deutsche Chirurgie. Lieferung 40. Enke, Stuttgart, S 279
Wakeley CPG (1929) Fractures of the pelvis: An analysis of 100 cases. Br Surg 17:22–29
Walker RM, Dyke SC (1936) Abscess of the spinal cord. Lancet I:1413–1414
Wallenberg A (1911) Neue Fortschritte in der topischen Diagnostik des Pons und der Oblongata. Dtsch Z Nervenheilkd 41:8–41
Walter CE, Tedeschi LG (1970) Spinal injury and neonatal death. Report of six cases. Am J Obstet Gynecol 106:272–278
Wanke K, Bues E (1953) Operative Behandlung der schweren Occipital-Neuralgien. Chirurg 24:306–311
Wannamaker GT (1954) Spinal cord injuries. A review of early treatment in consecutive cases during the Korean conflict. J Neurosurg 11:517–524
Wannamaker GT (1965) Analysis of wounds involving the thoracic canal incurred in the Korean War, chap 28. In: Coates JB, Meirowsky AM (eds) Neurological surgery of trauma. US Governm Printing Office, Washington, DC, pp 333:335
Warnick R, Williams PL (1973) (eds) Gray's anatomy. Saunders, Philadelphia
Warwick M (1919) Cerebral hemorrhage of the newborn. Am J Med Sci 158:95–105
Wasserman SM, Cohen JA (1979) Spontaneous migration of an intracranial bullet fragment. Mt Sinai J Med 46:512–515
Watson BA (1891) An experimental study of lesions arising from severe concussions. Centralbl Allg Pathol 2:74
Watson-Jones R (1932) Spontaneous hyperemic dislocation of the atlas. Proc Royal Soc Med 25:586–590
Watson-Jones R (1938) The results of postural reduction of fractures of the spine. J Bone Joint Surg 20:567–586
Watts DT et al. (1947) Evaluation of face curtain and arm rest for use on ejection seats. Report No 4, TED No NAM 256005, Naval Air Experimental Station, Naval Air Material Center, Philadelphia, PA, March 1947
Watts DT, Mendelson ES, Hunter HN, Kornfeld AT, Poppen JR (1947) Tolerance to vertical acceleration required for seat ejection. J Aviat Med 18:554–564
Watts WB (1925) An analysis of 48 cases of pelvic fracture. Southwestern Med 9:293–297
Weaver EN, England GD, Richardson DE (1981) Sacral fracture: Case presentation and review. Neurosurgery 9:725–728
Webb FWS, Hickman JA, Brew DSJ (1968) Death from vertebral artery thrombosis in rheumatoid arthritis. Br Med J II:537–538
Webb JH, Svien HJ, Kennedy RLJ (1954) Protruded lumbar intervertebral disks in children. J Am Med Ass 154:1153–1154
Weber E (1962) Diagnostik und Therapie der Plexus-Verletzungen im Halsbereich. Langenbecks Arch Klin Chir 301:881–885
Weber M, Noetzel H, Beckmann R (1974) Beitrag zur geburtstraumatisch bedingten Rückenmarksschädigung. Med Welt 25:947–952
Wegener H (1962) Frakturen und Luxationen der Halswirbelsäule ohne neurologische Ausfälle. Fortschr Röntgenstr 97:751–756
Weigel B, Wolfram D, Lindner R et al. (1981) Suizid durch Genickschußverletzung. Kriminal Forens Wissensch 43:73–76
Weimann W, Prokop O (1963) Bildatlas der gerichtlichen Medizin. VEB, Berlin

Weinberger LM, Gibbon MH, Gibbon JH (1940) Temporary arrest of the circulation to the central nervous system. Arch Neurol 43:961–986

Weingarten K (1962) On neurological complications following aortography. Wien Z Nervenheilkd 20:257–269

Weinstein D, Margalioth EJ, Navot D et al. (1983) Neonatal fetal death following Caesarean section secondary to hyperextended head in breech presentation. Acta Obstet Gynecol Scand 62:629–631

Weiss MH, Kaufman B (1973) Hangman's fracture in an infant. Am J Dis Child 126: 268–269

Weiss R (1877) Stich ins Rückenmark zwischen Atlas und Schädel; Durchtrennung der rechten Hälfte. Arch Klin Chir 21:226–235

Weiss T (1937) Dtsch Z Gerichtl Med 27:207

Werne S (1957) Studies in spontaneous atlas dislocation. Acta Orthop Scand (Suppl) 23: 1–150

Werner A, Naz E (1953) Du traitement de la luxation atloido-axodienne; a propos d'un cas adulte de maladie de Grisel. Schweiz Med Wochenschr 83:285–287

Werssowetz OF von (1965) A new look at whiplash injuries. J Tennessee Med Ass 58:39–44

Westerborn A (1928) Beiträge zur Kenntnis der Beckenbrüche und Beckenluxationen. Klinisch-röntgenologische Untersuchungen über die Anatomie, den Entstehungsmechanismus, die Komplikationen, die Behandlung und die Prognose. Acta Chir Scand (Suppl 8) 63:370–375

Westerborn A, Olson D (1951) Mechanics, treatment, and prognosis of fractures of the dorso-lumbar spine. Acta Chir Scand 102:59–83

Westgren M, Grundsell H, Ingemarsson I, Mühlow A, Svenningsen NW (1981) Hyperextension of the fetal head in breech presentation. A study with long follow-up. Br J Obstet Gynecol 88:101–104

Weston JT (1968) The pathology of child abuse, chap 4. In: Hefter RE, Kempe CH (eds) The batted child, 2nd edn. The University of Chicago Press, Chicago London, pp 61–86

Weston JT (1974) The pathology of child abuse, chap 4. In: Hefter RE, Kempe CH (eds) The battered child, 2nd edn. University of Chicago Press, Chicago London, pp 61–86

White AA, Panjabi MM (1978) Biomechanics of the spine. Lippincott, Philadelphia

White AA, Panjabi MM (1978) The basic kinematics of the human spine. Spine 3:12–20

White AA, Panjabi MM (1978) The clinical biomechanics of the occipito-atlantal complex. Orthop Clin North Am 9:867–878

White AA, Panjabi MM (1988) Clinical biomechanics of the spine. Lippincott, Philadel-phia Toronto

White JC, Hanelin J (1954) Myelographic sign of brachial plexus avulsion. J Bone Joint Surg 36A:113–118

White JC, Kneisley LW, Rossier AB (1977) Delayed paralysis after cervical fracture dislocation. Case report. J Neurosurg 46:512–516

White RJ, Albin MS, Harris LS, Yashon D (1969) Spinal cord injury: Sequential morphology and hypothermic stabilization. Surg Forum 20:432–434

Whitley JE, Forsyth HF (1960) The classification of cervical spine injuries. Am J Roentgenol 83:633–644

Wickstrom JK, Martinez JL, Rodriguez R (1967) Cervical spine syndrome: Experimental acceleration injuries of the head and neck. In: Selzer ML et al. (eds) Proc Prev Highway Acc Symp Univ of MI, pp 182–187

Wiebeck B (1938) Die selbständigen Querfortsatzbrüche. Monatsschr Unfallheilkd 45:545–568

Wielke B (1989) Das Schleudertrauma der Halswirbelsäule. Verletzungswahrscheinlichkeit aus technischer Sicht. Z Verkehrsrecht 34:129–133

Wiesner H, Mumenthaler M (1975) Schleuderverletzungen der Halswirbelsäule. Eine katamnestische Studie. Arch Orthop Unfallchir 81:13–36

Wiethe C (1933) Spondylarthritis der Halswirbelsäule als Ursache von Schluckbeschwerden. Z Laryngol Rhinol Otol 24:54–58

Wigren A, Amici F (1973) Traumatic atlanto-axial dislocation without neurological disorder. J Bone Joint Surg 55A:642–644

Wilcox HL (1949) The attitude of the fetus in breech presentation. Am J Obstet Gynecol 58:478–487
Wiley J (1980) Diving injuries – The medical perspective. Proc Aquatic Spinal Injuries, The Royal Life Saving Society of Canada. Toronto, ONT, Canada, pp 13–16
Wilkinson HA, Le May ML, Ferris EJ (1969) Roentgenographic correlations in cervical spondylosis. Am J Roentgenol 105:370–374
Wilkinson HA, Le May ML, Ferris EJ (1969) Clinical-radiographic correlations in cervical spondylosis. J Neurosurg 30:213–218
Wilkinson M (1960) The morbid anatomy of cervical spondylosis and myelopathy. Brain 83:589–617
Willems G (1977) A detailed performance evaluation of subminiature accelerators. 23rd Internat Instrument Symp, Proc Instrumentation in Aerospace Industry, vol 23. Instrument Soc Amer, Pittsburgh, PA, pp 531–540
Williams AL, Haughton VM, Daniels DL et al. (1982) CT recognition of lateral lumbar disk herniation. Am J Neuroradiol 3:211–213
Williams AL, Haughton VM, Meyer GA et al. (1982) Computed tomographic appearance of the bulging annulus. Radiology 142:403–408
Williams AL, Haughton VM, Syvertsen A (1980) Computed tomography in the diagnosis of herniated nucleus pulposus. Radiology 135:95–99
Williams B (1970) Current concept of syringomyelia. Br J Hosp Med 4:331
Williams B, Terry AF, Jones F, McSweeney T (1981) Syringomyelia as a sequel to traumatic paraplegia. Paraplegia 19:67–80
Williams B, Turner E (1971) Communicating syringomyelia presenting immediately after trauma. Acta Neurochir 24:97–106
Williams JPR, McKibbin B (1978) Cervical spine injuries in rugby union football. Br Med J II:1747
Williams P, McKibbin B (1987) Unstable cervical spine injuries in rugby – a 20 year review. Injury 18:329–332
Williams PL, Warwick R (1980) (eds) Gray's Anatomy, 36th edn. Saunders, Philadelphia
Williams TG (1975) Hangman's fracture. J Bone Joint Surg 57B:82–88
Wills PI, Vernon RP (1981) Complications of space infections of the head and neck. Laryngoscope 91:1129–1136
Wilson C, Jumer M (1962) Traumatic spinal-pleural fistula. J Am Med Ass 179:812–813
Wilson CB, Bertan V, Norrell HA, Hukuda S (1969) Experimental cervical myelopathy. II: Acute ischemic myelopathy. Arch Neurol 21:571–589
Wilson H (1982) The whiplash dilemma. Motor Accidents Board, Melbourne, Australia, Mimeogr, pp 1–6
Wilson HA (1907) Fracture dislocation of the atlas without symptoms of spinal cord injury. Ann Surg 45:632–635
Wilson PD, Cochrane WA (1925) Fractures and dislocations. Lippincott, Philadelphia London
Wilson PJE (1962) Cauda equina compression due to intrathecal herniation of an intervertebral disc: A case report. Br J Surg 49:423–426
Wilson T (1976) Penetrating trauma of colon, cava and cord. J Trauma 16:411–413
Wiltse LL (1962) The etiology of spondylolisthesis. J Bone Joint Surg 44A:539–560
Wiltse LL (1969) Spondylolisthesis. In A.A.O.S. Symposium on the spine. Mosby, St Louis, pp 143–168
Wiltse LL, Widell EH, Jackson DW (1975) Fatigue fracture: The basic lesson in isthmic spondylolisthesis. J Bone Joint Surg 57A:17–22
Windle WF (ed) (1955) Regeneration in the central nervous system. Thomas, Springfield
Windle WF (1976) Textbook of histology, 5th edn. McGraw-Hill, New York
Windle WF (1980) (ed) The spinal cord and its reaction to traumatic injury. Anatomy – physiology – pharmacology – therapeutics. Dekker, New York Basel
Windle WF (1980) Morphology of the spinal cord, chap 2. In: Windle WF (ed) The spinal cord and its reaction to traumatic injury. Anatomy – physiology – pharmacology – therapeutics. Dekker, New York Basel, pp 19–36

Windle WF (1980) The vertebral canal and the spinal meninges, chap 3. In: Windle WF (ed) The spinal cord and its reaction to traumatic injury. Anatomy – physiology – pharmacology – therapeutics. Dekker, New York Basel, pp 37–45
Windle WF (1980) Blood supply of the spinal cord, chap 4. In: Windle WF (ed) The spinal cord and its reaction to traumatic injury. Anatomy – physiology – pharmacology – therapeutics. Dekker, New York Basel, pp 47–57
Windle WF (1980) Concussion, contusion, and severance of the spinal cord, chap 13. In: Windle WF (ed) The spinal cord and its reaction to traumatic injury. Anatomy – physiology – pharmacology – therapeutics. Dekker, New York Basel, pp 205–217
Windle WF, Groat RA (1945) Disappearance of nerve cells after contusion. Am Rec 43:201–209
Wirsching M (1972) Über die Beziehung der Form, Schwere und Lokalisation von Halswirbelsäulenverletzungen zur Verletzungsmechanik. Arch Orthop Unfallchir 74:63–90
Wirth I, Markert K (1983) Halsmarkdurchtrennung durch Mundschuß mit Tierbetäubungsapparat. – Kasuistischer Beitrag mit Literaturübersicht. Kriminal Forens Wissensch 51/52:132–137
Wittek A (1908) Ein Fall von Distentionsluxation im atlanto-epistrophealen Gelenke. Münch Med Wochenschr 55:1836–1837
Witthaut H (1969) Verletzungen beim Trampolinturnen. Monatsschr Unfallheilkd 72: 25–29
Wörsdörfer O, Magerl F (1980) Funktionelle Anatomie der Wirbelsäule. In: Burri R, Rüter A (Hrsg) Verletzungen der Wirbelsäule. Hefte Unfallheilkd, Heft 149. Springer, Berlin Heidelberg New York, S 1–14
Wolcott GJ, Grunnet ML, Lahey ME (1970) Spinal subdural hematoma in a leukemic child. J Pediatr 77:1060–1062
Wolf BS, Khilnani M, Malis L (1956) The sagittal diameter of bony cervical spinal canal and its significance in clinical spondylosis. J Mount Sinai Hosp 23:283–292
Wolfe SM (1973) Delayed traumatic myelopathy following transfixion of the spinal cord by a knife blade. A case report. J Neurosurg 38:221–225
Wolff A (1909) Zur Kenntnis des Rückenmarkabszesses. Virchows Arch Pathol Anat 198:545–553
Wolff K (1928) Traumatische Zerreissung der gesunden Art. vertebralis an der Hirnbasis. Dtsch Z Ges Gerichtl Med 11:464–467
Wollin DG (1963) The os odontoideum. Separate os odontoid process. J Bone Joint Surg 45A:1459–1471
Wollschlaeger PB, Wollschlaeger G (1967) Experience and result with portmortem cerebral angiography performed as procedure of the autopsy. Am J Roentgenol 101:68–87
Wolman L (1964) The neuropathology of traumatic paraplegia. A critical historical review. Paraplegia 2:233–251
Wolman L (1965) The disturbance of circulation in traumatic paraplegia in acute and late stages. A pathological study. Paraplegia 2:213–226
Wolman L (1976) Blast injuries of the spinal cord. In: Vinken PJ, Bruyn GW in collaboration with Braakman R (eds) Injuries of the spine and spinal cord, part I. Handbook of clinical neurology, vol 25. North Holland, Amsterdam Oxford, pp 221–226
Woltman HW, Adson AW (1926) Abscess of the spinal cord: Report of a case with functional recovery after operation. Brain 49:193–206
Wood-Jones F (1913) The ideal lesion produced by judicial hanging. Lancet I:53
Woodring JH, Goldstein SJ (1982) Fractures of the articular processes of the cervical spine. Am J Roentgenol 139:341–344
Woodruff FFP, Dewing SB (1963) Fracture of the cervical spine in patients with ankylosing spondylitis. Radiology 80:17–21
Woodward AH, Kelly PJ (1974) An unusual fracture of the sacrum. Minnesota Med 57:465–466
Woolcot GJ, Grunnett ML, Lahey ME (1970) Spinal subdural hematoma in a leukemic child. J Pediatr 77:1060–1062

Woollam HHM, Miller JW (1958) The arterial supply of the spinal cord and its significance. J Neurol Neurosurg Psychiatr 18:97–102
Woolsey RD (1954) The mechanism of neurological symptoms and signs in spondylolisthesis at the fifth lumbar, first sacral level. J Neurosurg 11:67–76
Worsham RA (1963) Acute sprain of the cervical spine. Southern Med J 56:252–256
Worthing HJ, Kalinowsky L (1942) Question of vertebral fractures in convulsive therapy and epilepsy. Am J Psychiatry 98:533–537
Wortis S, Sharp L (1941) Fractures of the spine. A study of two hundred cases. J Am Med Ass 117:1585–1591
Wright PB, Brady LP (1958) An anatomic evaluation of whiplash injuries. Clin Orthop 12:120–129
Wright RC (1959) Reduction of perinatal mortality and morbidity in breech delivery through routine use of cesarean sections. Obstet Gynecol 14:758–763
Wright RL (1965) Intramedullary spinal cord abscess. Report of a case secondary to stab wound with good recovery following operation. J Neurosurg 23:208–210
Wu WO (1986) Delayed effects from retained foreign bodies in the spine and spinal cord. Surg Neurol 25:214–218
Wuermeling HB, Struck G (1965) Hirnstammrisse bei Verkehrsunfall. Beitr Gerichtl Med 23:297–302
Yamada H (1973) Strength of biological material. Krieger, Huntington
Yanagi T, Yamamura Y, Ando K et al. (1967) Ossification of the posterior longitudinal ligament of the cervical spine. (Japanisch). Clin Neurol 7:727–735
Yasargil MG (1984) Microneurosurgery, vol 1. Thieme, Stuttgart New York
Yashon D (1986) Missile injuries of the spinal cord and cauda equina. In: Yashon D (ed) Spinal injury. Appleton, New York, pp 285–305
Yashon D (1986) Spinal injury, 2nd edn. Appleton, New York
Yashon D, Bingham WG, Faddoul EM, Hunt WE (1973) Edema of the spinal cord following experimental impact trauma. J Neurosurg 38:693–699
Yashon D, Jane JA, White RJ (1970) Prognosis and management of spinal cord and cauda equina bullet injuries in sixty-five civilians. J Neurosurg 32:163–170
Yashon D, Vise WM, Dewey RC, Hunt WE (1973) Temperature of the spinal cord during local hypothermia in dogs. J Neurosurg 39:742–745
Yates PO (1959) Birth trauma to the vertebral arteries. Arch Dis Child 33:436–441
Yllpö A (1919) Pathologisch-anatomische Studien bei Frühgeborenen. Z Kinderheilkd 20:212
Yllpö A (1920) Zur Physiologie, Klinik und zum Schicksal der Frühgeborenen. Z Kinderheilkd 24:1
Young JS, Burns PE, Bowen AM, McCutchen R (1982) Spinal cord injury statistics. Good Samaritan Medical Center, Phoenix, AZ, August 1982
Young JS, Northrup NE (1979) Statistical information to some of the most commonly asked questions about SCI. SCI Digest, August, pp 1–40
Young RS, Towfighi J, Marks KH (1983) Focal necrosis of the spinal cord in utero. Arch Neurol 40:654–655
Zahn H (1905) Ein Fall von Abknickung der Speiseröhre durch vertebrale Ekchondrose. Münch Med Wochenschr 52:1680–1682
Zaki FA, Prata RG, Kay WJ (1974) Necrotizing myelopathy in five Great Danes. J Amer Veter Med Ass 165:1080–1088
Zdrojewski B, Werner A, Rossier A (1969) Syndrome syringomyélique cervical tardif apres paraplégie traumatique dorsale. Neurochirurgie 15:153–164
Zehnder M (1938) Die Claudicatio venosa der oberen Extremitäten als Symptom. Arch Klin Chir 192:354–382
Zellweger H (1945/1946) Über geburtstraumatische Rückenmarksläsionen. Helv Paediatr Acta 1:13–30
Zettas JP, Zettas P, Thanasophon B (1979) Injury patterns in motorcycle accidents. J Trauma 19:833–836
Zide MF, Epker BN (1979) Shortrange shotgun wounds to the face. J Oral Surg 37:319–330

Ziehen T (1899) Die Blutgefäße des Rückenmarks. In: Handbuch der Anatomie des Menschen, Bd IV/1. Fischer, Jena, S 68
Ziemke E (1909) Über die Entstehung der Carotisintima-Rupturen und ihre diagnostische Bedeutung für den Tod durch Strangulation. Vierteljahresschr Gerichtl Med (3. Folge) (II Suppl) 37:96–118
Zigler JE, Bohlman HH, Robinson RA, Riley LH, Dodge LD (1987) Pyogenic osteomyelitis of the occiput, the atlas, and the axis. A report of five cases. J Bone Joint Surg 69 A:1069–1073
Zike K (1959) Delayed neuropathy after injury to the cervical spine in children. Pediatrics 24:413–417
Zilkha A, Nicoletti JM (1974) Acute spinal subdural hematoma. J Neurosurg 41:627–630
Zillmer H (1960) Behandlungsergebnisse aufgerichteter Kompressionsfrakturen im Bereich der Brust- und Lendenwirbelsäule. Monatsschr Unfallheilkd 63:224–238
Zimmer EA (1935) Über Dornfortsatzbrüche. Bruns Beitr Klin Chir 161:273–285
Zimmermann H (1956) Accident experience with trampolines. Res Quarterly, pp 452–455
Zollinger F (1937) Isolierte Dornfortsatzbrüche mit besonderer Berücksichtigung der Muskelzugfrakturen. Schweiz Med Wochenschr 67:485–489
Zouche Marshall JJ de (1888) Judicial executions. Br Med J II:779–782
Zouche Marshall JJ de (1913) Reply to the paper of Wood-Jones F (1913) The ideal lesion produced by hanging. Lancet I:94
Zuckerman S (1941) Discussion on the problem of blast injury. Blast Proc Royal Soc Med 34:171
Zukschwerdt L (1962) Das Schleudertrauma der Halswirbelsäule. Schweiz Med Wochenschr 92:534–539
Zukschwerdt L, Emminger E, Biedermann F, Zettel H (1960) Wirbelgelenk und Bandscheibe, 2. Aufl. Hippokrates, Stuttgart
Zülch KJ (1954) Die spinale Mangeldurchblutung an der Grenzzone zweier Gefäßgebiete als Ursache bisher ungeklärter Rückenmarksschädigungen. Dtsch Z Nervenheilkd 172:81–101
Zülch KJ (1954) Neue Befunde und Deutungen aus der Gefäßpathologie des Hirns und Rückenmarks. Zentralbl Allg Pathol Pathol Anat 172:81
Zürcher P (1950) Die posttraumatische Kyphose. Ann Paediatr 170:32–53
Zwimpfer TT, Gertzbein SG (1987) Ultralight aircraft crashes: Thein increasing incidence and associated fractures of the thoracolumbar spine. J Trauma 27:431–436

Sachverzeichnis

GPSR Compliance

The European Union's (EU) General Product Safety Regulation (GPSR) is a set of rules that requires consumer products to be safe and our obligations to ensure this.

If you have any concerns about our products, you can contact us on ProductSafety@springernature.com

In case Publisher is established outside the EU, the EU authorized representative is:

Springer Nature Customer Service Center GmbH
Europaplatz 3
69115 Heidelberg, Germany

Batch number: 10723344

Printed by Printforce, the Netherlands